Wichtiger Hinweis zu den „Allgemeinen Monographien“

Das Europäische Arzneibuch enthält eine Anzahl Allgemeiner Monographien, die Gruppen von Produkten umfassen. Diese „Allgemeinen Monographien“ beinhalten Anforderungen, die auf alle Produkte der entsprechenden Gruppe anwendbar sind oder in einigen Fällen für jedes Produkt der jeweiligen Gruppe, für das eine Einzelmonographie im Arzneibuch enthalten ist (siehe „Allgemeine Vorschriften, Allgemeine Monographien“). Falls in der Einleitung keine Einschränkung des Anwendungsbereichs der Allgemeinen Monographie angegeben ist, gilt diese für alle Produkte der definierten Gruppe, unabhängig davon, ob ein bestimmtes Produkt in einer Einzelmonographie im Arzneibuch beschrieben ist.

Wann immer eine Monographie angewendet wird, muss unbedingt abgeklärt werden, ob eine Allgemeine Monographie auf das jeweilige Produkt anwendbar ist. Die nachstehend aufgelisteten Texte werden unter „Allgemeine Monographien“ abgedruckt, wenn nichts anderes angegeben ist. Die nachfolgende Liste wird wann immer nötig auf den neuesten Stand gebracht und in jedem Nachtrag abgedruckt.

- Ätherische Öle
- Allergenzubereitungen
- Darreichungsformen (siehe gesondertes Kapitel „Monographien zu Darreichungsformen“)
- DNA-rekombinationstechnisch hergestellte Produkte
- Extrakte
- Fermentationsprodukte
- Homöopathische Zubereitungen (abgedruckt im Kapitel „Homöopathische Zubereitungen und Einzelmonographien zu Stoffen für homöopathische Zubereitungen“)
- Immunsera von Tieren zur Anwendung am Menschen
- Immunsera für Tiere
- Impfstoffe für Menschen
- Impfstoffe für Tiere
- Monoklonale Antikörper für Menschen
- Pflanzliche Drogen
- Zubereitungen aus pflanzlichen Drogen
- Pflanzliche Drogen für homöopathische Zubereitungen (abgedruckt im Kapitel „Homöopathische Zubereitungen und Einzelmonographien zu Stoffen für homöopathische Zubereitungen“)
- Pflanzliche Drogen zur Teebereitung
- Pflanzliche fette Öle
- Produkte mit dem Risiko der Übertragung von Erregern der spongiformen Enzephalopathie tierischen Ursprungs
- Radioaktive Arzneimittel
- Substanzen zur pharmazeutischen Verwendung
- Urtinkturen für homöopathische Zubereitungen (abgedruckt im Kapitel „Homöopathische Zubereitungen und Einzelmonographien zu Stoffen für homöopathische Zubereitungen“)
- Vorschriften zur Herstellung homöopathischer konzentrierter Zubereitungen und zur Potenzierung (abgedruckt im Kapitel „Homöopathische Zubereitungen und Einzelmonographien zu Stoffen für homöopathische Zubereitungen“)

Europäisches Arzneibuch

7. Ausgabe
2. Nachtrag

Europäisches Arzneibuch

7. Ausgabe
2. Nachtrag

Amtliche deutsche Ausgabe

Deutscher Apotheker Verlag
Govi-Verlag - Pharmazeutischer Verlag

Wichtige Adressen

Bundesinstitut für Arzneimittel und Medizinprodukte
FG Arzneibuch
Kurt-Georg-Kiesinger-Allee 3
D-53175 Bonn

European Directorate for the Quality of Medicines & HealthCare (EDQM)
7 allée Kastner
CS 30026
F-67081 Strasbourg, France

Tel.: 00 33-388-41 30 30
Fax: 00 33-388-41 27 71
Internet: http://www.edqm.eu

Vertragsstaaten, die das Übereinkommen über die Ausarbeitung eines Europäischen Arzneibuchs unterzeichnet haben und Mitglied der Europäischen Arzneibuch-Kommission sind (Stand: Januar 2012)

Belgien
Bosnien-Herzegowina
Bulgarien
Dänemark
Deutschland
Estland
Finnland
Frankreich
Griechenland
Irland
Island
Italien
Kroatien
Lettland
Litauen
Großherzogtum Luxemburg
Malta
Ex-jugoslawische Republik Mazedonien
Montenegro
Niederlande
Norwegen
Österreich
Polen
Portugal
Rumänien
Schweden
Schweiz
Serbien
Slowakische Republik
Slowenien
Spanien
Tschechische Republik
Türkei
Ungarn
Vereinigtes Königreich
Zypern
Europäische Union

Europäisches Arzneibuch 7. Ausgabe, 2. Nachtrag
ISBN 978-3-7692-5625-3

Satz: Satz-Rechen-Zentrum Hartmann + Heenemann, Berlin
Druck: C. H. Beck, Nördlingen
Einbandgestaltung: Atelier Schäfer, Esslingen

BEKANNTMACHUNG ZUM EUROPÄISCHEN ARZNEIBUCH

7. Ausgabe, 2. Nachtrag, Amtliche deutsche Ausgabe*)

Vom 25. April 2012
(Bundesanzeiger AT 10.05.2012 B7)

1. Im Rahmen des Übereinkommens über die Ausarbeitung eines Europäischen Arzneibuchs vom 22. Juli 1964, revidiert durch das Protokoll vom 16. November 1989 (BGBl. 1993 II S. 15), erfolgt beim Europarat die Ausarbeitung des Europäischen Arzneibuchs. Die Bundesrepublik Deutschland ist diesem Übereinkommen beigetreten (Gesetz vom 4. Juli 1973, BGBl. 1973 II S. 701) und hat sich damit verpflichtet, die Monographien und anderen Texte des Europäischen Arzneibuchs in geltende Normen zu überführen.

2. Der Ausschuss für Arzneimittel und Pharmazeutische Betreuung (Teilabkommen) des Europarats hat, auf Empfehlung der Europäischen Arzneibuch-Kommission, am 29. März 2010 mit der Resolution AP-CPH (10) 3 den 1. Juli 2011 als Termin für die Übernahme des 2. Nachtrags zur 7. Ausgabe des Europäischen Arzneibuchs durch die Vertragsstaaten des Übereinkommens über die Ausarbeitung eines Europäischen Arzneibuchs festgelegt. In der Bundesrepublik Deutschland erfolgte diese Übernahme mit der Bekanntmachung des Bundesinstituts für Arzneimittel und Medizinprodukte zum Europäischen Arzneibuch, 7. Ausgabe, 2. Nachtrag, vom 3. Juni 2011 (BAnz. S. 2172), mit der die Vorschriften des 2. Nachtrags zur 7. Ausgabe vorläufig anwendbar gemacht wurden.

3. Der 2. Nachtrag zur 7. Ausgabe des Europäischen Arzneibuchs umfasst neben korrigierten Texten und Monographien neue und revidierte Monographien sowie neue und revidierte andere Texte, die von der Europäischen Arzneibuch-Kommission auf deren Sitzung vom 29. bis 30. Juni 2010 beschlossen wurden. Zudem wurde der revidierte Text *Immunglobulin vom Menschen zur intravenösen Anwendung*, der mit der Bekanntmachung des Bundesinstituts für Arzneimittel und Medizinprodukte zum Europäischen Arzneibuch vom 29. November 2011 (BAnz. S. 4390) in Kraft gesetzt wurde, in das Europäische Arzneibuch, 7. Ausgabe, 2. Nachtrag, Amtliche deutsche Ausgabe, integriert.

4. Der 2. Nachtrag zur 7. Ausgabe des Europäischen Arzneibuchs wird vom Europarat in englischer („European Pharmacopoeia, Supplement 7.2“) und französischer Sprache („Pharmacopée Européenne, Supplément 7.2“), den Amtssprachen des Europarats, herausgegeben. Er wurde unter Beteiligung der zuständigen Behörden Deutschlands, Österreichs und der Schweiz in die deutsche Sprache übersetzt.

5. Die übersetzten Monographien und anderen Texte des 2. Nachtrags zur 7. Ausgabe des Europäischen Arzneibuchs werden hiermit nach § 55 Absatz 7 des Arzneimittelgesetzes (AMG) als „Europäisches Arzneibuch, 7. Ausgabe, 2. Nachtrag, Amtliche deutsche Ausgabe“ bekannt gemacht. Die Bekanntmachung erfolgt gemäß § 55 Absatz 1 AMG im Einvernehmen mit dem Paul-Ehrlich-Institut und dem Bundesamt für Verbraucherschutz und Lebensmittelsicherheit.

6. Das geltende Europäische Arzneibuch, Amtliche deutsche Ausgabe, umfasst nunmehr die amtlichen deutschen Ausgaben des Europäischen Arzneibuchs, 7. Ausgabe, Grundwerk 2011 und des Europäischen Arzneibuchs, 7. Ausgabe, 1. und 2. Nachtrag.

7. Das Europäische Arzneibuch, 7. Ausgabe, 2. Nachtrag, Amtliche deutsche Ausgabe, kann beim Deutschen Apotheker Verlag bezogen werden.

8. Mit Beginn der Geltung des Europäischen Arzneibuchs, 7. Ausgabe, 2. Nachtrag, Amtliche deutsche Ausgabe, wird die Bekanntmachung zum Europäischen Arzneibuch, 7. Ausgabe, 2. Nachtrag, vom 3. Juni 2011 (BAnz. S. 2172) aufgehoben.

9. Das Europäische Arzneibuch, 7. Ausgabe, 2. Nachtrag, Amtliche deutsche Ausgabe, gilt ab dem 1. Juli 2012.

10. Für Arzneimittel, die sich am 1. Juli 2012 in Verkehr befinden und die die Anforderungen der Monographien sowie die Anforderungen der anderen Texte des Europäischen Arzneibuchs, 7. Ausgabe, 2. Nachtrag, nicht erfüllen oder nicht nach deren

*) Diese Bekanntmachung ergeht im Anschluss an folgende Bekanntmachungen des Bundesinstituts für Arzneimittel und Medizinprodukte:
- Bekanntmachung zum Europäischen Arzneibuch, 7. Ausgabe, 2. Nachtrag, vom 3. Juni 2011 (BAnz. S. 2172)
- Bekanntmachung zum Europäischen Arzneibuch, 7. Ausgabe, 1. Nachtrag, Amtliche deutsche Ausgabe, vom 13. Dezember 2011 (BAnz. S. 4587)

Vorschriften hergestellt, geprüft oder bezeichnet worden sind, aber den am 30. Juni 2012 geltenden Vorschriften entsprechen, findet diese Bekanntmachung erst ab dem 1. Januar 2013 Anwendung. Dies gilt nicht für Arzneimittel, die die Vorgaben der Monographie *Immunglobulin vom Menschen zur intravenösen Anwendung* sowie der revidierten Texte *2.6.20 Anti-A- und Anti-B-Hämagglutinine* und *2.6.26 Prüfung auf Anti-D-Antikörper in Immunglobulin vom Menschen* erfüllen müssen.

Bonn, den 25. April 2012
65.1.22-3660-173908/12

Bundesinstitut
für Arzneimittel und Medizinprodukte
Prof. Dr. W. Schwerdtfeger

INHALTSVERZEICHNIS

Erläuterungen zu Monographien A

Wichtiger Hinweis zu den „Allgemeinen Monographien" B

Wichtige Adressen IV

Bekanntmachung zum Europäischen Arzneibuch V

Inhaltsverzeichnis VII

Übersichten

1. Änderungen seit dem 1. Nachtrag zur 7. Ausgabe IX

- Neue Texte IX
- Revidierte Texte IX
- Berichtigte Texte X
- Gestrichene Texte XI
- Titeländerungen XI

2. Verzeichnis aller Texte der 7. Ausgabe XIII

Allgemeiner Teil

2 Allgemeine Methoden 5157

4 Reagenzien 5177

5 Allgemeine Texte 5181

Monographiegruppen

Allgemeine Monographien 5187

Einzelmonographien zu Impfstoffen für Menschen 5197

Einzelmonographien zu Pflanzlichen Drogen und Zubereitungen aus pflanzlichen Drogen 5219

Homöopathische Zubereitungen und Einzelmonographien zu Stoffen für homöopathische Zubereitungen 5229

Monographien A–Z 5247

Gesamtregister 5417

ÜBERSICHTEN

1. Änderungen seit dem 1. Nachtrag zur 7. Ausgabe

In der deutschsprachigen Übersetzung des 2. Nachtrags zur 7. Ausgabe der Ph. Eur. werden Änderungen gegenüber dem Grundwerk beziehungsweise dem 1. Nachtrag zur 7. Ausgabe durch Markierung der entsprechenden Textstellen gekennzeichnet. Eine vertikale Linie am Textrand zeigt Textpassagen an, die inhaltlich revidiert oder korrigiert wurden; eine horizontale Linie markiert Abschnitte, die gestrichen wurden. Redaktionelle Änderungen sind in der Regel nicht gekennzeichnet.

Wie in der englischen und französischen Originalausgabe sind diese Markierungen nicht notwendigerweise vollständig. Sie dienen dem Anwender zur Information und sind nicht Bestandteil des amtlichen Texts, der als Übersetzung allein maßgebend ist.

Bezieher (Buch, online oder USB) der englischen und/ oder französischen Originalausgabe der Ph. Eur. mit aktueller Bestellung und registrierter EPID haben Zugang zum Archiv mit früheren Ausgaben der European Pharmacopoeia/Pharmacopée Européenne.

Neue Texte

Allgemeiner Teil

2.2.64 Peptid-Identifizierung durch Kernresonanzspektroskopie
5.16 Kristallinität

Monographiegruppen

Einzelmonographien zu Pflanzlichen Drogen und Zubereitungen aus pflanzlichen Drogen
Japanischer-Pagodenbaum-Blütenknospen

Monographien A–Z

Botulinum-Toxin Typ B zur Injektion
Cefprozil-Monohydrat
3-*O*-Desacyl-4′-monophosphoryl-lipid A
Gabapentin
Macrogol-30-dipolyhydroxystearat
Sucralose

Revidierte Texte

Allgemeiner Teil

2.4.23 Sterole in fetten Ölen
2.6.20 Anti-A- und Anti-B-Hämagglutinine
2.6.26 Prüfung auf Anti-D-Antikörper in Immunglobulin vom Menschen
2.7.7 Bestimmung der Wirksamkeit von Ganzzell-Pertussis-Impfstoff
4 Reagenzien

Hinweis: Das folgende, im „Supplement 7.2" (Englisch) und im „Supplément 7.2" (Französisch) enthaltene Reagenz ist in der vorliegenden deutschsprachigen Fassung des Nachtrags 7.2 der Ph. Eur. nicht enthalten, da in der deutschsprachigen Fassung der Ph. Eur., 7. Ausgabe, 1. Nachtrag bereits der korrekte Text abgedruckt ist:

Nachsilanisiertes, dodecylsilyliertes Kieselgel zur Chromatographie *R*

Monographiegruppen

Allgemeine Monographien
Impfstoffe für Tiere

Einzelmonographien zu Impfstoffen für Menschen
Hepatitis-B-Impfstoff (rDNA)
Humanes-Papillomavirus-Impfstoff (rDNA)

Einzelmonographien zu Pflanzlichen Drogen und Zubereitungen aus pflanzlichen Drogen
Digitalis-purpurea-Blätter
Malvenblätter
Schwarznesselkraut
Wacholderbeeren

Homöopathische Zubereitungen und Einzelmonographien zu Stoffen für homöopathische Zubereitungen
Homöopathische Zubereitungen

Monographien A–Z

N-Acetyltyrosin
Alfacalcidol
Benperidol
Betaxololhydrochlorid
Botulinum-Toxin Typ A zur Injektion
Bromperidol
Bromperidoldecanoat
Buserelin
Butyl-4-hydroxybenzoat
Cefepimdihydrochlorid-Monohydrat
Cinnarizin
Copovidon
Cyproteronacetat
Dimeticon
Domperidon
Droperidol
Raffiniertes Erdnussöl
Estriol
Fluphenazindihydrochlorid
Haloperidoldecanoat
Immunglobulin vom Menschen
Immunglobulin vom Menschen zur intravenösen Anwendung*
Ketaminhydrochorid
Methacrylsäure-Ethylacrylat-Copolymer-(1:1)-Dispersion 30 %
Methacrylsäure-Methylmethacrylat-Copolymer (1:1)
Methacrylsäure-Methylmethacrylat-Copolymer (1:2)
Nicergolin
Natives Olivenöl
Raffiniertes Olivenöl
Ondansetronhydrochlorid-Dihydrat
Polyacrylat-Dispersion 30 %
Povidon
Prednisolon
Ribavirin
Salbutamolsulfat
Simeticon
Tetanus-Immunglobulin vom Menschen
all-*rac*-α-Tocopherol
all-*rac*-α-Tocopherolacetat
Wasserfreies Torasemid
Tretinoin

Hinweis: Bei dem mit * gekennzeichneten Text handelt es sich um einen von der Europäischen Kommission mit Eilresolution AP-CPH (11) 6 verabschiedeten Text (siehe Bekanntmachung vom 29. November 2011 im Bundesanzeiger, S. 4390).

Berichtigte Texte

Monographiegruppen

Einzelmonographien zu Impfstoffen für Menschen
Diphtherie-Tetanus-Ganzzell-Pertussis-Adsorbat-Impfstoff
Diphtherie-Tetanus-Ganzzell-Pertussis-Poliomyelitis(inaktiviert)-Adsorbat-Impfstoff
Diphtherie-Tetanus-Ganzzell-Pertussis-Poliomyelitis(inaktiviert)-Haemophilus-Typ-B(konjugiert)-Adsorbat-Impfstoff
Ganzzell-Pertussis-Adsorbat-Impfstoff

Homöopathische Zubereitungen und Einzelmonographien zu Stoffen für homöopathische Zubereitungen
Vorschriften zur Herstellung homöopathischer konzentrierter Zubereitungen und zur Potenzierung

Monographien A–Z

Carbomere*
Colchicin
Crotamiton*
Getrocknetes Eisen(II)-sulfat
Eisen(II)-sulfat-Heptahydrat
Fluvoxaminmaleat
Natriumdihydrogenphosphat-Dihydrat
Wasserfreies Natriummonohydrogenphosphat
Natriummonohydrogenphosphat-Dihydrat
Natriummonohydrogenphosphat-Dodecahydrat
Rifamycin-Natrium
Succinylsulfathiazol*

Bei den mit * gekennzeichneten Texten handelt es sich um nur im deutschsprachigen Nachtrag 7.2 der Ph. Eur. berichtigte Texte.

Hinweis: Die folgenden, im „Supplement 7.2" (Englisch) und/oder im „Supplément 7.2" (Französisch) enthaltenen Texte sind in der vorliegenden deutschsprachigen Fassung des Nachtrags 7.2 der Ph. Eur. nicht enthalten, da in der deutschsprachigen Fassung der Ph. Eur., 7. Ausgabe, Grundwerk 2011 oder 1. Nachtrag bereits der korrekte Text abgedruckt ist:

2.4.24 Identifizierung und Bestimmung von Restlösungsmitteln (Lösungsmittel-Rückstände)
Chininhydrochlorid
Kohlenmonoxid
Testosteronenantat

Gestrichene Texte

Der folgende Text wurde mit Resolution AP-CPH (10) 1 zum 1. 1. 2011 gestrichen:

Gallamintriethiodid

Der folgende Text wurde mit Resolution AP-CPH (11) 4 zum 1. 4. 2012 gestrichen:

Benfluorexhydochlorid

Die folgenden Texte wurden mit Resolution AP-CPH (11) 7 zum 1. 7. 2012 gestrichen:

Chlorothiazid
Dienestrol
Emetindihydrochlorid-Heptahydrat
Etofyllin
Hexobarbital
Histaminphosphat
Iotalaminsäure
Methaqualon
Methylatropiniumbromid
Methylatropiniumnitrat
Physostigminsulfat
Succinylsulfathiazol
Sulfisomidin
Tubocurarinchlorid

Titeländerungen

Allgemeiner Teil

2.6.20 Anti-A- und Anti-B-Hämagglutinine (indirekte Methode) *wird zu:*
2.6.20 Anti-A- und Anti-B-Hämagglutinine
2.6.26 Prüfung auf Anti-D-Antikörper in Immunglobulin vom Menschen zur intravenösen Anwendung *wird zu:*
2.6.26 Prüfung auf Anti-D-Antikörper in Immunglobulin vom Menschen
2.7.7 Bestimmung der Wirksamkeit von Pertussis-Impfstoff *wird zu:*
2.7.7 Bestimmung der Wirksamkeit von Ganzzell-Pertussis-Impfstoff

Monographiegruppen

Einzelmonographien zu Impfstoffen für Tiere

Diphtherie-Tetanus-Pertussis-Adsorbat-Impfstoff *wird zu:*
Diphtherie-Tetanus-Ganzzell-Pertussis-Adsorbat-Impfstoff
Diphtherie-Tetanus-Pertussis-Poliomyelitis(inaktiviert)-Adsorbat-Impfstoff *wird zu:*
Diphtherie-Tetanus-Ganzzell-Pertussis-Poliomyelitis(inaktiviert)-Adsorbat-Impfstoff
Diphtherie-Tetanus-Pertussis-Poliomyelitis(inaktiviert)-Haemophilus-Typ-B(konjugiert)-Adsorbat-Impfstoff *wird zu:*
Diphtherie-Tetanus-Ganzzell-Pertussis-Poliomyelitis(inaktiviert)-Haemophilus-Typ-B(konjugiert)-Adsorbat-Impfstoff

2. Verzeichnis aller Texte der 7. Ausgabe

Allgemeiner Teil

Stand

1 Allgemeine Vorschriften

1.1 Allgemeines 7.0
1.2 Begriffe in Allgemeinen Kapiteln und Monographien sowie Erläuterungen 7.0
1.3 Allgemeine Kapitel 7.0
1.4 Monographien 7.0
1.5 Allgemeine Abkürzungen und Symbole 7.0
1.6 Internationales Einheitensystem und andere Einheiten 7.0

2 Allgemeine Methoden

2.1 Geräte
2.1.1 Normaltropfenzähler 7.0
2.1.2 Vergleichstabelle der Porosität von Glassintertiegeln 7.0
2.1.3 UV-Analysenlampen 7.0
2.1.4 Siebe 7.0
2.1.5 Neßler-Zylinder 7.0
2.1.6 Gasprüfröhrchen 7.0

2.2 Methoden der Physik und der physikalischen Chemie
2.2.1 Klarheit und Opaleszenz von Flüssigkeiten 7.0
2.2.2 Färbung von Flüssigkeiten 7.0
2.2.3 pH-Wert – Potentiometrische Methode 7.0
2.2.4 pH-Wert – Indikatormethode 7.0
2.2.5 Relative Dichte 7.0
2.2.6 Brechungsindex 7.0
2.2.7 Optische Drehung 7.0
2.2.8 Viskosität 7.0
2.2.9 Kapillarviskosimeter 7.0
2.2.10 Viskosität – Rotationsviskosimetrie 7.0
2.2.11 Destillationsbereich 7.0
2.2.12 Siedetemperatur 7.0
2.2.13 Bestimmung von Wasser durch Destillation 7.0
2.2.14 Schmelztemperatur – Kapillarmethode 7.0
2.2.15 Steigschmelzpunkt – Methode mit offener Kapillare 7.0
2.2.16 Sofortschmelzpunkt 7.0
2.2.17 Tropfpunkt 7.0
2.2.18 Erstarrungstemperatur 7.0
2.2.19 Amperometrie 7.0
2.2.20 Potentiometrie 7.0
2.2.21 Fluorimetrie 7.0
2.2.22 Atomemissionsspektrometrie 7.0
2.2.23 Atomabsorptionsspektrometrie 7.0
2.2.24 IR-Spektroskopie 7.0
2.2.25 UV-Vis-Spektroskopie 7.0
2.2.26 Papierchromatographie 7.0
2.2.27 Dünnschichtchromatographie 7.0
2.2.28 Gaschromatographie 7.0
2.2.29 Flüssigchromatographie 7.0
2.2.30 Ausschlusschromatographie 7.0
2.2.31 Elektrophorese 7.0
2.2.32 Trocknungsverlust 7.0
2.2.33 Kernresonanzspektroskopie 7.0
2.2.34 Thermoanalyse 7.0
2.2.35 Osmolalität 7.0
2.2.36 Bestimmung der Ionenkonzentration unter Verwendung ionenselektiver Elektroden 7.0
2.2.37 Röntgenfluoreszenzspektroskopie 7.0
2.2.38 Leitfähigkeit 7.0
2.2.39 Molekülmassenverteilung in Dextranen 7.0
2.2.40 NIR-Spektroskopie 7.0

Stand

2.2.41 Zirkulardichroismus . . . 7.0
2.2.42 Dichte von Feststoffen . . . 7.0
2.2.43 Massenspektrometrie . . . 7.0
2.2.44 Gesamter organischer Kohlenstoff in Wasser zum pharmazeutischen Gebrauch . . . 7.0
2.2.45 Flüssigchromatographie mit superkritischen Phasen . . . 7.0
2.2.46 Chromatographische Trennmethoden . . . 7.0
2.2.47 Kapillarelektrophorese . . . 7.1
2.2.48 Raman-Spektroskopie . . . 7.0
2.2.49 Kugelfallviskosimeter-Methode . . . 7.0
2.2.54 Isoelektrische Fokussierung . . . 7.0
2.2.55 Peptidmustercharakterisierung . . . 7.0
2.2.56 Aminosäurenanalyse . . . 7.0
2.2.57 Atomemissionsspektrometrie mit induktiv gekoppeltem Plasma . . . 7.0
2.2.58 Massenspektrometrie mit induktiv gekoppeltem Plasma . . . 7.0
2.2.59 Glycananalyse von Glycoproteinen . . . 7.0
2.2.60 Schmelztemperatur – Instrumentelle Methode . . . 7.0
2.2.64 Peptid-Identifizierung durch Kernresonanzspektroskopie . . . 7.2

2.3 Identitätsreaktionen
2.3.1 Identitätsreaktionen auf Ionen und funktionelle Gruppen . . . 7.0
2.3.2 Identifizierung fetter Öle durch Dünnschichtchromatographie . . . 7.0
2.3.3 Identifizierung von Phenothiazinen durch Dünnschichtchromatographie . . . 7.0
2.3.4 Geruch . . . 7.0

2.4 Grenzprüfungen
2.4.1 Ammonium . . . 7.0
2.4.2 Arsen . . . 7.0
2.4.3 Calcium . . . 7.0
2.4.4 Chlorid . . . 7.0
2.4.5 Fluorid . . . 7.0
2.4.6 Magnesium . . . 7.0
2.4.7 Magnesium, Erdalkalimetalle . . . 7.0
2.4.8 Schwermetalle . . . 7.0
2.4.9 Eisen . . . 7.0
2.4.10 Blei in Zuckern . . . 7.0
2.4.11 Phosphat . . . 7.0
2.4.12 Kalium . . . 7.0
2.4.13 Sulfat . . . 7.0
2.4.14 Sulfatasche . . . 7.0
2.4.15 Nickel in Polyolen . . . 7.0
2.4.16 Asche . . . 7.0
2.4.17 Aluminium . . . 7.0
2.4.18 Freier Formaldehyd . . . 7.0
2.4.19 Alkalisch reagierende Substanzen in fetten Ölen . . . 7.0
2.4.21 Prüfung fetter Öle auf fremde Öle durch Dünnschichtchromatographie . . . 7.0
2.4.22 Prüfung der Fettsäurenzusammensetzung durch Gaschromatographie . . . 7.0
2.4.23 Sterole in fetten Ölen . . . 7.2
2.4.24 Identifizierung und Bestimmung von Restlösungsmitteln (Lösungsmittel-Rückstände) . . . 7.0
2.4.25 Ethylenoxid und Dioxan . . . 7.0
2.4.26 *N*,*N*-Dimethylanilin . . . 7.0
2.4.27 Schwermetalle in pflanzlichen Drogen und fetten Ölen . . . 7.0
2.4.28 2-Ethylhexansäure . . . 7.0
2.4.29 Bestimmung der Fettsäurenzusammensetzung von Omega-3-Säuren-reichen Ölen . . . 7.0
2.4.30 Ethylenglycol und Diethylenglycol in ethoxylierten Substanzen . . . 7.0
2.4.31 Nickel in hydrierten pflanzlichen Ölen . . . 7.0
2.4.32 Gesamtcholesterol in Omega-3-Säuren-reichen Ölen . . . 7.0

2.5 Gehaltsbestimmungsmethoden
2.5.1 Säurezahl . . . 7.0
2.5.2 Esterzahl . . . 7.0
2.5.3 Hydroxylzahl . . . 7.0
2.5.4 Iodzahl . . . 7.0
2.5.5 Peroxidzahl . . . 7.0
2.5.6 Verseifungszahl . . . 7.0

		Stand
2.5.7	Unverseifbare Anteile	7.0
2.5.8	Stickstoff in primären aromatischen Aminen	7.0
2.5.9	Kjeldahl-Bestimmung, Halbmikro-Methode	7.0
2.5.10	Schöniger-Methode	7.0
2.5.11	Komplexometrische Titrationen	7.0
2.5.12	Halbmikrobestimmung von Wasser – Karl-Fischer-Methode	7.0
2.5.13	Aluminium in Adsorbat-Impfstoffen	7.0
2.5.14	Calcium in Adsorbat-Impfstoffen	7.0
2.5.15	Phenol in Sera und Impfstoffen	7.0
2.5.16	Protein in Polysaccharid-Impfstoffen	7.0
2.5.17	Nukleinsäuren in Polysaccharid-Impfstoffen	7.0
2.5.18	Phosphor in Polysaccharid-Impfstoffen	7.0
2.5.19	*O*-Acetyl-Gruppen in Polysaccharid-Impfstoffen	7.0
2.5.20	Hexosamine in Polysaccharid-Impfstoffen	7.0
2.5.21	Methylpentosen in Polysaccharid-Impfstoffen	7.0
2.5.22	Uronsäuren in Polysaccharid-Impfstoffen	7.0
2.5.23	Sialinsäure in Polysaccharid-Impfstoffen	7.0
2.5.24	Kohlendioxid in Gasen	7.0
2.5.25	Kohlenmonoxid in Gasen	7.0
2.5.26	Stickstoffmonoxid und Stickstoffdioxid in Gasen	7.0
2.5.27	Sauerstoff in Gasen	7.0
2.5.28	Wasser in Gasen	7.0
2.5.29	Schwefeldioxid	7.0
2.5.30	Oxidierende Substanzen	7.0
2.5.31	Ribose in Polysaccharid-Impfstoffen	7.0
2.5.32	Mikrobestimmung von Wasser – Coulometrische Titration	7.0
2.5.33	Gesamtprotein	7.0
2.5.34	Essigsäure in synthetischen Peptiden	7.0
2.5.35	Distickstoffmonoxid in Gasen	7.0
2.5.36	Anisidinzahl	7.0
2.5.37	Methyl-, Ethyl- und Isopropylmethansulfonat in Methansulfonsäure	7.1
2.6	**Methoden der Biologie**	
2.6.1	Prüfung auf Sterilität	7.1
2.6.2	Prüfung auf Mykobakterien	7.0
2.6.7	Prüfung auf Mykoplasmen	7.0
2.6.8	Prüfung auf Pyrogene	7.0
2.6.9	Prüfung auf anomale Toxizität	7.0
2.6.10	Prüfung auf Histamin	7.0
2.6.11	Prüfung auf blutdrucksenkende Substanzen	7.0
2.6.12	Mikrobiologische Prüfung nicht steriler Produkte: Zählung der vermehrungsfähigen Mikroorganismen	7.0
2.6.13	Mikrobiologische Prüfung nicht steriler Produkte: Nachweis spezifizierter Mikroorganismen	7.0
2.6.14	Prüfung auf Bakterien-Endotoxine	7.0
2.6.15	Präkallikrein-Aktivator	7.0
2.6.16	Prüfung auf fremde Agenzien in Virus-Lebend-Impfstoffen für Menschen	7.0
2.6.17	Bestimmung der antikomplementären Aktivität von Immunglobulin	7.0
2.6.18	Prüfung auf Neurovirulenz von Virus-Lebend-Impfstoffen	7.0
2.6.19	Prüfung auf Neurovirulenz von Poliomyelitis-Impfstoff (oral)	7.0
2.6.20	Anti-A- und Anti-B-Hämagglutinine	7.2
2.6.21	Verfahren zur Amplifikation von Nukleinsäuren	7.0
2.6.22	Aktivierte Blutgerinnungsfaktoren	7.0
2.6.24	Aviäre Virusimpfstoffe: Prüfungen auf fremde Agenzien in Saatgut	7.0
2.6.25	Aviäre Virus-Lebend-Impfstoffe: Prüfungen auf fremde Agenzien in Chargen von Fertigprodukten	7.0
2.6.26	Prüfung auf Anti-D-Antikörper in Immunglobulin vom Menschen	7.2
2.6.27	Mikrobiologische Kontrolle zellulärer Produkte	7.0
2.6.30	Prüfung auf Monozytenaktivierung	7.0
2.6.31	Mikrobiologische Prüfung pflanzlicher Arzneimittel zum Einnehmen	7.0
2.7	**Biologische Wertbestimmungsmethoden**	
2.7.1	Immunchemische Methoden	7.0
2.7.2	Mikrobiologische Wertbestimmung von Antibiotika	7.0
2.7.4	Wertbestimmung von Blutgerinnungsfaktor VIII vom Menschen	7.0
2.7.5	Wertbestimmung von Heparin	7.0

		Stand
2.7.6	Bestimmung der Wirksamkeit von Diphtherie-Adsorbat-Impfstoff	7.0
2.7.7	Bestimmung der Wirksamkeit von Ganzzell-Pertussis-Impfstoff	7.2
2.7.8	Bestimmung der Wirksamkeit von Tetanus-Adsorbat-Impfstoff	7.0
2.7.9	Fc-Funktion von Immunglobulin	7.0
2.7.10	Wertbestimmung von Blutgerinnungsfaktor VII vom Menschen	7.0
2.7.11	Wertbestimmung von Blutgerinnungsfaktor IX vom Menschen	7.0
2.7.12	Wertbestimmung von Heparin in Blutgerinnungsfaktoren	7.0
2.7.13	Bestimmung der Wirksamkeit von Anti-D-Immunglobulin vom Menschen	7.0
2.7.14	Bestimmung der Wirksamkeit von Hepatitis-A-Impfstoff	7.0
2.7.15	Bestimmung der Wirksamkeit von Hepatitis-B-Impfstoff (rDNA)	7.0
2.7.16	Bestimmung der Wirksamkeit von Pertussis-Impfstoff (azellulär)	7.0
2.7.17	Wertbestimmung von Antithrombin III vom Menschen	7.0
2.7.18	Wertbestimmung von Blutgerinnungsfaktor II vom Menschen	7.0
2.7.19	Wertbestimmung von Blutgerinnungsfaktor X vom Menschen	7.0
2.7.20	In-vivo-Bestimmung der Wirksamkeit von Poliomyelitis-Impfstoff (inaktiviert)	7.0
2.7.21	Wertbestimmung von Von-Willebrand-Faktor vom Menschen	7.0
2.7.22	Wertbestimmung von Blutgerinnungsfaktor XI vom Menschen	7.0
2.7.23	Zählung der CD34/CD45$^+$-Zellen in hämatopoetischen Produkten	7.0
2.7.24	Durchflusszytometrie	7.0
2.7.25	Wertbestimmung von Plasmin-Inhibitor vom Menschen	7.0
2.7.27	Flockungswert (Lf) von Diphtherie- und Tetanus-Toxin und -Toxoid (Ramon-Bestimmung)	7.0
2.7.28	Bestimmung der koloniebildenden hämatopoetischen Vorläuferzellen vom Menschen	7.0
2.7.29	Zellzählung und Vitalität von kernhaltigen Zellen	7.0
2.7.30	Wertbestimmung von Protein C vom Menschen	7.0
2.7.31	Wertbestimmung von Protein S vom Menschen	7.0
2.7.32	Wertbestimmung von α-1-Proteinase-Inhibitor vom Menschen	7.0
2.8	**Methoden der Pharmakognosie**	
2.8.1	Salzsäureunlösliche Asche	7.0
2.8.2	Fremde Bestandteile	7.0
2.8.3	Spaltöffnungen und Spaltöffnungsindex	7.0
2.8.4	Quellungszahl	7.0
2.8.5	Wasser in ätherischen Ölen	7.0
2.8.6	Fremde Ester in ätherischen Ölen	7.0
2.8.7	Fette Öle, verharzte ätherische Öle in ätherischen Ölen	7.0
2.8.8	Geruch und Geschmack von ätherischen Ölen	7.0
2.8.9	Verdampfungsrückstand von ätherischen Ölen	7.0
2.8.10	Löslichkeit von ätherischen Ölen in Ethanol	7.0
2.8.11	Gehaltsbestimmung von 1,8-Cineol in ätherischen Ölen	7.0
2.8.12	Gehaltsbestimmung des ätherischen Öls in Drogen	7.0
2.8.13	Pestizid-Rückstände	7.0
2.8.14	Bestimmung des Gerbstoffgehalts pflanzlicher Drogen	7.0
2.8.15	Bitterwert	7.0
2.8.16	Trockenrückstand von Extrakten	7.0
2.8.17	Trocknungsverlust von Extrakten	7.0
2.8.18	Bestimmung von Aflatoxin B_1 in pflanzlichen Drogen	7.0
2.8.20	Pflanzliche Drogen: Probennahme und Probenvorbereitung	7.0
2.8.21	Prüfung auf Aristolochiasäuren in pflanzlichen Drogen	7.0
2.8.22	Bestimmung von Ochratoxin A in pflanzlichen Drogen	7.0
2.8.23	Mikroskopische Prüfung pflanzlicher Drogen	7.0
2.9	**Methoden der pharmazeutischen Technologie**	
2.9.1	Zerfallszeit von Tabletten und Kapseln	7.1
2.9.2	Zerfallszeit von Suppositorien und Vaginalzäpfchen	7.0
2.9.3	Wirkstofffreisetzung aus festen Arzneiformen	7.0
2.9.4	Wirkstofffreisetzung aus Transdermalen Pflastern	7.0
2.9.5	Gleichförmigkeit der Masse einzeldosierter Arzneiformen	7.0
2.9.6	Gleichförmigkeit des Gehalts einzeldosierter Arzneiformen	7.0
2.9.7	Friabilität von nicht überzogenen Tabletten	7.0
2.9.8	Bruchfestigkeit von Tabletten	7.0
2.9.9	Prüfung der Konsistenz durch Penetrometrie	7.0
2.9.10	Ethanolgehalt und Ethanolgehaltstabelle	7.0
2.9.11	Prüfung auf Methanol und 2-Propanol	7.0
2.9.12	Siebanalyse	7.0

		Stand
2.9.14	Bestimmung der spezifischen Oberfläche durch Luftpermeabilität	7.0
2.9.16	Fließverhalten	7.0
2.9.17	Bestimmung des entnehmbaren Volumens von Parenteralia	7.0
2.9.18	Zubereitungen zur Inhalation: Aerodynamische Beurteilung feiner Teilchen	7.0
2.9.19	Partikelkontamination – Nicht sichtbare Partikeln	7.1
2.9.20	Partikelkontamination – Sichtbare Partikeln	7.0
2.9.22	Erweichungszeit von lipophilen Suppositorien	7.0
2.9.23	Bestimmung der Dichte von Feststoffen mit Hilfe von Gaspyknometern	7.0
2.9.25	Wirkstofffreisetzung aus wirkstoffhaltigen Kaugummis	7.0
2.9.26	Bestimmung der spezifischen Oberfläche durch Gasadsorption	7.0
2.9.27	Gleichförmigkeit der Masse der abgegebenen Dosen aus Mehrdosenbehältnissen	7.0
2.9.29	Intrinsische Lösungsgeschwindigkeit	7.0
2.9.31	Bestimmung der Partikelgröße durch Laserdiffraktometrie	7.0
2.9.32	Bestimmung der Porosität und Porengrößenverteilung von Feststoffen durch Quecksilberporosimetrie	7.0
2.9.33	Charakterisierung kristalliner und teilweise kristalliner Feststoffe durch Röntgenpulverdiffraktometrie	7.0
2.9.34	Schütt- und Stampfdichte von Pulvern	7.0
2.9.35	Feinheit von Pulvern	7.0
2.9.36	Fließverhalten von Pulvern	7.0
2.9.37	Optische Mikroskopie	7.0
2.9.38	Bestimmung der Partikelgrößenverteilung durch analytisches Sieben	7.0
2.9.39	Wechselwirkung von Wasser mit Feststoffen: Bestimmung der Sorptions-Desorptions-Isothermen und der Wasseraktivität	7.1
2.9.40	Gleichförmigkeit einzeldosierter Arzneiformen	7.0
2.9.41	Friabilität von Granulaten und Pellets	7.0
2.9.42	Wirkstofffreisetzung aus lipophilen festen Arzneiformen	7.0
2.9.43	Scheinbare Lösungsgeschwindigkeit	7.0
2.9.45	Benetzbarkeit von Pulvern und anderen porösen Feststoffen	7.0

3 Material zur Herstellung von Behältnissen; Behältnisse

3.1	**Material zur Herstellung von Behältnissen**	7.0
3.1.1	Material für Behältnisse zur Aufnahme von Blut und Blutprodukten vom Menschen	7.0
3.1.1.1	Kunststoffe auf Polyvinylchlorid-Basis (weichmacherhaltig) für Behältnisse zur Aufnahme von Blut und Blutprodukten vom Menschen	7.0
3.1.1.2	Kunststoffe auf Polyvinylchlorid-Basis (weichmacherhaltig) für Schläuche in Transfusionsbestecken für Blut und Blutprodukte	7.0
3.1.3	Polyolefine	7.0
3.1.4	Polyethylen ohne Zusatzstoffe für Behältnisse zur Aufnahme parenteraler und ophthalmologischer Zubereitungen	7.0
3.1.5	Polyethylen mit Zusatzstoffen für Behältnisse zur Aufnahme parenteraler und ophthalmologischer Zubereitungen	7.0
3.1.6	Polypropylen für Behältnisse und Verschlüsse zur Aufnahme parenteraler und ophthalmologischer Zubereitungen	7.0
3.1.7	Poly(ethylen-vinylacetat) für Behältnisse und Schläuche für Infusionslösungen zur totalen parenteralen Ernährung	7.0
3.1.8	Siliconöl zur Verwendung als Gleitmittel	7.0
3.1.9	Silicon-Elastomer für Verschlüsse und Schläuche	7.0
3.1.10	Kunststoffe auf Polyvinylchlorid-Basis (weichmacherfrei) für Behältnisse zur Aufnahme nicht injizierbarer, wässriger Lösungen	7.0
3.1.11	Kunststoffe auf Polyvinylchlorid-Basis (weichmacherfrei) für Behältnisse zur Aufnahme trockener Darreichungsformen zur oralen Anwendung	7.0
3.1.13	Kunststoffadditive	7.0
3.1.14	Kunststoffe auf Polyvinylchlorid-Basis (weichmacherhaltig) für Behältnisse zur Aufnahme wässriger Lösungen zur intravenösen Infusion	7.0
3.1.15	Polyethylenterephthalat für Behältnisse zur Aufnahme von Zubereitungen, die nicht zur parenteralen Anwendung bestimmt sind	7.0
3.2	**Behältnisse**	7.0
3.2.1	Glasbehältnisse zur pharmazeutischen Verwendung	7.0
3.2.2	Kunststoffbehältnisse und -verschlüsse für pharmazeutische Zwecke	7.0
3.2.2.1	Kunststoffbehältnisse zur Aufnahme wässriger Infusionszubereitungen	7.0
3.2.3	Sterile Kunststoffbehältnisse für Blut und Blutprodukte vom Menschen	7.0

		Stand
3.2.4	Sterile PVC-Behältnisse (weichmacherhaltig) für Blut und Blutprodukte vom Menschen	7.0
3.2.5	Sterile PVC-Behältnisse (weichmacherhaltig) mit Stabilisatorlösung für Blut vom Menschen	7.0
3.2.6	Transfusionsbestecke für Blut und Blutprodukte	7.0
3.2.8	Sterile Einmalspritzen aus Kunststoff	7.0
3.2.9	Gummistopfen für Behältnisse zur Aufnahme wässriger Zubereitungen zur parenteralen Anwendung, von Pulvern und von gefriergetrockneten Pulvern	7.0

4 Reagenzien

4.1 Reagenzien, Referenzlösungen und Pufferlösungen

4.1.1	Reagenzien	7.2
4.1.2	Referenzlösungen für Grenzprüfungen	7.0
4.1.3	Pufferlösungen	7.0

4.2 Volumetrie

4.2.1	Urtitersubstanzen für Maßlösungen	7.0
4.2.2	Maßlösungen	7.0

4.3 Chemische Referenzsubstanzen (*CRS*), Biologische Referenzsubstanzen (*BRS*), Referenzsubstanzen für pflanzliche Drogen (*HRS*), Referenzspektren 7.2

5 Allgemeine Texte

5.1 Allgemeine Texte zur Sterilität und mikrobiologischen Qualität

5.1.1	Methoden zur Herstellung steriler Zubereitungen	7.0
5.1.2	Bioindikatoren zur Überprüfung der Sterilisationsmethoden	7.0
5.1.3	Prüfung auf ausreichende Konservierung	7.0
5.1.4	Mikrobiologische Qualität von nicht sterilen pharmazeutischen Zubereitungen und Substanzen zur pharmazeutischen Verwendung	7.0
5.1.5	Anwendung des F_0-Konzepts auf die Dampfsterilisation von wässrigen Zubereitungen	7.0
5.1.6	Alternative Methoden zur Kontrolle der mikrobiologischen Qualität	7.0
5.1.7	Virussicherheit	7.0
5.1.8	Mikrobiologische Qualität pflanzlicher Arzneimittel zum Einnehmen	7.0
5.1.9	Hinweise zur Anwendung der Prüfung auf Sterilität	7.0
5.1.10	Empfehlungen zur Durchführung der Prüfung auf Bakterien-Endotoxine	7.0

5.2 Allgemeine Texte zu Impfstoffen und anderen biologischen Produkten

5.2.1	Terminologie in Monographien zu Impfstoffen und anderen biologischen Produkten	7.0
5.2.2	SPF-Hühnerherden für die Herstellung und Qualitätskontrolle von Impfstoffen	7.0
5.2.3	Zellkulturen für die Herstellung von Impfstoffen für Menschen	7.0
5.2.4	Zellkulturen für die Herstellung von Impfstoffen für Tiere	7.0
5.2.5	Substanzen tierischen Ursprungs für die Herstellung von immunologischen Arzneimitteln für Tiere	7.0
5.2.6	Bewertung der Unschädlichkeit von Impfstoffen und Immunsera für Tiere	7.0
5.2.7	Bewertung der Wirksamkeit von Impfstoffen und Immunsera für Tiere	7.0
5.2.8	Minimierung des Risikos der Übertragung von Erregern der spongiformen Enzephalopathie tierischen Ursprungs durch Human- und Tierarzneimittel	7.1
5.2.9	Bewertung der Unschädlichkeit jeder Charge von Impfstoffen und Immunsera für Tiere	7.0

5.3 Statistische Auswertung der Ergebnisse biologischer Wertbestimmungen und Reinheitsprüfungen

1.	Einleitung	7.0
2.	Zufälligkeit und Unabhängigkeit einzelner Behandlungen	7.0
3.	Von quantitativen Werten abhängige Wertbestimmungen	7.0
4.	Wertbestimmungen auf der Basis von Alternativwirkungen	7.0
5.	Beispiele	7.0
6.	Zusammenfassung von Versuchsergebnissen	7.0
7.	Über dieses Kapitel hinaus	7.0
8.	Tabellen und Verfahren zur Werteerzeugung	7.0
9.	Verzeichnis der Symbole	7.0
10.	Literatur	7.0

5.4	**Lösungsmittel-Rückstände**	7.0
5.5	**Ethanoltabelle**	7.0
5.6	**Bestimmung der Aktivität von Interferonen**	7.0
5.7	**Tabelle mit physikalischen Eigenschaften der im Arzneibuch erwähnten Radionuklide**	7.0
5.8	**Harmonisierung der Arzneibücher**	7.1

Stand

5.9 Polymorphie 7.0
5.10 Kontrolle von Verunreinigungen in Substanzen zur pharmazeutischen Verwendung 7.0
5.11 Zum Abschnitt „Eigenschaften“ in Monographien 7.0
5.12 Referenzstandards 7.0
5.14 Gentransfer-Arzneimittel zur Anwendung am Menschen 7.0
5.15 Funktionalitätsbezogene Eigenschaften von Hilfsstoffen 7.0
5.16 Kristallinität 7.2
5.17 Empfehlungen für Methoden zur Prüfung von Darreichungsformen
5.17.1 Empfehlungen zur Bestimmung der Wirkstofffreisetzung 7.0

Monographiegruppen

Allgemeine Monographien
Ätherische Öle 7.0
Allergenzubereitungen 7.0
DNA-rekombinationstechnisch hergestellte Produkte 7.0
Extrakte 7.0
Fermentationsprodukte 7.0
Immunsera von Tieren zur Anwendung am Menschen 7.0
Immunsera für Tiere 7.0
Impfstoffe für Menschen 7.0
Impfstoffe für Tiere 7.2
Monoklonale Antikörper für Menschen 7.0
Pflanzliche Drogen 7.0
Pflanzlichen Drogen, Zubereitungen aus 7.0
Pflanzliche Drogen zur Teebereitung 7.0
Pflanzliche fette Öle 7.0
Produkte mit dem Risiko der Übertragung von Erregern der spongiformen Enzephalopathie tierischen Ursprungs 7.0
Radioaktive Arzneimittel 7.0
Substanzen zur pharmazeutischen Verwendung 7.0

Monographien zu Darreichungsformen
Glossar 7.0
Arzneimittel-Vormischungen zur veterinärmedizinischen Anwendung 7.0
Flüssige Zubereitungen zum Einnehmen 7.0
Flüssige Zubereitungen zur kutanen Anwendung 7.0
Flüssige Zubereitungen zur kutanen Anwendung am Tier 7.0
Granulate 7.0
Halbfeste Zubereitungen zur kutanen Anwendung 7.0
Intraruminale Systeme 7.0
Kapseln 7.0
Kaugummis, Wirkstoffhaltige 7.0
Parenteralia 7.0
Pulver zum Einnehmen 7.0
Pulver zur kutanen Anwendung 7.0
Schäume, Wirkstoffhaltige 7.0
Stifte und Stäbchen 7.0
Tabletten 7.0
Tampons, Wirkstoffhaltige 7.0
Transdermale Pflaster 7.0
Zubereitungen in Druckbehältnissen 7.0
Zubereitungen zum Spülen 7.0
Zubereitungen zur Anwendung am Auge 7.0
Zubereitungen zur Anwendung am Ohr 7.1
Zubereitungen zur Anwendung in der Mundhöhle 7.0
Zubereitungen zur Inhalation 7.0
Zubereitungen zur intramammären Anwendung für Tiere 7.0

Stand

Zubereitungen zur intrauterinen Anwendung für Tiere . . . 7.0
Zubereitungen zur nasalen Anwendung . . . 7.0
Zubereitungen zur rektalen Anwendung . . . 7.0
Zubereitungen zur vaginalen Anwendung . . . 7.0

Einzelmonographien zu Impfstoffen für Menschen
BCG-Impfstoff (gefriergetrocknet) . . . 7.0
BCG zur Immuntherapie . . . 7.0
Cholera-Impfstoff . . . 7.0
Cholera-Impfstoff (gefriergetrocknet) . . . 7.0
Cholera-Impfstoff (inaktiviert, oral) . . . 7.0
Diphtherie-Adsorbat-Impfstoff . . . 7.0
Diphtherie-Adsorbat-Impfstoff (reduzierter Antigengehalt) . . . 7.0
Diphtherie-Tetanus-Adsorbat-Impfstoff . . . 7.0
Diphtherie-Tetanus-Adsorbat-Impfstoff (reduzierter Antigengehalt) . . . 7.0
Diphtherie-Tetanus-Hepatitis-B(rDNA)-Adsorbat-Impfstoff . . . 7.0
Diphtherie-Tetanus-Ganzzell-Pertussis-Adsorbat-Impfstoff . . . 7.2
Diphtherie-Tetanus-Pertussis(azellulär, aus Komponenten)-Adsorbat-Impfstoff . . . 7.0
Diphtherie-Tetanus-Pertussis(azellulär, aus Komponenten)-Haemophilus-Typ-B(konjugiert)-Adsorbat-Impfstoff . . . 7.0
Diphtherie-Tetanus-Pertussis(azellulär, aus Komponenten)-Hepatitis-B(rDNA)-Adsorbat-Impfstoff . . . 7.0
Diphtherie-Tetanus-Pertussis(azellulär, aus Komponenten)-Hepatitis-B(rDNA)-Poliomyelitis(inaktiviert)-Haemophilus-Typ-B(konjugiert)-Adsorbat-Impfstoff . . . 7.0
Diphtherie-Tetanus-Pertussis(azellulär, aus Komponenten)-Poliomyelitis(inaktiviert)-Adsorbat-Impfstoff . . . 7.0
Diphtherie-Tetanus-Pertussis(azellulär, aus Komponenten)-Poliomyelitis(inaktiviert)-Adsorbat-Impfstoff (reduzierter Antigengehalt) . . . 7.0
Diphtherie-Tetanus-Pertussis(azellulär, aus Komponenten)-Poliomyelitis(inaktiviert)-Haemophilus-Typ-B(konjugiert)-Adsorbat-Impfstoff . . . 7.0
Diphtherie-Tetanus-Ganzzell-Pertussis-Poliomyelitis(inaktiviert)-Adsorbat-Impfstoff . . . 7.2
Diphtherie-Tetanus-Ganzzell-Pertussis-Poliomyelitis(inaktiviert)-Haemophilus-Typ-B(konjugiert)-Adsorbat-Impfstoff . . . 7.2
Diphtherie-Tetanus-Poliomyelitis(inaktiviert)-Adsorbat-Impfstoff (reduzierter Antigengehalt) . . . 7.0
FSME-Impfstoff (inaktiviert) . . . 7.0
Gelbfieber-Lebend-Impfstoff . . . 7.0
Gürtelrose(Herpes-Zoster)-Lebend-Impfstoff . . . 7.0
Haemophilus-Typ-B-Impfstoff (konjugiert) . . . 7.0
Hepatitis-A-Adsorbat-Impfstoff (inaktiviert) . . . 7.0
Hepatitis-A-Impfstoff (inaktiviert, Virosom) . . . 7.0
Hepatitis-A(inaktiviert)-Hepatitis-B(rDNA)-Adsorbat-Impfstoff . . . 7.0
Hepatitis-B-Impfstoff (rDNA) . . . 7.2
Humanes-Papillomavirus-Impfstoff (rDNA) . . . 7.2
Influenza-Impfstoff (inaktiviert) . . . 7.0
Influenza-Impfstoff (inaktiviert, aus Zellkulturen) . . . 7.0
Influenza-Spaltimpfstoff (inaktiviert) . . . 7.0
Influenza-Spaltimpfstoff aus Oberflächenantigen (inaktiviert) . . . 7.0
Influenza-Spaltimpfstoff aus Oberflächenantigen (inaktiviert, aus Zellkulturen) . . . 7.0
Influenza-Spaltimpfstoff aus Oberflächenantigen (inaktiviert, Virosom) . . . 7.0
Masern-Lebend-Impfstoff . . . 7.0
Masern-Mumps-Röteln-Lebend-Impfstoff . . . 7.0
Masern-Mumps-Röteln-Varizellen-Lebend-Impfstoff . . . 7.0
Meningokokken-Gruppe-C-Impfstoff (konjugiert) . . . 7.0
Meningokokken-Polysaccharid-Impfstoff . . . 7.0
Milzbrand-Adsorbat-Impfstoff (aus Zellkulturfiltraten) für Menschen . . . 7.0
Mumps-Lebend-Impfstoff . . . 7.0
Pertussis-Adsorbat-Impfstoff, Ganzzell- . . . 7.2
Pertussis-Adsorbat-Impfstoff (azellulär, aus Komponenten) . . . 7.0
Pertussis-Adsorbat-Impfstoff (azellulär, co-gereinigt) . . . 7.0
Pneumokokken-Polysaccharid-Adsorbat-Impfstoff (konjugiert) . . . 7.0
Pneumokokken-Polysaccharid-Impfstoff . . . 7.0
Pocken-Lebend-Impfstoff . . . 7.0
Poliomyelitis-Impfstoff (inaktiviert) . . . 7.0
Poliomyelitis-Impfstoff (oral) . . . 7.0
Röteln-Lebend-Impfstoff . . . 7.0

	Stand
Rotavirus-Lebend-Impfstoff (oral)	7.0
Tetanus-Adsorbat-Impfstoff	7.0
Tollwut-Impfstoff aus Zellkulturen für Menschen	7.0
Typhus-Impfstoff	7.0
Typhus-Impfstoff (gefriergetrocknet)	7.0
Typhus-Lebend-Impfstoff (Stamm Ty 21a) (oral)	7.0
Typhus-Polysaccharid-Impfstoff	7.0
Varizellen-Lebend-Impfstoff	7.0
Einzelmonographien zu Impfstoffen für Tiere	
Adenovirose-Impfstoff (inaktiviert) für Hunde	7.0
Adenovirose-Lebend-Impfstoff für Hunde	7.0
Aktinobazillose-Impfstoff (inaktiviert) für Schweine	7.0
Anämie-Lebend-Impfstoff für Hühner, Infektiöse-	7.0
Aujeszky'sche-Krankheit-Impfstoff (inaktiviert) für Schweine	7.0
Aujeszky'sche-Krankheit-Lebend-Impfstoff zur parenteralen Anwendung für Schweine	7.0
Aviäre-Encephalomyelitis-Lebend-Impfstoff, Infektiöse-	7.0
Aviäre-Laryngotracheitis-Lebend-Impfstoff, Infektiöse-	7.0
Aviäres-Paramyxovirus-3-Impfstoff (inaktiviert)	7.0
Botulismus-Impfstoff für Tiere	7.0
Bovine-Rhinotracheitis-Lebend-Impfstoff für Rinder, Infektiöse-	7.0
Bronchitis-Impfstoff (inaktiviert) für Geflügel, Infektiöse-	7.0
Bronchitis-Lebend-Impfstoff für Geflügel, Infektiöse-	7.0
Brucellose-Lebend-Impfstoff für Tiere	7.0
Bursitis-Impfstoff (inaktiviert) für Geflügel, Infektiöse-	7.0
Bursitis-Lebend-Impfstoff für Geflügel, Infektiöse-	7.0
Calicivirosis-Impfstoff (inaktiviert) für Katzen	7.0
Calicivirosis-Lebend-Impfstoff für Katzen	7.0
Chlamydien-Impfstoff (inaktiviert) für Katzen	7.0
Cholera-Impfstoff (inaktiviert) für Geflügel	7.0
Clostridium-chauvoei-Impfstoff für Tiere	7.0
Clostridium-novyi-(Typ B)-Impfstoff für Tiere	7.0
Clostridium-perfringens-Impfstoff für Tiere	7.0
Clostridium-septicum-Impfstoff für Tiere	7.0
Colibacillosis-Impfstoff (inaktiviert) für neugeborene Ferkel	7.0
Colibacillosis-Impfstoff (inaktiviert) für neugeborene Wiederkäuer	7.0
Coronavirusdiarrhö-Impfstoff (inaktiviert) für Kälber	7.0
Egg-Drop-Syndrom-'76-Impfstoff (inaktiviert)	7.0
Entenpest-Lebend-Impfstoff	7.0
Enzootische-Pneumonie-Impfstoff (inaktiviert) für Schweine	7.0
Furunkulose-Impfstoff (inaktiviert, injizierbar, mit öligem Adjuvans) für Salmoniden	7.0
Geflügelpocken-Lebend-Impfstoff	7.0
Hämorrhagische-Krankheit-Impfstoff (inaktiviert) für Kaninchen	7.0
Hepatitis-Typ-I-Lebend-Impfstoff für Enten	7.0
Herpesvirus-Impfstoff (inaktiviert) für Pferde	7.0
Influenza-Impfstoff (inaktiviert) für Pferde	7.0
Influenza-Impfstoff (inaktiviert) für Schweine	7.0
Kokzidiose-Lebend-Impfstoff für Hühner	7.0
Leptospirose-Impfstoff (inaktiviert) für Hunde	7.0
Leptospirose-Impfstoff (inaktiviert) für Rinder	7.0
Leukose-Impfstoff (inaktiviert) für Katzen	7.0
Mannheimia-Impfstoff (inaktiviert) für Rinder	7.0
Mannheimia-Impfstoff (inaktiviert) für Schafe	7.0
Marek'sche-Krankheit-Lebend-Impfstoff	7.0
Maul-und-Klauenseuche-Impfstoff (inaktiviert) für Wiederkäuer	7.0
Milzbrandsporen-Lebend-Impfstoff für Tiere	7.0
Mycoplasma-gallisepticum-Impfstoff (inaktiviert)	7.0
Myxomatose-Lebend-Impfstoff für Kaninchen	7.0
Newcastle-Krankheit-Impfstoff (inaktiviert)	7.0
Newcastle-Krankheit-Lebend-Impfstoff	7.0
Panleukopenie-Impfstoff (inaktiviert) für Katzen	7.0
Panleukopenie-Lebend-Impfstoff für Katzen	7.0
Parainfluenza-Virus-Lebend-Impfstoff für Hunde	7.0

Stand

Parainfluenza-Virus-Lebend-Impfstoff für Rinder 7.0
Parvovirose-Impfstoff (inaktiviert) für Hunde 7.0
Parvovirose-Impfstoff (inaktiviert) für Schweine 7.0
Parvovirose-Lebend-Impfstoff für Hunde 7.0
Pasteurella-Impfstoff (inaktiviert) für Schafe 7.0
Respiratorisches-Syncytial-Virus-Lebend-Impfstoff für Rinder 7.0
Rhinitis-atrophicans-Impfstoff (inaktiviert) für Schweine, Progressive- 7.0
Rhinotracheitis-Virus-Impfstoff (inaktiviert) für Katzen 7.0
Rhinotracheitis-Virus-Lebend-Impfstoff für Katzen 7.0
Rotavirusdiarrhö-Impfstoff (inaktiviert) für Kälber 7.0
Salmonella-Enteritidis-Impfstoff (inaktiviert) für Hühner 7.0
Salmonella-Typhimurium-Impfstoff (inaktiviert) für Hühner 7.0
Schweinepest-Lebend-Impfstoff (aus Zellkulturen), Klassische- 7.0
Schweinerotlauf-Impfstoff (inaktiviert) 7.0
Staupe-Lebend-Impfstoff für Frettchen und Nerze 7.0
Staupe-Lebend-Impfstoff für Hunde 7.0
Tenosynovitis-Virus-Lebend-Impfstoff für Geflügel 7.0
Tetanus-Impfstoff für Tiere 7.0
Tollwut-Impfstoff (inaktiviert) für Tiere 7.0
Tollwut-Lebend-Impfstoff (oral) für Füchse 7.0
Vibriose-Impfstoff (inaktiviert) für Salmoniden 7.0
Vibriose-Impfstoff (inaktiviert) für Salmoniden, Kaltwasser- 7.0
Virusdiarrhö-Impfstoff (inaktiviert) für Rinder 7.0

Einzelmonographien zu Immunsera für Menschen

Botulismus-Antitoxin 7.0
Diphtherie-Antitoxin 7.0
Gasbrand-Antitoxin *(Clostridium novyi)* 7.0
Gasbrand-Antitoxin *(Clostridium perfringens)* 7.0
Gasbrand-Antitoxin *(Clostridium septicum)* 7.0
Gasbrand-Antitoxin (polyvalent) 7.0
Schlangengift-Immunserum (Europa) 7.0
Tetanus-Antitoxin 7.0

Einzelmonographien zu Immunsera für Tiere

Clostridium-novyi-Alpha-Antitoxin für Tiere 7.0
Clostridium-perfringens-Beta-Antitoxin für Tiere 7.0
Clostridium-perfringens-Epsilon-Antitoxin für Tiere 7.0
Tetanus-Antitoxin für Tiere 7.0

Einzelmonographien zu Radioaktiven Arzneimitteln und Ausgangsmaterialien für radioaktive Arzneimittel

[^{125}I]Albumin-Injektionslösung vom Menschen 7.0
[^{13}N]Ammoniak-Injektionslösung 7.0
[^{51}Cr]Chromedetat-Injektionslösung 7.0
[^{57}Co]Cyanocobalamin-Kapseln 7.0
[^{58}Co]Cyanocobalamin-Kapseln 7.0
[^{57}Co]Cyanocobalamin-Lösung 7.0
[^{58}Co]Cyanocobalamin-Lösung 7.0
[^{18}F]Fludesoxyglucose-Injektionslösung 7.0
[^{18}F]Fluorid-Lösung zur Radiomarkierung 7.0
[^{18}F]Fluorodopa-Injektionslösung (hergestellt durch elektrophile Substitution) 7.0
[^{67}Ga]Galliumcitrat-Injektionslösung 7.0
[^{111}In]Indium(III)-chlorid-Lösung 7.0
[^{111}In]Indiumoxinat-Lösung 7.0
[^{111}In]Indium-Pentetat-Injektionslösung 7.0
[^{123}I]Iobenguan-Injektionslösung 7.0
[^{131}I]Iobenguan-Injektionslösung für diagnostische Zwecke 7.0
[^{131}I]Iobenguan-Injektionslösung für therapeutische Zwecke 7.0
Iobenguansulfat zur Herstellung von radioaktiven Arzneimitteln 7.0
[^{131}I]Iodmethylnorcholesterol-Injektionslösung 7.0
[^{15}O]Kohlenmonoxid 7.0
[^{81m}Kr]Krypton zur Inhalation 7.0
Medronsäure zur Herstellung von radioaktiven Arzneimitteln 7.0

	Stand
([^{11}C]Methoxy)Racloprid-Injektionslösung	7.0
(5-[^{11}C]Methyl)Flumazenil-Injektionslösung	7.0
L-([^{11}C]Methyl)Methionin-Injektionslösung	7.0
Natrium[1-^{11}C]acetat-Injektionslösung	7.0
Natriumcalcium-Pentetat zur Herstellung von radioaktiven Arzneimitteln	7.0
Natrium[^{51}Cr]chromat-Lösung, Sterile	7.0
Natrium[^{18}F]fluorid-Injektionslösung	7.0
Natrium[^{123}I]iodhippurat-Injektionslösung	7.0
Natrium[^{131}I]iodhippurat-Injektionslösung	7.0
Natrium[^{123}I]iodid-Injektionslösung	7.0
Natrium[^{131}I]iodid-Kapseln für diagnostische Zwecke	7.0
Natrium[^{131}I]iodid-Kapseln für therapeutische Zwecke	7.0
Natrium[^{131}I]iodid-Lösung	7.0
Natrium[^{123}I]iodid-Lösung zur Radiomarkierung	7.0
Natrium[^{131}I]iodid-Lösung zur Radiomarkierung	7.0
Natrium[^{99}Mo]molybdat-Lösung aus Kernspaltprodukten	7.0
Natrium[^{99m}Tc]pertechnetat-Injektionslösung aus Kernspaltprodukten	7.0
Natrium[^{99m}Tc]pertechnetat-Injektionslösung nicht aus Kernspaltprodukten	7.0
Natrium[^{32}P]phosphat-Injektionslösung	7.0
[^{15}O]Sauerstoff	7.0
[^{89}Sr]Strontiumchlorid-Injektionslösung	7.0
[^{99m}Tc]Technetium-Albumin-Injektionslösung	7.0
[^{99m}Tc]Technetium-Bicisat-Injektionslösung	7.0
[^{99m}Tc]Technetium-Etifenin-Injektionslösung	7.0
[^{99m}Tc]Technetium-Exametazim-Injektionslösung	7.0
[^{99m}Tc]Technetium-Gluconat-Injektionslösung	7.0
[^{99m}Tc]Technetium-Macrosalb-Injektionslösung	7.0
[^{99m}Tc]Technetium-Mebrofenin-Injektionslösung	7.0
[^{99m}Tc]Technetium-Medronat-Injektionslösung	7.0
[^{99m}Tc]Technetium-Mertiatid-Injektionslösung	7.0
[^{99m}Tc]Technetium-Mikrosphären-Injektionslösung	7.0
[^{99m}Tc]Technetium-Pentetat-Injektionslösung	7.0
[^{99m}Tc]Technetium-Rheniumsulfid-Kolloid-Injektionslösung	7.0
[^{99m}Tc]Technetium-Schwefel-Kolloid-Injektionslösung	7.0
[^{99m}Tc]Technetium-Sestamibi-Injektionslösung	7.0
[^{99m}Tc]Technetium-Succimer-Injektionslösung	7.0
[^{99m}Tc]Technetium-Zinndiphosphat-Injektionslösung	7.0
[^{99m}Tc]Technetium-Zinn-Kolloid-Injektionslösung	7.0
Tetra-*O*-acetylmannosetriflat zur Herstellung von radioaktiven Arzneimitteln	7.0
[^{201}Tl]Thalliumchlorid-Injektionslösung	7.0
[^{15}O]Wasser-Injektionslösung	7.0
[^{3}H]Wasser-Injektionslösung, Tritiiertes-	7.0
[^{133}Xe]Xenon-Injektionslösung	7.0
Einzelmonographien zu Nahtmaterial für Menschen	
Einleitung	7.0
Catgut, Steriles	7.0
Fäden, Sterile, nicht resorbierbare	7.0
Fäden, Sterile, resorbierbare, synthetische, geflochtene	7.0
Fäden, Sterile, resorbierbare, synthetische, monofile	7.0
Einzelmonographien zu Nahtmaterial für Tiere	
Catgut im Fadenspender für Tiere, Steriles, resorbierbares	7.0
Fäden im Fadenspender für Tiere, Sterile, nicht resorbierbare	7.0
Leinenfaden im Fadenspender für Tiere, Steriler	7.0
Polyamid-6-Faden im Fadenspender für Tiere, Steriler	7.0
Polyamid-6/6-Faden im Fadenspender für Tiere, Steriler	7.0
Polyesterfaden im Fadenspender für Tiere, Steriler	7.0
Seidenfaden im Fadenspender für Tiere, Steriler, geflochtener	7.0
Einzelmonographien zu Pflanzlichen Drogen und Zubereitungen aus pflanzlichen Drogen	
Einleitung	7.0
Agar	7.0
Aloe, Curaçao-	7.0

	Stand
Aloe, Kap-	7.0
Aloetrockenextrakt, Eingestellter	7.0
Andornkraut	7.0
Angelikawurzel	7.0
Anis	7.0
Anisöl	7.0
Arnikablüten	7.0
Arnikatinktur	7.0
Artischockenblätter	7.0
Artischockenblättertrockenextrakt	7.0
Bärentraubenblätter	7.1
Baikal-Helmkraut-Wurzel*	7.1
Baldriantinktur	7.0
Baldriantrockenextrakt, Mit Wasser hergestellter	7.0
Baldriantrockenextrakt, Mit wässrig-alkoholischen Mischungen hergestellter	7.1
Baldrianwurzel	7.0
Baldrianwurzel, Geschnittene	7.0
Belladonnablätter	7.0
Belladonnablättertrockenextrakt, Eingestellter	7.0
Belladonnapulver, Eingestelltes	7.0
Belladonnatinktur, Eingestellte	7.0
Benzoe, Siam-	7.0
Benzoe-Tinktur, Siam-	7.0
Benzoe, Sumatra-	7.0
Benzoe-Tinktur, Sumatra-	7.0
Birkenblätter	7.0
Bitterfenchelkrautöl	7.0
Bitterfenchelöl	7.0
Bitterkleeblätter	7.0
Bitterorangenblüten	7.0
Bitterorangenschale	7.0
Bitterorangenschalentinktur	7.0
Blutweiderichkraut	7.0
Bockshornsamen	7.0
Boldoblätter	7.0
Boldoblättertrockenextrakt	7.0
Brennnesselblätter	7.0
Buchweizenkraut	7.0
Cascararinde	7.1
Cascaratrockenextrakt, Eingestellter	7.0
Cassiaöl	7.0
Cayennepfeffer	7.0
Cayennepfefferölharz, Quantifiziertes, raffiniertes	7.0
Cayennepfeffertinktur, Eingestellte	7.0
Chinarinde	7.0
Chinarindenfluidextrakt, Eingestellter	7.0
Chinesischer-Tragant-Wurzel*	7.0
Citronellöl	7.0
Citronenöl	7.0
Digitalis-purpurea-Blätter	7.2
Dostenkraut	7.0
Efeublätter	7.0
Eibischblätter	7.0
Eibischwurzel	7.0
Eichenrinde	7.0
Eisenkraut	7.0
Enziantinktur	7.0
Enzianwurzel	7.0
Ephedrakraut*	7.0
Erdrauchkraut	7.0
Eschenblätter	7.0
Eucalyptusblätter	7.0
Eucalyptusöl	7.0

Beachten Sie den Hinweis auf „Allgemeine Monographien" zu Anfang des Bands auf Seite B

	Stand
Färberdistelblüten*	7.0
Faulbaumrinde	7.1
Faulbaumrindentrockenextrakt, Eingestellter	7.0
Fenchel, Bitterer	7.0
Fenchel, Süßer	7.1
Flohsamen	7.0
Flohsamen, Indische	7.0
Flohsamenschalen, Indische	7.0
Frauenmantelkraut	7.0
Gelbwurz, Javanische	7.0
Gelbwurz, Kanadische	7.0
Gewürznelken	7.0
Ginkgoblätter	7.0
Ginkgotrockenextrakt, Quantifizierter, raffinierter	7.0
Ginsengwurzel	7.0
Goldrutenkraut	7.0
Goldrutenkraut, Echtes	7.0
Guar	7.0
Gummi, Arabisches	7.0
Hagebuttenschalen	7.0
Hamamelisblätter	7.0
Hauhechelwurzel	7.0
Heidelbeeren, Eingestellter, gereinigter Trockenextrakt aus frischen	7.0
Heidelbeeren, Frische	7.0
Heidelbeeren, Getrocknete	7.0
Herzgespannkraut	7.0
Hibiscusblüten	7.0
Holunderblüten	7.0
Hopfenzapfen	7.0
Ingwerwurzelstock	7.0
Ipecacuanhafluidextrakt, Eingestellter	7.0
Ipecacuanhapulver, Eingestelltes	7.0
Ipecacuanhatinktur, Eingestellte	7.0
Ipecacuanhawurzel	7.0
Isländisches Moos/Isländische Flechte	7.0
Japanischer-Pagodenbaum-Blütenknospen*	7.2
Johanniskraut	7.0
Johanniskrauttrockenextrakt, Quantifizierter	7.0
Kamille, Römische	7.0
Kamillenblüten	7.0
Kamillenfluidextrakt	7.0
Kamillenöl	7.0
Kiefernnadelöl	7.0
Klatschmohnblüten	7.0
Knoblauchpulver	7.0
Königskerzenblüten/Wollblumen	7.0
Kolasamen	7.0
Kolophonium	7.0
Koriander	7.0
Korianderöl	7.0
Kümmel	7.0
Kümmelöl	7.0
Latschenkiefernöl	7.0
Lavendelblüten	7.1
Lavendelöl	7.0
Leinsamen	7.1
Liebstöckelwurzel	7.0
Lindenblüten	7.0
Löwenzahnkraut mit Wurzel	7.0
Löwenzahnwurzel	7.0
Mädesüßkraut	7.0
Mäusedornwurzelstock	7.0
Malvenblätter	7.2

	Stand
Malvenblüten	7.0
Mandarinenschalenöl	7.0
Mariendistelfrüchte	7.0
Mariendistelfrüchtetrockenextrakt, Eingestellter, gereinigter	7.0
Mastix	7.0
Melissenblätter	7.0
Melissenblättertrockenextrakt	7.0
Minzöl	7.0
Mönchspfefferfrüchte	7.0
Muskatellersalbeiöl	7.0
Muskatöl	7.0
Mutterkraut	7.0
Myrrhe	7.0
Myrrhentinktur	7.0
Nelkenöl	7.0
Neroliöl/Bitterorangenblütenöl	7.0
Notoginsengwurzel*	7.0
Odermennigkraut	7.0
Ölbaumblätter	7.0
Ölbaumblättertrockenextrakt	7.0
Opium	7.0
Opiumpulver, Eingestelltes	7.0
Opiumtinktur, Eingestellte	7.0
Opiumtrockenextrakt, Eingestellter	7.0
Orthosiphonblätter	7.0
Passionsblumenkraut	7.0
Passionsblumenkrauttrockenextrakt	7.0
Pelargoniumwurzel	7.0
Perubalsam	7.0
Pfefferminzblätter	7.0
Pfefferminzblättertrockenextrakt	7.0
Pfefferminzöl	7.0
Pflaumenbaumrinde, Afrikanische	7.0
Primelwurzel	7.0
Queckenwurzelstock	7.1
Quendelkraut	7.0
Ratanhiatinktur	7.0
Ratanhiawurzel	7.0
Rhabarberwurzel	7.0
Ringelblumenblüten	7.0
Rosmarinblätter	7.0
Rosmarinöl	7.0
Sägepalmenfrüchte	7.0
Salbei, Dreilappiger	7.0
Salbeiblätter	7.0
Salbeiöl, Spanisches	7.0
Salbeitinktur	7.0
Schachtelhalmkraut	7.0
Schafgarbenkraut	7.0
Schisandrafrüchte*	7.0
Schlangenwiesenknöterichwurzelstock*	7.0
Schöllkraut	7.0
Schwarznesselkraut	7.2
Senegawurzel	7.0
Sennesblätter	7.0
Sennesblättertrockenextrakt, Eingestellter	7.0
Sennesfrüchte, Alexandriner-	7.0
Sennesfrüchte, Tinnevelly-	7.0
Sonnenhut-Kraut, Purpur-	7.0
Sonnenhut-Wurzel, Blasser-	7.0
Sonnenhut-Wurzel, Purpur-	7.0
Sonnenhut-Wurzel, Schmalblättriger-	7.0
Speiköl	7.0

Beachten Sie den Hinweis auf „Allgemeine Monographien“ zu Anfang des Bands auf Seite B

	Stand
Spitzwegerichblätter	7.0
Steinkleekraut	7.0
Stephania-tetrandra-Wurzel*	7.0
Sternanis	7.0
Sternanisöl	7.0
Stiefmütterchen mit Blüten, Wildes	7.0
Stramoniumblätter	7.0
Stramoniumpulver, Eingestelltes	7.0
Süßholzwurzel	7.0
Süßholzwurzelfluidextrakt, Eingestellter, ethanolischer	7.0
Süßholzwurzeltrockenextrakt als Geschmackskorrigens	7.0
Süßorangenschalenöl	7.0
Taigawurzel	7.0
Tang	7.0
Tausendgüldenkraut	7.0
Teebaumöl	7.0
Terpentinöl vom Strandkiefer-Typ	7.0
Teufelskrallenwurzel	7.0
Teufelskrallenwurzeltrockenextrakt	7.0
Thymian	7.0
Thymianöl	7.0
Tolubalsam	7.0
Tormentilltinktur	7.0
Tormentillwurzelstock	7.0
Tragant	7.0
Vogelknöterichkraut	7.0
Wacholderbeeren	7.2
Wacholderöl	7.0
Wassernabelkraut, Asiatisches	7.0
Weidenrinde	7.0
Weidenrindentrockenextrakt	7.0
Weihrauch, Indischer	7.0
Weißdornblätter mit Blüten	7.0
Weißdornblätter-mit-Blüten-Fluidextrakt, Quantifizierter	7.0
Weißdornblätter-mit-Blüten-Trockenextrakt	7.0
Weißdornfrüchte	7.0
Wermutkraut	7.1
Wiesenknopf-Wurzel, Großer-*	7.0
Zimtblätteröl	7.0
Zimtöl	7.1
Zimtrinde	7.1
Zimtrindentinktur	7.0
Zitronenverbenenblätter	7.0

Hinweis: Bei den mit * gekennzeichneten Texten handelt es sich um Monographien zu Drogen, die insbesondere in der Traditionellen Chinesischen Medizin (TCM) verwendet werden.

Homöopathische Zubereitungen und Einzelmonographien zu Stoffen für homöopathische Zubereitungen

Einleitung	7.0
Homöopathische Zubereitungen	7.2
Pflanzliche Drogen für homöopathische Zubereitungen	7.1
Urtinkturen für homöopathische Zubereitungen	7.0
Vorschriften zur Herstellung homöopathischer konzentrierter Zubereitungen und zur Potenzierung	7.2
Arsen(III)-oxid für homöopathische Zubereitungen	7.0
Bariumchlorid-Dihydrat für homöopathische Zubereitungen	7.0
Bilsenkraut für homöopathische Zubereitungen	7.0
Brennnessel für homöopathische Zubereitungen	7.0
Cadmiumsulfat-Hydrat für homöopathische Zubereitungen	7.0
Calciumiodid-Tetrahydrat für homöopathische Zubereitungen	7.0
Crocus für homöopathische Zubereitungen	7.0
Efeu für homöopathische Zubereitungen	7.0
Eisen für homöopathische Zubereitungen	7.0
Honigbiene für homöopathische Zubereitungen	7.0

	Stand
Johanniskraut für homöopathische Zubereitungen	7.0
Kaliumdichromat für homöopatische Zubereitungen	7.1
Knoblauch für homöopathische Zubereitungen	7.0
Kupfer für homöopathische Zubereitungen	7.0
Kupferacetat-Monohydrat für homöopathische Zubereitungen	7.0
Natriumtetrachloroaurat-Dihydrat für homöopathische Zubereitungen	7.1
Ostindischer-Tintenbaum-Früchte für homöopathische Zubereitungen	7.0
Schwefel für homöopathische Zubereitungen	7.1

Monographien A–Z

A

	Stand
Acamprosat-Calcium	7.0
Acarbose	7.0
Acebutololhydrochlorid	7.0
Aceclofenac	7.0
Acemetacin	7.0
Acesulfam-Kalium	7.0
Acetazolamid	7.0
Aceton	7.0
Acetylcholinchlorid	7.0
Acetylcystein	7.0
β-Acetyldigoxin	7.0
Acetylsalicylsäure	7.0
N-Acetyltryptophan	7.0
N-Acetyltyrosin	7.2
Aciclovir	7.0
Acitretin	7.0
Adapalen	7.0
Adenin	7.0
Adenosin	7.0
Adipinsäure	7.0
Äpfelsäure	7.0
Alanin	7.0
Albendazol	7.0
Albuminlösung vom Menschen	7.0
Alcuroniumchlorid	7.0
Alfacalcidol	7.2
Alfadex	7.0
Alfentanilhydrochlorid	7.0
Alfuzosinhydrochlorid	7.0
Alginsäure	7.0
Allantoin	7.0
Allopurinol	7.0
Almagat	7.0
Alprazolam	7.0
Alprenololhydrochlorid	7.0
Alprostadil	7.0
Alteplase zur Injektion	7.0
Altizid	7.0
Alttuberkulin zur Anwendung am Menschen	7.0
Aluminiumchlorid-Hexahydrat	7.0
Aluminiumhydroxid zur Adsorption, Wasserhaltiges	7.0
Aluminiumkaliumsulfat	7.0
Aluminium-Magnesium-Silicat	7.0
Aluminium-Natrium-Silicat	7.0
Aluminiumoxid, Wasserhaltiges/Algeldrat	7.0
Aluminiumphosphat, Wasserhaltiges	7.0
Aluminiumphosphat-Gel	7.0
Aluminiumsulfat	7.0
Alverincitrat	7.0
Amantadinhydrochlorid	7.0
Ambroxolhydrochlorid	7.0
Amfetaminsulfat	7.0
Amidotrizoesäure-Dihydrat	7.0
Amikacin	7.0
Amikacinsulfat	7.1
Amiloridhydrochlorid	7.0
4-Aminobenzoesäure	7.0
Aminocapronsäure	7.0
Aminoglutethimid	7.0
Amiodaronhydrochlorid	7.0
Amisulprid	7.0
Amitriptylinhydrochlorid	7.0
Amlodipinbesilat	7.0
Ammoniak-Lösung, Konzentrierte	7.0
Ammoniumbituminosulfonat	7.0
Ammoniumbromid	7.0
Ammoniumchlorid	7.0
Ammoniumglycyrrhizat	7.0
Ammoniumhydrogencarbonat	7.0
Ammoniummethacrylat-Copolymer (Typ A)	7.0
Ammoniummethacrylat-Copolymer (Typ B)	7.0
Amobarbital	7.0
Amobarbital-Natrium	7.0
Amoxicillin-Trihydrat	7.0
Amoxicillin-Natrium	7.0
Amphotericin B	7.0
Ampicillin, Wasserfreies	7.0
Ampicillin-Trihydrat	7.0
Ampicillin-Natrium	7.0
Amylmetacresol	7.0
Antazolinhydrochlorid	7.0
Anti-D-Immunglobulin vom Menschen	7.0
Anti-D-Immunglobulin vom Menschen zur intravenösen Anwendung	7.0
Antithrombin-III-Konzentrat vom Menschen	7.0
Anti-T-Lymphozyten-Immunglobulin vom Tier zur Anwendung am Menschen	7.0
Apomorphinhydrochlorid	7.0
Aprotinin	7.0
Aprotinin-Lösung, Konzentrierte	7.0
Arginin	7.0
Argininaspartat	7.0
Argininhydrochlorid	7.0
Argon	7.0
Articainhydrochlorid	7.1

Beachten Sie den Hinweis auf „Allgemeine Monographien“ zu Anfang des Bands auf Seite B

	Stand
Ascorbinsäure	7.0
Asparagin-Monohydrat	7.0
Aspartam	7.0
Aspartinsäure	7.0
Atenolol	7.0
Atorvastatin-Calcium-Trihydrat	7.1
Atracuriumbesilat	7.0
Atropin	7.0
Atropinsulfat	7.0
Azaperon für Tiere	7.0
Azathioprin	7.0
Azelastinhydrochlorid	7.0
Azithromycin	7.0

B

Bacampicillinhydrochlorid	7.0
Bacitracin	7.0
Bacitracin-Zink	7.0
Baclofen	7.0
Bambuterolhydrochlorid	7.0
Barbital	7.0
Bariumsulfat	7.0
Baumwollsamenöl, Hydriertes	7.0
Beclometasondipropionat, Wasserfreies	7.0
Beclometasondipropionat-Monohydrat	7.0
Benazeprilhydrochlorid	7.0
Bendroflumethiazid	7.0
Benperidol	7.2
Benserazidhydrochlorid	7.0
Bentonit	7.0
Benzalkoniumchlorid	7.1
Benzalkoniumchlorid-Lösung	7.1
Benzbromaron	7.0
Benzethoniumchlorid	7.0
Benzocain	7.0
Benzoesäure	7.0
Benzoylperoxid, Wasserhaltiges	7.0
Benzylalkohol	7.0
Benzylbenzoat	7.0
Benzylpenicillin-Benzathin	7.0
Benzylpenicillin-Kalium	7.0
Benzylpenicillin-Natrium	7.0
Benzylpenicillin-Procain	7.0
Betacarotin	7.0
Betadex	7.0
Betahistindihydrochlorid	7.0
Betahistindimesilat	7.0
Betamethason	7.0
Betamethasonacetat	7.0
Betamethasondihydrogenphosphat-Dinatrium	7.0
Betamethasondipropionat	7.0
Betamethasonvalerat	7.0
Betaxololhydrochlorid	7.2
Bezafibrat	7.0
Bifonazol	7.0
Biotin	7.0
Biperidenhydrochlorid	7.0
Bisacodyl	7.0
Bismutcarbonat, Basisches	7.0
Bismutgallat, Basisches	7.0
Bismutnitrat, Schweres, basisches	7.0
Bismutsalicylat, Basisches	7.0
Bisoprololfumarat	7.0
Bleomycinsulfat	7.0
Blutgerinnungsfaktor VII vom Menschen	7.0
Blutgerinnungsfaktor VIII vom Menschen	7.0
Blutgerinnungsfaktor VIII (rDNA) vom Menschen	7.0
Blutgerinnungsfaktor IX vom Menschen	7.0
Blutgerinnungsfaktor XI vom Menschen	7.0
Borretschöl, Raffiniertes	7.0
Borsäure	7.0
Botulinum-Toxin Typ A zur Injektion	7.2
Botulinum-Toxin Typ B zur Injektion	7.2
Bromazepam	7.0
Bromhexinhydrochlorid	7.0
Bromocriptinmesilat	7.0
Bromperidol	7.2
Bromperidoldecanoat	7.2
Brompheniraminmaleat	7.0
Brotizolam	7.0
Budesonid	7.0
Bufexamac	7.0
Buflomedilhydrochlorid	7.0
Bumetanid	7.0
Bupivacainhydrochlorid	7.0
Buprenorphin	7.0
Buprenorphinhydrochlorid	7.0
Buserelin	7.2
Buspironhydrochlorid	7.0
Busulfan	7.0
Butylhydroxyanisol	7.0
Butyl-4-hydroxybenzoat	7.2
Butylhydroxytoluol	7.0
Butylmethacrylat-Copolymer, Basisches	7.0
Butylscopolaminiumbromid	7.0

C

Cabergolin	7.0
Calcifediol	7.0
Calcipotriol, Wasserfreies	7.0
Calcipotriol-Monohydrat	7.0
Calcitonin (Lachs)	7.0
Calcitriol	7.0
Calciumacetat, Wasserfreies	7.0
Calciumascorbat	7.0
Calciumcarbonat	7.0
Calciumchlorid-Dihydrat	7.0
Calciumchlorid-Hexahydrat	7.0
Calciumdobesilat-Monohydrat	7.0
Calciumfolinat	7.0
Calciumglucoheptonat	7.0
Calciumgluconat	7.0
Calciumgluconat, Wasserfreies	7.0

Stand

Calciumgluconat zur Herstellung von Parenteralia . 7.0
Calciumglycerophosphat . . . 7.0
Calciumhydrogenphosphat, Wasserfreies . . . 7.0
Calciumhydrogenphosphat-Dihydrat . . . 7.0
Calciumhydroxid . . . 7.0
Calciumlactat, Wasserfreies . . . 7.0
Calciumlactat-Monohydrat . . . 7.0
Calciumlactat-Trihydrat . . . 7.0
Calciumlactat-Pentahydrat . . . 7.0
Calciumlävulinat-Dihydrat . . . 7.0
Calciumlevofolinat-Pentahydrat . . . 7.0
Calciumpantothenat . . . 7.0
Calciumstearat . . . 7.0
Calciumsulfat-Dihydrat . . . 7.0
D-Campher . . . 7.0
Campher, Racemischer . . . 7.0
Caprylsäure . . . 7.0
Captopril . . . 7.0
Carbachol . . . 7.0
Carbamazepin . . . 7.0
Carbasalat-Calcium . . . 7.0
Carbidopa-Monohydrat . . . 7.0
Carbimazol . . . 7.0
Carbocistein . . . 7.0
Carbomere . . . 7.2
Carboplatin . . . 7.0
Carboprost-Trometamol . . . 7.0
Carboxymethylstärke-Natrium (Typ A) . . . 7.0
Carboxymethylstärke-Natrium (Typ B) . . . 7.0
Carboxymethylstärke-Natrium (Typ C) . . . 7.0
Carisoprodol . . . 7.0
Carmellose . . . 7.0
Carmellose-Calcium . . . 7.0
Carmellose-Natrium . . . 7.0
Carmellose-Natrium, Niedrig substituiertes . . . 7.0
Carmustin . . . 7.0
Carnaubawachs . . . 7.0
Carprofen für Tiere . . . 7.0
Carrageen . . . 7.0
Carteololhydrochlorid . . . 7.0
Carvedilol . . . 7.0
Cefaclor-Monohydrat . . . 7.0
Cefadroxil-Monohydrat . . . 7.0
Cefalexin-Monohydrat . . . 7.0
Cefalotin-Natrium . . . 7.0
Cefamandolnafat . . . 7.0
Cefapirin-Natrium . . . 7.0
Cefatrizin-Propylenglycol . . . 7.0
Cefazolin-Natrium . . . 7.0
Cefepimdihydrochlorid-Monohydrat . . . 7.2
Cefixim . . . 7.0
Cefoperazon-Natrium . . . 7.0
Cefotaxim-Natrium . . . 7.0
Cefoxitin-Natrium . . . 7.0
Cefpodoximproxetil . . . 7.0
Cefprozil-Monohydrat . . . 7.2
Cefradin . . . 7.0
Ceftazidim-Pentahydrat . . . 7.0
Ceftazidim-Pentahydrat mit Natriumcarbonat zur Injektion . . . 7.0
Ceftriaxon-Dinatrium . . . 7.0
Cefuroximaxetil . . . 7.0
Cefuroxim-Natrium . . . 7.0

Stand

Celiprololhydrochlorid . . . 7.0
Cellulose, Mikrokristalline . . . 7.0
Cellulose, Mikrokristalline und Carmellose-Natrium . . . 7.0
Celluloseacetat . . . 7.0
Celluloseacetatbutyrat . . . 7.0
Celluloseacetatphthalat . . . 7.0
Cellulosepulver . . . 7.0
Cetirizindihydrochlorid . . . 7.0
Cetrimid . . . 7.0
Cetylalkohol . . . 7.0
Cetylpalmitat . . . 7.0
Cetylpyridiniumchlorid . . . 7.0
Cetylstearylalkohol . . . 7.0
Cetylstearylalkohol (Typ A), Emulgierender . . . 7.1
Cetylstearylalkohol (Typ B), Emulgierender . . . 7.1
Cetylstearylisononanoat . . . 7.0
Chenodesoxycholsäure . . . 7.0
Chinidinsulfat . . . 7.0
Chininhydrochlorid . . . 7.0
Chininsulfat . . . 7.0
Chitosanhydrochlorid . . . 7.0
Chloralhydrat . . . 7.0
Chlorambucil . . . 7.1
Chloramphenicol . . . 7.0
Chloramphenicolhydrogensuccinat-Natrium . . . 7.0
Chloramphenicolpalmitat . . . 7.0
Chlorcyclizinhydrochlorid . . . 7.0
Chlordiazepoxid . . . 7.0
Chlordiazepoxidhydrochlorid . . . 7.0
Chlorhexidindiacetat . . . 7.0
Chlorhexidindigluconat-Lösung . . . 7.0
Chlorhexidindihydrochlorid . . . 7.0
Chlorobutanol, Wasserfreies . . . 7.0
Chlorobutanol-Hemihydrat . . . 7.0
Chlorocresol . . . 7.0
Chloroquinphosphat . . . 7.0
Chloroquinsulfat . . . 7.0
Chlorothiazid . . . 7.0
Chlorphenaminmaleat . . . 7.0
Chlorpromazinhydrochlorid . . . 7.0
Chlorpropamid . . . 7.0
Chlorprothixenhydrochlorid . . . 7.0
Chlortalidon . . . 7.0
Chlortetracyclinhydrochlorid . . . 7.0
Cholesterol . . . 7.0
Chondroitinsulfat-Natrium . . . 7.0
Choriongonadotropin . . . 7.0
Chymotrypsin . . . 7.0
Ciclopirox . . . 7.0
Ciclopirox-Olamin . . . 7.0
Ciclosporin . . . 7.0
Cilastatin-Natrium . . . 7.0
Cilazapril . . . 7.0
Cimetidin . . . 7.0
Cimetidinhydrochlorid . . . 7.0
Cinchocainhydrochlorid . . . 7.0
Cineol . . . 7.0
Cinnarizin . . . 7.2
Ciprofibrat . . . 7.0
Ciprofloxacin . . . 7.0
Ciprofloxacinhydrochlorid . . . 7.1
Cisplatin . . . 7.0

Beachten Sie den Hinweis auf „Allgemeine Monographien“ zu Anfang des Bands auf Seite B

	Stand
Citalopramhydrobromid	7.1
Citalopramhydrochlorid	7.0
Citronensäure, Wasserfreie	7.0
Citronensäure-Monohydrat	7.0
Cladribin	7.0
Clarithromycin	7.0
Clazuril für Tiere	7.0
Clebopridmalat	7.0
Clemastinfumarat	7.0
Clenbuterolhydrochlorid	7.0
Clindamycin-2-dihydrogenphosphat	7.0
Clindamycinhydrochlorid	7.0
Clioquinol	7.0
Clobazam	7.0
Clobetasolpropionat	7.0
Clobetasonbutyrat	7.0
Clodronat-Dinatrium-Tetrahydrat	7.0
Clofazimin	7.0
Clofibrat	7.0
Clomifencitrat	7.0
Clomipraminhydrochlorid	7.0
Clonazepam	7.0
Clonidinhydrochlorid	7.0
Clopamid	7.0
Clopidogrelhydrogensulfat	7.1
Closantel-Natrium-Dihydrat für Tiere	7.0
Clotrimazol	7.0
Cloxacillin-Natrium	7.0
Clozapin	7.0
Cocainhydrochlorid	7.0
Cocoylcaprylocaprat	7.0
Codein	7.0
Codeinhydrochlorid-Dihydrat	7.0
Codeinphosphat-Hemihydrat	7.0
Codeinphosphat-Sesquihydrat	7.0
Codergocrinmesilat	7.0
Coffein	7.0
Coffein-Monohydrat	7.0
Colchicin	7.2
Colecalciferol	7.0
Colecalciferol, Ölige Lösungen von	7.0
Colecalciferol-Konzentrat, Wasserdispergierbares	7.0
Colecalciferol-Trockenkonzentrat	7.0
Colestyramin	7.0
Colistimethat-Natrium	7.0
Colistinsulfat	7.0
Copovidon	7.2
Cortisonacetat	7.0
Croscarmellose-Natrium	7.0
Crospovidon	7.0
Crotamiton	7.2
Cyanocobalamin	7.0
Cyclizinhydrochlorid	7.0
Cyclopentolathydrochlorid	7.0
Cyclophosphamid	7.0
Cyproheptadinhydrochlorid	7.0
Cyproteronacetat	7.2
Cysteinhydrochlorid-Monohydrat	7.0
Cystin	7.0
Cytarabin	7.0

D

Dacarbazin	7.0
Dalteparin-Natrium	7.0
Danaparoid-Natrium	7.0
Dapson	7.0
Daunorubicinhydrochlorid	7.0
Decyloleat	7.0
Deferoxaminmesilat	7.0
Dembrexinhydrochlorid-Monohydrat für Tiere	7.0
Demeclocyclinhydrochlorid	7.0
Deptropincitrat	7.0
Dequaliniumchlorid	7.0
3-*O*-Desacyl-4′-monophosphoryl-lipid A	7.2
Desfluran	7.0
Desipraminhydrochlorid	7.0
Deslanosid	7.0
Desmopressin	7.0
Desogestrel	7.0
Desoxycortonacetat	7.0
Detomidinhydrochlorid für Tiere	7.0
Dexamethason	7.0
Dexamethasonacetat	7.0
Dexamethasondihydrogenphosphat-Dinatrium	7.0
Dexamethasonisonicotinat	7.0
Dexchlorpheniraminmaleat	7.0
Dexpanthenol	7.0
Dextran 1 zur Herstellung von Parenteralia	7.0
Dextran 40 zur Herstellung von Parenteralia	7.0
Dextran 60 zur Herstellung von Parenteralia	7.0
Dextran 70 zur Herstellung von Parenteralia	7.0
Dextranomer	7.0
Dextrin	7.0
Dextromethorphanhydrobromid	7.0
Dextromoramidhydrogentartrat	7.0
Dextropropoxyphenhydrochlorid	7.0
Diazepam	7.0
Diazoxid	7.0
Dibrompropamidindiisetionat	7.0
Dibutylphthalat	7.0
Dichlormethan	7.0
Diclazuril für Tiere	7.0
Diclofenac-Kalium	7.0
Diclofenac-Natrium	7.0
Dicloxacillin-Natrium	7.0
Dicycloverinhydrochlorid	7.0
Didanosin	7.0
Dienestrol	7.0
Diethylcarbamazindihydrogencitrat	7.0
Diethylenglycolmonoethylether	7.0
Diethylenglycolpalmitostearat	7.0
Diethylphthalat	7.0
Diethylstilbestrol	7.0
Diflunisal	7.0
Digitoxin	7.0
Digoxin	7.0
Dihydralazinsulfat, Wasserhaltiges	7.0
Dihydrocodein[(*R*,*R*)-tartrat]	7.0
Dihydroergocristinmesilat	7.0
Dihydroergotaminmesilat	7.0

	Stand
Dihydroergotamintartrat	7.0
Dihydrostreptomycinsulfat für Tiere	7.0
Dihydrotachysterol	7.0
Dikaliumclorazepat	7.0
Diltiazemhydrochlorid	7.0
Dimenhydrinat	7.0
Dimercaprol	7.0
Dimethylacetamid	7.0
Dimethylsulfoxid	7.0
Dimeticon	7.2
Dimetindenmaleat	7.0
Dinoproston	7.0
Dinoprost-Trometamol	7.0
Diosmin	7.0
Diphenhydraminhydrochlorid	7.0
Diphenoxylathydrochlorid	7.0
Dipivefrinhydrochlorid	7.0
Diprophyllin	7.0
Dipyridamol	7.0
Dirithromycin	7.0
Disopyramid	7.0
Disopyramidphosphat	7.0
Distickstoffmonoxid	7.0
Disulfiram	7.0
Dithranol	7.0
Dobutaminhydrochlorid	7.0
Docetaxel-Trihydrat	7.0
Docusat-Natrium	7.0
Dodecylgallat	7.0
Domperidon	7.2
Domperidonmaleat	7.0
Dopaminhydrochlorid	7.0
Dopexamindihydrochlorid	7.0
Dorzolamidhydrochlorid	7.0
Dosulepinhydrochlorid	7.0
Doxapramhydrochlorid	7.0
Doxazosinmesilat	7.0
Doxepinhydrochlorid	7.0
Doxorubicinhydrochlorid	7.0
Doxycyclin-Monohydrat	7.0
Doxycyclinhyclat	7.1
Doxylaminhydrogensuccinat	7.0
Droperidol	7.2
Drospirenon	7.0
Dydrogesteron	7.0

E

Ebastin	7.0
Econazol	7.0
Econazolnitrat	7.0
Edetinsäure	7.0
Edrophoniumchlorid	7.0
Eisen(II)-fumarat	7.0
Eisen(II)-gluconat	7.0
Eisen(II)-sulfat, Getrocknetes	7.2
Eisen(II)-sulfat-Heptahydrat	7.2
Eisen(III)-chlorid-Hexahydrat	7.0
Emedastindifumarat	7.0
Emetindihydrochlorid-Pentahydrat	7.0
Emetindihydrochlorid-Heptahydrat	7.0
Enalaprilat-Dihydrat	7.0
Enalaprilmaleat	7.0
Enilconazol für Tiere	7.0
Enoxaparin-Natrium	7.0
Enoxolon	7.0
Enrofloxacin für Tiere	7.0
Entacapon	7.0
Ephedrin, Wasserfreies	7.0
Ephedrin-Hemihydrat	7.0
Ephedrinhydrochlorid	7.0
Ephedrinhydrochlorid, Racemisches	7.0
Epinastinhydrochlorid	7.0
Epinephrin/Adrenalin	7.0
Epinephrinhydrogentartrat/ Adrenalinhydrogentartrat	7.0
Epirubicinhydrochlorid	7.0
Erbsenstärke	7.0
Erdnussöl, Hydriertes	7.0
Erdnussöl, Raffiniertes	7.2
Ergocalciferol	7.0
Ergometrinmaleat	7.0
Ergotamintartrat	7.0
Erythritol	7.0
Erythromycin	7.0
Erythromycinestolat	7.0
Erythromycinethylsuccinat	7.0
Erythromycinlactobionat	7.0
Erythromycinstearat	7.0
Erythropoetin-Lösung, Konzentrierte	7.0
Esketaminhydrochlorid	7.0
Esomeprazol-Magnesium-Trihydrat	7.0
Essigsäure 99 %	7.0
Estradiol-Hemihydrat	7.0
Estradiolbenzoat	7.0
Estradiolvalerat	7.0
Estriol	7.2
Estrogene, Konjugierte	7.0
Etacrynsäure	7.0
Etamsylat	7.1
Ethacridinlactat-Monohydrat	7.0
Ethambutoldihydrochlorid	7.0
Ethanol, Wasserfreies	7.0
Ethanol 96 %	7.0
Ether	7.0
Ether zur Narkose	7.0
Ethinylestradiol	7.0
Ethionamid	7.0
Ethosuximid	7.0
Ethylacetat	7.0
Ethylcellulose	7.0
Ethylendiamin	7.0
Ethylenglycolmonopalmitostearat	7.0
Ethyl-4-hydroxybenzoat	7.0
Ethylmorphinhydrochlorid	7.0
Ethyloleat	7.0
Etidronat-Dinatrium	7.0
Etilefrinhydrochlorid	7.0
Etodolac	7.0
Etofenamat	7.0

Beachten Sie den Hinweis auf „Allgemeine Monographien“ zu Anfang des Bands auf Seite B

	Stand
Etofyllin	7.0
Etomidat	7.0
Etoposid	7.1
Eugenol	7.0

F

	Stand
Färberdistelöl, Raffiniertes	7.0
Famotidin	7.0
Febantel für Tiere	7.0
Felbinac	7.0
Felodipin	7.0
Felypressin	7.0
Fenbendazol für Tiere	7.0
Fenbufen	7.0
Fenofibrat	7.0
Fenoterolhydrobromid	7.1
Fentanyl	7.0
Fentanylcitrat	7.0
Fenticonazolnitrat	7.0
Fexofenadinhydrochlorid	7.0
Fibrin-Kleber	7.0
Fibrinogen vom Menschen	7.0
Filgrastim-Lösung, Konzentrierte	7.0
Finasterid	7.0
Flavoxathydrochlorid	7.0
Flecainidacetat	7.1
Flubendazol	7.0
Flucloxacillin-Magnesium-Octahydrat	7.0
Flucloxacillin-Natrium	7.0
Fluconazol	7.0
Flucytosin	7.0
Fludarabinphosphat	7.0
Fludrocortisonacetat	7.0
Flumazenil	7.0
Flumequin	7.0
Flumetasonpivalat	7.0
Flunarizindihydrochlorid	7.0
Flunitrazepam	7.0
Flunixinmeglumin für Tiere	7.0
Fluocinolonacetonid	7.0
Fluocortolonpivalat	7.0
Fluorescein	7.0
Fluorescein-Natrium	7.0
Fluorouracil	7.0
Fluoxetinhydrochlorid	7.0
Flupentixoldihydrochlorid	7.0
Fluphenazindecanoat	7.0
Fluphenazindihydrochlorid	7.2
Fluphenazinenantat	7.0
Flurazepamhydrochlorid	7.0
Flurbiprofen	7.0
Fluspirilen	7.0
Flutamid	7.0
Fluticasonpropionat	7.0
Flutrimazol	7.0
Fluvastatin-Natrium	7.0
Fluvoxaminmaleat	7.2
Folsäure	7.0
Formaldehyd-Lösung 35 %	7.0
Formoterolfumarat-Dihydrat	7.0
Foscarnet-Natrium-Hexahydrat	7.0
Fosfomycin-Calcium	7.0
Fosfomycin-Natrium	7.0
Fosfomycin-Trometamol	7.0
Fosinopril-Natrium	7.0
Framycetinsulfat	7.0
Fructose	7.0
Furosemid	7.0
Fusidinsäure	7.0

G

	Stand
Gabapentin	7.2
Galactose	7.0
Galantaminhydrobromid	7.0
Ganciclovir	7.0
Gelatine	7.0
Gemcitabinhydrochlorid	7.0
Gemfibrozil	7.0
Gentamicinsulfat	7.1
Gestoden	7.0
Glibenclamid	7.0
Gliclazid	7.0
Glimepirid	7.0
Glipizid	7.0
Glucagon human	7.0
Glucose, Wasserfreie	7.0
Glucose-Monohydrat	7.0
Glucose-Sirup	7.0
Glucose-Sirup, Sprühgetrockneter	7.0
Glutaminsäure	7.0
Glutathion	7.0
Glycerol	7.0
Glycerol 85 %	7.0
Glyceroldibehenat	7.0
Glyceroldistearat	7.0
Glycerolmonocaprylat	7.0
Glycerolmonocaprylocaprat	7.0
Glycerolmonolinoleat	7.0
Glycerolmonooleat	7.0
Glycerolmonostearat 40–55	7.0
Glyceroltrinitrat-Lösung	7.0
Glycin	7.0
Glycopyrroniumbromid	7.1
Gonadorelinacetat	7.0
Goserelin	7.0
Gramicidin	7.0
Granisetronhydrochlorid	7.0
Griseofulvin	7.0
Guaifenesin	7.0
Guajacol	7.0
Guanethidinmonosulfat	7.0
Guargalactomannan	7.0
Gummi, Sprühgetrocknetes Arabisches	7.0

H

	Stand
Hämodialyselösungen	7.0
Hämofiltrations- und Hämodiafiltrationslösungen	7.0
Halofantrinhydrochlorid	7.0
Haloperidol	7.0
Haloperidoldecanoat	7.2
Halothan	7.0
Harnstoff	7.0
Hartfett	7.0
Hartparaffin	7.0
Helium	7.0
Heparin-Calcium	7.0
Heparin-Natrium	7.0
Heparine, Niedermolekulare	7.0
Hepatitis-A-Immunglobulin vom Menschen	7.0
Hepatitis-B-Immunglobulin vom Menschen	7.0
Hepatitis-B-Immunglobulin vom Menschen zur intravenösen Anwendung	7.0
Heptaminolhydrochlorid	7.0
Hexamidindiisetionat	7.0
Hexetidin	7.0
Hexobarbital	7.0
Hexylresorcin	7.0
Histamindihydrochlorid	7.0
Histaminphosphat	7.0
Histidin	7.0
Histidinhydrochlorid-Monohydrat	7.0
Homatropinhydrobromid	7.0
Homatropinmethylbromid	7.0
Honig	7.0
Hyaluronidase	7.0
Hydralazinhydrochlorid	7.0
Hydrochlorothiazid	7.0
Hydrocodonhydrogentartrat-2,5-Hydrat	7.0
Hydrocortison	7.0
Hydrocortisonacetat	7.0
Hydrocortisonhydrogensuccinat	7.0
Hydromorphonhydrochlorid	7.0
Hydroxocobalaminacetat	7.0
Hydroxocobalaminhydrochlorid	7.0
Hydroxocobalaminsulfat	7.0
Hydroxycarbamid	7.0
Hydroxyethylcellulose	7.0
Hydroxyethylsalicylat	7.0
Hydroxyethylstärken	7.0
Hydroxypropylbetadex	7.0
Hydroxypropylcellulose	7.0
Hydroxypropylstärke	7.0
Hydroxyzindihydrochlorid	7.0
Hymecromon	7.0
Hyoscyaminsulfat	7.0
Hypromellose	7.0
Hypromellosephthalat	7.0

I

	Stand
Ibuprofen	7.0
Idoxuridin	7.0
Ifosfamid	7.0
Imipenem	7.0
Imipraminhydrochlorid	7.0
Immunglobulin vom Menschen	7.2
Immunglobulin vom Menschen zur intravenösen Anwendung	7.2
Indapamid	7.0
Indinavirsulfat	7.0
Indometacin	7.0
myo-Inositol	7.0
Insulin als Injektionslösung, Lösliches	7.0
Insulin human	7.0
Insulin vom Rind	7.0
Insulin vom Schwein	7.0
Insulin aspart	7.0
Insulin lispro	7.0
Insulin-Suspension zur Injektion, Biphasische	7.0
Insulin-Zink-Kristallsuspension zur Injektion	7.0
Insulin-Zink-Suspension zur Injektion	7.0
Insulin-Zink-Suspension zur Injektion, Amorphe	7.0
Insulinzubereitungen zur Injektion	7.0
Interferon-alfa-2-Lösung, Konzentrierte	7.0
Interferon-beta-1a-Lösung, Konzentrierte	7.0
Interferon-gamma-1b-Lösung, Konzentrierte	7.0
Iod	7.0
Iodixanol	7.0
Iohexol	7.0
Iopamidol	7.0
Iopansäure	7.0
Iopromid	7.0
Iotalaminsäure	7.0
Iotrolan	7.0
Ioxaglinsäure	7.0
Ipratropiumbromid	7.0
Irbesartan	7.0
Isoconazol	7.0
Isoconazolnitrat	7.0
Isofluran	7.0
Isoleucin	7.0
Isomalt	7.0
Isoniazid	7.0
Isophan-Insulin-Suspension zur Injektion	7.0
Isophan-Insulin-Suspension zur Injektion, Biphasische	7.0
Isoprenalinhydrochlorid	7.0
Isoprenalinsulfat	7.0
Isopropylmyristat	7.0
Isopropylpalmitat	7.0
Isosorbiddinitrat, Verdünntes	7.0
Isosorbidmononitrat, Verdünntes	7.0
Isotretinoin	7.0
Isoxsuprinhydrochlorid	7.0
Isradipin	7.0
Itraconazol	7.0
Ivermectin	7.0

J

	Stand
Josamycin	7.0
Josamycinpropionat	7.0

K

	Stand
Kaliumacetat	7.0
Kaliumbromid	7.0
Kaliumcarbonat	7.0
Kaliumchlorid	7.0
Kaliumcitrat	7.0
Kaliumclavulanat	7.0
Kaliumclavulanat, Verdünntes	7.0
Kaliumdihydrogenphosphat	7.0
Kaliumhydrogenaspartat-Hemihydrat	7.0
Kaliumhydrogencarbonat	7.0
Kaliumhydrogentartrat	7.0
Kaliumhydroxid	7.0
Kaliumiodid	7.0
Kaliummetabisulfit	7.0
Kaliummonohydrogenphosphat	7.0
Kaliumnatriumtartrat-Tetrahydrat	7.0
Kaliumnitrat	7.0
Kaliumperchlorat	7.0
Kaliumpermanganat	7.0
Kaliumsorbat	7.0
Kaliumsulfat	7.0
Kanamycinmonosulfat	7.0
Kanamycinsulfat, Saures	7.0
Kartoffelstärke	7.0
Ketaminhydrochlorid	7.2
Ketobemidonhydrochlorid	7.0
Ketoconazol	7.0
Ketoprofen	7.0
Ketorolac-Trometamol	7.0
Ketotifenhydrogenfumarat	7.0
Kohle, Medizinische	7.0
Kohlendioxid	7.0
Kohlenmonoxid	7.0
Kokosfett, Raffiniertes	7.0
Kupfer(II)-sulfat, Wasserfreies	7.0
Kupfer(II)-sulfat-Pentahydrat	7.0

L

	Stand
Labetalolhydrochlorid	7.0
Lachsöl vom Zuchtlachs	7.0
Lactitol-Monohydrat	7.0
Lactobionsäure	7.0
Lactose, Wasserfreie	7.0
Lactose-Monohydrat	7.0
Lactulose	7.0
Lactulose-Sirup	7.0
Lamivudin	7.0
Lamotrigin	7.0
Lansoprazol	7.0
Lauromacrogol 400	7.0
Lebertran (Typ A)	7.0
Lebertran (Typ B)	7.0
Lebertran vom Kabeljau (aus Aufzucht)	7.0
Leflunomid	7.0
Leinöl, Natives	7.0
Letrozol	7.0
Leucin	7.0
Leuprorelin	7.0
Levamisol für Tiere	7.0
Levamisolhydrochlorid	7.0
Levetiracetam	7.0
Levocabastinhydrochlorid	7.0
Levocarnitin	7.0
Levodopa	7.0
Levodropropizin	7.0
Levomepromazinhydrochlorid	7.0
Levomepromazinmaleat	7.0
Levomethadonhydrochlorid	7.0
Levonorgestrel	7.0
Levothyroxin-Natrium	7.0
Lidocain	7.0
Lidocainhydrochlorid	7.0
Lincomycinhydrochlorid-Monohydrat	7.0
Liothyronin-Natrium	7.0
Lisinopril-Dihydrat	7.0
Lithiumcarbonat	7.0
Lithiumcitrat	7.0
Lobelinhydrochlorid	7.0
Lösungen zur Aufbewahrung von Organen	7.0
Lomustin	7.0
Loperamidhydrochlorid	7.0
Loperamidoxid-Monohydrat	7.0
Loratadin	7.0
Lorazepam	7.0
Losartan-Kalium	7.0
Lovastatin	7.1
Lufenuron (wasserfrei) für Tiere	7.0
Luft zur medizinischen Anwendung	7.0
Luft zur medizinischen Anwendung, Künstliche	7.0
Lymecyclin	7.0
Lynestrenol	7.0
Lysinacetat	7.0
Lysinhydrochlorid	7.0

M

	Stand
Macrogolcetylstearylether	7.0
Macrogol-30-dipolyhydroxystearat	7.2
Macrogole	7.0
Macrogol-6-glycerolcaprylocaprat	7.0

	Stand
Macrogolglycerolcaprylocaprate	7.0
Macrogolglycerolcocoate	7.0
Macrogolglycerolhydroxystearat	7.0
Macrogolglycerollaurate	7.0
Macrogolglycerollinoleate	7.0
Macrogol-20-glycerolmonostearat	7.0
Macrogolglycerololeate	7.0
Macrogolglycerolricinoleat	7.0
Macrogolglycerolstearate	7.0
Macrogol-15-hydroxystearat	7.0
Macrogollaurylether	7.0
Macrogololeat	7.0
Macrogololeylether	7.0
Macrogol-Poly(vinylalkohol)-Pfropfcopolymer	7.0
Macrogol-40-sorbitolheptaoleat	7.0
Macrogolstearate	7.0
Macrogolstearylether	7.0
Magaldrat	7.0
Magnesiumacetat-Tetrahydrat	7.0
Magnesiumaspartat-Dihydrat	7.0
Magnesiumcarbonat, Leichtes, basisches	7.0
Magnesiumcarbonat, Schweres, basisches	7.0
Magnesiumchlorid-4,5-Hydrat	7.0
Magnesiumchlorid-Hexahydrat	7.0
Magnesiumcitrat, Wasserfreies	7.0
Magnesiumcitrat-Nonahydrat	7.0
Magnesiumcitrat-Dodecahydrat	7.0
Magnesiumgluconat	7.0
Magnesiumglycerophosphat	7.0
Magnesiumhydroxid	7.0
Magnesiumlactat-Dihydrat	7.0
Magnesiumoxid, Leichtes	7.0
Magnesiumoxid, Schweres	7.0
Magnesiumperoxid	7.0
Magnesiumpidolat	7.0
Magnesiumstearat	7.0
Magnesiumsulfat-Heptahydrat	7.0
Magnesiumtrisilicat	7.0
Maisöl, Raffiniertes	7.0
Maisstärke	7.0
Malathion	7.0
Maleinsäure	7.0
Maltitol	7.0
Maltitol-Lösung	7.0
Maltodextrin	7.0
Mandelöl, Natives	7.0
Mandelöl, Raffiniertes	7.0
Mangangluconat	7.0
Manganglycerophosphat, Wasserhaltiges	7.0
Mangansulfat-Monohydrat	7.0
Mannitol	7.0
Maprotilinhydrochlorid	7.0
Marbofloxacin für Tiere	7.0
Masern-Immunglobulin vom Menschen	7.0
Mebendazol	7.0
Meclozindihydrochlorid	7.0
Medroxyprogesteronacetat	7.0
Mefenaminsäure	7.0
Mefloquinhydrochlorid	7.0
Megestrolacetat	7.0
Meglumin	7.0
Meloxicam	7.0
Menadion	7.0

	Stand
Menthol	7.0
Menthol, Racemisches	7.0
Mepivacainhydrochlorid	7.0
Meprobamat	7.0
Mepyraminmaleat	7.0
Mercaptopurin	7.0
Meropenem-Trihydrat	7.0
Mesalazin	7.0
Mesna	7.0
Mesterolon	7.0
Mestranol	7.0
Metacresol	7.0
Metamizol-Natrium	7.0
Metforminhydrochlorid	7.0
Methacrylsäure-Ethylacrylat-Copolymer (1:1)	7.0
Methacrylsäure-Ethylacrylat-Copolymer-(1:1)-Dispersion 30 %	7.2
Methacrylsäure-Methylmethacrylat-Copolymer (1:1)	7.2
Methacrylsäure-Methylmethacrylat-Copolymer (1:2)	7.2
Methadonhydrochlorid	7.0
Methanol	7.0
Methaqualon	7.0
Methenamin	7.0
Methionin	7.0
Methionin, Racemisches	7.0
Methotrexat	7.0
Methylatropiniumbromid	7.0
Methylatropiniumnitrat	7.0
Methylcellulose	7.0
Methyldopa	7.0
Methylergometrinmaleat	7.0
Methyl-4-hydroxybenzoat	7.0
Methylhydroxyethylcellulose	7.0
Methylnicotinat	7.0
Methylphenidathydrochlorid	7.0
Methylphenobarbital	7.0
Methylprednisolon	7.0
Methylprednisolonacetat	7.0
Methylprednisolonhydrogensuccinat	7.0
N-Methylpyrrolidon	7.0
Methylrosaniliniumchlorid	7.0
Methylsalicylat	7.0
Methyltestosteron	7.0
Methylthioniniumchlorid	7.0
Metixenhydrochlorid	7.1
Metoclopramid	7.0
Metoclopramidhydrochlorid	7.0
Metolazon	7.0
Metoprololsuccinat	7.0
Metoprololtartrat	7.0
Metrifonat	7.0
Metronidazol	7.0
Metronidazolbenzoat	7.0
Mexiletinhydrochlorid	7.0
Mianserinhydrochlorid	7.0
Miconazol	7.0
Miconazolnitrat	7.0
Midazolam	7.0
Milchsäure	7.0
(*S*)-Milchsäure	7.0
Minocyclinhydrochlorid-Dihydrat	7.0

Beachten Sie den Hinweis auf „Allgemeine Monographien" zu Anfang des Bands auf Seite B

	Stand
Minoxidil	7.0
Mirtazapin	7.0
Misoprostol	7.0
Mitomycin	7.0
Mitoxantronhydrochlorid	7.0
Modafinil	7.0
Molgramostim-Lösung, Konzentrierte	7.0
Molsidomin	7.0
Mometasonfuroat	7.0
Morantelhydrogentartrat für Tiere	7.0
Morphinhydrochlorid	7.1
Morphinsulfat	7.0
Moxidectin für Tiere	7.0
Moxifloxacinhydrochlorid	7.0
Moxonidin	7.0
Mupirocin	7.0
Mupirocin-Calcium	7.0
Mycophenolatmofetil	7.0

N

	Stand
Nabumeton	7.0
Nachtkerzenöl, Raffiniertes	7.0
Nadolol	7.1
Nadroparin-Calcium	7.0
Naftidrofurylhydrogenoxalat	7.0
Nalidixinsäure	7.0
Naloxonhydrochlorid-Dihydrat	7.0
Naltrexonhydrochlorid	7.0
Nandrolondecanoat	7.0
Naphazolinhydrochlorid	7.0
Naphazolinnitrat	7.0
Naproxen	7.0
Naproxen-Natrium	7.0
Natriumacetat-Trihydrat	7.0
Natriumalendronat	7.0
Natriumalginat	7.0
Natriumamidotrizoat	7.0
Natriumaminosalicylat-Dihydrat	7.0
Natriumascorbat	7.0
Natriumaurothiomalat	7.0
Natriumbenzoat	7.0
Natriumbromid	7.0
Natriumcalciumedetat	7.0
Natriumcaprylat	7.0
Natriumcarbonat, Wasserfreies	7.0
Natriumcarbonat-Monohydrat	7.0
Natriumcarbonat-Decahydrat	7.0
Natriumcetylstearylsulfat	7.1
Natriumchlorid	7.0
Natriumcitrat	7.0
Natriumcromoglicat	7.1
Natriumcyclamat	7.0
Natriumdihydrogenphosphat-Dihydrat	7.2
Natriumdodecylsulfat	7.0
Natriumedetat	7.0
Natriumethyl-4-hydroxybenzoat	7.0
Natriumfluorid	7.0
Natriumfusidat	7.0
Natriumglycerophosphat, Wasserhaltiges	7.0
Natriumhyaluronat	7.0
Natriumhydrogencarbonat	7.0
Natriumhydroxid	7.0
Natriumiodid	7.0
Natriumlactat-Lösung	7.0
Natrium-(*S*)-lactat-Lösung	7.0
Natriummetabisulfit	7.0
Natriummethyl-4-hydroxybenzoat	7.0
Natriummolybdat-Dihydrat	7.0
Natriummonohydrogenphosphat, Wasserfreies	7.2
Natriummonohydrogenphosphat-Dihydrat	7.2
Natriummonohydrogenphosphat-Dodecahydrat	7.2
Natriumnitrit	7.0
Natriumperborat, Wasserhaltiges	7.0
Natriumphenylbutyrat	7.0
Natriumpicosulfat	7.0
Natriumpolystyrolsulfonat	7.0
Natriumpropionat	7.0
Natriumpropyl-4-hydroxybenzoat	7.0
Natriumsalicylat	7.0
Natriumselenit-Pentahydrat	7.0
Natriumstearat	7.0
Natriumstearylfumarat	7.0
Natriumsulfat, Wasserfreies	7.0
Natriumsulfat-Decahydrat	7.0
Natriumsulfit, Wasserfreies	7.0
Natriumsulfit-Heptahydrat	7.0
Natriumtetraborat	7.0
Natriumthiosulfat	7.0
Natriumvalproat	7.0
Neohesperidindihydrochalcon	7.0
Neomycinsulfat	7.0
Neostigminbromid	7.0
Neostigminmetilsulfat	7.0
Netilmicinsulfat	7.0
Nevirapin, Wasserfreies	7.0
Nicergolin	7.2
Nicethamid	7.0
Niclosamid, Wasserfreies	7.0
Niclosamid-Monohydrat	7.0
Nicotin	7.0
Nicotinamid	7.0
Nicotinresinat	7.0
Nicotinsäure	7.0
Nifedipin	7.0
Nifluminsäure	7.0
Nifuroxazid	7.0
Nilutamid	7.0
Nimesulid	7.0
Nimodipin	7.0
Nitrazepam	7.0
Nitrendipin	7.0
Nitrofural	7.0
Nitrofurantoin	7.0
Nitroprussidnatrium	7.0
Nizatidin	7.0
Nomegestrolacetat	7.0
Nonoxinol 9	7.0
Norepinephrinhydrochlorid/ Noradrenalinhydrochlorid	7.0
Norepinephrintartrat/Noradrenalintartrat	7.0

	Stand
Norethisteron	7.0
Norethisteronacetat	7.0
Norfloxacin	7.1
Norgestimat	7.0
Norgestrel	7.0
Nortriptylinhydrochlorid	7.0
Noscapin	7.1
Noscapinhydrochlorid-Monohydrat	7.1
Nystatin	7.0

O

Octoxinol 10	7.0
Octyldodecanol	7.0
Octylgallat	7.0
Ölsäure	7.0
Ofloxacin	7.0
Oleylalkohol	7.1
Olivenöl, Natives	7.2
Olivenöl, Raffiniertes	7.2
Olsalazin-Natrium	7.0
Omega-3-Säurenethylester 60	7.0
Omega-3-Säurenethylester 90	7.0
Omega-3-Säuren-reiches Fischöl	7.0
Omega-3-Säuren-Triglyceride	7.0
Omeprazol	7.0
Omeprazol-Magnesium	7.0
Omeprazol-Natrium	7.0
Ondansetronhydrochlorid-Dihydrat	7.2
Orbifloxacin für Tiere	7.0
Orciprenalinsulfat	7.0
Orphenadrincitrat	7.0
Orphenadrinhydrochlorid	7.0
Oseltamivirphosphat	7.1
Ouabain	7.0
Oxacillin-Natrium-Monohydrat	7.0
Oxaliplatin	7.0
Oxazepam	7.0
Oxeladinhydrogencitrat	7.0
Oxfendazol für Tiere	7.0
Oxitropiumbromid	7.0
Oxolinsäure	7.0
Oxprenololhydrochlorid	7.0
Oxybuprocainhydrochlorid	7.0
Oxybutyninhydrochlorid	7.0
Oxycodonhydrochlorid	7.0
Oxymetazolinhydrochlorid	7.0
Oxytetracyclin-Dihydrat	7.0
Oxytetracyclinhydrochlorid	7.0
Oxytocin	7.0
Oxytocin-Lösung, Konzentrierte	7.0

P

Paclitaxel	7.0
Palmitinsäure	7.0
Palmitoylascorbinsäure	7.0
Pamidronat-Dinatrium-Pentahydrat	7.0
Pancuroniumbromid	7.0
Pankreas-Pulver	7.0
Pantoprazol-Natrium-Sesquihydrat	7.0
Papaverinhydrochlorid	7.0
Paracetamol	7.0
Paraffin, Dickflüssiges	7.0
Paraffin, Dünnflüssiges	7.0
Paraldehyd	7.0
Parnaparin-Natrium	7.0
Paroxetinhydrochlorid, Wasserfreies	7.0
Paroxetinhydrochlorid-Hemihydrat	7.0
Pefloxacinmesilat-Dihydrat	7.0
Penbutololsulfat	7.0
Penicillamin	7.0
Pentaerythrityltetranitrat-Verreibung	7.0
Pentamidindiisetionat	7.0
Pentazocin	7.0
Pentazocinhydrochlorid	7.0
Pentazocinlactat	7.0
Pentobarbital	7.0
Pentobarbital-Natrium	7.0
Pentoxifyllin	7.0
Pentoxyverincitrat	7.0
Pepsin	7.0
Pergolidmesilat	7.0
Perindopril-*tert*-butylamin	7.0
Peritonealdialyselösungen	7.0
Perphenazin	7.0
Pethidinhydrochlorid	7.0
Pferdeserum-Gonadotropin für Tiere	7.0
Phenazon	7.0
Pheniraminmaleat	7.0
Phenobarbital	7.1
Phenobarbital-Natrium	7.0
Phenol	7.0
Phenolphthalein	7.0
Phenolsulfonphthalein	7.0
Phenoxyethanol	7.0
Phenoxymethylpenicillin	7.0
Phenoxymethylpenicillin-Kalium	7.0
Phentolaminmesilat	7.0
Phenylalanin	7.0
Phenylbutazon	7.0
Phenylephrin	7.0
Phenylephrinhydrochlorid	7.0
Phenylmercuriborat	7.0
Phenylmercurinitrat	7.0
Phenylpropanolaminhydrochlorid	7.0
Phenylquecksilber(II)-acetat	7.0
Phenytoin	7.0
Phenytoin-Natrium	7.1
Phloroglucin, Wasserfreies	7.0
Phloroglucin-Dihydrat	7.0
Pholcodin	7.0
Phosphorsäure 85 %	7.0
Phosphorsäure 10 %	7.0

Beachten Sie den Hinweis auf „Allgemeine Monographien" zu Anfang des Bands auf Seite B

	Stand
Phthalylsulfathiazol	7.0
Physostigminsalicylat	7.0
Physostigminsulfat	7.0
Phytomenadion	7.0
Phytosterol	7.0
Picotamid-Monohydrat	7.0
Pilocarpinhydrochlorid	7.0
Pilocarpinnitrat	7.0
Pimobendan	7.0
Pimozid	7.0
Pindolol	7.0
Pipemidinsäure-Trihydrat	7.0
Piperacillin	7.0
Piperacillin-Natrium	7.0
Piperazin-Hexahydrat	7.0
Piperazinadipat	7.0
Piperazincitrat	7.0
Piracetam	7.0
Pirenzepindihydrochlorid-Monohydrat	7.0
Piretanid	7.0
Piroxicam	7.0
Pivampicillin	7.0
Pivmecillinamhydrochlorid	7.0
Plasma vom Menschen (gepoolt, virusinaktiviert)	7.0
Plasma vom Menschen (Humanplasma) zur Fraktionierung	7.0
Poloxamere	7.0
Polyacrylat-Dispersion 30 %	7.2
Polymyxin-B-sulfat	7.0
Polysorbat 20	7.0
Polysorbat 40	7.0
Polysorbat 60	7.0
Polysorbat 80	7.0
Poly(vinylacetat)	7.0
Poly(vinylacetat)-Dispersion 30 %	7.0
Poly(vinylalkohol)	7.0
Povidon	7.2
Povidon-Iod	7.0
Pramipexoldihydrochlorid-Monohydrat	7.1
Pravastatin-Natrium	7.0
Prazepam	7.0
Praziquantel	7.0
Prazosinhydrochlorid	7.0
Prednicarbat	7.0
Prednisolon	7.2
Prednisolonacetat	7.0
Prednisolondihydrogenphosphat-Dinatrium	7.0
Prednisolonpivalat	7.0
Prednison	7.0
Prilocain	7.0
Prilocainhydrochlorid	7.0
Primaquinbisdihydrogenphosphat	7.0
Primidon	7.0
Probenecid	7.0
Procainamidhydrochlorid	7.0
Procainhydrochlorid	7.0
Prochlorperazinhydrogenmaleat	7.0
Progesteron	7.0
Proguanilhydrochlorid	7.0
Prolin	7.0
Promazinhydrochlorid	7.0
Promethazinhydrochlorid	7.0
Propacetamolhydrochlorid	7.0
Propafenonhydrochlorid	7.0
1-Propanol	7.0
2-Propanol	7.0
Propanthelinbromid	7.0
Propofol	7.0
Propranololhydrochlorid	7.0
Propylenglycol	7.0
Propylenglycoldicaprylocaprat	7.0
Propylenglycoldilaurat	7.0
Propylenglycolmonolaurat	7.0
Propylenglycolmonopalmitostearat	7.0
Propylgallat	7.0
Propyl-4-hydroxybenzoat	7.0
Propylthiouracil	7.0
Propyphenazon	7.0
Protaminhydrochlorid	7.0
Protaminsulfat	7.0
α-1-Proteinase-Inhibitor vom Menschen	7.0
Prothrombinkomplex vom Menschen	7.0
Protirelin	7.0
Proxyphyllin	7.0
Pseudoephedrinhydrochlorid	7.0
Pyrantelembonat	7.0
Pyrazinamid	7.0
Pyridostigminbromid	7.0
Pyridoxinhydrochlorid	7.0
Pyrimethamin	7.0
Pyrrolidon	7.0

Q

Quecksilber(II)-chlorid	7.0

R

Racecadotril	7.0
Raloxifenhydrochlorid	7.0
Ramipril	7.0
Ranitidinhydrochlorid	7.0
Rapsöl, Raffiniertes	7.0
Reisstärke	7.0
Repaglinid	7.0
Reserpin	7.0
Resorcin	7.0
Ribavirin	7.2
Riboflavin	7.0
Riboflavinphosphat-Natrium	7.0
Rifabutin	7.0
Rifampicin	7.0
Rifamycin-Natrium	7.2
Rifaximin	7.1

	Stand
Rilmenidindihydrogenphosphat	7.0
Rinderserum	7.0
Risperidon	7.0
Ritonavir	7.0
Rizinusöl, Hydriertes	7.0
Rizinusöl, Natives	7.0
Rizinusöl, Raffiniertes	7.0
Rocuroniumbromid	7.0
Röteln-Immunglobulin vom Menschen	7.0
Rohcresol	7.0
Ropivacainhydrochlorid-Monohydrat	7.0
Roxithromycin	7.0
Rutosid-Trihydrat	7.0

S

Saccharin	7.0
Saccharin-Natrium	7.0
Saccharose	7.0
Saccharosemonopalmitat	7.0
Saccharosestearat	7.0
Salbutamol	7.0
Salbutamolsulfat	7.2
Salicylsäure	7.0
Salmeterolxinafoat	7.0
Salpetersäure	7.0
Salzsäure 36 %	7.0
Salzsäure 10 %	7.0
Saquinavirmesilat	7.0
Sauerstoff	7.0
Sauerstoff 93 %	7.1
Schellack	7.0
Schwefel zum äußerlichen Gebrauch	7.0
Schwefelsäure	7.0
Scopolamin	7.0
Scopolaminhydrobromid	7.0
Selamectin für Tiere	7.0
Selegilinhydrochlorid	7.0
Selendisulfid	7.0
Serin	7.0
Sertaconazolnitrat	7.0
Sertralinhydrochlorid	7.1
Sesamöl, Raffiniertes	7.0
Sevofluran	7.0
Silber zum äußerlichen Gebrauch, Kolloidales	7.0
Silbernitrat	7.0
Siliciumdioxid, Hochdisperses	7.0
Siliciumdioxid, Hochdisperses, hydrophobes	7.0
Siliciumdioxid zur dentalen Anwendung	7.0
Siliciumdioxid-Hydrat	7.0
Simeticon	7.2
Simvastatin	7.0
Sojaöl, Hydriertes	7.0
Sojaöl, Raffiniertes	7.0
Somatostatin	7.0
Somatropin	7.0
Somatropin zur Injektion	7.0
Somatropin-Lösung, Konzentrierte	7.0
Sonnenblumenöl, Raffiniertes	7.0
Sorbinsäure	7.0
Sorbitanmonolaurat	7.0
Sorbitanmonooleat	7.0
Sorbitanmonopalmitat	7.0
Sorbitanmonostearat	7.0
Sorbitansesquioleat	7.0
Sorbitantrioleat	7.0
Sorbitol	7.0
Sorbitol-Lösung 70 % (kristallisierend)	7.0
Sorbitol-Lösung 70 % (nicht kristallisierend)	7.0
Sorbitol, Lösung von partiell dehydratisiertem	7.0
Sotalolhydrochlorid	7.0
Spectinomycindihydrochlorid-Pentahydrat	7.0
Spectinomycinsulfat-Tetrahydrat für Tiere	7.0
Spiramycin	7.0
Spiraprilhydrochlorid-Monohydrat	7.0
Spironolacton	7.0
Squalan	7.0
Stabilisatorlösungen für Blutkonserven	7.0
Stärke, Vorverkleisterte	7.0
Stammzellen vom Menschen, Hämatopoetische	7.0
Stanozolol	7.0
Stavudin	7.0
Stearinsäure	7.0
Stearylalkohol	7.0
Stickstoff	7.0
Stickstoff, Sauerstoffarmer	7.0
Stickstoffmonoxid	7.0
Streptokinase-Lösung, Konzentrierte	7.0
Streptomycinsulfat	7.0
Succinylsulfathiazol	7.2
Sucralfat	7.0
Sucralose	7.2
Sufentanil	7.0
Sufentanilcitrat	7.0
Sulbactam-Natrium	7.0
Sulfacetamid-Natrium	7.0
Sulfadiazin	7.0
Sulfadimidin	7.0
Sulfadoxin	7.0
Sulfafurazol	7.0
Sulfaguanidin	7.0
Sulfamerazin	7.0
Sulfamethizol	7.0
Sulfamethoxazol	7.0
Sulfamethoxypyridazin für Tiere	7.0
Sulfanilamid	7.0
Sulfasalazin	7.0
Sulfathiazol	7.0
Sulfinpyrazon	7.0
Sulfisomidin	7.0
Sulindac	7.0
Sulpirid	7.0
Sultamicillin	7.0
Sultamicillintosilat-Dihydrat	7.0
Sumatriptansuccinat	7.0
Suxamethoniumchlorid	7.0
Suxibuzon	7.0

T

	Stand
Talkum	7.0
Tamoxifencitrat	7.0
Tamsulosinhydrochlorid	7.0
Tannin	7.0
Teicoplanin	7.0
Telmisartan	7.0
Temazepam	7.0
Tenoxicam	7.0
Terazosinhydrochlorid-Dihydrat	7.0
Terbinafinhydrochlorid	7.0
Terbutalinsulfat	7.0
Terconazol	7.0
Terfenadin	7.0
Testosteron	7.0
Testosterondecanoat	7.0
Testosteronenantat	7.1
Testosteronisocaproat	7.0
Testosteronpropionat	7.0
Tetanus-Immunglobulin vom Menschen	7.2
Tetracainhydrochlorid	7.0
Tetracosactid	7.0
Tetracyclin	7.0
Tetracyclinhydrochlorid	7.0
Tetrazepam	7.0
Tetryzolinhydrochlorid	7.0
Theobromin	7.0
Theophyllin	7.0
Theophyllin-Ethylendiamin, Wasserfreies	7.0
Theophyllin-Ethylendiamin-Hydrat	7.0
Theophyllin-Monohydrat	7.0
Thiamazol	7.0
Thiaminchloridhydrochlorid	7.0
Thiaminnitrat	7.0
Thiamphenicol	7.0
Thioctsäure	7.0
Thiomersal	7.0
Thiopental-Natrium und Natriumcarbonat	7.1
Thioridazin	7.0
Thioridazinhydrochlorid	7.0
Threonin	7.0
Thymol	7.0
Tiabendazol	7.0
Tiamulin für Tiere	7.0
Tiamulinhydrogenfumarat für Tiere	7.0
Tianeptin-Natrium	7.0
Tiapridhydrochlorid	7.0
Tiaprofensäure	7.0
Tibolon	7.0
Ticarcillin-Natrium	7.0
Ticlopidinhydrochlorid	7.0
Tilidinhydrochlorid-Hemihydrat	7.0
Timololmaleat	7.0
Tinidazol	7.0
Tinzaparin-Natrium	7.0
Tioconazol	7.0
Tiotropiumbromid-Monohydrat	7.0
Titandioxid	7.0
Tobramycin	7.0
all-*rac*-α-Tocopherol	7.2
RRR-α-Tocopherol	7.0
all-*rac*-α-Tocopherolacetat	7.2
RRR-α-Tocopherolacetat	7.0
α-Tocopherolacetat-Trockenkonzentrat	7.0
DL-α-Tocopherolhydrogensuccinat	7.0
RRR-α-Tocopherolhydrogensuccinat	7.0
Tolbutamid	7.0
Tolfenaminsäure	7.0
Tollwut-Immunglobulin vom Menschen	7.0
Tolnaftat	7.1
Ton, Weißer	7.0
Torasemid, Wasserfreies	7.2
Tosylchloramid-Natrium	7.0
Tramadolhydrochlorid	7.0
Tramazolinhydrochlorid-Monohydrat	7.0
Trandolapril	7.0
Tranexamsäure	7.0
Trapidil	7.0
Trehalose-Dihydrat	7.0
Tretinoin	7.2
Triacetin	7.0
Triamcinolon	7.0
Triamcinolonacetonid	7.0
Triamcinolonhexacetonid	7.0
Triamteren	7.0
Tribenosid	7.0
Tributylacetylcitrat	7.0
Tri-*n*-butylphosphat	7.0
Tricalciumphosphat	7.0
Trichloressigsäure	7.0
Triethylcitrat	7.0
Trifluoperazindihydrochlorid	7.0
Triflusal	7.0
Triglyceride, Mittelkettige	7.0
Triglyceroldiisostearat	7.0
Trihexyphenidylhydrochlorid	7.0
Trimebutinmaleat	7.0
Trimetazidindihydrochlorid	7.0
Trimethadion	7.0
Trimethoprim	7.0
Trimipraminmaleat	7.0
Trolamin	7.0
Trometamol	7.0
Tropicamid	7.0
Tropisetronhydrochlorid	7.0
Trospiumchlorid	7.0
Troxerutin	7.0
Trypsin	7.0
Tryptophan	7.0
Tuberkulin aus *Mycobacterium avium*, Gereinigtes	7.0
Tuberkulin aus *Mycobacterium bovis*, Gereinigtes	7.0
Tuberkulin zur Anwendung am Menschen, Gereinigtes	7.0
Tubocurarinchlorid	7.0
Tylosin für Tiere	7.0
Tylosinphosphat-Lösung als Bulk für Tiere	7.0
Tylosintartrat für Tiere	7.0
Tyrosin	7.0
Tyrothricin	7.0

Stand

U

Ubidecarenon 7.0
Undecylensäure 7.0
Urofollitropin 7.0
Urokinase 7.0
Ursodesoxycholsäure 7.0

V

Valaciclovirhydrochlorid, Wasserfreies 7.0
Valin 7.0
Valnemulinhydrochlorid für Tiere 7.0
Valproinsäure 7.0
Valsartan 7.0
Vancomycinhydrochlorid 7.0
Vanillin 7.0
Varizellen-Immunglobulin vom Menschen 7.0
Varizellen-Immunglobulin vom Menschen zur intravenösen Anwendung 7.0
Vaselin, Gelbes 7.0
Vaselin, Weißes 7.0
Vecuroniumbromid 7.0
Vedaprofen für Tiere 7.0
Venlafaxinhydrochlorid 7.0
Verapamilhydrochlorid 7.1
Verbandwatte aus Baumwolle 7.0
Verbandwatte aus Viskose 7.0
Vinblastinsulfat 7.0
Vincristinsulfat 7.0
Vindesinsulfat 7.0
Vinorelbintartrat 7.0
Vinpocetin 7.0
Vitamin A 7.0
Vitamin A, Ölige Lösung von synthetischem 7.0
Vitamin-A(synthetisch)-Pulver 7.0
Vitamin A, Wasserdispergierbares, synthetisches 7.0
Von-Willebrand-Faktor vom Menschen 7.0

W

Wachs, Gebleichtes 7.0
Wachs, Gelbes 7.0
Warfarin-Natrium 7.0
Warfarin-Natrium-Clathrat 7.0
Wasser, Gereinigtes 7.0
Wasser, Hochgereinigtes 7.0
Wasser für Injektionszwecke 7.0
Wasser zum Verdünnen konzentrierter Hämodialyselösungen 7.0
Wasserstoffperoxid-Lösung 30 % 7.0
Wasserstoffperoxid-Lösung 3 % 7.0
Weinsäure 7.0
Weizenkeimöl, Natives 7.0
Weizenkeimöl, Raffiniertes 7.0
Weizenstärke 7.0
Wollwachs 7.0
Wollwachs, Hydriertes 7.0
Wollwachs, Wasserhaltiges 7.0
Wollwachsalkohole 7.0

X

Xanthangummi 7.0
Xylazinhydrochlorid für Tiere 7.0
Xylitol 7.0
Xylometazolinhydrochlorid 7.0
Xylose 7.0

Y

Yohimbinhydrochlorid 7.0

Z

Zidovudin 7.0
Zinkacetat-Dihydrat 7.0
Zinkacexamat 7.0
Zinkchlorid 7.0
Zinkgluconat 7.0
Zinkoxid 7.0
Zinkstearat 7.0
Zinksulfat-Monohydrat 7.0
Zinksulfat-Hexahydrat 7.0
Zinksulfat-Heptahydrat 7.0
Zinkundecylenat 7.0
Zinn(II)-chlorid-Dihydrat 7.0
Ziprasidonhydrochlorid-Monohydrat 7.0
Zolpidemtartrat 7.0
Zopiclon 7.0
Zucker-Stärke-Pellets 7.0
Zuclopenthixoldecanoat 7.0

Beachten Sie den Hinweis auf „Allgemeine Monographien“ zu Anfang des Bands auf Seite B

Allgemeiner Teil

2.2 Methoden der Physik und der physikalischen Chemie

2.2.64 Peptid-Identifizierung durch Kernresonanzspektroskopie 5159

7.2/2.02.64.00

2.2.64 Peptid-Identifizierung durch Kernresonanzspektroskopie

Diese Allgemeine Methode wird im Rahmen der Peptid-Identifizierung in Verbindung mit der Allgemeinen Methode „2.2.33 Kernresonanzspektroskopie“ angewendet. Die mit Hilfe dieser Methode zu erzielende Information ist qualitativer Natur und basiert auf dem Vergleich eines Kernresonanzspektrums (NMR) einer zu prüfenden Substanz mit einem unter gleichen Bedingungen aufgenommenen Spektrum einer definierten Vergleichssubstanz.

Diese Allgemeine Methode bezieht sich hauptsächlich auf die Anwendung von Protonen-Kernresonanzspektroskopie (^{1}H-NMR) zur Bestätigung der Identität kleiner Peptide (bis etwa 15 Aminosäuren) und ist mit einigen Modifikationen auch für den Einsatz der ^{13}C-NMR-Spektroskopie anwendbar. Der Methodenrahmen ist auf die Anwendung der eindimensionalen Kernresonanzspektroskopie beschränkt.

Allgemeine Grundlagen

Apparatur: Wenn nichts anderes vorgeschrieben ist, wird ein Gerät mit einer Feldstärke, die ein Arbeiten bei einer Frequenz von mindestens 300 MHz für Protonen-Kernresonanzspektroskopie ermöglicht, eingesetzt.

Bedingungen zur Aufnahme von Spektren und ihre Optimierung: Nach Einbringen der Probe in den Magneten wird die thermische Äquilibrierung, besonders wenn die Analyse bei einer von der Raumtemperatur deutlich abweichenden Temperatur durchgeführt wird, abgewartet: Die Überwachung des Schleusensignals liefert meist einen brauchbaren sichtbaren Hinweis bezüglich des Fortschritts des Vorgangs.

Die Spektrenbreite muss das vollständige Spektrum des Peptids mit jeweils einem leeren Spektralbereich auf jeder Seite einschließen. Eine Spektrenbreite von 12 oder 16 ppm ist normalerweise geeignet.

Folgende Parameter können zur Verbesserung der Auflösung der charakteristischen Signale optimiert werden: in erster Linie Temperatur und/oder pH-Wert sowie Puffer- und Peptidkonzentration. Eine Kontrolle der Probentemperatur wird empfohlen, ist aber nicht zwingend vorgesehen; wird sie nicht angewendet, wird der Einfluss von kleinen Temperaturänderungen auf das Erscheinungsbild des Spektrums validiert.

Die Anzahl der gesammelten Datenpunkte muss eine angemessene Definierung der Signale ermöglichen.

Eine Unterdrückung von Lösungsmittelsignalen ist nicht vorgeschrieben; wird sie aber angewendet, muss bei einem Spektrenvergleich die Beeinflussung der Intensität von Signalen nahe einer Lösungsmittelresonanzabsorption validiert werden.

Standardisierung der Chemischen Verschiebung: Für Proben in wässrigen Lösungen sind Natrium(2,2-dimethyl-2-silapentan-5-sulfonat) (DSS) und Natrium[3-(trimethylsilyl)propionat] (TSP) oder ein deuteriertes Analogon (TSP-d_4) geeignet; die chemische Verschiebung des Methyl-Signals wird dabei meist auf 0 ppm gesetzt. Dabei wird entweder die Referenzsubstanz in geringen Mengen (10 bis 100 ppm haben sich als geeignet erwiesen) dem deuterierten Wasser, welches zum Lösen der zu prüfenden Substanz verwendet wird, zugesetzt oder eine leicht erkennbare durchgehend vorhandene Resonanz (wie die des Acetat-Anions) kann als sekundäre Referenz verwendet werden. In diesem letzteren Fall wird ein unter den gleichen spektralen Bedingungen erhaltenes Validierungsspektrum verwendet, um die chemische Verschiebung des sekundären Standards zu definieren.

Probenmenge: Normalerweise werden als Probenmenge einige wenige Milligramm eingesetzt. Wenn die Probenmengen davon abweichend sind, werden die Auswirkungen dieser Abweichung auf das Erscheinungsbild des Spektrums validiert.

Probenvorbereitung: Die zu prüfende Substanz und die Referenzsubstanz müssen in Bezug auf Konzentration, pH-Wert und Pufferzusammensetzung vergleichbar sein. Typischerweise werden Substanzen in Lösungen lyophilisiert; die gefriergetrockneten Substanzen werden in deuteriertem Wasser oder in Pufferlösung mit deuteriertem Wasser gelöst. Eine Lösung in deuteriertem Wasser wird sinnvollerweise einmal oder mehrmals lyophilisiert („Deuteriumaustausch“), weil diese Vorgehensweise die Intensität von starken Lösungsmittelsignalen vermindert; dabei werden auch flüchtige Verunreinigungen aus der Herstellung, wie Ethanol, entfernt. Der Einsatz einer Pufferlösung für den letzten Schritt der Probenvorbereitung kann eine Aggregation der Substanz vermindern und die Reproduzierbarkeit der Spektren durch eine Reduktion einer pH-Variabilität von Probe zu Probe verbessern. Manche Proben vertragen keine hohen Salzkonzentrationen, eine Ionenstärke bis 200 mmol Natriumchlorid wird jedoch meistens toleriert. Bei hohen Salzkonzentrationen kann es zu Impulsbreiten bis zu 90° kommen.

Bestätigung der Identität

Bestimmung der wichtigen spektralen Faktoren: Bei qualitativen Analysen sind keine stringent anzuwendenden spektralen Bedingungen erforderlich (zum Beispiel können hohe Impuls-Wiederholungsraten angewendet werden, weil eine vollständige Entspannung nicht erforderlich ist). Die Anwendung von schmalen Pulsbreiten (zum Beispiel eine Impulsbreite von 30°) und hohen Wiederholungsraten haben keine signifikant verschlechternde Auswirkung auf die Spektren, ermöglichen aber ein schnelleres Erzielen vertretbarer Signal-Rausch-Verhältnisse. Veränderungen der Impulsbreite und Aufnahmezeiten innerhalb weiter Grenzen haben keinen Einfluss auf die Möglichkeit die Spektren zu vergleichen. Die Anzahl der aufeinanderfolgenden Aufnahmen muss ein geeignetes Signal-Rausch-Verhältnis für Resonanzen mit niedriger Intensität ergeben und daher wird ein Signal-Rausch-Verhältnis von mindestens 50:1 empfohlen.

Allg. Methoden

Identifizierung charakteristischer Resonanzen: Komplette Spektren oder Teilbereiche davon können verglichen werden. Beim Vergleich von Spektren relevanter Proben mit auffälligen Spektrenbereichen, die kennzeichnend sind, kann der Vergleich auf diese Regionen beschränkt werden. Wichtig ist das Definieren von Resonanzen von Verunreinigungen, zum Beispiel Lösungsmittel-Rückstände. Diese Resonanzen sind für die Produktqualität unbedeutend und können in ihrer Intensität zwischen den Chargen variieren.

Spektrenvergleich: Die Vorgaben der Allgemeinen Methode 2.2.33 sind zu beachten.

2.4 Grenzprüfungen

2.4.23 Sterole in fetten Ölen 5163

7.2/2.04.23.00

2.4.23 Sterole in fetten Ölen

Wenn in der Monographie nicht vorgeschrieben ist, welche Methode anzuwenden ist, muss die Methode A angewendet werden. Bei einem Wechsel von Methode A zu Methode B muss eine Validierung durchgeführt werden.

Methode A

Abtrennung der Sterolfraktion

Die unverseifbaren Anteile werden gewonnen. Die Sterolfraktion des fetten Öls wird mit Hilfe der Dünnschichtchromatographie (2.2.27) unter Verwendung einer DC-Platte mit Kieselgel *R* mit einer Schichtdicke von 0,2 bis 0,5 mm isoliert.

Untersuchungslösung a: In einen 150-ml-Kolben mit Rückflusskühler wird ein Volumen einer Lösung von Betulin *R* (2 g · l^{-1}) in Dichlormethan *R* gegeben; die in dem Volumen enthaltene Betulinmenge soll etwa 10 Prozent des Sterolgehalts der zur Bestimmung verwendeten Substanz betragen (zum Beispiel werden bei der Prüfung von Olivenöl 500 µl, bei anderen Pflanzenölen 1500 µl Betulin-Lösung zugesetzt). Falls in der Monographie die Berechnung des Prozentgehalts jedes einzelnen Sterols in der Sterolfraktion vorgeschrieben wird, kann der Zusatz von Betulin unterbleiben. Die Lösung wird in einem Strom von Stickstoff *R* zur Trockne eingedampft. 5,00 g (*m*) Substanz werden zugesetzt. Die Mischung wird mit 50 ml ethanolischer Kaliumhydroxid-Lösung (2 mol · l^{-1}) *R* versetzt, 1 h lang im Wasserbad unter häufigem Schwenken erhitzt, auf eine Temperatur unter 25 °C abgekühlt und mit 100 ml Wasser *R* in einen Scheidetrichter überführt. Die Flüssigkeit wird 3-mal mit je 100 ml peroxidfreiem Ether *R* vorsichtig ausgeschüttelt. Die Etherphasen werden in einem weiteren Scheidetrichter, der 40 ml Wasser *R* enthält, vereinigt und einige Minuten lang schwach geschüttelt. Nach der Phasentrennung wird die wässrige Phase verworfen. Die Etherphase wird mehrmals mit je 40 ml Wasser *R* gewaschen, bis die wässrige Phase gegen Phenolphthalein nicht mehr alkalisch reagiert. Die Etherphase wird in einen zuvor gewogenen Kolben überführt, wobei der Scheidetrichter mit peroxidfreiem Ether *R* gewaschen wird. Unter geeigneten Bedingungen wird der Ether vorsichtig abdestilliert und der Rückstand mit 6 ml Aceton *R* versetzt. In einem Strom von Stickstoff *R* wird das Lösungsmittel sorgfältig entfernt. Der Rückstand wird bei 100 bis 105 °C bis zur Massekonstanz getrocknet, im Exsikkator erkalten gelassen, gewogen und mit Dichlormethan *R* in ein kleines Reagenzglas überführt. Die Lösung wird in einem Strom von Stickstoff *R* auf ein Volumen von etwa 1 ml eingeengt. Abhängig vom Gehalt an unverseifbaren Anteilen im Öl wird die Endkonzentration der Lösung auf 25 bis 50 mg je Milliliter eingestellt.

Untersuchungslösung b: 5,00 g Rapsöl *R* werden wie für die Substanz vorgeschrieben behandelt, beginnend mit dem Zusatz von 50 ml ethanolischer Kaliumhydroxid-Lösung (2 mol · l^{-1}) *R*.

Untersuchungslösung c: 5,00 g Sonnenblumenöl *R* werden wie für die Substanz vorgeschrieben behandelt, beginnend mit dem Zusatz von 50 ml ethanolischer Kaliumhydroxid-Lösung (2 mol · l^{-1}) *R*.

Referenzlösung: 25 mg Cholesterol *R* und 10 mg Betulin *R* werden in 1 ml Dichlormethan *R* gelöst.

Für jede Untersuchungslösung wird eine eigene Platte verwendet. Auf jede Platte werden 20 mm vom unteren und 10 mm vom linken Rand entfernt 10 µl Referenzlösung bandförmig (10 mm) und ebenfalls 20 mm vom unteren Rand entfernt 0,5 ml der Untersuchungslösungen a, b beziehungsweise c bandförmig (150 mm) aufgetragen. Die Chromatographie erfolgt mit einer Mischung von 35 Volumteilen Ether *R* und 65 Volumteilen Hexan *R* über eine Laufstrecke von 17 cm. Die Platten werden in einem Strom von Stickstoff *R* getrocknet, mit einer Lösung von Dichlorfluorescein *R* (2 g · l^{-1}) in wasserfreiem Ethanol *R* besprüht und im ultravioletten Licht bei 254 nm ausgewertet. Das Chromatogramm der Referenzlösung zeigt eine Cholesterol- und eine Betulin-Zone. Die Chromatogramme der Untersuchungslösungen zeigen jeweils Zonen mit ähnlichen R_F-Werten, die den Sterolen entsprechen. Aus jedem Chromatogramm wird die Fläche der Schicht entnommen, die der Zone des jeweiligen Sterols entspricht, ebenso eine Fläche der Schicht 2 bis 3 mm oberhalb und unterhalb der dem Chromatogramm der Referenzlösung entsprechenden sichtbaren Zonen. Diese Entnahmen werden getrennt in drei 50-ml-Kolben gegeben. Jeder Kolbeninhalt wird mit 15 ml Dichlormethan *R* versetzt und 15 min lang unter Rühren zum Rückfluss erhitzt. Jede Lösung wird durch einen Glassintertiegel (40) (2.1.2) oder ein geeignetes Papierfilter filtriert und jedes Filter 3-mal mit je 15 ml Dichlormethan *R* gewaschen. Die mit der jeweiligen Waschflüssigkeit jedes Filters vereinigten Filtrate werden in 3 separate Kolben überführt und in einem Strom von Stickstoff *R* jeweils auf ein Volumen von 5 bis 10 ml eingeengt. Die Lösungen werden jeweils in ein kleines Reagenzglas überführt und in einem Strom von Stickstoff *R* zur Trockne eingedampft.

Bestimmung der Sterole

Gaschromatographie (2.2.28)

Die Bestimmung muss unter Feuchtigkeitsausschluss durchgeführt werden. Die Lösungen sind unmittelbar vor Gebrauch herzustellen.

Untersuchungslösung: Die Sterole, die durch dünnschichtchromatographische Trennung der Substanz erhalten wurden, werden mit einer frisch hergestellten Mischung von 0,04 ml Chlortrimethylsilan *R*, 0,1 ml Hexamethyldisilazan *R* und 0,5 ml wasserfreiem Pyridin *R* versetzt. Diese Mischung wird mindestens 5 min lang stehen gelassen und die flüssige Phase anschließend als Untersuchungslösung verwendet.

Referenzlösung a: 9 Teile der Sterole, die durch dünnschichtchromatographische Trennung von Rapsöl *R* er-

Allg. Methoden

halten wurden, werden mit 1 Teil Cholesterol *R* gemischt. Die Mischung wird mit einer frisch hergestellten Mischung von 0,04 ml Chlortrimethylsilan *R*, 0,1 ml Hexamethyldisilazan *R* und 0,5 ml wasserfreiem Pyridin *R* versetzt. Diese Mischung wird mindestens 5 min lang stehen gelassen und die flüssige Phase anschließend als Referenzlösung a verwendet.

Referenzlösung b: Die Sterole, die durch dünnschichtchromatographische Trennung von Sonnenblumenöl *R* erhalten wurden, werden mit einer frisch hergestellten Mischung von 0,04 ml Chlortrimethylsilan *R*, 0,1 ml Hexamethyldisilazan *R* und 0,5 ml wasserfreiem Pyridin *R* versetzt. Diese Mischung wird mindestens 5 min lang stehen gelassen und die flüssige Phase anschließend als Referenzlösung b verwendet.

Säule
- Material: Quarzglas
- Größe: l = 20 bis 30 m, ∅ = 0,25 bis 0,32 mm
- Stationäre Phase: Poly[methyl(95)phenyl(5)]siloxan *R* oder Poly[cyanopropyl(7)phenyl(7)methyl(86)]siloxan *R* (Filmdicke 0,25 µm)

Trägergas: Wasserstoff zur Chromatographie *R* oder Helium zur Chromatographie *R*

Lineare Durchflussgeschwindigkeit: 30 bis 50 cm · s^{-1} (Wasserstoff) oder 20 bis 35 cm · s^{-1} (Helium)

Splitverhältnis: 1:50 (Wasserstoff) oder 1:100 (Helium)

Temperatur
- Säule: 260 °C
- Probeneinlass: 280 °C
- Detektor: 290 °C

Detektion: Flammenionisation

Einspritzen: 1 µl

Identifizierung der Peaks: Das Chromatogramm der Referenzlösung a zeigt 4 Hauptpeaks, die Cholesterol, Brassicasterol, Campesterol und β-Sitosterol entsprechen. Das Chromatogramm der Referenzlösung b zeigt 4 Hauptpeaks, die Campesterol, Stigmasterol, β-Sitosterol und Δ7-Stigmastenol entsprechen. Die relativen Retentionen der Sterole, bezogen auf β-Sitosterol (Hauptpeak), sind in Tab. 2.4.23-1 angegeben.

Der dem Internen Standard (Betulin) entsprechende Peak muss deutlich von den Peaks, die den zu bestimmenden Sterolen entsprechen, getrennt sein.

Im Chromatogramm der Untersuchungslösung werden die Peaks identifiziert. Der Prozentgehalt jedes Sterols in der Sterolfraktion der Substanz wird nach folgender Formel berechnet:

$$\frac{A}{S} \cdot 100$$

A = Fläche des Peaks des zu bestimmenden Bestandteils
S = Summe der Flächen der Peaks von Bestandteilen, die in Tab. 2.4.23-1 angegeben sind; der Peak von Betulin wird nicht berücksichtigt

Wenn in der Monographie gefordert, wird der Gehalt jedes Sterols in Milligramm je 100 g Substanz nach folgender Formel berechnet:

Tab. 2.4.23-1: Relative Retentionen der Sterole, bezogen auf β-Sitosterol, erhalten mit 2 verschiedenen Säulen

	Poly[cyanopropyl(7)phenyl(7)methyl(86)]siloxan	**Poly[methyl(95)phenyl(5)]siloxan**
Cholesterol	0,64	0,63
Brassicasterol	0,70	0,71
24-Methylencholesterol	0,79	0,80
Campesterol	0,82	0,81
Campestanol	0,83	0,82
Stigmasterol	0,87	0,87
Δ7-Campesterol	0,93	0,92
Δ5,23-Stigmastadienol	0,95	0,95
Clerosterol	0,96	0,96
β-Sitosterol	1	1
Sitostanol	1,01	1,02
Δ5-Avenasterol	1,03	1,03
Δ5,24-Stigmastadienol	1,09	1,08
Δ7-Stigmastenol*)	1,13	1,12
Δ7-Avenasterol	1,18	1,16
Betulin	1,4	1,4

*) Dieses Sterol wird in der Literatur auch als Δ7-Stigmasterol bezeichnet.

$$\frac{A \cdot m_S \cdot 100}{A_S \cdot m}$$

A = Fläche des Peaks des zu bestimmenden Bestandteils
A_S = Fläche des dem Betulin entsprechenden Peaks
m = Masse der Substanz in Gramm
m_S = Masse von zugesetztem Betulin *R* in Milligramm

Methode B

Gewinnung der unverseifbaren Anteile

Die unverseifbaren Anteile werden nach der Methode gewonnen, die in der Prüfung „Unverseifbare Anteile“ in der Monographie der zu bestimmenden Substanz angegeben ist. Wenn diese Angabe fehlt, werden die unverseifbaren Anteile entsprechend der Methode „2.5.7 Unverseifbare Anteile“ gewonnen. Nach dem letzten Neutralisationsschritt wird das Ethanol abgedampft und der Rückstand mit 6 ml Aceton *R* versetzt. Nach dem Abdampfen des Lösungsmittels wird der Rückstand bei 100 bis 105 °C getrocknet, wobei ein Trocknen bis zur Massekonstanz nicht erforderlich ist.

Gleichzeitig und unter den gleichen Bedingungen werden die unverseifbaren Anteile von Sonnenblumenöl *R* gewonnen. Dies dient insbesondere dazu, die zu sammelnde Sterolfraktion zu lokalisieren.

Abtrennung der Sterolfraktion

Flüssigchromatographie (2.2.29)

Untersuchungslösung: Der Rückstand wird 3-mal mit je 4 ml des Lösungsmittels, das zur Gewinnung der unverseifbaren Anteile verwendet wurde (in der Regel Ether *R* oder Petroläther *R*), aufgenommen und in ein 15-ml-Reagenzglas überführt. Die Lösung wird in einem Strom von Stickstoff *R* zur Trockne eingedampft. Der Rückstand wird in einem Volumen der mobilen Phase aufgenommen, so dass eine Lösung mit einer Konzentration von etwa 40 mg · ml^{-1} erhalten wird. Zur Verbesserung der Löslichkeit werden der Lösung einige Tropfen 2-Propanol *R* 1 zugesetzt (3 Tropfen reichen normalerweise, um vollständige Löslichkeit zu erzielen). Diese Lösung wird durch ein Membranfilter (nominale Porengröße 0,45 µm) filtriert.

Referenzlösung: Die Herstellung erfolgt unter Verwendung der unverseifbaren Anteile aus Sonnenblumenöl *R*, wie unter „Untersuchungslösung" beschrieben.

Vorsäule
- Größe: l = 5 mm, ∅ = 4,6 mm
- Stationäre Phase: Kieselgel zur Chromatographie *R* (5 µm), mit einer Porengröße von 6 nm

Säule
- Größe: l = 0,25 m, ∅ = 4,6 mm
- Stationäre Phase: Kieselgel zur Chromatographie *R* (5 µm), mit einer Porengröße von 6 nm

Mobile Phase: 2-Propanol *R* 1, Hexan *R* (1:99 *V*/*V*)

Durchflussrate: 1 ml · min^{-1}

Detektion: Spektrometer bei 210 nm

Einspritzen: 50 µl

Identifizierung der Sterol-Peaks: Die Sterolfraktion wird am Ende der Chromatographie eluiert. Die zu sammelnde Fraktion wird mit Hilfe des Chromatogramms der Referenzlösung lokalisiert, das 2 Hauptpeaks zeigt, die etwa zwischen 23 und 32 min auftreten. Die Fraktion wird am Detektorausgang in einem 15-ml-Reagenzglas mit Schraubverschluss gesammelt. Das Lösungsmittel wird unter einem Strom von Stickstoff *R* abgedampft.

Bestimmung der Sterole

Gaschromatographie (2.2.28)

Untersuchungslösung: Der Rückstand der Sterolfraktion, die mit der Untersuchungslösung im vorstehenden Flüssigchromatographieschritt erhalten wurde, wird in 0,2 ml wasserfreiem Pyridin *R* und 0,2 ml einer Mischung von 1 Volumteil Chlortrimethylsilan *R* und 99 Volumteilen *N*,*O*-Bis(trimethylsilyl)trifluoracetamid *R* gelöst. Das Reagenzglas wird dicht verschlossen und der Inhalt 20 min lang bei 80 °C erhitzt. Nach dem Erkalten wird die flüssige Phase als Untersuchungslösung verwendet.

Referenzlösung: Der Rückstand der Sterolfraktion, die mit der Referenzlösung im vorstehenden Flüssigchromatographieschritt erhalten wurde, wird in 0,2 ml wasserfreiem Pyridin *R* und 0,2 ml einer Mischung von 1 Volumteil Chlortrimethylsilan *R* und 99 Volumteilen *N*,*O*-Bis(trimethylsilyl)trifluoracetamid *R* gelöst. Das Reagenzglas wird dicht verschlossen und der Inhalt 20 min lang bei 80 °C erhitzt. Nach dem Erkalten wird die flüssige Phase als Referenzlösung verwendet.

Ein Cholesterol-Standard (Cholesterol *R*), allein oder als Mischung mit der Sterolfraktion des Sonnenblumenöls, kann ebenfalls verwendet werden. Die Derivatisierung wird wie für die Untersuchungslösung beschrieben durchgeführt.

Säule
- Material: Quarzglas
- Größe: l = 30 m, ∅ = 0,25 mm
- Stationäre Phase: Poly[methyl(95)phenyl(5)]siloxan *R* (Filmdicke 0,25 µm)

Trägergas: Helium zur Chromatographie *R*

Durchflussrate: 2,6 ml · min^{-1}

Splitverhältnis: 1:25

Temperatur

	Zeit (min)	Temperatur (°C)
Säule	0 – 38	260
	38 – 44	260 → 290
	44 – 49	290
Probeneinlass		290
Detektor		290

Detektion: Flammenionisation

Einspritzen: 1 bis 3 µl (abhängig von der angenommenen Menge an Sterolen in der zu bestimmenden Substanz)

Identifizierung von Peaks: Zur Identifizierung der Peaks von Campesterol, Stigmasterol, β-Sitosterol und Δ7-Stigmastenol wird das mit der Referenzlösung erhaltene Chromatogramm verwendet. Die den Sterolen im Chromatogramm der Untersuchungslösung entsprechenden Peaks werden mit Hilfe des mit der Referenzlösung erhaltenen Chromatogramms und der relativen Retentionen bezogen auf β-Sitosterol (Hauptpeak), die in Tab. 2.4.23-1 angegeben sind, identifiziert.

Eignungsprüfung: Referenzlösung
- Auflösung: mindestens 4,0 zwischen den Peaks von Campesterol und Stigmasterol

Der Prozentgehalt jedes Sterols in der Sterolfraktion der Substanz wird nach folgender Formel berechnet:

$$\frac{A}{S} \cdot 100$$

A = Fläche des Peaks des zu bestimmenden Bestandteils

S = Summe der Flächen der Peaks von Bestandteilen, die in Tab. 2.4.23-1 angegebenen sind; der Peak von Betulin wird nicht berücksichtigt.

2.6 Methoden der Biologie

2.6.20 Anti-A- und Anti-B-Hämagglutinine . . . 5169

2.6.26 Prüfung auf Anti-D-Antikörper in Immunglobulin vom Menschen 5170

7.2/2.06.20.00

2.6.20 Anti-A- und Anti-B-Hämagglutinine

Methode A: Indirekte Methode

In 2 Ansätzen werden Verdünnungsreihen der zu prüfenden Zubereitung in einer Lösung von Natriumchlorid *R* (9 g · l^{-1}) hergestellt. Jeder Verdünnung einer Reihe wird ein gleich großes Volumen einer 5-prozentigen Suspension (*V/V*) von Erythrozyten der Gruppe A_1 zugesetzt, die zuvor 3-mal mit der Natriumchlorid-Lösung gewaschen wurden. Jeder Verdünnung der anderen Reihe wird ein gleich großes Volumen einer 5-prozentigen Suspension (*V/V*) von Erythrozyten der Gruppe B zugesetzt, die zuvor 3-mal mit der Natriumchlorid-Lösung gewaschen wurden. Die Suspensionen werden 30 min lang bei 37 °C inkubiert; dann werden die Zellen 3-mal mit der Natriumchlorid-Lösung gewaschen. Die Zellen bleiben 30 min lang in Kontakt mit einem polyvalenten Anti-Humanglobulin-Reagenz. Ohne vorheriges Zentrifugieren wird jede Suspension mikroskopisch auf Agglutination geprüft.

Methode B: Direkte Methode

Materialien

Phosphatgepufferte Salzlösung (PBS): 8,0 g Natriumchlorid *R*, 0,76 g wasserfreies Natriummonohydrogenphosphat *R*, 0,2 g Kaliumchlorid *R* und 0,2 g Kaliumdihydrogenphosphat *R* werden in Wasser *R* zu 1000 ml gelöst. Falls die Lösung einige Tage lang aufbewahrt werden muss, können 0,2 g Natriumazid *R* zugesetzt werden, um eine mikrobielle Kontamination zu verhindern.

PBS-BSA-Lösung: PBS, die 2 g · l^{-1} Rinderalbumin *R* enthält (Cohn-Fraktion V, für die ELISA-Bestimmung)

Die Lösung wird bei 2 bis 8 °C aufbewahrt, für die Verwendung muss aber eine Temperatur von 19 bis 25 °C erreicht sein.

Papain-Lösung: Eine für die Serologie geeignete Papain-Lösung kommerzieller Herkunft, deren Wirksamkeit validiert ist, wird verwendet.

Erythrozyten: Gepoolte D-negative Erythrozyten, vorzugsweise von jeweils 3 Spendern der Blutgruppe A_1 (A_1rr), B (Brr) und 0 (0rr), werden verwendet. Wenn Immunglobulin für die Anti-A- und Anti-B-Antikörper-Grenzwertprüfung *BRS* verwendet wird, müssen Erythrozyten von jeweils 3 Spendern verwendet werden. Erythrozyten der Blutgruppe A_2 werden nicht empfohlen, da sie schwächere Reaktionen hervorrufen.

Die Zellen werden 4-mal oder bis der Überstand klar ist mit PBS gewaschen. Bei jedem Waschvorgang wird das Volumen der Zellen in mindestens dem 2fachen Volumen PBS suspendiert und anschließend durch 5 min langes Zentrifugieren bei 1800 *g* gepackt. Der Überstand wird verworfen. Die gepackten Zellen werden entsprechend den Angaben des Herstellers mit Papain-Lösung behandelt und 4-mal mit PBS gewaschen.

Die Erythrozyten können höchstens 1 Woche lang bei 2 bis 8 °C in einer Lösung, die ein Konservierungsmittel enthält, aufbewahrt werden. Eine Zubereitung mit der nachfolgend aufgeführten Zusammensetzung ist geeignet:

Trinatriumcitrat	8 g · l^{-1}
D-Glucose	20 g · l^{-1}
Citronensäure	0,5 g · l^{-1}
Natriumchlorid	4,2 g · l^{-1}
Inosin	0,938 g · l^{-1}
Adenosintriphosphat (ATP)	0,4 g · l^{-1}
Chloramphenicol	0,34 g · l^{-1}
Neomycinsulfat	0,1 g · l^{-1}

Die aufbewahrten Zellen werden vor der weiteren Verwendung mindestens 2-mal oder bis der Überstand klar ist mit PBS gewaschen.

Mikrotiterplatten: Harte Mikrotiterplatten mit V-förmigen Vertiefungen werden verwendet.

Referenzzubereitungen: Immunglobulin für die Positivkontrolle der Prüfung auf Anti-A- und Anti-B-Antikörper *BRS* und Immunglobulin für die Negativkontrolle der Prüfung auf Anti-A- und Anti-B-Antikörper *BRS* sind zur Verwendung als Positiv- beziehungsweise als Negativkontrolle geeignet und sollten als Bezug für das Etablieren und Durchführen der direkten Methode zur Bestimmung von Anti-A- und Anti-B-Hämagglutininen dienen.

Immunglobulin für die Anti-A- und Anti-B-Antikörper-Grenzwertprüfung *BRS* definiert die für Chargen von Immunglobulin vom Menschen empfohlenen zulässigen oberen Grenzwerte und darf nur für den Vergleich mit Chargen von Immunglobulin vom Menschen verwendet werden, deren Titer höher sind als die der Positivkontrollen.

Methode

Die in diesem Abschnitt beschriebene Prüfung wird bei Raumtemperatur mit den Lösungen der Positiv- und der Negativkontrollen sowie den Prüflösungen gleichzeitig und unter identischen Bedingungen durchgeführt. Wann immer nötig, wird eine weitere Prüfung mit Immunglobulin für die Anti-A- und Anti-B-Antikörper-Grenzwertprüfung *BRS* durchgeführt.

Lösungen der Referenzzubereitungen: Die Positiv- und die Negativkontrolle werden entsprechend den Angaben in der Beschriftung rekonstituiert. Die Immunglobulin-G(IgG)-Konzentration in jeder rekonstituierten Zubereitung beträgt 50 g · l^{-1}. Von jeder rekonstituierten Zubereitung wird eine Verdünnung mit dem Faktor 2 mit PBS-BSA-Lösung hergestellt, um Lösungen mit 25 g · l^{-1} IgG zu erhalten. Davon werden jeweils 7 weitere Verdünnungen in einer geometrischen Reihe mit dem Faktor 2 mit PBS-BSA-Lösung hergestellt, um den Verdünnungsbereich auf 1:256 (0,195 g · l^{-1} IgG) auszudehnen. In 3 Ansätzen werden 20 µl jeder Verdünnung in je eine Vertiefung einer Mikrotiterplatte pipettiert.

Allg. Methoden

Prüflösungen: Die zu prüfende Zubereitung wird mit PBS-BSA-Lösung verdünnt, so dass eine IgG-Ausgangskonzentration von 25 g · l⁻¹ erhalten wird. Für Zubereitungen mit einer Konzentration von 50 g · l⁻¹ wird eine Verdünnung mit dem Faktor 2 hergestellt. Der Verdünnungsfaktor wird für Proben, die eine andere IgG-Ausgangskonzentration als 50 g · l⁻¹ haben, entsprechend angepasst, um für die Prüfung eine IgG-Ausgangskonzentration von 25 g · l⁻¹ zu erhalten. Diese Lösung (25 g · l⁻¹) wird für den Vergleich mit der Referenzzubereitung nominell als eine Verdünnung mit dem Faktor 2 angesehen, auch wenn das nicht den wirklichen Verdünnungsfaktor, der erforderlich ist, um eine Konzentration von 25 g · l⁻¹ zu erhalten, wiedergibt. Für jede Zubereitung werden 7 weitere Verdünnungen in einer geometrischen Verdünnungsreihe mit dem Faktor 2 mit PBS-BSA-Lösung hergestellt, um nominell den Bereich der IgG-Konzentrationen im Vergleich mit denen der Referenzzubereitungen bis zu einer Verdünnung von 1:256 (0,195 g · l⁻¹ IgG) auszudehnen. In 3 Ansätzen werden 20 µl jeder Verdünnung in je eine Vertiefung einer Mikrotiterplatte pipettiert.

3-prozentige Suspensionen (*V/V*) von papainbehandelten D-negativen Erythrozyten der Blutgruppen A_1, B und 0 in PBS-BSA-Lösung werden hergestellt. Jeweils 20 µl D-negative Erythrozyten der Blutgruppen A_1, B und 0 werden jeweils der ersten, zweiten und dritten Verdünnungsreihe der zu prüfenden Zubereitung, der Positiv- und der Negativkontrolle zugesetzt. Die Suspensionen werden gemischt, indem die Mikrotiterplatte auf einem Schüttler 10 s lang oder bis die Zellen resuspendiert sind geschüttelt wird.

Die Mikrotiterplatte wird bei Raumtemperatur 1 min lang bei 80 *g* zentrifugiert, um die Zellen zu packen. Anschließend wird die Mikrotiterplatte in einem Winkel von etwa 70° fixiert. Abgelesen wird nach 4 bis 5 min oder wenn die Zellen in den Vertiefungen mit der Negativkontrolle und den Vertiefungen, denen die D-negativen Erythrozyten der Blutgruppe 0 zugesetzt wurden, ihre Fließbewegung beendet haben. Ein Zellklümpchen am Boden der Vertiefung zeigt ein positives Ergebnis an. Ein Fließen der Zellen (Bildung einer „Nase") stellt ein negatives Ergebnis dar.

Der Endpunkttiter wird als reziproker Wert der höchsten Verdünnung, die ein positives Ergebnis aufweist, aufgezeichnet.

Die Positivkontrolle hat nominell einen Anti-A- und einen Anti-B-Antikörpertiter von 32 (Bereich von 32 bis 64 für Anti-A; Bereich von 16 bis 32 für Anti-B) und die Negativkontrollen (D-negative Erythrozyten der Blutgruppe 0 und Negativkontrolllösungen) dürfen bei der Anfangsverdünnung von 1:2 keine Agglutination aufweisen. Anwender müssen ihre eigenen Prüfbedingungen validieren und die Bedingungen hinsichtlich Wirksamkeit und Reagenzien überprüfen, falls die Ergebnisse deutlich von den zu erwartenden Ergebnissen abweichen. Wenn mit den Negativkontrollen keine negativen Ergebnisse erhalten werden, kann das zum Beispiel ein Hinweis darauf sein, dass Zellen nicht lange genug in Fließbewegung waren oder dass Reagenzien direkt aus der Kühlung heraus verwendet wurden.

Wenn der Anti-A- oder Anti-B-Antikörpertiter der zu prüfenden Zubereitung höher ist als der Titer der Positivkontrolle, wenn beide Zubereitungen eine Ausgangskonzentration von 25 g · l⁻¹ haben, muss die zu prüfende Zubereitung mit Immunglobulin für die Anti-A- und Anti-B-Antikörper-Grenzwertprüfung *BRS* verglichen werden.

Der zulässige Antikörperhöchsttiter beträgt 64, wenn für die Zubereitungen eine Ausgangskonzentration von 25 g · l⁻¹ verwendet wurde.

7.2/2.06.26.00

2.6.26 Prüfung auf Anti-D-Antikörper in Immunglobulin vom Menschen

Materialien

Phosphatgepufferte Salzlösung (PBS): 8,0 g Natriumchlorid *R*, 0,76 g wasserfreies Natriummonohydrogenphosphat *R*, 0,2 g Kaliumchlorid *R* und 0,2 g Kaliumdihydrogenphosphat *R* werden in Wasser *R* zu 1000 ml gelöst. Falls die Lösung einige Tage lang aufbewahrt werden muss, können 0,2 g Natriumazid *R* zugesetzt werden, um eine mikrobielle Kontamination zu verhindern.

PBS-BSA-Lösung: PBS, die 2 g · l⁻¹ Rinderalbumin *R* enthält (Cohn-Fraktion V, für die ELISA-Bestimmung)

Die Lösung wird bei 2 bis 8 °C aufbewahrt, für die Verwendung muss aber eine Temperatur von 19 bis 25 °C erreicht sein.

Papain-Lösung: Eine für die Serologie geeignete Papain-Lösung kommerzieller Herkunft, deren Wirksamkeit validiert ist, wird verwendet.

Erythrozyten: Gepoolte D-positive Erythrozyten von mindestens 3 Spendern, vorzugsweise der Blutgruppe $0R_2R_2$, werden verwendet. D-positive Erythrozyten können ebenfalls von Spendern der Blutgruppe $0R_1R_1$ oder $0R_1R_2$ gewonnen werden. Mischungen von Erythrozyten verschiedener Phänotypen wurden nicht geprüft und sind daher nicht empfehlenswert.

Gepoolte D-negative Erythrozyten, vorzugsweise von 3 Spendern der Blutgruppe 0rr, werden verwendet. Wenn nur ein Spender der Blutgruppe 0rr verfügbar ist, können D-negative Erythrozyten von nur einem Spender verwendet werden.

Die Zellen werden 4-mal oder bis der Überstand klar ist mit PBS gewaschen. Bei jedem Waschvorgang wird das Volumen der Zellen in mindestens dem 2fachen Volumen PBS suspendiert und anschließend durch 5 min langes Zentrifugieren bei 1800 *g* gepackt. Der Überstand wird verworfen. Die gepackten Zellen werden entsprechend den Angaben des Herstellers mit Papain-Lösung behandelt und 4-mal mit PBS gewaschen.

Die Erythrozyten können höchstens 1 Woche lang in einer konservierenden Lösung bei 2 bis 8 °C aufbewahrt werden. Eine Zubereitung mit der nachfolgend aufgeführten Zusammensetzung ist geeignet:

Trinatriumcitrat	8 g · l^{-1}
D-Glucose	20 g · l^{-1}
Citronensäure	0,5 g · l^{-1}
Natriumchlorid	4,2 g · l^{-1}
Inosin	0,938 g · l^{-1}
Adenosintriphosphat (ATP)	0,4 g · l^{-1}
Chloramphenicol	0,34 g · l^{-1}
Neomycinsulfat	0,1 g · l^{-1}

Die aufbewahrten Zellen werden vor der weiteren Verwendung mindestens 2-mal oder bis der Überstand klar ist mit PBS gewaschen.

Mikrotiterplatten: Harte Mikrotiterplatten mit V-förmigen Vertiefungen werden verwendet.

Referenzzubereitungen: Immunglobulin für die Prüfung auf Anti-D-Antikörper *BRS* und Immunglobulin für die Negativkontrolle der Prüfung auf Anti-D-Antikörper *BRS* sind zur Verwendung als Positiv- beziehungsweise als Negativkontrolle geeignet.

Methode

Die in diesem Abschnitt beschriebene Prüfung wird bei Raumtemperatur mit den Lösungen der Positiv- und der Negativkontrollen sowie den Prüflösungen gleichzeitig und unter identischen Bedingungen durchgeführt.

Lösungen der Referenzzubereitungen: Die Positiv- und die Negativkontrolle werden entsprechend den Angaben in der Beschriftung rekonstituiert. Die Immunglobulin-G(IgG)-Konzentration in jeder rekonstituierten Zubereitung beträgt 50 g · l^{-1}. Von jeder rekonstituierten Zubereitung wird eine Verdünnung mit dem Faktor 2 mit PBS-BSA-Lösung hergestellt, um Lösungen mit 25 g · l^{-1} IgG zu erhalten. Davon werden jeweils 7 weitere Verdünnungen in einer geometrischen Reihe mit dem Faktor 2 mit PBS-BSA-Lösung hergestellt, um den Verdünnungsbereich auf 1:256 (0,195 g · l^{-1} IgG) auszudehnen. In 2 Ansätzen werden 20 µl jeder Verdünnung in je eine Vertiefung einer Mikrotiterplatte pipettiert.

Prüflösungen: Die zu prüfende Zubereitung wird mit PBS-BSA-Lösung verdünnt, so dass eine IgG-Ausgangskonzentration von 25 g · l^{-1} erhalten wird. Für Zubereitungen mit einer Konzentration von 50 g · l^{-1} wird eine Verdünnung mit dem Faktor 2 hergestellt. Der Verdünnungsfaktor wird für Proben, die eine andere IgG-Ausgangskonzentration als 50 g · l^{-1} haben, entsprechend angepasst, um eine IgG-Ausgangskonzentration von 25 g · l^{-1} für die Prüfung zu erhalten. Diese Lösung (25 g · l^{-1}) wird für den Vergleich mit der Referenzzubereitung nominell als eine Verdünnung mit dem Faktor 2 angesehen, auch wenn das nicht den wirklichen Verdünnungsfaktor, der erforderlich ist, um eine Konzentration von 25 g · l^{-1} zu erhalten, wiedergibt. Für jede Zubereitung werden 7 weitere Verdünnungen in einer geometrischen Reihe mit dem Faktor 2 mit PBS-BSA-Lösung hergestellt, um nominell den Bereich der IgG-Konzentrationen im Vergleich mit denen der Referenzzubereitungen bis zu einer Verdünnung von 1:256 (0,195 g · l^{-1} IgG) auszudehnen.

In 2 Ansätzen werden 20 µl jeder Verdünnung in je eine Vertiefung einer Mikrotiterplatte pipettiert.

3-prozentige Suspensionen (*V*/*V*) von papainbehandelten D-positiven (vorzugsweise der Blutgruppe $0R_2R_2$; die Blutgruppen $0R_1R_1$ oder $0R_1R_2$ können ebenfalls verwendet werden) und D-negativen (0rr) Erythrozyten in PBS-BSA-Lösung werden hergestellt. Jeweils 20 µl Suspension der D-positiven Zellen werden in der einen Verdünnungsreihe der zu prüfenden Zubereitung, der Positiv- und der Negativkontrolle zugesetzt. Jeweils 20 µl Suspension der D-negativen Zellen werden in der anderen Verdünnungsreihe zugesetzt. Die Suspensionen werden gemischt, indem die Mikrotiterplatte auf einem Schüttler 10 s lang oder bis die Zellen resuspendiert sind geschüttelt wird.

Die Mikrotiterplatte wird bei Raumtemperatur 1 min lang und bei 80 *g* zentrifugiert, um die Zellen zu packen. Anschließend wird die Mikrotiterplatte in einem Winkel von etwa 70° fixiert. Abgelesen wird nach 4 bis 5 min oder wenn die Zellen in den Vertiefungen mit der Negativkontrolle und den Vertiefungen, denen die D-negativen Zellen zugesetzt wurden, ihre Fließbewegung beendet haben. Ein Zellklümpchen am Boden der Vertiefung zeigt ein positives Ergebnis an. Ein Fließen der Zellen (Bildung einer „Nase“) stellt ein negatives Ergebnis dar.

Der Endpunkttiter wird als reziproker Wert der höchsten Verdünnung, die ein positives Ergebnis aufweist, aufgezeichnet.

Die Positivkontrolle hat nominell einen Titer von 8 und die Negativkontrollen (D-negative Erythrozyten und Negativkontrolllösung) dürfen bei der Anfangsverdünnung von 1:2 keine Agglutination aufweisen. Anwender müssen ihre eigenen Prüfbedingungen validieren und die Bedingungen hinsichtlich Wirksamkeit und Reagenzien überprüfen, falls die Ergebnisse deutlich von den zu erwartenden Ergebnissen abweichen. Wenn mit den Negativkontrollen keine negativen Ergebnisse erhalten werden, kann das zum Beispiel ein Hinweis darauf sein, dass Zellen nicht lange genug in Fließbewegung waren oder dass Reagenzien direkt aus der Kühlung heraus verwendet wurden.

Der Titer der zu prüfenden Zubereitung darf nicht größer als der Titer der Positivkontrolle sein, wenn für alle Zubereitungen eine Ausgangskonzentration von 25 g · l^{-1} verwendet wurde.

2.7 Biologische Wertbestimmungsmethoden

2.7.7 Bestimmung der Wirksamkeit von Ganzzell-Pertussis-Impfstoff 5175

7.2/2.07.07.00

2.7.7 Bestimmung der Wirksamkeit von Ganzzell-Pertussis-Impfstoff

Die Wirksamkeit des Ganzzell-Pertussis-Impfstoffs wird bestimmt, indem die für den Schutz von Mäusen gegen die Wirkung einer tödlichen, intrazerebral verabreichten Dosis von *Bordetella pertussis* erforderliche Dosis mit derjenigen Dosis der Pertussis-Standardzubereitung, eingestellt in Internationalen Einheiten, verglichen wird, die für die Erzielung des gleichen Schutzes notwendig ist.

Die Internationale Einheit entspricht der Wirksamkeit, die in einer festgelegten Menge des Internationalen Standards enthalten ist; dieser besteht aus getrocknetem Pertussis-Impfstoff. Die Wirksamkeit des Internationalen Standards, angegeben in Internationalen Einheiten, wird von der WHO festgelegt.

Auswahl und Verteilung der Versuchstiere: Für die Bestimmung werden gesunde Mäuse im Alter von höchstens 5 Wochen eines geeigneten Stamms aus derselben Zucht verwendet; der Unterschied in der Körpermasse zwischen dem schwersten und dem leichtesten Tier darf höchstens 5 g betragen. Die Mäuse werden in 6 Gruppen von mindestens 16 und 4 Gruppen von 10 Tieren eingeteilt. Alle Mäuse müssen dasselbe Geschlecht haben oder Tiere beider Geschlechter müssen gleichmäßig auf die Gruppen verteilt sein.

Auswahl des Stamms und Herstellung der Suspension für die Belastungsinfektion: Für die Bestimmung wird ein geeigneter Stamm von *B. pertussis* ausgewählt, der den Tod von Mäusen innerhalb von 14 Tagen nach intrazerebraler Injektion herbeizuführen vermag. Wenn mehr als 20 Prozent der Mäuse innerhalb der ersten 48 h nach der Injektion sterben, ist der Stamm ungeeignet. Von einem geeigneten Stamm wird eine Subkultur angelegt; die geernteten *B.-pertussis*-Bakterien werden in einer Lösung, die $10\ g \cdot l^{-1}$ Caseinhydrolysat *R* und $6\ g \cdot l^{-1}$ Natriumchlorid *R* enthält und einen pH-Wert von 7,0 bis 7,2 hat, oder in einer anderen geeigneten Lösung suspendiert. Die Trübung der Suspension wird bestimmt. Mit der gleichen Lösung wird eine Reihe von Verdünnungen hergestellt und jede Verdünnung einer Gruppe von 10 Mäusen zugeordnet. Jeder Maus wird eine Dosis (0,02 oder 0,03 ml) der ihrer Gruppe zugeordneten Verdünnung intrazerebral injiziert. Aus der Anzahl der nach 14 Tagen überlebenden Mäuse jeder Gruppe wird die erwartete Trübung einer Suspension mit 100 LD_{50} in jeder Belastungsdosis berechnet. Für die Bestimmung des Impfstoffs wird eine frische Subkultur desselben Stamms von *B. pertussis* angesetzt und aus den geernteten Bakterien eine Suspension hergestellt, deren Trübung etwa 100 LD_{50} in jeder Belastungsdosis entspricht. Von der Suspension für die Belastungsinfektion werden 3 Verdünnungen hergestellt.

Bestimmung der Wirksamkeit des Impfstoffs: Je 3 abgestufte Verdünnungen des Impfstoffs und der Standardzubereitung werden so hergestellt, dass erwartet werden kann, dass jeweils die mittlere Verdünnung etwa 50 Prozent der Mäuse vor der tödlichen Wirkung der Belastungsdosis von *B. pertussis* schützt. Als Dosis werden 1/8, 1/40 und 1/200 einer Dosis des Impfstoffs und 0,5, 0,1 und 0,02 I.E. der Standardzubereitung empfohlen, wobei diese Menge jeweils in einem Volumen von höchstens 0,5 ml enthalten ist. Die 6 Verdünnungen werden jeweils einer der 6 Gruppen von mindestens 16 Mäusen zugeordnet und jeder Maus wird eine Dosis der ihrer Gruppe zugeordneten Verdünnung intraperitoneal injiziert. Nach 14 bis 17 Tagen wird jeder Maus in den 6 Gruppen von mindestens 16 Tieren eine Belastungsdosis intrazerebral injiziert. Die Suspension für die Belastungsdosis und die 3 Verdünnungen davon werden jeweils einer der 4 Gruppen von 10 Mäusen zugeordnet; jeder Maus wird eine Dosis der ihrer Gruppe zugeordneten Suspension intrazerebral injiziert. Die Anzahl der nach 14 Tagen überlebenden Mäuse jeder Gruppe wird registriert. Bei der Berechnung bleiben Mäuse, die innerhalb von 48 h nach der Belastungsinfektion sterben, unberücksichtigt. Die Wirksamkeit des Impfstoffs wird durch Vergleich mit derjenigen der Standardzubereitung auf der Basis der Anzahl der überlebenden Tiere in jeder Gruppe von mindestens 16 Tieren berechnet.

Die Bestimmung ist nur gültig, wenn

- sowohl beim Impfstoff als auch bei der Standardzubereitung die 50 Prozent schützende Dosis zwischen der höchsten und niedrigsten den Tieren verabreichten Dosis liegt
- die Anzahl von Tieren, die in den 4 Gruppen von 10 Mäusen sterben, welche die Belastungssuspension und ihre Verdünnungen erhielten, zeigt, dass die Belastungsdosis etwa 100 LD_{50} betrug
- die statistische Analyse keine Abweichung von Linearität und Parallelität ergibt.

Die Bestimmung kann wiederholt werden, aber wenn mehr als eine Bestimmung durchgeführt wird, müssen die Ergebnisse aller gültigen Bestimmungen zusammengefasst werden.

Allg. Methoden

4 Reagenzien

4.1.1 Reagenzien

Revidierte Reagenzien

Decanal *R*
(*RS*)-Methotrexat *R*

4.3 Chemische Referenzsubstanzen (*CRS*), Biologische Referenzsubstanzen (*BRS*), Referenzsubstanzen für pflanzliche Drogen (*HRS*), Referenzspektren

Siehe dort

4.1.1 Reagenzien

Decanal *R* 1149200

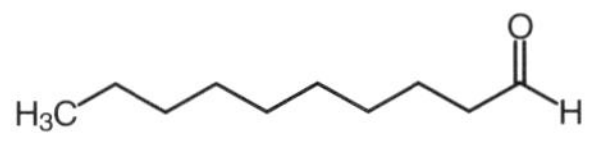
O
H3C
H

$C_{10}H_{20}O$ M_r 156,3
CAS Nr. 112-31-2
Decylaldehyd

Ölige, farblose Flüssigkeit; praktisch unlöslich in Wasser

Wird die Substanz in der Gaschromatographie verwendet, muss sie zusätzlich folgender Anforderung entsprechen:

Gehaltsbestimmung: Die Bestimmung erfolgt mit Hilfe der Gaschromatographie (2.2.28) wie in der Monographie **Süßorangenschalenöl (Aurantii dulcis aetheroleum)** beschrieben.

Gehalt: mindestens 97 Prozent, berechnet mit Hilfe des Verfahrens „Normalisierung“

(*RS*)-Methotrexat *R* 1120200

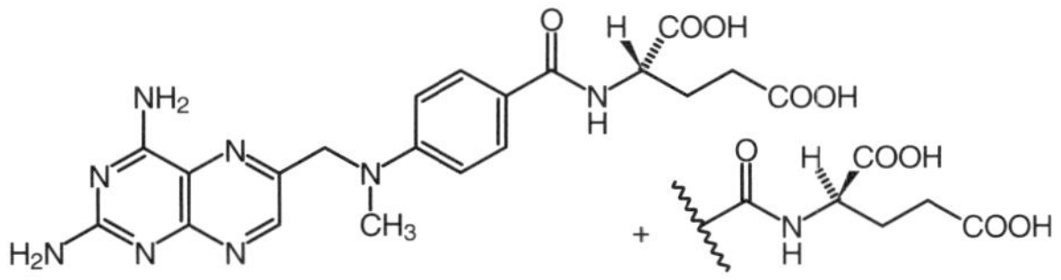
NH2
N
N
H2N
N
N
N
CH3
O
H
COOH
N
H
COOH
+
O
H
COOH
N
H
COOH

$C_{20}H_{22}N_8O_5$
CAS Nr. 60388-53-6
(*RS*)-2-[4-[[(2,4-Diaminopteridin-6-yl)methyl]methylamino]benzoylamino]pentandicarbonsäure

Gehalt: mindestens 96,0 Prozent

Smp: etwa 195 °C

Reagenzien

4.3 Chemische Referenzsubstanzen (*CRS*), Biologische Referenzsubstanzen (*BRS*), Referenzsubstanzen für pflanzliche Drogen (*HRS*), Referenzspektren

Die Referenzsubstanzen und die Referenzspektren sind direkt zu beziehen beim:

Council auf Europe
European Directorate for the Quality of Medicines & HealthCare (EDQM)
Sales Section
7, allée Kastner
CS 30026
F-67081 Strasbourg
France
E-Mail: orders@edqm.eu
Fax: 0033-388-41 27 71
Internet: http://www.edqm.eu/site/EDQM_Reference_Standards-649.html

Der aktuelle Katalog kann auf der Internetseite des EDQM eingesehen oder direkt heruntergeladen werden. Die Liste der freigegebenen Referenzstandards (insbesondere neue Referenzsubstanzen, neue Referenzspektren und neue Chargen) kann über die Internetseite http://crs.edqm.eu/ aufgerufen werden.

5.16 Kristallinität

5.16 Kristallinität 5183

7.2/5.16.00.00

5.16 Kristallinität

Dieses Kapitel liefert allgemeine Informationen zur Kristallinität und weist auf verschiedene Techniken hin, die im Arzneibuch zur Bestimmung der Kristallinität beschrieben sind.

Einleitung – Das Konzept der Kristallinität

Die meisten organischen oder anorganischen Stoffe von pharmazeutischer Bedeutung sind Feststoffe mit einer Struktur zwischen einem vollkommen geordneten Kristall und einem amorphen Material.

Kristalle haben in Wirklichkeit eine Struktur zwischen idealer kristalliner und amorpher Beschaffenheit. Der Zustand zwischen diesen beiden Extremen wird als Kristallinität bezeichnet.

Der Kristall mit vollkommener Ordnung stellt einen Idealzustand dar, der selten bis nie erreicht wird. Ein Kristall besteht aus Struktureinheiten, die auch als Elementarzellen bezeichnet werden und sich regelmäßig und räumlich unbegrenzt wiederholen. Die Elementarzelle weist eine endliche und begrenzte Orientierung und Form auf, die durch die Translationsvektoren a, b und c und die Winkel α, β und γ festgelegt sind. Die Elementarzelle hat daher ein definiertes Volumen V und enthält die für die Kristallbildung erforderlichen Atome und Moleküle. Ein kristallines System, gekennzeichnet durch eine weiträumige Ordnung, ist durch die 3 Symmetrieoperatoren Translation, Orientierung und Konformation definiert. Die verschiedenen Mesophasen (Flüssigkristalle, Kristalle und plastische Kristalle) sind durch 1 oder 2 dieser 3 Symmetrieoperatoren festgelegt. Der ideale amorphe Zustand ist durch das Fehlen der 3 Operatoren charakterisiert.

Jeder Kristall kann einem von 7 möglichen Kristallsystemen zugeordnet werden, die durch die Beziehung zwischen den einzelnen Abmessungen a, b und c und den einzelnen Winkeln α, β und γ der Elementarzelle definiert sind. Jeder Kristall kann aufgrund seiner Struktur einem dieser 7 Kristallsysteme, einem von 14 Bravais-Gittern und einem von 230 Raumgruppen zugeordnet werden. In den internationalen Tabellen der Kristallographie sind die 230 Raumgruppen mit ihren Symmetrien und den Symmetrien der jeweils entsprechenden Beugungsmuster zusammengestellt.

Zahlreiche Substanzen können in mehr als einem Kristallgitter kristallisieren. Dieses Phänomen wird als Polymorphie bezeichnet und ist bei organischen Molekülen üblich, wodurch sich wichtige Unterschiede bei den physikalisch-chemischen Eigenschaften ergeben. Kristalline polymorphe Formen haben die gleiche chemische Zusammensetzung, jedoch eine unterschiedliche innere Kristallstruktur und demzufolge unterschiedliche physikalisch-chemische Eigenschaften. Die unterschiedlichen Kristallstrukturen der polymorphen Formen ergeben sich aus Unterschieden in der Anordnung der Atome und/oder in der Konformation der Moleküle (siehe Kapitel „5.9 Polymorphie").

Das andere Extrem der Kristallinität ist der ideale oder wahre amorphe Zustand, der durch den Verlust jeglicher weiträumiger Ordnung gekennzeichnet ist. In den meisten organischen Systemen ist ein gewisser Grad an Ordnung im Nahbereich vorhanden. Angenommen wird, dass dieser Nahbereich keine größere Ausdehnung hat als Strecken, die eine Interaktion zwischen den nächsten Nachbarn (NN) und höchstens den übernächsten Nachbarn (NNN) ermöglichen und weniger als 2 bis 2,5 nm bei kleinen organischen Molekülen betragen.

Amorphes Material ist dadurch charakterisiert, dass klar erkennbare Beugungsmuster bei Anwendung der Röntgenpulverdiffraktometrie (2.9.33) fehlen.

Die Kristallinität eines vorliegenden Pulvers kann mit 2 Kristallinitätsmodellen erfasst werden: mit dem Einphasen-Modell für einen Zustand, bei dem alle Partikeln die gleiche Kristallinität aufweisen, und dem Zweiphasen-Modell, bei dem jede Partikel kristallin oder amorph sein kann, was bedeutet, dass die tatsächliche Kristallinität des Pulvers ein gewichteter Durchschnittswert der beiden extremen Kristallinitäten ist. Ein solches Pulver entsteht, wenn eine rein kristalline mit einer rein amorphen Phase gemischt wird. In Wirklichkeit ist anzunehmen, dass ein Pulver Partikeln unterschiedlicher Kristallinität enthält, genau so wie ein Pulver Partikeln verschiedener Größe und Form enthalten kann.

Der Grad der Unordnung im kristallinen Feststoff kann sich auf eine große Anzahl physikalisch-chemischer Eigenschaften von Substanzen zur pharmazeutischen Verwendung auswirken. Bei der großen Bedeutung dieser Eigenschaften ist es wichtig, dass der Grad der Unordnung oder die Kristallinität eines Feststoffs durch geeignete Methoden quantitativ bestimmt werden kann.

Methoden zur Kontrolle und zur Bestimmung der Kristallinität

Um die Kristallinität eines Feststoffs zu bestimmen, stehen verschiedene Methoden zur Verfügung, die allerdings einzeln und unabhängig voneinander nicht in der Lage sind, diese Eigenschaften nachzuweisen oder zu quantifizieren. Aus diesem Grund ist eine Kombination der nachfolgend beschriebenen Methoden zu empfehlen. Sie liefern indessen oft wenig präzise Ergebnisse und die Grenzwerte für Quantifizierung liegen in der Regel viel höher als bei chemischen Verunreinigungen. Außerdem müssen bei der Anwendung der Methoden für die Beziehung zwischen den zur Kalibrierung verwendeten Referenzmustern und den Proben bestimmte Annahmen getroffen werden. Die verwendeten Referenzmuster sind typischerweise Mischungen kristalliner und amorpher Partikeln (Zweiphasen-Modell), während sich wahrscheinlich zumindest ein kleiner Bestandteil der Probe wie ein Einphasen-Modell verhält. Nicht zuletzt erschwert das Fehlen gut definierter Referenzsubstanzen aus 100 Prozent kristallinem oder 100 Prozent amorphem Material die Validierung dieser Methoden. Wie zuvor ausgeführt, sind offensichtlich unterschiedliche amorphe oder nicht kristalline Phasen in einem Pulver nebeneinan-

Allg. Texte

der vorhanden. Diese unterschiedlichen nicht kristallinen Formen eines Feststoffs können entsprechend den angewendeten Techniken zur Bestimmung des Kristallinitätgrads unterschiedliche Ergebnisse liefern.

Röntgenpulverdiffraktometrie: Die Röntgenpulverdiffraktometrie (2.9.33) bleibt trotz Einschränkungen die am häufigsten angewendete Methode, um den Grad der Kristallinität zu bestimmen. Die Einschränkungen der Methode, wie das Auftreten von Peakverbreiterung, sogenannten Halos bei amorphen Formen oder bevorzugte Orientierung, erschweren die Auswertung und die Quantifizierung.

Die Röntgenpulverdiffraktometrie allein ist häufig ungenügend, um zwischen unterschiedlichen nicht kristallinen Phasen von Pulvern zu unterscheiden. Das Diffraktogramm einer rein amorphen und nanokristallinen Phase ist charakterisiert durch ein breites, diffuses Halo. Eine Feinanalyse des Diffraktogramms zeigt, dass das auf nanokristallines Material zurückzuführende diffuse Halo bis zu einem gewissen Grad mit dem Muster einer kristallinen Ursprungsphase korreliert, während bei einer reinen amorphen Phase keine solche Korrelation besteht. Zusätzliche Techniken können erforderlich sein, um die wahre Struktur des amorphen Materials zu etablieren.

Thermoanalyse: Die Thermoanalyse (2.2.34) eines kristallinen Materials lässt eine Zustandsänderung beim Schmelzen erkennen. Oft wird dieser Übergang von Zersetzung des Materials und Verdunsten von Lösungsmittel begleitet. Im Fall wahrer amorpher Materialien zeigt die Thermoanalyse einen Übergang in einen glasartigen Zustand. Demgegenüber ist bei nanokistallinem Material ausschließlich eine Schmelze zu erwarten.

Mikrokalorimetrie: Mit dieser hochempfindlichen Technik können Kinetik und Ausmaß chemischer Reaktionen, Phasenübergänge oder Strukturänderungen bestimmt werden. Amorphe Anteile von Substanzen können kristallisieren, wenn die Probe einer verhältnismäßig hohen Luftfeuchtigkeit oder einer Atmosphäre mit organischen Lösungsmitteldämpfen ausgesetzt wird. Wird die Kristallisationswärme gemessen, kann der Gehalt an amorpher Substanz aus der Kristallisationsenthalpie berechnet werden. Indem der mikrokalorimetrisch ermittelte Wert für eine Probe zu dem auf die gleiche Weise bestimmten Wert für eine amorphe Referenzzubereitung in Bezug gesetzt wird, kann der amorphe Anteil der Probe quantifiziert werden. Der Bereich des mit dieser Methode bestimmbaren amorphen Anteils ist von der einzelnen Probe abhängig. In günstigen Fällen kann sogar ein amorpher Anteil von weniger als 1 Prozent detektiert werden.

Lösungskalorimetrie: Durch Kalorimetrie kann beim Lösungsvorgang die Lösungsenthalpie eines Feststoffs bestimmt werden. Die Kristallinität der festen Probe wird berechnet, indem die unter gleichen Bedingungen bestimmte Lösungsenthalpie der ausgewählten Referenzsubstanz ($\Delta H_{\mathrm{r}}^{\mathrm{s}}$) von der Lösungsenthalpie der festen Probe ($\Delta H_{\mathrm{x}}^{\mathrm{s}}$) subtrahiert wird. In der Regel wird eine Referenzsubstanz mit einer im Vergleich zur Probe angenommenen erhöhten Kristallinität gewählt. Der algebraische Wert ihrer Lösungsenthalpie soll größer sein (mehr endotherm, weniger exotherm) als der algebraische Wert der Enthalpie, die beim Lösen der festen Probe im gleichen Lösungsmittel erhalten wird. Als Folge davon resultiert für die Kristallinität ein negativer Wert in den SI-Einheiten $kJ \cdot mol^{-1}$ oder $J \cdot g^{-1}$ (die Einheit $J \cdot kg^{-1}$ ist zu vermeiden, da sie Anlass zu Missverständnissen geben und zu Fehlern führen kann). Wenn auf ausgeprägt kristalline Referenzsubstanzen Bezug genommen wird, sind die erhaltenen negativen Werte Ausdruck der Tatsache, dass die Proben mehrheitlich eine geringere Kristallinität als das Referenzmaterial aufweisen.

NIR-Spektroskopie: Die NIR-Spektroskopie (2.2.40) ist eine weitere Technik, um den Grad der Kristallinität zu bestimmen. Sie hat sich auch für Studien der Polymorphie als nützlich erwiesen. Das NIR-Spektrum einer Probe liefert sowohl physikalische als auch chemische Informationen. Als Methode, die nicht invasiv ist, die Substanz nicht zerstört und bei Raumtemperatur durchgeführt werden kann, ist die NIR-Spektroskopie hilfreich, um Änderungen des amorphen und kristallinen Zustands nachzuweisen.

IR- und Raman-Spektroskopie: Die IR-Spektroskopie (2.2.24) und die Raman-Spektroskopie (2.2.48) werden ebenfalls angewendet, um den Grad der Kristallinität zu messen. Sie haben sich auch für Studien der Polymorphie als nützlich erwiesen. Das IR-Spektrum und das Raman-Spektrum einer Probe enthalten sowohl physikalische als auch chemische Informationen.

Festphasen-Kernresonanzspektroskopie: Die Festphasen-Kernresonanzspektroskopie (siehe 2.2.33) kann angewendet werden, um Informationen zu Polymorphie und zu verwandten relativen Molekülkonformationen zu erhalten. Bei der Auswertung der Ergebnisse ist eine gewisse Vorsicht angebracht. Beim zeitlichen Verlauf der NMR-Messung ist es nicht immer einfach, Proben, die aus einem Gemisch verschiedener physikalischer Formen (Zweiphasen-Modell) bestehen, von kristallinen Proben zu unterscheiden, die durch Störung der Ordnung für die Zeitskala der NMR-Spektroskopie bei langsamem Austausch charakterisiert sind. Zusätzliche Signale können im Spektrum von Proben mit strukturellen Mängeln auftreten, die durch Unterschiede in der Konformation der Moleküle oder durch leichte Abweichungen in der Anordnung der gepackten Moleküle bedingt sind (Einphasen-Modell). Die Empfindlichkeit der Festphasen-NMR ist für derartige zusätzliche Signale verantwortlich, selbst wenn die Kristallgitterparameter kaum verändert sind und Änderungen in der Röntgenpulverdiffraktometrie kaum oder nicht nachweisbar sind. Die Kristallinität der Substanzen zur pharmazeutischen Verwendung stellt zweifellos ein komplexes Phänomen dar, insbesondere da die Möglichkeit besteht, dass Störungen der Kristallstruktur und amorphes Material gemeinsam vorkommen können.

Optische Mikroskopie: Ob Partikeln kristallin sind oder nicht, kann mit einem Polarisationsmikroskop (2.9.37) festgestellt werden. Dabei treten das Phänomen der Doppelbrechung und Bereiche mit Lichtabsorption auf, sobald der Objekttisch des Mikroskops gedreht wird.

Monographiegruppen

Allgemeine Monographien

Impfstoffe für Tiere 5189

7.2/0062

Impfstoffe für Tiere

Vaccina ad usum veterinarium

Bei Kombinationsimpfstoffen gelten die Anforderungen der entsprechenden Monographie für jede Komponente, die Gegenstand einer Monographie ist. Die Anforderungen werden gegebenenfalls wie nachfolgend angegeben abgeändert (siehe „Prüfung auf Reinheit" (Unschädlichkeit); „Bewertung der Unschädlichkeit von Impfstoffen für Tiere" (5.2.6); „Bewertung der Wirksamkeit von Impfstoffen für Tiere" (5.2.7)).

Wenn ein immunologisches Produkt zur Anwendung am Tier nur selten verwendet wird, kann, abhängig von der Genehmigung durch die zuständige Behörde, auf bestimmte Prüfungen verzichtet werden.

Hinweis: Richtlinie zu Anforderungen an Daten von immunologischen Arzneimitteln zur Anwendung am Tier, die für seltene Tierspezies beziehungsweise beschränkte Märkte bestimmt sind oder selten verwendet werden (EMA/CVMP/IWP/123243/2006, in der jeweils gültigen Fassung)

1. Definition

Impfstoffe für Tiere sind Zubereitungen, die antigene Stoffe enthalten. Sie werden zur Bildung einer spezifischen, aktiven Immunität gegen Krankheiten verabreicht, die durch Bakterien, Toxine, Viren, Pilze oder Parasiten hervorgerufen werden. Die inaktivierten oder Lebend-Impfstoffe bewirken eine aktive Immunität, die auch passiv über mütterliche Antikörper übertragen werden kann, gegen die in den Impfstoffen enthaltenen Immunogene, gelegentlich auch gegen Organismen mit verwandten Antigenen. Die Impfstoffe können enthalten: vermehrungsfähige oder inaktivierte Bakterien, Viren oder Pilze, Toxine, Parasiten, aber auch antigene Fraktionen oder die von diesen Organismen gebildeten Stoffe, die unschädlich gemacht werden, wobei ihre antigenen Eigenschaften ganz oder zum Teil erhalten bleiben. Impfstoffe können auch Kombinationen dieser Bestandteile enthalten. Antigene können DNA-rekombinationstechnisch hergestellt werden. Geeignete Adjuvanzien können zur Verstärkung der immunisierenden Eigenschaften der Impfstoffe zugesetzt sein.

Die in den Monographien über Impfstoffe für Tiere verwendete Terminologie wird unter 5.2.1 definiert.

1-1 Bakterielle Impfstoffe und bakterielle Toxoide

Bakterielle Impfstoffe und bakterielle Toxoide werden aus Kulturen gewonnen, die auf geeigneten festen, in geeigneten flüssigen Nährmedien vermehrt oder durch andere geeignete Verfahren hergestellt werden. Die Anforderungen in diesem Abschnitt gelten nicht für bakterielle Impfstoffe, die in Zellkulturen oder in lebenden Tieren gewonnen werden. Der verwendete Bakterienstamm kann gentechnisch verändert worden sein. Die Identität, die antigene Wirksamkeit und die Reinheit jeder Bakterienkultur müssen sorgfältig kontrolliert werden.

Bakterielle Impfstoffe enthalten inaktivierte oder vermehrungsfähige Bakterien oder deren antigene Bestandteile; sie sind flüssige Zubereitungen unterschiedlicher Trübung; sie können aber auch gefriergetrocknet sein.

Bakterielle Toxoide werden aus Toxinen gewonnen, indem deren Toxizität durch physikalische oder chemische Verfahren stark verringert oder vollständig beseitigt wird, während eine ausreichende immunisierende Wirkung erhalten bleibt. Diese Toxine werden von ausgewählten Stämmen spezifizierter Mikroorganismen gewonnen, die auf geeigneten Nährmedien vermehrt werden, oder sie werden durch andere geeignete Verfahren, zum Beispiel durch chemische Synthese, gewonnen.

Die Toxoide können
- flüssig sein
- mit Aluminiumkaliumsulfat oder einem anderen geeigneten Mittel gefällt sein
- gereinigt und/oder an Aluminiumphosphat, Aluminiumhydroxid, Calciumphosphat oder an ein anderes, in der Einzelmonographie vorgeschriebenes Adsorbens adsorbiert sein.

Bakterielle Toxoide sind klare bis schwach opaleszierende Flüssigkeiten. Adsorbierte Toxoide bilden Suspensionen oder Emulsionen. Bestimmte Toxoide können gefriergetrocknet sein.

Wenn nicht anders angegeben, gelten die nachfolgenden Festlegungen und Anforderungen in gleicher Weise für bakterielle Impfstoffe, bakterielle Toxoide und Produkte, die eine Kombination von Bakterienzellen und Toxoiden enthalten.

1-2 Virusimpfstoffe

Virusimpfstoffe werden durch Vermehrung in geeigneten Zellkulturen (5.2.4), in Geweben, in Mikroorganismen, in Bruteiern oder, wenn keine andere Möglichkeit besteht, in lebenden Tieren oder durch ein anderes geeignetes Verfahren gewonnen. Der Virusstamm kann gentechnisch verändert worden sein. Virusimpfstoffe sind flüssige oder gefriergetrocknete Zubereitungen aus einer Virusart oder mehreren Virusarten, Virusuntereinheiten oder -peptiden.

Virus-Lebend-Impfstoffe werden aus Viren mit abgeschwächter Virulenz oder mit einer für die Empfängerspezies natürlich schwachen Virulenz gewonnen.

Inaktivierte Virusimpfstoffe werden einem validierten Verfahren zur Inaktivierung des Virus unterworfen und können gereinigt und konzentriert sein.

1-3 *Vektorimpfstoffe*

Vektorimpfstoffe sind flüssige oder gefriergetrocknete Zubereitungen aus einem Typ oder mehreren Typen vermehrungsfähiger Mikroorganismen (Bakterien oder Viren), die für die Empfängerspezies nicht pathogen oder schwach pathogen sind und in die ein Antigen codierendes Gen oder mehrere Antigen codierende Gene inseriert sind, die eine Immunantwort zum Schutz gegen andere Mikroorganismen hervorrufen.

2. Herstellung

2-1 *Impfstoffherstellung*

Die Herstellungsverfahren, die je nach der Impfstoffart verschieden sind, sollen die Identität und Immunogenität des Antigens erhalten und Abwesenheit von Verunreinigung mit fremden Agenzien garantieren.

Substanzen tierischen Ursprungs, die für die Herstellung von Impfstoffen für Tiere verwendet werden, müssen den unter 5.2.5 vorgeschriebenen Anforderungen entsprechen. Andere Substanzen, die für die Herstellung von Impfstoffen für Tiere verwendet werden, müssen den Anforderungen des Arzneibuchs entsprechen (wenn eine entsprechende Monographie enthalten ist) und werden so hergestellt, dass eine Verunreinigung des Impfstoffs vermieden wird.

2-1-1 Substrate für die Impfstoffherstellung: Zellkulturen für die Herstellung von Impfstoffen für Tiere müssen den unter 5.2.4 aufgeführten Anforderungen entsprechen.

Bezieht sich eine Monographie auf Hühnerherden, die frei sind von spezifizierten pathogenen Mikroorganismen (SPF-Herden), müssen diese den unter 5.2.2 aufgeführten Anforderungen entsprechen.

Werden Organismen für die Herstellung inaktivierter Impfstoffe in Geflügelembryonen gezüchtet, müssen die Embryonen entweder aus SPF-Herden (5.2.2) stammen oder aus gesunden Nicht-SPF-Herden, die, wie in der Einzelmonographie angegeben, frei sind von bestimmten Agenzien und gegen diese gerichtete Antikörper. Der Nachweis, dass der Inaktivierungsprozess gegen spezifizierte, potentielle Verunreinigungen wirksam ist, kann notwendig sein. Für die Herstellung eines Mastersaatguts und für alle Passagen eines Mikroorganismus bis einschließlich zum Arbeitssaatgut müssen Eier aus SPF-Beständen (5.2.2) verwendet werden.

Ist die Verwendung von Tieren oder tierischem Gewebe bei der Herstellung von Impfstoffen für Tiere nicht zu vermeiden, müssen diese Tiere frei von spezifizierten Krankheitserregern sowohl für die Ausgangs- als auch die Empfängerspezies sein.

2-1-2 Nährmedien für die Herstellung von Saatkulturen und für die Produktion: Zumindest die qualitative Zusammensetzung der Nährmedien, die für die Herstellung von Saatkulturen und für die Produktion verwendet werden, muss protokolliert werden. Für jeden der angegebenen Bestandteile muss der Reinheitsgrad spezifiziert werden. Wenn Nährmedien oder deren Bestandteile Markennamen tragen, wird das vermerkt und eine entsprechende Beschreibung gegeben. Bei Bestandteilen tierischer Herkunft werden Ausgangsspezies und Herkunftsland angegeben und müssen den unter 5.2.5 beschriebenen Kriterien entsprechen. Die Herstellungsverfahren für die verwendeten Nährmedien, einschließlich Sterilisationsverfahren, müssen protokolliert werden.

Der Zusatz von Antibiotika bei der Herstellung beschränkt sich in der Regel auf Zellkulturflüssigkeiten und andere Medien, Ei-Inokula und Material, das aus Haut oder anderem Gewebe gewonnen wurde.

2-1-3 Saatgut

2-1-3-1 Bakterielles Saatgut

2-1-3-1-1 Allgemeine Anforderungen: Gattung und Spezies (gegebenenfalls auch Varietät) der für den Impfstoff verwendeten Bakterien werden angegeben. Bakterien, die für die Herstellung verwendet werden, werden, soweit möglich, in einem Saatgutsystem vermehrt. Jedes Mastersaatgut wird wie nachfolgend beschrieben geprüft. Für jedes Mastersaatgut muss ein Protokoll über Herkunft, Datum der Isolierung, Art und Häufigkeit der Passagen (einschließlich Reinigungs- und Charakterisierungsverfahren) und Lagerungsbedingungen geführt werden. Jedem Mastersaatgut wird zur Identifizierung ein spezifischer Code zugeteilt.

2-1-3-1-2 Vermehrung: Die Mindest- und die Höchstanzahl der Subkulturen jedes Mastersaatguts vor dem Herstellungsstadium wird angegeben. Die für das Anlegen der Saatkulturen und die Zubereitung von Suspensionen für die Saatgutvermehrung angewendeten Methoden, die Techniken der Saatgutinokulation, Titer und Konzentration der Inokula und der verwendeten Nährmedien müssen dokumentiert werden. Die Eigenschaften des Saatgutmaterials (zum Beispiel Dissoziation oder Antigenität) müssen nachweislich durch diese Subkulturen unverändert bleiben. Die Lagerungsbedingungen für jedes Saatgut werden protokolliert.

2-1-3-1-3 Identität und Reinheit: Jedes Mastersaatgut darf nachweislich nur die angegebene Bakterienspezies und den angegebenen Bakterienstamm enthalten. Eine kurze Beschreibung der Methode zur Identifizierung jedes Stamms durch seine biochemischen, serologischen und morphologischen Eigenschaften und zur möglichst genauen Unterscheidung verwandter Stämme wird, wie auch die Bestimmungsmethode für die Reinheit des Stamms, aufgezeichnet. Enthält das Mastersaatgut nachweislich vermehrungsfähige Organismen einer anderen Spezies und eines anderen Stamms als angegeben, ist es für die Impfstoffherstellung ungeeignet.

2-1-3-2 Virussaatgut

2-1-3-2-1 Allgemeine Anforderungen: Viren, die für die Herstellung verwendet werden, werden nach einem Saatgutsystem vermehrt. Jedes Mastersaatgut wird wie nachfolgend beschrieben geprüft. Für jedes Saatgut wird ein Protokoll über Herkunft, Datum der Isolierung, Art und Häufigkeit der Passagen (einschließlich Reinigungs- und Charakterisierungsverfahren) und Lagerungsbedingungen geführt. Jedem Mastersaatgut wird zur Identifizierung ein spezifischer Code zugeteilt. In der Regel darf das für die Impfstoffherstellung verwendete Virus höchstens 5 Passagen vom Mastersaatgut entfernt sein. In den nachfolgend beschriebenen Prüfungen am Mastersaatgut sind die verwendeten Organismen, sofern nicht anders angegeben, zu Beginn der Prüfungen in der Regel höchstens 5 Passagen vom Mastersaatgut entfernt.

Wenn das Mastersaatgut in einem dauerhaft infizierten Mastersaatzellgut enthalten ist, werden die folgenden Prüfungen an einer angemessenen Menge Viren durchgeführt, die durch Lysis von Zellen des Mastersaatzellguts gewonnen wurden. Wenn entsprechende Prüfungen an lysierten Zellen zur Validierung der Eignung des Mastersaatzellguts durchgeführt worden sind, müssen diese Prüfungen nicht wiederholt werden.

2-1-3-2-2 Vermehrung: Das Mastersaatgut und alle nachfolgenden Passagen werden in Zellkulturen, in befruchteten Eiern oder in Tieren vermehrt, die nachweislich für die Impfstoffherstellung geeignet sind (wie vorstehend beschrieben). Werden Substanzen tierischen Ursprungs verwendet, müssen sie den unter 5.2.5 beschriebenen Anforderungen entsprechen.

2-1-3-2-3 Identität: Eine geeignete Methode zur Identifizierung des Stamms und zur bestmöglichen Unterscheidung dieses Stamms von verwandten Stämmen muss eingesetzt werden.

2-1-3-2-4 Bakterien, Pilze: Das Mastersaatgut muss der „Prüfung auf Sterilität“ (2.6.1) entsprechen.

2-1-3-2-5 Mykoplasmen (2.6.7): Das Mastersaatgut muss der Prüfung (Kulturmethode und Nachweis der Mykoplasmen-DNA in Zellkulturen mit Fluoreszenzfarbstoff) entsprechen.

2-1-3-2-6 Abwesenheit von fremden Viren: Anforderungen an die Abwesenheit von fremden Agenzien können in der Monographie enthalten sein. Andernfalls gelten die nachfolgend aufgeführten Anforderungen.

Zubereitungen monoklonaler oder polyklonaler Antikörper mit einem hohen Gehalt an neutralisierenden Antikörpern gegen das Virus des Saatguts werden chargenweise mit Hilfe eines Antigens hergestellt, das von keiner Passage des Virusisolats abgeleitet ist, aus dem das Mastersaatvirus stammt. Jede Serumcharge wird 30 min lang bei 56 °C gehalten, um das Komplement zu inaktivieren. Jede Charge muss nachweislich frei von Antikörpern gegen mögliche Verunreinigungen des Saatvirus sein und von allen nicht spezifischen, hemmenden Wirkungen auf die Fähigkeit der Viren, Zellen (oder, falls zutreffend, Eier) zu infizieren und sich in ihnen zu vermehren. Wenn ein solches Serum nicht erhältlich ist, müssen andere Methoden angewendet werden, um das Saatvirus spezifisch zu beseitigen oder zu neutralisieren.

Wenn das Saatvirus die Durchführung und die Empfindlichkeit der Prüfung auf fremde Agenzien beeinträchtigt, muss eine Probe des Mastersaatguts mit einer möglichst geringen Menge von monoklonalem oder polyklonalem Antikörper so behandelt werden, dass das zur Impfstoffherstellung verwendete Virus weitgehend neutralisiert oder beseitigt wird. Die endgültige Virus-Serum-Mischung sollte möglichst mindestens den Virusgehalt von 10 Impfstoffdosen je 0,1 ml bei Impfstoffen für Geflügel und von 10 Impfstoffdosen je 1 ml bei anderen Impfstoffen aufweisen. Bei Impfstoffen für Geflügel werden die am Saatgut durchzuführenden Prüfungen in Kapitel 2.6.24 angegeben. Bei Impfstoffen für Säugetiere wird das Saatgut oder die Mischung aus Saatgut und Antiserum wie folgt auf Abwesenheit von fremden Agenzien geprüft.

Kulturen der erforderlichen Zelltypen mit einer Fläche von mindestens 70 cm^2 werden mit der Mischung inokuliert. Die Kulturen können in jedem geeigneten Wachstumsstadium bis zu einer Konfluenz von 70 Prozent inokuliert werden. Mindestens ein Zellrasen jedes Typs muss als Kontrolle zurückbehalten werden. Die Kulturen müssen eine Woche lang täglich kontrolliert werden. Am Ende dieses Zeitraums werden die Kulturen 3-mal eingefroren und aufgetaut, anschließend zur Beseitigung von Zelltrümmern zentrifugiert und erneut dem gleichen Zelltyp wie zuvor inokuliert. Dieser Vorgang wird 2-mal wiederholt. Die letzte Passage muss eine ausreichende Menge Zellen in geeigneten Gefäßen hervorbringen, um die nachfolgenden Prüfungen durchführen zu können.

Entsprechend den unter 5.2.4 in den relevanten Abschnitten über Zellkulturen beschriebenen Methoden wird auf zytopathische und hämadsorbierende Agenzien geprüft. Techniken wie Immunfluoreszenz werden zum Nachweis spezifischer verunreinigender Agenzien in den Zellkulturen angewendet. Mit dem Mastersaatgut inokuliert werden

- primäre Zellen der Spezies, von welcher das Virus stammt
- Zellen, die für die Viren empfänglich sind, die für jene Spezies pathogen sind, für die der Impfstoff bestimmt ist, und
- Zellen, die für Pestiviren empfänglich sind.

Wird nachgewiesen, dass das Mastersaatgut vermehrungsfähige Organismen irgendeiner Art, die nicht dem Virus der angegebenen Spezies und des angegebenen Stamms entsprechen, oder fremde Virusantigene enthält, ist es für die Impfstoffherstellung ungeeignet.

2-1-4 Inaktivierung: Inaktivierte Impfstoffe werden einem validierten Inaktivierungsverfahren unterzogen. Die nachfolgend beschriebene Prüfung der Inaktivierungskinetik wird einmal für einen bestimmten Herstellungsprozess durchgeführt. Die anderen nachfolgend beschriebenen Prüfungen müssen in jedem Herstellungszyklus durchgeführt werden. Bei Inaktivierungsprüfungen muss die Möglichkeit in Betracht gezogen werden, dass Organismen unter den Herstellungsbedingungen vor dem Inaktivierungsmittel geschützt sein können.

2-1-4-1 Inaktivierungskinetik: Das Inaktivierungsmittel und das Inaktivierungsverfahren müssen nachweislich den zur Impfstoffherstellung verwendeten Mikroorganismus unter Herstellungsbedingungen inaktivieren. Für die Inaktivierungskinetik müssen geeignete Daten gesammelt werden. In der Regel darf die für die Inaktivierung erforderliche Zeit höchstens 67 Prozent der Dauer des Inaktivierungsvorgangs betragen.

2-1-4-2 Aziridin: Wird eine Aziridinverbindung als Inaktivierungsmittel verwendet, darf nachweislich am Ende des Inaktivierungsvorgangs kein Inaktivierungsmittel zurückbleiben. Das kann durch Neutralisation des Inaktivierungsmittels mit Thiosulfat geschehen, dessen Überschuss nach Beendigung des Inaktivierungsvorgangs in der inaktivierten Ernte nachgewiesen werden muss.

2-1-4-3 Freier Formaldehyd: Bei der Verwendung von Formaldehyd als Inaktivierungsmittel muss eine Prüfung auf freien Formaldehyd durchgeführt werden wie unter „Prüfung auf Reinheit" vorgeschrieben.

2-1-4-4 Andere Inaktivierungsmittel: Bei der Verwendung anderer Inaktivierungsmethoden muss mit Hilfe geeigneter Prüfungen nachgewiesen werden, dass das Inaktivierungsmittel beseitigt oder bis auf einen zulässigen Rest verbraucht ist.

2-1-4-5 Restliches vermehrungsfähiges Virus/Restliche vermehrungsfähige Bakterien und/oder Entgiftung: Eine Prüfung auf vollständige Inaktivierung und/oder Entgiftung wird unmittelbar nach dem Inaktivierungs- und/oder Entgiftungsvorgang und, falls zutreffend, der Neutralisierung oder Beseitigung des restlichen Inaktivierungs- oder Entgiftungsmittels durchgeführt.

2-1-4-5-1 Bakterielle Impfstoffe: Die gewählte Prüfmethode muss für die verwendeten Impfstoffbakterien geeignet sein und muss aus mindestens 2 Passagen im zur Herstellung verwendeten Nährmedium bestehen oder, sofern ein festes Nährmedium verwendet wurde, in einem geeigneten flüssigen Nährmedium oder in dem Nährmedium, das die betreffende Monographie vorschreibt. Das Produkt entspricht der Prüfung, wenn keine Anzeichen für vermehrungsfähige Mikroorganismen beobachtet werden.

2-1-4-5-2 Bakterielle Toxoide: Die gewählte Prüfung muss für das vorhandene Toxin oder die vorhandenen Toxine geeignet und die empfindlichste verfügbare Methode sein.

2-1-4-5-3 Virusimpfstoffe: Die gewählte Prüfmethode muss für das verwendete Virus geeignet sein und aus mindestens 2 Passagen in Zellen, bebrüteten Eiern oder, sofern keine andere geeignete empfindliche Methode verfügbar ist, in Tieren bestehen. Die Anzahl der Zellproben, Eier oder Tiere muss ausreichend groß sein, um eine angemessene Empfindlichkeit der Prüfung zu gewährleisten. Bei Prüfungen an Zellkulturen werden mindestens 150 cm^2 des Zellrasens mit 1,0 ml der inaktivierten Ernte inokuliert. Das Produkt entspricht der Prüfung, wenn keine Anzeichen eines vermehrungsfähigen Virus oder anderer Mikroorganismen beobachtet werden.

Der fertige Impfstoff als Bulk wird durch Mischen einer oder mehrerer Antigencharge/n, die allen Anforderungen entspricht/entsprechen, mit Hilfsstoffen wie Adjuvanzien, Stabilisatoren, Konservierungsmitteln und Verdünnungsmitteln hergestellt.

2-2 Auswahl der Impfstoffzusammensetzung und des Impfstoffstamms

Bei der Auswahl der Impfstoffzusammensetzung und des Impfstoffstamms sind Unschädlichkeit, Wirksamkeit und Stabilität wichtige Aspekte, die bewertet werden müssen. Allgemeine Anforderungen für die Bewertung der Unschädlichkeit und Wirksamkeit werden unter „Bewertung der Unschädlichkeit von Impfstoffen für Tiere" (5.2.6) und „Bewertung der Wirksamkeit von Impfstoffen für Tiere" (5.2.7) angegeben. Diese Anforderungen können durch die Anforderungen in den Einzelmonographien verdeutlicht oder ergänzt werden.

Für Lebend-Impfstoffe wird während der Entwicklungsstudien der höchste Virustiter oder die größte Anzahl an Bakterien festgelegt, der/die im Hinblick auf die Unschädlichkeit akzeptabel ist/sind. Diese Daten werden dann bei jeder Freigabe einer Impfstoffcharge als höchster akzeptabler Titer verwendet.

2-2-1 Wirksamkeit und Immunogenität: Die in den Einzelmonographien unter „Bestimmung der Wirksamkeit" und „Immunogenität" angegebenen Prüfungen dienen 2 Zwecken:

- Im Abschnitt „Bestimmung der Wirksamkeit" wird mit einer gut kontrollierten Prüfung unter experimentellen Bedingungen die geringste akzeptable Aktivität jeder Impfstoffcharge, die während der gesamten Dauer der Verwendbarkeit garantiert werden muss, im Rahmen der Definition festgelegt.
- Gut kontrollierte experimentelle Studien sind üblicherweise Teil des umfassenden Nachweises der Wirksamkeit eines Impfstoffs (5.2.7). Die sich darauf beziehende Prüfung im Abschnitt „Immunogenität" (die „Bestimmung der Wirksamkeit" ist normalerweise ein Querverweis auf den Abschnitt „Immunogenität") ist als Teil dieser Prüfung geeignet.

2-2-2 Art der Anwendung: Während der Entwicklung eines Impfstoffs werden Unschädlichkeit und Immunogenität für jede empfohlene Art der Anwendung nachgewiesen. Nachfolgend befindet sich eine unvollständige Liste solcher Arten der Anwendung:

- intramuskulär
- subkutan
- intravenös
- am Auge
- oral
- nasal
- Fußstich
- Flügelstich
- intradermal
- intraperitoneal
- in das Ei

2-2-3 Methoden der Anwendung: Während der Entwicklung eines Impfstoffs werden Unschädlichkeit und Immunogenität für jede empfohlene Methode der Anwendung nachgewiesen. Nachfolgend befindet sich eine unvollständige Liste solcher Methoden der Anwendung:

- Injektion
- Trinkwasser
- Spray
- Augentropfen
- Skarifizieren
- Implantation
- Tauchen

2-2-4 Tierkategorien: In den Einzelmonographien kann angegeben sein, dass eine vorgegebene Prüfung für jede Tierkategorie der Zielspezies, für die das Produkt empfohlen ist oder empfohlen werden kann, durchgeführt werden muss. Nachfolgend befindet sich eine unvollständige Liste von Kategorien, die berücksichtigt werden müssen:

- *Säugetiere*
  - trächtige Tiere/nicht trächtige Tiere
  - Tiere vorwiegend für die Zucht/Tiere vorwiegend für die Lebensmittelherstellung
  - Tiere im für die Impfung empfohlenen Mindestalter oder mit der für die Impfung empfohlenen Mindestgröße
- *Geflügel*
  - Vögel vorwiegend zur Eierproduktion/Vögel vorwiegend zur Fleischproduktion
  - Vögel vor der Legeperiode/Vögel während der Legeperiode
- *Fische*
  - Zuchtfische/Fische vorwiegend für die Lebensmittelherstellung

2-2-5 Konservierungsmittel: Konservierungsmittel werden verwendet, um Verderb oder unerwünschte Wirkungen, die durch mikrobielle Verunreinigung beim Gebrauch eines Impfstoffs verursacht werden, zu verhindern. Der Impfstoff sollte üblicherweise innerhalb von 10 h nach dem erstmaligen Öffnen des Behältnisses verwendet werden. Konservierungsmittel werden gefriergetrockneten Produkten nicht zugesetzt; sie können aber, falls erforderlich, unter Berücksichtigung des maximalen Zeitraums, der für die Verwendung nach der Rekonstituierung empfohlen wird, dem Verdünnungsmittel für gefriergetrocknete Produkte in Mehrdosenbehältnissen zugesetzt werden. Abgesehen von begründeten und zugelassenen Fällen ist bei flüssigen Zubereitungen in Einzeldosisbehältnissen der Zusatz von Konservierungsmitteln nicht zulässig; er kann zulässig sein, wenn zum Beispiel der gleiche Impfstoff in Einzeldosis- und Mehrdosenbehältnissen abgefüllt und nicht für Spezies zur Lebensmittelherstellung verwendet wird. Bei flüssigen Zubereitungen in Mehrdosenbehältnissen richtet sich die Notwendigkeit einer wirksamen Konservierung danach, ob während des Gebrauchs des Impfstoffs und der längsten empfohlenen Verwendungsdauer nach dem Anbrechen des Behältnisses eine Verunreinigung möglich ist.

Während der Entwicklungsstudien muss die Wirksamkeit des Konservierungsmittels für die Dauer der Verwendbarkeit zur Zufriedenheit der zuständigen Behörde nachgewiesen werden.

Die Wirksamkeit des Konservierungsmittels wird wie unter 5.1.3 beschrieben bestimmt. Zusätzlich werden Proben zu geeigneten Zeitpunkten über den gesamten Verwendungszeitraum geprüft. Wenn weder die A-Kriterien noch die B-Kriterien erfüllt werden, können in begründeten Fällen die folgenden Kriterien auf Impfstoffe für Tiere angewendet werden:

- für Bakterien
  - keine Zunahme nach 7 Tagen gegenüber 24 h
  - Abnahme um 3 log-Stufen nach 14 Tagen
  - keine Zunahme nach 28 Tagen
- für Pilze
  - keine Zunahme nach 14 und 28 Tagen

Der Zusatz von Antibiotika als Konservierungsmittel ist im Allgemeinen nicht zulässig.

2-2-6 Stabilität: Die Stabilität wird nachgewiesen, um die beabsichtigte Verwendbarkeitsdauer zu begründen. Dieser Nachweis umfasst Bestimmungen des Virustiters, der Anzahl von Bakterien und der Wirksamkeit, die in regelmäßigen Abständen bis 3 Monate nach Ablauf des Verfallsdatums an mindestens 3 repräsentativen, aufeinanderfolgenden Impfstoffchargen durchgeführt werden, die unter den empfohlenen Lagerungsbedingungen gehalten wurden. Außerdem dienen als Nachweis, falls zutreffend, eine Messung des Feuchtigkeitsgehalts (bei gefriergetrockneten Produkten), physikalische Prüfungen des Adjuvans, eine chemische Prüfung von Bestandteilen des Adjuvans und von Konservierungsmitteln und eine Messung des pH-Werts.

Falls zutreffend werden Prüfungen der Stabilität des rekonstituierten Impfstoffs unter Verwendung des gemäß den vorgeschlagenen Empfehlungen rekonstituierten Produkts durchgeführt.

2-3 Prüfungen durch den Hersteller

Bestimmte Prüfungen können am fertigen Impfstoff als Bulk statt an der Fertigzubereitung oder an den Fertigzubereitungen, die davon abgeleitet sind, durchgeführt werden. Zu diesen Prüfungen gehören beispielsweise die Prüfung auf Konservierungsmittel, auf freien Formaldehyd und die Bestimmung der Wirksamkeit von inaktivierten Impfstoffen.

2-3-1 Restliches vermehrungsfähiges Virus/Restliche vermehrungsfähige Bakterien und/oder Entgiftung: Für inaktivierte Impfstoffe, bei denen Hilfsstoffe eine Prüfung auf Inaktivierung und/oder Entgiftung stören würden, wird während der Zubereitung des fertigen Impfstoffs als Bulk eine Prüfung auf Inaktivierung oder Entgiftung durchgeführt, nachdem die verschiedenen Antigenchargen gemischt wurden, aber vor dem Zusatz von Hilfsstoffen. Die Prüfung auf Inaktivierung oder Entgiftung kann dann am fertigen Impfstoff als Bulk und an der Fertigzubereitung entfallen.

Besteht ein Risiko der Reversion zur Toxizität, ist die Prüfung auf Entgiftung wichtig, um nachzuweisen, dass keine Reversion zur Toxizität stattgefunden hat. Die Prüfung wird zum spätestmöglichen Zeitpunkt während des Herstellungsprozesses, bei dem die Empfindlichkeit der Prüfung nicht beeinträchtigt ist (zum Beispiel nachdem die verschiedenen Antigenchargen gemischt wurden, aber vor dem Zusatz von Hilfsstoffen) durchgeführt.

2-3-2 Bestimmung der Wirksamkeit einer Charge: Bei den meisten Impfstoffen sind die unter „Bestimmung der Wirksamkeit“ und „Immunogenität“ angegebenen Prüfungen nicht als Routineprüfung für Impfstoffchargen geeignet.

Für Lebend-Impfstoffe wird während der Entwicklung der niedrigste akzeptable Virustiter oder die Mindestanzahl an Bakterien, der/die bei der „Bestimmung der Wirksamkeit“ oder anderen Wirksamkeitsstudien zufriedenstellende Ergebnisse erzielte, festgelegt. Für die Routineprüfung muss für jede Charge nachgewiesen sein, dass der Virustiter oder die Anzahl an Bakterien zum Zeitpunkt der Freigabe so hoch ist, dass unter Berücksichtigung der Stabilitätsstudien der unter den empfohlenen Bedingungen gelagerte Impfstoff für die Dauer der Verwendbarkeit mindestens den in den Entwicklungsstudien festgelegten niedrigsten akzeptablen Virustiter oder die geringste Anzahl an Bakterien enthält.

Für inaktivierte Impfstoffe wird während der Entwicklung die Bestimmung der Wirksamkeit einer Charge etabliert, wenn die unter „Bestimmung der Wirksamkeit" beschriebene Prüfung nicht als Routineprüfung verwendet wird. Zweck dieser Bestimmung der Wirksamkeit einer Charge ist, sicherzustellen, dass jede Impfstoffcharge, falls sie geprüft wird, der unter „Bestimmung der Wirksamkeit" oder „Immunogenität" beschriebenen Prüfung entspricht. Die Akzeptanzkriterien der Bestimmung der Wirksamkeit einer Charge werden daher durch Korrelation zu der unter „Bestimmung der Wirksamkeit" beschriebenen Prüfung festgelegt. Ist die Bestimmung der Wirksamkeit einer Charge in einer Monographie beschrieben, dient diese als Beispiel einer Prüfung, die nach Etablieren einer Korrelation mit der Bestimmung der Wirksamkeit als geeignet gilt. Andere Prüfungsmodelle können ebenfalls angewendet werden.

2-3-3 Fertigzubereitung (Charge): Sofern die Einzelmonographie nichts anderes vorschreibt, wird der fertige Impfstoff als Bulk unter aseptischen Bedingungen in sterile Behältnisse mit Originalitätsverschluss abgefüllt, die so verschlossen werden, dass jede Verunreinigung ausgeschlossen ist.

Nur eine Fertigzubereitung, die allen nachfolgenden Anforderungen unter „3. Prüfungen an jeder Charge" oder den in der jeweiligen Einzelmonographie genannten Anforderungen entspricht, darf zur Verwendung freigegeben werden. Mit Zustimmung der zuständigen Behörde können bestimmte Prüfungen an der Charge unterbleiben, wenn In-Prozess-Kontrollen eine gleiche oder bessere Garantie gewähren, dass die Charge den Anforderungen entspricht, oder wenn alternative Prüfungen durchgeführt wurden, die in Bezug auf die Methode des Arzneibuchs validiert sind.

Die Prüfung auf Identität kann oft in geeigneter Weise mit der Bestimmung der Wirksamkeit einer Charge kombiniert werden, um unnötigen Verbrauch von Tieren zu vermeiden. Für einen bestimmten Impfstoff kann eine validierte In-vitro-Prüfung angewendet werden, um unnötigen Verbrauch von Tieren zu vermeiden.

In Übereinstimmung mit den Allgemeinen Vorschriften („1.1 Allgemeines") wird im Interesse des Wohlergehens der Tiere von der zuständigen Behörde anerkannt, dass bei einem etablierten Impfstoff die Routineprüfung auf Unschädlichkeit unterbleiben kann, wenn eine ausreichende Anzahl von aufeinanderfolgenden Chargen hergestellt wurde, die der Prüfung entsprechen, und somit die Gleichförmigkeit des Herstellungsverfahrens nachgewiesen ist. Signifikante Änderungen des Herstellungsverfahrens erfordern die Wiederaufnahme von Routineprüfungen, um die Gleichförmigkeit des Herstellungsverfahrens erneut sicherzustellen. Die Anzahl von aufeinanderfolgenden zu prüfenden Chargen hängt von einer Anzahl von Faktoren ab, wie dem Impfstofftyp, der Häufigkeit der Herstellung der Chargen, der Erfahrung mit dem Impfstoff während der Prüfung auf Unschädlichkeit in der Entwicklungsphase und der Durchführung der Prüfung auf Unschädlichkeit an der Charge. Ohne die Entscheidung der zuständigen Behörde angesichts der verfügbaren Informationen über einen bestimmten Impfstoff zu beeinflussen, ist für die meisten Produkte die Prüfung von 10 aufeinanderfolgenden Chargen wahrscheinlich ausreichend. Für Produkte mit einem inhärenten Risiko im Hinblick auf die Unschädlichkeit kann die weitere Durchführung der Prüfung auf Unschädlichkeit an jeder Charge erforderlich sein.

2-3-3-1 Prüfung an Tieren: Gemäß den Bestimmungen der Europäischen Konvention zum Schutz von Wirbeltieren, die für experimentelle und andere wissenschaftliche Zwecke verwendet werden, müssen Prüfungen so durchgeführt werden, dass die Anzahl der verwendeten Tiere möglichst gering ist und Schmerz, Leiden, Stress und bleibende Schäden so gering wie möglich gehalten werden. Kriterien zur Bewertung von Prüfungen in Monographien müssen vor diesem Hintergrund aufgestellt werden. Falls beispielsweise angegeben ist, dass ein Tier als positiv beziehungsweise infiziert zu bewerten ist, wenn typische klinische Anzeichen auftreten, dann muss, sobald geklärt ist, dass das Ergebnis nicht beeinträchtigt wird, das betroffene Tier entweder schmerzlos getötet oder in geeigneter Weise behandelt werden, um unnötiges Leiden zu vermeiden. In Übereinstimmung mit den Allgemeinen Vorschriften können alternative Prüfverfahren angewendet werden, um den Anforderungen der Monographie zu entsprechen, und die Anwendung solcher Verfahren soll insbesondere dann unterstützt werden, wenn dadurch die Verwendung von Tieren überflüssig oder verringert wird oder ihr Leiden reduziert wird.

2-3-3-2 Physikalische Prüfungen: Ein Impfstoff mit einem öligen Adjuvans wird mit Hilfe einer geeigneten Methode auf Viskosität geprüft. Die Viskosität muss nachweislich innerhalb der für das Produkt festgelegten Grenzen liegen. Die Stabilität der Emulsion muss nachgewiesen werden.

2-3-3-3 Chemische Prüfungen: Mit Hilfe geeigneter Prüfungen muss nachgewiesen werden, dass die Konzentration bestimmter Stoffe, wie Aluminium und Konservierungsmittel, innerhalb der für das Produkt festgelegten Grenzen liegt.

2-3-3-4 pH-Wert: Der pH-Wert der flüssigen Produkte und der Verdünnungsmittel wird gemessen. Er muss nachweislich innerhalb der für das Produkt festgelegten Grenzen liegen.

2-3-3-5 Wasser: Falls zutreffend wird der Gefriertrocknungsprozess durch Bestimmung des Wassergehalts kontrolliert, der nachweislich innerhalb der für das Produkt festgelegten Grenzen liegen muss.

3. Prüfungen an jeder Charge

In den Einzelmonographien werden darüber hinaus Prüfungen angegeben, die an jedem einzelnen Impfstoff durchgeführt werden müssen.

Alle Hühnereier, Küken und Kükenzellkulturen zur Verwendung bei den Prüfungen zur Qualitätskontrolle müssen aus einer SPF-Hühnerherde (5.2.2) stammen.

3-1 Prüfung auf Identität: Für inaktivierte Impfstoffe ist die in Einzelmonographien vorgeschriebene Prüfung auf Identität üblicherweise eine Prüfung auf Antikörperinduktion, da diese für alle Impfstoffe anwendbar ist.

3-2 Freier Formaldehyd (2.4.18; Methode B ist anzuwenden, wenn Natriummetabisulfit zur Neutralisation von überschüssigem Formaldehyd verwendet wurde): Wurde Formaldehyd bei der Herstellung verwendet, darf die Konzentration an freiem Formaldehyd höchstens 0,5 g · l^{-1} betragen, außer die Unschädlichkeit einer größeren Konzentration wurde nachgewiesen.

3-3 Phenol (2.5.15): Enthält der Impfstoff Phenol, darf die Konzentration höchstens 5 g · l^{-1} betragen.

3-4 Sterilität (2.6.1): Die Impfstoffe müssen der Prüfung entsprechen.

Ist das Flüssigkeitsvolumen in einem Behältnis größer als 100 ml, soll möglichst die Membranfiltermethode angewendet werden. Kann diese nicht angewendet werden, kann die Direktbeschickungsmethode angewendet werden. Beträgt das Flüssigkeitsvolumen in jedem Behältnis mindestens 20 ml, muss das für jedes Nährmedium verwendete Mindestvolumen entweder 10 Prozent des Inhalts oder 5 ml betragen, jedoch jeweils die kleinere Menge. Die geeignete Anzahl der zu prüfenden Behältnisse (2.6.1) beträgt 1 Prozent der Charge, mindestens aber 4 und höchstens 10 Behältnisse.

Für in Lebend-Impfstoffen enthaltene Bakterien und Pilze wird die Abwesenheit anderer Mikroorganismen als der Impfstoffstamm mit Hilfe von geeigneten Methoden wie einer mikroskopischen Prüfung und einer Inokulation geeigneter Nährmedien nachgewiesen.

Nur bei nicht parenteral verabreichten Virus-Lebend-Impfstoffen für Geflügel wird die Prüfung auf Sterilität üblicherweise durch Anforderungen an die Abwesenheit von pathogenen Mikroorganismen ersetzt. Je Dosis darf höchstens 1 nicht pathogener Mikroorganismus enthalten sein.

3-5 Fremde Agenzien: In den Einzelmonographien wird eine Reihe von Maßnahmen vorgeschrieben, die gemeinsam einen akzeptablen Grad an Sicherheit geben, dass die Fertigzubereitung keine infektiösen fremden Agenzien enthält. Diese Maßnahmen beinhalten:

- wenn möglich, Herstellung innerhalb eines Saatgutsystems oder eines Zellsaatsystems
- umfangreiche Prüfungen von Saatgut und Zellsaat auf fremde Agenzien
- Umsetzung der Anforderungen an SPF-Hühnerherden, die bei der Gewinnung von Substrat für die Impfstoffherstellung verwendet werden
- Prüfung von Substanzen tierischer Herkunft, die, wenn möglich, einem Inaktivierungsprozess unterzogen werden
- Prüfung der Fertigzubereitungen von Lebend-Impfstoffen auf infektiöse fremde Agenzien; diese Prüfungen sind weniger umfangreich als die Prüfungen, die zu einem früheren Zeitpunkt aufgrund der durch In-Prozess-Kontrollen gegebenen Sicherheit durchgeführt werden.

In Zweifelsfällen können die für das Saatgut eines Lebend-Impfstoffs vorgesehenen Prüfungen ebenfalls an der Fertigzubereitung durchgeführt werden. Wenn bei einer solchen Prüfung ein fremdes Agens gefunden wird, entspricht der Impfstoff nicht der Monographie.

Virus-Lebend-Impfstoffe für Geflügel müssen den Prüfungen auf fremde Agenzien in Chargen von Fertigprodukten (2.6.25) entsprechen.

3-6 Mykoplasmen (2.6.7): Virus-Lebend-Impfstoffe müssen der Prüfung auf Mykoplasmen (Kulturmethode) entsprechen.

3-7 Unschädlichkeit: In der Regel werden 2 Dosen eines inaktivierten Impfstoffs und/oder 10 Dosen eines Lebend-Impfstoffs auf eine der empfohlenen Arten der Anwendung verabreicht. Unter bestimmten Voraussetzungen kann eine Reduktion der vorgeschriebenen Anzahl an Dosen oder eine Änderung der Vorgehensweise beim Rekonstituieren oder Injizieren erforderlich sein. Zum Beispiel kann bei einem Kombinationsimpfstoff die Schwierigkeit bestehen, 10 Dosen einer Lebendkomponente in 2 Dosen einer inaktivierten Komponente zu rekonstituieren. Die Tiere werden über den längsten in der Einzelmonographie vorgeschriebenen Zeitraum beobachtet. Anomale lokale oder systemische Reaktionen dürfen nicht auftreten.

Wenn mehrere Chargen aus demselben fertigen Impfstoff als Bulk hergestellt werden, wird die Prüfung auf Unschädlichkeit an der ersten Charge durchgeführt und kann für weitere aus demselben fertigen Impfstoff als Bulk hergestellte Chargen entfallen.

Während der Entwicklungsstudien werden für den Impfstoff der erwartete Typ und der Grad an Reaktionen angesichts der Prüfung auf Unschädlichkeit definiert. Diese Definition dient als Grundlage für die Prüfung auf Unschädlichkeit einer Charge, um akzeptable und nicht akzeptable Reaktionen festzulegen.

Für die Prüfung auf Unschädlichkeit ist der Immunstatus der zu verwendenden Tiere in der Einzelmonographie spezifiziert. Für die meisten Monographien ist eine der 3 folgenden Kategorien angegeben:

Kategorie 1
Die Tiere müssen frei sein von Antikörpern gegen im Impfstoff enthaltenes Virus, Bakterium, Toxin oder andere Antigene.

Kategorie 2
Die Tiere sollen möglichst frei von Antikörpern sein. Tiere mit einem sehr niedrigen Antikörpertiter können aber verwendet werden, wenn sie nicht geimpft sind und das Verabreichen des Impfstoffs keine anamnestische Antwort verursacht.

Kategorie 3
Die Tiere dürfen nicht gegen die Krankheit geimpft sein, gegen die der Impfstoff schützen soll.

Als allgemeine Vorschrift ist Kategorie 1 für Lebend-Impfstoffe festgelegt. Für andere Impfstoffe ist üblicherweise Kategorie 2 festgelegt, wenn aber die meisten zur Verwendung in Prüfungen erhältlichen Tiere der Kategorie 1 entsprechen, kann diese Kategorie auch für inaktivierte Impfstoffe festgelegt werden. Kategorie 3 ist für einige inaktivierte Impfstoffe festgelegt, bei denen die Bestimmung der Antikörper vor der Prüfung unnötig oder nicht praktikabel ist. Bei Geflügel-Impfstoffen ist als allgemeine Vorschrift die Verwendung von SPF-Geflügel festgelegt.

Bei Geflügel-Impfstoffen wird die Prüfung auf Unschädlichkeit im Allgemeinen mit 10 SPF-Hühnern (5.2.2) durchgeführt, mit Ausnahme der Impfstoffe, die nicht zur Anwendung an Hühnern empfohlen sind. Für diese Prüfungen werden 10 Vögel einer für den Impfstoff empfohlenen Spezies verwendet, die frei von Antikörpern gegen den Krankheitserreger sind, gegen den der Impfstoff schützen soll.

3-8 Bestimmung der Wirksamkeit: Der Impfstoff muss den Anforderungen der unter „Wirksamkeit und Immunogenität" (Abschnitt 2-2-1) beschriebenen Prüfung entsprechen, wenn er auf eine der empfohlenen Arten und Methoden der Anwendung verabreicht wird.

Dauer der Verwendbarkeit: Falls nichts anderes vorgeschrieben ist, wird die Dauer der Verwendbarkeit vom Beginn der Virustitration oder der Bakterienzählung (für Lebend-Impfstoffe) oder vom Beginn der Bestimmung der Wirksamkeit (für andere Impfstoffe) an berechnet. Für Kombinationsimpfstoffe endet die Dauer der Verwendbarkeit mit dem Verfallsdatum derjenigen Komponente, die als erste verfällt. Für Impfstoffe, die vom Hersteller bei einer niedrigeren als der in der Beschriftung angegebenen Temperatur gelagert werden, wird die Stabilität während des gesamten Lagerungszeitraums durch eine angemessene Studie nachgewiesen. Die Dauer der Verwendbarkeit wird dann von dem Datum an berechnet, an dem der Impfstoff unter den in der Beschriftung angegebenen Bedingungen gelagert wird.

Die Dauer der Verwendbarkeit gilt für Impfstoffe, die unter den vorgeschriebenen Bedingungen gelagert werden.

4. Lagerung

Vor Licht geschützt, bei einer Temperatur von 5 ± 3 °C, sofern nichts anderes angegeben ist

Flüssige Zubereitungen dürfen nicht gefrieren, sofern nichts anderes angegeben ist.

5. Beschriftung

Die Beschriftung gibt an,
- dass der Impfstoff für Tiere bestimmt ist
- Volumen der Zubereitung und Anzahl der Dosen im Behältnis
- Art der Anwendung
- Typ oder Typen der verwendeten Bakterien (und, falls zutreffend, die antigenen Komponenten) oder Viren und bei Lebend-Impfstoffen die Mindest- und Höchstanzahl an vermehrungsfähigen Bakterien oder den Mindest- und Höchstvirustiter
- falls zutreffend, bei inaktivierten Impfstoffen die Mindestwirksamkeit in Internationalen Einheiten
- falls zutreffend, Name und Konzentration jedes Konservierungsmittels oder jedes anderen Hilfsstoffs
- Bezeichnung jedes Stoffs, der möglicherweise unerwünschte Reaktionen hervorrufen kann
- bei gefriergetrockneten Impfstoffen:
  - Bezeichnung oder Zusammensetzung und Volumen der zum Rekonstituieren zuzusetzenden Flüssigkeit
  - Zeitraum für die Verwendung des Impfstoffs nach dem Rekonstituieren
- bei Impfstoffen mit einem öligen Adjuvans, dass dringend ärztliche Hilfe erforderlich ist, wenn der Impfstoff versehentlich Menschen injiziert worden ist
- Tierarten, für welche der Impfstoff bestimmt ist
- Indikationen für den Impfstoff
- Hinweise zur Anwendung
- alle Gegenanzeigen für die Verwendung des Produkts einschließlich aller erforderlichen Warnhinweise auf Gefahren beim Verabreichen einer Überdosis
- für die verschiedenen Tierarten empfohlene Dosen.

Einzelmonographien zu Impfstoffen für Menschen

Diphtherie-Tetanus-Ganzzell-Pertussis-Adsorbat-Impfstoff 5199
Diphtherie-Tetanus-Ganzzell-Pertussis-Poliomyelitis(inaktiviert)-Adsorbat-Impfstoff . 5201
Diphtherie-Tetanus-Ganzzell-Pertussis-Poliomyelitis(inaktiviert)-Haemophilus-Typ-B(konjugiert)-Adsorbat-Impfstoff. 5204
Hepatitis-B-Impfstoff (rDNA) 5207
Humanes-Papillomavirus-Impfstoff (rDNA). . . . 5210
Ganzzell-Pertussis-Adsorbat-Impfstoff 5214

7.2/0445

Diphtherie-Tetanus-Ganzzell-Pertussis-Adsorbat-Impfstoff

Vaccinum diphtheriae, tetani et pertussis ex cellulis integris adsorbatum

Definition

Diphtherie-Tetanus-Ganzzell-Pertussis-Adsorbat-Impfstoff ist eine Zubereitung von Diphtherie-Formoltoxoid und Tetanus-Formoltoxoid, die an einen mineralischen Träger adsorbiert sind, der eine Suspension inaktivierter *Bordetella pertussis* zugesetzt wurde. Die Formoltoxoide werden aus den Toxinen gewonnen, die beim Wachstum von *Corynebacterium diphtheriae* und von *Clostridium tetani* gebildet werden.

Herstellung

Allgemeine Vorkehrungen

Spezifische Toxizität der Diphtherie- und Tetanus-Komponente: Das Herstellungsverfahren wird einer Validierung unterzogen und muss gewährleisten, dass, falls der Impfstoff geprüft wird, die Zubereitung der folgenden Prüfung entspricht: 5 gesunden Meerschweinchen von je 250 bis 350 g Körpermasse, die zuvor keinerlei die Prüfung störende Behandlung erhalten haben, wird jeweils das 5fache der in der Beschriftung angegebenen Einzeldosis für den Menschen subkutan injiziert. Wenn innerhalb von 42 Tagen nach der Injektion ein Tier Symptome einer Vergiftung mit Diphtherie- oder Tetanus-Toxin aufweist oder daran stirbt, entspricht der Impfstoff nicht der Prüfung. Stirbt mehr als ein Tier aus Gründen, die nicht auf den Impfstoff zurückzuführen sind, ist die Prüfung einmal zu wiederholen. Stirbt auch bei der Wiederholungsprüfung mehr als ein Tier, entspricht der Impfstoff nicht der Prüfung.

Gereinigtes Diphtherie-Toxoid als Bulk, gereinigtes Tetanus-Toxoid als Bulk und inaktivierte B.-pertussis-Suspension als Bulk

Gereinigtes Diphtherie-Toxoid als Bulk, gereinigtes Tetanus-Toxoid als Bulk und inaktivierte *B.-pertussis*-Suspension als Bulk werden wie in den Monographien **Diphtherie-Adsorbat-Impfstoff (Vaccinum diphtheriae adsorbatum), Tetanus-Adsorbat-Impfstoff (Vaccinum tetani adsorbatum)** und **Ganzzell-Pertussis-Adsorbat-Impfstoff (Vaccinum pertussis ex cellulis integris adsorbatum)** beschrieben hergestellt und müssen den darin vorgeschriebenen Anforderungen entsprechen.

Fertiger Impfstoff als Bulk

Der fertige Impfstoff als Bulk wird durch Adsorption geeigneter Mengen von gereinigtem Diphtherie- und Tetanus-Toxoid als Bulk an einen mineralischen Träger wie hydratisiertes Aluminiumphosphat oder Aluminiumhydroxid und Zumischen einer geeigneten Menge einer inaktivierten *B.-pertussis*-Suspension hergestellt. Die erhaltene Mischung ist annähernd blutisotonisch. Die *B.-pertussis*-Konzentration des fertigen Impfstoffs als Bulk darf die Konzentration, die einer Trübung von 20 I.E. je Einzeldosis für den Menschen entspricht, nicht überschreiten. Wenn 2 oder mehrere Stämme von *B. pertussis* verwendet werden, muss die Zusammensetzung des fertigen Impfstoffs als Bulk bei aufeinanderfolgenden Chargen hinsichtlich des Verhältnisses jedes Stamms, gemessen in Trübungseinheiten, konstant sein. Geeignete Konservierungsmittel können dem Impfstoff zugesetzt werden. Bestimmte Konservierungsmittel, insbesondere solche vom Phenol-Typ, beeinflussen die antigene Aktivität nachteilig und dürfen nicht verwendet werden.

Nur fertiger Impfstoff als Bulk, der den nachfolgend beschriebenen Prüfungen entspricht, darf zur Herstellung der Fertigzubereitung verwendet werden.

Konservierungsmittel: Falls vorhanden wird der Gehalt an Konservierungsmittel mit Hilfe einer geeigneten chemischen Methode bestimmt. Der Gehalt muss mindestens 85 und darf höchstens 115 Prozent des vorgesehenen Gehalts betragen.

Sterilität (2.6.1): Die Prüfung wird mit 10 ml Zubereitung je Nährmedium durchgeführt.

Fertigzubereitung

Der fertige Impfstoff als Bulk wird unter aseptischen Bedingungen in sterile Behältnisse mit Originalitätsverschluss abgefüllt. Die Behältnisse werden so verschlossen, dass eine Kontamination verhindert wird.

Nur eine Fertigzubereitung, die allen Anforderungen unter „Prüfung auf Identität", „Prüfung auf Reinheit" und „Bestimmung der Wirksamkeit" entspricht, darf zur Verwendung freigegeben werden. Wenn die Prüfungen „Spezifische Toxizität der Pertussis-Komponente", „Konservierungsmittel" und die „Bestimmung der Wirksamkeit" am fertigen Impfstoff als Bulk mit zufriedenstellenden Ergebnissen durchgeführt wurden, kann auf die Durchführung dieser Prüfungen an der Fertigzubereitung verzichtet werden.

Falls der Gehalt an freiem Formaldehyd an den gereinigten Antigenen als Bulk oder am fertigen Impfstoff als Bulk bestimmt wurde und gezeigt wurde, dass der Gehalt in der Fertigzubereitung höchstens $0{,}2\ g \cdot l^{-1}$ betragen

Impfstoffe für Menschen

wird, kann die Prüfung „Freier Formaldehyd" bei der Fertigzubereitung entfallen.

Prüfung auf Identität

A. Diphtherie-Toxoid wird mit Hilfe einer geeigneten immunchemischen Methode (2.7.1) identifiziert. Die folgende, auf bestimmte Impfstoffe anwendbare Methode ist als Beispiel angegeben. Im zu prüfenden Impfstoff wird so viel Natriumcitrat *R* gelöst, dass eine Lösung von 100 g · l⁻¹ erhalten wird. Diese wird etwa 16 h lang bei 37 °C gehalten und zentrifugiert, bis ein klarer, flüssiger Überstand erhalten wird. Der Niederschlag wird für die „Prüfung auf Identität, C" verwendet. Der klare, flüssige Überstand reagiert mit einem geeigneten Diphtherie-Antitoxin und bildet einen Niederschlag.

B. Tetanus-Toxoid wird mit Hilfe einer geeigneten immunchemischen Methode (2.7.1) identifiziert. Die folgende, auf bestimmte Impfstoffe anwendbare Methode ist als Beispiel angegeben. Der bei der „Prüfung auf Identität, A" erhaltene klare, flüssige Überstand reagiert mit einem geeigneten Tetanus-Antitoxin und bildet einen Niederschlag.

C. Im zu prüfenden Impfstoff wird so viel Natriumcitrat *R* gelöst, dass eine Lösung von 100 g · l^{-1} erhalten wird. Diese wird etwa 16 h lang bei 37 °C gehalten und zentrifugiert, bis ein Bakterien-Rückstand erhalten wird. Andere geeignete Methoden zur Trennung der Bakterien vom Adsorbens können auch angewendet werden. Der Pertussis-Impfstoff wird aus dem suspendierten Rückstand durch Agglutination der Bakterien mit spezifischen Antisera gegen *B. pertussis* oder durch die „Bestimmung der Wirksamkeit" identifiziert.

Prüfung auf Reinheit

Spezifische Toxizität der Pertussis-Komponente: Jeweils mindestens 5 gesunde Mäuse von je 14 bis 16 g Körpermasse werden für die Impfstoffgruppe und die Kontrollgruppe verwendet. Mäuse desselben Geschlechts werden verwendet oder männliche und weibliche Tiere gleichmäßig auf die Gruppen verteilt. Die Tiere werden bis mindestens 2 h vor der Injektion und während der Prüfung mit Futter und Wasser versorgt. Jeder Maus der Impfstoffgruppe wird in 0,5 ml eine Impfstoffmenge von mindestens der halben Einzeldosis für den Menschen intraperitoneal injiziert. Jeder Maus der Kontrollgruppe werden 0,5 ml einer sterilen Lösung von Natriumchlorid *R* (9 g · l^{-1}) injiziert, die vorzugsweise die gleiche Menge Konservierungsmittel enthält wie die 0,5 ml des injizierten Impfstoffs. Die Tiere beider Gruppen werden unmittelbar vor der Injektion und 72 h sowie 7 Tage nach der Injektion gewogen. Der Impfstoff entspricht der Prüfung, wenn

- die Gesamtkörpermasse der Mäuse der Impfstoffgruppe nach 72 h nicht geringer ist als vor der Injektion
- die durchschnittliche Massezunahme je geimpfter Maus nach 7 Tagen mindestens 60 Prozent der eines Kontrolltiers beträgt und
- höchstens 5 Prozent der geimpften Mäuse während der Prüfung sterben.

Die Prüfung kann wiederholt werden und die Ergebnisse der Prüfungen werden zusammengefasst.

Aluminium (2.5.13): höchstens 1,25 mg je Einzeldosis für den Menschen, wenn Aluminiumhydroxid oder hydratisiertes Aluminiumphosphat als Adsorbens verwendet wurde

Freier Formaldehyd (2.4.18): höchstens 0,2 g · l^{-1}

Konservierungsmittel: Falls vorhanden wird der Gehalt an Konservierungsmittel mit einer geeigneten chemischen Methode bestimmt. Der Gehalt muss mindestens dem zuvor bestimmten, gerade noch wirksamen Gehalt entsprechen und darf höchstens 115 Prozent des in der Beschriftung angegebenen Gehalts betragen.

Sterilität (2.6.1): Der Impfstoff muss der Prüfung entsprechen.

Bestimmung der Wirksamkeit

Diphtherie-Komponente: Zur Bestimmung der Wirksamkeit des Impfstoffs wird eine der unter „Bestimmung der Wirksamkeit von Diphtherie-Adsorbat-Impfstoff" (2.7.6) vorgeschriebenen Methoden durchgeführt.

Die untere Vertrauensgrenze (P = 0,95) der ermittelten Wirksamkeit muss mindestens 30 I.E. je Einzeldosis für den Menschen betragen.

Tetanus-Komponente: Zur Bestimmung der Wirksamkeit des Impfstoffs wird eine der unter „Bestimmung der Wirksamkeit von Tetanus-Adsorbat-Impfstoff" (2.7.8) vorgeschriebenen Methoden durchgeführt.

Wenn die Bestimmung an Meerschweinchen erfolgt, muss die untere Vertrauensgrenze (P = 0,95) der ermittelten Wirksamkeit mindestens 40 I.E. je Einzeldosis für den Menschen betragen. Wenn die Bestimmung an Mäusen erfolgt, muss die untere Vertrauensgrenze (P = 0,95) der ermittelten Wirksamkeit mindestens 60 I.E. je Einzeldosis für den Menschen betragen.

Pertussis-Komponente: Die Bestimmung erfolgt nach der unter „Bestimmung der Wirksamkeit von Ganzzell-Pertussis-Impfstoff" (2.7.7) beschriebenen Methode.

Die ermittelte Wirksamkeit muss mindestens 4 I.E. je Einzeldosis für den Menschen und die untere Vertrauensgrenze (P = 0,95) der ermittelten Wirksamkeit mindestens 2 I.E. je Einzeldosis für den Menschen betragen.

Beschriftung

Die Beschriftung gibt an,

- Mindestanzahl an Internationalen Einheiten jeder Komponente je Einzeldosis für den Menschen

- falls zutreffend, dass der Impfstoff für die Erstimpfung von Kindern vorgesehen und nicht notwendigerweise für Auffrischimpfungen oder zur Impfung von Erwachsenen geeignet ist
- Name und Menge des Adsorbens
- dass der Impfstoff vor der Verwendung geschüttelt werden muss
- dass der Impfstoff nicht gefrieren darf.

7.2/2061

Diphtherie-Tetanus-Ganzzell-Pertussis-Poliomyelitis(inaktiviert)-Adsorbat-Impfstoff

Vaccinum diphtheriae, tetani, pertussis ex cellulis integris et poliomyelitidis inactivatum adsorbatum

Definition

Diphtherie-Tetanus-Ganzzell-Pertussis-Poliomyelitis(inaktiviert)-Adsorbat-Impfstoff ist ein Kombinationsimpfstoff aus Diphtherie-Formoltoxoid, Tetanus-Formoltoxoid, einer inaktivierten Suspension von *Bordetella pertussis* (PER$_w$, Pertussis whole cell), geeigneten Stämmen des humanen Polio-Virus Typ 1, 2 und 3, in geeigneten Zellkulturen vermehrt und inaktiviert durch ein validiertes Verfahren, und einem mineralischen Adsorbens wie Aluminiumhydroxid oder hydratisiertes Aluminiumphosphat.

Die Formoltoxoide werden aus den Toxinen gewonnen, die beim Wachstum von *Corynebacterium diphtheriae* beziehungsweise von *Clostridium tetani* gebildet werden.

Herstellung

Allgemeine Vorkehrungen

Das Herstellungsverfahren muss nachweislich konstant Impfstoffe ergeben, die einem Impfstoff entsprechen, der den Anforderungen an die klinische Wirksamkeit und Unschädlichkeit für den Menschen entspricht.

Referenzimpfstoff(e): Unter der Voraussetzung, dass gültige Wirksamkeitsbestimmungen durchgeführt werden können, ist die Verwendung von Einzelkomponenten-Referenzimpfstoffen für die Wirksamkeitsbestimmung des Kombinationsimpfstoffs möglich. Wenn das aufgrund von Interaktionen zwischen den Komponenten des Kombinationsimpfstoffs oder aufgrund von Unterschieden in der Zusammensetzung zwischen dem Einzelkomponenten-Referenzimpfstoff und dem zu prüfenden Impfstoff nicht möglich ist, wird eine Charge des Kombinationsimpfstoffs, die sich in klinischen Studien als wirksam erwiesen hat, oder eine davon abgeleitete, repräsentative Charge als Referenzimpfstoff verwendet. Zur Herstellung einer repräsentativen Charge muss das Verfahren, das zur Herstellung der in klinischen Studien geprüften Charge geführt hat, streng eingehalten werden. Der Referenzimpfstoff kann mit einer Methode stabilisiert werden, die nachweislich keinen Einfluss auf die „Bestimmung der Wirksamkeit“ hat.

Spezifische Toxizität der Diphtherie- und Tetanus-Komponente: Das Herstellungsverfahren wird einer Validierung unterzogen und muss gewährleisten, dass, falls der Impfstoff geprüft wird, die Zubereitung der folgenden Prüfung entspricht: 5 gesunden Meerschweinchen von je 250 bis 350 g Körpermasse, die zuvor keinerlei die Prüfung störende Behandlung erhalten haben, wird jeweils das 5fache der in der Beschriftung angegebenen Einzeldosis für den Menschen subkutan injiziert. Wenn innerhalb von 42 Tagen nach der Injektion ein Tier Symptome einer Vergiftung mit Diphtherie- oder Tetanus-Toxin aufweist oder daran stirbt, entspricht der Impfstoff nicht der Prüfung. Stirbt mehr als ein Tier aus Gründen, die nicht auf den Impfstoff zurückzuführen sind, ist die Prüfung einmal zu wiederholen. Stirbt auch bei der Wiederholungsprüfung mehr als ein Tier, so entspricht der Impfstoff nicht der Prüfung.

Herstellung der Komponenten

Die Herstellung der Komponenten entspricht den Anforderungen der Monographien **Diphtherie-Adsorbat-Impfstoff (Vaccinum diphtheriae adsorbatum), Tetanus-Adsorbat-Impfstoff (Vaccinum tetani adsorbatum), Ganzzell-Pertussis-Adsorbat-Impfstoff (Vaccinum pertussis ex cellulis integris adsorbatum)** und **Poliomyelitis-Impfstoff (inaktiviert) (Vaccinum poliomyelitidis inactivatum)**.

Fertiger Impfstoff als Bulk

Der fertige Impfstoff als Bulk wird durch Adsorption geeigneter Mengen von gereinigtem Diphtherie-Toxoid als Bulk und gereinigtem Tetanus-Toxoid als Bulk einzeln oder zusammen an einen mineralischen Träger wie Aluminiumhydroxid oder hydratisiertes Aluminiumphosphat hergestellt. Geeignete Mengen einer inaktivierten Suspension von *B. pertussis* und von gereinigten, monovalenten Ernten von humanem Polio-Virus Typ 1, 2 und 3 oder einem trivalenten Pool solcher gereinigter, monovalenter Virusernten werden zugesetzt. Geeignete Konservierungsmittel können zugesetzt werden.

Nur fertiger Impfstoff als Bulk, der den nachfolgend beschriebenen Prüfungen entspricht, darf zur Herstellung der Fertigzubereitung verwendet werden.

Rinderserumalbumin: Vor dem Zusatz des Adsorbens bei der Herstellung des fertigen Impfstoffs als Bulk beträgt der Gehalt an Rinderserumalbumin so viel, dass in der Fertigzubereitung höchstens 50 ng je Einzeldosis für den Menschen enthalten sein werden, bestimmt mit Hilfe einer geeigneten immunchemischen Methode (2.7.1) an der Poliomyelitis-Komponente.

Konservierungsmittel: Falls vorhanden wird der Gehalt an Konservierungsmittel mit Hilfe einer geeigneten chemischen Methode bestimmt. Der Gehalt muss mindestens 85 und darf höchstens 115 Prozent des vorgesehenen Gehalts betragen.

Sterilität (2.6.1): Die Prüfung wird mit 10 ml Zubereitung je Nährmedium durchgeführt.

Fertigzubereitung

Nur eine Fertigzubereitung, die der Prüfung „Osmolalität" und allen nachfolgend aufgeführten Anforderungen unter „Prüfung auf Identität", „Prüfung auf Reinheit" und „Bestimmung der Wirksamkeit" entspricht, darf zur Verwendung freigegeben werden.

Wenn die Prüfungen „Spezifische Toxizität der Pertussis-Komponente", „Konservierungsmittel" und die „Bestimmung der Wirksamkeit" der Diphtherie-, Tetanus- und Pertussis-Komponenten beim fertigen Impfstoff als Bulk mit zufriedenstellenden Ergebnissen durchgeführt wurden, können sie bei der Fertigzubereitung entfallen.

Falls der Gehalt an freiem Formaldehyd an gereinigten Antigenen als Bulk, der inaktivierten *B.-pertussis*-Suspension und an gereinigten, monovalenten Virusernten oder dem trivalenten Pool von Polio-Viren oder am fertigen Impfstoff als Bulk bestimmt wurde und gezeigt wurde, dass der Gehalt in der Fertigzubereitung höchstens $0{,}2\ g \cdot l^{-1}$ betragen wird, kann die Prüfung „Freier Formaldehyd" bei der Fertigzubereitung entfallen.

Falls die „Bestimmung der Wirksamkeit" für die Poliomyelitis-Komponente *in vivo* mit zufriedenstellenden Ergebnissen am fertigen Impfstoff als Bulk durchgeführt wurde, kann sie bei der Fertigzubereitung entfallen.

Auf die „Bestimmung der Wirksamkeit" der Poliomyelitis-Komponente *in vivo* kann verzichtet werden, wenn für ein bestimmtes Produkt und jeden Polio-Virustyp nachgewiesen wurde, dass die Akzeptanzkriterien für die D-Antigen-Bestimmung das gleiche Ergebnis wie die „Bestimmung der Wirksamkeit" *in vivo* im Hinblick auf Akzeptanz oder Ablehnung einer Charge ergeben. Dieser Nachweis muss die Prüfung von Chargen mit verminderter Wirksamkeit beinhalten, die, falls erforderlich, experimentell hergestellt werden, zum Beispiel durch Wärmebehandlung oder andere Methoden zur Verringerung der immunogenen Aktivität. Bei einer signifikanten Änderung im Herstellungsverfahren der Antigene oder deren Formulierung muss jede Auswirkung auf die „Bestimmung der Wirksamkeit" *in vivo* und *in vitro* bewertet und eine Revalidierung in Betracht gezogen werden.

Osmolalität (2.2.35): Die Osmolalität des Impfstoffs muss innerhalb der für die bestimmte Zubereitung zugelassenen Grenzen liegen.

Prüfung auf Identität

A. Diphtherie-Toxoid wird mit Hilfe einer geeigneten immunchemischen Methode (2.7.1) identifiziert. Die folgende, auf bestimmte Impfstoffe anwendbare Methode ist als Beispiel angegeben. Im zu prüfenden Impfstoff wird so viel Natriumcitrat *R* gelöst, dass eine Lösung von $100\ g \cdot l^{-1}$ erhalten wird. Diese Lösung wird etwa 16 h lang bei 37 °C gehalten und zentrifugiert, bis ein klarer, flüssiger Überstand erhalten wird, der mit einem geeigneten Diphtherie-Antitoxin reagiert und einen Niederschlag bildet.

B. Tetanus-Toxoid wird mit Hilfe einer geeigneten immunchemischen Methode (2.7.1) identifiziert. Die folgende, auf bestimmte Impfstoffe anwendbare Methode ist als Beispiel angegeben. Der bei der „Prüfung auf Identität, A" erhaltene klare, flüssige Überstand reagiert mit einem geeigneten Tetanus-Antitoxin und bildet einen Niederschlag.

C. Der bei der „Prüfung auf Identität, A" erhaltene Rückstand kann verwendet werden. Andere geeignete Methoden zum Abtrennen der Bakterien vom Adsorbens können angewendet werden. Der Pertussis-Impfstoff wird aus dem suspendierten Niederschlag durch Agglutination der Bakterien durch spezifische Antisera gegen *B. pertussis* oder durch die „Bestimmung der Wirksamkeit" identifiziert.

D. Der Impfstoff muss unter Anwendung einer geeigneten immunchemischen Methode (2.7.1), wie der Bestimmung von D-Antigen mittels ELISA, nachweislich humane Polio-Viren Typ 1, 2 und 3 enthalten.

Prüfung auf Reinheit

Spezifische Toxizität der Pertussis-Komponente: Jeweils mindestens 5 gesunde Mäuse von je 14 bis 16 g Körpermasse werden für die Impfstoffgruppe und für die Kontrollgruppe mit Salzlösung verwendet. Tiere desselben Geschlechts werden verwendet oder männliche und weibliche Tiere gleichmäßig auf die Gruppen verteilt. Die Tiere werden bis mindestens 2 h vor der Injektion und während der Prüfung mit Futter und Wasser versorgt. Jeder Maus der Impfstoffgruppe wird in 0,5 ml eine Impfstoffmenge von mindestens der halben Einzeldosis für den Menschen intraperitoneal injiziert. Jeder Maus der Kontrollgruppe werden 0,5 ml einer sterilen Lösung von Natriumchlorid *R* ($9\ g \cdot l^{-1}$) injiziert, die vorzugsweise die gleiche Menge Konservierungsmittel enthält wie die des injizierten Impfstoffs. Die Mäuse beider Gruppen werden unmittelbar vor der Injektion und 72 h sowie 7 Tage nach der Injektion gewogen. Der Impfstoff entspricht der Prüfung, wenn

- die Gesamtkörpermasse der Mäuse der Impfstoffgruppe nach 72 h nicht geringer ist als vor der Injektion
- die durchschnittliche Massezunahme je geimpfter Maus nach 7 Tagen mindestens 60 Prozent der eines Kontrolltiers beträgt
- höchstens 5 Prozent der geimpften Mäuse während der Prüfung sterben.

Die Prüfung kann wiederholt werden; die Ergebnisse der Prüfungen müssen zusammengefasst werden.

Aluminium (2.5.13): höchstens 1,25 mg je Einzeldosis für den Menschen, wenn Aluminiumhydroxid oder hydratisiertes Aluminiumphosphat als Adsorbens verwendet wurde

Freier Formaldehyd (2.4.18): höchstens 0,2 g · l^{-1}

Konservierungsmittel: Falls vorhanden wird der Gehalt an Konservierungsmittel mit Hilfe einer geeigneten chemischen Methode bestimmt. Der Gehalt muss mindestens dem zuvor bestimmten, gerade noch wirksamen Gehalt entsprechen und darf höchstens 115 Prozent des in der Beschriftung angegebenen Gehalts betragen.

Sterilität (2.6.1): Der Impfstoff muss der Prüfung entsprechen.

Bestimmung der Wirksamkeit

Diphtherie-Komponente: Zur Bestimmung der Wirksamkeit der Diphtherie-Komponente wird eine der unter „Bestimmung der Wirksamkeit von Diphtherie-Adsorbat-Impfstoff" (2.7.6) vorgeschriebenen Methoden durchgeführt.

Die untere Vertrauensgrenze ($P = 0,95$) der ermittelten Wirksamkeit muss mindestens 30 I.E. je Einzeldosis für den Menschen betragen.

Tetanus-Komponente: Zur Bestimmung der Wirksamkeit der Tetanus-Komponente wird eine der unter „Bestimmung der Wirksamkeit von Tetanus-Adsorbat-Impfstoff" (2.7.8) vorgeschriebenen Methoden durchgeführt.

Wenn die Prüfung an Meerschweinchen durchgeführt wird, muss die untere Vertrauensgrenze ($P = 0,95$) der ermittelten Wirksamkeit mindestens 40 I.E. je Einzeldosis für den Menschen betragen. Wenn die Prüfung an Mäusen durchgeführt wird, muss die untere Vertrauensgrenze ($P = 0,95$) der ermittelten Wirksamkeit mindestens 60 I.E. je Einzeldosis für den Menschen betragen.

Pertussis-Komponente: Die „Bestimmung der Wirksamkeit von Ganzzell-Pertussis-Impfstoff" (2.7.7) wird durchgeführt.

Die ermittelte Wirksamkeit muss mindestens 4 I.E. je Einzeldosis für den Menschen betragen. Die untere Vertrauensgrenze ($P = 0,95$) der ermittelten Wirksamkeit muss mindestens 2 I.E. je Einzeldosis für den Menschen betragen.

Poliomyelitis-Komponente
D-Antigen-Gehalt: Als Maß für die Gleichförmigkeit der Herstellung wird der Gehalt an D-Antigen der humanen Polio-Viren Typ 1, 2 und 3 nach der Desorption mit Hilfe einer geeigneten immunchemischen Methode (2.7.1) bestimmt. Dabei wird eine Standardzubereitung verwendet, die in D-Antigen-Einheiten der Ph. Eur. kalibriert ist. Der Gehalt an D-Antigen, bezogen auf den in der Beschriftung angegebenen Gehalt, muss für jeden Typ innerhalb der für das bestimmte Produkt zugelassenen Grenzen liegen.

Poliomyelitis-Impfstoff (inaktiviert) *BRS* ist in Ph.-Eur.-Einheiten kalibriert und zur Verwendung bei der Bestimmung des D-Antigen-Gehalts vorgesehen. Die Ph.-Eur.-Einheiten entsprechen den Internationalen Einheiten.

Bestimmung der Wirksamkeit in vivo: Der Impfstoff muss der „In-vivo-Bestimmung der Wirksamkeit von Poliomyelitis-Impfstoff (inaktiviert)" (2.7.20) entsprechen.

Beschriftung

Die Beschriftung gibt an,
- Mindestanzahl an Internationalen Einheiten von Diphtherie- und Tetanus-Toxoid je Einzeldosis für den Menschen
- Mindestanzahl an Internationalen Einheiten der Pertussis-Komponente je Einzeldosis für den Menschen
- die in jeder Einzeldosis für den Menschen nominal enthaltene Menge des Polio-Virus eines jeden Typs (1, 2 und 3), ausgedrückt in Ph.-Eur.-Einheiten an D-Antigen
- zur Herstellung der Poliomyelitis-Komponente verwendeter Zelltyp
- falls zutreffend, dass der Impfstoff für die Erstimmunisierung von Kindern bestimmt und nicht notwendigerweise für Auffrischimpfungen oder zur Impfung von Erwachsenen geeignet ist
- Name und Menge des Adsorbens
- dass der Impfstoff vor der Verwendung geschüttelt werden muss
- dass der Impfstoff nicht gefrieren darf.

7.2/2066

Diphtherie-Tetanus-Ganzzell-Pertussis-Poliomyelitis(inaktiviert)-Haemophilus-Typ-B(konjugiert)-Adsorbat-Impfstoff

Vaccinum diphtheriae, tetani, pertussis ex cellulis integris, poliomyelitidis inactivatum et haemophili stirpe b coniugatum adsorbatum

Definition

Diphtherie-Tetanus-Ganzzell-Pertussis-Poliomyelitis(inaktiviert)-Haemophilus-Typ-B(konjugiert)-Adsorbat-Impfstoff ist ein Kombinationsimpfstoff aus Diphtherie-Formoltoxoid, Tetanus-Formoltoxoid, einer inaktivierten Suspension von *Bordetella pertussis* (PER$_w$, Pertussis whole cell), geeigneten Stämmen des humanen Polio-Virus Typ 1, 2 und 3, in geeigneten Zellkulturen vermehrt und inaktiviert durch ein validiertes Verfahren, Polyribosylribitolphosphat (PRP), das kovalent an ein Trägerprotein gebunden ist, und einem mineralischen Adsorbens wie Aluminiumhydroxid oder hydratisiertes Aluminiumphosphat. Die Haemophilus-Komponente befindet sich in einem separaten Behältnis und muss unmittelbar vor der Verwendung mit den anderen Komponenten gemischt werden.

Die Formoltoxoide werden aus den Toxinen gewonnen, die beim Wachstum von *Corynebacterium diphtheriae* beziehungsweise von *Clostridium tetani* gebildet werden.

PRP ist ein lineares Copolymer aus sich wiederholenden Einheiten von 3-β-D-Ribofuranosyl-(1→1)-ribitol-5-phosphat $[(C_{10}H_{19}O_{12}P)_n]$ mit einer definierten Molekülgröße und wird aus einem geeigneten Stamm von *Haemophilus influenzae* Typ B gewonnen.

Das mit PRP konjugierte Trägerprotein induziert eine T-Lymphozyten-abhängige Immunantwort der B-Lymphozyten gegen das Polysaccharid.

Herstellung

Allgemeine Vorkehrungen

Das Herstellungsverfahren muss nachweislich konstant Impfstoffe ergeben, die einem Impfstoff entsprechen, der den Anforderungen an die klinische Wirksamkeit und Unschädlichkeit für den Menschen entspricht.

Während der Entwicklungsstudien und bei jeder erforderlichen Revalidierung des Herstellungsverfahrens muss durch Prüfungen an Tieren gezeigt werden, dass der Impfstoff eine T-Lymphozyten-abhängige Immunantwort der B-Lymphozyten gegen das PRP induziert.

Als Bestandteil der Prüfung auf Gleichförmigkeit werden die Bestimmung der Wirksamkeit der Diphtherie-, Tetanus-, Pertussis- und Poliomyelitis-Komponenten mit einer ausreichenden Anzahl entsprechend der Gebrauchsanweisung rekonstituierter Impfstoffchargen durchgeführt. Nachfolgende Routinebestimmungen dieser Komponenten können ohne Zusatz der Haemophilus-Komponente durchgeführt werden.

Referenzimpfstoff(e): Unter der Voraussetzung, dass gültige Wirksamkeitsbestimmungen durchgeführt werden können, ist die Verwendung von Einzelkomponenten-Referenzimpfstoffen für die Wirksamkeitsbestimmung des Kombinationsimpfstoffs möglich. Wenn das aufgrund von Interaktionen zwischen den Komponenten des Kombinationsimpfstoffs oder aufgrund von Unterschieden in der Zusammensetzung zwischen dem Einzelkomponenten-Referenzimpfstoff und dem zu prüfenden Impfstoff nicht möglich ist, wird eine Charge des Kombinationsimpfstoffs, die sich in klinischen Studien als wirksam erwiesen hat, oder eine davon abgeleitete, repräsentative Charge als Referenzimpfstoff verwendet. Zur Herstellung einer repräsentativen Charge muss das Verfahren, das zur Herstellung der in klinischen Studien geprüften Charge geführt hat, streng eingehalten werden. Der Referenzimpfstoff kann mit Hilfe einer Methode stabilisiert werden, die nachweislich keinen Einfluss auf die „Bestimmung der Wirksamkeit" hat.

Spezifische Toxizität der Diphtherie- und Tetanus-Komponente: Das Herstellungsverfahren wird einer Validierung unterzogen und muss gewährleisten, dass, falls der Impfstoff geprüft wird, die Zubereitung der folgenden Prüfung entspricht: 5 gesunden Meerschweinchen von je 250 bis 350 g Körpermasse, die zuvor keinerlei die Prüfung störende Behandlung erhalten haben, wird jeweils das 5fache der in der Beschriftung angegebenen Einzeldosis für den Menschen subkutan injiziert. Wenn innerhalb von 42 Tagen nach der Injektion ein Tier Symptome einer Vergiftung mit Diphtherie- oder Tetanus-Toxin aufweist oder daran stirbt, entspricht der Impfstoff nicht der Prüfung. Stirbt mehr als ein Tier aus Gründen, die nicht auf den Impfstoff zurückzuführen sind, ist die Prüfung einmal zu wiederholen. Stirbt bei der Wiederholungsprüfung mehr als ein Tier, so entspricht der Impfstoff nicht der Prüfung.

Herstellung der Komponenten

Die Herstellung der Komponenten entspricht den Anforderungen der Monographien **Diphtherie-Adsorbat-Impfstoff (Vaccinum diphtheriae adsorbatum), Tetanus-Adsorbat-Impfstoff (Vaccinum tetani adsorbatum), Ganzzell-Pertussis-Adsorbat-Impfstoff (Vaccinum pertussis ex cellulis integris adsorbatum), Poliomyelitis-Impfstoff (inaktiviert) (Vaccinum poliomye-**

litidis inactivatum) und **Haemophilus-Typ-B-Impfstoff (konjugiert) (Vaccinum haemophili stirpe b coniugatum).**

Fertiger Impfstoff als Bulk

Der fertige Impfstoff als Bulk der Diphtherie-, Tetanus-, Pertussis- und Poliomyelitis-Komponenten wird durch Adsorption geeigneter Mengen von gereinigtem Diphtherie-Toxoid als Bulk und gereinigtem Tetanus-Toxoid als Bulk einzeln oder zusammen an einen mineralischen Träger wie Aluminiumhydroxid oder hydratisiertes Aluminiumphosphat hergestellt. Geeignete Mengen einer inaktivierten Suspension von *B. pertussis* und von gereinigten, monovalenten Virusernten von humanem Polio-Virus Typ 1, 2 und 3 oder einem trivalenten Pool solcher gereinigter, monovalenter Virusernten werden zugesetzt. Geeignete Konservierungsmittel können zugesetzt werden.

Der fertige Impfstoff als Bulk der Haemophilus-Komponente wird durch Verdünnen des Konjugats als Bulk zur Endkonzentration mit einem geeigneten Verdünnungsmittel hergestellt. Ein Stabilisator kann zugesetzt werden.

Nur fertiger Impfstoff als Bulk, der den nachfolgend beschriebenen Prüfungen entspricht, darf zur Herstellung der Fertigzubereitung verwendet werden.

Rinderserumalbumin: Vor dem Zusatz des Adsorbens bei der Herstellung des fertigen Impfstoffs als Bulk beträgt der Gehalt an Rinderserumalbumin so viel, dass in der Fertigzubereitung höchstens 50 ng je Einzeldosis für den Menschen enthalten sein werden, bestimmt mit Hilfe einer geeigneten immunchemischen Methode (2.7.1) an der Poliomyelitis-Komponente.

Konservierungsmittel: Falls vorhanden wird der Gehalt an Konservierungsmittel mit Hilfe einer geeigneten chemischen Methode bestimmt. Der Gehalt muss mindestens 85 und darf höchstens 115 Prozent des vorgesehenen Gehalts betragen.

Sterilität (2.6.1): Die Prüfung wird mit 10 ml Zubereitung je Nährmedium durchgeführt.

Fertigzubereitung

Der fertige Impfstoff als Bulk der Haemophilus-Komponente wird gefriergetrocknet.

Nur eine Fertigzubereitung, die der Prüfung „Osmolalität" und allen nachfolgend aufgeführten Anforderungen unter „Prüfung auf Identität", „Prüfung auf Reinheit" und „Bestimmung der Wirksamkeit" entspricht, darf zur Verwendung freigegeben werden.

Wenn die Prüfungen „Spezifische Toxizität der Pertussis-Komponente", „Konservierungsmittel" und die „Bestimmung der Wirksamkeit" der Diphtherie-, Tetanus- und Pertussis-Komponenten beim fertigen Impfstoff als Bulk mit zufriedenstellenden Ergebnissen durchgeführt wurden, können sie bei der Fertigzubereitung entfallen.

Falls der Gehalt an freiem Formaldehyd an gereinigten Antigenen als Bulk, an der inaktivierten Suspension von *B. pertussis* und an gereinigten, monovalenten Virusernten oder dem trivalenten Pool von Polio-Viren oder am fertigen Impfstoff als Bulk bestimmt wurde und gezeigt wurde, dass der Gehalt in der Fertigzubereitung höchstens $0{,}2\ g \cdot l^{-1}$ betragen wird, kann die Prüfung „Freier Formaldehyd" bei der Fertigzubereitung entfallen.

Falls die „Bestimmung der Wirksamkeit" der Poliomyelitis-Komponente *in vivo* mit zufriedenstellenden Ergebnissen am fertigen Impfstoff als Bulk durchgeführt wurde, kann sie bei der Fertigzubereitung entfallen.

Auf die „Bestimmung der Wirksamkeit" der Poliomyelitis-Komponente *in vivo* kann verzichtet werden, wenn für ein bestimmtes Produkt und jeden Polio-Virustyp nachgewiesen wurde, dass die Akzeptanzkriterien für die D-Antigen-Bestimmung das gleiche Ergebnis wie die „Bestimmung der Wirksamkeit" *in vivo* im Hinblick auf Akzeptanz oder Ablehnung einer Charge ergeben. Dieser Nachweis muss die Prüfung von Chargen mit verminderter Wirksamkeit beinhalten, die, falls erforderlich, experimentell hergestellt werden, zum Beispiel durch Wärmebehandlung oder andere Methoden zur Verringerung der immunogenen Aktivität. Bei einer signifikanten Änderung im Herstellungsverfahren der Antigene oder deren Formulierung muss jede Auswirkung auf die „Bestimmung der Wirksamkeit" *in vivo* und *in vitro* bewertet und eine Revalidierung in Betracht gezogen werden.

Osmolalität (2.2.35): Die Osmolalität des, falls erforderlich rekonstituierten, Impfstoffs muss innerhalb der für die bestimmte Zubereitung zugelassenen Grenzen liegen.

Freies PRP: Nach Elimination des Konjugats erfolgt die Bestimmung des ungebundenen PRPs für die Haemophilus-Komponente, zum Beispiel mit Hilfe einer der folgenden Methoden: Anionenaustausch-, Ausschlusschromatographie oder hydrophobe Chromatographie, Ultrafiltration oder andere validierte Verfahren.

Der Gehalt an freiem PRP darf nicht größer sein als der für das bestimmte Produkt zugelassene Gehalt.

Prüfung auf Identität

Die Prüfungen auf Identität A, B, C und D werden mit dem Inhalt des Behältnisses, das die Diphtherie-, Tetanus-, Pertussis- und Poliomyelitis-Komponenten enthält, durchgeführt. Zur Prüfung auf Identität E wird der Inhalt des Behältnisses mit der Haemophilus-Komponente verwendet.

A. Diphtherie-Toxoid wird mit Hilfe einer geeigneten immunchemischen Methode (2.7.1) identifiziert. Die folgende, auf bestimmte Impfstoffe anwendbare Methode ist als Beispiel angegeben. Im zu prüfenden Impfstoff wird so viel Natriumcitrat *R* gelöst, dass eine Lösung von $100\ g \cdot l^{-1}$ erhalten wird. Diese Lösung wird etwa 16 h lang bei 37 °C gehalten und zentrifugiert, bis ein klarer, flüssiger Überstand erhalten wird, der mit einem geeigneten Diphtherie-Antitoxin reagiert und einen Niederschlag bildet.

B. Tetanus-Toxoid wird mit Hilfe einer geeigneten immunchemischen Methode (2.7.1) identifiziert. Die folgende, auf bestimmte Impfstoffe anwendbare Methode ist als Beispiel angegeben. Der bei der „Prüfung auf Identität, A" erhaltene klare, flüssige Überstand reagiert mit einem geeigneten Tetanus-Antitoxin und bildet einen Niederschlag.

C. Der bei der „Prüfung auf Identität, A" erhaltene Rückstand kann verwendet werden. Andere geeignete Methoden zum Abtrennen der Bakterien vom Adsorbens können angewendet werden. Der Pertussis-Impfstoff wird aus dem suspendierten Niederschlag durch Agglutination der Bakterien durch spezifische Antisera gegen *B. pertussis* oder durch die „Bestimmung der Wirksamkeit" identifiziert.

D. Der Impfstoff muss unter Anwendung einer geeigneten immunchemischen Methode (2.7.1), wie der Bestimmung von D-Antigen mittels ELISA, nachweislich humane Polio-Viren Typ 1, 2 und 3 enthalten.

E. Die Haemophilus-Komponente wird mit Hilfe einer für PRP geeigneten immunchemischen Methode (2.7.1) identifiziert.

Prüfung auf Reinheit

Die Prüfungen „Spezifische Toxizität der Pertussis-Komponente", „Aluminium", „Freier Formaldehyd", „Konservierungsmittel" und „Sterilität" werden mit dem Inhalt des Behältnisses, das Diphtherie-, Tetanus-, Pertussis- und Poliomyelitis-Komponenten enthält, durchgeführt. Für die Prüfungen „PRP", „Wasser", „Sterilität" und „Pyrogene" wird der Inhalt des Behältnisses mit der Haemophilus-Komponente verwendet.

Verschiedene Prüfungen der Haemophilus-Komponente werden eher am gefriergetrockneten Produkt durchgeführt als am Konjugat als Bulk, da der Gefriertrocknungsprozess die zu prüfende Komponente schädigen kann.

Spezifische Toxizität der Pertussis-Komponente: Jeweils mindestens 5 gesunde Mäuse von je 14 bis 16 g Körpermasse werden für die Impfstoffgruppe und für die Kontrollgruppe mit Salzlösung verwendet. Tiere desselben Geschlechts werden verwendet oder männliche und weibliche Tiere gleichmäßig auf die Gruppen verteilt. Die Tiere werden bis mindestens 2 h vor der Injektion und während der Prüfung mit Futter und Wasser versorgt. Jeder Maus der Impfstoffgruppe wird in 0,5 ml eine Impfstoffmenge von mindestens der halben Einzeldosis für den Menschen intraperitoneal injiziert. Jeder Maus der Kontrollgruppe werden 0,5 ml einer sterilen Lösung von Natriumchlorid *R* ($9 g \cdot l^{-1}$) injiziert, die vorzugsweise die gleiche Menge Konservierungsmittel enthält wie die des injizierten Impfstoffs. Die Mäuse beider Gruppen werden unmittelbar vor der Injektion und 72 h sowie 7 Tage nach der Injektion gewogen. Der Impfstoff entspricht der Prüfung, wenn
- die Gesamtkörpermasse der Mäuse der Impfstoffgruppe nach 72 h nicht geringer ist als vor der Injektion
- die durchschnittliche Massezunahme je geimpfter Maus nach 7 Tagen mindestens 60 Prozent der eines Kontrolltiers beträgt
- höchstens 5 Prozent der geimpften Mäuse während der Prüfung sterben.

Die Prüfung kann wiederholt werden und die Ergebnisse der Prüfungen werden zusammengefasst.

PRP: mindestens 80 Prozent der in der Beschriftung angegebenen PRP-Menge

Der Gehalt an PRP wird entweder durch Bestimmung der Ribose (2.5.31) oder des Phosphors (2.5.18), mit Hilfe einer immunchemischen Methode (2.7.1) oder der Flüssigchromatographie (2.2.29, Anionenaustauschchromatographie mit gepulster, amperometrischer Detektion) ermittelt.

Aluminium (2.5.13): höchstens 1,25 mg je Einzeldosis für den Menschen, wenn Aluminiumhydroxid oder hydratisiertes Aluminiumphosphat als Adsorbens verwendet wurde

Freier Formaldehyd (2.4.18): höchstens $0,2 g \cdot l^{-1}$

Konservierungsmittel: Falls vorhanden wird der Gehalt an Konservierungsmittel mit Hilfe einer geeigneten chemischen Methode bestimmt. Der Gehalt muss mindestens dem zuvor bestimmten, gerade noch wirksamen Gehalt entsprechen und darf höchstens 115 Prozent des in der Beschriftung angegebenen Gehalts betragen.

Wasser (2.5.12): höchstens 3,0 Prozent in der Haemophilus-Komponente

Sterilität (2.6.1): Der Impfstoff muss der Prüfung entsprechen.

Pyrogene (2.6.8): Der Impfstoff (die Haemophilus-Komponente) muss der Prüfung entsprechen. Je nach Trägerprotein des Impfstoffs wird einem Kaninchen je Kilogramm Körpermasse eine Impfstoffmenge injiziert, die 1 µg PRP für das Diphtherie-Toxoid oder -Protein CRM 197 oder 0,1 µg PRP für das Tetanus-Toxoid oder 0,025 µg PRP für das OMP entspricht.

Bestimmung der Wirksamkeit

Diphtherie-Komponente: Zur Bestimmung der Wirksamkeit der Diphtherie-Komponente wird eine der unter „Bestimmung der Wirksamkeit von Diphtherie-Adsorbat-Impfstoff" (2.7.6) vorgeschriebenen Methoden durchgeführt.

Die untere Vertrauensgrenze ($P = 0,95$) der ermittelten Wirksamkeit muss mindestens 30 I.E. je Einzeldosis für den Menschen betragen.

Tetanus-Komponente: Zur Bestimmung der Wirksamkeit der Tetanus-Komponente wird eine der unter „Bestimmung der Wirksamkeit von Tetanus-Adsorbat-Impfstoff" (2.7.8) vorgeschriebenen Methoden durchgeführt.

Wenn die Prüfung an Meerschweinchen durchgeführt wird, muss die untere Vertrauensgrenze ($P = 0,95$) der ermittelten Wirksamkeit mindestens 40 I.E. je Einzeldosis für den Menschen betragen. Wenn die Prüfung an Mäusen durchgeführt wird, muss die untere Vertrauensgrenze

(P = 0,95) der ermittelten Wirksamkeit mindestens 60 I.E. je Einzeldosis für den Menschen betragen.

Pertussis-Komponente: Die „Bestimmung der Wirksamkeit von Ganzzell-Pertussis-Impfstoff" (2.7.7) wird durchgeführt.

Die ermittelte Wirksamkeit muss mindestens 4 I.E. je Einzeldosis für den Menschen betragen. Die untere Vertrauensgrenze (P = 0,95) der ermittelten Wirksamkeit muss mindestens 2 I.E. je Einzeldosis für den Menschen betragen.

Poliomyelitis-Komponente

D-Antigen-Gehalt: Als Maß für die Gleichförmigkeit der Herstellung wird der Gehalt an D-Antigen der humanen Polio-Viren Typ 1, 2 und 3 nach der Desorption mit Hilfe einer geeigneten immunchemischen Methode (2.7.1) bestimmt. Dabei wird eine Standardzubereitung verwendet, die in D-Antigen-Einheiten der Ph. Eur. kalibriert ist. Der Gehalt an D-Antigen, bezogen auf den in der Beschriftung angegebenen Gehalt, muss für jeden Typ innerhalb der für das bestimmte Produkt zugelassenen Grenzen liegen.

Poliomyelitis-Impfstoff (inaktiviert) *BRS* ist in Ph.-Eur.-Einheiten kalibriert und zur Verwendung bei der Bestimmung des D-Antigen-Gehalts vorgesehen. Die Ph.-Eur.-Einheiten entsprechen den Internationalen Einheiten.

Bestimmung der Wirksamkeit in vivo: Der Impfstoff muss der „In-vivo-Bestimmung der Wirksamkeit von Poliomyelitis-Impfstoff (inaktiviert)" (2.7.20) entsprechen.

Beschriftung

Die Beschriftung gibt an,

- Mindestanzahl an Internationalen Einheiten von Diphtherie- und Tetanus-Toxoid je Einzeldosis für den Menschen
- Mindestanzahl an Internationalen Einheiten der Pertussis-Komponente je Einzeldosis für den Menschen
- die in jeder Einzeldosis für den Menschen nominal enthaltene Menge des Polio-Virus eines jeden Typs (1, 2 und 3), ausgedrückt in Ph.-Eur.-Einheiten an D-Antigen
- zur Herstellung der Poliomyelitis-Komponente verwendeter Zelltyp
- Menge an PRP in Mikrogramm je Einzeldosis für den Menschen
- Typ und nominal enthaltene Menge der Trägerproteine je Einzeldosis für den Menschen
- falls zutreffend, dass der Impfstoff für die Erstimmunisierung von Kindern bestimmt und nicht notwendigerweise für Auffrischimpfungen oder zur Impfung von Erwachsenen geeignet ist
- Name und Menge des Adsorbens
- dass der Impfstoff vor der Verwendung geschüttelt werden muss
- dass der Impfstoff nicht gefrieren darf.

7.2/1056

Hepatitis-B-Impfstoff (rDNA)

Vaccinum hepatitidis B (ADNr)

Definition

Hepatitis-B-Impfstoff (rDNA) ist eine Zubereitung aus Hepatitis-B-Oberflächenantigen (HBsAg), einer Eiweißkomponente des Hepatitis-B-Virus. Das Antigen kann an einen mineralischen Träger wie Aluminiumhydroxid oder hydratisiertes Aluminiumphosphat adsorbiert sein.

Der Impfstoff kann außerdem das Adjuvans 3-*O*-Desacyl-4′-monophosphoryl-lipid A enthalten.

Das Antigen wird durch DNA-Rekombinationstechnik hergestellt.

Herstellung

Allgemeine Vorkehrungen

Der Impfstoff muss nachweislich zur Bildung spezifischer, schützender Antikörper beim Menschen führen. Das Herstellungsverfahren muss nachweislich konstant Impfstoffe ergeben, die den Anforderungen an Immunogenität und Unschädlichkeit entsprechen.

Das Herstellungsverfahren wird einer Validierung unterzogen und muss gewährleisten, dass, falls der Impfstoff geprüft wird, die Zubereitung der „Prüfung auf anomale Toxizität, Prüfung von Sera und Impfstoffen für Menschen" (2.6.9) entspricht.

Hepatitis-B-Impfstoff (rDNA) wird hergestellt durch Expression des viralen, für Hepatitis-B-Oberflächenantigen codierenden Gens in Hefe- *(Saccharomyces cerevisiae)* oder Säugetierzellen (CHO-Zellen oder anderen geeigneten Zelllinien), Reinigung des gebildeten HBsAg und die Überführung dieses Antigens in eine immunogene Zubereitung. Die Eignung und Unschädlichkeit der verwendeten Zellen müssen von der zuständigen Behörde genehmigt werden.

Der Impfstoff kann das Produkt des S-Gens (Hauptprotein), eine Kombination der S-Gen- und Pre-S2-Gen-Produkte (mittleres Protein) oder eine Kombination der S-Gen-, der Pre-S2-Gen- und Pre-S1-Gen-Produkte (großes Protein) enthalten.

Referenzzubereitung: Als Referenzzubereitung wird ein Teil einer repräsentativen Impfstoffcharge verwendet, die in Tieren mindestens so immunogen sein muss wie eine Charge, die in klinischen Studien bei mindestens 95 Prozent jungen, gesunden Erwachsenen nach einer vollständig durchgeführten Grundimmunisierung Serokonversion bewirkt hat. Serokonversion entspricht einem Titer an HBsAg neutralisierenden Antikörpern, der als schützend angesehen wird. Ein Antikörpertiter von mindestens 10 mI.E. je Milliliter wird als schützend angesehen.

Charakterisierung der Substanz

Zur Charakterisierung des Antigens werden Entwicklungsstudien durchgeführt. Die komplette Protein-, Lipid- und Kohlenhydratstruktur des Antigens wird bestimmt. Die morphologischen Merkmale der Antigenpartikeln werden durch Elektronenmikroskopie bestimmt. Die mittlere Dichte der Antigenpartikeln wird durch eine geeignete physikalisch-chemische Methode, zum Beispiel Dichtegradienten-Zentrifugation, bestimmt. Die Antigenepitope werden charakterisiert. Die Primärstruktur der Proteinfraktion des Antigens wird zum Beispiel durch Bestimmung der Aminosäurenzusammensetzung, durch partielle Aminosäurensequenzanalyse und durch Peptidmustercharakterisierung charakterisiert.

Kultur und Ernte

Identität, mikrobielle Reinheit, Plasmidretention und Gleichförmigkeit des Ertrags werden in geeigneten Herstellungsphasen bestimmt. Bei Verwendung von Säugetierzellen müssen Prüfungen auf fremde Agenzien und Mykoplasmen entsprechend „Prüfung auf fremde Agenzien in Virus-Lebend-Impfstoffen für Menschen“ (2.6.16) durchgeführt werden, wobei für die „Prüfung auf andere fremde Agenzien mit Hilfe von Zellkulturen“ 200 ml Ernte verwendet werden.

Gereinigtes Antigen

Nur ein gereinigtes Antigen, das den nachfolgend beschriebenen Prüfungen entspricht, darf für die Zubereitung des fertigen Impfstoffs als Bulk verwendet werden.

Gesamtprotein: Der Gesamtproteingehalt wird mit Hilfe einer validierten Methode bestimmt. Der Gehalt muss innerhalb der für das bestimmte Produkt zugelassenen Grenzen liegen.

Antigengehalt und -identität: Die Menge und Spezifität des HBsAg werden im Vergleich zum Internationalen Standard für HBsAg-Subtyp *ad* oder zu einem eigenen Standard mit Hilfe einer geeigneten immunchemischen Methode (2.7.1) bestimmt, zum Beispiel durch Radioimmunassay (RIA), ELISA, Immunblotbestimmung (vorzugsweise mit einem gegen ein schützendes Epitop gerichteten monoklonalen Antikörper) oder mit einfacher radialer Immundiffusion. Das Antigen-Protein-Verhältnis muss innerhalb der für das bestimmte Produkt zugelassenen Grenzen liegen.

Die Molekülmasse der Hauptbande in einer Polyacrylamid-Gelelektrophorese unter Einsatz von Natriumdodecylsulfat (SDS-PAGE) unter reduzierenden Bedingungen muss dem Wert entsprechen, der aus den bekannten Nukleinsäure- und Polypeptidsequenzen und der möglichen Glykosilierung zu erwarten ist.

Antigenreinheit: Die Reinheit des Antigens wird im Vergleich mit einer Referenzzubereitung durch Flüssigchromatographie oder andere geeignete Methoden bestimmt, wie SDS-PAGE mit Färbung durch Coomassie-Blau (Säureblau 92) und Silber. Eine geeignete Methode muss empfindlich genug sein, um mögliche Verunreinigungen in einer Konzentration von 1 Prozent des Gesamtproteins festzustellen. Mindestens 95 Prozent des Gesamtproteins müssen aus Hepatitis-B-Oberflächenantigen bestehen.

Zusammensetzung: Der Gehalt an Proteinen, Lipiden, Nukleinsäuren und Kohlenhydraten wird bestimmt.

Von Wirtszellen und Vektoren stammende DNA: Falls Säugetierzellen bei der Herstellung verwendet werden, darf der DNA-Gehalt in der Menge gereinigten Antigens, die einer Impfstoffdosis für den Menschen entspricht, höchstens 10 pg betragen.

Cäsium: Wenn bei der Herstellung ein Cäsiumsalz verwendet wird, muss an dem gereinigten Antigen eine Bestimmung des Cäsiumrückstands durchgeführt werden. Der Gehalt muss innerhalb der für das bestimmte Produkt zugelassenen Grenzen liegen.

Sterilität (2.6.1): Das gereinigte Antigen muss der Prüfung entsprechen. Die Prüfung wird mit 10 ml Zubereitung je Nährmedium durchgeführt.

Zusätzliche Prüfungen an dem gereinigten Antigen können je nach Herstellungsmethode erforderlich sein, wie eine Prüfung auf Tierserumrückstände, wenn Säugetierzellen für die Herstellung verwendet wurden, oder Prüfungen auf Rückstände chemischer Substanzen, die zur Extraktion und Reinigung verwendet wurden.

Adsorbiertes 3-*O*-Desacyl-4′-monophosphoryl-lipid A als Bulk

Wenn 3-*O*-Desacyl-4′-monophosphoryl-lipid A im Impfstoff enthalten ist, muss es den Anforderungen der Monographie **3-*O*-Desacyl-4′-monophosphoryl-lipid A (Adeps A 3-*O*-desacyl-4′-monophosphorylatus)** entsprechen. Wenn das flüssige 3-*O*-Desacyl-4′-monophosphoryl-lipid A als Bulk vor dem Zusatz zum Impfstoff adsorbiert wird, muss das adsorbierte 3-*O*-Desacyl-4′-monophosphoryl-lipid A als Bulk den nachfolgend aufgeführten Anforderungen entsprechen:

Adsorptionsgrad von 3-*O*-Desacyl-4′-monophosphoryl-lipid A: Der Gehalt an nicht adsorbiertem 3-*O*-Desacyl-4′-monophosphoryl-lipid A im adsorbierten 3-*O*-Desacyl-4′-monophosphoryl-lipid A als Bulk wird mit Hilfe einer geeigneten Methode bestimmt, zum Beispiel der gaschromatographischen Quantifizierung der Fettsäuren von 3-*O*-Desacyl-4′-monophosphoryl-lipid A im Überstand, der nach Zentrifugation zur Trockne eingedampft wird.

pH-Wert (2.2.3): Der pH-Wert muss innerhalb der für das bestimmte Produkt zugelassenen Grenzen liegen.

Sterilität (2.6.1): Adsorbiertes 3-*O*-Desacyl-4′-monophosphoryl-lipid A als Bulk muss der Prüfung entsprechen. Die Prüfung wird mit 10 ml je Nährmedium durchgeführt.

Fertiger Impfstoff als Bulk

Dem Impfstoff als Bulk können ein Konservierungsmittel, ein mineralischer Träger, wie Aluminiumhydroxid oder hydratisiertes Aluminiumphosphat, und das Adjuvans 3-*O*-Desacyl-4′-monophosphoryl-lipid A zugesetzt werden.

Nur ein fertiger Impfstoff als Bulk, der den nachfolgend beschriebenen Prüfungen entspricht, darf zur Herstellung der Fertigzubereitung verwendet werden.

Konservierungsmittel: Falls vorhanden wird der Gehalt an Konservierungsmittel mit Hilfe einer geeigneten chemischen oder physikalisch-chemischen Methode bestimmt. Der Gehalt muss mindestens 85 und darf höchstens 115 Prozent des vorgesehenen Gehalts betragen.

Sterilität (2.6.1): Der fertige Impfstoff als Bulk muss der Prüfung entsprechen. Die Prüfung wird mit 10 ml Zubereitung je Nährmedium durchgeführt.

Fertigzubereitung

Nur eine Fertigzubereitung, die allen nachfolgend aufgeführten Anforderungen unter „Prüfung auf Identität", „Prüfung auf Reinheit" und „Bestimmung der Wirksamkeit" entspricht, darf zur Verwendung freigegeben werden. Haben, falls zutreffend, die Prüfungen „Freier Formaldehyd" und „Konservierungsmittel" beim fertigen Impfstoff als Bulk zufriedenstellende Ergebnisse erzielt, können sie bei der Fertigzubereitung entfallen. Wenn die „Bestimmung der Wirksamkeit" *in vivo* beim fertigen Impfstoff als Bulk mit zufriedenstellenden Ergebnissen durchgeführt wurde, kann sie für die Fertigzubereitung entfallen.

Adsorptionsgrad: Der Grad der Adsorption des Antigens und, falls vorhanden, von 3-*O*-Desacyl-4′-monophosphoryl-lipid A wird ermittelt.

Prüfung auf Identität

Die Bestimmung der Wirksamkeit oder, falls zutreffend, das elektrophoretische Profil dient auch zur Identifizierung des Impfstoffs. Zusätzlich kann, falls zutreffend, die Prüfung auf Gehalt an 3-*O*-Desacyl-4′-monophosphoryl-lipid A dazu dienen, den 3-*O*-Desacyl-4′-monophosphoryl-lipid A enthaltenden Impfstoff zu identifizieren.

Prüfung auf Reinheit

Aluminium (2.5.13): höchstens 1,25 mg je Einzeldosis für den Menschen, wenn Aluminiumhydroxid oder hydratisiertes Aluminiumphosphat als Adsorbens verwendet wurde

3-*O*-Desacyl-4′-monophosphoryl-lipid A: mindestens 80 Prozent und höchstens 120 Prozent des vorgesehenen Gehalts

Falls anwendbar wird der Gehalt an 3-*O*-Desacyl-4′-monophosphoryl-lipid A mit Hilfe einer geeigneten Methode wie der Gaschromatographie (2.2.28) bestimmt.

Freier Formaldehyd (2.4.18): höchstens 0,2 g · l^{-1}

Konservierungsmittel: Falls vorhanden wird der Gehalt an Konservierungsmittel mit Hilfe einer geeigneten chemischen oder physikalisch-chemischen Methode bestimmt. Der Gehalt muss mindestens dem zuvor bestimmten, gerade noch wirksamen Gehalt entsprechen und darf höchstens 115 Prozent des in der Beschriftung angegebenen Gehalts betragen.

Sterilität (2.6.1): Der Impfstoff muss der Prüfung entsprechen.

Pyrogene (2.6.8): Der Impfstoff muss der Prüfung entsprechen. Jedem Kaninchen wird die einer Dosis für den Menschen entsprechende Menge oder, wenn der Impfstoff 3-*O*-Desacyl-4′-monophosphoryl-lipid A enthält, je Kilogramm Körpermasse des Kaninchens eine Menge Impfstoff, die 2,5 µg 3-*O*-Desacyl-4′-monophosphoryl-lipid A enthält, injiziert.

Bestimmung der Wirksamkeit

Der Impfstoff muss der „Bestimmung der Wirksamkeit von Hepatitis-B-Impfstoff (rDNA)" (2.7.15) entsprechen.

Beschriftung

Die Beschriftung gibt an,
- Menge HBsAg je Behältnis
- für die Impfstoffherstellung verwendete Zellart
- Name und Menge jedes verwendeten Adjuvans und/oder Adsorbens
- dass der Impfstoff vor der Verwendung geschüttelt werden muss
- dass der Impfstoff nicht gefrieren darf.

7.2/2441

Humanes-Papillomavirus-Impfstoff (rDNA)

Vaccinum papillomaviri humani (ADNr)

Definition

Humanes-Papillomavirus-Impfstoff (rDNA) ist eine Zubereitung aus gereinigten virusähnlichen Partikeln (virus-like particles, VLPs), die aus dem Hauptprotein der Kapsel (L1) eines humanen Papillomavirus(HPV)-Genotyps oder mehrerer humaner Papillomavirus-Genotypen besteht. Die Antigene können an einen mineralischen Träger wie Aluminiumhydroxid oder hydratisiertes Aluminiumphosphat adsorbiert sein. Der Impfstoff kann außerdem das Adjuvans 3-*O*-Desacyl-4′-monophosphoryllipid A enthalten. Die Antigene werden durch DNA-Rekombinationstechnik gewonnen.

Herstellung

Allgemeine Vorkehrungen

Der Impfstoff muss nachweislich zur Bildung spezifischer, neutralisierender Antikörper beim Menschen führen. Das Herstellungsverfahren muss nachweislich konstant Impfstoffe ergeben, die qualitativ vergleichbar sind mit einem Impfstoff, dessen Unschädlichkeit und Wirksamkeit für den Menschen sich in klinischen Studien als zufriedenstellend erwiesen haben.

Das Herstellungsverfahren wird einer Validierung unterzogen und muss gewährleisten, dass, falls der Impfstoff geprüft wird, die Zubereitung der „Prüfung auf anomale Toxizität, Prüfung von Sera und Impfstoffen für Menschen" (2.6.9) entspricht.

Der Impfstoff wird, nach Expression der viralen, für Kapselproteine codierenden Gene in Hefezellen oder in einem Insektenzellen-Baculovirusvektor-Expressionssystem, durch Reinigung der gebildeten VLPs und Überführen dieser Partikeln in eine immunogene Zubereitung hergestellt. Die Eignung und Unschädlichkeit der Expressionssysteme müssen von der zuständigen Behörde genehmigt werden.

Die Herstellung des Impfstoffs beruht auf einem Virussaatgutsystem/Zellbanksystem. Abgesehen von begründeten und zugelassenen Fällen dürfen zur Herstellung des Impfstoffs verwendetes Virus und verwendete Zellen nicht mehr Passagen von Mastersaatgut und Zellbank entfernt sein als das Virus in einem Impfstoff, dessen Unschädlichkeit und Wirksamkeit sich in klinischen Studien als zufriedenstellend erwiesen haben.

Referenzzubereitung: Eine Impfstoffcharge, die sich in klinischen Studien als wirksam erwiesen hat, oder eine davon abgeleitete repräsentative Charge wird als Referenzzubereitung verwendet. Der Referenzimpfstoff wird möglichst stabilisiert. Das Stabilisierungsverfahren darf nachweislich keinen signifikanten Einfluss auf die Bestimmung der Wirksamkeit haben.

Charakterisierung

Die Charakterisierung der VLPs wird mit Zubereitungen durchgeführt, die während der Impfstoffentwicklung hergestellt wurden, einschließlich der Chargen zur Validierung des Verfahrens. Die Charakterisierung beinhaltet die Proteinzusammensetzung, unter Verwendung von Techniken wie zum Beispiel SDS-PAGE mit Western-Blot oder Massenspektrometrie, Peptidmustercharakterisierung und/oder terminale Aminosäurensequenzanalyse. Morphologische Eigenschaften der VLPs und der Grad der Aggregation werden bestimmt, um die Konformationsepitope, die für die Wirksamkeit erforderlich sind, nachzuweisen. Die Charakterisierung der VLPs kann mit Hilfe der Rasterelektronenmikroskopie und Transmissionselektronenmikroskopie, dynamischer Lichtstreuung, Epitopmustercharakterisierung und Reaktionsvermögen mit neutralisierenden, monoklonalen Antikörpern durchgeführt werden. Zusätzlich wird, falls zutreffend, der Gehalt an Proteinen, Lipiden, Nukleinsäuren und Kohlenhydraten bestimmt. Der Anteil an restlichem Wirtszellprotein aus Insektenzellen entspricht den von der zuständigen Behörde festgelegten, akzeptablen Unschädlichkeitskriterien.

Zellbanken und Virussaatgut

Herstellung in rekombinanten Hefezellen: Nur Zellbanken, die in Bezug auf die Identität, mikrobielle Reinheit, Wachstumseigenschaften und Stabilität zufriedenstellend charakterisiert wurden, dürfen für die Herstellung verwendet werden. Die genetische Homogenität der Master- und Arbeitszellbanken wird geprüft. Die biologischen Eigenschaften der Wirtszellen und der Expressionsvektoren werden vollständig beschrieben. Die physiologischen Bedingungen, die die Expression des geklonten Gens in der Wirtszelle fördern und kontrollieren, werden detailliert beschrieben. Die Beschreibung beinhaltet genetische Marker der Wirtszelle, Aufbau, Genetik und Struktur des Expressionsvektors sowie Herkunft und Identität des geklonten Gens. Die Nukleotidsequenz des eingefügten Gens (der Fremd-DNA) sowie der benachbarten Segmente des Vektors und die Restriktionsenzymkartierung des Vektors, der das eingefügte Gen (der Fremd-DNA) enthält, werden beschrieben. Stabilitätsdaten des Expressionssystems während der Lagerungsdauer der rekombinanten Arbeitszellbank bis zu dem für die Herstellung verwendeten Passageniveau oder darüber hinaus sind enthalten.

Herstellung in einem Insektenzellen-Baculovirus-Expressionssystem

- *Insektenzellsubstrat:* Nur Zellbanken, die mit zufriedenstellenden Ergebnissen in Bezug auf Identität, Reinheit, Wachstumseigenschaften, Stabilität, fremde

Agenzien und Tumorigenität charakterisiert wurden, dürfen für die Herstellung verwendet werden. Diese Charakterisierung wird in Übereinstimmung mit Kapitel „5.2.3 Zellkulturen für die Herstellung von Impfstoffen für Menschen" und Kapitel „2.6.16 Prüfung auf fremde Agenzien in Virus-Lebend-Impfstoffen für Menschen" in geeigneten Stadien der Herstellung durchgeführt. Besondere Beachtung wird den durch Insekten übertragbaren Viren, insbesondere denen, die für den Menschen pathogen sein können (zum Beispiel Arboviren), geschenkt. Fremde infektiöse Agenzien von Insektenzellen können ohne zytopathischen Effekt sein. Die Prüfungen schließen daher Nukleinsäureamplifikationstechniken und andere Techniken wie Elektronenmikroskopie und eine Co-Kultur ein.

– *Rekombinantes Baculovirus:* Die Verwendung des rekombinanten Baculovirusvektors beruht auf einem Saatgutsystem mit einer von der zuständigen Behörde zugelassenen festgelegten Anzahl an Passagen zwischen dem Ursprungsvirus und dem Master- und Arbeitssaatgut. Der rekombinante Baculovirus-Expressionsvektor enthält die codierende Sequenz für das HPV-L1-Antigen. Die Segmente der Expressionsvektoren werden mit Hilfe von Verfahren zur Amplifikation von Nukleinsäuren (NAT) in Verbindung mit weiteren Prüfmethoden analysiert, die mit dem gereinigten rekombinanten Protein durchgeführt werden, um die Qualität und Gleichförmigkeit des exprimierten HPV-L1-Antigens sicherzustellen. Das für die Herstellung von HPV-Impfstoffen verwendete rekombinante Baculovirus wird anhand von Unterlagen identifiziert, die sowohl Informationen über Herkunft und Identität des geklonten Gens als auch zu Aufbau, Genetik und Struktur des Baculovirus-Expressionsvektors oder der Baculovirus-Expressionsvektoren enthalten. Die genetische Stabilität des Expressionsvektors wird vom Baculovirus-Mastersaatgut bis mindestens zu dem höchsten für die Herstellung verwendeten Passageniveau und möglichst darüber hinaus nachgewiesen.

Rekombinantes Baculovirus-Saatgut wird in großen Mengen hergestellt und bei Temperaturen, die für die Stabilität günstig sind, gelagert.

Nur ein Virussaatgut, das den nachfolgend aufgeführten Anforderungen entspricht, darf für die Virusvermehrung verwendet werden.

Identität: Master- und Arbeitssaatgut werden durch den HPV-Typ des eingefügten Ursprungsgens mit Hilfe eines geeigneten Verfahrens wie NAT (2.6.21) identifiziert.

Viruskonzentration: Die Viruskonzentration des Master- und Arbeitssaatguts wird bestimmt, um die Gleichförmigkeit des Herstellungsverfahrens zu überwachen.

Fremde Agenzien (2.6.16): Das Arbeitssaatgut entspricht den Anforderungen an Saatgut und Kontrollzellen. Dabei wird besonders auf *Spiroplasma* spp. und die durch Insekten übertragbaren Viren, insbesondere diejenigen, die für den Menschen pathogen sein können (zum Beispiel Arboviren), geachtet.

Virusvermehrung und Ernte

Alle Arbeiten an der Zellbank und dem Baculovirussaatgut und den folgenden Zellkulturen werden unter aseptischen Bedingungen in einem Bereich vorgenommen, in dem mit keinen anderen Zellen gearbeitet wird.

In begründeten und zugelassenen Fällen darf für die Herstellung in einem Insektenzellen-Baculovirus-Expressionssystem eine als Zwischenprodukt gelagerte Viruskultur für die Virusvermehrung verwendet werden, die den folgenden 5 Prüfungen entspricht.

Identität: Jede als Zwischenprodukt gelagerte Viruskultur wird entsprechend dem HPV-Typ durch eine immunologische Wertbestimmung mit spezifischen Antikörpern oder durch eine molekulare Identitätsprüfung wie NAT (2.6.21) identifiziert.

Bakterien, Pilze: Jede als Zwischenprodukt gelagerte Viruskultur muss der „Prüfung auf Sterilität" (2.6.1) entsprechen. 10 ml Zubereitung werden für jedes Nährmedium verwendet.

Viruskonzentration: Die Viruskonzentration jeder als Zwischenprodukt gelagerten Baculoviruskultur wird mit Hilfe einer geeigneten Methode wie einer Plaque-Bestimmung oder NAT (2.6.21) bestimmt, um die Gleichförmigkeit des Herstellungsverfahrens zu überwachen.

Fremde Agenzien (2.6.16): Jede als Zwischenprodukt gelagerte Viruskultur muss der Prüfung entsprechen.

Kontrollzellen: Die Kontrollzellen der Herstellungszellkultur, von der jede als Zwischenprodukt gelagerte Viruskultur abgeleitet worden ist, muss einer Identitätsprüfung und den Anforderungen „Fremde Agenzien" (2.6.16) entsprechen.

Herstellung in rekombinanten Hefezellen: Identität, mikrobielle Reinheit, Plasmidretention und Gleichförmigkeit des Ertrags werden in geeigneten Herstellungsstadien bestimmt.

Herstellung in einem Insektenzellen-Baculovirus-Expressionssystem: Insektenzellkulturen werden wie von der zuständigen Behörde zugelassen für eine festgelegte Multiplizität der Infektion mit rekombinantem Baculovirus inokuliert. Mehrere Einzelernten können vor der Prüfung gepoolt werden. Antibiotikum darf weder zum Zeitpunkt der Ernte noch zu einem späteren Zeitpunkt in der Herstellung zugesetzt werden.

Einzelernten

Nur eine Einzelernte oder ein Pool von Einzelernten, die den nachfolgend aufgeführten Anforderungen entsprechen, darf für die Herstellung des gereinigten, monovalenten Antigens verwendet werden.

Identität: Jede Einzelernte muss durch eine immunologische oder molekularbiologische Wertbestimmung, zum Beispiel Hybridisierung oder Polymerase-Kettenreaktion (polymerase chain reaction, PCR), als geeigneter HPV-Typ identifiziert werden.

Bakterien, Pilze: Erfolgt die Herstellung in einem Insektenzellen-Baculovirus-Expressionssystem, muss die Einzelernte der „Prüfung auf Sterilität" (2.6.1) entsprechen. Erfolgt die Herstellung in Hefezellen, wird die Einzelernte durch Inokulation geeigneter Nährmedien auf Reinheit der Kultur geprüft, um sicherzustellen, dass kein anderes Wachstum als das der Wirtszellen stattfindet.

Fremde Agenzien (2.6.16): Erfolgt die Herstellung in einem Insektenzellen-Baculovirus-Expressionssystem, muss die Einzelernte den Prüfungen auf fremde Agenzien entsprechen. Wie unter „Zellbanken und Virussaatgut" angegeben, wird auf die durch Insekten übertragbaren Viren geachtet.

Kontrollzellen: Erfolgt die Herstellung in einem Insektenzellen-Baculovirus-Expressionssystem, müssen die Kontrollzellen einer der Identitätsprüfungen und den Anforderungen „Fremde Agenzien" (2.6.16) entsprechen. Wie unter „Zellbanken und Virussaatgut" angegeben, wird den durch Insekten übertragbaren Viren besondere Beachtung geschenkt.

Gereinigtes, monovalentes Antigen

Die Ernten werden mit Hilfe validierter Methoden gereinigt. Wenn das Substrat eines Insektenzellen-Baculovirus-Expressionssystems verwendet wird, wird das Herstellungsverfahren auf seine Fähigkeit der Eliminierung (durch Entfernung und/oder Inaktivierung) von Fremdviren und rekombinanten Baculoviren validiert.

Nur ein gereinigtes, monovalentes Antigen, das den nachfolgend aufgeführten Anforderungen entspricht, darf zur Herstellung des fertigen Impfstoffs als Bulk verwendet werden. Eine der Prüfungen oder mehrere Prüfungen können in Übereinstimmung mit der zuständigen Behörde entfallen, wenn sie an dem adsorbierten, monovalenten Antigen durchgeführt wurden.

Gesamtprotein: Der Gesamtproteingehalt wird mit Hilfe einer validierten Methode bestimmt. Der Gehalt muss innerhalb der für das bestimmte Produkt zugelassenen Grenzen liegen.

Antigengehalt und -identität: Die Menge und Spezifität jedes Antigentyps werden mit Hilfe einer geeigneten immunchemischen Methode (2.7.1) bestimmt, zum Beispiel Radioimmunassay (RIA), ELISA, Immunblotbestimmung (vorzugsweise mit einem gegen das schützende Epitop gerichteten monoklonalen Antikörper) oder mit einfacher radialer Immundiffusion. Das Antigen-Protein-Verhältnis kann bestimmt werden und muss innerhalb der für das bestimmte Produkt zugelassenen Grenzen liegen.

Antigenreinheit: Die Reinheit jedes gereinigten, monovalenten Antigens wird mit Hilfe einer geeigneten Methode wie SDS-PAGE mit Quantifizierung durch densitometrische Analyse bestimmt. Die Nachweisgrenze muss für Verunreinigungen in Bezug auf das Gesamtprotein bei 1 Prozent oder darunter liegen. Eine Referenzzubereitung wird für die Validierung jeder Prüfung verwendet. Die Reinheit des Proteins wird als Verhältnis der L1-Proteinbanden zu den Banden des Gesamtproteins, ausgedrückt in Prozent, berechnet. Für die im Impfstoff enthaltenen Genotypen muss der für die Reinheit berechnete Wert innerhalb der für das bestimmte Produkt zugelassenen Grenzen liegen.

Prozentgehalt des intakten L1-Monomers: Die antigene Reinheitsbestimmung dient ebenfalls dem Nachweis der Integrität des L1-Monomers. Der Prozentgehalt des intakten L1-Monomers ist das Verhältnis des Gehalts an intaktem L1-Monomer zum Gesamtproteingehalt, ausgedrückt in Prozent.

VLP-Größe und -Struktur: Größe und Struktur der VLPs werden etabliert und mit Hilfe einer geeigneten Methode, wie der dynamischen Lichtstreuung, überwacht. Die Größe muss innerhalb der für das bestimmte Produkt zugelassenen Grenzen liegen.

Zusammensetzung: Falls zutreffend wird der Gehalt an Proteinen, Lipiden, Nukleinsäuren und Kohlenhydraten bestimmt.

Von Wirtszellen und Vektoren stammende DNA: höchstens 10 ng DNA in einer Menge an gereinigtem Antigen, die einer Einzeldosis Impfstoff für den Menschen entspricht, in jedem monovalenten, gereinigten Antigen mit Hilfe empfindlicher Methoden bestimmt

Rückstände von Wirtszellprotein: Prüfungen auf Rückstände von Wirtszellprotein werden durchgeführt. Der Gehalt muss innerhalb der für das bestimmte Produkt zugelassenen Grenzen liegen.

Chemische Substanzen zur Spaltung und Reinigung des Virus: Prüfungen auf die für die Reinigung oder andere Herstellungsstadien verwendeten chemischen Substanzen werden durchgeführt. Der Gehalt muss innerhalb der für das bestimmte Produkt zugelassenen Grenzen liegen.

Sterilität (2.6.1): Jedes gereinigte, monovalente Antigen muss der Prüfung entsprechen. Die Prüfung wird mit 10 ml Zubereitung je Nährmedium durchgeführt.

Adsorbiertes, monovalentes Antigen

Die gereinigten, monovalenten Antigene können an einen mineralischen Träger, wie ein Aluminiumsalz, adsorbiert sein.

Nur ein adsorbiertes, monovalentes Antigen, das den nachfolgend aufgeführten Anforderungen entspricht, darf zur Herstellung des fertigen Impfstoffs als Bulk verwendet werden.

Sterilität (2.6.1): Jedes adsorbierte, monovalente Antigen muss der Prüfung entsprechen. Die Prüfung wird mit 10 ml Zubereitung je Nährmedium durchgeführt.

Bakterien-Endotoxine (2.6.14): Jedes adsorbierte, monovalente Antigen wird auf Bakterien-Endotoxine geprüft. Der Gehalt muss innerhalb der für das bestimmte Produkt zugelassenen Grenzen liegen.

Antigengehalt und -identität: Jeder Antigentyp wird mit Hilfe einer geeigneten immunchemischen Methode (2.7.1) bestimmt, zum Beispiel RIA, ELISA, Immunblotbestimmung (vorzugsweise mit einem gegen ein schützendes Epitop gerichteten monoklonalen Antikörper) oder mit einfacher radialer Immundiffusion. Das Antigen-Protein-Verhältnis wird bestimmt.

Konzentration von mineralischem Trägermaterial: Falls zutreffend wird jedes adsorbierte, monovalente Antigen auf den Gehalt an mineralischem Trägermaterial geprüft. Der Gehalt muss innerhalb der für das bestimmte Produkt zugelassenen Grenzen liegen.

Adsorbiertes 3-O-Desacyl-4′-monophosphoryl-lipid A als Bulk

Wenn 3-*O*-Desacyl-4′-monophosphoryl-lipid A im Impfstoff enthalten ist, muss es den Anforderungen der Monographie **3-*O*-Desacyl-4′-monophosphoryl-lipid A (Adeps A 3-*O*-desacyl-4′-monophosphorylatus)** entsprechen. Wenn 3-*O*-Desacyl-4′-monophosphoryl-lipid A vor dem Zusatz zum Impfstoff adsorbiert wird, muss das adsorbierte 3-*O*-Desacyl-4′-monophosphoryl-lipid A als Bulk den nachfolgend aufgeführten Anforderungen entsprechen:

Adsorptionsgrad von 3-*O*-Desacyl-4′-monophosphoryl-lipid A: Der Gehalt an nicht adsorbiertem 3-*O*-Desacyl-4′-monophosphoryl-lipid A im adsorbierten 3-*O*-Desacyl-4′-monophosphoryl-lipid A als Bulk wird mit Hilfe einer geeigneten Methode bestimmt, zum Beispiel der gaschromatographischen Quantifizierung der Fettsäuren von 3-*O*-Desacyl-4′-monophosphoryl-lipid A im Überstand, der nach Zentrifugation zur Trockne eingedampft wird.

pH-Wert (2.2.3): Der pH-Wert muss innerhalb der für das bestimmte Produkt zugelassenen Grenzen liegen.

Sterilität (2.6.1): Adsorbiertes 3-*O*-Desacyl-4′-monophosphoryl-lipid A als Bulk muss der Prüfung entsprechen. Die Prüfung wird mit 10 ml je Nährmedium durchgeführt.

Fertiger Impfstoff als Bulk

Der fertige Impfstoff als Bulk wird direkt mit jedem gereinigten, monovalenten HPV-Antigentyp oder adsorbierten, gereinigten, monovalenten HPV-Antigentyp hergestellt. Ein Konservierungsmittel, ein mineralischer Träger, wie ein Aluminiumsalz, und das Adjuvans 3-*O*-Desacyl-4′-monophosphoryl-lipid A können bei der Formulierung des fertigen Impfstoffs als Bulk zugesetzt werden.

Nur fertiger Impfstoff als Bulk, der den nachfolgend aufgeführten Anforderungen entspricht, darf zur Herstellung der Fertigzubereitung verwendet werden.

Konservierungsmittel: Falls ein Konservierungsmittel vorhanden ist, wird der Gehalt mit Hilfe einer geeigneten chemischen oder physikalisch-chemischen Methode bestimmt. Der Gehalt muss mindestens 85 und darf höchstens 115 Prozent des vorgesehenen Gehalts betragen.

Sterilität (2.6.1): Der fertige Impfstoff als Bulk muss der Prüfung entsprechen. Die Prüfung wird mit 10 ml Zubereitung je Nährmedium durchgeführt.

Fertigzubereitung

Nur eine Fertigzubereitung, die allen nachfolgend aufgeführten Anforderungen unter „Prüfung auf Identität“, „Prüfung auf Reinheit“ und „Bestimmung der Wirksamkeit“ entspricht, darf zur Verwendung freigegeben werden. Hat, falls zutreffend, die Prüfung „Konservierungsmittel“ beim fertigen Impfstoff als Bulk zufriedenstellende Ergebnisse erzielt, kann sie bei der Fertigzubereitung entfallen. Wenn die „Bestimmung der Wirksamkeit“ *in vivo* beim fertigen Impfstoff als Bulk mit zufriedenstellenden Ergebnissen durchgeführt wurde, kann sie für die Fertigzubereitung entfallen.

Adjuvans: Wenn der Impfstoff ein Adjuvans enthält, wird dessen Gehalt bestimmt. Der Gehalt muss nachweislich innerhalb der annehmbaren Grenzen liegen, wobei der zu erwartende Gehalt zugrunde gelegt wird. Eine geeignete Methode für die Bestimmung von 3-*O*-Desacyl-4′-monophosphoryl-lipid A ist zum Beispiel die Gaschromatographie.

Adsorptionsgrad: Der Grad der Adsorption jedes Antigens und, falls vorhanden, von 3-*O*-Desacyl-4′-monophosphoryl-lipid A wird nachgewiesen.

Prüfung auf Identität

Die verschiedenen HPV-Antigentypen im Impfstoff werden mit Hilfe einer geeigneten immunchemischen Methode (2.7.1) nachgewiesen. Die „Bestimmung der Wirksamkeit“ *in vitro* kann auch zur Identifizierung des Impfstoffs dienen. Zusätzlich kann, falls zutreffend, die Prüfung auf Gehalt an 3-*O*-Desacyl-4′-monophosphoryl-lipid A dazu dienen, den 3-*O*-Desacyl-4′-monophosphoryl-lipid A enthaltenden Impfstoff zu identifizieren.

Prüfung auf Reinheit

Aluminium (2.5.13): höchstens 1,25 mg je Einzeldosis Impfstoff für den Menschen, wenn Aluminiumhydroxid oder hydratisiertes Aluminiumphosphat als Adsorbens verwendet wurde

3-*O*-Desacyl-4′-monophosphoryl-lipid A: mindestens 80 Prozent und höchstens 120 Prozent des vorgesehenen Gehalts

Falls zutreffend wird der Gehalt an 3-*O*-Desacyl-4′-monophosphoryl-lipid A mit Hilfe einer geeigneten Methode wie der Gaschromatographie (2.2.28) bestimmt.

Konservierungsmittel: Falls ein Konservierungsmittel vorhanden ist, wird der Gehalt mit Hilfe einer geeigneten chemischen oder physikalisch-chemischen Methode bestimmt. Der Gehalt muss mindestens dem gerade noch wirksamen Gehalt entsprechen und darf höchstens 115 Prozent des in der Beschriftung angegebenen Gehalts betragen.

Sterilität (2.6.1): Der Impfstoff muss der Prüfung entsprechen.

Bakterien-Endotoxine (2.6.14): höchstens 5 I.E. je Einzeldosis Impfstoff für den Menschen

Wenn das Adjuvans den Nachweis von Endotoxinen verhindert, muss eine geeignete In-Prozess-Kontrolle durchgeführt werden.

Bestimmung der Wirksamkeit

Die Bestimmung der Wirksamkeit wird mit einer In-vivo-Prüfung oder einer In-vitro-Prüfung durchgeführt. Die Akzeptanzkriterien für die In-vitro-Prüfung werden nach Korrelationsstudien zu der In-vivo-Prüfung etabliert.

In-vivo-Prüfung: Eine geeignete In-vivo-Bestimmung ist die Injektion von mindestens 3 Verdünnungen des zu prüfenden Impfstoffs und einer Referenzzubereitung. Für jede Verdünnung wird eine geeignete Anzahl von weiblichen Mäusen eines geeigneten Stamms verwendet. Der Impfstoff wird mit einer Lösung von Natriumchlorid *R*, welche das für die Impfstoffherstellung verwendete Aluminiumadjuvans enthält, verdünnt. Die Mäuse sind zum Zeitpunkt der Impfung 6 bis 8 Wochen alt. Jeder Maus werden 0,5 ml verabreicht. Eine Serumprobe vor der Impfung und eine End-Serumprobe zu einem festgelegten Zeitpunkt zwischen dem 21. und 28. Tag nach der Impfung werden entnommen. Die einzelnen Sera werden auf spezifische neutralisierende Antikörper gegen jeden HPV-Typ mit Hilfe einer geeigneten immunchemischen Methode (2.7.1) geprüft.

Die Prüfung ist nur gültig, wenn
- für den zu prüfenden Impfstoff und den Referenzimpfstoff die ED_{50} zwischen der geringsten und der höchsten den Tieren verabreichten Dosis liegt
- die statistische Analyse keine signifikante Abweichung von Linearität und Parallelität zeigt
- die Vertrauensgrenzen (P = 0,95) innerhalb des für das bestimmte Produkt zugelassenen Bereichs liegen.

In-vitro-Prüfung: Eine immunchemische Bestimmung (2.7.1) des Gehalts jedes Antigen-Genotyps wird durchgeführt. ELISA und RIA haben sich bei Verwendung monoklonaler Antikörper, die für die Schutz induzierenden Epitope des L1-Proteins spezifisch sind, als geeignet erwiesen. Eine geeignete Anzahl von Verdünnungen des zu prüfenden Impfstoffs und einer Referenzzubereitung des Herstellers werden verwendet. Ein geeignetes Modell wird für die Analyse der Daten angewendet. Für jeden Typ muss der Antigengehalt innerhalb der für das bestimmte Produkt zugelassenen Grenzen liegen.

Beschriftung

Die Beschriftung gibt an,
- im Impfstoff vorhandene Menge an L1-Protein und den Genotyp des HPV
- für die Herstellung des Impfstoffs verwendetes Zellsubstrat
- Name und Menge jedes verwendeten Adjuvans und/oder Adsorbens
- dass der Impfstoff nicht gefrieren darf.

7.2/0161

Ganzzell-Pertussis-Adsorbat-Impfstoff

Vaccinum pertussis ex cellulis integris adsorbatum

Definition

Ganzzell-Pertussis-Adsorbat-Impfstoff ist eine sterile Suspension von inaktivierten ganzen Zellen eines Stamms oder mehrerer Stämme von *Bordetella pertussis*, die so behandelt wurden, dass die Toxizität so gering wie möglich gehalten wird und die Wirksamkeit erhalten bleibt. Der Impfstoff enthält ein mineralisches Adsorbens wie hydratisiertes Aluminiumphosphat oder Aluminiumhydroxid.

Herstellung

Allgemeine Vorkehrungen

Das Herstellungsverfahren muss nachweislich konstant Impfstoffe ergeben, die einem Impfstoff entsprechen, dessen klinische Wirksamkeit und Unschädlichkeit für den Menschen nachgewiesen wurde.

Der Gehalt an Pertussis-Toxin, an aktivem, hitzelabilem Toxin (dermonekrotisches Toxin) oder an trachealem Zytotoxin muss dem jeweiligen Gehalt eines von der zuständigen Behörde genehmigten Impfstoffs entsprechen, dessen klinische Wirksamkeit und Unschädlichkeit für den Menschen nachgewiesen wurden.

Auswahl des Impfstoffstamms

Der Impfstoff enthält einen Stamm oder eine Mischung mehrerer Stämme von *B. pertussis.* Die für die Herstellung der Impfstoffe verwendeten Stämme von *B. pertussis* sind gut charakterisiert und so ausgewählt, dass der fertige Impfstoff hauptsächlich Phase-I-Zellen mit Agglutinin-2 und Agglutinin-3 enthält, bestimmt mit Hilfe einer Agglutinationsprüfung oder einer anderen geeigneten immunchemischen Methode (2.7.1).

Saatgut

Die Herstellung von Pertussis-Impfstoff beruht auf einem Saatgutsystem.

Die verwendeten Stämme von *B. pertussis* werden anhand von Unterlagen identifiziert, die Informationen über die Herkunft und nachfolgende Behandlungen, Eigenschaften zum Zeitpunkt der Isolierung und insbesondere alle regelmäßig durchgeführten Prüfungen, welche die Gleichförmigkeit der Eigenschaften der Stämme bestätigen, enthalten.

Die für die Vermehrung von *B. pertussis* verwendeten Nährmedien werden sorgfältig so ausgewählt, dass die Phase-I-Eigenschaften der Mikroorganismen erhalten bleiben.

Wenn Blut oder Blutprodukte vom Tier verwendet werden, werden sie durch Waschen der geernteten Bakterien entfernt.

Blut oder Blutprodukte vom Menschen dürfen in keinem Nährmedium zur Vermehrung der Bakterien verwendet werden, weder für das Saatgut noch für den Impfstoff.

Vermehrung und Ernte

Jeder Stamm wird einzeln aus dem Arbeitssaatgut vermehrt.

Die Kulturen werden zu verschiedenen Zeitpunkten der Fermentation (Subkulturen und Hauptkultur) auf Reinheit, Identität, Trübung der Kulturen durch die Zellen und pH-Wert geprüft. Kulturen, die keine zufriedenstellenden Ergebnisse aufweisen, müssen verworfen werden.

Wachstumsrate, pH-Wert und Ausbeute an Zellen oder Zellprodukten müssen in Herstellungskulturen nachweislich gleichförmig sein.

Die Bakterien werden geerntet und aus dem Medium stammende Substanzen können durch Waschen entfernt werden. Anschließend werden die Bakterien in einer Lösung von Natriumchlorid ($9 \text{ g} \cdot \text{l}^{-1}$) oder einer anderen geeigneten isotonischen Lösung suspendiert.

Monovalente Ernte

Die Gleichförmigkeit der Herstellung wird in Bezug auf Wachstumsrate, pH-Wert, Ausbeute und Nachweis der Eigenschaften von Phase-I-Organismen in der Kultur, wie etwa der Nachweis von Agglutinin-2 und Agglutinin-3, und die hämolytische Aktivität überwacht. Die Einzelernten dürfen nur für den fertigen Impfstoff als Bulk verwendet werden, wenn nachgewiesen ist, dass sie *B.-pertussis*-Zellen mit den gleichen Eigenschaften hinsichtlich Wachstum und Agglutinogenen wie der Saatgutstamm enthalten und frei von Verunreinigungen durch fremde Bakterien und Pilze sind.

Nur eine monovalente Ernte, die den nachfolgend aufgeführten Anforderungen entspricht, darf zur weiteren Herstellung verwendet werden.

Reinheit: Proben von Einzelernten, die vor der Inaktivierung genommen wurden, werden durch mikroskopische Untersuchung von gramgefärbten Abstrichen, durch Inokulation in geeignete Kulturmedien oder durch andere geeignete Verfahren geprüft.

Trübung: Die Trübung jeder Einzelernte wird spätestens 2 Wochen nach der Ernte und bevor die Bakteriensuspension einem Verfahren unterzogen wird, das in der Lage ist, die Trübung zu ändern, gemessen. Die Messung erfolgt durch Vergleich mit der Internationalen Standardzubereitung zur Trübungsmessung und dient als Berechnungsgrundlage für alle nachfolgenden Schritte der Herstellung des Impfstoffs. Die Aktivität der Internationalen Standardzubereitung, ausgedrückt in Internationalen Einheiten, wird von der WHO festgelegt.

Eine gegen die Standardzubereitung zur Trübungsmessung validierte spektroskopische Methode kann angewendet werden und die Absorption (2.2.25) kann zum Beispiel bei 600 nm gemessen werden.

Inaktivierung und Entgiftung der B.-pertussis-Suspension

Die Inaktivierung wird so bald wie möglich nach der Probennahme der Einzelernten zur Reinheitskontrolle und Trübungsmessung begonnen. Die Bakterien werden unter kontrollierten Bedingungen durch eine geeignete chemische Substanz, durch Erhitzen oder durch Kombination beider Methoden abgetötet und entgiftet. Die Suspension wird über einen geeigneten Zeitraum bei 5 ± 3 °C gehalten, um ihre Toxizität zu vermindern.

Nur ein inaktivierter monovalenter Bulk, der den etablierten Spezifikationen für die nachfolgend aufgeführten Prüfungen entspricht, darf für die Herstellung des fertigen Impfstoffs als Bulk verwendet werden.

Restliches, vermehrungsfähiges *B. pertussis*: Die Inaktivierung der Ganzzellen von *B. pertussis* wird mit einem geeigneten Kulturmedium nachgewiesen.

Pertussis-Toxin: Die Anwesenheit von Pertussis-Toxin wird mit einer CHO-Zellkulturbestimmung unter Anwendung einer semiquantitativen Methode und einem für das bestimmte Produkt festgelegten Bereich gemessen.

pH-Wert (2.2.3): innerhalb der für das bestimmte Produkt festgelegten Grenzen

Identität: durch Agglutinationsbestimmung oder geeignete Immundiffusionsbestimmung nachgewiesen

Sterilität (2.6.1): Die Zubereitung muss der Prüfung entsprechen. Die Prüfung wird mit 10 ml für jedes Nährmedium durchgeführt.

Trübung: Die Trübung jeder Einzelernte wird in der Endphase vor Abschluss des Hauptfermentationsverfah-

Impfstoffe für Menschen

rens der Herstellungskultur durch Vergleich mit der Internationalen Standardzubereitung zur Trübungsmessung ermittelt. Die Aktivität der Internationalen Standardzubereitung, ausgedrückt in Internationalen Einheiten, wird von der WHO festgelegt. Die Absorption (2.2.25), zum Beispiel bei 600 nm gemessen, liegt innerhalb der für das bestimmte Produkt zugelassenen Grenzen.

Fertiger Impfstoff als Bulk

Der fertige Impfstoff als Bulk wird durch Mischen von geeigneten Mengen inaktivierter Einzelernten unter aseptischen Bedingungen hergestellt.

Wenn 2 oder mehrere Stämme von *B. pertussis* verwendet werden, muss die Zusammensetzung des fertigen Impfstoffs als Bulk bei aufeinanderfolgenden Chargen hinsichtlich des Anteils jedes Stamms, gemessen in Trübungseinheiten, konstant sein. Die Bakterien-Konzentration des fertigen Impfstoffs als Bulk darf eine Konzentration, die einer Trübung von 20 I.E. je Einzeldosis für den Menschen entspricht, nicht überschreiten. Die an den Einzelernten gemessene Trübung wird verwendet, um die Bakterien-Konzentration im fertigen Impfstoff als Bulk zu berechnen. Ein mineralisches Adsorbens wie hydratisiertes Aluminiumphosphat oder Aluminiumhydroxid wird der Zellsuspension zugesetzt. Geeignete Konservierungsmittel können zugesetzt werden. Phenol darf nicht als Konservierungsmittel verwendet werden.

Nur ein fertiger Impfstoff als Bulk, der den nachfolgend aufgeführten Prüfungen entspricht, darf für die Herstellung der Fertigzubereitung verwendet werden.

Agglutinin: Jeder Bulk wird vor dem Zusatz des Adsorbens auf Anwesenheit von Agglutinin-2 und Agglutinin-3 geprüft, um sicherzustellen, dass eine ausreichende Expression während des Bakterienwachstums stattgefunden hat.

Sterilität (2.6.1): Der fertige Impfstoff als Bulk muss der Prüfung entsprechen. Die Prüfung wird mit 10 ml für jedes Nährmedium durchgeführt.

Konservierungsmittel: Falls vorhanden wird der Gehalt an Konservierungsmittel mit Hilfe einer geeigneten chemischen oder physikalisch-chemischen Methode bestimmt. Der Gehalt muss mindestens 85 und darf höchstens 115 Prozent des vorgesehenen Gehalts betragen.

Fertigzubereitung

Der fertige Impfstoff als Bulk wird bis zur Homogenität gemischt und unter aseptischen Bedingungen in geeignete Behältnisse abgefüllt.

Nur eine Fertigzubereitung, die innerhalb der für das bestimmte Produkt zugelassenen Grenzen liegt und allen Anforderungen unter „Prüfung auf Identität", „Prüfung auf Reinheit" und „Bestimmung der Wirksamkeit" entspricht, darf zur Verwendung freigegeben werden. Wenn die Prüfungen „Spezifische Toxizität", „Freier Formaldehyd", „Konservierungsmittel" und die „Bestimmung der Wirksamkeit" am fertigen Impfstoff als Bulk mit zufriedenstellenden Ergebnissen durchgeführt wurden, können sie bei der Fertigzubereitung entfallen.

Prüfung auf Identität

Im zu prüfenden Impfstoff wird so viel Natriumcitrat *R* gelöst, dass eine Lösung von 100 g · l^{-1} erhalten wird. Diese wird etwa 16 h lang bei 37 °C gehalten und anschließend zentrifugiert, um ein Präzipitat der Bakterien zu erhalten. Die Identitätsprüfung von Pertussis-Impfstoff beruht auf einer immunologischen Reaktion, zum Beispiel Agglutination der resuspendierten Bakterien mit einem spezifischen Anti-Pertussis-Serum oder mit Hilfe einer anderen geeigneten immunchemischen Methode (2.7.1).

Prüfung auf Reinheit

Spezifische Toxizität: Jeweils mindestens 5 gesunde Mäuse von je 14 bis 16 g Körpermasse werden für die Impfstoffgruppe und die Kontrollgruppe verwendet. Mäuse desselben Geschlechts werden verwendet oder männliche und weibliche Tiere gleichmäßig auf die Gruppen verteilt. Jeder Maus der Impfstoffgruppe wird eine Impfstoffmenge, die mindestens der halben Einzeldosis für den Menschen entspricht, in 0,5 ml intraperitoneal injiziert. Jeder Maus der Kontrollgruppe werden 0,5 ml einer sterilen Lösung von Natriumchlorid *R* (9 g · l^{-1}) injiziert, die vorzugsweise kein oder die gleiche Menge Konservierungsmittel enthält wie die 0,5 ml des injizierten Impfstoffs. Die Tiere beider Gruppen werden unmittelbar vor der Injektion und 72 h sowie 7 Tage nach der Injektion gewogen. Der Impfstoff entspricht der Prüfung, wenn

- die durchschnittliche Körpermasse der Mäuse der Impfstoffgruppe nach 72 h nicht geringer ist als vor der Injektion
- die durchschnittliche Massezunahme je geimpfte Maus nach 7 Tagen mindestens 60 Prozent der durchschnittlichen Massezunahme eines Kontrolltiers beträgt
- höchstens 5 Prozent der geimpften Mäuse während der Prüfung sterben.

Wenn die Prüfung mit 5 Mäusen durchgeführt wird und eine geimpfte Maus stirbt, kann die Prüfung mit 15 Mäusen wiederholt werden. Die Ergebnisse beider Prüfungen werden zusammengefasst.

Aluminium (2.5.13): höchstens 1,25 mg je Einzeldosis für den Menschen, wenn Aluminiumhydroxid oder hydratisiertes Aluminiumphosphat als Adsorbens verwendet wurde

Freier Formaldehyd (2.4.18): falls vorhanden, höchstens 0,2 g · l^{-1}

Konservierungsmittel: Falls vorhanden wird der Gehalt an Konservierungsmittel mit Hilfe einer geeigneten chemischen Methode bestimmt. Der Gehalt muss mindestens dem zuvor bestimmten, gerade noch wirksamen Gehalt entsprechen und darf höchstens 115 Prozent des in der Beschriftung angegebenen Gehalts betragen.

Sterilität (2.6.1): Der Impfstoff muss der Prüfung entsprechen.

Bestimmung der Wirksamkeit

Die Bestimmung erfolgt nach der unter „2.7.7 Bestimmung der Wirksamkeit von Ganzzell-Pertussis-Impfstoff" beschriebenen Methode.

Die ermittelte Wirksamkeit muss mindestens 4,0 I.E. je Einzeldosis für den Menschen und die untere Vertrauensgrenze (P = 0,95) der ermittelten Wirksamkeit mindestens 2,0 I.E. je Einzeldosis für den Menschen betragen.

Beschriftung

Die Beschriftung gibt an,
- Mindestanzahl an Internationalen Einheiten je Einzeldosis für den Menschen
- zur Inaktivierung verwendete Methode
- Name und Menge des Adsorbens
- dass der Impfstoff vor der Verwendung geschüttelt werden muss
- dass der Impfstoff nicht gefrieren darf.

Impfstoffe für Menschen

Einzelmonographien zu Pflanzlichen Drogen und Zubereitungen aus pflanzlichen Drogen

Digitalis-purpurea-Blätter 5221
Japanischer-Pagodenbaum-Blütenknospen 5222
Malvenblätter 5224
Schwarznesselkraut 5226
Wacholderbeeren 5227

7.2/0117

Digitalis-purpurea-Blätter

Digitalis purpureae folium

Definition

Die getrockneten Blätter von *Digitalis purpurea* L.

Gehalt: mindestens 0,3 Prozent Cardenolidglykoside, berechnet als Digitoxin (M_r 765) und bezogen auf die getrocknete Droge

Eigenschaften

Schwacher, aber charakteristischer Geruch

Die Blätter sind etwa 10 bis 40 cm lang und 4 bis 15 cm breit. Die Spreite ist eiförmig bis länglich eiförmig. Der geflügelte Blattstiel kann ein Viertel bis ebenso lang wie die Blattspreite sein.

Prüfung auf Identität

A. Die Blätter sind spröde, vielfach gebrochen, oberseits grün, unterseits graugrün. Die Spitze ist gerundet, der Rand unregelmäßig gekerbt, gezähnt oder gesägt, am Grund herablaufend. Die Nervatur ist fiedrig, wobei die Seitennerven besonders an der Blattunterseite hervortreten, zum Mittelnerv einen Winkel von etwa 45° bilden und in Randnähe miteinander anastomosieren. Ein kleiner Nerv endet in jedem Zahn des Rands, die unteren Nerven verlaufen entlang des geflügelten Blattstiels. Die obere Blattfläche ist uneben und flaumig behaart, die untere weist ein Netz kleiner, vorspringender Nerven auf und ist dicht flaumig behaart.

B. Mikroskopische Prüfung (2.8.23)

Die Prüfung erfolgt unter dem Mikroskop, wobei Chloralhydrat-Lösung *R* verwendet wird. Das Pulver zeigt folgende Merkmale (Abb. 0117-1): Fragmente der oberen Epidermis in der Aufsicht [L, K] mit Zellen, die eine glatte Kutikula und leicht verdickte, gerade oder leicht wellige, manchmal körnige antikline Wände haben, die getüpfelt sein [La] und Narben von Deckhaaren [Ka] zeigen können, begleitet von darunter liegendem Palisadenparenchym [Lb]; Bruchstücke der unteren Epidermis in der Aufsicht [G] mit deutlich welligen Zellwänden und Spaltöffnungen vom anomozytischen Typ (2.8.3) [Ga]; 2 Arten von Haaren können auftreten: a) einreihige, meist 3- bis 5-zellige Deckhaare mit stumpfer Spitze [H, J], oft mit einer oder mehreren kollabierten Zellen [Ja], mit feinwarziger oder schwach gestreifter Kutikula; b) Drüsenhaare meist mit einzelligem [C, D], seltener mit mehrzellig-einreihigem Fuß [A, B, E] und einzelligem [A, B, C, E] oder 2-, selten 4-zelligem Köpfchen, in der Seitenansicht [D] oder in der Aufsicht [F].

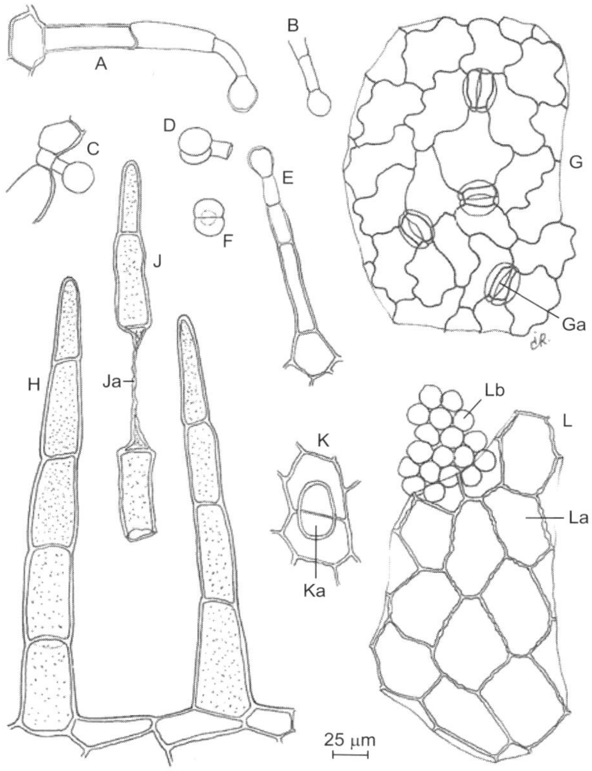
A
B
C
D
E
F
G
Ga
H
J
Ja
K
Ka
L
La
Lb
25 µm

Abb. 0117-1: Zeichnerische Darstellung zu „Prüfung auf Identität, B“ von pulverisierten Digitalis-purpurea-Blättern

C. Dünnschichtchromatographie (2.2.27)

Untersuchungslösung: 1,0 g pulverisierte Droge (180) (2.9.12) wird 2 min lang mit einer Mischung von 20 ml Ethanol 50 % *R* und 10 ml Blei(II)-acetat-Lösung *R* versetzt und zum Sieden erhitzt. Nach dem Erkalten wird die Mischung zentrifugiert. Die überstehende Flüssigkeit wird 2-mal mit je 15 ml Chloroform *R* ausgeschüttelt. Falls erforderlich werden die Phasen durch Zentrifugieren getrennt. Die Chloroformphase wird über wasserfreiem Natriumsulfat *R* getrocknet und filtriert. 10 ml Filtrat werden auf dem Wasserbad zur Trockne eingedampft. Der Rückstand wird in 1 ml einer Mischung gleicher Volumteile Chloroform *R* und Methanol *R* gelöst.

Referenzlösung: 2 mg Gitoxin *R*, 2 mg Purpureaglykosid B *CRS*, 5 mg Digitoxin *R* und 5 mg Purpureaglykosid A *CRS* werden in einer Mischung gleicher Volumteile Chloroform *R* und Methanol *R* zu 10 ml gelöst.

Platte: DC-Platte mit Kieselgel G *R*

Fließmittel: Wasser *R*, Methanol *R*, Ethylacetat *R* (7,5:10:75 *V/V/V*)

Auftragen: 20 µl; bandförmig (20 × 3 mm)

Laufstrecke: 10 cm

Trocknen: bis das Fließmittel vollständig verdunstet ist

Pflanzliche Drogen

Detektion: Die Platte wird mit einer Mischung von 2 Volumteilen einer Lösung von Chloramin T *R* (10 g · l^{-1}) und 8 Volumteilen einer Lösung von Trichloressigsäure *R* (250 g · l^{-1}) in Ethanol 96 % *R* besprüht und 10 min lang bei 100 bis 105 °C erhitzt. Die Auswertung erfolgt im ultravioletten Licht bei 365 nm.

Ergebnis: Das Chromatogramm der Referenzlösung zeigt im unteren Teil eine hellblau fluoreszierende Zone (Purpureaglykosid B), knapp darüber eine bräunlich gelb fluoreszierende Zone (Purpureaglykosid A), in der Mitte eine hellblau fluoreszierende Zone (Gitoxin) und darüber eine bräunlich gelb fluoreszierende Zone (Digitoxin). Die Zonen im Chromatogramm der Untersuchungslösung entsprechen in Bezug auf ihre Lage, Farbe und Größe den Zonen im Chromatogramm der Referenzlösung. Das Chromatogramm der Untersuchungslösung kann weitere fluoreszierende Zonen zeigen.

D. 5 ml der unter „Prüfung auf Identität, C“ erhaltenen Chloroformlösung werden auf dem Wasserbad zur Trockne eingedampft. Der Rückstand wird mit 2 ml Dinitrobenzoesäure-Lösung *R* und 1 ml Natriumhydroxid-Lösung (1 mol · l^{-1}) versetzt. Innerhalb von 5 min entsteht eine rotviolette Färbung.

E. 5 ml der unter „Prüfung auf Identität, C“ erhaltenen Chloroformlösung werden auf dem Wasserbad zur Trockne eingedampft. Wird der Rückstand mit 3 ml Xanthydrol-Lösung *R* versetzt und 3 min lang im Wasserbad erhitzt, entsteht eine Rotfärbung.

Prüfung auf Reinheit

Fremde Bestandteile (2.8.2): Die Droge darf keine unbehaarten oder schwach behaarten Blätter enthalten, deren Epidermiszellen in der Aufsicht perlschnurartig verdickte antikline Wände aufweisen *(Digitalis lanata)*.

Trocknungsverlust (2.2.32): höchstens 6,0 Prozent, mit 1,000 g pulverisierter Droge (355) (2.9.12) durch Trocknen im Trockenschrank bei 105 °C bestimmt

Asche (2.4.16): höchstens 12,0 Prozent

Salzsäureunlösliche Asche (2.8.1): höchstens 5,0 Prozent

Gehaltsbestimmung

0,250 g pulverisierte Droge (180) (2.9.12) werden 1 h lang mit 50,0 ml Wasser *R* geschüttelt. Nach Zusatz von 5,0 ml einer Lösung von Blei(II)-acetat *R* (150 g · l^{-1}) wird die Mischung erneut geschüttelt, nach einigen Minuten mit 7,5 ml einer Lösung von Natriummonohydrogenphosphat *R* (40 g · l^{-1}) versetzt und durch ein Faltenfilter filtriert. 50,0 ml Filtrat werden mit 5 ml Salzsäure (150 g · l^{-1} HCl) 1 h lang im Wasserbad zum Rückfluss erhitzt. Die Mischung wird unter 2-maligem Waschen des Kolbens mit je 5 ml Wasser *R* in einen Scheidetrichter überführt und mit 3-mal je 25 ml Chloroform *R* ausgeschüttelt. Die Chloroformauszüge werden vereinigt, über wasserfreiem Natriumsulfat *R* getrocknet und in einem Messkolben mit Chloroform *R* zu 100,0 ml verdünnt. 40,0 ml dieser Lösung werden zur Trockne eingedampft. Der Rückstand wird in 7 ml Ethanol 50 % *R* gelöst, die Lösung mit 2 ml Dinitrobenzoesäure-Lösung *R* und 1 ml Natriumhydroxid-Lösung (1 mol · l^{-1}) versetzt. Gleichzeitig wird eine Referenzlösung mit 50,0 mg Digitoxin *CRS*, in Ethanol 96 % *R* zu 50,0 ml gelöst, hergestellt. 5,0 ml Lösung werden mit Ethanol 96 % *R* zu 50,0 ml verdünnt. 5,0 ml dieser Lösung werden mit 25 ml Wasser *R* und 3 ml Salzsäure (150 g · l^{-1} HCl) versetzt und 1 h lang im Wasserbad zum Rückfluss erhitzt. Mit der Mischung wird wie vorstehend angegeben verfahren. Die Absorptionen (2.2.25) der beiden Lösungen werden mehrmals innerhalb von 12 min bei 540 nm gemessen, bis das Maximum erreicht ist. Als Kompensationsflüssigkeit wird eine Mischung von 7 ml Ethanol 50 % *R*, 2 ml Dinitrobenzoesäure-Lösung *R* und 1 ml Natriumhydroxid-Lösung (1 mol · l^{-1}) verwendet.

Der Gesamtgehalt an Cardenolidglykosiden, berechnet als Digitoxin, wird aus den gemessenen Absorptionen und den Konzentrationen der Lösungen berechnet.

Lagerung

Vor Feuchtigkeit geschützt

7.2/2427

Japanischer-Pagodenbaum-Blütenknospen

Sophorae japonicae flos immaturus

Definition

Die ganzen, getrockneten Blütenknospen von *Styphnolobium japonicum* (L.) Schott (syn.: *Sophora japonica* L.)

Gehalt

- mindestens 20,0 Prozent Gesamtflavonoide, berechnet als Rutosid ($C_{27}H_{30}O_{16}$; M_r 611) und bezogen auf die getrocknete Droge
- mindestens 15,0 Prozent Rutosid ($C_{27}H_{30}O_{16}$; M_r 611), bezogen auf die getrocknete Droge

Prüfung auf Identität

A. Die flache, eiförmige oder ellipsoide Blütenknospe ist etwa 7 bis 10 mm lang und 3 bis 4 mm dick, der Blütenstiel sehr dünn und kurz. Den unteren Teil der

Knospe nimmt der dunkelgrüne bis braune Kelch ein, der etwa 3 bis 4 mm lang ist und aus 5 miteinander verwachsenen, an der Basis längs gestreiften Kelchblättern besteht. Die zarte, blassgelbe bis bräunlich gelbe ungeöffnete Blütenkrone reicht über den Kelch hinaus und umschließt 10 freie Staubblätter und einen zentralen Griffel.

B. Mikroskopische Prüfung (2.8.23)

Das Pulver ist gelblich grün. Im Mikroskop unter Verwendung von Chloralhydrat-Lösung *R* geprüft, zeigt das Pulver folgende Merkmale: rundliche bis dreieckige, etwa 18 µm dicke Pollenkörner mit 3 Keimporen und glatter Exine; Fragmente der Kelchblätter und der Blütenblätter, die Zellen mit buchtigen Zellwänden, Spaltöffnungen vom anomocytischen Typ (2.8.3) mit 4 bis 8 Nebenzellen und leicht gekrümmte Deckhaare unterschiedlicher Länge (80 bis 660 µm) mit glatten oder leicht warzigen Zellwänden zeigen; die Deckhaare bestehen aus 1 oder 2 Basalzellen und einer langen, spitz zulaufenden distalen Zelle; Parenchymfragmente, die gelegentlich Calciumoxalat-Kristalle enthalten; freie Calciumoxalat-Kristalle. Erfolgt die Prüfung unter Verwendung von Chloralhydrat-Lösung *R* ohne Erhitzen des Präparats, sind bräunlich gelbe Rutosid-Kristalle sichtbar, die als kristalline Massen oder als Agglomerate aus fächerförmig angeordneten, sehr feinen Nadeln vorliegen.

C. Dünnschichtchromatographie (2.2.27)

Untersuchungslösung: 0,2 g pulverisierte Droge (355) (2.9.12) werden mit 5,0 ml Methanol *R* versetzt, 10 min lang im Wasserbad von 60 °C unter Rückflusskühlung erhitzt und nach dem Abkühlen abfiltriert.

Referenzlösung: 10 mg Hyperosid *R* und 10 mg Rutosid *R* werden in 10 ml Methanol *R* gelöst.

Platte: DC-Platte mit Kieselgel *R* (5 bis 40 µm) [oder DC-Platte mit Kieselgel *R* (2 bis 10 µm)]

Fließmittel: wasserfreie Ameisensäure *R*, Wasser *R*, Ethylacetat *R* (10:10:80 *V/V/V*)

Auftragen: 10 µl [oder 5 µl]; bandförmig 10 mm [oder 6 bis 7 mm]

Laufstrecke: 10 cm [oder 6 cm]

Trocknen: an der Luft

Detektion: Die Platte wird mit einer Lösung von Diphenylboryloxyethylamin *R* ($10\ g \cdot l^{-1}$) in Methanol *R*, anschließend mit einer Lösung von Macrogol 400 *R* ($50\ g \cdot l^{-1}$) in Methanol *R* besprüht und etwa 30 min lang an der Luft trocknen gelassen. Die Auswertung erfolgt im ultravioletten Licht bei 365 nm.

Ergebnis: Die Folge der fluoreszierenden Zonen in den Chromatogrammen von Referenzlösung und Untersuchungslösung ist aus den nachstehenden Angaben ersichtlich. Im Chromatogramm der Untersuchungslösung können weitere schwach fluoreszierende Zonen vorhanden sein.

Oberer Plattenrand	
	eine gelbliche Zone
———	———
	eine braune Zone
Hyperosid: eine gelblich orange Zone	
———	———
	zwei grüne Zonen
Rutosid: eine gelbliche Zone	eine sehr intensive gelbliche Zone (Rutosid)
Referenzlösung	**Untersuchungslösung**

Prüfung auf Reinheit

Fremde Bestandteile (2.8.2): höchstens 5 Prozent geöffnete Blüten und höchstens 2 Prozent andere fremde Bestandteile

Trocknungsverlust (2.2.32): höchstens 11,0 Prozent, mit 1,000 g pulverisierter Droge (355) (2.9.12) durch 2 h langes Trocknen im Trockenschrank bei 105 °C bestimmt

Asche (2.4.16): höchstens 9,0 Prozent

Gehaltsbestimmung

Gesamtflavonoide

Stammlösung: 1,00 g pulverisierte Droge (355) (2.9.12) wird mit 100 ml Heptan *R* in einer Soxhlet-Apparatur unter Rückflusskühlung erhitzt, bis die Extraktionsflüssigkeit farblos ist. Nach dem Erkalten wird das Heptan verworfen und die Extraktion mit 90 ml Methanol *R* unter Erhitzen und Rückflusskühlung fortgesetzt, bis die Extraktionsflüssigkeit farblos ist. Nach dem Erkalten wird der methanolische Auszug unter Nachwaschen des Extraktionskolbens mit wenigen Millilitern Methanol *R* in einen 100-ml-Messkolben überführt und mit Methanol *R* zu 100,0 ml verdünnt. 10,0 ml dieser Lösung werden mit Wasser *R* zu 100,0 ml verdünnt und kräftig geschüttelt.

Untersuchungslösung: 10,0 ml Stammlösung werden mit einer Lösung von Aluminiumchlorid *R* ($20\ g \cdot l^{-1}$) in Methanol *R* zu 100,0 ml verdünnt.

Kompensationsflüssigkeit: 10,0 ml Stammlösung werden mit Methanol *R* zu 100,0 ml verdünnt.

Die Absorption (2.2.25) der Untersuchungslösung wird nach 15 min bei 425 nm gegen die Kompensationsflüssigkeit gemessen.

Der Prozentgehalt an Gesamtflavonoiden, bezogen auf Rutosid, wird nach folgender Formel berechnet:

$$\frac{A \cdot 1000}{m \cdot 37}$$

Die spezifische Absorption $A_{1\,cm}^{1\%}$ von Rutosid wird mit 370 angenommen.

A = Absorption der Untersuchungslösung bei 425 nm
m = Einwaage der Droge in Gramm

Rutosid: Flüssigchromatographie (2.2.29)

Untersuchungslösung: 0,200 g pulverisierte Droge (355) (2.9.12) werden in einem Erlenmeyerkolben mit 50,0 ml Methanol *R* versetzt. Der Kolben wird gewogen, der Inhalt 30 min lang mit Ultraschall behandelt und erkalten gelassen. Nach erneutem Wiegen wird der Lösungsmittelverlust mit Methanol *R* wieder ausgeglichen und die Lösung kräftig geschüttelt. Nach Filtrieren werden 2,0 ml Filtrat mit Methanol *R* zu 10,0 ml verdünnt.

Referenzlösung a: 10,0 mg Rutosid-Trihydrat *CRS* werden in 2 ml Methanol *R* gelöst. Die Lösung wird mit einer 50-prozentigen Lösung (*V/V*) von Methanol *R* zu 10,0 ml verdünnt. 2,0 ml dieser Lösung werden mit einer 50-prozentigen Lösung (*V/V*) von Methanol *R* zu 10,0 ml verdünnt.

Referenzlösung b: 10,0 mg Apigenin-7-glucosid *R* und 10,0 mg Rutosid *R* werden in 2 ml Methanol *R* gelöst. Die Lösung wird mit einer 50-prozentigen Lösung (*V/V*) von Methanol *R* zu 10,0 ml verdünnt. 2,0 ml dieser Lösung werden mit einer 50-prozentigen Lösung (*V/V*) von Methanol *R* zu 10,0 ml verdünnt.

Säule
- Größe: l = 0,25 m, ∅ = 4,6 mm
- Stationäre Phase: octadecylsilyliertes Kieselgel zur Chromatographie *R* (5 µm)

Mobile Phase
- Mobile Phase A: 1-prozentige Lösung (*V/V*) von Essigsäure 99 % *R*
- Mobile Phase B: Methanol *R*

Zeit (min)	Mobile Phase A (% *V/V*)	Mobile Phase B (% *V/V*)
0 – 5	68	32
5 – 20	68 → 50	32 → 50
20 – 30	50 → 0	50 → 100
30 – 35	0	100

Durchflussrate: 1,3 ml · min^{-1}

Detektion: Spektrometer bei 350 nm

Einspritzen: 20 µl

Relative Retention (bezogen auf Rutosid, t_R etwa 17 min)
- Apigenin-7-glucosid: etwa 1,1

Eignungsprüfung: Referenzlösung b
- Auflösung: mindestens 1,5 zwischen den Peaks von Rutosid und Apigenin-7-glucosid

Der Prozentgehalt an Rutosid wird nach folgender Formel berechnet:

$$\frac{A_1 \cdot m_2 \cdot p \cdot 5}{A_2 \cdot m_1}$$

A_1 = Fläche des Peaks von Rutosid im Chromatogramm der Untersuchungslösung
A_2 = Fläche des Peaks von Rutosid im Chromatogramm der Referenzlösung a
m_1 = Einwaage der Droge zur Herstellung der Untersuchungslösung in Gramm
m_2 = Masse von Rutosid-Trihydrat *CRS* zur Herstellung der Referenzlösung a in Gramm
p = Prozentgehalt an Rutosid in Rutosid-Trihydrat *CRS*

7.2/2391

Malvenblätter

Malvae folium

Definition

Die getrockneten, ganzen oder zerkleinerten Blätter von *Malva sylvestris* L., *Malva neglecta* Wallr. oder Mischungen davon

Prüfung auf Identität

A. Die Blätter von *M. sylvestris* sind bis 12 cm lang und bis 15 cm breit, 3-, 5- oder 7-lappig und am Grunde eingebuchtet; die Blätter von *M. neglecta* sind bis 9 cm lang und bis 9 cm breit; kreis- bis nierenförmig mit 5 bis 7 wenig ausgeprägten Lappen. Die Blätter beider Arten sind am Rand unregelmäßig gezähnt, grün bis bräunlich grün und auf der Oberseite schwach, auf der Unterseite stärker behaart. Die Blattnerven treten auf der Blattoberseite weniger und auf der Blattunterseite stärker hervor. Die Hauptnerven der Oberseite können wie die Blattstiele violett überlaufen sein. Die Blattstiele sind etwa so lang wie die Blätter, bis 2 mm breit, rundlich, etwas abgeflacht, schwach längs gefurcht, grün bis bräunlich grün oder violett überlaufen. Die Schnittdroge ist gekennzeichnet durch zerknitterte, manchmal aneinanderhaftende Blattstücke mit hervortretender Nervatur.

B. Mikroskopische Prüfung (2.8.23)

Das Pulver ist grün bis gelblich grün. Die Prüfung erfolgt unter dem Mikroskop, wobei Chloralhydrat-Lösung *R* verwendet wird. Das Pulver zeigt folgende Merkmale (Abb. 2391-1): Fragmente der Blattspreite, im Querschnitt [F], bestehend aus der unteren Epidermis, in der Aufsicht [C], und der oberen Epidermis, in der Aufsicht [D], oder im Querschnitt [Fb], mit Zellen, die gerade oder mehr oder weniger wellige antikline Wände zeigen; Spaltöffnungen, meist vom anisocytischen Typ (2.8.3), befinden sich auf beiden Epidermen [Ca, Da]; lange, distal spitz zulaufende, meist aus einer Zelle mit verdickter Zellwand bestehende Deckhaare, die ganz [A, Fa] oder in Bruchstücken vorliegen [Db]; bei *M. sylvestris* können 2 bis 8 Haare sternförmig angeordnet sein [H], wobei die Zellwände an der Haarbasis stark getüpfelt sind; keulenförmige Drüsenhaare aus 2 bis 6 Zellen [E] kommen bei beiden Arten vor; Fragmente des Mesophylls mit Palisadenparenchym in der Aufsicht [Dc] oder im Querschnitt [Fc] und Zellen des Schwammparenchyms, die Schleim enthalten, sowie Zellen, die Calciumoxalatdrusen enthalten, oft zusammen mit Gefäßen [B]; gelegentlich runde Pollenkörner, 110 bis 170 µm im Durchmesser mit stacheliger Exine [G].

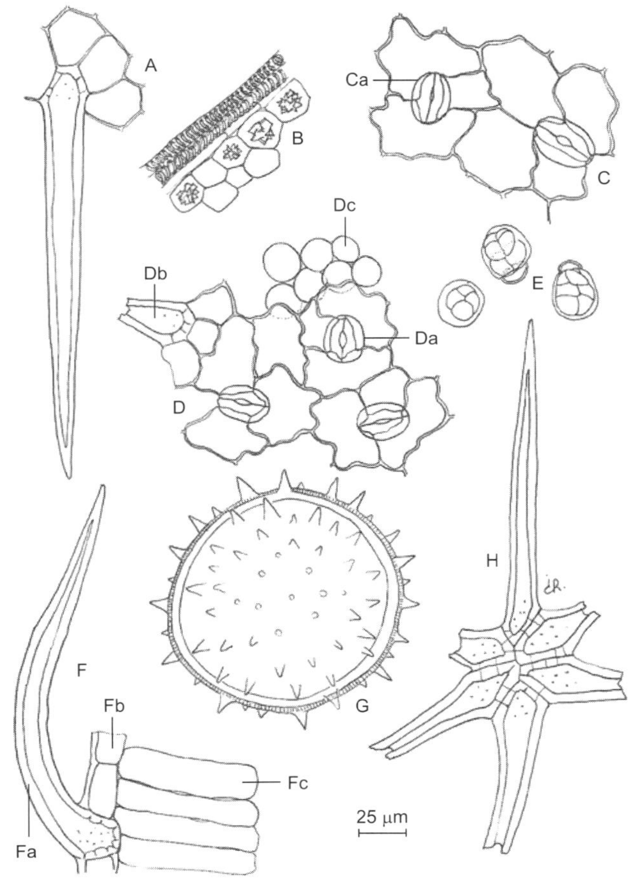
A
B
Ca
C
Dc
Db
Da
D
E
F
Fb
Fc
Fa
G
H
25 µm

Abb. 2391-1: Zeichnerische Darstellung zu „Prüfung auf Identität, B" von pulverisierten Malvenblättern

C. Dünnschichtchromatographie (2.2.27)

Untersuchungslösung: 2,0 g pulverisierte Droge (710) (2.9.12) werden mit 20 ml einer 80-prozentigen Lösung (*V/V*) von Tetrahydrofuran *R* versetzt, 10 min lang mit Hilfe von Ultraschall extrahiert und anschließend abfiltriert.

Referenzlösung: 3 mg Hyperosid *R* und 3 mg Rutosid *R* werden in 20 ml Methanol *R* gelöst.

Platte: DC-Platte mit Kieselgel *R* (5 bis 40 µm) [oder DC-Platte mit Kieselgel *R* (2 bis 10 µm)]

Fließmittel: wasserfreie Ameisensäure *R*, wasserfreie Essigsäure *R*, Wasser *R*, Ethylformiat *R*, 3-Pentanon *R* (4:11:14:20:50 *V/V/V/V/V*)

Auftragen: 10 µl [oder 4 µl]; bandförmig 10 mm [oder 8 mm]

Laufstrecke: 10 bis 12 cm [oder 6 cm]

Trocknen: an der Luft

Detektion: Die Platte wird 10 min lang bei 100 °C erhitzt. Die noch heiße Platte wird mit einer Lösung von Diphenylboryloxyethylamin *R* (10 g · l^{-1}) in Methanol *R* besprüht oder in die Lösung eingetaucht. Das Lösungsmittel wird im Kaltluftstrom entfernt. Die Platte wird mit einer Lösung von Macrogol 400 *R* (50 g · l^{-1}) in Methanol *R* besprüht oder in die Lösung eingetaucht und anschließend an der Luft getrocknet. Die Auswertung erfolgt nach 15 min im ultravioletten Licht bei 365 nm.

Ergebnis: Die Folge der fluoreszierenden Zonen in den Chromatogrammen von Referenzlösung und Untersuchungslösung ist aus den nachstehenden Angaben ersichtlich. Im Chromatogramm der Untersuchungslösung können weitere schwach fluoreszierende Zonen vorhanden sein.

Oberer Plattenrand	
———	———
Hyperosid: eine gelb fluoreszierende Zone	
	eine gelb fluoreszierende Zone
———	———
Rutosid: eine gelb fluoreszierende Zone	
	eine gelb fluoreszierende Zone
	eine hellblau fluoreszierende Zone
	eine orange fluoreszierende Zone
	eine orange fluoreszierende Zone
Referenzlösung	**Untersuchungslösung**

Prüfung auf Reinheit

Fremde Bestandteile (2.8.2): höchstens 5 Prozent fremde Pflanzenteile, höchstens 5 Prozent Blätter mit Sporenhaufen von *Puccinia malvacearum* und höchstens 2 Prozent sonstige fremde Bestandteile

Als fremde Pflanzenteile können insbesondere Blüten, Früchte und Teile der Sprossachse vorkommen. Die Sporenhaufen auf den Blättern sind meist 1 mm groß und rot bis braun.

Die Prüfung erfolgt unter dem Mikroskop, wobei Chloralhydrat-Lösung *R* verwendet wird. Die Sporen von *Puccinia malvacearum* sind länglich bis oval und besitzen eine bräunliche Hülle und einen kleinen Fortsatz.

Trocknungsverlust (2.2.32): höchstens 12,0 Prozent, mit 1,000 g pulverisierter Droge (710) (2.9.12) durch 2 h langes Trocknen im Trockenschrank bei 105 °C bestimmt

Asche (2.4.16): höchstens 17,0 Prozent

Salzsäureunlösliche Asche (2.8.1): höchstens 3,0 Prozent

Quellungszahl (2.8.4): mindestens 7, mit 1,0 g pulverisierter Droge (710) (2.9.12) bestimmt

7.2/1858

Schwarznesselkraut

Ballotae nigrae herba

Definition

Die getrockneten, blühenden Stängelspitzen von *Ballota nigra* L.

Gehalt: mindestens 1,5 Prozent Gesamt-*ortho*-Dihydroxyzimtsäure-Derivate, berechnet als Acteosid ($C_{29}H_{36}O_{15}$; M_r 625) und bezogen auf die getrocknete Droge

Prüfung auf Identität

A. Die Stängel sind deutlich sichtbar 4-kantig, längs gestreift, dunkelgrün oder rötlich braun und mehr oder weniger flaumig behaart. Die Laubblätter sind graugrün, gestielt, die Blattspreite ist eiförmig bis kreisrund, 2 bis 4 cm breit, der Rand unregelmäßig gekerbt, die Blattbasis keil- bis herzförmig; beide Blattseiten sind mit zahlreichen weißlichen Haaren bedeckt; die gefiederte Nervatur tritt an der Blattunterseite hervor, an der Blattoberseite ist sie leicht vertieft. Die Blüten sind sitzend oder sehr kurz gestielt, der Kelch ist trichterförmig, dicht flaumig behaart, hat 10 hervortretende Nerven und 5 annähernd gleiche, weitgehend ovale Zähne; die 2-lippige Blütenkrone ist purpurrot, ihre Röhre etwas kürzer als die Röhre des Kelchs, die obere Lippe ist an der äußeren Oberfläche flaumig behaart, die untere Lippe besteht aus 3 Lappen, der mittlere davon ist eingekerbt.

B. Mikroskopische Prüfung (2.8.23)

Das Pulver ist graugrün und leicht flockig. Die Prüfung erfolgt unter dem Mikroskop, wobei Chloralhydrat-Lösung *R* verwendet wird. Das Pulver zeigt folgende Merkmale (Abb. 1858-1): zahlreiche lange, einreihige, mehrzellige Deckhaare aus 4 oder mehr Zellen, die an den Verbindungsstellen verdickt und geschwollen sind und schwach verholzte sowie getüpfelte Wände haben, frei vorliegend [C] oder mit der Epidermis im Querschnitt [Ea]; eine geringere Anzahl Drüsenhaare, gewöhnlich auf der Epidermis im Querschnitt zu sehen [E, F, G], manche mit einzelligem oder mehrzelligem Stiel und kugeligem, ein- oder 2-zelligem Köpfchen [Ga], andere mit einzelligem Stiel und mehrzelligem Köpfchen in der Aufsicht [Ac], oder im Querschnitt [Eb], wieder andere mit einzelligem Stiel und 8-zelligem Köpfchen vom Lamiaceen-Typ, in der Aufsicht [Ad] oder im Querschnitt [Fa]; Bruchstücke der adaxialen Blattepidermis [B], bestehend aus Zellen mit welligen Zellwänden, begleitet von Zellen des Palisadenparenchyms, die meist feine Kristallnadeln enthalten [Ba]; Bruchstücke der abaxialen Blattepidermis [A] mit zahlreichen Spaltöffnungen, meist vom anomocytischen [Aa], manchmal auch vom diacytischen [Ab] Typ (2.8.3); Fragmente der Kronblattepidermen aus polygonalen Zellen, die der inneren Epidermis der Lippe sind papillös [H], die der inneren Epidermis der Röhre tragen ein- oder 2-zellige Deckhaare in sternförmiger Anordnung [K]; annähernd kugelförmige Pollenkörner mit 3 Keimporen und glatter Exine [D]; Bruchstücke des Stängels [G] mit Gruppen von Kollenchymzellen [Gb] und verholzten Ring- und Spiralgefäßen [J].

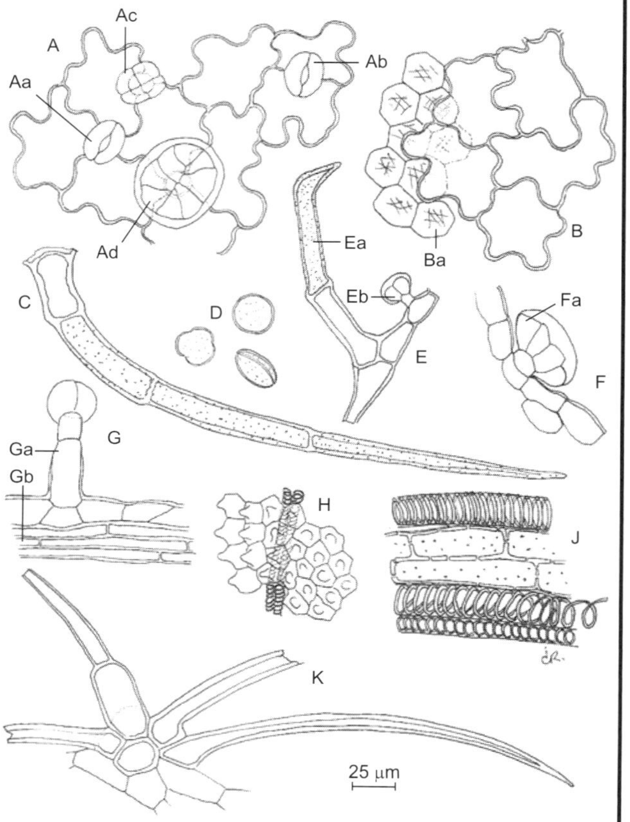

Ac
A
Aa
Ab
Ad
B
Ba
Ea
C
D
Eb
E
Fa
F
Ga
Gb
G
H
J
K
25 µm

Abb. 1858-1: Zeichnerische Darstellung zu „Prüfung auf Identität, B“ von pulverisiertem Schwarznesselkraut

C. Dünnschichtchromatographie (2.2.27)

Untersuchungslösung: 2 g pulverisierte Droge (355) (2.9.12) werden 30 min lang mit 100 ml Methanol *R* auf dem Wasserbad unter Rückflusskühlung erhitzt und nach dem Erkalten abfiltriert. Das Filtrat wird unter vermindertem Druck auf ein Volumen von etwa 10 ml eingeengt.

Referenzlösung: 2,5 mg Rutosid *R* und 1 mg Chlorogensäure *R* werden in 10 ml Methanol *R* gelöst.

Platte: DC-Platte mit Kieselgel *R*

Fließmittel: wasserfreie Ameisensäure *R*, Essigsäure 99 % *R*, Wasser *R*, Ethylacetat *R* (7,5:7,5:18:67 *V/V/V/V*)

Auftragen: 20 µl; bandförmig

Laufstrecke: 15 cm

Trocknen: an der Luft

Detektion: Die Platte wird mit einer Lösung von Diphenylboryloxyethylamin *R* (10 g · l^{-1}) und Macrogol 400 *R* (50 g · l^{-1}) in Methanol *R* besprüht und im Warmluftstrom getrocknet. Die Auswertung erfolgt nach 30 min im ultravioletten Licht bei 365 nm.

Ergebnis: Die Zonenfolge in den Chromatogrammen von Referenzlösung und Untersuchungslösung ist aus den nachstehenden Angaben ersichtlich. Im Chromatogramm der Untersuchungslösung können weitere fluoreszierende Zonen vorhanden sein.

Oberer Plattenrand	
	eine rötlich fluoreszierende Zone
	eine schwache, gelb fluoreszierende Zone
	eine hellblau fluoreszierende Zone (Kaffeeoyläpfelsäure)
	eine grünlich blau fluoreszierende Zone (Acteosid)
	eine gelblich braun fluoreszierende Zone (Luteolin-7-lactat)
Chlorogensäure: eine hellblau fluoreszierende Zone	
	eine grünlich blau fluoreszierende Zone (Forsythosid B)
Rutosid: eine orangegelb fluoreszierende Zone	2 grünlich blau fluoreszierende Zonen (Arenarioside)
	eine gelb fluoreszierende Zone (Luteolin-7-lactat-glucosid)
	eine schwache, grünlich blau fluoreszierende Zone (Ballotetrosid)
Referenzlösung	**Untersuchungslösung**

Prüfung auf Reinheit

Trocknungsverlust (2.2.32): höchstens 12,0 Prozent, mit 1,000 g pulverisierter Droge (355) (2.9.12) durch 2 h langes Trocknen im Trockenschrank bei 105 °C bestimmt

Asche (2.4.16): höchstens 13,0 Prozent

Gehaltsbestimmung

Stammlösung: 1,000 g pulverisierte Droge (355) (2.9.12) wird in einem Kolben mit 90 ml Ethanol 50 % *R* versetzt, 30 min lang auf dem Wasserbad unter Rückflusskühlung erhitzt und nach dem Erkalten abfiltriert, wobei das Filtrat in einem 100-ml-Messkolben aufgefangen wird. Kolben und Filter werden mit 10 ml Ethanol 50 % *R* gewaschen. Die Waschflüssigkeit wird dem Filtrat zugesetzt und die Mischung mit Ethanol 50 % *R* zu 100,0 ml verdünnt.

Untersuchungslösung: In einem 10-ml-Messkolben werden nacheinander und unter Schütteln nach jedem Zusatz 1,0 ml Stammlösung, 2 ml Salzsäure (0,5 mol · l^{-1}), 2 ml einer Lösung, die Natriumnitrit *R* (100 g · l^{-1}) und Natriummolybdat *R* (100 g · l^{-1}) enthält, sowie 2 ml verdünnte Natriumhydroxid-Lösung *R* gegeben und mit Wasser *R* zu 10,0 ml verdünnt.

Kompensationsflüssigkeit: In einem 10-ml-Messkolben werden 1,0 ml Stammlösung, 2 ml Salzsäure (0,5 mol · l^{-1}) und 2 ml verdünnte Natriumhydroxid-Lösung *R* mit Wasser *R* zu 10,0 ml verdünnt.

Die Absorption (2.2.25) der Untersuchungslösung wird sofort bei 525 nm gegen die Kompensationsflüssigkeit gemessen.

Der Prozentgehalt an Gesamt-*ortho*-Dihydroxyzimtsäure-Derivaten, berechnet als Prozentgehalt an Acteosid, wird nach folgender Formel berechnet:

$$\frac{A \cdot 1000}{m \cdot 185}$$

Die spezifische Absorption $A_{1\,\mathrm{cm}}^{1\,\%}$ von Acteosid wird mit 185 angenommen.

A = Absorption bei 525 nm
m = Einwaage der Droge in Gramm

7.2/1532

Wacholderbeeren

Iuniperi pseudo-fructus

Definition

Die getrockneten, reifen Beerenzapfen von *Iuniperus communis* L.

Gehalt: mindestens 10 ml · kg^{-1} ätherisches Öl, berechnet auf die wasserfreie Droge

Eigenschaften

Stark aromatischer Geruch, besonders beim Zerdrücken

Prüfung auf Identität

A. Der beerenförmige Zapfen ist kugelig, bis 10 mm groß, violettbraun bis schwarzbraun und häufig bläu-

Pflanzliche Drogen

lich bereift. Er besteht aus 3 fleischigen Samenschuppen. Am Scheitel findet sich ein 3-strahliger, geschlossener Spalt mit 3 undeutlichen Höckern, an der Basis häufig noch ein Stielrest. Der fleischige Teil ist krümelig und bräunlich. Er enthält 3, selten 2 kleine, längliche, sehr harte, scharf 3-kantige Samen, die an der Rückseite etwas abgerundet und nach oben zugespitzt sind. Die Samen sind im unteren Teil an der Außenseite ihrer Basis mit dem fleischigen Teil des Beerenzapfens verwachsen. Auf der Außenfläche der Samen liegen sehr große, eiförmige Öldrüsen mit harzig-klebrigem Inhalt.

B. Mikroskopische Prüfung (2.8.23)

Das Pulver ist braun. Die Prüfung erfolgt unter dem Mikroskop, wobei Chloralhydrat-Lösung *R* verwendet wird. Das Pulver zeigt folgende Merkmale: Epidermisbruchstücke des Beerenzapfens mit Zellen, die farblose, dicke, getüpfelte Zellwände und einen braunen, harzigen Inhalt aufweisen, gelegentlich finden sich auch Spaltöffnungen vom anomocytischen Typ (2.8.3); Fragmente des 3-strahligen Spalts des Scheitels des Beerenzapfens mit Zwischenräumen und papillös verzahnten Epidermiszellen; Fragmente des Kollenchyms der Hypodermis mit verdickten Zellen; Fragmente der Samenhülle aus großen, dünnwandigen, gewöhnlich rundlichen, parenchymatischen Zellen, großen Interzellularräumen und unregelmäßigen, großen, meist spärlich getüpfelten, gelben Idioblasten (Tonnenzellen); Fragmente schizogener Ölzellen; Samenschalenfragmente mit farblosen, dickwandigen, getüpfelten Steinzellen, die ein Calciumoxalatprisma oder mehrere Calciumoxalatprismen enthalten; Bruchstücke des Endosperms und des Embryogewebes, bestehend aus dünnwandigen Zellen, in denen fettes Öl und Aleuronkörner vorkommen.

C. Dünnschichtchromatographie (2.2.27)

Untersuchungslösung: Die unter „Gehaltsbestimmung" erhaltene Öl-Xylol-Mischung wird mit Hexan *R* zu 5,0 ml verdünnt.

Referenzlösung: 4,0 mg Guajazulen *R* und 50 µl Cineol *R* werden in 10 ml Hexan *R* gelöst.

Platte: DC-Platte mit Kieselgel *R*

Fließmittel: Ethylacetat *R*, Toluol *R* (5:95 *V/V*)

Auftragen: 20 µl Untersuchungslösung, 10 µl Referenzlösung; bandförmig

Laufstrecke: 15 cm

Trocknen: an der Luft

Detektion: Die Platte wird mit Anisaldehyd-Reagenz *R* besprüht und 5 bis 10 min lang bei 100 bis 105 °C erhitzt. Die Auswertung erfolgt im Tageslicht.

Ergebnis: Das Chromatogramm der Referenzlösung zeigt in der oberen Hälfte eine rote Zone (Guajazulen) und in der unteren Hälfte eine bräunlich violette bis grauviolette Zone (Cineol). Im Chromatogramm der Untersuchungslösung befindet sich etwa in Höhe der Guajazulen-Zone im Chromatogramm der Referenzlösung eine stark violette Zone (Mono- und Sesquiterpen-Kohlenwasserstoffe), etwas oberhalb der Cineol-Zone im Chromatogramm der Referenzlösung eine rötlich violette Zone, etwas unterhalb der Cineol-Zone im Chromatogramm der Referenzlösung eine grauviolette Zone (Terpinen-4-ol) und unmittelbar darunter eine blaue Zone. Etwa in Höhe der Cineol-Zone im Chromatogramm der Referenzlösung kann eine schwach violette Zone vorhanden sein. Weitere Zonen sind vorhanden.

Prüfung auf Reinheit

Fremde Bestandteile (2.8.2): höchstens 5 Prozent unreife oder missfarbige Beerenzapfen und höchstens 2 Prozent sonstige fremde Bestandteile

Wasser (2.2.13): höchstens 120 ml · kg^{-1}, mit 20,0 g gequetschter Droge bestimmt

Asche (2.4.16): höchstens 4,0 Prozent

Gehaltsbestimmung

Die Bestimmung erfolgt nach „Gehaltsbestimmung des ätherischen Öls in Drogen" (2.8.12) unter Verwendung von 20,0 g der unmittelbar vor der Bestimmung mit einer geeigneten Mühle grob gemahlenen Droge, einem 500-ml-Rundkolben, 200 ml Wasser *R* als Destillationsflüssigkeit und 0,5 ml Xylol *R* als Vorlage. Die Destillation erfolgt 90 min lang mit einer Geschwindigkeit von 3 bis 4 ml je Minute.

Homöopathische Zubereitungen und Einzelmonographien zu Stoffen für homöopathische Zubereitungen

Homöopathische Zubereitungen 5231

Vorschriften zur Herstellung homöopathischer konzentrierter Zubereitungen und zur Potenzierung 5232

7.2/1038

Homöopathische Zubereitungen

Praeparationes homoeopathicae

Definition

Homöopathische Zubereitungen werden aus Substanzen, Stoffen oder konzentrierten Zubereitungen nach einer homöopathischen Verfahrenstechnik hergestellt.

Eine homöopathische Zubereitung wird in der Regel mit der lateinischen Bezeichnung der konzentrierten Zubereitung sowie dem Verdünnungsgrad gekennzeichnet.

Ausgangsstoffe

Ausgangsstoffe für die Herstellung homöopathischer Zubereitungen können natürlichen oder synthetischen Ursprungs sein.

Für Ausgangsstoffe tierischen oder menschlichen Ursprungs müssen geeignete Maßnahmen getroffen werden, die das Risiko durch vorhandene infektiöse Agenzien, einschließlich Viren (5.1.7), in den homöopathischen Zubereitungen minimieren.

Zu diesem Zweck muss gezeigt werden,
- dass die Herstellungsverfahren einen Schritt oder mehrere Schritte einschließen, der/die erwiesenermaßen infektiöse Agenzien eliminiert/eliminieren oder inaktiviert/inaktivieren
- dass Ausgangsstoffe tierischen Ursprungs den Anforderungen der Allgemeinen Monographie **Produkte mit dem Risiko der Übertragung von Erregern der spongiformen Enzephalopathie tierischen Ursprungs (Producta cum possibili transmissione vectorium enkephalopathiarum spongiformium animalium)**, falls zutreffend, entsprechen
- dass Tiere und Gewebe zur Gewinnung der Ausgangsstoffe den lebensmittelrechtlichen Anforderungen an die Gesundheit von Tieren, die für den menschlichen Verzehr bestimmt sind, falls zutreffend, entsprechen
- dass der Spender von Materialien menschlichen Ursprungs, abgesehen von begründeten und zugelassenen Fällen, den Empfehlungen entspricht, die für Blutspender und gespendetes Blut gelten (siehe **Plasma vom Menschen (Humanplasma) zur Fraktionierung (Plasma humanum ad separationem)**).

Ausgangsstoffe pflanzlichen, tierischen oder menschlichen Ursprungs können entweder in frischem oder getrocknetem Zustand verarbeitet werden. Frische Ausgangsstoffe können gegebenenfalls tiefgefroren gelagert werden. Ausgangsstoffe pflanzlichen Ursprungs entsprechen den Anforderungen der Monographie **Pflanzliche Drogen für homöopathische Zubereitungen (Plantae medicinales ad praeparationes homoeopathicas)**.

Frische Ausgangsstoffe pflanzlichen Ursprungs können in begründeten und zugelassenen Fällen für Transport oder Lagerung in Ethanol 96 % (*V/V*) oder in Ethanol geeigneter Konzentration aufbewahrt werden, vorausgesetzt, die Gesamtmenge des in dieser Weise behandelten Ausgangsstoffs einschließlich des dabei verwendeten Ethanols wird für die weitere Verarbeitung eingesetzt.

Ausgangsstoffe entsprechen den Anforderungen der jeweiligen Monographien im Europäischen Arzneibuch.

Arzneiträger

Arzneiträger sind Hilfsstoffe für die Herstellung bestimmter konzentrierter Zubereitungen oder für die Potenzierung, zum Beispiel gereinigtes Wasser, Ethanol geeigneter Konzentration, Glycerol und Lactose.

Arzneiträger entsprechen den Anforderungen der jeweiligen Monographien im Europäischen Arzneibuch.

Konzentrierte Zubereitungen

Konzentrierte Zubereitungen sind Substanzen, Stoffe oder Zubereitungen, die als Ausgangsmaterial für die Herstellung homöopathischer Zubereitungen eingesetzt werden. Ausgangsmaterial pflanzlichen, tierischen oder menschlichen Ursprungs ist in der Regel eine Urtinktur oder ein Glycerolmazerat; Ausgangsmaterial chemischen oder mineralischen Ursprungs ist die Substanz selbst.

Urtinkturen entsprechen den Anforderungen der Monographie **Urtinkturen für homöopathische Zubereitungen (Tincturae maternae ad praeparationes homoeopathicas)**.

Glycerolmazerate sind flüssige Zubereitungen, die durch Einwirkenlassen von Glycerol oder einer Mischung von Glycerol mit Ethanol geeigneter Konzentration oder einer Mischung von Glycerol mit einer Natriumchlorid-Lösung geeigneter Konzentration auf Ausgangsstoffe pflanzlichen, tierischen oder menschlichen Ursprungs erhalten werden.

Potenzierung

Durch Potenzierung nach einer homöopathischen Verfahrenstechnik werden aus konzentrierten Zubereitungen Verdünnungen (Dilutionen) und Verreibungen (Triturationen) hergestellt; das bedeutet stufenweise Verdünnungen und Verschüttelungen oder stufenweise, geeignete Verreibungen oder eine Kombination beider Verfahren.

Jeweils eine Potenzierungsstufe wird in der Regel im Dezimal- oder Centesimal-Verhältnis wie folgt hergestellt:
- aus 1 Teil konzentrierter Zubereitung und 9 Teilen Arzneiträger; diese Potenzierungsstufe kann mit „D" oder „DH" oder „X" (Dezimal) bezeichnet werden
- aus 1 Teil konzentrierter Zubereitung und 99 Teilen Arzneiträger; diese Potenzierungsstufe kann mit „C" oder „CH" (Centesimal) bezeichnet werden.

Die Anzahl der Potenzierungsstufen bestimmt den in der Bezeichnung anzugebenden Verdünnungsgrad; zum Beispiel bedeutet „D3" oder „3DH" oder „3X" die dritte Potenzierungsstufe im Dezimalsystem; „C3" oder „3CH"

Homöopathie

oder „3C" bedeutet die dritte Potenzierungsstufe im Centesimalsystem.

„LM"- (oder „Q"-)Potenzen werden nach einer spezifischen Verfahrenstechnik hergestellt.

Darreichungsformen

Darreichungsformen homöopathischer Zubereitungen entsprechen den diesbezüglichen, in den jeweiligen Monographien zu „Darreichungsformen" im Europäischen Arzneibuch enthaltenen sowie den folgenden Angaben und Anforderungen:

- Als „Wirkstoffe (Arzneistoffe)" der Darreichungsformen homöopathischer Zubereitungen gelten „Verdünnungen (Dilutionen) oder Verreibungen (Triturationen) konzentrierter Zubereitungen".
- Diese Darreichungsformen werden unter Verwendung geeigneter Hilfsstoffe hergestellt.
- Die Prüfung „Gleichförmigkeit des Gehalts einzeldosierter Arzneiformen" (2.9.6) oder „Gleichförmigkeit einzeldosierter Arzneiformen" (2.9.40) ist im Regelfall nicht anwendbar. In bestimmten Fällen ist die eine oder andere dieser Prüfungen jedoch ausdrücklich von der zuständigen Behörde vorgeschrieben.

Homöopathische Darreichungsformen „Streukügelchen" und „Globuli velati"

Streukügelchen und Globuli velati zur homöopathischen Anwendung sind feste Zubereitungen. Sie werden aus Saccharose, Lactose oder anderen geeigneten Hilfsstoffen hergestellt. Sie können durch Imprägnierung vorgefertigter Streukügelchen/Globuli velati mit einer Verdünnung oder mit Verdünnungen konzentrierter Zubereitungen hergestellt werden oder durch aufeinanderfolgenden Zusatz der Hilfsstoffe und einer Verdünnung oder mehrerer Verdünnungen konzentrierter Zubereitungen. Streukügelchen und Globuli velati sind zur oralen oder sublingualen Anwendung bestimmt.

Homöopathische Darreichungsformen „Tabletten" und „Imprägnierte Tabletten"

Tabletten zur homöopathischen Anwendung sind feste Zubereitungen, die aus Saccharose, Lactose oder anderen geeigneten Hilfsstoffen entsprechend der Monographie **Tabletten** (**Compressi**; siehe Darreichungsformen) hergestellt werden. Sie können entweder durch Verpressen eines oder mehrerer fester Wirkstoffe mit den Hilfsstoffen oder durch Imprägnierung vorgefertigter Tabletten mit einer Verdünnung oder mit Verdünnungen konzentrierter Zubereitungen hergestellt werden. Die vorgefertigten Tabletten zur Imprägnierung werden aus Saccharose, Lactose oder anderen geeigneten Hilfsstoffen entsprechend der Monographie **Tabletten** hergestellt. Tabletten und imprägnierte Tabletten sind zur oralen oder sublingualen Anwendung bestimmt.

Herstellungsverfahren

Homöopathische Zubereitungen werden nach einer Vielzahl von Herstellungsvorschriften hergestellt und liegen in verschiedenen Darreichungsformen wie im Kapitel „Darreichungsformen" beschrieben vor.

Die Herstellungsvorschriften werden in der Allgemeinen Monographie **Vorschriften zur Herstellung homöopathischer konzentrierter Zubereitungen und zur Potenzierung (Via praeparandi stirpes homoeopathicas et potentificandi)** beschrieben. Die Anwendung bestimmter Zubereitungen, die nach den in Tab. 1038-1 aufgeführten Vorschriften hergestellt wurden, ist auf die angegebenen Darreichungsformen beschränkt.

Tabelle 1038-1

Herstellungsvorschriften	Darreichungsformen
2.1.2	Augentropfen Injektionslösungen Zubereitungen zur nasalen Anwendung
2.2.1, 2.2.2, 2.2.3	Augentropfen Globuli velati Injektionslösungen Zubereitungen zur nasalen Anwendung Salben, Cremes, Gele Pulver zum Einnehmen (Verreibungen) Zäpfchen
2.2.4	Injektionslösungen
3.1.2, 3.2.2	Augentropfen Globuli velati Injektionslösungen Zubereitungen zur nasalen Anwendung Salben, Cremes, Gele Zäpfchen

Die zuständige Behörde kann entscheiden, ob eine bestimmte Herstellungsvorschrift bei der Verarbeitung einer bestimmten Substanz zulässig ist oder nicht.

7.2/2371

Vorschriften zur Herstellung homöopathischer konzentrierter Zubereitungen und zur Potenzierung

Via praeparandi stirpes homoeopathicas et potentificandi

Homöopathische konzentrierte Zubereitungen werden nach geeigneten Vorschriften aus Ausgangsstoffen, die den Anforderungen der Monographie **Homöopathische Zubereitungen (Praeparationes homoeopathicae)** entsprechen, hergestellt. Die nachfolgend beschriebenen, mit etablierten Verfahren zur Potenzierung kombinierten Vorschriften sind Beispiele. Andere Vorschriften, die in einem amtlichen nationalen Arzneibuch eines Vertragsstaats beschrieben werden, können ebenfalls angewendet werden.

Bei Verwendung von Ausgangsstoffen tierischen Ursprungs sind die Anforderungen an die Verwendung von Ausgangsstoffen tierischen oder menschlichen Ursprungs der Monographie **Homöopathische Zubereitungen** besonders zu beachten.

Bei der Herstellung von flüssigen Verdünnungen darf, falls erforderlich, in Abweichung von der jeweiligen Vorschrift anstelle von Ethanol der dort vorgeschriebenen Konzentration auch Ethanol 30 % (*m*/*m*) [Ethanol 36 % (*V*/*V*)] oder Ethanol 15 % (*m*/*m*) [Ethanol 18 % (*V*/*V*)] verwendet werden.

Lässt eine Einzelmonographie für die Herstellung einer Urtinktur mehrere Spezies als Stammpflanzen zu, kann die Urtinktur aus den geforderten Teilen einer oder mehrerer dieser Stammpflanzen hergestellt werden.

Falls nichts anderes vorgeschrieben ist, werden Urtinkturen durch Mazeration hergestellt. Die Mazeration dauert mindestens 10 Tage und höchstens 30 Tage.

Statt der Mazeration kann eine lange Mazeration (höchstens 60 Tage) oder eine sehr lange Mazeration (höchstens 180 Tage) durchgeführt werden, wenn nachgewiesen wurde, dass die so hergestellte Urtinktur dieselbe Qualität hat wie die durch Mazeration hergestellte Urtinktur.

Wenn in der Einzelmonographie nichts anderes vorgeschrieben ist, bedeutet der Begriff „Teil(e)" „Masseteil(e)". Wenn in der Vorschrift nichts anderes vorgeschrieben ist, darf die Herstellungstemperatur 25 °C nicht überschreiten.

1. Urtinkturen

Vorschrift 1.1

Vorschrift 1.1.1 (ersetzt Vorschrift 1a des Homöopathischen Arzneibuchs (HAB))

Vorschrift 1.1.1 wird für die Verarbeitung von frischen Pflanzen oder Pflanzenteilen angewendet, die in der Regel mehr als 70 Prozent Presssaft und weder ätherische Öle noch Harze oder Schleim enthalten. Urtinkturen nach Vorschrift 1.1.1 sind Mischungen gleicher Teile Presssaft und Ethanol 86 % (*m*/*m*) [Ethanol 90 % (*V*/*V*)].

Die fein zerkleinerten Pflanzen oder Pflanzenteile werden ausgepresst. Der Presssaft wird sofort mit der gleichen Masse Ethanol 86 % (*m*/*m*) [Ethanol 90 % (*V*/*V*)] gemischt. Die Mischung wird in einem verschlossenen Gefäß mindestens 5 Tage lang bei höchstens 20 °C stehen gelassen und anschließend filtriert.

Einstellung auf einen in der Einzelmonographie geforderten Wert

Der Trockenrückstand (2.8.16) in Prozent oder, falls in der Monographie vorgeschrieben, der Prozentgehalt des zuvor erhaltenen Filtrats wird bestimmt. Die zur Einstellung auf den vorgeschriebenen Wert erforderliche Menge A_1 an Ethanol 43 % (*m*/*m*) [Ethanol 50 % (*V*/*V*)] in Kilogramm wird nach folgender Formel berechnet:

$$\frac{m \cdot (N_x - N_0)}{N_0}$$

m = Masse des Filtrats in Kilogramm

N_0 = in der Einzelmonographie geforderter Wert für den Trockenrückstand oder den Gehalt, angegeben in Prozent

N_x = Trockenrückstand oder Gehalt des Filtrats, angegeben in Prozent

Das Filtrat wird mit der berechneten Menge Ethanol 43 % (*m*/*m*) [Ethanol 50 % (*V*/*V*)] gemischt, mindestens 5 Tage lang bei höchstens 20 °C stehen gelassen und anschließend falls erforderlich filtriert.

Potenzierung

Die 1. „Dezimalverdünnung" (D1) wird aus
2 Teilen Urtinktur und
8 Teilen Ethanol 43 % (*m*/*m*) [Ethanol 50 % (*V*/*V*)],

die 2. Dezimalverdünnung (D2) wird aus
1 Teil der 1. Dezimalverdünnung und
9 Teilen Ethanol 43 % (*m*/*m*) [Ethanol 50 % (*V*/*V*)]
hergestellt.

Die folgenden Dezimalverdünnungen werden wie für die D2 beschrieben hergestellt.

Die 1. „Centesimalverdünnung" (C1) wird aus
2 Teilen Urtinktur und
98 Teilen Ethanol 43 % (*m*/*m*) [Ethanol 50 % (*V*/*V*)],

die 2. Centesimalverdünnung (C2) wird aus
1 Teil der 1. Centesimalverdünnung und
99 Teilen Ethanol 43 % (*m*/*m*) [Ethanol 50 % (*V*/*V*)]
hergestellt.

Die folgenden Centesimalverdünnungen werden wie für die C2 beschrieben hergestellt.

Vorschrift 1.1.2 (ersetzt Vorschrift 1b des HAB)

Vorschrift 1.1.2 wird für die Verarbeitung von Milchsaft aus Pflanzen angewendet.

Urtinkturen nach Vorschrift 1.1.2 sind Mischungen von Milchsaft frischer Pflanzen mit Ethanol 30 % (*m*/*m*) [Ethanol 36 % (*V*/*V*)]. 1 Teil frischer Milchsaft wird mit 2 Teilen Ethanol 30 % (*m*/*m*) [Ethanol 36 % (*V*/*V*)] gemischt und filtriert.

Einstellung auf einen in der Einzelmonographie geforderten Wert

Der Trockenrückstand (2.8.16) in Prozent oder, falls in der Monographie vorgeschrieben, der Prozentgehalt des zuvor erhaltenen Filtrats wird bestimmt. Die zur Einstellung auf den vorgeschriebenen Wert erforderliche Menge A_1 an Ethanol 30 % (*m*/*m*) [Ethanol 36 % (*V*/*V*)] in Kilogramm wird nach folgender Formel berechnet:

$$\frac{m \cdot (N_x - N_0)}{N_0}$$

m = Masse des Filtrats in Kilogramm
N_0 = in der Einzelmonographie geforderter Wert für den Trockenrückstand oder den Gehalt, angegeben in Prozent
N_x = Trockenrückstand oder Gehalt des Filtrats, angegeben in Prozent

Das Filtrat wird mit der berechneten Menge Ethanol 30 % (*m*/*m*) [Ethanol 36 % (*V*/*V*)] gemischt, mindestens 5 Tage lang bei höchstens 20 °C stehen gelassen und anschließend falls erforderlich filtriert.

Potenzierung

Die 1. „Dezimalverdünnung" (D1) wird aus
3 Teilen Urtinktur und
7 Teilen Ethanol 30 % (*m*/*m*) [Ethanol 36 % (*V*/*V*)],

die 2. Dezimalverdünnung (D2) wird aus
1 Teil der 1. Dezimalverdünnung und
9 Teilen Ethanol 15 % (*m*/*m*) [Ethanol 18 % (*V*/*V*)]
hergestellt.

Die folgenden Dezimalverdünnungen werden wie für die D2 beschrieben hergestellt.

Vorschrift 1.1.3 (ersetzt Vorschrift 2a des HAB)

Vorschrift 1.1.3 wird für die Verarbeitung von frischen Pflanzen oder Pflanzenteilen angewendet, die in der Regel weniger als 70 Prozent Presssaft und mehr als 60 Prozent Feuchtigkeit (Trocknungsverlust) und weder ätherische Öle noch Harze enthalten.

Urtinkturen nach Vorschrift 1.1.3 mit einem Ethanolgehalt von etwa 43 % (*m*/*m*) [50 % (*V*/*V*)] werden durch Mazeration wie nachfolgend beschrieben hergestellt.

Die Pflanzen oder Pflanzenteile werden fein zerkleinert. Von einer Probe wird der Trocknungsverlust (2.2.32) bestimmt. Falls nichts anderes vorgeschrieben ist, wird dieser mit 2,00 bis 5,00 g zerkleinertem Ausgangsstoff in einem zuvor unter den bei dem Ausgangsstoff angegebenen Bedingungen getrockneten und gewogenen Wägeglas von 45 bis 55 mm Durchmesser bestimmt. Der Ausgangsstoff wird 2 h lang bei 105 °C getrocknet und anschließend in einem Exsikkator erkalten gelassen.

Die Pflanzenmasse wird sofort nach dem Zerkleinern mit mindestens der Hälfte ihrer Masse Ethanol 86 % (*m*/*m*) [Ethanol 90 % (*V*/*V*)] versetzt und bei höchstens 20 °C in gut verschlossenen Gefäßen aufbewahrt.

Die für die Einwaage m an Ausgangsstoff erforderliche Menge A_2 an Ethanol 86 % (*m*/*m*) [Ethanol 90 % (*V*/*V*)] in Kilogramm wird nach folgender Formel berechnet. Von dem berechneten Wert für A_2 wird die bereits zugesetzte Menge an Ethanol 86 % (*m*/*m*) [Ethanol 90 % (*V*/*V*)] subtrahiert und die fehlende Menge der Mischung zugesetzt.

$$\frac{m \cdot T}{100}$$

m = Einwaage des Ausgangsstoffs in Kilogramm
T = Trocknungsverlust der Probe in Prozent

Der Ansatz wird mindestens 10 Tage lang bei höchstens 20 °C unter wiederholtem Umschütteln stehen gelassen, anschließend abgepresst und die erhaltene Flüssigkeit filtriert.

Einstellung auf einen in der Einzelmonographie geforderten Wert

Der Trockenrückstand (2.8.16) in Prozent oder, falls in der Monographie vorgeschrieben, der Prozentgehalt des zuvor erhaltenen Filtrats wird bestimmt. Die zur Einstellung auf den vorgeschriebenen Wert erforderliche Menge A_1 an Ethanol 43 % (*m*/*m*) [Ethanol 50 % (*V*/*V*)] in Kilogramm wird nach folgender Formel berechnet:

$$\frac{m \cdot (N_x - N_0)}{N_0}$$

m = Masse des Filtrats in Kilogramm
N_0 = in der Einzelmonographie geforderter Wert für den Trockenrückstand oder den Gehalt, angegeben in Prozent
N_x = Trockenrückstand oder Gehalt des Filtrats, angegeben in Prozent

Das Filtrat wird mit der berechneten Menge Ethanol 43 % (*m*/*m*) [Ethanol 50 % (*V*/*V*)] gemischt, mindestens 5 Tage lang bei höchstens 20 °C stehen gelassen und anschließend falls erforderlich filtriert.

Potenzierung

Die 1. „Dezimalverdünnung" (D1) wird aus
2 Teilen Urtinktur und
8 Teilen Ethanol 43 % (*m*/*m*) [Ethanol 50 % (*V*/*V*)],

die 2. Dezimalverdünnung (D2) wird aus
1 Teil der 1. Dezimalverdünnung und
9 Teilen Ethanol 43 % (*m*/*m*) [Ethanol 50 % (*V*/*V*)]
hergestellt.

Die folgenden Dezimalverdünnungen werden wie für die D2 beschrieben hergestellt.

Die 1. „Centesimalverdünnung" (C1) wird aus
2 Teilen Urtinktur und
98 Teilen Ethanol 43 % (*m*/*m*) [Ethanol 50 % (*V*/*V*)],

die 2. Centesimalverdünnung (C2) wird aus
1 Teil der 1. Centesimalverdünnung und
99 Teilen Ethanol 43 % (*m*/*m*) [Ethanol 50 % (*V*/*V*)]
hergestellt.

Die folgenden Centesimalverdünnungen werden wie für die C2 beschrieben hergestellt.

Vorschrift 1.1.4 (ersetzt Vorschrift 2b des HAB)

Vorschrift 1.1.4 wird für die Verarbeitung von frischen Pflanzen und Pflanzenteilen angewendet, die in der Regel weniger als 70 Prozent Presssaft und mehr als 60 Prozent Feuchtigkeit (Trocknungsverlust) und weder ätherische Öle noch Harze enthalten.

Urtinkturen nach Vorschrift 1.1.4 mit einem Ethanolgehalt von etwa 30 % (*m*/*m*) [36 % (*V*/*V*)] werden durch Mazeration wie nachfolgend beschrieben hergestellt.

Die Pflanzen oder Pflanzenteile werden fein zerkleinert. Von einer Probe wird der Trocknungsverlust (2.2.32) bestimmt. Falls nichts anderes vorgeschrieben ist, wird dieser mit 2,00 bis 5,00 g zerkleinertem Ausgangsstoff in einem zuvor unter den bei dem Ausgangsstoff angegebenen Bedingungen getrockneten und gewogenen Wägeglas von 45 bis 55 mm Durchmesser bestimmt. Der Ausgangsstoff wird 2 h lang bei 105 °C getrocknet und anschließend in einem Exsikkator erkalten gelassen.

Die Pflanzenmasse wird sofort nach dem Zerkleinern mit mindestens der Hälfte ihrer Masse Ethanol 62 % (*m*/*m*) [Ethanol 70 % (*V*/*V*)] versetzt und bei höchstens 20 °C in gut verschlossenen Gefäßen aufbewahrt.

Die für die Einwaage *m* an Ausgangsstoff erforderliche Menge A_2 an Ethanol 62 % (*m*/*m*) [Ethanol 70 % (*V*/*V*)] in Kilogramm wird nach folgender Formel berechnet. Von dem berechneten Wert für A_2 wird die bereits zugesetzte Menge an Ethanol 62 % (*m*/*m*) [Ethanol 70 % (*V*/*V*)] subtrahiert und die fehlende Menge der Mischung zugesetzt.

$$\frac{m \cdot T}{100}$$

m = Einwaage des Ausgangsstoffs in Kilogramm
T = Trocknungsverlust der Probe in Prozent

Der Ansatz wird mindestens 10 Tage lang bei höchstens 20 °C unter wiederholtem Umschütteln stehen gelassen, anschließend abgepresst und die erhaltene Flüssigkeit filtriert.

Einstellung auf einen in der Einzelmonographie geforderten Wert

Der Trockenrückstand (2.8.16) in Prozent oder, falls in der Monographie vorgeschrieben, der Prozentgehalt des zuvor erhaltenen Filtrats wird bestimmt. Die zur Einstellung auf den vorgeschriebenen Wert erforderliche Menge A_1 an Ethanol 30 % (*m*/*m*) [Ethanol 36 % (*V*/*V*)] in Kilogramm wird nach folgender Formel berechnet:

$$\frac{m \cdot (N_x - N_0)}{N_0}$$

m = Masse des Filtrats in Kilogramm
N_0 = in der Einzelmonographie geforderter Wert für den Trockenrückstand oder den Gehalt, angegeben in Prozent
N_x = Trockenrückstand oder Gehalt des Filtrats, angegeben in Prozent

Das Filtrat wird mit der berechneten Menge Ethanol 30 % (*m*/*m*) [Ethanol 36 % (*V*/*V*)] gemischt, mindestens 5 Tage lang bei höchstens 20 °C stehen gelassen und anschließend falls erforderlich filtriert.

Potenzierung

Die 1. „Dezimalverdünnung" (D1) wird aus
2 Teilen Urtinktur und
8 Teilen Ethanol 30 % (*m*/*m*) [Ethanol 36 % (*V*/*V*)],

die 2. Dezimalverdünnung (D2) wird aus
1 Teil der 1. Dezimalverdünnung und
9 Teilen Ethanol 15 % (*m*/*m*) [Ethanol 18 % (*V*/*V*)]
hergestellt.

Die folgenden Dezimalverdünnungen werden wie für die D2 beschrieben hergestellt.

Vorschrift 1.1.5 (ersetzt Vorschrift 3a des HAB)

Vorschrift 1.1.5 wird für die Verarbeitung von frischen Pflanzen und Pflanzenteilen angewendet, die ein ätherisches Öl oder ein Harz oder in der Regel weniger als 60 Prozent Feuchtigkeit (Trocknungsverlust) enthalten.

Urtinkturen nach Vorschrift 1.1.5 mit einem Ethanolgehalt von etwa 60 % (*m*/*m*) [68 % (*V*/*V*)] werden durch Mazeration wie nachfolgend beschrieben hergestellt.

Die Pflanzen oder Pflanzenteile werden fein zerkleinert. Von einer Probe wird der Trocknungsverlust (2.2.32) bestimmt. Falls nichts anderes vorgeschrieben ist, wird dieser mit 2,00 bis 5,00 g zerkleinertem Ausgangsstoff in einem zuvor unter den bei dem Ausgangsstoff angegebenen Bedingungen getrockneten und gewogenen Wägeglas von 45 bis 55 mm Durchmesser bestimmt. Der Ausgangsstoff wird 2 h lang bei 105 °C getrocknet und anschließend in einem Exsikkator erkalten gelassen.

Die Pflanzenmasse wird sofort nach dem Zerkleinern mit mindestens der Hälfte ihrer Masse Ethanol 86 % (*m*/*m*) [Ethanol 90 % (*V*/*V*)] versetzt und bei höchstens 20 °C in gut verschlossenen Gefäßen aufbewahrt.

Die für die Einwaage *m* an Ausgangsstoff erforderliche Menge A_3 an Ethanol 86 % (*m*/*m*) [Ethanol 90 % (*V*/*V*)], in Kilogramm, wird nach folgender Formel berechnet. Von dem berechneten Wert für A_3 wird die bereits zugesetzte Menge an Ethanol 86 % (*m*/*m*) [Ethanol 90 % (*V*/*V*)] subtrahiert und die fehlende Menge der Mischung zugesetzt.

$$\frac{2 \cdot m \cdot T}{100}$$

m = Einwaage des Ausgangsstoffs in Kilogramm
T = Trocknungsverlust der Probe in Prozent

Der Ansatz wird mindestens 10 Tage lang bei höchstens 20 °C unter wiederholtem Umschütteln stehen gelassen, anschließend abgepresst und die erhaltene Flüssigkeit filtriert.

Einstellung auf einen in der Einzelmonographie geforderten Wert

Der Trockenrückstand (2.8.16) in Prozent oder, falls in der Monographie vorgeschrieben, der Prozentgehalt des zuvor erhaltenen Filtrats wird bestimmt. Die zur Einstellung auf den vorgeschriebenen Wert erforderliche Menge A_1 an Ethanol 62 % (*m*/*m*) [Ethanol 70 % (*V*/*V*)] in Kilogramm wird nach folgender Formel berechnet:

$$\frac{m \cdot (N_x - N_0)}{N_0}$$

m = Masse des Filtrats in Kilogramm
N_0 = in der Einzelmonographie geforderter Wert für den Trockenrückstand oder den Gehalt, angegeben in Prozent
N_x = Trockenrückstand oder Gehalt des Filtrats, angegeben in Prozent

Homöopathie

Das Filtrat wird mit der berechneten Menge Ethanol 62 % (*m*/*m*) [Ethanol 70 % (*V*/*V*)] gemischt, mindestens 5 Tage lang bei höchstens 20 °C stehen gelassen und anschließend falls erforderlich filtriert.

Potenzierung

Die 1. „Dezimalverdünnung" (D1) wird aus
3 Teilen Urtinktur und
7 Teilen Ethanol 62 % (*m*/*m*) [Ethanol 70 % (*V*/*V*)],

die 2. Dezimalverdünnung (D2) wird aus
1 Teil der 1. Dezimalverdünnung und
9 Teilen Ethanol 62 % (*m*/*m*) [Ethanol 70 % (*V*/*V*)]
hergestellt.

Die 3. Dezimalverdünnung wird wie für die D2 beschrieben hergestellt. Zur Herstellung der 4. Dezimalverdünnung und nachfolgender Dezimalverdünnungen wird Ethanol 43 % (*m*/*m*) [Ethanol 50 % (*V*/*V*)] verwendet und wie für die D2 beschrieben verfahren.

Die 1. „Centesimalverdünnung" (C1) wird aus
3 Teilen Urtinktur und
97 Teilen Ethanol 62 % (*m*/*m*) [Ethanol 70 % (*V*/*V*)],

die 2. Centesimalverdünnung (C2) wird aus
1 Teil der 1. Centesimalverdünnung und
99 Teilen Ethanol 43 % (*m*/*m*) [Ethanol 50 % (*V*/*V*)]
hergestellt.

Die folgenden Centesimalverdünnungen werden wie für die C2 beschrieben hergestellt.

Vorschrift 1.1.6 (ersetzt Vorschrift 3b des HAB)

Vorschrift 1.1.6 wird für die Verarbeitung von frischen Pflanzen und Pflanzenteilen angewendet, die ätherische Öle oder Harze oder in der Regel weniger als 60 Prozent Feuchtigkeit (Trocknungsverlust) enthalten.

Urtinkturen nach Vorschrift 1.1.6 mit einem Ethanolgehalt von etwa 43 % (*m*/*m*) [50 % (*V*/*V*)] werden durch Mazeration wie nachfolgend beschrieben hergestellt.

Die Pflanzen oder Pflanzenteile werden fein zerkleinert. Von einer Probe wird der Trocknungsverlust (2.2.32) bestimmt. Falls nichts anderes vorgeschrieben ist, wird dieser mit 2,00 bis 5,00 g zerkleinertem Ausgangsstoff in einem zuvor unter den bei dem Ausgangsstoff angegebenen Bedingungen getrockneten und gewogenen Wägeglas von 45 bis 55 mm Durchmesser bestimmt. Der Ausgangsstoff wird 2 h lang bei 105 °C getrocknet und anschließend in einem Exsikkator erkalten gelassen.

Die Pflanzenmasse wird sofort nach dem Zerkleinern mit mindestens der Hälfte ihrer Masse Ethanol 73 % (*m*/*m*) [Ethanol 80 % (*V*/*V*)] versetzt und bei höchstens 20 °C in gut verschlossenen Gefäßen aufbewahrt.

Die für die Einwaage m an Ausgangsstoff erforderliche Menge A_3 an Ethanol 73 % (*m*/*m*) [Ethanol 80 % (*V*/*V*)] in Kilogramm wird nach folgender Formel berechnet. Von dem berechneten Wert für A_3 wird die bereits zugesetzte Menge an Ethanol 73 % (*m*/*m*) [Ethanol 80 % (*V*/*V*)] subtrahiert und die fehlende Menge der Mischung zugesetzt.

$$\frac{2 \cdot m \cdot T}{100}$$

m = Einwaage des Ausgangsstoffs in Kilogramm
T = Trocknungsverlust der Probe in Prozent

Der Ansatz wird mindestens 10 Tage lang bei höchstens 20 °C unter wiederholtem Umschütteln stehen gelassen, anschließend abgepresst und die erhaltene Flüssigkeit filtriert.

Einstellung auf einen in der Einzelmonographie geforderten Wert

Der Trockenrückstand (2.8.16) in Prozent oder, falls in der Monographie vorgeschrieben, der Prozentgehalt des zuvor erhaltenen Filtrats wird bestimmt. Die zur Einstellung auf den vorgeschriebenen Wert erforderliche Menge A_1 an Ethanol 43 % (*m*/*m*) [Ethanol 50 % (*V*/*V*)] in Kilogramm wird nach folgender Formel berechnet:

$$\frac{m \cdot (N_x - N_0)}{N_0}$$

m = Masse des Filtrats in Kilogramm
N_0 = in der Einzelmonographie geforderter Wert für den Trockenrückstand oder den Gehalt, angegeben in Prozent
N_x = Trockenrückstand oder Gehalt des Filtrats, angegeben in Prozent

Das Filtrat wird mit der berechneten Menge Ethanol 43 % (*m*/*m*) [Ethanol 50 % (*V*/*V*)] gemischt, mindestens 5 Tage lang bei höchstens 20 °C stehen gelassen und anschließend falls erforderlich filtriert.

Potenzierung

Die 1. „Dezimalverdünnung" (D1) wird aus
3 Teilen Urtinktur und
7 Teilen Ethanol 43 % (*m*/*m*) [Ethanol 50 % (*V*/*V*)],

die 2. Dezimalverdünnung (D2) wird aus
1 Teil der 1. Dezimalverdünnung und
9 Teilen Ethanol 30 % (*m*/*m*) [Ethanol 36 % (*V*/*V*)],

die 3. Dezimalverdünnung (D3) wird aus
1 Teil der 2. Dezimalverdünnung und
9 Teilen Ethanol 15 % (*m*/*m*) [Ethanol 18 % (*V*/*V*)]
hergestellt.

Die folgenden Dezimalverdünnungen werden wie für die D3 beschrieben hergestellt.

Vorschrift 1.1.7 (ersetzt Vorschrift 3c des HAB)

Vorschrift 1.1.7 wird für die Verarbeitung von frischen Pflanzen oder Pflanzenteilen angewendet, die in der Regel weniger als 60 Prozent Feuchtigkeit (Trocknungsverlust) enthalten.

Urtinkturen nach Vorschrift 1.1.7 mit einem Ethanolgehalt von etwa 30 % (*m*/*m*) [36 % (*V*/*V*)] werden durch Mazeration wie nachfolgend beschrieben hergestellt.

Die Pflanzen oder Pflanzenteile werden fein zerkleinert. Von einer Probe wird der Trocknungsverlust (2.2.32) bestimmt. Falls nichts anderes vorgeschrieben ist, wird dieser mit 2,00 bis 5,00 g zerkleinertem Ausgangsstoff in einem zuvor unter den bei dem Ausgangsstoff angegebenen Bedingungen getrockneten und gewogenen Wägeglas von 45 bis 55 mm Durchmesser bestimmt. Der Ausgangsstoff wird 2 h lang bei 105 °C getrocknet und anschließend in einem Exsikkator erkalten gelassen.

Die Pflanzenmasse wird sofort nach dem Zerkleinern mit mindestens der Hälfte ihrer Masse Ethanol 43 % (*m/m*) [Ethanol 50 % (*V/V*)] versetzt und bei höchstens 20 °C in gut verschlossenen Gefäßen aufbewahrt.

Die für die Einwaage *m* an Ausgangsstoff erforderliche Menge A_3 an Ethanol 43 % (*m/m*) [Ethanol 50 % (*V/V*)] in Kilogramm wird nach folgender Formel berechnet. Von dem berechneten Wert für A_3 wird die bereits zugesetzte Menge an Ethanol 43 % (*m/m*) [Ethanol 50 % (*V/V*)] subtrahiert und die fehlende Menge der Mischung zugesetzt.

$$\frac{2 \cdot m \cdot T}{100}$$

m = Einwaage des Ausgangsstoffs in Kilogramm
T = Trocknungsverlust der Probe in Prozent

Der Ansatz wird mindestens 10 Tage lang bei höchstens 20 °C unter wiederholtem Umschütteln stehen gelassen, anschließend abgepresst und die erhaltene Flüssigkeit filtriert.

Einstellung auf einen in der Einzelmonographie geforderten Wert

Der Trockenrückstand (2.8.16) in Prozent oder, falls in der Monographie vorgeschrieben, der Prozentgehalt des zuvor erhaltenen Filtrats wird bestimmt. Die zur Einstellung auf den vorgeschriebenen Wert erforderliche Menge A_1 an Ethanol 30 % (*m/m*) [Ethanol 36 % (*V/V*)] in Kilogramm wird nach folgender Formel berechnet:

$$\frac{m \cdot (N_x - N_0)}{N_0}$$

m = Masse des Filtrats in Kilogramm
N_0 = in der Einzelmonographie geforderter Wert für den Trockenrückstand oder den Gehalt, angegeben in Prozent
N_x = Trockenrückstand oder Gehalt des Filtrats, angegeben in Prozent

Das Filtrat wird mit der berechneten Menge Ethanol 30 % (*m/m*) [Ethanol 36 % (*V/V*)] gemischt, mindestens 5 Tage lang bei höchstens 20 °C stehen gelassen und anschließend falls erforderlich filtriert.

Potenzierung

Die 1. „Dezimalverdünnung" (D1) wird aus
3 Teilen Urtinktur und
7 Teilen Ethanol 30 % (*m/m*) [Ethanol 36 % (*V/V*)],

die 2. Dezimalverdünnung (D2) wird aus
1 Teil der 1. Dezimalverdünnung und
9 Teilen Ethanol 15 % (*m/m*) [Ethanol 18 % (*V/V*)]
hergestellt.

Die folgenden Dezimalverdünnungen werden wie für die D2 beschrieben hergestellt.

Vorschrift 1.1.8 (ersetzt Vorschrift 4a des HAB)

Vorschrift 1.1.8 wird in der Regel für die Verarbeitung von getrockneten Pflanzen und Pflanzenteilen angewendet.

Falls nichts anderes in der Monographie vorgeschrieben ist, werden Urtinkturen nach Vorschrift 1.1.8 wie nachfolgend beschrieben durch Mazeration oder Perkolation aus 1 Teil getrockneter pflanzlicher Droge und 10 Teilen Ethanol geeigneter Konzentration (wasserfrei; 94 % (*m/m*) [96 % (*V/V*)]; 86 % (*m/m*) [90 % (*V/V*)]; 73 % (*m/m*) [80 % (*V/V*)]; 62 % (*m/m*) [70 % (*V/V*)]; 43 % (*m/m*) [50 % (*V/V*)]; 30 % (*m/m*) [36 % (*V/V*)]; 15 % (*m/m*) [18 % (*V/V*)]) hergestellt.

Herstellung durch Mazeration: Falls nichts anderes vorgeschrieben ist, wird die pflanzliche Droge fein zerkleinert, gründlich mit Ethanol geeigneter Konzentration gemischt und eine angemessene Zeit lang in einem verschlossenen Behältnis stehen gelassen. Der Rückstand wird vom Ethanol abgetrennt und, falls erforderlich, ausgepresst. Im letzteren Fall werden die beiden erhaltenen Flüssigkeiten vereinigt.

Herstellung durch Perkolation: Falls erforderlich wird die pflanzliche Droge fein zerkleinert, sorgfältig mit einem Teil des Ethanols geeigneter Konzentration gemischt und eine angemessene Zeit lang stehen gelassen. Die Mischung wird in einen Perkolator gefüllt und das Perkolat bei Raumtemperatur langsam fließen gelassen, wobei sichergestellt sein muss, dass die zu extrahierende Pflanzenmasse immer mit restlichem Ethanol bedeckt ist. Der Rückstand kann ausgepresst und die ausgepresste Flüssigkeit mit dem Perkolat vereinigt werden.

Ist eine Einstellung auf einen vorgeschriebenen Wert erforderlich, wird die benötigte Menge A_1 an Ethanol in Kilogramm für die zur Herstellung vorgeschriebene oder verwendete Konzentration nach folgender Formel berechnet:

$$\frac{m \cdot (N_x - N_0)}{N_0}$$

m = Masse des Mazerats oder Perkolats in Kilogramm
N_0 = in der Einzelmonographie geforderter Wert für den Trockenrückstand oder den Gehalt, angegeben in Prozent
N_x = Trockenrückstand oder Gehalt des Mazerats oder Perkolats, angegeben in Prozent

Das Mazerat oder Perkolat wird mit der berechneten Menge Ethanol geeigneter Konzentration gemischt, mindestens 5 Tage lang bei höchstens 20 °C stehen gelassen und anschließend falls erforderlich filtriert.

Potenzierung

Die Urtinktur (∅) entspricht in diesem Fall der 1. Dezimalverdünnung (∅ = D1).

Die 2. Dezimalverdünnung (D2) wird aus
1 Teil Urtinktur (D1) und
9 Teilen Ethanol gleicher Konzentration,

die 3. Dezimalverdünnung (D3) wird aus
1 Teil der 2. Dezimalverdünnung und
9 Teilen Ethanol gleicher Konzentration
hergestellt.

Zur Herstellung der 4. Dezimalverdünnung und nachfolgender Dezimalverdünnungen wird Ethanol 43 % (*m*/*m*) [Ethanol 50 % (*V*/*V*)] verwendet, sofern keine andere Ethanolkonzentration vorgeschrieben ist, und wie für die D3 beschrieben verfahren.

Die 1. „Centesimalverdünnung" (C1) wird aus
10 Teilen Urtinktur (D1) und
90 Teilen Ethanol gleicher Konzentration,

die 2. Centesimalverdünnung (C2) wird aus
1 Teil der 1. Centesimalverdünnung und
99 Teilen Ethanol 43 % (*m*/*m*) [Ethanol 50 % (*V*/*V*)], sofern keine andere Ethanolkonzentration vorgeschrieben ist,
hergestellt.

Die folgenden Centesimalverdünnungen werden wie für die C2 beschrieben hergestellt.

Vorschrift 1.1.9 (ersetzt Vorschrift 4b des HAB)

Vorschrift 1.1.9 wird in der Regel für die Verarbeitung von Ausgangsstoffen tierischen Ursprungs angewendet.

Falls nichts anderes in der Einzelmonographie vorgeschrieben ist, werden Urtinkturen nach Vorschrift 1.1.9 wie nachfolgend beschrieben durch Mazeration oder Perkolation aus 1 Teil tierischem Ausgangsstoff und 10 Teilen Ethanol geeigneter Konzentration (wasserfrei; 94 % (*m*/*m*) [96 % (*V*/*V*)]; 86 % (*m*/*m*) [90 % (*V*/*V*)]; 73 % (*m*/*m*) [80 % (*V*/*V*)]; 62 % (*m*/*m*) [70 % (*V*/*V*)]; 43 % (*m*/*m*) [50 % (*V*/*V*)]; 30 % (*m*/*m*) [36 % (*V*/*V*)]; 15 % (*m*/*m*) [18 % (*V*/*V*)]) hergestellt.

Herstellung durch Mazeration: Falls nichts anderes vorgeschrieben ist, wird der tierische Ausgangsstoff fein zerkleinert, gründlich mit Ethanol geeigneter Konzentration gemischt und eine angemessene Zeit lang in einem verschlossenen Gefäß stehen gelassen. Der Rückstand wird vom Ethanol abgetrennt und, falls erforderlich, ausgepresst. Im letzteren Fall werden die beiden erhaltenen Flüssigkeiten vereinigt.

Herstellung durch Perkolation: Falls erforderlich wird der tierische Ausgangsstoff fein zerkleinert, sorgfältig mit einem Teil des Ethanols geeigneter Konzentration gemischt und eine angemessene Zeit lang stehen gelassen. Die Mischung wird in einen Perkolator gefüllt und das Perkolat bei Raumtemperatur langsam fließen gelassen, wobei sichergestellt sein muss, dass das zu extrahierende tierische Material immer mit verbleibendem Ethanol bedeckt ist. Der Rückstand kann ausgepresst und die ausgepresste Flüssigkeit mit dem Perkolat vereinigt werden.

Ist eine Einstellung auf einen vorgeschriebenen Wert erforderlich, wird die benötigte Menge A_1 an Ethanol in Kilogramm für die zur Herstellung vorgeschriebene oder verwendete Konzentration nach folgender Formel berechnet:

$$\frac{m \cdot (N_x - N_0)}{N_0}$$

m = Masse des Mazerats oder Perkolats in Kilogramm
N_0 = in der Einzelmonographie geforderter Wert für den Trockenrückstand oder den Gehalt, angegeben in Prozent
N_x = Trockenrückstand oder Gehalt des Mazerats oder Perkolats, angegeben in Prozent

Das Mazerat oder Perkolat wird mit der berechneten Menge Ethanol geeigneter Konzentration gemischt, mindestens 5 Tage lang bei höchstens 20 °C stehen gelassen und anschließend falls erforderlich filtriert.

Potenzierung

Die Urtinktur (∅) entspricht in diesem Fall der 1. Dezimalverdünnung (∅ = D1).

Die 2. Dezimalverdünnung (D2) wird aus
1 Teil Urtinktur (D1) und
9 Teilen Ethanol gleicher Konzentration,

die 3. Dezimalverdünnung (D3) wird aus
1 Teil der 2. Dezimalverdünnung und
9 Teilen Ethanol gleicher Konzentration
hergestellt.

Zur Herstellung der 4. Dezimalverdünnung und nachfolgender Dezimalverdünnungen wird Ethanol 43 % (*m*/*m*) [Ethanol 50 % (*V*/*V*)] verwendet, sofern keine andere Ethanolkonzentration vorgeschrieben ist, und wie für die D3 beschrieben verfahren.

Die 1. „Centesimalverdünnung" (C1) wird aus
10 Teilen Urtinktur (D1) und
90 Teilen Ethanol gleicher Konzentration,

die 2. Centesimalverdünnung (C2) wird aus
1 Teil der 1. Centesimalverdünnung und
99 Teilen Ethanol 43 % (*m*/*m*) [Ethanol 50 % (*V*/*V*)], sofern keine andere Ethanolkonzentration vorgeschrieben ist,
hergestellt.

Die folgenden Centesimalverdünnungen werden wie für die C2 beschrieben hergestellt.

Vorschrift 1.1.10 (Französisches Arzneibuch)

Vorschrift 1.1.10 wird in der Regel für die Verarbeitung von Pflanzen oder Pflanzenteilen angewendet. Der Zustand des pflanzlichen Ausgangsstoffs, frisch oder getrocknet, wird in der Einzelmonographie angegeben.

Urtinkturen nach Vorschrift 1.1.10 werden durch Mazeration hergestellt.

Die Pflanzen oder Pflanzenteile werden fein zerkleinert. Von einer Probe wird der Trocknungsverlust (2.2.32) durch 2 h langes Trocknen bei 105 °C oder der Wassergehalt (2.2.13) bestimmt. Unter Berücksichtigung des erhaltenen Werts wird die Pflanzenmasse mit der Menge Ethanol geeigneter Konzentration versetzt, die zur Herstellung einer 1/10-Urtinktur mit geeignetem

Ethanolgehalt, falls nichts anderes vorgeschrieben ist, erforderlich ist, und mindestens 10 Tage lang mazerieren gelassen, wobei die Mischung ausreichend oft geschüttelt wird.

Der Rückstand wird vom Ethanol abgetrennt und ausgepresst, falls erforderlich unter Druck. Die erhaltenen Flüssigkeiten werden vereinigt, 48 h lang stehen gelassen und filtriert. Die Urtinktur kann, falls erforderlich, durch Zusatz von Ethanol der gleichen Konzentration wie der für ihre Herstellung verwendeten auf einen vorgeschriebenen Gehalt eingestellt werden.

Potenzierung

Die 1. Dezimalverdünnung (D1) wird aus
1 Teil Urtinktur und
9 Teilen Ethanol der geeigneten Konzentration,

die 2. Dezimalverdünnung (D2) wird aus
1 Teil der 1. Dezimalverdünnung und
9 Teilen Ethanol der geeigneten Konzentration
hergestellt.

Die folgenden Dezimalverdünnungen werden wie für die D2 beschrieben mit Ethanol der geeigneten Konzentration hergestellt.

Die 1. Centesimalverdünnung (C1) wird aus
1 Teil Urtinktur und
99 Teilen Ethanol der geeigneten Konzentration,

die 2. Centesimalverdünnung (C2) wird aus
1 Teil der 1. Centesimalverdünnung und
99 Teilen Ethanol der geeigneten Konzentration
hergestellt.

Die folgenden Centesimalverdünnungen werden wie für die C2 beschrieben mit Ethanol der geeigneten Konzentration hergestellt.

Vorschrift 1.1.11 (Französisches Arzneibuch)

Vorschrift 1.1.11 wird in der Regel für die Verarbeitung von Ausgangsstoffen tierischen Ursprungs angewendet.

Urtinkturen nach Vorschrift 1.1.11 werden durch Mazeration hergestellt.

Das Masseverhältnis von tierischem Ausgangsstoff zu Urtinktur beträgt im Allgemeinen 1:20. Der fein zerkleinerte Ausgangsstoff wird mit der Menge Ethanol geeigneter Konzentration versetzt, die für die Herstellung einer 1/20-Urtinktur erforderlich ist, und mindestens 10 Tage lang mazerieren gelassen, wobei die Mischung ausreichend oft geschüttelt wird. Anschließend wird die Flüssigkeit dekantiert und filtriert. Das Filtrat wird 48 h lang stehen gelassen und erneut filtriert. Die Urtinktur kann, falls erforderlich, durch Zusatz von Ethanol der gleichen Konzentration wie der für ihre Herstellung verwendeten auf einen vorgeschriebenen Gehalt eingestellt werden.

Potenzierung

Die 1. Dezimalverdünnung (D1) wird aus
1 Teil Urtinktur und
9 Teilen Ethanol der geeigneten Konzentration,

die 2. Dezimalverdünnung (D2) wird aus
1 Teil der 1. Dezimalverdünnung und
9 Teilen Ethanol der geeigneten Konzentration
hergestellt.

Die folgenden Dezimalverdünnungen werden wie für die D2 beschrieben mit Ethanol der geeigneten Konzentration hergestellt.

Die 1. Centesimalverdünnung (C1) wird aus
1 Teil Urtinktur und
99 Teilen Ethanol der geeigneten Konzentration,

die 2. Centesimalverdünnung (C2) wird aus
1 Teil der 1. Centesimalverdünnung und
99 Teilen Ethanol der geeigneten Konzentration
hergestellt.

Die folgenden Centesimalverdünnungen werden wie für die C2 beschrieben mit Ethanol der geeigneten Konzentration hergestellt.

2. Glycerolmazerate

Vorschrift 2.1

Vorschrift 2.1 wird zur Mazeration von Ausgangsstoffen tierischen oder pflanzlichen Ursprungs in Glycerol 85 % oder Glycerol/Ethanol-Mischungen in bestimmten Konzentrationen verwendet. Pathologisches Material ist ausgeschlossen.

Die Ausgangsstoffe werden, falls erforderlich, vor der Verwendung angemessen zerkleinert.

Vorschrift 2.1.1, 2.1.2 (ersetzt Vorschrift 42a, 42b des HAB)

Ausgangsstoffe tierischen Ursprungs stammen von getöteten oder frisch geschlachteten Tieren oder deren Teilen. Die Tiere werden unmittelbar nach dem Tod weiterverarbeitet.

Mazeration

1 Teil fein zerkleinertes tierisches Material wird dispergiert in

- 9 Teilen (Dezimalverdünnung) oder 99 Teilen (Centesimalverdünnung) Glycerol 85 % für Vorschrift 2.1.1
- 2,1 Teilen Glycerol 85 % für Vorschrift 2.1.2.

Die Mischung wird mindestens 2 h lang zur Mazeration stehen gelassen, anschließend verschüttelt und falls erforderlich filtriert.

In begründeten Fällen kann 1 Teil tierischer Ausgangsstoff vor dem Zerkleinern mit 1 Teil Glycerol 85 % versetzt werden. Werden sehr geringe Mengen an tierischen Ausgangsstoffen verwendet, kann die Verdünnung durch Dispergieren von 1 Teil fein zerkleinertem tierischem Ausgangsmaterial in 99 Teilen Glycerol 85 % (C1 oder „D2", falls der Ausgangsstoff für weitere Dezimalverdünnungen verwendet wird) hergestellt werden.

Potenzierung

Vorschrift 2.1.1

Die 2. Dezimalverdünnung (D2) wird aus
1 Teil Glycerolmazerat (D1) und
9 Teilen Glycerol 85 % oder Ethanol 15 % (*m*/*m*) [Ethanol 18 % (*V*/*V*)]
hergestellt.

Die folgenden Dezimalverdünnungen werden wie für die D2 beschrieben, aber mit Ethanol 15 % (*m*/*m*) [Ethanol 18 % (*V*/*V*)] als Arzneiträger hergestellt.

Die 2. Centesimalverdünnung (C2) wird aus
1 Teil Glycerolmazerat (C1) und
99 Teilen Ethanol 15 % (*m*/*m*) [Ethanol 18 % (*V*/*V*)]
hergestellt.

Die folgenden Centesimalverdünnungen werden wie für die C2 beschrieben hergestellt.

Vorschrift 2.1.2

Die 1. „Dezimalverdünnung" (D1) wird aus
3 Teilen Glycerolmazerat und
7 Teilen Wasser für Injektionszwecke,

die 2. Dezimalverdünnung (D2) wird aus
1 Teil D1 und
9 Teilen Wasser für Injektionszwecke
hergestellt.

Die folgenden Dezimalverdünnungen werden wie für die D2 beschrieben hergestellt.

Vorschrift 2.1.3 (Französisches Arzneibuch)

Ausgangsstoffe pflanzlichen oder tierischen Ursprungs werden verwendet.

Mazeration

Der Ausgangsstoff wird fein zerkleinert. Von einer Probe wird der Trocknungsverlust (2.2.32) durch 2 h langes Trocknen bei 105 °C oder der Wassergehalt (2.2.13) bestimmt. Unter Berücksichtigung des erhaltenen Werts wird der Ausgangsstoff mit der Menge einer Ethanol/Glycerol-Mischung geeigneter Konzentration versetzt, die zur Herstellung eines 1/20-Glycerolmazerats, falls nichts anderes vorgeschrieben, erforderlich ist, und mindestens 3 Wochen lang mazerieren gelassen, wobei die Mischung ausreichend oft geschüttelt wird. Der Überstand wird dekantiert und, falls erforderlich, der Rückstand unter Druck abgeseiht. Die erhaltenen Flüssigkeiten werden vereinigt, 48 h lang stehen gelassen und filtriert.

Potenzierung

Die 1. Dezimalverdünnung (D1) wird aus
1 Teil Glycerolmazerat und
9 Teilen einer Wasser/Ethanol/Glycerol-Mischung geeigneter Konzentration,

die 2. Dezimalverdünnung (D2) wird aus
1 Teil der 1. Dezimalverdünnung und
9 Teilen einer Wasser/Ethanol/Glycerol-Mischung geeigneter Konzentration
hergestellt.

Die folgenden Dezimalverdünnungen werden wie für die D2 beschrieben oder unter Verwendung eines anderen entsprechenden Arzneiträgers hergestellt.

Die 1. Centesimalverdünnung (C1) wird aus
1 Teil Glycerolmazerat und
99 Teilen einer Wasser/Ethanol/Glycerol-Mischung geeigneter Konzentration,

die 2. Centesimalverdünnung (C2) wird aus
1 Teil der 1. Centesimalverdünnung und
99 Teilen einer Wasser/Ethanol/Glycerol-Mischung geeigneter Konzentration
hergestellt.

Die folgenden Centesimalverdünnungen werden wie für die C2 beschrieben oder unter Verwendung eines anderen entsprechenden Arzneiträgers hergestellt.

Vorschrift 2.2

Vorschrift 2.2.1, 2.2.2, 2.2.3, 2.2.4 (ersetzt Vorschrift 41a, 41b, 41c, 41d des HAB)

Vorschrift 2.2 wird zur Mazeration von Ausgangsstoffen tierischen Ursprungs in einer natriumchloridhaltigen Glycerol-Lösung verwendet. Pathologisches Material ist ausgeschlossen.

Ausgangsstoffe von getöteten oder frisch geschlachteten Tieren beziehungsweise deren Teile oder Sekrete werden in den Vorschriften 2.2.1, 2.2.2 und 2.2.3 verwendet. Niedere Tiere werden in einem abgedeckten Gefäß durch Einleiten von Kohlendioxid getötet. Die Weiterverarbeitung erfolgt unmittelbar nach dem Tod der Tiere.

Blutbestandteile von lebenden Pferden werden in der Vorschrift 2.2.4 verarbeitet.

Probensammlung und/oder Vorbehandlung

Die gemäß den Vorschriften 2.2.1, 2.2.2 und 2.2.3 verwendeten Ausgangsstoffe werden, falls erforderlich, vor der Verwendung fein zerkleinert.

Das gemäß Vorschrift 2.2.4 zu verwendende Blut wird durch einen Tierarzt entnommen. Tierblut, das bei der Schächtung anfällt, darf nicht verwendet werden. 200 ml Blut werden entnommen und je Milliliter Blut mit 15 I.E. Heparin-Natrium und 0,625 ml einer Lösung von Natriumchlorid ($9\ g \cdot kg^{-1}$) versetzt. Nach Separation der Blutbestandteile durch fraktionierte Zentrifugation werden die einzelnen Zellsedimente jeweils in 1,1 ml einer Lösung von Natriumchlorid ($9\ g \cdot kg^{-1}$) resuspendiert. Diese Zellsuspensionen werden zu den Glycerolmazeraten weiterverarbeitet.

Mazeration

1 Teil fein zerkleinertes tierisches Material, Sekret oder Blutzellsuspension, entsprechend der verwendeten Vorschrift, wird mit 5 Teilen einer Natriumchlorid-Lösung in geeigneter Konzentration (siehe Tab. 2371-1) und 95 Teilen Glycerol versetzt. Die Mischung wird mindestens 7 Tage lang vor Licht geschützt stehen gelassen und anschließend dekantiert. Falls erforderlich wird die Mischung für die Vorschriften 2.2.1, 2.2.2 und 2.2.3 vor dem Denkantieren zentrifugiert und die überstehende Flüssigkeit, falls erforderlich, filtriert. Die dekantierte Flüssigkeit beziehungsweise das Filtrat ist das Glycerolmazerat.

Jedes Sediment muss vor der Weiterverarbeitung des Glycerolmazerats resuspendiert werden.

Tabelle 2371-1

Vorschrift 2.2.1 und 2.2.4	Vorschrift 2.2.2	Vorschrift 2.2.3
Lösung von Natriumchlorid (15 g · kg^{-1}) in Gereinigtem Wasser	Lösung von Natriumchlorid (40 g · kg^{-1}) in Gereinigtem Wasser	Lösung von Natriumchlorid (80 g · kg^{-1}) in Gereinigtem Wasser

Arzneiträger

0,2 Teile Natriumhydrogencarbonat und 8,8 Teile Natriumchlorid in 991 Teilen Wasser für Injektionszwecke beziehungsweise Gereinigtem Wasser, wie vorgeschrieben

Potenzierung

Das Glycerolmazerat entspricht der 2. Dezimalverdünnung („D2") oder der 1. Centesimalverdünnung (C1).

Die 3. Dezimalverdünnung (D3) wird aus
1 Teil der 2. Dezimalverdünnung und
9 Teilen des geeigneten Arzneiträgers
hergestellt.

Die folgenden Dezimalverdünnungen werden wie für die D3 beschrieben hergestellt.

Falls zutreffend wird die 4. Dezimalverdünnung (D4) aus 1 Teil der 3. Dezimalverdünnung, 5,6 Teilen des Arzneiträgers und 3,4 Teilen Wasser für Injektionszwecke hergestellt.

Die 2. Centesimalverdünnung (C2) wird aus
1 Teil der 1. Centesimalverdünnung und
99 Teilen des geeigneten Arzneiträgers
hergestellt.

Die folgenden Centesimalverdünnungen werden wie für die C2 beschrieben hergestellt.

3. Flüssige Verdünnungen

Vorschrift 3.1

Die Vorschriften 3.1.1, 3.1.2 und 3.1.3 werden zum Lösen von geeigneten anorganischen oder organischen Ausgangsstoffen wie zum Beispiel Mineralien oder Giften verwendet.

Wenn nichts anderes angeben ist, wird 1 Teil des Ausgangsstoffs in 9 Teilen (D1) beziehungsweise 99 Teilen (C1) des flüssigen Arzneiträgers gelöst und verschüttelt.

In begründeten und zugelassenen Fällen wird im Falle einer nicht genügenden Löslichkeit des Ausgangsstoffs im angegeben Trägermaterial die erste mögliche Verdünnung hergestellt. Zum Beispiel wird 1 Teil schwer löslicher Ausgangsstoff in 99 Teilen des Arzneiträgers (C1 oder „D2", falls diese Verdünnung für weitere Dezimalverdünnungen verwendet wird) gelöst.

Vorschrift 3.1.1, 3.1.2 (ersetzt Vorschrift 5a, 5b des HAB)

Arzneiträger

Die in Tab. 2371-2 aufgeführten Arzneiträger können verwendet werden.

Tabelle 2371-2

Vorschrift 3.1.1	Vorschrift 3.1.2
Wasserfreies Ethanol	Wasser für Injektionszwecke
Ethanol 94 % (*m/m*) [96 % (*V/V*)] Ethanol 86 % (*m/m*) [90 % (*V/V*)] Ethanol 73 % (*m/m*) [80 % (*V/V*)] Ethanol 62 % (*m/m*) [70 % (*V/V*)] Ethanol 43 % (*m/m*) [50 % (*V/V*)] Ethanol 30 % (*m/m*) [36 % (*V/V*)] Ethanol 15 % (*m/m*) [18 % (*V/V*)]	Gereinigtes Wasser
Gereinigtes Wasser	
Glycerol 85 %	

Wird in der Vorschrift 3.1.1 Ethanol 15 % (*m/m*) [18 % (*V/V*)] verwendet, kann der Ausgangsstoff in 7,58 Teilen Gereinigtem Wasser gelöst und der Ethanolgehalt für die Dezimalverdünnung mit 1,42 Teilen Ethanol 94 % (*m/m*) [96 % (*V/V*)] eingestellt werden. Für die Centesimalverdünnung werden 83,4 Teile Gereinigtes Wasser mit 15,6 Teilen Ethanol 94 % (*m/m*) [96 % (*V/V*)] versetzt.

Wird in der Vorschrift 3.1.2 Ausgangsmaterial verwendet, das nicht stabil und/oder in Wasser nicht löslich ist, kann Glycerol 85 % in einer Konzentration von höchstens 35 % als Arzneiträger für die Potenzierung bis zu D4 zugesetzt werden.

Potenzierung

Wenn nichts anderes angegeben ist, wird die 2. Dezimalverdünnung (D2) aus
1 Teil der 1. Dezimalverdünnung D1 und
9 Teilen Ethanol 43 % (*m/m*) [50 % (*V/V*)] für Vorschrift 3.1.1
oder
9 Teilen Wasser für Injektionszwecke (oder Gereinigtes Wasser, falls zutreffend) für Vorschrift 3.1.2
hergestellt.

Die folgenden Dezimalverdünnungen werden wie für die D2 beschrieben hergestellt.

Wenn nichts anderes angegeben ist, wird die 2. Centesimalverdünnung (C2) aus

Homöopathie

1 Teil der 1. Centesimalverdünnung (C1) und
99 Teilen Ethanol 43 % (*m/m*) [50 % (*V/V*)] für Vorschrift 3.1.1
oder
99 Teilen Wasser für Injektionszwecke (oder Gereinigtes Wasser, falls zutreffend) für Vorschrift 3.1.2
hergestellt.

Die folgenden Centesimalverdünnungen werden wie für die C2 beschrieben hergestellt.

Zusatzstoffe

Wird bei der Anwendung der Vorschrift 3.1.1 eine Fällung im Endprodukt beobachtet, können folgende Zusatzstoffe zur Verbesserung der Stabilität und/oder Löslichkeit, wenn nichts anderes angeben ist, verwendet werden:
- Essigsäure 99 %
- konzentrierte Salzsäure
- Milchsäure
- Natriumhydroxid

Lösungen oder Verdünnungen, deren pH-Wert eingestellt wurde, dürfen nicht weiter potenziert werden.

Vorschrift 3.1.3

Arzneiträger

Geeignete Arzneiträger wie zum Beispiel Ethanol in geeigneten Konzentrationen, Glycerol oder Gereinigtes Wasser können einzeln oder in Kombination verwendet werden.

Potenzierung

Wenn nichts anderes angegeben ist, wird die 2. Dezimalverdünnung (D2) aus
1 Teil der 1. Dezimalverdünnung (D1) und
9 Teilen des geeigneten Arzneiträgers
hergestellt.

Die folgenden Dezimalverdünnungen werden wie für die D2 beschrieben hergestellt.

Wenn nichts anderes angegeben ist, wird die 2. Centesimalverdünnung (C2) aus
1 Teil der 1. Centesimalverdünnung (C1) und
99 Teilen des entsprechenden Arzneiträgers
hergestellt.

Die folgenden Centesimalverdünnungen werden wie für die C2 beschrieben hergestellt.

Vorschrift 3.2

Vorschrift 3.2 dient hauptsächlich zur Herstellung von flüssigen Verdünnungen aus Verreibungen von Substanzen, die wenig löslich bis praktisch unlöslich sind.

Vorschrift 3.2.1, 3.2.2 (ersetzt Vorschrift 8a, 8b des HAB)

Zubereitungen nach den Vorschriften 3.2.1 und 3.2.2 werden aus den Verreibungen D4, D5 und D6 oder den Verreibungen C4, C5 und C6 hergestellt, die nach Vorschrift 4.1.1 durch mindestens 2 Potenzierungsschritte hergestellt wurden.

Arzneiträger

Die in Tab. 2371-3 aufgeführten Arzneiträger können verwendet werden.

Tabelle 2371-3

Vorschrift 3.2.1	Vorschrift 3.2.2
1. Potenzierung: Gereinigtes Wasser 2. Potenzierung: Ethanol 30 % (*m/m*) [36 % (*V/V*)] Folgende Potenzierungen: Ethanol 43 % (*m/m*) [50 % (*V/V*)]	Alle Potenzierungen: Wasser für Injektionszwecke Gereinigtes Wasser

Potenzierung

Für die 1. flüssige Potenzierung wird 1 Teil der Verreibung in 9 Teilen (Dezimalverdünnung) oder 99 Teilen (Centesimalverdünnung) des vorgeschriebenen Arzneiträgers (siehe Tab. 2371-3) gelöst und verschüttelt. Die folgenden Potenzierungen werden in gleicher Weise mit 1 Teil der zuvor hergestellten Verdünnung hergestellt.

Die Verdünnungen D6, D7, C6 und C7, die nach dieser Vorschrift hergestellt wurden, dürfen nicht zur Herstellung weiterer flüssiger Verdünnungen verwendet werden.

Vorschrift 3.2.3

Flüssige Zubereitungen nach Vorschrift 3.2.3 werden aus der Verreibung D2 und nachfolgenden Verreibungen hergestellt oder aus den Verreibungen C1, C2, C3 und C4, die nach Vorschrift 4.1.2 hergestellt wurden.

Arzneiträger

Geeignete Arzneiträger wie Ethanol entsprechender Konzentration oder Gereinigtes Wasser können verwendet werden.

Potenzierung

Wenn nichts anderes angegeben ist, wird die 1. flüssige Dezimalverdünnung (Dn–1) aus
1 Teil Dezimalverreibung Dn–2 und
9 Teilen Gereinigtem Wasser oder einem anderen geeigneten Arzneiträger in geeigneten Anteilen,

die folgende Dezimalverdünnung (Dn) wird aus
1 Teil der 1. flüssigen Dezimalverdünnung Dn–1 und
9 Teilen eines geeigneten Arzneiträgers
hergestellt.

Die folgenden Dezimalverdünnungen werden wie für die Dn beschrieben hergestellt.

Wenn nichts anderes angegeben, wird die 1. flüssige Centesimalverdünnung (Cn–1) aus

1 Teil der 1. Centesimalverreibung Cn–2 und
99 Teilen Gereinigtem Wasser oder anderen geeigneten Arzneiträgern in bestimmten Anteilen
hergestellt.

Die folgenden Centesimalverdünnungen (Cn) werden aus
1 Teil der 1. flüssigen Centesimalverdünnung Cn–1 und
99 Teilen eines geeigneten Arzneiträgers
hergestellt.

Die folgenden Centesimalverdünnungen werden wie für die Cn beschrieben hergestellt.

4. Verreibungen

Vorschrift 4.1

Vorschrift 4.1 dient zur Herstellung von Verreibungen (festen Verdünnungen), die aus Ausgangsmaterial oder Verreibungen entsprechend der Vorschrift 4.2.1 oder 4.2.2 hergestellt wurden. Die Verreibungszeit und die Intensität der Verreibung müssen Homogenität und Potenzierung gewährleisten.

Arzneiträger

Wenn nichts anderes vorgeschrieben ist, wird Lactose-Monohydrat verwendet.

Vorschrift 4.1.1 (ersetzt Vorschrift 6 des HAB)

Verreibungen werden durch Hand- oder Maschinenverreibung hergestellt. Die Maschinenverreibung muss für Mengen über 1 kg verwendet werden. Die erhaltene Partikelgröße des Ausgangsmaterials in der 1. Dezimal- oder 1. Centesimalverreibung darf nicht größer sein als 100 µm, wenn nichts anderes in der Einzelmonographie vorgeschrieben ist.

Verhältnis Ausgangsstoffe zu Arzneiträger

Dezimalverreibung	Centesimalverreibung
Die 1. Dezimalverreibung (D1) wird aus	Die 1. Centesimalverreibung (C1) wird aus
1 Teil des Ausgangsstoffs und 9 Teilen des Arzneiträgers hergestellt.	1 Teil des Ausgangsstoffs und 99 Teilen des Arzneiträgers hergestellt.
Die folgenden Dezimalverreibungen (Dn) werden wie für die D1 beschrieben hergestellt, mit 1 Teil der vorherigen Verreibung (Dn–1).	Die folgenden Centesimalverreibungen (Cn) werden wie für die C1 beschrieben hergestellt, mit 1 Teil der vorherigen Verreibung (Cn–1).

Bei der Herstellung von Verreibungen aus Frischpflanzen wird so viel Arzneiträger zugesetzt, dass 10 Teile Verreibung (Dezimalverreibung) oder 100 Teile Verreibung (Centesimalverreibung) mit 1 Teil Ausgangsstoff erhalten werden. (Die Masse an verlorenem Wasser der Frischpflanze wird durch die entsprechende Masse Arzneiträger ersetzt.) Ein geeigneter, schonender Trocknungsvorgang kann zum Erhalt von festen Verdünnungen erforderlich sein.

In begründeten und zugelassenen Fällen kann die direkte Herstellung einer C1 oder „D2“ erforderlich sein, wenn diese für weitere Dezimalverreibungen wie die erste feste Verreibung, hergestellt aus 1 Teil Ausgangsstoff und 99 Teilen Arzneiträger, verwendet wird.

Verreibung

Außer in begründeten oder zugelassenen Fällen beinhaltet die Vorschrift die Teilung des Arzneiträgers in 3 gleiche Teile. Der 1. Teil wird mit dem Ausgangsstoff versetzt und anschließend werden der 2. und 3. Teil des Arzneiträgers hinzugefügt, wobei nach jedem Zusatz des Arzneiträgers sorgfältig verrieben wird.

Bei der Maschinenverreibung wird eine Maschine verwendet, die gewährleistet, dass die Anforderungen an die Partikelgröße der 1. Dezimal- beziehungsweise Centesimalverreibung erfüllt werden, und die mit einer Abschabvorrichtung ausgestattet ist, die eine gleichmäßige Verreibung sicherstellt.

Außer in begründeten und zugelassenen Fällen beträgt die vorgeschriebene Zeit zur Herstellung einer Verreibung mindestens 1 Stunde.

Bei der Handverreibung wird der Arzneiträger in 3 gleiche Teile geteilt und der 1. Teil in einem Porzellanmörser kurz verrieben. Der Ausgangsstoff wird zugesetzt und die Mischung 6 min lang verrieben, 4 min lang mit einem nicht metallischen Gegenstand (zum Beispiel einem Porzellanspatel) abgeschabt. Das Verreiben wird weitere 6 min lang fortgesetzt und 4 min lang wird erneut abgeschabt. Der 2. Teil des Arzneiträgers wird zugesetzt und die Mischung wie zuvor beschrieben weiter behandelt. Der Zusatz des letzten Teils erfolgt nach dem gleichen Verfahren. Die vorgeschriebene Zeit für den gesamten Vorgang beträgt mindestens 1 Stunde. Der Vorgang wird für jede folgende feste Verdünnung wiederholt.

Verreibungen von D5 oder C5 an werden ebenfalls durch intensive mechanische Behandlung mit einer geeigneten Mischmaschine wie nachfolgend beschrieben hergestellt:

Die feste Verdünnung wird zu einem Drittel des Arzneiträgers gegeben und gemischt. Die Mischung wird mit dem 2. Drittel des Arzneiträgers versetzt und gemischt. Mit dem 3. Drittel wird in gleicher Weise verfahren. Der gesamte Herstellungsprozess beträgt mindestens 1 Stunde, außer in begründeten und zugelassenen Fällen.

In allen Fällen kann von der 4., 5 und 6. Dezimal- oder Centesimalverreibung an zu einem flüssigen Medium gewechselt werden, wie in den Vorschriften 3.2.1 und 3.2.2 beschrieben.

Vorschrift 4.1.2 (Französisches Arzneibuch)

Verreibungen

Verreibungen werden wie nachfolgend beschrieben hergestellt:

Homöopathie

Dezimalverreibungen

1 Teil der homöopathischen konzentrierten Zubereitung wird pulverisiert. Das Pulver wird vorsichtig mit einer kleinen Menge des Arzneiträgers verrieben. Die 9 Teile Arzneiträger werden in kleinen Mengen zugesetzt. Diese Verreibung entspricht der 1. Dezimalverreibung (D1).

1 Teil dieser Verreibung wird wie zuvor beschrieben mit 9 Teilen des Arzneiträgers verrieben. Diese Verreibung entspricht der 2. Dezimalverreibung (D2).

In allen Fällen kann nach der 7. Dezimalverreibung zu einem flüssigen Medium gewechselt werden, wie in Vorschrift 3.2.3 beschrieben.

Centesimalverreibungen

Centesimalverreibungen werden nach dem gleichen Verfahren unter Berücksichtigung der Centesimalreihe hergestellt.

In allen Fällen kann nach der 3. Centesimalverreibung (C3) zu einem flüssigen Medium gewechselt werden, wie in Vorschrift 3.2.3 beschrieben.

Vorschrift 4.2

Vorschrift 4.2 wird verwendet für Verreibungen oder feste Verdünnungen, ausgehend von flüssigen Zubereitungen wie Urtinkturen und Lösungen, deren Verdünnungen, Mischungen oder gemeinsam potenzierten Mischungen.

Die Gesamtmenge an Arzneiträger wird schrittweise imprägniert, die feuchte Mischung schonend getrocknet, vermahlen und, falls erforderlich, gesiebt. Diese Mischung wird gemischt und verrieben, bis die Homogenität und Potenzierung erreicht sind. Die Verreibung wird wie in Vorschrift 4.1.1 oder 4.1.2 beschrieben weiter durchgeführt.

Arzneiträger

Wenn nichts anderes vorgeschrieben ist, wird Lactose-Monohydrat verwendet.

Vorschrift 4.2.1 (ersetzt Vorschrift 7 des HAB)

Verhältnis Ausgangsmaterial zu Arzneiträger

Der Arzneiträger ist in solcher Menge zuzusetzen, dass 10 Teile Dezimalverreibung beziehungsweise 100 Teile Centesimalverreibung aus der vorgeschriebenen Anzahl an Teilen der flüssigen Zubereitung (siehe Tab. 2371-4) unter Berücksichtigung der Masse des Trockenrückstands erhalten werden. Wenn der Trockenrückstand vernachlässigbar gering ist, beträgt die Menge an Arzneiträger 10 Teile (Dezimalverreibung) oder 100 Teile (Centesimalverreibung) je 1 Teil flüssige Zubereitung.

Tabelle 2371-4

Dezimalverreibungen	**Centesimalverreibungen**
Urtinkturen nach den Vorschriften 1.1.1, 1.1.3 und 1.1.4	
Die 1. „Dezimalverreibung" (D1) wird aus 2 Teilen Urtinktur und höchstens 10 Teilen des Arzneiträgers unter Berücksichtigung der Masse des Trockenrückstands hergestellt.	Die 1. „Centesimalverreibung" (C1) wird aus 2 Teilen Urtinktur und höchstens 100 Teilen des Arzneiträgers unter Berücksichtigung der Masse des Trockenrückstands hergestellt.
Urtinkturen nach den Vorschriften 1.1.2, 1.1.5, 1.1.6 und 1.1.7	
Die 1. „Dezimalverreibung" (D1) wird aus 3 Teilen Urtinktur und höchstens 10 Teilen des Arzneiträgers unter Berücksichtigung der Masse des Trockenrückstands hergestellt.	Die 1. „Centesimalverreibung" (C1) wird aus 3 Teilen Urtinktur und höchstens 100 Teilen des Arzneiträgers unter Berücksichtigung der Masse des Trockenrückstands hergestellt.
Urtinkturen nach den Vorschriften 1.1.8 und 1.1.9 *Die Urtinktur entspricht der 1. Dezimalverdünnung (D1)*	
Die 2. Dezimalverreibung (D2) wird aus 1 Teil Urtinktur und höchstens 10 Teilen des Arzneiträgers unter Berücksichtigung der Masse des Trockenrückstands hergestellt.	Die 1. „Centesimalverreibung" (C1) wird aus 10 Teilen Urtinktur und höchstens 100 Teilen des Arzneiträgers unter Berücksichtigung der Masse des Trockenrückstands hergestellt.
Lösungen nach Vorschrift 3.1.1 oder flüssige Verdünnungen, Mischungen und gemeinsam potenzierte Mischungen	
Die Dezimalverreibung n+1 (Dn+1) wird aus 1 Teil Verdünnung (Dn) und höchstens 10 Teilen des Arzneiträgers unter Berücksichtigung der Masse des Trockenrückstands hergestellt.	Die Centesimalverreibung n+1 (Cn+1) wird aus 1 Teil Verdünnung (Cn) und höchstens 100 Teilen des Arzneiträgers unter Berücksichtigung der Masse des Trockenrückstands hergestellt.

Vorschrift 4.2.2

Verhältnis Ausgangsmaterial zu Arzneiträger

Urtinkturen nach den Vorschriften 1.1.10 und 1.1.11	
Die 1. Dezimalverreibung (D1) wird aus 1 Teil Urtinktur und 10 Teilen des Arzneiträgers hergestellt.	Die 1. Centesimalverreibung (C1) wird aus 1 Teil Urtinktur und 100 Teilen des Arzneiträgers hergestellt.

5. Andere Zubereitungen

Vorschrift 5.1

Vorschrift 5.1 wird zur Herstellung von homöopathischen Zubereitungen durch gemeinsame Potenzierung von 2 oder mehreren konzentrierten Zubereitungen und/oder deren Verdünnungen verwendet. Wenn die gemeinsame Potenzierung eine Mischung verschiedener Ausgangsstoffe oder Verdünnungen der Ausgangsstoffe beinhaltet, werden diese als Mischung in einem Potenzierungsschritt oder mehreren Potenzierungsschritten potenziert.

Vorschrift 5.1.1, 5.1.2, 5.1.3 (ersetzt Vorschrift 40a, 40b, 40c des HAB)

Die in Tab. 2371-5 aufgeführten konzentrierten Zubereitungen und/oder Verdünnungen können verwendet werden.

Tabelle 2371-5

Vorschrift 5.1.1	Vorschrift 5.1.2	Vorschrift 5.1.3
Konzentrierte Zubereitungen	Wässrige Zubereitungen	Verreibungen
Lösungen	Glycerolmazerate und deren wässrige Verdünnungen	
Verreibungen	Verreibungen	
Flüssige Verdünnungen		
Urtinkturen, die gemäß Herstellungsvorschrift im Verhältnis 1:10 oder 1:100 hergestellt sind		

Arzneiträger

Die Auswahl des Arzneiträgers richtet sich nach allen Anforderungen an die bestimmte konzentrierte Zubereitung sowie an die Darreichungsform (siehe Tab. 2371-6).

Wird nach Vorschrift 5.1.1 die Herstellung mit einer Verreibung begonnen, sowie in begründeten Fällen, wird Gereinigtes Wasser für den 1. Potenzierungsschritt verwendet.

Tabelle 2371-6

Vorschrift 5.1.1	Vorschrift 5.1.2	Vorschrift 5.1.3
Ethanol 94 % (*m/m*) [Ethanol 96 % (*V/V*)]	Wasser für Injektionszwecke	Lactose-Monohydrat
Ethanol 86 % (*m/m*) [Ethanol 90 % (*V/V*)]	Gereinigtes Wasser	
Ethanol 73 % (*m/m*) [Ethanol 80 % (*V/V*)]	Zuckersirup (Saccharose, Gereinigtes Wasser (64:36))	
Ethanol 62 % (*m/m*) [Ethanol 70 % (*V/V*)]		
Ethanol 43 % (*m/m*) [Ethanol 50 % (*V/V*)]		
Ethanol 30 % (*m/m*) [Ethanol 36 % (*V/V*)]		
Ethanol 15 % (*m/m*) [Ethanol 18 % (*V/V*)]		

Wird nach Vorschrift 5.1.2 die Herstellung mit einem Glycerolmazerat begonnen, das Natriumchlorid enthält, wird, außer in begründeten und zugelassen Fällen, der folgende Arzneiträger verwendet: 0,2 Teile Natriumhydrogencarbonat und 8,8 Teile Natriumchlorid in 991 Teilen Wasser für Injektionszwecke.

Potenzierung

Für jeden Potenzierungsschritt wird 1 Teil Mischung mit 9 Teilen (Dezimalverdünnung) oder 99 Teilen (Centesimalverdünnung) des geeigneten Arzneiträgers gemischt und verschüttelt oder verrieben.

Vorschrift 5.1.4

Arzneiträger

Ethanol geeigneter Konzentration, Gereinigtes Wasser oder Lactose-Monohydrat können zum Beispiel verwendet werden.

Potenzierung

Potenzierungen können wie in den Vorschriften 5.1.1, 5.1.2 und 5.1.3 beschrieben entweder im letzten Potenzierungsschritt oder in mehreren aufeinanderfolgenden Schritten ausgeführt werden.

Vorschrift 5.1.5

Arzneiträger

Ethanol geeigneter Konzentration, Gereinigtes Wasser oder Lactose-Monohydrat können zum Beispiel verwendet werden.

Potenzierung

Für gemeinsam potenzierte Centesimalverdünnungen enthält jede Verdünnung (Cn–1) 1 Prozent des Endprodukts und der Anteil des Arzneiträgers, der zugesetzt

Homöopathie

werden muss, wird um den Anteil der Wirkstoffe reduziert (das heißt 100 Prozent – (1 Prozent × Anzahl der Wirkstoffe)). Das gleiche Verfahren, in geeigneten Anteilen, wird bei gemeinsam potenzierten Dezimalverdünnungen angewendet.

Monographien A–Z

A

N-Acetyltyrosin 5251
Alfacalcidol 5253

7.2/1384

N-Acetyltyrosin

N-Acetyltyrosinum

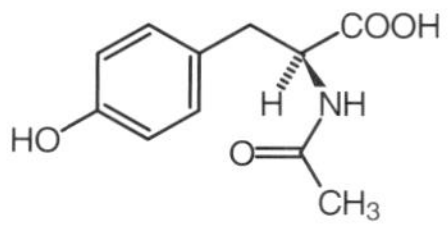
COOH
H
NH
HO
O
CH3

$C_{11}H_{13}NO_4$ M_r 223,2

CAS Nr. 537-55-3

Definition

(2*S*)-2-(Acetylamino)-3-(4-hydroxyphenyl)propansäure

Gehalt: 98,5 bis 101,0 Prozent (getrocknete Substanz)

Eigenschaften

Aussehen: weißes bis fast weißes, kristallines Pulver oder farblose Kristalle

Löslichkeit: leicht löslich in Wasser, praktisch unlöslich in Cyclohexan

Prüfung auf Identität

1: A, B
2: A, C, D

A. Die Substanz entspricht der Prüfung „Spezifische Drehung" (siehe „Prüfung auf Reinheit").

B. IR-Spektroskopie (2.2.24)

Vergleich: *N*-Acetyltyrosin *CRS*

C. Dünnschichtchromatographie (2.2.27)

Untersuchungslösung: 80 mg Substanz werden in einer Mischung von 3 Volumteilen Essigsäure 99 % *R*, 3 Volumteilen Wasser *R* und 94 Volumteilen wasserfreiem Ethanol *R* zu 10 ml gelöst.

Referenzlösung: 80 mg *N*-Acetyltyrosin *CRS* werden in einer Mischung von 3 Volumteilen Essigsäure 99 % *R*, 3 Volumteilen Wasser *R* und 94 Volumteilen wasserfreiem Ethanol *R* gelöst zu 10 ml gelöst.

Platte: DC-Platte mit Kieselgel F_{254} *R*

Fließmittel: Wasser *R*, Essigsäure 99 % *R*, Ethylacetat *R* (10:15:75 *V/V/V*)

Auftragen: 5 µl

Laufstrecke: 2/3 der Platte

Trocknen: an der Luft

Detektion: im ultravioletten Licht bei 254 nm

Ergebnis: Der Hauptfleck im Chromatogramm der Untersuchungslösung entspricht in Bezug auf Lage und Größe dem Hauptfleck im Chromatogramm der Referenzlösung.

D. Die Prüflösung (siehe „Prüfung auf Reinheit") reagiert stark sauer (2.2.4).

Prüfung auf Reinheit

Prüflösung: 2,50 g Substanz werden in Wasser *R* zu 100,0 ml gelöst.

Aussehen der Lösung: Die Prüflösung muss klar (2.2.1) und farblos (2.2.2, Methode II) sein.

Spezifische Drehung (2.2.7): +46 bis +49 (getrocknete Substanz)

10,0 ml Prüflösung werden mit Wasser *R* zu 25,0 ml verdünnt.

Verwandte Substanzen: Flüssigchromatographie (2.2.29)

Die Prüfung ist unter Lichtschutz durchzuführen.

Untersuchungslösung: 50,0 mg Substanz werden in der mobilen Phase A zu 50,0 ml gelöst.

Referenzlösung a: 1,0 ml Untersuchungslösung wird mit der mobilen Phase A zu 100,0 ml verdünnt. 1,0 ml dieser Lösung wird mit der mobilen Phase A zu 10,0 ml verdünnt.

Referenzlösung b: 20,0 mg Tyrosin *CRS* (Verunreinigung A) werden in 2 ml einer Lösung von Natriumhydroxid *R* (40 g · l^{-1}) gelöst. Die Lösung wird mit Wasser *R* zu 20,0 ml verdünnt. 1,0 ml dieser Lösung wird mit Wasser *R* zu 10,0 ml verdünnt.

Referenzlösung c: 1,0 ml Referenzlösung b wird mit der mobilen Phase A zu 10,0 ml verdünnt.

Referenzlösung d: 1,0 ml Referenzlösung b wird mit der Untersuchungslösung zu 20,0 ml verdünnt.

Säule
- Größe: l = 0,15 m, ∅ = 3 mm
- Stationäre Phase: octadecylsilyliertes Kieselgel zur Chromatographie *R* (3 µm), sphärisch
- Temperatur: 40 °C

Mobile Phase
- Mobile Phase A: 1,0 ml Phosphorsäure 85 % *R* und 1000 ml Wasser zur Chromatographie *R* werden gemischt.
- Mobile Phase B: Acetonitril *R* 1

Zeit (min)	**Mobile Phase A (% *V/V*)**	**Mobile Phase B (% *V/V*)**
0 – 2	97	3
2 – 15	97 → 62	3 → 38

Durchflussrate: 0,7 ml · min^{-1}

Detektion: Spektrometer bei 219 nm

Einspritzen: 2 µl; Untersuchungslösung, Referenzlösungen a, c und d

Relative Retention (bezogen auf *N*-Acetyltyrosin, t_R etwa 6 min)
– Verunreinigung A: etwa 0,5

Eignungsprüfung: Referenzlösung d
– Auflösung: mindestens 5,0 zwischen dem Peak der Verunreinigung A und dem Hauptpeak

Grenzwerte
– Verunreinigung A: nicht größer als das 0,8fache der Fläche des entsprechenden Peaks im Chromatogramm der Referenzlösung c (0,8 Prozent)
– Nicht spezifizierte Verunreinigungen: jeweils nicht größer als die Fläche des Hauptpeaks im Chromatogramm der Referenzlösung a (0,10 Prozent)
– Summe aller Verunreinigungen: höchstens 1,0 Prozent
– Ohne Berücksichtigung bleiben: Peaks, deren Fläche kleiner ist als das 0,5fache der Fläche des Hauptpeaks im Chromatogramm der Referenzlösung a (0,05 Prozent)

Chlorid (2.4.4): höchstens 200 ppm

10 ml Prüflösung werden mit Wasser *R* zu 15 ml verdünnt.

Sulfat (2.4.13): höchstens 200 ppm

1,0 g Substanz wird in destilliertem Wasser *R* zu 20 ml gelöst.

Ammonium (2.4.1, Methode B): höchstens 200 ppm, mit 0,100 g Substanz bestimmt

Zur Herstellung der Referenzlösung werden 0,2 ml Ammonium-Lösung (100 ppm NH_4) *R* verwendet.

Eisen (2.4.9): höchstens 20 ppm

In einem Scheidetrichter werden 0,5 g Substanz in 10 ml verdünnter Salzsäure *R* gelöst. Die Lösung wird 3-mal je 3 min lang mit je 10 ml Isobutylmethylketon *R* 1 ausgeschüttelt. Die vereinigten organischen Phasen werden 3 min lang mit 10 ml Wasser *R* ausgeschüttelt. Die wässrige Phase muss der Grenzprüfung auf Eisen entsprechen.

Schwermetalle (2.4.8): höchstens 10 ppm

2,0 g Substanz werden in Wasser *R* zu 20 ml gelöst. 12 ml Lösung müssen der Grenzprüfung A entsprechen. Zur Herstellung der Referenzlösung wird die Blei-Lösung (1 ppm Pb) *R* verwendet.

Trocknungsverlust (2.2.32): höchstens 0,5 Prozent, mit 1,000 g Substanz durch Trocknen im Trockenschrank bei 105 °C bestimmt

Sulfatasche (2.4.14): höchstens 0,1 Prozent, mit 1,0 g Substanz bestimmt

Bakterien-Endotoxine (2.6.14): weniger als 25 I.E. Bakterien-Endotoxine je Gramm *N*-Acetyltyrosin zur Herstellung von Parenteralia, das dabei keinem weiteren geeigneten Verfahren zur Beseitigung von Bakterien-Endotoxinen unterworfen wird

Gehaltsbestimmung

0,180 g Substanz, in 50 ml kohlendioxidfreiem Wasser *R* gelöst, werden mit Natriumhydroxid-Lösung (0,1 mol · l^{-1}) titriert. Der Endpunkt wird mit Hilfe der Potentiometrie (2.2.20) bestimmt.

1 ml Natriumhydroxid-Lösung (0,1 mol · l^{-1}) entspricht 22,32 mg $C_{11}H_{13}NO_4$.

Lagerung

Vor Licht geschützt

Falls die Substanz steril ist, im sterilen, dicht verschlossenen Behältnis mit Originalitätsverschluss

Verunreinigungen

Spezifizierte Verunreinigung:

A

Andere bestimmbare Verunreinigungen
(Die folgenden Substanzen werden, falls in einer bestimmten Menge vorhanden, durch eine Prüfmethode oder mehrere Prüfmethoden in der Monographie erfasst. Sie werden begrenzt durch das allgemeine Akzeptanzkriterium für weitere Verunreinigungen/nicht spezifizierte Verunreinigungen und/oder durch die Anforderungen der Allgemeinen Monographie **Substanzen zur pharmazeutischen Verwendung (Corpora ad usum pharmaceuticum)**. Diese Verunreinigungen müssen daher nicht identifiziert werden, um die Konformität der Substanz zu zeigen. Siehe auch „5.10 Kontrolle von Verunreinigungen in Substanzen zur pharmazeutischen Verwendung“):

B

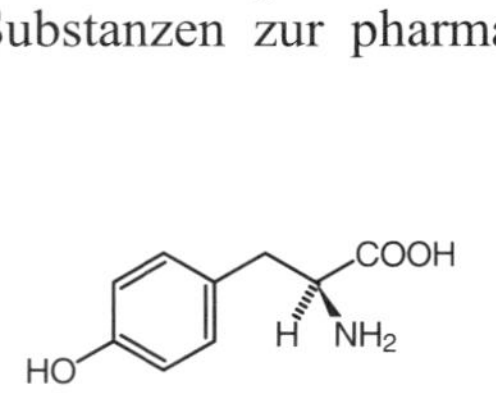
COOH
H NH2
HO

A. (2*S*)-2-Amino-3-(4-hydroxyphenyl)propansäure (Tyrosin)

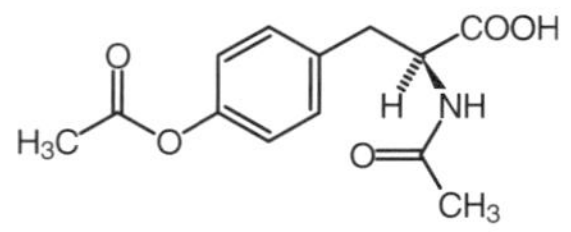
O
COOH
H NH
H3C O
O
CH3

B. (2*S*)-2-Acetylamino-3-[4-(acetyloxy)phenyl]propansäure (Diacetyltyrosin)

7.2/1286

Alfacalcidol

Alfacalcidolum

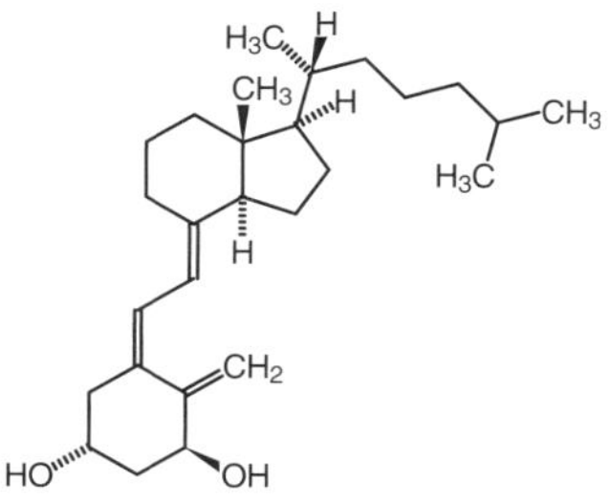

$C_{27}H_{44}O_2$ M_r 400,6

CAS Nr. 41294-56-8

Definition

(5*Z*,7*E*)-9,10-Secocholesta-5,7,10(19)-trien-1α,3β-diol

Gehalt: 97,0 bis 102,0 Prozent

Eigenschaften

Aussehen: weiße bis fast weiße Kristalle

Löslichkeit: praktisch unlöslich in Wasser, leicht löslich in Ethanol 96 %, löslich in fetten Ölen

Die Substanz ist empfindlich gegen Luft, Wärme und Licht.

In Lösung tritt eine reversible Isomerisierung zu Prä-Alfacalcidol in Abhängigkeit von Temperatur und Zeit ein. Alfacalcidol und Prä-Alfacalcidol sind biologisch aktiv.

Prüfung auf Identität

A. IR-Spektroskopie (2.2.24)

Vergleich: Alfacalcidol-Referenzspektrum der Ph. Eur.

B. Die bei der Prüfung „Verwandte Substanzen" (siehe „Prüfung auf Reinheit") erhaltenen Chromatogramme werden ausgewertet.

Ergebnis: Der Hauptpeak im Chromatogramm der Untersuchungslösung entspricht in Bezug auf Retentionszeit und Größe dem Hauptpeak im Chromatogramm der Referenzlösung a.

Prüfung auf Reinheit

Verwandte Substanzen: Flüssigchromatographie (2.2.29) mit Hilfe des Verfahrens „Normalisierung"

Die Bestimmung muss so schnell wie möglich durchgeführt werden, wobei der Einfluss direkter Lichteinwirkung und von Luft zu vermeiden ist.

Untersuchungslösung: 1,0 mg Substanz wird ohne Erwärmen in 10,0 ml mobiler Phase gelöst.

Referenzlösung a: 1,0 mg Alfacalcidol *CRS* wird ohne Erwärmen in 10,0 ml mobiler Phase gelöst.

Referenzlösung b: 1,0 ml Referenzlösung a wird mit der mobilen Phase zu 100,0 ml verdünnt.

Referenzlösung c: 2 ml Referenzlösung a werden 2 h lang im Wasserbad von 80 °C zum Rückfluss erhitzt und anschließend abgekühlt.

Säule
- Größe: *l* = 0,25 m, ∅ = 4,0 mm
- Stationäre Phase: octadecylsilyliertes Kieselgel zur Chromatographie *R* 2 (5 µm)

Mobile Phase: Ammoniak-Lösung *R*, Wasser *R*, Acetonitril *R* (1:200:800 *V/V/V*)

Durchflussrate: 2,0 ml · min^{-1}

Detektion: Spektrometer bei 265 nm

Einspritzen: 100 µl; Untersuchungslösung, Referenzlösungen b und c

Chromatographiedauer: 2fache Retentionszeit von Alfacalcidol

Relative Retention (bezogen auf Alfacalcidol)
- Verunreinigung C: etwa 0,4
- Verunreinigung A: etwa 0,9
- Verunreinigung B: etwa 1,15
- Prä-Alfacalcidol: etwa 1,3

Eignungsprüfung: Referenzlösung c
- Auflösung: mindestens 4,0 zwischen den Peaks von Alfacalcidol und Prä-Alfacalcidol
  Falls erforderlich wird die Zusammensetzung der mobilen Phase geändert.

Grenzwerte
- Verunreinigungen A, B, C: jeweils höchstens 0,5 Prozent
- Summe aller Verunreinigungen: höchstens 1,0 Prozent
- Ohne Berücksichtigung bleiben: Peaks, deren Fläche kleiner ist als das 0,1fache der Fläche des Hauptpeaks im Chromatogramm der Referenzlösung b (0,1 Prozent); der Prä-Alfacalcidol-Peak

Gehaltsbestimmung

Flüssigchromatographie (2.2.29) wie unter „Verwandte Substanzen" beschrieben, mit folgenden Änderungen:

Einspritzen: Untersuchungslösung, Referenzlösungen a und c

Eignungsprüfung: Referenzlösung c
- Wiederholpräzision: höchstens 1 Prozent relative Standardabweichung für den Alfacalcidol-Peak nach 6 Einspritzungen

Der Prozentgehalt an $C_{27}H_{44}O_2$ wird unter Berücksichtigung des angegebenen Gehalts für Alfacalcidol *CRS* berechnet.

Lagerung

Dicht verschlossen, unter Stickstoff, vor Licht geschützt, zwischen 2 und 8 °C

Der Inhalt eines geöffneten Behältnisses muss sofort verwendet werden.

Verunreinigungen

Spezifizierte Verunreinigungen:

A, B, C

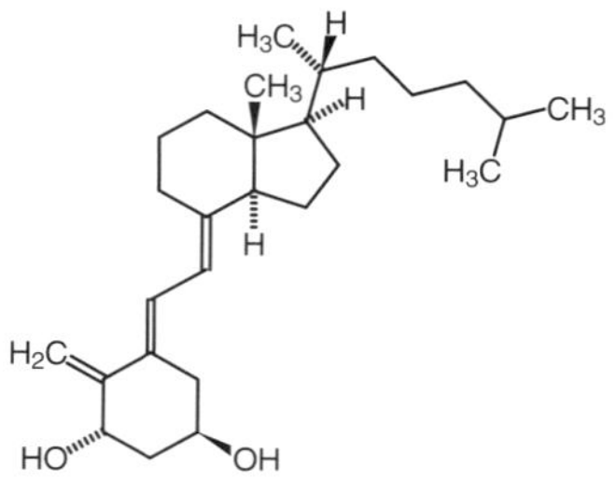

A. (5*E*,7*E*)-9,10-Secocholesta-5,7,10(19)-trien-1α,3β-diol
(*trans*-Alfacalcidol)

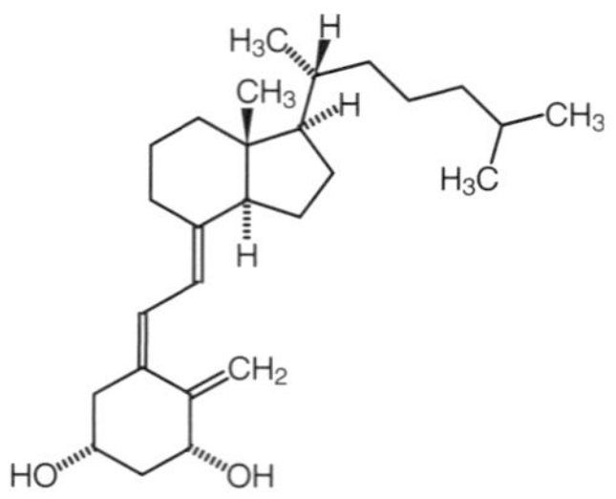

B. (5*Z*,7*E*)-9,10-Secocholesta-5,7,10(19)-trien-1β,3β-diol
(1β-Calcidol)

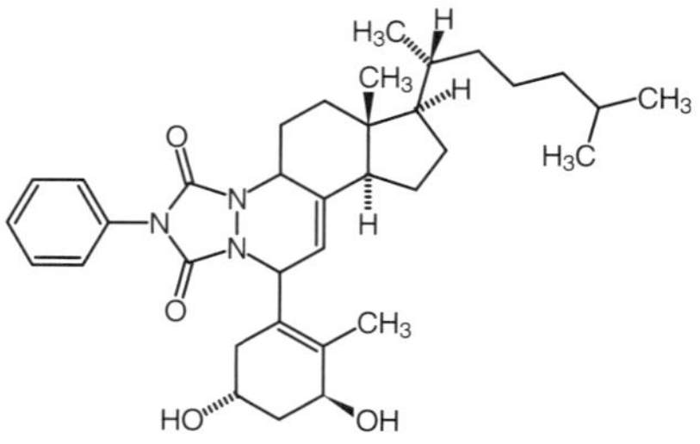

C. Addukt von Triazolin und Prä-Alfacalcidol

B

Benperidol 5257
Betaxololhydrochlorid 5259
Botulinum-Toxin Typ A zur Injektion 5261
Botulinum-Toxin Typ B zur Injektion 5263
Bromperidol 5266
Bromperidoldecanoat 5268
Buserelin 5270
Butyl-4-hydroxybenzoat 5272

7.2/1172

Benperidol
Benperidolum

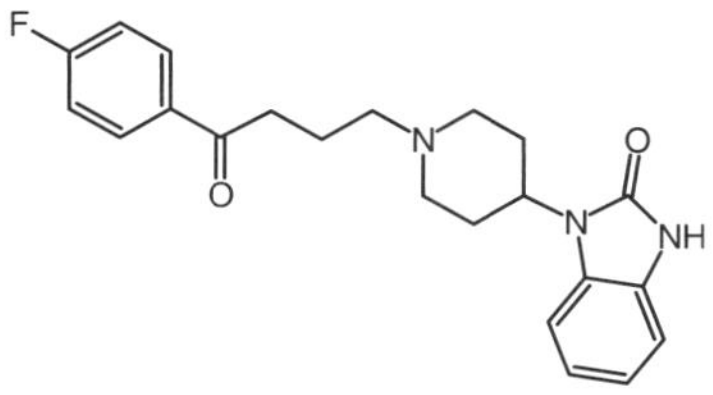

$C_{22}H_{24}FN_3O_2$ M_r 381,4

CAS Nr. 2062-84-2

Definition

1-[1-[4-(4-Fluorphenyl)-4-oxobutyl]piperidin-4-yl]-1,3-dihydro-2*H*-benzimidazol-2-on

Gehalt: 99,0 bis 101,0 Prozent (getrocknete Substanz)

Eigenschaften

Aussehen: weißes bis fast weißes Pulver

Löslichkeit: praktisch unlöslich in Wasser, leicht löslich in Dimethylformamid, löslich in Dichlormethan, schwer löslich in Ethanol 96 %

Die Substanz zeigt Polymorphie (5.9).

Prüfung auf Identität

1: A
2: B, C, D

A. IR-Spektroskopie (2.2.24)

Vergleich: Benperidol *CRS*

Wenn die Spektren bei der Prüfung in fester Form unterschiedlich sind, werden Substanz und Referenzsubstanz getrennt im eben notwendigen Volumen Isobutylmethylketon *R* gelöst. Nach dem Eindampfen der Lösungen zur Trockne werden mit den Rückständen erneut Spektren aufgenommen.

B. Dünnschichtchromatographie (2.2.27)

Untersuchungslösung: 30 mg Substanz werden in der mobilen Phase zu 10 ml gelöst.

Referenzlösung a: 30 mg Benperidol *CRS* werden in der mobilen Phase zu 10 ml gelöst.

Referenzlösung b: 30 mg Benperidol *CRS* und 30 mg Droperidol *CRS* werden in der mobilen Phase zu 10 ml gelöst.

Platte: DC-Platte mit Kieselgel F_{254} *R*

Fließmittel: Aceton *R*, Methanol *R* (10:90 *V/V*)

Auftragen: 10 µl

Laufstrecke: 3/4 der Platte

Trocknen: an der Luft

Detektion: im ultravioletten Licht bei 254 nm

Eignungsprüfung: Referenzlösung b
– Das Chromatogramm muss deutlich voneinander getrennt 2 Flecke zeigen.

Ergebnis: Der Hauptfleck im Chromatogramm der Untersuchungslösung entspricht in Bezug auf Lage und Größe dem Hauptfleck im Chromatogramm der Referenzlösung a.

C. Etwa 10 mg Substanz werden in 5 ml wasserfreiem Ethanol *R* gelöst. Nach Zusatz von 0,5 ml Dinitrobenzol-Lösung *R* und 0,5 ml ethanolischer Kaliumhydroxid-Lösung ($2 mol \cdot l^{-1}$) *R* entsteht eine Violettfärbung, die nach 20 min bräunlich rot wird.

D. Etwa 5 mg Substanz werden mit 45 mg schwerem Magnesiumoxid *R* gemischt und in einem Tiegel geglüht, bis der Rückstand fast weiß ist (im Allgemeinen in weniger als 5 min). Nach dem Erkalten werden 1 ml Wasser *R*, 0,05 ml Phenolphthalein-Lösung *R* 1 und etwa 1 ml verdünnte Salzsäure *R* zugesetzt, damit die Lösung farblos wird. Nach dem Filtrieren wird eine frisch hergestellte Mischung von 0,1 ml Alizarin-S-Lösung *R* und 0,1 ml Zirconiumnitrat-Lösung *R* mit 1,0 ml Filtrat versetzt und nach dem Mischen 5 min lang stehen gelassen. Die Färbung der Lösung wird mit der einer in gleicher Weise hergestellten Blindlösung verglichen. Die Lösung ist gelb, die Blindlösung rot gefärbt.

Prüfung auf Reinheit

Verwandte Substanzen: Flüssigchromatographie (2.2.29)

Die Lösungen sind unmittelbar vor Gebrauch herzustellen.

Untersuchungslösung: 0,10 g Substanz werden in Dimethylformamid *R* zu 10,0 ml gelöst.

Referenzlösung a: 2,5 mg Benperidol *CRS* und 2,5 mg Droperidol *CRS* werden in Dimethylformamid *R* zu 100,0 ml gelöst.

Referenzlösung b: 1,0 ml Untersuchungslösung wird mit Dimethylformamid *R* zu 100,0 ml verdünnt. 5,0 ml dieser Lösung werden mit Dimethylformamid *R* zu 20,0 ml verdünnt.

Säule
– Größe: $l = 0,1$ m, $\varnothing = 4,6$ mm
– Stationäre Phase: desaktiviertes, octadecylsilyliertes Kieselgel zur Chromatographie *R* (3 µm)

Mobile Phase
– Mobile Phase A: Lösung von Tetrabutylammoniumhydrogensulfat *R* ($10 g \cdot l^{-1}$)
– Mobile Phase B: Acetonitril *R*

Zeit (min)	Mobile Phase A (% *V/V*)	Mobile Phase B (% *V/V*)
0 – 15	100 → 60	0 → 40
15 – 20	60	40
20 – 25	100	0

Durchflussrate: 1,5 ml · min^{-1}

Detektion: Spektrometer bei 275 nm

Einspritzen: 10 µl

Relative Retention (bezogen auf Benperidol, t_R etwa 6,5 min)
- Verunreinigung A: etwa 0,2
- Verunreinigung B: etwa 0,9
- Droperidol: etwa 1,1
- Verunreinigung D: etwa 1,2
- Verunreinigung E: etwa 1,3
- Verunreinigung C: etwa 1,5

Eignungsprüfung: Referenzlösung a
- Auflösung: mindestens 2,0 zwischen den Peaks von Benperidol und Droperidol

Grenzwerte
- Verunreinigungen A, B, C, D, E: jeweils nicht größer als die Fläche des Hauptpeaks im Chromatogramm der Referenzlösung b (0,25 Prozent)
- Nicht spezifizierte Verunreinigungen: jeweils nicht größer als das 0,4fache der Fläche des Hauptpeaks im Chromatogramm der Referenzlösung b (0,10 Prozent)
- Summe aller Verunreinigungen: nicht größer als das 2fache der Fläche des Hauptpeaks im Chromatogramm der Referenzlösung b (0,5 Prozent)
- Ohne Berücksichtigung bleiben: Peaks, deren Fläche kleiner ist als das 0,2fache der Fläche des Hauptpeaks im Chromatogramm der Referenzlösung b (0,05 Prozent)

Trocknungsverlust (2.2.32): höchstens 0,5 Prozent, mit 1,000 g Substanz durch Trocknen im Trockenschrank bei 105 °C bestimmt

Sulfatasche (2.4.14): höchstens 0,1 Prozent, mit 1,0 g Substanz in einem Platintiegel bestimmt

Gehaltsbestimmung

0,300 g Substanz, in 50 ml einer Mischung von 1 Volumteil wasserfreier Essigsäure *R* und 7 Volumteilen Ethylmethylketon *R* gelöst, werden nach Zusatz von 0,2 ml Naphtholbenzein-Lösung *R* mit Perchlorsäure (0,1 mol · l^{-1}) titriert.

1 ml Perchlorsäure (0,1 mol · l^{-1}) entspricht 38,14 mg $C_{22}H_{24}FN_3O_2$.

Lagerung

Vor Licht geschützt

Verunreinigungen

Spezifizierte Verunreinigungen:

A, B, C, D, E

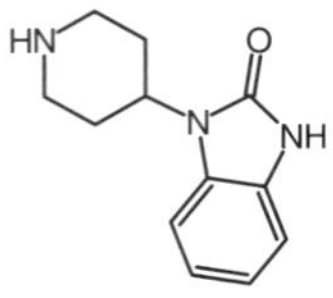

A. 1-(Piperidin-4-yl)-1,3-dihydro-2*H*-benzimidazol-2-on

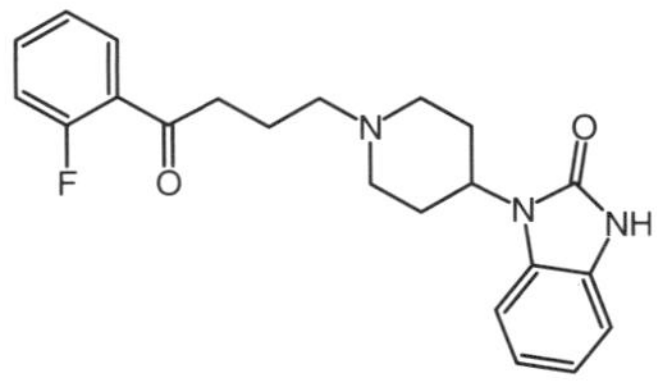

B. 1-[1-[4-(2-Fluorphenyl)-4-oxobutyl]piperidin-4-yl]-1,3-dihydro-2*H*-benzimidazol-2-on

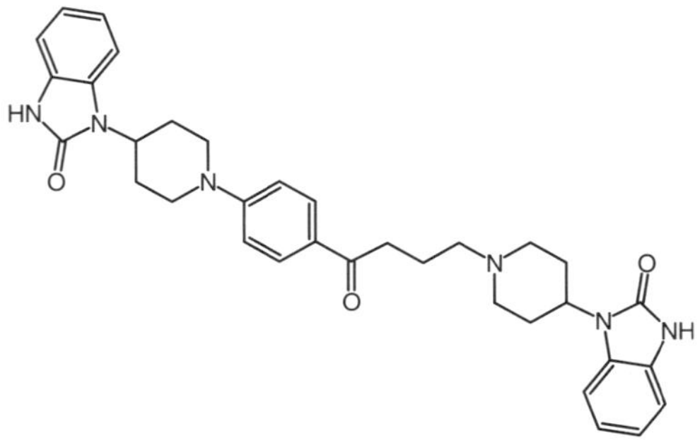

C. 1-[1-[4-Oxo-4-[4-[4-(2-oxo-2,3-dihydro-1*H*-benzimidazol-1-yl)piperidin-1-yl]phenyl]butyl]piperidin-4-yl]-1,3-dihydro-2*H*-benzimidazol-2-on

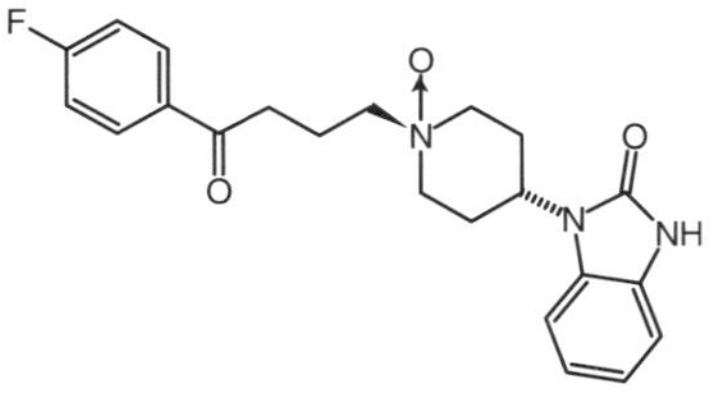

D. *cis*-1-[1-[4-(4-Fluorphenyl)-4-oxobutyl]piperidin-4-yl-1-oxid]-1,3-dihydro-2*H*-benzimidazol-2-on

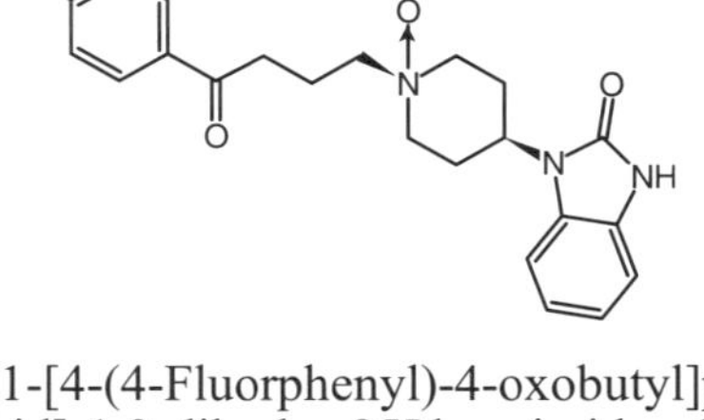

E. *trans*-1-[1-[4-(4-Fluorphenyl)-4-oxobutyl]piperidin-4-yl-1-oxid]-1,3-dihydro-2*H*-benzimidazol-2-on

7.2/1072

Betaxololhydrochlorid

Betaxololi hydrochloridum

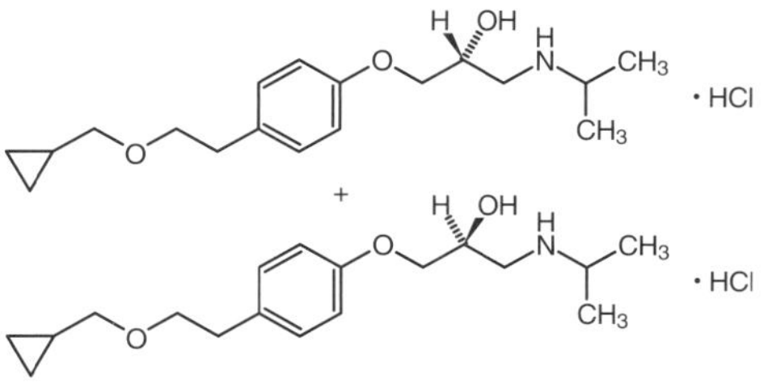

$C_{18}H_{30}ClNO_3$ M_r 343,9

CAS Nr. 63659-19-8

Definition

(2*RS*)-1-[4-[2-(Cyclopropylmethoxy)ethyl]phenoxy]-3-[(1-methylethyl)amino]propan-2-ol-hydrochlorid

Gehalt: 98,5 bis 101,5 Prozent (getrocknete Substanz)

Eigenschaften

Aussehen: weißes bis fast weißes, kristallines Pulver

Löslichkeit: sehr leicht löslich in Wasser, leicht löslich in Ethanol 96 %, löslich in Dichlormethan

Prüfung auf Identität

1: B, D
2: A, C, D

A. Schmelztemperatur (2.2.14): 113 bis 117 °C

B. IR-Spektroskopie (2.2.24)

Vergleich: Betaxololhydrochlorid *CRS*

C. Dünnschichtchromatographie (2.2.27)

Untersuchungslösung: 10 mg Substanz werden in 1 ml Methanol *R* gelöst.

Referenzlösung a: 20 mg Betaxololhydrochlorid *CRS* werden in 2 ml Methanol *R* gelöst.

Referenzlösung b: 10 mg Oxprenololhydrochlorid *CRS* werden in 1 ml Referenzlösung a gelöst.

Platte: DC-Platte mit octadecylsilyliertem Kieselgel F_{254} *R*

Fließmittel: Perchlorsäure *R*, Methanol *R*, Wasser *R* (0,5:50:50 *V/V/V*)

Auftragen: 2 µl

Laufstrecke: 10 cm

Trocknen: an der Luft

Eignungsprüfung: Referenzlösung b
– Das Chromatogramm muss deutlich voneinander getrennt 2 Flecke zeigen.

Detektion A: im ultravioletten Licht bei 254 nm

Ergebnis A: Der Hauptfleck im Chromatogramm der Untersuchungslösung entspricht in Bezug auf Lage und Größe dem Hauptfleck im Chromatogramm der Referenzlösung a.

Detektion B: Die Platte wird mit einer Lösung von Vanillin *R* (50 g · l^{-1}) in einer Mischung von 5 Volumteilen Schwefelsäure *R*, 10 Volumteilen Essigsäure 99 % *R* und 85 Volumteilen Methanol *R* besprüht und anschließend bei 100 bis 105 °C erhitzt, bis die Flecke ihre maximale Färbung erreicht haben (10 bis 15 min lang). Die Auswertung erfolgt im Tageslicht.

Ergebnis B: Der Hauptfleck im Chromatogramm der Untersuchungslösung entspricht in Bezug auf Lage, Farbe und Größe dem Hauptfleck im Chromatogramm der Referenzlösung a.

D. Die Substanz gibt die Identitätsreaktion a auf Chlorid (2.3.1).

Prüfung auf Reinheit

Aussehen der Lösung: Die Lösung muss klar (2.2.1) und farblos (2.2.2, Methode II) sein.

0,5 g Substanz werden in Wasser *R* zu 25 ml gelöst.

Sauer oder alkalisch reagierende Substanzen: 0,20 g Substanz werden in kohlendioxidfreiem Wasser *R* zu 20 ml gelöst. Nach Zusatz von 0,2 ml Methylrot-Lösung *R* und 0,2 ml Salzsäure (0,01 mol · l^{-1}) muss die Lösung rot gefärbt sein. Nach Zusatz von 0,4 ml Natriumhydroxid-Lösung (0,01 mol · l^{-1}) muss die Lösung gelb gefärbt sein.

Verwandte Substanzen: Flüssigchromatographie (2.2.29)

Die Referenzlösungen c und d müssen unmittelbar vor Gebrauch hergestellt werden.

Untersuchungslösung: 10 mg Substanz werden in der mobilen Phase zu 5,0 ml gelöst.

Referenzlösung a: 8 mg Substanz und 4 mg Betaxolol-Verunreinigung A *CRS* werden in 20,0 ml mobiler Phase gelöst.

Referenzlösung b: 1,0 ml Untersuchungslösung wird mit der mobilen Phase zu 100,0 ml verdünnt.

Referenzlösung c: 2 mg Betaxolol-Verunreinigung C *CRS* werden in 50 ml mobiler Phase gelöst. 5 ml Lösung werden mit der mobilen Phase zu 20 ml verdünnt.

Referenzlösung d: 10 mg Betaxolol zur Peak-Identifizierung *CRS* (mit den Verunreinigungen B, D und E) werden in 5 ml Referenzlösung c gelöst.

Säule
- Größe: $l = 0{,}25$ m, $\varnothing = 4$ mm
- Stationäre Phase: octylsilyliertes Kieselgel zur Chromatographie *R* (5 µm)

Mobile Phase: Eine Mischung von 175 ml Acetonitril *R* und 175 ml Methanol *R* wird mit einer Lösung von Kaliumdihydrogenphosphat *R* (3,4 g · l^{-1}), die zuvor mit Phosphorsäure 85 % *R* auf einen pH-Wert von 3,0 eingestellt wurde, zu 1000 ml verdünnt.

Durchflussrate: 1,5 ml · min^{-1}

Detektion: Spektrometer bei 273 nm

Einspritzen: 20 µl; Untersuchungslösung, Referenzlösungen a, b und d

Chromatographiedauer: 4,5fache Retentionszeit von Betaxolol

Identifizierung von Verunreinigungen: Zur Identifizierung des Peaks der Verunreinigung A wird das mit der Referenzlösung a erhaltene Chromatogramm verwendet; zur Identifizierung der Peaks der Verunreinigungen B, C, D und E werden das mitgelieferte Chromatogramm von Betaxolol zur Peak-Identifizierung *CRS* und das mit der Referenzlösung d erhaltene Chromatogramm verwendet.

Relative Retention (bezogen auf Betaxolol, t_R etwa 8 min)
- Verunreinigung B: etwa 0,3
- Verunreinigung A: etwa 0,8
- Verunreinigung D: etwa 1,5
- Verunreinigung E: etwa 2,2
- Verunreinigung C: etwa 4,1

Eignungsprüfung: Referenzlösung a
- Auflösung: mindestens 2,0 zwischen den Peaks von Verunreinigung A und Betaxolol

Grenzwerte
- Verunreinigungen A, B, C, D, E: jeweils nicht größer als das 0,3fache der Fläche des Hauptpeaks im Chromatogramm der Referenzlösung b (0,3 Prozent)
- Nicht spezifizierte Verunreinigungen: jeweils nicht größer als das 0,1fache der Fläche des Hauptpeaks im Chromatogramm der Referenzlösung b (0,10 Prozent)
- Summe aller Verunreinigungen: nicht größer als die Fläche des Hauptpeaks im Chromatogramm der Referenzlösung b (1,0 Prozent)
- Ohne Berücksichtigung bleiben: Peaks, deren Fläche kleiner ist als das 0,05fache der Fläche des Hauptpeaks im Chromatogramm der Referenzlösung b (0,05 Prozent)

Schwermetalle (2.4.8): höchstens 10 ppm

2,0 g Substanz werden in 20 ml Wasser *R* gelöst. 12 ml Lösung müssen der Grenzprüfung A entsprechen. Zur Herstellung der Referenzlösung werden 10 ml Blei-Lösung (1 ppm Pb) *R* verwendet.

Trocknungsverlust (2.2.32): höchstens 0,5 Prozent, mit 1,000 g Substanz durch Trocknen im Trockenschrank bei 105 °C bestimmt

Sulfatasche (2.4.14): höchstens 0,1 Prozent, mit 1,0 g Substanz bestimmt

Gehaltsbestimmung

0,300 g Substanz, in einer Mischung von 10,0 ml Salzsäure (0,01 mol · l^{-1}) und 50 ml Ethanol 96 % *R* gelöst, werden mit Natriumhydroxid-Lösung (0,1 mol · l^{-1}) titriert. Die Bestimmung erfolgt mit Hilfe der Potentiometrie (2.2.20). Das zwischen den beiden Wendepunkten zugesetzte Volumen wird abgelesen.

1 ml Natriumhydroxid-Lösung (0,1 mol · l^{-1}) entspricht 34,39 mg $C_{18}H_{30}ClNO_3$.

Lagerung

Vor Licht geschützt

Verunreinigungen

Spezifizierte Verunreinigungen:
A, B, C, D, E

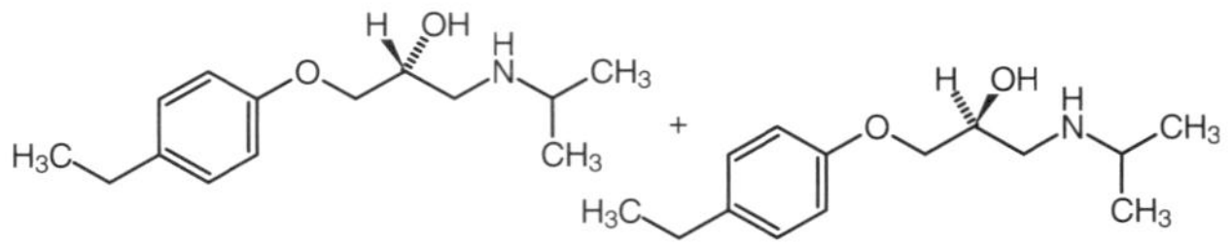

A. (2*RS*)-1-(4-Ethylphenoxy)-3-[(1-methylethyl)amino]propan-2-ol

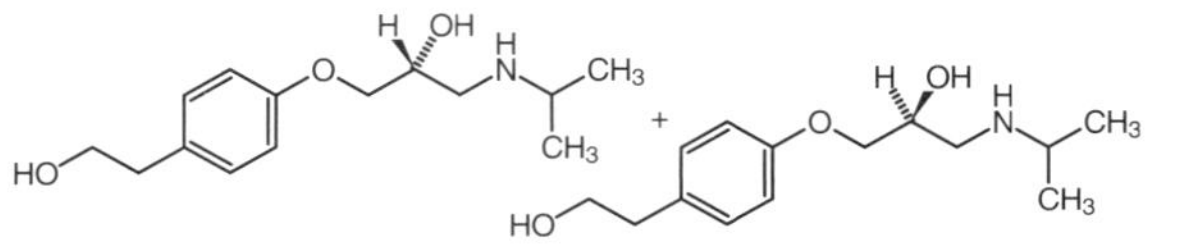

B. (2*RS*)-1-[4-(2-Hydroxyethyl)phenoxy]-3-[(1-methylethyl)amino]propan-2-ol

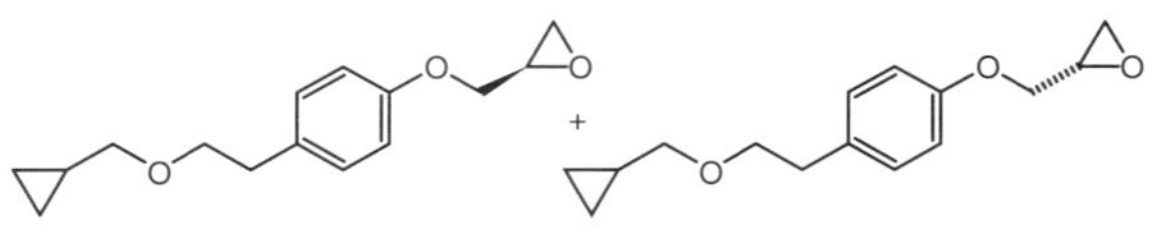

C. (2*RS*)-2-[[4-[2-(Cyclopropylmethoxy)ethyl]phenoxy]methyl]oxiran

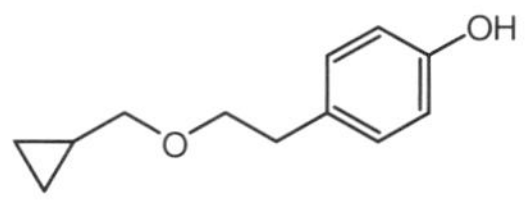

D. 4-[2-(Cyclopropylmethoxy)ethyl]phenol

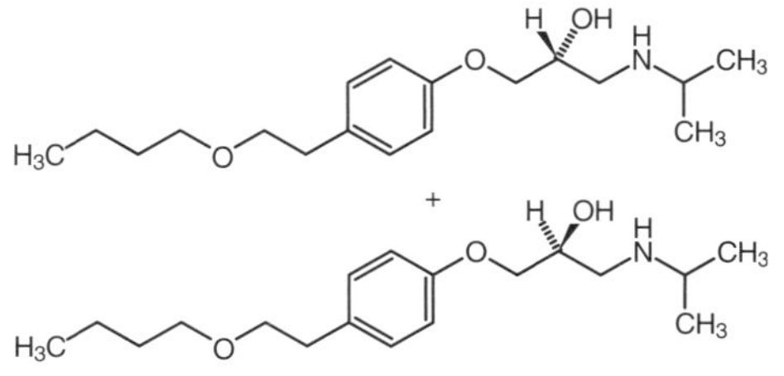

E. (2*RS*)-1-[4-(2-Butoxyethyl)phenoxy]-3-[(1-methylethyl)amino]propan-2-ol

7.2/2113

Botulinum-Toxin Typ A zur Injektion

Toxinum botulinicum A ad iniectabile

Definition

Botulinum-Toxin Typ A zur Injektion ist eine getrocknete Zubereitung, die gereinigtes Botulinum-Neurotoxin Typ A enthält, welches als Komplex mit Hämagglutininen und nicht toxischen Proteinen vorliegen kann. Botulinum-Neurotoxin Typ A oder sein Hämagglutininkomplex wird hergestellt, indem der Überstand einer Flüssigkultur eines geeigneten Stamms von *Clostridium botulinum* Typ A einem geeigneten Reinigungsverfahren unterzogen wird.

Die gereinigten Komplexe bestehen aus verschiedenen Proteinen und können unterschiedlich groß sein. Der größte Komplex (relative Molekülmasse etwa 900 000) besteht aus einem Neurotoxin mit einer relativen Molekülmasse von 150 000, einem nicht toxischen Protein mit einer relativen Molekülmasse von 130 000 und verschiedenen Hämagglutininen mit relativen Molekülmassen im Bereich von 14 000 bis 43 000. Das gereinigte Toxin besteht ausschließlich aus dem Neurotoxin mit einer relativen Molekülmasse von 150 000, welches auch in dem Neurotoxinkomplex mit der relativen Molekülmasse von 900 000 nachgewiesen wurde und zunächst als Einzelkette vorliegt, die dann durch endogene Proteasen in eine leichte Kette mit einer relativen Molekülmasse von 54 000 und eine schwere Kette mit einer relativen Molekülmasse von 97 000 gespalten wird. Diese Ketten werden durch Disulfidbrücken in eine voll aktive Form überführt.

Die Zubereitung muss wie in der Beschriftung angegeben vor der Verwendung rekonstituiert werden.

Herstellung

Allgemeine Vorkehrungen

Die Herstellung des Toxins beruht auf einem Saatgutsystem. Zu seiner Gewinnung werden definierte Saatkulturen etabliert, in denen die toxinproduzierenden Eigenschaften bewahrt sind. Das Herstellungsverfahren muss nachweislich konstant ein Produkt ergeben, dessen Wirksamkeit und Profil vergleichbar sind mit Chargen, für die in klinischen Studien nachgewiesen wurde, dass sie angemessene Unschädlichkeit und Wirksamkeit besitzen.

Das Herstellungsverfahren wird einer Validierung unterzogen und muss gewährleisten, dass, falls das Produkt geprüft wird, die Zubereitung der „Prüfung auf anomale Toxizität“ (2.6.9) entspricht, wobei in Gegenwart von einer zur Neutralisierung verwendeten, geeigneten Menge spezifischen Botulinum-Typ-A-Antitoxins mindestens die höchste klinische Dosis für Menschen verwendet wird.

Herstellungsverfahren und Stabilität der Fertigzubereitung und der Zwischenprodukte, die für die Stabilität von Bedeutung sind, werden mit Hilfe der nachfolgend beschriebenen Prüfungen überwacht. Dazu gehört die Prüfung der spezifischen Aktivität des Toxins je Milligramm Protein des gereinigten Toxins in einem geeigneten, funktionalen Modell zur Bestimmung der Toxinaktivität. Unterstützend können Prüfungen durchgeführt werden, die das Vorhandensein von Botulinum-Toxin Typ A und, falls zutreffend, assoziierter nicht toxischer Proteine bestätigen.

Bakterielles Saatgut

In geeigneten Nährmedien wird ein stark toxinbildender Stamm von *C. botulinum* bekannter Herkunft, der nachweislich Toxin vom Typ A bildet und für den das Fehlen von anderen Botulinum-Toxin codierenden Genen (besonders Botulinum-Toxin Typ B und F) bestätigt ist, vermehrt. Der für das Mastersaatgut verwendete Bakterienstamm wird anhand von Unterlagen identifiziert, welche die Herkunft und die Prüfungen zur Charakterisierung des Stamms belegen müssen. Dazu gehören morphologische, biochemische, genetische, serologische Eigenschaften und Kultureigenschaften des Stamms. Falls zutreffend muss das Profil des Arbeitssaatguts nachweislich identisch mit dem des Mastersaatguts sein.

Nur Saatgut, das den nachfolgend beschriebenen Prüfungen entspricht, darf verwendet werden.

Identität: In jedem Saatgut wird nachgewiesen, dass es reine Kulturen von *C.-botulinum*-Typ-A-Bakterien enthält, die frei von Verunreinigung durch fremde Bakterien oder Pilze sind.

Mikrobielle Reinheit: Jedes Saatgut entspricht den Prüfungen auf Abwesenheit von kontaminierenden Mikroorganismen. Die Reinheit der Bakterienkulturen wird mit Hilfe von Methoden geeigneter Empfindlichkeit nachgewiesen. Dazu gehören das Inokulieren in geeignete Nährmedien und Prüfen der Koloniemorphologie.

Phänotypische Parameter: Jedes Saatgut muss ein bekanntes Fettsäurenprofil, Zuckerfermentationsprofil (Glucose, Mannose und andere), eine bekannte proteolytische Aktivität und nachweislich relevante Lipase-, Lecithinase- und Gelatinase-Aktivität aufweisen.

Genetische Reinheit: Zu jedem Saatgut müssen Informationen über die Toxin-Gensequenz zur Verfügung stehen und jedes Saatgut muss den Anforderungen an die Abwesenheit von Genen, die für andere Toxinserotypen codieren, entsprechen.

Herstellung von aktivem Toxin: Ein Bakterienstamm mit einem hohen Ertrag an aktivem Toxin, bestimmt in einer Prüfung auf akute Toxizität, ist geeignet. Das Saatgut sollte nachweislich die Fähigkeit haben, mindestens ein Toxizitätsniveau zu erreichen, das für das Herstellungsverfahren und den Produktionsumfang ausreicht.

Referenzzubereitungen des Herstellers

Während der Entwicklungsstudien werden Referenzzubereitungen für die nachfolgende Prüfung der Gleichförmigkeit der Chargen während der Herstellung und die Kontrolle des gereinigten Toxins als Bulk und des Endprodukts etabliert. Sie werden aus repräsentativen Chargen von Botulinum-Toxin Typ A abgeleitet, die, wie unter „Gereinigtes Toxin als Bulk" beschrieben, charakterisiert sind.

Die Referenzzubereitungen werden in geeigneter Weise für ihren Verwendungszweck charakterisiert, in angemessenen Teilmengen abgefüllt und unter Bedingungen gelagert, die ihre Eignung gewährleisten.

Gereinigtes Toxin als Bulk

Der *C.-botulinum*-Typ-A-Stamm wird in einem geeigneten Nährmedium anaerob vermehrt. Aus diesem Nährmedium werden Kulturen für die weitere Inkubation in größeren Volumen ausgewählt, damit unter geeignet kontrollierter anaerober Atmosphäre durch alle Fermentationsschritte von der Saatkultur bis zur Bulkfermentation eine größtmögliche Toxinbildung erzielt werden kann. Das Toxin wird mit Hilfe geeigneter Methoden gereinigt, um Nukleinsäuren und Verunreinigungen, die unerwünschte Wirkungen verursachen können, zu beseitigen.

Nur gereinigtes Toxin, das den nachfolgenden Prüfungen entspricht, darf zur Herstellung des fertigen Toxins als Bulk verwendet werden. Für jede Prüfung und jedes Produkt werden Akzeptanzkriterien festgelegt; jedes neue gereinigte Toxin muss diesen Kriterien entsprechen.

Reagenzien-Rückstände: Das Entfernen von Rückständen der Reagenzien, die bei den Reinigungsschritten verwendet wurden, wird mit Hilfe geeigneter Grenzprüfungen oder durch die Validierung des Verfahrens bestätigt.

Nukleinsäuren: Das Entfernen von Nukleinsäuren wird mit Hilfe geeigneter Grenzprüfungen oder durch die Validierung des Verfahrens bestätigt.

Immunologische Identität: Das Vorhandensein von spezifischem Typ-A-Toxin wird mit Hilfe einer geeigneten immunchemischen Methode (2.7.1) bestätigt.

Spezifische Aktivität: Die spezifische Aktivität wird mit einem Toxizitätsmodell an der Maus oder mit In-vivo-/Ex-vivo-Methoden, die gegen die LD_{50}-Bestimmung validiert wurden und in Maus-LD_{50}-Einheiten je Milligramm Protein ausgedrückt sind, bestätigt. Die spezifische Aktivität muss mindestens $1 \cdot 10^8$ Maus-LD_{50}-Einheiten je Milligramm Protein für das Neurotoxin mit einer relativen Molekülmasse von 150 000 und mindestens $1 \cdot 10^7$ Maus-LD_{50}-Einheiten je Milligramm Protein für den Neurotoxinkomplex mit einer relativen Molekülmasse von 900 000 betragen.

Protein: Die Gesamtproteinkonzentration wird mit Hilfe einer geeigneten Methode bestimmt. Ein zulässiger Grenzwert wird für das bestimmte Produkt festgelegt und jede Charge muss diesem Grenzwert nachweislich entsprechen.

Proteinprofil: Identität und Proteinzusammensetzung werden durch Polyacrylamid-Gelelektrophorese (2.2.31) unter reduzierenden oder nicht reduzierenden Bedingungen oder durch andere geeignete physikalisch-chemische Methoden, wie die Ausschlusschromatographie (2.2.30), bestimmt und mit geeigneten Referenzsubstanzen verglichen.

Vermehrungsfähige Einheiten: Das gereinigte Toxin als Bulk muss innerhalb der für das bestimmte Produkt zugelassenen Grenzen liegen.

Fertiges Toxin als Bulk

Zur Herstellung des fertigen Toxins als Bulk werden zugelassene Hilfsstoffe zum gereinigten Toxin als Bulk zugesetzt. Die Lösung wird durch ein Bakterien zurückhaltendes Filter filtriert. Falls Albumin vom Menschen zugesetzt wird, muss dieses der Monographie **Albuminlösung vom Menschen (Albumini humani solutio)** entsprechen.

Fertigzubereitung

Das fertige Toxin als Bulk wird unter aseptischen Bedingungen in sterile Behältnisse mit Originalitätsverschluss abgefüllt. Die Gleichförmigkeit des Abfüllens wird während des Abfüllvorgangs nachgewiesen, die Prüfung „Gleichförmigkeit des Gehalts einzeldosierter Arzneiformen" (2.9.6) ist jedoch nicht vorgeschrieben. Die Behältnisse werden so verschlossen, dass eine Kontamination verhindert wird.

Nur eine Fertigzubereitung, deren Prüfergebnisse innerhalb der für das bestimmte Produkt zugelassenen Grenzen liegen und die allen nachfolgend aufgeführten Anforderungen unter „Prüfung auf Identität", „Prüfung auf Reinheit" und „Bestimmung der Wirksamkeit" entspricht, darf zur Verwendung freigegeben werden.

pH-Wert (2.2.3): Der pH-Wert der rekonstituierten Zubereitung muss innerhalb von ± 0,5 Einheiten der für das bestimmte Produkt zugelassenen Grenzen liegen.

Wasser: höchstens der für das bestimmte Produkt zugelassene Grenzwert

Prüfung auf Identität

Das Vorhandensein von Botulinum-Toxin Typ A wird mit Hilfe einer geeigneten immunchemischen Methode (2.7.1) bestätigt.

Prüfung auf Reinheit

Sterilität (2.6.1): Die Zubereitung muss der Prüfung entsprechen.

Bakterien-Endotoxine (2.6.14): weniger als 10 I.E. Bakterien-Endotoxine je Durchstechflasche

Bestimmung der Wirksamkeit

Gemäß den Bestimmungen der Europäischen Konvention zum Schutz von Wirbeltieren, die für experimentelle und andere wissenschaftliche Zwecke verwendet werden, müssen Prüfungen so durchgeführt werden, dass die Anzahl der verwendeten Tiere sowie deren Schmerz, Leiden, Stress und bleibende Schäden so gering wie möglich gehalten werden. Die Bestimmung der Wirksamkeit der LD_{50} ist mit so starkem Leiden der Tiere verbunden, dass die Hersteller ausdrücklich aufgefordert sind, Wirksamkeitsprüfungen zu entwickeln und zu validieren, mit denen die Anzahl der verwendeten Tiere reduziert wird, oder das Prüfverfahren im Interesse des Tierschutzes zu verfeinern oder zu ersetzen.

Die Wirksamkeit der rekonstituierten Zubereitung wird durch eine LD_{50}-Bestimmung in Mäusen oder eine gegen die LD_{50}-Bestimmung validierte Methode bestimmt. Die Wirksamkeit wird als LD_{50} für Mäuse ausgedrückt oder durch Vergleich mit der Referenzzubereitung angegeben.

Zur Bestimmung der LD_{50} werden Gruppen von Mäusen abgestufte Dosen des Produkts intraperitoneal verabreicht; die LD_{50} wird mit Hilfe der üblichen statistischen Methoden (siehe 5.3) aus den Sterblichkeitsraten der Mäuse jeder Gruppe berechnet. Eine geeignete Referenzzubereitung wird parallel bestimmt. Die Wirksamkeit des Toxins wird durch Vergleich zur Referenzzubereitung angegeben oder, wenn der absolute LD_{50}-Wert bestimmt wird, muss der Wert für die Referenzzubereitung innerhalb der geeigneten Grenzen, die in Bezug auf die festgelegte Wirksamkeit definiert sind, liegen.

Nach Validierung, bezogen auf die LD_{50}-Bestimmung (Referenzmethode), kann das Produkt ebenfalls mit Hilfe anderer Methoden, die im Hinblick auf den Tierschutz vorzuziehen sind, bestimmt werden, zum Beispiel:

- Bestimmung der Wirksamkeit an der Maus mit paralytischem Endpunkt
- Ex-vivo-Bestimmung am Zwerchfellnervengeflecht der Maus
- In-vitro-Endopeptidase-Bestimmung
- Bestimmung in Zellkulturen.

Für alternative Ersatzmethoden wird die Wirksamkeit in Bezug auf eine geeignete Referenzzubereitung, die in Maus-LD_{50}-Einheiten kalibriert ist, berechnet.

Die ermittelte Wirksamkeit muss mindestens 80 und darf höchstens 125 Prozent der angegebenen Wirksamkeit betragen. Die Vertrauensgrenzen ($P = 0{,}95$) müssen mindestens 80 und dürfen höchstens 125 Prozent der ermittelten Wirksamkeit betragen.

Die Bestimmung kann wiederholt werden, aber wenn mehr als eine Bestimmung durchgeführt wird, müssen die Ergebnisse aller gültigen Bestimmungen zusammengefasst werden.

Beschriftung

Die Beschriftung gibt an

- Anzahl der Toxineinheiten je Durchstechflasche mit der Angabe, dass die Einheiten produktspezifisch sind und nicht auf andere Zubereitungen mit Botulinum-Toxin Typ A anwendbar sind
- Name und Volumen der Flüssigkeit, die zum Rekonstituieren der getrockneten Zubereitung zugesetzt werden muss.

7.2/2581

Botulinum-Toxin Typ B zur Injektion

Toxinum botulinicum B ad iniectabile

Definition

Botulinum-Toxin Typ B zur Injektion ist eine flüssige Zubereitung, die gereinigtes Botulinum-Neurotoxin Typ B enthält, welches als Komplex mit Hämagglutininen und nicht toxischen Proteinen vorliegen kann. Botulinum-Neurotoxin Typ B oder sein Hämagglutininkomplex wird hergestellt, indem der Überstand einer Flüssigkultur eines geeigneten Stamms von *Clostridium botulinum* Typ B einem geeigneten Reinigungsverfahren unterzogen wird. Geeignete Stabilisatoren können zugesetzt sein.

Das Toxin ist in seiner nativen Form als ein Komplex mit Neurotoxin, nicht toxischen Proteinen und Hämagglutininen mit einer relativen Molekülmasse von etwa 700 000 vorhanden. Das Neurotoxin wird von dem Bakterium als einkettiges Polypeptid mit einer relativen Molekülmasse von etwa 150 000 gebildet, das während des Fermentationsprozesses durch eine proteolytische Spaltung durch endogene Proteasen aktiviert wird. Das offenkettige Protein ist ein voll aktives, zweikettiges Polypeptid, das aus einer schweren Kette mit einer relativen Molekülmasse von 100 000 und einer leichten Kette mit einer relativen Molekülmasse von 50 000, verbunden durch Disulfidbrücken, besteht.

Herstellung

Allgemeine Vorkehrungen

Die Herstellung des Toxins beruht auf einem Saatgutsystem. Zu seiner Gewinnung werden definierte Saatkulturen etabliert, in denen die toxinproduzierenden Eigenschaften bewahrt sind. Das Herstellungsverfahren muss nachweislich konstant ein Produkt ergeben, dessen Wirksamkeit und Profil vergleichbar sind mit Chargen, für die in klinischen Studien nachgewiesen wurde, dass sie angemessene Unschädlichkeit und Wirksamkeit besitzen.

Das Herstellungsverfahren wird einer Validierung unterzogen und muss gewährleisten, dass, falls das Produkt geprüft wird, die Zubereitung der „Prüfung auf anomale Toxizität“ (2.6.9) entspricht, wobei in Gegenwart von einer zur Neutralisierung verwendeten, geeigneten Menge spezifischen Botulinum-Typ-B-Antitoxins mindestens die höchste klinische Dosis für Menschen verwendet wird.

Herstellungsverfahren und Stabilität der Fertigzubereitung und der Zwischenprodukte, die für die Stabilität von Bedeutung sind, werden mit Hilfe der nachfolgend beschriebenen Prüfungen überwacht. Dazu gehört die Prüfung der spezifischen Aktivität des Toxins je Milligramm Protein des gereinigten Toxins in einem geeigneten, funktionalen Modell zur Bestimmung der Toxinaktivität. Unterstützend können Prüfungen durchgeführt werden, die das Vorhandensein von Botulinum-Toxin Typ B und, falls zutreffend, assoziierter nicht toxischer Proteine bestätigen.

Bakterielles Saatgut

In geeigneten Nährmedien wird ein stark toxinbildender Stamm von *C. botulinum* bekannter Herkunft, der nachweislich Toxin vom Typ B bildet und für den das Fehlen von anderen Botulinum-Toxin codierenden Genen (besonders Botulinum-Toxin Typ A und F) bestätigt ist, vermehrt. Der für das Mastersaatgut verwendete Bakterienstamm wird anhand von Unterlagen identifiziert, welche die Herkunft und die Prüfungen zur Charakterisierung des Stamms belegen müssen. Dazu gehören morphologische, biochemische, genetische, serologische Eigenschaften und Kultureigenschaften des Stamms. Falls zutreffend muss das Profil des Arbeitssaatguts nachweislich identisch mit dem des Mastersaatguts sein.

Nur Saatgut, das den nachfolgend beschriebenen Prüfungen entspricht, darf verwendet werden.

Identität: In jedem Saatgut wird nachgewiesen, dass es reine Kulturen von *C.-botulinum*-Typ-B-Bakterien enthält, die frei von Verunreinigung durch fremde Bakterien oder Pilze sind.

Mikrobielle Reinheit: Jedes Saatgut entspricht den Prüfungen auf Abwesenheit von kontaminierenden Mikroorganismen. Die Reinheit von Bakterienkulturen wird mit Hilfe von Methoden geeigneter Empfindlichkeit nachgewiesen. Dazu gehören das Inokulieren in geeignete Nährmedien und Prüfen der Koloniemorphologie.

Phänotypische Parameter: Jedes Saatgut muss ein bekanntes Fettsäurenprofil, Zuckerfermentationsprofil (Glucose, Mannose und andere), eine bekannte proteolytische Aktivität und nachweislich relevante Lipase-, Lecithinase- und Gelatinase-Aktivität aufweisen.

Genetische Reinheit: Für jedes Saatgut müssen Informationen über die Lokalisation des Toxingens im Genom und die Toxin-Gensequenz vorliegen und jedes Saatgut muss den Anforderungen an die Abwesenheit von Genen, die für andere Toxinserotypen codieren, entsprechen.

Herstellung von aktivem Toxin: Ein Bakterienstamm mit einem hohen Ertrag an aktivem Toxin, bestimmt in einer Prüfung auf akute Toxizität, ist geeignet. Das Saatgut sollte nachweislich die Fähigkeit haben, mindestens ein Toxizitätsniveau zu erreichen, das für das Herstellungsverfahren und den Produktionsumfang ausreicht.

Referenzzubereitungen des Herstellers

Während der Entwicklungsstudien werden Referenzzubereitungen für die nachfolgende Prüfung der Gleichförmigkeit der Chargen während der Herstellung und die Kontrolle des gereinigten Toxins als Bulk und des Endprodukts etabliert. Sie werden aus repräsentativen Chargen von Botulinum-Typ B abgeleitet, die, wie unter „Gereinigtes Toxin als Bulk“ beschrieben, charakterisiert sind.

Die Referenzzubereitungen werden in geeigneter Weise für ihren Verwendungszweck charakterisiert, in angemessenen Teilmengen abgefüllt und unter Bedingungen, die ihre Eignung gewährleisten, gelagert.

Gereinigtes Toxin als Bulk

Der *C. botulinum*-Typ-B-Stamm wird in einem geeigneten Nährmedium anaerob vermehrt. Aus diesem Nährmedium werden Kulturen für die weitere Inkubation in größeren Volumen ausgewählt, damit unter geeignet kontrollierter anaerober Atmosphäre durch alle Fermentationsschritte von der Saatkultur bis zur Bulkfermentation eine größtmögliche Toxinbildung erzielt werden kann. Das Toxin wird mit Hilfe geeigneter Methoden gereinigt, um Nukleinsäuren und Verunreinigungen, die unerwünschte Wirkungen verursachen können, zu beseitigen.

Nur gereinigtes Toxin, das den nachfolgenden Prüfungen entspricht, darf zur Herstellung des fertigen Toxins als Bulk verwendet werden. Für jede Prüfung und jedes Produkt werden Akzeptanzkriterien festgelegt; jedes neue gereinigte Toxin muss diesen Kriterien entsprechen.

Reagenzien-Rückstände: Das Entfernen von Rückständen der Reagenzien, die bei den Reinigungsschritten verwendet wurden, wird mit Hilfe geeigneter Grenzprüfungen oder durch Validierung des Verfahrens bestätigt.

Nukleinsäuren: Das Entfernen von Nukleinsäuren wird mit Hilfe geeigneter Grenzprüfungen oder durch die Validierung des Verfahrens bestätigt.

Immunologische Identität: Das Vorhandensein von spezifischem Typ-B-Toxin wird mit Hilfe einer geeigneten immunchemischen Methode (2.7.1) bestätigt.

Spezifische Aktivität: Die spezifische Aktivität wird mit einem Toxizitätsmodell an der Maus oder mit Hilfe von In-vivo-/Ex-vivo-Methoden, die gegen die LD_{50}-Bestimmung validiert wurden und in Maus-LD_{50}-Einheiten je Milligramm Protein ausgedrückt sind, bestätigt. Die spezifische Aktivität muss mindestens $1 \cdot 10^8$ Maus-LD_{50}-Einheiten je Milligramm Protein betragen.

Protein: Die Gesamtproteinkonzentration wird mit Hilfe einer geeigneten Methode bestimmt. Ein zulässiger

Grenzwert wird für das bestimmte Produkt festgelegt und jede Charge muss diesem Grenzwert nachweislich entsprechen.

Proteinprofil: Identität und Proteinzusammensetzung werden durch Polyacrylamid-Gelelektrophorese (2.2.31) unter reduzierenden oder nicht reduzierenden Bedingungen oder mit Hilfe von anderen geeigneten physikalisch-chemischen Methoden, wie die Ausschlusschromatographie (2.2.30), bestimmt und mit geeigneten Referenzsubstanzen verglichen.

Vermehrungsfähige Einheiten: Die Anzahl vermehrungsfähiger Einheiten für das gereinigte Toxin als Bulk muss innerhalb der für das bestimmte Produkt zugelassenen Grenzen liegen.

Fertiges Toxin als Bulk

Zur Herstellung des fertigen Toxins als Bulk werden zugelassene Hilfsstoffe zum gereinigten Toxin als Bulk zugesetzt. Die Lösung wird durch ein Bakterien zurückhaltendes Filter filtriert. Falls Albumin vom Menschen zugesetzt wird, muss dieses der Monographie **Albuminlösung vom Menschen (Albumini humani solutio)** entsprechen.

Fertigzubereitung

Das fertige Toxin als Bulk wird unter aseptischen Bedingungen in sterile Behältnisse mit Originalitätsverschluss abgefüllt. Die Gleichförmigkeit des Abfüllens wird während des Abfüllvorgangs nachgewiesen, die Prüfung „Gleichförmigkeit des Gehalts einzeldosierter Arzneiformen" (2.9.6) ist jedoch nicht vorgeschrieben. Die Behältnisse werden so verschlossen, dass eine Kontamination verhindert wird.

Nur eine Fertigzubereitung, deren Prüfergebnisse innerhalb der für das bestimmte Produkt zugelassenen Grenzen liegen und die allen nachfolgend aufgeführten Anforderungen unter „Prüfung auf Identität", „Prüfung auf Reinheit" und „Bestimmung der Wirksamkeit" entspricht, darf zur Verwendung freigegeben werden.

pH-Wert (2.2.3): Der pH-Wert der Zubereitung muss innerhalb von ± 0,5 Einheiten der für das bestimmte Produkt zugelassenen Grenzen liegen.

Prüfung auf Identität

Das Vorhandensein von Botulinum-Toxin Typ B wird mit Hilfe einer geeigneten immunchemischen Methode (2.7.1) bestätigt.

Prüfung auf Reinheit

Sterilität (2.6.1): Die Zubereitung muss der Prüfung entsprechen.

Bakterien-Endotoxine (2.6.14): weniger als 10 I.E. Bakterien-Endotoxine je Durchstechflasche

Bestimmung der Wirksamkeit

Gemäß den Bestimmungen der Europäischen Konvention zum Schutz von Wirbeltieren, die für experimentelle und andere wissenschaftliche Zwecke verwendet werden, müssen Prüfungen so durchgeführt werden, dass die Anzahl der verwendeten Tiere sowie deren Schmerz, Leiden, Stress und bleibende Schäden so gering wie möglich gehalten werden. Die Bestimmung der Wirksamkeit mit Hilfe der LD_{50}-Methode ist mit so starkem Leiden der Tiere verbunden, dass die Hersteller ausdrücklich aufgefordert sind, Wirksamkeitsprüfungen zu entwickeln und zu validieren, mit denen die Anzahl der verwendeten Tiere reduziert werden kann, oder das Prüfverfahren im Interesse des Tierschutzes zu verfeinern oder zu ersetzen.

Die Wirksamkeit der Zubereitung wird durch eine LD_{50}-Bestimmung in Mäusen oder mit Hilfe einer gegen die LD_{50}-Bestimmung validierten Methode bestimmt. Die Wirksamkeit wird als LD_{50} für Mäuse ausgedrückt oder durch Vergleich mit der Referenzzubereitung angegeben.

Zur Bestimmung der LD_{50} werden Gruppen von Mäusen abgestufte Dosen des Produkts intraperitoneal verabreicht; die LD_{50} wird mit Hilfe der üblichen statistischen Methoden (siehe 5.3) aus den Sterblichkeitsraten der Mäuse jeder Gruppe berechnet. Eine geeignete Referenzzubereitung wird parallel bestimmt. Die Wirksamkeit des Toxins wird durch Vergleich zur Referenzzubereitung angegeben oder der Wert für die Referenzzubereitung muss innerhalb der geeigneten Grenzen, die in Bezug auf die festgelegte Wirksamkeit definiert sind, liegen.

Nach Validierung, bezogen auf die LD_{50}-Bestimmung (Referenzmethode), kann das Produkt ebenfalls mit Hilfe anderer Methoden, die wie eine der nachfolgend beschriebenen im Hinblick auf den Tierschutz vorzuziehen sind, bestimmt werden:

- Bestimmung der Wirksamkeit an der Maus mit paralytischem Endpunkt
- Ex-vivo-Bestimmung am Zwerchfellnervengeflecht der Maus
- In-vitro-Endopeptidase-Bestimmung
- Bestimmung in Zellkulturen.

Für alternative Ersatzmethoden wird die Wirksamkeit in Bezug auf eine geeignete Referenzzubereitung, die in Maus-LD_{50}-Einheiten kalibriert ist, berechnet.

Die ermittelte Wirksamkeit muss mindestens 80 und darf höchstens 125 Prozent der angegebenen Wirksamkeit betragen. Die Vertrauensgrenzen ($P = 0,95$) müssen mindestens 80 und dürfen höchstens 125 Prozent der ermittelten Wirksamkeit betragen.

Die Bestimmung kann wiederholt werden, aber wenn mehr als eine Bestimmung durchgeführt wird, müssen die Ergebnisse aller gültigen Bestimmungen zusammengefasst werden.

Beschriftung

Die Beschriftung gibt an,

- Anzahl der Toxineinheiten je Durchstechflasche
- dass die Einheiten produktspezifisch sind und nicht auf andere Zubereitungen mit Botulinum-Toxin Typ B anwendbar sind.

7.2/1178

Bromperidol

Bromperidolum

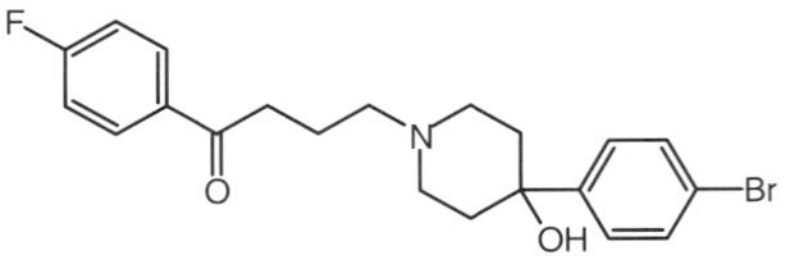
F
O
N
OH
Br

$C_{21}H_{23}BrFNO_2$ M_r 420,3

CAS Nr. 10457-90-6

Definition

4-[4-(4-Bromphenyl)-4-hydroxypiperidin-1-yl]-1-(4-fluorphenyl)butan-1-on

Gehalt: 99,0 bis 101,0 Prozent (getrocknete Substanz)

Eigenschaften

Aussehen: weißes bis fast weißes Pulver

Löslichkeit: praktisch unlöslich in Wasser, wenig löslich in Dichlormethan und Methanol, schwer löslich in Ethanol 96 %

Prüfung auf Identität

1: B, E
2: A, C, D, E

A. Schmelztemperatur (2.2.14): 156 bis 159 °C

B. IR-Spektroskopie (2.2.24)

Vergleich: Bromperidol *CRS*

C. Dünnschichtchromatographie (2.2.27)

Untersuchungslösung: 10 mg Substanz werden in Methanol *R* zu 10 ml gelöst.

Referenzlösung a: 10 mg Bromperidol *CRS* werden in Methanol *R* zu 10 ml gelöst.

Referenzlösung b: 10 mg Bromperidol *CRS* und 10 mg Haloperidol *CRS* werden in Methanol *R* zu 10 ml gelöst.

Platte: DC-Platte mit octadecylsilyliertem Kieselgel *R*

Fließmittel: Tetrahydrofuran *R*, Methanol *R*, Lösung von Natriumchlorid *R* (58 g · l⁻¹) (10:45:45 *V/V/V*)

Auftragen: 1 µl

Laufstrecke: 3/4 der Platte, ohne Kammersättigung

Trocknen: an der Luft

Detektion: im ultravioletten Licht bei 254 nm

Eignungsprüfung: Referenzlösung b
– Das Chromatogramm muss 2 Flecke zeigen, die möglicherweise nicht vollständig voneinander getrennt sind.

Ergebnis: Der Hauptfleck im Chromatogramm der Untersuchungslösung entspricht in Bezug auf Lage und Größe dem Hauptfleck im Chromatogramm der Referenzlösung a.

D. Etwa 10 mg Substanz werden in 5 ml wasserfreiem Ethanol *R* gelöst. Werden 0,5 ml Dinitrobenzol-Lösung *R* und 0,5 ml ethanolische Kaliumhydroxid-Lösung (2 mol · l^{-1}) *R* zugesetzt, entsteht eine Violettfärbung, die nach 20 min bräunlich rot wird.

E. 0,1 g Substanz werden in einem Porzellantiegel mit 0,5 g wasserfreiem Natriumcarbonat *R* versetzt. Die Mischung wird über offener Flamme 10 min lang erhitzt. Nach dem Erkalten wird der Rückstand mit 5 ml verdünnter Salpetersäure *R* aufgenommen und filtriert. 1 ml Filtrat wird mit 1 ml Wasser *R* versetzt. Die Lösung gibt die Identitätsreaktion a auf Bromid (2.3.1).

Prüfung auf Reinheit

Aussehen der Lösung: Die Lösung muss klar (2.2.1) und darf nicht stärker gefärbt sein als die Farbvergleichslösung G_7 (2.2.2, Methode II).

0,2 g Substanz werden in 20 ml einer 1-prozentigen Lösung (*V/V*) von Milchsäure *R* gelöst.

Verwandte Substanzen: Flüssigchromatographie (2.2.29)

Untersuchungslösung: 0,100 g Substanz werden in Methanol *R* zu 10,0 ml gelöst.

Referenzlösung a: 2,5 mg Bromperidol *CRS* und 5,0 mg Haloperidol *CRS* werden in Methanol *R* zu 50,0 ml gelöst.

Referenzlösung b: 5,0 ml Untersuchungslösung werden mit Methanol *R* zu 100,0 ml verdünnt. 1,0 ml dieser Lösung wird mit Methanol *R* zu 10,0 ml verdünnt.

Säule
– Größe: l = 0,1 m, ∅ = 4,0 mm
– Stationäre Phase: desaktiviertes, octadecylsilyliertes Kieselgel zur Chromatographie *R* (3 µm)

Mobile Phase
– Mobile Phase A: Lösung von Tetrabutylammoniumhydrogensulfat *R* (17 g · l^{-1})
– Mobile Phase B: Acetonitril *R*

Zeit (min)	Mobile Phase A (% *V/V*)	Mobile Phase B (% *V/V*)
0 – 15	90 → 50	10 → 50
15 – 20	50	50
20 – 25	90	10

Durchflussrate: 1,5 ml · min^{-1}

Detektion: Spektrometer bei 230 nm

Einspritzen: 10 µl

Relative Retention (bezogen auf Bromperidol, t_R etwa 6 min)
- Verunreinigung A: etwa 0,5
- Verunreinigung B: etwa 0,8
- Haloperidol: etwa 0,9
- Verunreinigung C: etwa 1,4
- Verunreinigung D: etwa 1,5
- Verunreinigung E: etwa 1,8
- Verunreinigung F: etwa 1,85

Eignungsprüfung: Referenzlösung a
- Auflösung: mindestens 3,0 zwischen den Peaks von Haloperidol und Bromperidol

Grenzwerte
- Verunreinigungen A, B, C, D, E, F: jeweils nicht größer als die Fläche des Hauptpeaks im Chromatogramm der Referenzlösung b (0,5 Prozent)
- Nicht spezifizierte Verunreinigungen: jeweils nicht größer als das 0,2fache der Fläche des Hauptpeaks im Chromatogramm der Referenzlösung b (0,10 Prozent)
- Summe aller Verunreinigungen: nicht größer als das 2fache der Fläche des Hauptpeaks im Chromatogramm der Referenzlösung b (1 Prozent)
- Ohne Berücksichtigung bleiben: Peaks, deren Fläche kleiner ist als das 0,1fache der Fläche des Hauptpeaks im Chromatogramm der Referenzlösung b (0,05 Prozent)

Trocknungsverlust (2.2.32): höchstens 0,5 Prozent, mit 1,000 g Substanz durch Trocknen im Trockenschrank bei 105 °C bestimmt

Sulfatasche (2.4.14): höchstens 0,1 Prozent, mit 1,0 g Substanz in einem Platintiegel bestimmt

Gehaltsbestimmung

0,300 g Substanz, in 50 ml einer Mischung von 1 Volumteil wasserfreier Essigsäure *R* und 7 Volumteilen Ethylmethylketon *R* gelöst, werden nach Zusatz von 0,2 ml Naphtholbenzein-Lösung *R* mit Perchlorsäure (0,1 mol · l^{-1}) titriert.

1 ml Perchlorsäure (0,1 mol · l^{-1}) entspricht 42,03 mg $C_{21}H_{23}BrFNO_2$.

Lagerung

Vor Licht geschützt

Verunreinigungen

Spezifizierte Verunreinigungen:

A, B, C, D, E, F

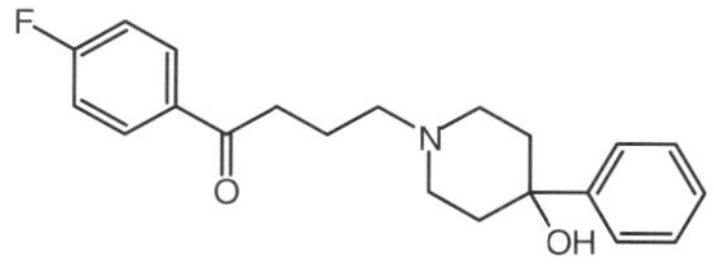
F
N
O
OH

A. 1-(4-Fluorphenyl)-4-(4-hydroxy-4-phenylpiperidin-1-yl)butan-1-on

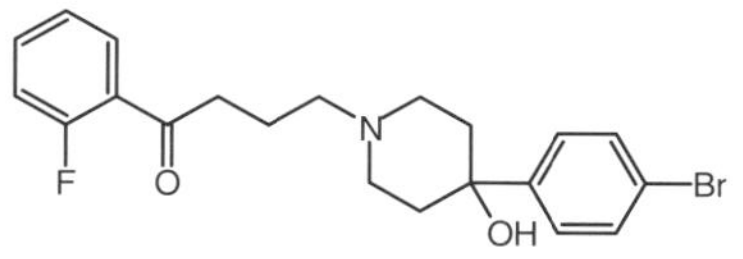
N
F
O
OH
Br

B. 4-[4-(4-Bromphenyl)-4-hydroxypiperidin-1-yl]-1-(2-fluorphenyl)butan-1-on

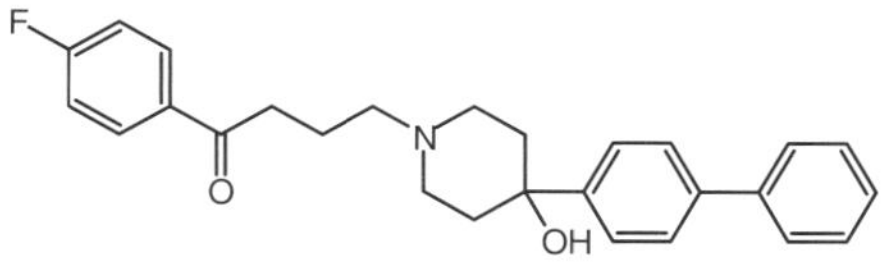
F
N
O
OH

C. 4-[4-(Biphenyl-4-yl)-4-hydroxypiperidin-1-yl]-1-(4-fluorphenyl)butan-1-on

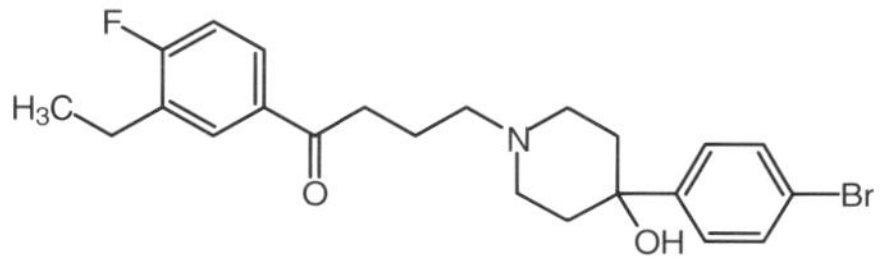
F
H3C
N
O
OH
Br

D. 4-[4-(4-Bromphenyl)-4-hydroxypiperidin-1-yl]-1-(3-ethyl-4-fluorphenyl)butan-1-on

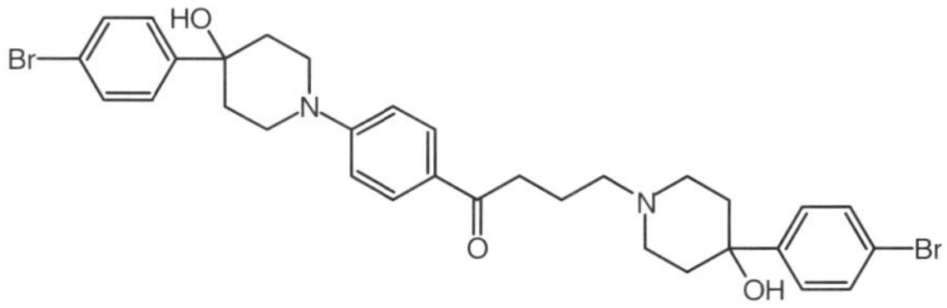
Br
HO
N
N
O
OH
Br

E. 4-[4-(4-Bromphenyl)-4-hydroxypiperidin-1-yl]-1-[4-[4-(4-bromphenyl)-4-hydroxypiperidin-1-yl]=phenyl]butan-1-on

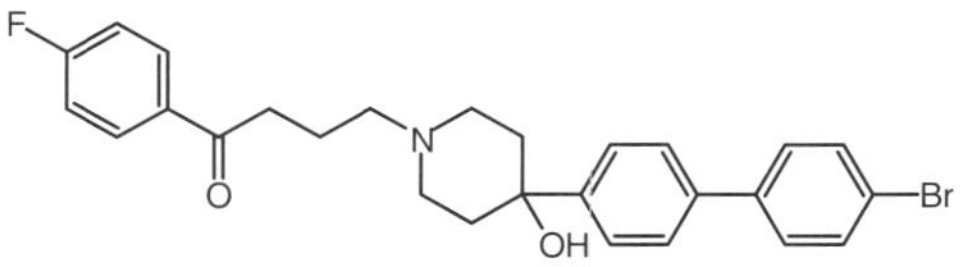
F
N
O
OH
Br

F. 4-[4-(4′-Brombiphenyl-4-yl)-4-hydroxypiperidin-1-yl]-1-(4-fluorphenyl)butan-1-on

7.2/1397

Bromperidoldecanoat

Bromperidoli decanoas

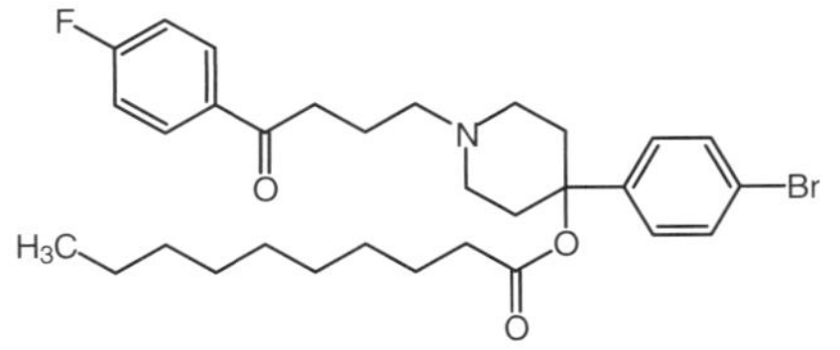

$C_{31}H_{41}BrFNO_3$ M_r 574,6

CAS Nr. 75067-66-2

Definition

[4-(4-Bromphenyl)-1-[4-(4-fluorphenyl)-4-oxobutyl]=piperidin-4-yl]decanoat

Gehalt: 98,5 bis 101,0 Prozent (getrocknete Substanz)

Eigenschaften

Aussehen: weißes bis fast weißes Pulver

Löslichkeit: praktisch unlöslich in Wasser, sehr leicht löslich in Dichlormethan, löslich in Ethanol 96 %

Schmelztemperatur: etwa 60 °C

Prüfung auf Identität

A. IR-Spektroskopie (2.2.24)

Vergleich: Bromperidoldecanoat *CRS*

B. 0,1 g Substanz werden in einem Porzellantiegel mit 0,5 g wasserfreiem Natriumcarbonat *R* versetzt. Die Mischung wird anschließend 10 min lang über offener Flamme erhitzt. Nach dem Erkalten wird der Rückstand mit 5 ml verdünnter Salpetersäure *R* aufgenommen und die Mischung filtriert. 1 ml Filtrat wird mit 1 ml Wasser *R* versetzt. Die Lösung gibt die Identitätsreaktion a auf Bromid (2.3.1).

Prüfung auf Reinheit

Aussehen der Lösung: Die Lösung muss klar (2.2.1) und darf nicht stärker gefärbt sein als die Farbvergleichslösung B_5 (2.2.2, Methode II).

2,0 g Substanz werden in Dichlormethan *R* zu 20 ml gelöst.

Verwandte Substanzen: Flüssigchromatographie (2.2.29)

Die Lösungen müssen unmittelbar vor Gebrauch und unter Lichtschutz hergestellt werden.

Untersuchungslösung: 0,100 g Substanz werden in Methanol *R* zu 10,0 ml gelöst.

Referenzlösung a: 2,5 mg Bromperidoldecanoat *CRS* und 2,5 mg Haloperidoldecanoat *CRS* werden in Methanol *R* zu 50,0 ml gelöst.

Referenzlösung b: 5,0 ml Untersuchungslösung werden mit Methanol *R* zu 100,0 ml verdünnt. 1,0 ml dieser Lösung wird mit Methanol *R* zu 10,0 ml verdünnt.

Säule
- Größe: l = 0,1 m, ∅ = 4,0 mm
- Stationäre Phase: desaktiviertes, octadecylsilyliertes Kieselgel zur Chromatographie *R* (3 µm)

Mobile Phase
- Mobile Phase A: Lösung von Tetrabutylammoniumhydrogensulfat *R* (27 g · l^{-1})
- Mobile Phase B: Acetonitril *R*

Zeit (min)	Mobile Phase A (% *V/V*)	Mobile Phase B (% *V/V*)
0 – 30	80 → 40	20 → 60
30 – 35	40	60
35 – 40	40 → 80	60 → 20

Durchflussrate: 1,5 ml · min^{-1}

Detektion: Spektrometer bei 230 nm

Einspritzen: 10 µl

Relative Retention (bezogen auf Bromperidoldecanoat, t_R etwa 24 min)
- Verunreinigung G: etwa 0,10
- Verunreinigung L: etwa 0,15
- Verunreinigung H: etwa 0,8
- Verunreinigung A: etwa 0,89
- Verunreinigung I: etwa 0,91
- Verunreinigung B: etwa 0,96
- Haloperidoldecanoat: etwa 0,98
- Verunreinigung F: etwa 1,10
- Verunreinigung C: etwa 1,15
- Verunreinigung K: etwa 1,2
- Verunreinigung E: etwa 1,23
- Verunreinigung D: etwa 1,25

Eignungsprüfung: Referenzlösung a
- Auflösung: mindestens 1,5 zwischen den Peaks von Haloperidoldecanoat und Bromperidoldecanoat

Grenzwerte
- Verunreinigungen A, B, C, D, E, F, G, H, I, J, K: jeweils nicht größer als die Fläche des Hauptpeaks im Chromatogramm der Referenzlösung b (0,5 Prozent)
- Nicht spezifizierte Verunreinigungen: jeweils nicht größer als das 0,2fache der Fläche des Hauptpeaks im Chromatogramm der Referenzlösung b (0,10 Prozent)
- Summe aller Verunreinigungen: nicht größer als das 3fache der Fläche des Hauptpeaks im Chromatogramm der Referenzlösung b (1,5 Prozent)

– Ohne Berücksichtigung bleiben: Peaks, deren Fläche kleiner ist als das 0,1fache der Fläche des Hauptpeaks im Chromatogramm der Referenzlösung b (0,05 Prozent)

Trocknungsverlust (2.2.32): höchstens 0,5 Prozent, mit 1,000 g Substanz durch Trocknen im Vakuum bei 30 °C bestimmt

Sulfatasche (2.4.14): höchstens 0,1 Prozent, mit 1,0 g Substanz in einem Platintiegel bestimmt

Gehaltsbestimmung

0,450 g Substanz, in 50 ml einer Mischung von 1 Volumteil wasserfreier Essigsäure *R* und 7 Volumteilen Ethylmethylketon *R* gelöst, werden nach Zusatz von 0,2 ml Naphtholbenzein-Lösung *R* mit Perchlorsäure (0,1 mol · l^{-1}) titriert.

1 ml Perchlorsäure (0,1 mol · l^{-1}) entspricht 57,46 mg $C_{31}H_{41}BrFNO_3$.

Lagerung

Vor Licht geschützt, unterhalb von 25 °C

Verunreinigungen

Spezifizierte Verunreinigungen:

A, B, C, D, E, F, G, H, I, J, K

Andere bestimmbare Verunreinigungen
(Die folgenden Substanzen werden, falls in einer bestimmten Menge vorhanden, durch eine Prüfmethode oder mehrere Prüfmethoden in der Monographie erfasst. Sie werden begrenzt durch das allgemeine Akzeptanzkriterium für weitere Verunreinigungen/nicht spezifizierte Verunreinigungen und/oder durch die Anforderungen der Allgemeinen Monographie **Substanzen zur pharmazeutischen Verwendung (Corpora ad usum pharmaceuticum)**. Diese Verunreinigungen müssen daher nicht identifiziert werden, um die Konformität der Substanz zu zeigen. Siehe auch „5.10 Kontrolle von Verunreinigungen in Substanzen zur pharmazeutischen Verwendung“):

L

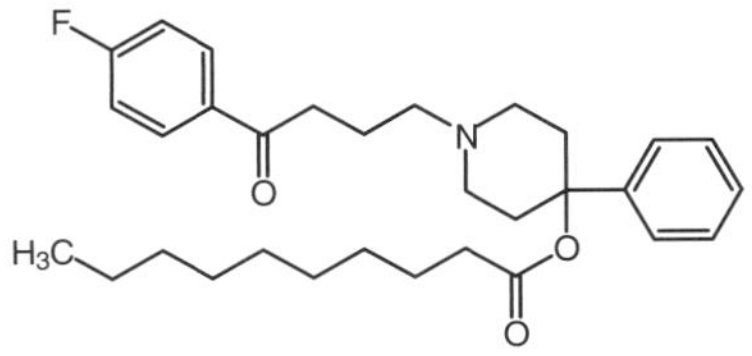
F
N
O
H3C
O
O

A. [1-[4-(4-Fluorphenyl)-4-oxobutyl]-4-phenylpiperidin-4-yl]decanoat

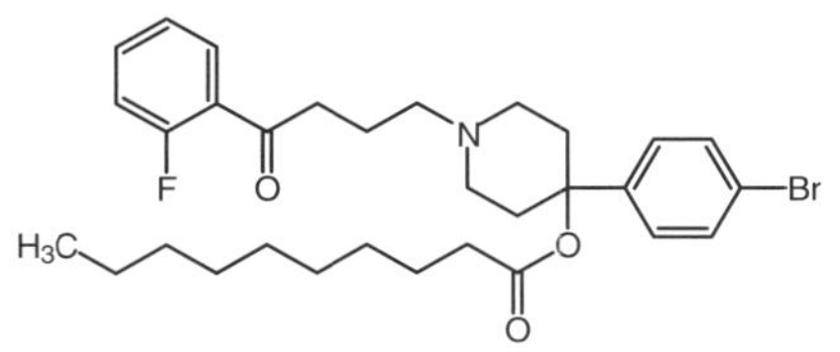
F
O
N
Br
H3C
O
O

B. [4-(4-Bromphenyl)-1-[4-(2-fluorphenyl)-4-oxobutyl]piperidin-4-yl]decanoat

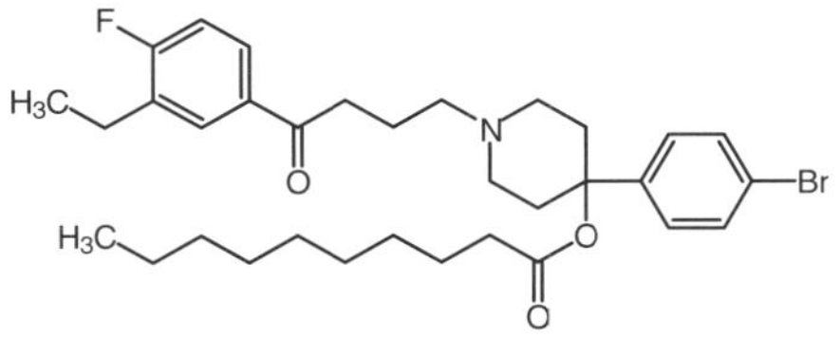
F
H3C
N
O
Br
H3C
O
O

C. [4-(4-Bromphenyl)-1-[4-(3-ethyl-4-fluorphenyl)-4-oxobutyl]piperidin-4-yl]decanoat

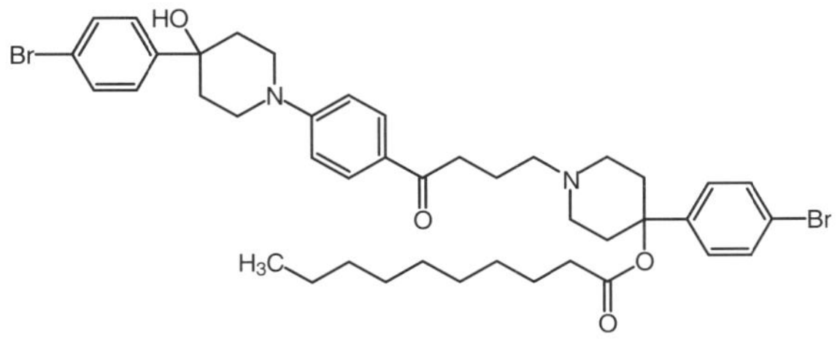
HO
Br
N
N
O
Br
H3C
O
O

D. [4-(4-Bromphenyl)-1-[4-[4-[4-(4-bromphenyl)-4-hydroxypiperidin-1-yl]phenyl]-4-oxobutyl]piperidin-4-yl]decanoat

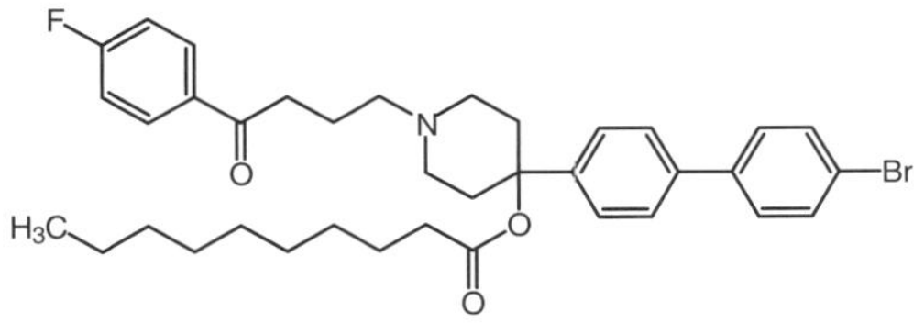
F
N
O
Br
H3C
O
O

E. [4-(4′-Brombiphenyl-4-yl)-1-[4-(4-fluorphenyl)-4-oxobutyl]piperidin-4-yl]decanoat

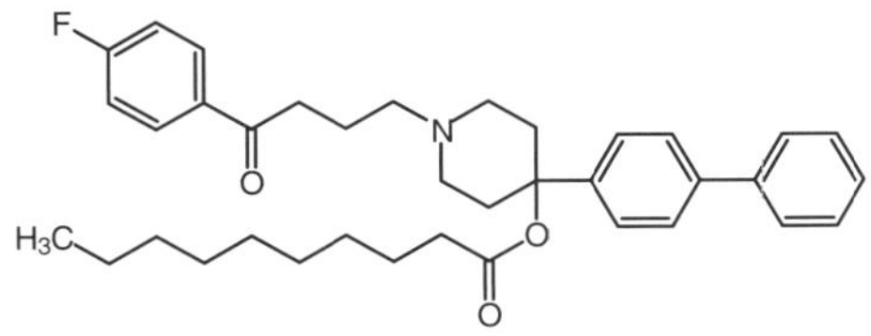
F
N
O
H3C
O
O

F. [4-(Biphenyl-4-yl)-1-[4-(4-fluorphenyl)-4-oxobutyl]piperidin-4-yl]decanoat

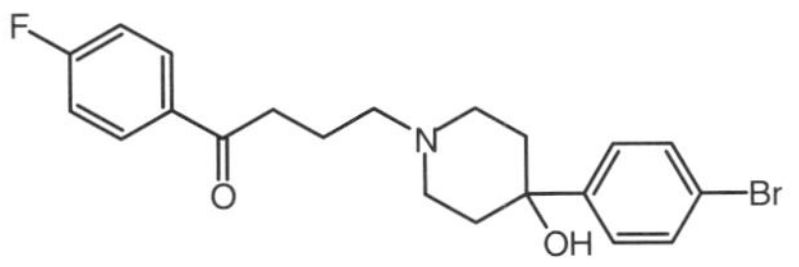
F
N
O
Br
OH

G. 4-[4-(4-Bromphenyl)-4-hydroxypiperidin-1-yl]-1-(4-fluorphenyl)butan-1-on (Bromperidol)

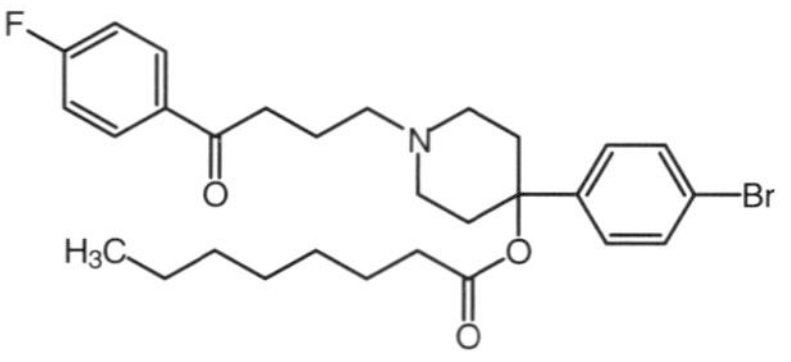

H. [4-(4-Bromphenyl)-1-[4-(4-fluorphenyl)-4-oxobutyl]=piperidin-4-yl]octanoat

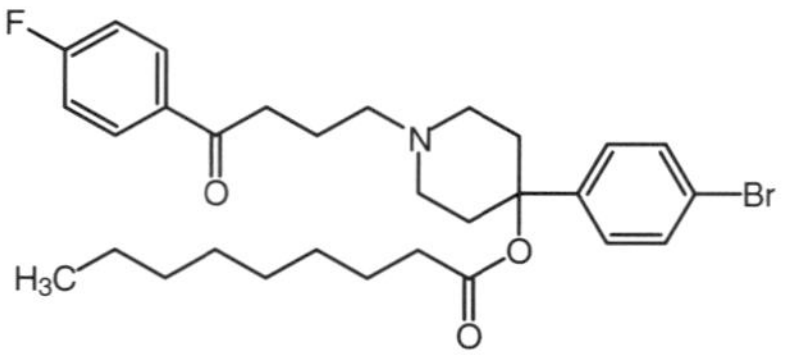

I. [4-(4-Bromphenyl)-1-[4-(4-fluorphenyl)-4-oxobutyl]=piperidin-4-yl]nonanoat

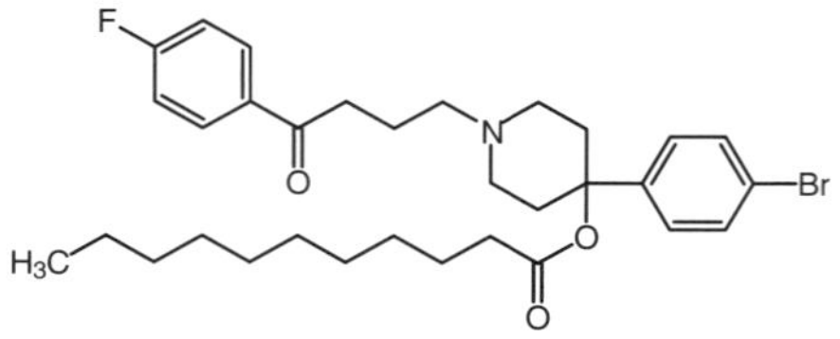

J. [4-(4-Bromphenyl)-1-[4-(4-fluorphenyl)-4-oxobutyl]=piperidin-4-yl]undecanoat

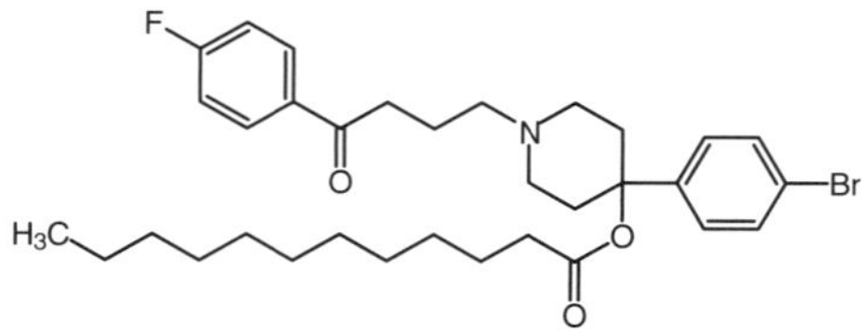

K. [4-(4-Bromphenyl)-1-[4-(4-fluorphenyl)-4-oxobutyl]=piperidin-4-yl]dodecanoat

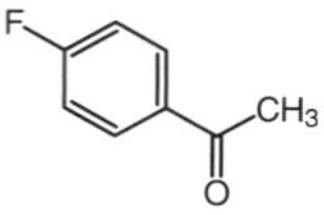

L. 1-(4-Fluorphenyl)ethanon

7.2/1077

Buserelin

Buserelinum

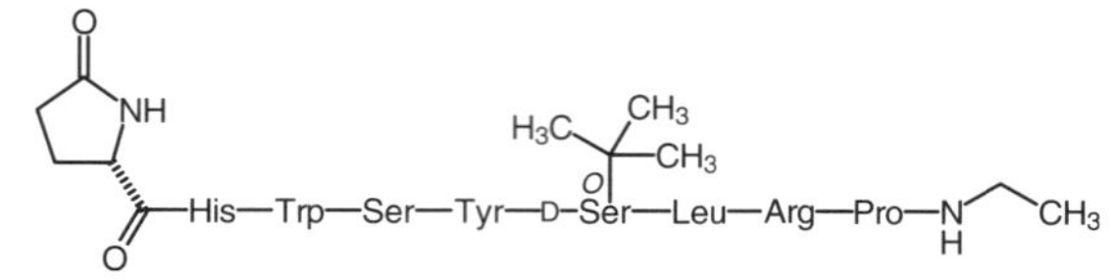

$C_{60}H_{86}N_{16}O_{13}$ M_r 1239

CAS Nr. 57982-77-1

Definition

5-Oxo-L-prolyl-L-histidyl-L-tryptophyl-L-seryl-L-tyro=syl-*O*-(1,1-dimethylethyl)-D-seryl-L-leucyl-L-arginyl-*N*-ethyl-L-prolinamid

Dem Gonadotropin-Releasing-Hormon (GnRH) vom Menschen analoges, synthetisches Nonapeptid mit agonistischer Aktivität für Gonadorelin

Die Substanz wird durch chemische Synthese hergestellt und liegt als Acetat vor.

Gehalt: 95,0 bis 102,0 Prozent (wasser- und essigsäurefreie Substanz)

Eigenschaften

Aussehen: weißes bis schwach gelbliches, hygroskopisches Pulver

Löslichkeit: wenig löslich in Wasser und verdünnten Säuren

Prüfung auf Identität

Die Prüfungen A und B oder A und C werden wahlweise durchgeführt.

A. Die unter „Gehaltsbestimmung" erhaltenen Chromatogramme werden ausgewertet.

Ergebnis: Der Hauptpeak im Chromatogramm der Untersuchungslösung entspricht in Bezug auf Retentionszeit und Größe dem Hauptpeak im Chromatogramm der Referenzlösung b.

B. Kernresonanzspektroskopie (2.2.64)

Probenvorbereitung: eine Lösung der Substanz (4 mg · ml^{-1}) in einer Mischung von 20 Volumteilen (D_4)Essigsäure *R* und 80 Volumteilen (D_2)Wasser *R*

Vergleich: eine Lösung von Buserelin *CRS* (4 mg · ml^{-1}) in einer Mischung von 20 Volumteilen (D_4)Essigsäure *R* und 80 Volumteilen (D_2)Wasser *R* (Der Inhalt einer Durchstechflasche mit Buserelin *CRS* wird in der Lösungsmittelmischung gelöst, um die gewünschte Konzentration zu erhalten.)

Prüfbedingungen
- Feldstärke: mindestens 300 MHz
- Temperatur: 27 °C

Ergebnis: Das ^{1}H-Kernresonanzspektrum wird von 0 bis 9 ppm ausgewertet. Das erhaltene ^{1}H-Kernresonanzspektrum entspricht qualitativ dem mit Buserelin *CRS* erhaltenen ^{1}H-Kernresonanzspektrum.

C. Aminosäurenanalyse (2.2.56); Proteinhydrolyse und Analyse erfolgen jeweils nach Methode 1.

Der Anteil jeder Aminosäure wird in Mol ausgedrückt. Die relativen Verhältnisse der Aminosäuren werden unter der Annahme, dass ein Sechstel der Summe der Mole von Glutaminsäure, Histidin, Tyrosin, Leucin, Arginin und Prolin gleich 1 ist, berechnet.

Die Werte liegen innerhalb folgender Grenzen:

Serin	1,4 bis 2,0
Prolin	0,8 bis 1,2
Glutaminsäure	0,9 bis 1,1
Leucin	0,9 bis 1,1
Tyrosin	0,9 bis 1,1
Histidin	0,9 bis 1,1
Arginin	0,9 bis 1,1

Höchstens Spuren von anderen Aminosäuren sind vorhanden.

Prüfung auf Reinheit

Aussehen der Lösung: Eine Lösung der Substanz (10 g · l^{-1}) muss klar (2.2.1) und darf nicht stärker gefärbt sein als die Farbvergleichslösung G_7 (2.2.2, Methode II).

Spezifische Drehung (2.2.7): –49 bis –58 (wasser- und essigsäurefreie Substanz), mit einer Lösung der Substanz (10 g · l^{-1}) bestimmt

Spezifische Absorption (2.2.25): 49 bis 56, im Absorptionsmaximum bei 278 nm gemessen (wasser- und essigsäurefreie Substanz)

10,0 mg Substanz werden in 100,0 ml Salzsäure (0,01 mol · l^{-1}) gelöst.

Verwandte Substanzen: Flüssigchromatographie (2.2.29)

Untersuchungslösung: 5,0 mg Substanz werden in 5,0 ml mobiler Phase gelöst.

Referenzlösung a: Der Inhalt einer Durchstechflasche mit D-His-Buserelin *CRS* wird in der mobilen Phase gelöst. Ein geeignetes Volumen der Lösung wird mit der mobilen Phase verdünnt, so dass eine Konzentration von 1 mg · ml^{-1} erhalten wird. 1,0 ml dieser Lösung wird mit 1,0 ml Untersuchungslösung versetzt.

Referenzlösung b: Der Inhalt einer Durchstechflasche mit Buserelin *CRS* wird in der mobilen Phase gelöst. Ein geeignetes Volumen der Lösung wird mit der mobilen Phase verdünnt, so dass eine Konzentration von 1,0 mg · ml^{-1} erhalten wird.

Referenzlösung c: 1,0 ml Untersuchungslösung wird mit der mobilen Phase zu 100,0 ml verdünnt.

Säule
- Größe: l = 0,25 m, ∅ = 4 mm
- Stationäre Phase: octadecylsilyliertes Kieselgel zur Chromatographie *R* (5 µm)

Mobile Phase: 200 ml Acetonitril *R* und 700 ml einer Lösung von Phosphorsäure 85 % *R* (11,2 g · l^{-1}), die mit Triethylamin *R* auf einen pH-Wert von 2,5 eingestellt wurde, werden gemischt.

Durchflussrate: 0,8 ml · min^{-1}

Detektion: Spektrometer bei 220 nm

Einspritzen: 10 µl; Untersuchungslösung, Referenzlösungen a und c

Relative Retention (bezogen auf Buserelin, t_R etwa 36 min)
- Verunreinigung B: etwa 0,76
- Verunreinigung C: etwa 0,83
- Verunreinigung A: etwa 0,90
- Verunreinigung D: etwa 0,94
- Verunreinigung E: etwa 0,94

Eignungsprüfung: Referenzlösung a
- Auflösung: mindestens 1,5 zwischen den Peaks von Verunreinigung A und Buserelin

Grenzwerte
- Summe der Verunreinigungen D und E: nicht größer als das 3fache der Fläche des Hauptpeaks im Chromatogramm der Referenzlösung c (3 Prozent)
- Jede weitere Verunreinigung: jeweils nicht größer als das 3fache der Fläche des Hauptpeaks im Chromatogramm der Referenzlösung c (3 Prozent)
- Summe aller Verunreinigungen: nicht größer als das 5fache der Fläche des Hauptpeaks im Chromatogramm der Referenzlösung c (5 Prozent)
- Ohne Berücksichtigung bleiben: Peaks, deren Fläche kleiner ist als das 0,1fache der Fläche des Hauptpeaks im Chromatogramm der Referenzlösung c (0,1 Prozent)

Essigsäure (2.5.34): 3,0 bis 7,0 Prozent

Untersuchungslösung: 20,0 mg Substanz werden in einer Mischung von 5 Volumteilen mobiler Phase B und 95 Volumteilen mobiler Phase A zu 10,0 ml gelöst.

Wasser (2.5.12): höchstens 4,0 Prozent, mit 80,0 mg Substanz bestimmt

Bakterien-Endotoxine (2.6.14): weniger als 55,5 I.E. Bakterien-Endotoxine je Milligramm Buserelin zur Herstellung von Parenteralia, das dabei keinem weiteren geeigneten Verfahren zur Beseitigung von Bakterien-Endotoxinen unterworfen wird

Gehaltsbestimmung

Flüssigchromatographie (2.2.29) wie unter „Verwandte Substanzen“ beschrieben, mit folgender Änderung:

Einspritzen: Untersuchungslösung, Referenzlösung b

Der Gehalt an Buserelin ($C_{60}H_{86}N_{16}O_{13}$) wird aus den Peakflächen in den erhaltenen Chromatogrammen und unter Berücksichtigung des angegebenen Gehalts an $C_{60}H_{86}N_{16}O_{13}$ für Buserelin *CRS* berechnet.

Lagerung

Dicht verschlossen, vor Licht geschützt, zwischen 2 und 8 °C

Falls die Substanz steril ist, im sterilen, dicht verschlossenen Behältnis mit Originalitätsverschluss

Beschriftung

Die Beschriftung gibt an,
- die Masse an Peptid je Behältnis
- falls zutreffend, dass die Substanz zur Herstellung von Parenteralia geeignet ist.

Verunreinigungen

Spezifizierte Verunreinigungen:

A, B, C, D, E

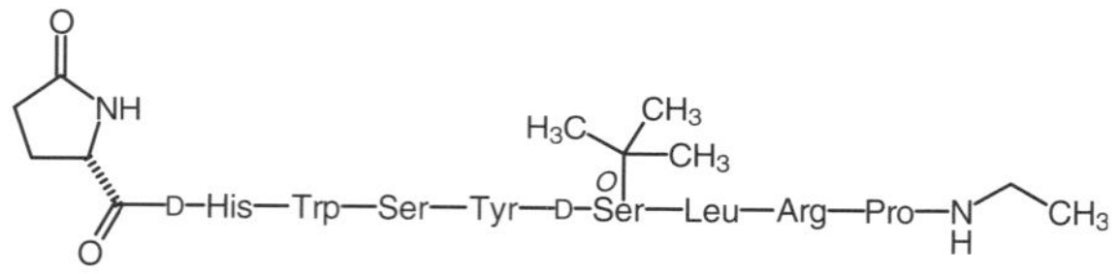

A. [2-D-Histidin]buserelin

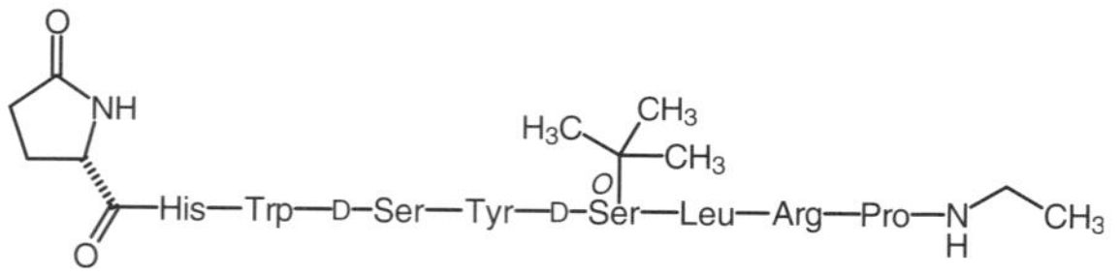

B. [4-D-Serin]buserelin

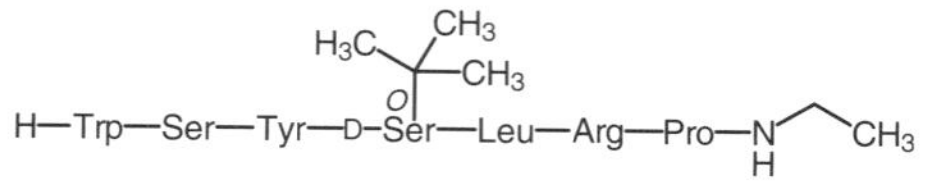

C. Buserelin-(3-9)-peptid

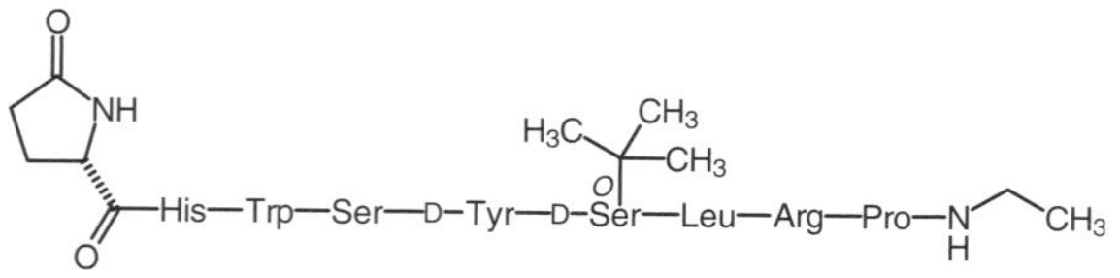

D. [5-D-Tyrosin]buserelin

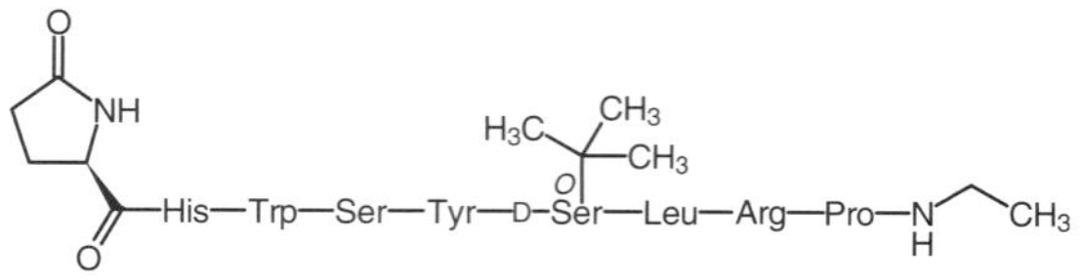

E. [1-(5-Oxo-D-prolin)]buserelin

7.2/0881

Butyl-4-hydroxybenzoat

Butylis parahydroxybenzoas

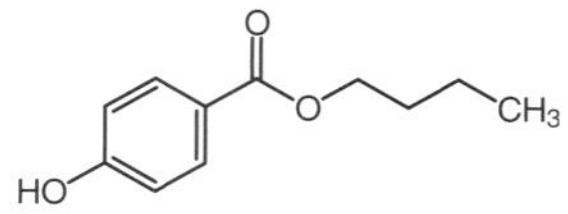

$C_{11}H_{14}O_3$ M_r 194,2

CAS Nr. 94-26-8

Definition

Butyl(4-hydroxybenzoat)

Gehalt: 98,0 bis 102,0 Prozent

Eigenschaften

Aussehen: weißes bis fast weißes, kristallines Pulver oder farblose Kristalle

Löslichkeit: sehr schwer löslich in Wasser, leicht löslich in Ethanol 96 % und Methanol

Prüfung auf Identität

1: A, B
2: A, C

A. Schmelztemperatur (2.2.14): 68 bis 71 °C

B. IR-Spektroskopie (2.2.24)

Vergleich: Butyl-4-hydroxybenzoat *CRS*

C. Dünnschichtchromatographie (2.2.27)

Untersuchungslösung a: 0,10 g Substanz werden in Aceton *R* zu 10 ml gelöst.

Untersuchungslösung b: 1 ml Untersuchungslösung a wird mit Aceton *R* zu 10 ml verdünnt.

Referenzlösung a: 10 mg Butyl-4-hydroxybenzoat *CRS* werden in Aceton *R* zu 10 ml gelöst.

Referenzlösung b: 10 mg Propyl-4-hydroxybenzoat *R* werden in 1 ml Untersuchungslösung a gelöst. Die Lösung wird mit Aceton *R* zu 10 ml verdünnt.

Platte: DC-Platte mit octadecylsilyliertem Kieselgel F_{254} *R*

Fließmittel: Essigsäure 99 % *R*, Wasser *R*, Methanol *R* (1:30:70 *V/V/V*)

Auftragen: 2 µl; Untersuchungslösung b, Referenzlösungen a und b

Laufstrecke: 2/3 der Platte

Trocknen: an der Luft

Detektion: im ultravioletten Licht bei 254 nm

Eignungsprüfung: Referenzlösung b
- Das Chromatogramm muss deutlich voneinander getrennt 2 Hauptflecke zeigen.

Ergebnis: Der Hauptfleck im Chromatogramm der Untersuchungslösung b entspricht in Bezug auf Lage und Größe dem Hauptfleck im Chromatogramm der Referenzlösung a.

Prüfung auf Reinheit

Prüflösung: 1,0 g Substanz wird in Ethanol 96 % *R* zu 10 ml gelöst.

Aussehen der Lösung: Die Prüflösung muss klar (2.2.1) und darf nicht stärker gefärbt sein als die Farbvergleichslösung BG_6 (2.2.2, Methode II).

Sauer reagierende Substanzen: 2 ml Prüflösung werden mit 3 ml Ethanol 96 % *R*, 5 ml kohlendioxidfreiem Wasser *R* und 0,1 ml Bromcresolgrün-Lösung *R* versetzt. Bis zum Farbumschlag nach Blau dürfen höchstens 0,1 ml Natriumhydroxid-Lösung (0,1 mol · l^{-1}) verbraucht werden.

Verwandte Substanzen: Flüssigchromatographie (2.2.29)

Untersuchungslösung: 50,0 mg Substanz werden in 2,5 ml Methanol *R* gelöst. Die Lösung wird mit der mobilen Phase zu 50,0 ml verdünnt. 10,0 ml dieser Lösung werden mit der mobilen Phase zu 100,0 ml verdünnt.

Referenzlösung a: 5 mg 4-Hydroxybenzoesäure *R* (Verunreinigung A), 5 mg Propyl-4-hydroxybenzoat *R* (Verunreinigung D) und 5 mg Substanz werden in der mobilen Phase zu 100,0 ml gelöst. 1,0 ml Lösung wird mit der mobilen Phase zu 10,0 ml verdünnt.

Referenzlösung b: 50,0 mg Butyl-4-hydroxybenzoat *CRS* werden in 2,5 ml Methanol *R* gelöst. Die Lösung wird mit der mobilen Phase zu 50,0 ml verdünnt. 10,0 ml dieser Lösung werden mit der mobilen Phase zu 100,0 ml verdünnt.

Referenzlösung c: 1,0 ml Untersuchungslösung wird mit der mobilen Phase zu 20,0 ml verdünnt. 1,0 ml dieser Lösung wird mit der mobilen Phase zu 10,0 ml verdünnt.

Referenzlösung d: 5 mg Butyl-4-hydroxybenzoat-Verunreinigung E *CRS* (Isobutyl-4-hydroxybenzoat) werden in der mobilen Phase zu 100,0 ml gelöst.

Referenzlösung e: 0,5 ml Referenzlösung d werden mit der Referenzlösung b zu 50,0 ml verdünnt.

Säule
- Größe: l = 0,15 m, ∅ = 4,6 mm
- Stationäre Phase: nachsilanisiertes, octadecylsilyliertes Kieselgel zur Chromatographie *R* (5 µm)
- Temperatur: 35 °C

Mobile Phase: Lösung von Kaliumdihydrogenphosphat *R* (6,8 g · l^{-1}), Methanol *R* (50:50 *V/V*)

Durchflussrate: 1,3 ml · min^{-1}

Detektion: Spektrometer bei 272 nm

Einspritzen: 10 µl; Untersuchungslösung, Referenzlösungen a, c und e

Chromatographiedauer: 1,5fache Retentionszeit von Butyl-4-hydroxybenzoat

Identifizierung von Verunreinigungen: Zur Identifizierung der Peaks der Verunreinigungen A und D wird das mit der Referenzlösung a erhaltene Chromatogramm verwendet; zur Identifizierung des Peaks der Verunreinigung E wird das mit der Referenzlösung e erhaltene Chromatogramm verwendet.

Relative Retention (bezogen auf Butyl-4-hydroxybenzoat, t_R etwa 22 min)
- Verunreinigung A: etwa 0,1
- Verunreinigung D: etwa 0,5
- Verunreinigung E: etwa 0,9

Eignungsprüfung
- Auflösung:
  - mindestens 5,0 zwischen den Peaks von Verunreinigung D und Butyl-4-hydroxybenzoat im Chromatogramm der Referenzlösung a
  - mindestens 1,5 zwischen den Peaks von Verunreinigung E und Butyl-4-hydroxybenzoat im Chromatogramm der Referenzlösung e

Grenzwerte
- Korrekturfaktor: Für die Berechnung des Gehalts wird die Fläche des Peaks von Verunreinigung A mit 1,4 multipliziert.
- Verunreinigung A: nicht größer als die Fläche des Hauptpeaks im Chromatogramm der Referenzlösung c (0,5 Prozent)
- Nicht spezifizierte Verunreinigungen: jeweils nicht größer als die Fläche des Hauptpeaks im Chromatogramm der Referenzlösung c (0,5 Prozent)
- Summe aller Verunreinigungen: nicht größer als das 2fache der Fläche des Hauptpeaks im Chromatogramm der Referenzlösung c (1,0 Prozent)
- Ohne Berücksichtigung bleiben: Peaks, deren Fläche kleiner ist als das 0,2fache der Fläche des Hauptpeaks im Chromatogramm der Referenzlösung c (0,1 Prozent)

Sulfatasche (2.4.14): höchstens 0,1 Prozent, mit 1,0 g Substanz bestimmt

Gehaltsbestimmung

Flüssigchromatographie (2.2.29) wie unter „Verwandte Substanzen“ beschrieben, mit folgender Änderung:

Einspritzen: Untersuchungslösung, Referenzlösung b

Der Prozentgehalt an $C_{11}H_{14}O_3$ wird unter Berücksichtigung des angegebenen Gehalts für Butyl-4-hydroxybenzoat *CRS* berechnet.

Verunreinigungen

Spezifizierte Verunreinigung:

A

Andere bestimmbare Verunreinigungen
(Die folgenden Substanzen werden, falls in einer bestimmten Menge vorhanden, durch eine Prüfmethode oder mehrere Prüfmethoden in der Monographie erfasst. Sie werden begrenzt durch das allgemeine Akzeptanzkriterium für weitere Verunreinigungen/nicht spezifizierte Verunreinigungen und/oder durch die Anforderungen der Allgemeinen Monographie **Substanzen zur pharmazeutischen Verwendung (Corpora ad usum pharmaceuticum)**. Diese Verunreinigungen müssen daher nicht identifiziert werden, um die Konformität der Substanz zu zeigen. Siehe auch „5.10 Kontrolle von Verunreinigungen in Substanzen zur pharmazeutischen Verwendung“):

B, C, D, E

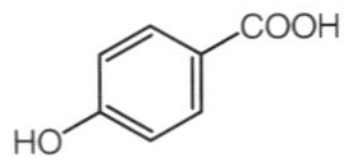
COOH
HO

A. 4-Hydroxybenzoesäure

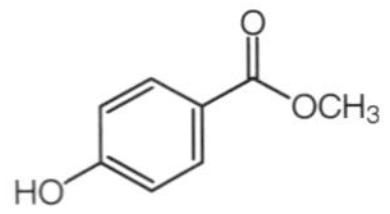
O
OCH3
HO

B. Methyl(4-hydroxybenzoat)
(Methylparahydroxybenzoat)

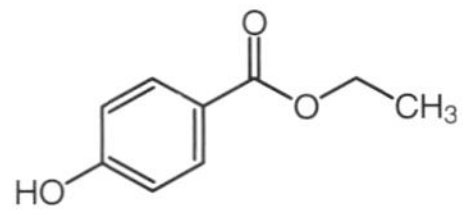
O
O
CH3
HO

C. Ethyl(4-hydroxybenzoat)
(Ethylparahydroxybenzoat)

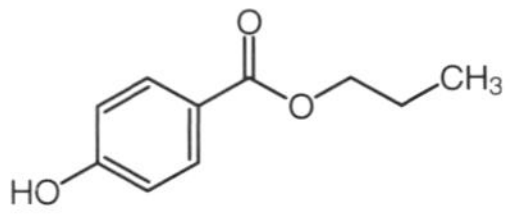
O
O
CH3
HO

D. Propyl(4-hydroxybenzoat)
(Propylparahydroxybenzoat)

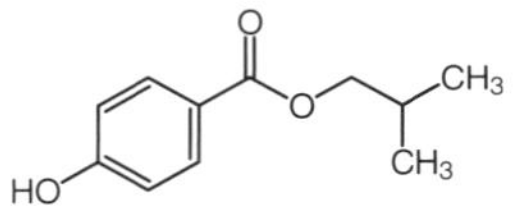
O
O
CH3
CH3
HO

E. 2-Methylpropyl(4-hydroxybenzoat)
(Isobutylparahydroxybenzoat)

C

Carbomere 5277
Cefepimdihydrochlorid-Monohydrat. 5279
Cefprozil-Monohydrat 5282
Cinnarizin 5285
Colchicin 5287
Copovidon 5289
Crotamiton 5292
Cyproteronacetat 5294

7.2/1299

Carbomere

Carbomera

Definition

Polymere mit großer relativer Molekülmasse von Acrylsäure, quer vernetzt mit Polyalkenethern von Zuckern oder Polyalkoholen

Gehalt: 56,0 bis 68,0 Prozent Carboxyl-Gruppen (–COOH) (getrocknete Substanz)

Eigenschaften

Aussehen: weißes bis fast weißes, lockeres, hygroskopisches Pulver

Löslichkeit: quillt in Wasser und anderen polaren Lösungsmitteln nach Dispersion und Neutralisation mit Natriumhydroxid-Lösung

Prüfung auf Identität

1: A
2: B, C, D

A. IR-Spektroskopie (2.2.24)

Hauptbanden bei 1710 ± 5, 1454 ± 5, 1414 ± 5, 1245 ± 5, 1172 ± 5, 1115 ± 5 und 801 ± 5 cm^{-1}, mit der stärksten Bande bei 1710 ± 5 cm^{-1}

B. Wird eine Dispersion der Substanz ($10\ g \cdot l^{-1}$) mit Natriumhydroxid-Lösung ($1\ mol \cdot l^{-1}$) auf einen pH-Wert von etwa 7,5 eingestellt, bildet sich ein hoch viskoses Gel.

C. Werden 10 ml des unter „Prüfung auf Identität, B" gebildeten Gels unter ständigem Rühren mit 2 ml einer Lösung von Calciumchlorid *R* ($100\ g \cdot l^{-1}$) versetzt, entsteht sofort ein weißer Niederschlag.

D. Werden 10 ml einer Dispersion der Substanz ($10\ g \cdot l^{-1}$) mit 0,5 ml Thymolblau-Lösung *R* versetzt, entsteht eine orange Färbung.
Werden 10 ml einer Dispersion der Substanz ($10\ g \cdot l^{-1}$) mit 0,5 ml Cresolrot-Lösung *R* versetzt, entsteht eine gelbe Färbung.

Prüfung auf Reinheit

Freie Acrylsäure: Flüssigchromatographie (2.2.29)

Untersuchungslösung: 0,125 g Substanz werden in einer Lösung von Aluminiumkaliumsulfat *R* ($25\ g \cdot l^{-1}$) suspendiert. Die Suspension wird mit einer Lösung von Aluminiumkaliumsulfat *R* ($25\ g \cdot l^{-1}$) zu 25,0 ml verdünnt und anschließend 20 min lang unter Schütteln bei 50 °C erwärmt. Dann wird die Suspension 60 min lang bei Raumtemperatur geschüttelt und anschließend zentrifugiert. Die klare, überstehende Flüssigkeit wird als Untersuchungslösung verwendet.

Referenzlösung: 62,5 mg Acrylsäure *R* werden in einer Lösung von Aluminiumkaliumsulfat *R* ($25\ g \cdot l^{-1}$) zu 100,0 ml gelöst. 1,0 ml Lösung wird mit einer Lösung von Aluminiumkaliumsulfat *R* ($25\ g \cdot l^{-1}$) zu 50,0 ml verdünnt.

Säule
- Größe: l = 0,12 m, ∅ = 4,6 mm
- Stationäre Phase: octadecylsilyliertes Kieselgel zur Chromatographie *R* (5 µm)

Mobile Phase
- Mobile Phase A: eine Lösung von Kaliumdihydrogenphosphat *R* ($1{,}361\ g \cdot l^{-1}$), die mit Phosphorsäure 10 % *R* auf einen pH-Wert von 2,5 eingestellt wurde
- Mobile Phase B: eine Mischung gleicher Volumteile einer Lösung von Kaliumdihydrogenphosphat *R* ($1{,}361\ g \cdot l^{-1}$) und Acetonitril zur Chromatographie *R* (50:60 *V/V*)

Zeit (min)	Mobile Phase A (% *V/V*)	Mobile Phase B (% *V/V*)
0 – 8	100	0
8 – 9	100 → 0	0 → 100
9 – 20	0	100

Durchflussrate: $1\ ml \cdot min^{-1}$

Detektion: Spektrometer bei 205 nm

Einspritzen: 20 µl

Retentionszeit
- Acrylsäure: etwa 6,0 min

Grenzwert
- Acrylsäure: nicht größer als die entsprechende Peakfläche im Chromatogramm der Referenzlösung (0,25 Prozent)

Benzol: Gaschromatographie (2.4.24, System A)

Lösungsmittel-Lösung: 0,100 g Benzol *R* werden mit Dimethylsulfoxid *R* zu 100,0 ml verdünnt. 1,0 ml Lösung wird mit Wasser *R* zu 100,0 ml verdünnt. 1,0 ml dieser Lösung wird mit Wasser *R* zu 100,0 ml verdünnt.

Untersuchungslösung: 50,0 mg Substanz werden in eine Probeflasche eingewogen und mit 5,0 ml Wasser *R* sowie 1,0 ml Dimethylsulfoxid *R* versetzt.

Referenzlösung: 50,0 mg Substanz werden in eine Probeflasche eingewogen und mit 4,0 ml Wasser *R*, 1,0 ml Dimethylsulfoxid *R* und 1,0 ml Lösungsmittel-Lösung versetzt.

Die Probeflaschen werden mit Gummistopfen, die mit Polytetrafluorethylen überzogen sind, dicht verschlossen und mit einer Aluminiumkappe gesichert. Die Probeflaschen werden geschüttelt, um eine homogene Dispersion zu erhalten.

Die folgenden Bedingungen bei der statischen Head-Space-Gaschromatographie können angewendet werden:
- Äquilibrierungstemperatur: 80 °C
- Äquilibrierungszeit: 60 min
- Überleitungstemperatur: 90 °C

Einspritzen: je 1 ml Gasphase der Untersuchungslösung und der Referenzlösung; das Einspritzen 2-mal wiederholen

Eignungsprüfung
- Wiederholpräzision: Die relative Standardabweichung in Bezug auf die Unterschiede der Peakflächen, die nach 3 paarweise aufeinanderfolgenden Einspritzungen von Untersuchungslösung und Referenzlösung erhalten wurden, darf höchstens 15 Prozent betragen.

Grenzwert
- Benzol: Die mittlere Fläche des Benzol-Peaks in den Chromatogrammen der Untersuchungslösung darf nicht größer als das 0,5fache der mittleren Fläche des Benzol-Peaks in den Chromatogrammen der Referenzlösung sein (2 ppm).

Schwermetalle (2.4.8): höchstens 20 ppm

1,0 g Substanz muss der Grenzprüfung C entsprechen. Zur Herstellung der Referenzlösung werden 2 ml Blei-Lösung (10 ppm Pb) *R* verwendet.

Trocknungsverlust (2.2.32): höchstens 3,0 Prozent, mit 1,000 g Substanz durch 60 min langes Trocknen im Vakuum bei 80 °C bestimmt

Sulfatasche (2.4.14): höchstens 4,0 Prozent, mit 1,0 g Substanz bestimmt

Gehaltsbestimmung

0,120 g Substanz werden langsam mit 50 ml Wasser *R* unter 15 min langem Rühren und Erhitzen bei 60 °C versetzt. Nach Beenden des Erhitzens werden der Mischung 150 ml Wasser *R* zugesetzt und das Rühren wird 30 min lang fortgesetzt. Nach Zusatz von 2 g Kaliumchlorid *R* wird diese Mischung mit Natriumhydroxid-Lösung (0,2 mol · l^{-1}) titriert. Der Endpunkt wird mit Hilfe der Potentiometrie (2.2.20) bestimmt.

1 ml Natriumhydroxid-Lösung (0,2 mol · l^{-1}) entspricht 9,0 mg Carboxyl-Gruppen.

Lagerung

Dicht verschlossen

Funktionalitätsbezogene Eigenschaften

Dieser Abschnitt liefert Informationen zu Eigenschaften, die sich als relevante Prüfparameter für eine Funktion oder mehrere Funktionen der Substanz erwiesen haben, wenn diese als Hilfsmittel (siehe 5.15) verwendet wird. Dieser Abschnitt ist ein nicht verbindlicher Teil der Monographie und diese Eigenschaften müssen nicht notwendigerweise verifiziert werden, um die Übereinstimmung mit den Anforderungen der Monographie zu zeigen. Die Kontrolle dieser Eigenschaften kann jedoch zur Qualität eines Arzneimittels beitragen, indem die Gleichförmigkeit des Herstellungsverfahrens und die Funktionalität des Arzneimittels bei der Anwendung verbessert werden. Wenn Prüfmethoden angegeben sind, haben sie sich für den jeweiligen Zweck als geeignet erwiesen, jedoch können andere Methoden ebenfalls angewendet werden. Werden für eine bestimmte Eigenschaft Ergebnisse vorgelegt, muss die Prüfmethode angegeben sein.

Die folgenden Eigenschaften können für Carbomere, die als viskositätserhöhende Hilfsstoffe oder Quellmittel verwendet werden, relevant sein.

Scheinbare Viskosität (2.2.10): Die nominale scheinbare Viskosität liegt üblicherweise zwischen 300 und 115 000 mPa · s. Für Carbomere mit einer nominalen scheinbaren Viskosität von 20 000 mPa · s oder mehr liegt die scheinbare Viskosität üblicherweise zwischen 70,0 und 130,0 des nominalen Werts; für Carbomere mit einer nominalen Viskosität unter 20 000 mPa · s liegt die scheinbare Viskosität üblicherweise zwischen 50,0 und 150,0 Prozent des nominalen Werts.

Die Substanz wird 1 h lang im Vakuum bei 80 °C getrocknet. In einem 1000-ml-Becherglas werden 2,50 g der zuvor getrockneten Substanz vorsichtig zu 500 ml Wasser *R* gegeben, unter ständigem Rühren bei einer Geschwindigkeit von 1000 ± 50 Umdrehungen je Minute (UPM). Der Schaft des Rührers wird an einer Seite des Becherglases in einem Winkel von 60° befestigt. Die getrocknete Substanz wird dem Wasser stetig über einen Zeitraum von 45 bis 90 s zugesetzt, so dass lockere Agglomerate des Pulvers zerfallen. Das Rühren wird 15 min lang mit 1000 ± 50 UPM fortgesetzt. Der Rührer wird entfernt und das Becherglas mit der Dispersion 30 min lang in ein Wasserbad von 25 ± 1 °C gestellt. Der Rührer wird erneut eingesetzt bis zu der Eintauchtiefe, die erforderlich ist, um sicherzustellen, dass keine Luft in die Dispersion gelangt. Unter Rühren mit 300 ± 25 UPM wird bis zu einem pH-Wert zwischen 7,3 und 7,8 titriert, wobei eine Lösung von Natriumhydroxid *R* (180 g · l^{-1}) der Dispersion unter der Oberfläche zugesetzt wird. Der Endpunkt wird mit Hilfe der Potentiometrie (2.2.20) unter Verwendung einer Glas-/Kalomel-Elektrode bestimmt. Dabei werden insgesamt etwa 6,2 ml der Lösung von Natriumhydroxid *R* (180 g · l^{-1}) verbraucht. Bevor der pH-Wert am Endpunkt abgelesen werden kann, muss 2 bis 3 min gewartet werden. Übersteigt der pH-Wert dann 7,8, ist die Zubereitung zu verwerfen und eine neue unter Verwendung einer geringeren Menge Natriumhydroxid für die Titration herzustellen.

Die neutralisierte Zubereitung wird erneut 1 h lang in ein Wasserbad von 25 °C gestellt. Dann wird ohne Verzögerung die Viskosität bestimmt, um leichte Viskositätsänderungen zu vermeiden, die 75 min nach der Neutralisation auftreten. Die Viskosität wird mit einem Rotationsviskosimeter bestimmt, dessen Spindel sich mit etwa 20 UPM bewegt. Zur Messung des erwarteten Bereichs der scheinbaren Viskosität wird eine geeignete Spindel ausgewählt.

Carboxyl-Gruppen: siehe „Gehaltsbestimmung"

7.2/2126

Cefepimdihydrochlorid-Monohydrat

Cefepimi dihydrochloridum monohydricum

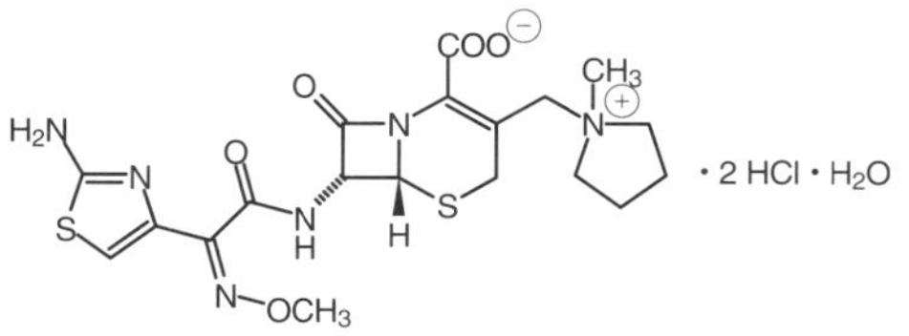

$C_{19}H_{26}Cl_2N_6O_5S_2 \cdot H_2O$ M_r 571,5

CAS Nr. 123171-59-5

Definition

(6*R*,7*R*)-7-[[(2*Z*)-(2-Aminothiazol-4-yl)(methoxyimino)= acetyl]amino]-3-[(1-methylpyrrolidinio)methyl]-8-oxo-5-thia-1-azabicyclo[4.2.0]oct-2-en-2-carboxylat-dihydrochlorid-Monohydrat

Halbsynthetische Substanz, hergestellt aus einer durch Fermentation gewonnenen Substanz

Gehalt: 97,0 bis 102,0 Prozent (wasserfreie Substanz)

Eigenschaften

Aussehen: weißes bis fast weißes, kristallines Pulver

Löslichkeit: leicht löslich in Wasser und Methanol, praktisch unlöslich in Dichlormethan

Prüfung auf Identität

A. IR-Spektroskopie (2.2.24)

Vergleich: Cefepimdihydrochlorid-Monohydrat *CRS*

B. Die Substanz gibt die Identitätsreaktion a auf Chlorid (2.3.1).

Prüfung auf Reinheit

Aussehen der Lösung: Die Lösung muss klar (2.2.1) und darf nicht stärker gefärbt sein als die Farbvergleichslösung G_3 (2.2.2, Methode II).

2,0 g Substanz werden in Wasser *R* zu 20 ml gelöst.

Spezifische Drehung (2.2.7): +40 bis +45 (wasserfreie Substanz)

0,250 g Substanz werden in Wasser *R* zu 25,0 ml gelöst.

Verunreinigung G: Flüssigchromatographie (2.2.29)

Die Lösungen müssen unmittelbar vor Gebrauch hergestellt werden.

Untersuchungslösung: 0,100 g Substanz werden in Salpetersäure ($0{,}01\ mol \cdot l^{-1}$) zu 10,0 ml gelöst.

Referenzlösung a: 0,250 g *N*-Methylpyrrolidin *R* (Verunreinigung G) werden in Wasser *R* zu 100,0 ml gelöst. 2,0 ml Lösung werden mit Salpetersäure ($0{,}01\ mol \cdot l^{-1}$) zu 100,0 ml verdünnt.

Referenzlösung b: 0,250 g Pyrrolidin *R* werden in Salpetersäure ($0{,}01\ mol \cdot l^{-1}$) zu 100 ml gelöst. 2 ml Lösung werden mit Salpetersäure ($0{,}01\ mol \cdot l^{-1}$) zu 100 ml verdünnt. 5 ml dieser Lösung werden mit 5 ml Referenzlösung a gemischt.

Säule
- Größe: l = 0,05 m, ∅ = 4,6 mm
- Stationäre Phase: stark saurer Kationenaustauscher *R* (5 µm)

Mobile Phase: 1 Volumteil Acetonitril *R* und 100 Volumteile Salpetersäure ($0{,}01\ mol \cdot l^{-1}$) werden gemischt. Die Mischung wird durch ein 0,2-µm-Filter filtriert.

Durchflussrate: $1\ ml \cdot min^{-1}$

Detektion: Leitfähigkeitsdetektor

Einspritzen: 100 µl

Chromatographiedauer: 1,1fache Retentionszeit von Cefepim

Retentionszeit
- Cefepim: etwa 50 min; tritt als verbreiterter Peak auf

Eignungsprüfung
- Symmetriefaktor: höchstens 2,5 für den Peak der Verunreinigung G im Chromatogramm der Referenzlösung a
- Wiederholpräzision: höchstens 5,0 Prozent relative Standardabweichung nach 6 Einspritzungen der Referenzlösung a
- Peak-Tal-Verhältnis: mindestens 3 zwischen den Peaks von Pyrrolidin und Verunreinigung G im Chromatogramm der Referenzlösung b

Der Prozentgehalt an Verunreinigung G in der Untersuchungslösung wird unter Verwendung des mit der Referenzlösung a erhaltenen Chromatogramms berechnet.

Grenzwert
- Verunreinigung G: höchstens 0,5 Prozent

Verwandte Substanzen: Flüssigchromatographie (2.2.29)

Die Lösungen müssen unmittelbar vor Gebrauch hergestellt oder dürfen gekühlt bei 4 bis 8 °C nicht länger als 12 h lang aufbewahrt werden.

Untersuchungslösung: 70,0 mg Substanz werden in der mobilen Phase A zu 50,0 ml gelöst. Die Lösung wird 30 s lang mit Ultraschall behandelt und etwa 5 min lang gerührt.

C

Monographien

Referenzlösung a: 70,0 mg Cefepimdihydrochlorid-Monohydrat *CRS* werden in der mobilen Phase A zu 50,0 ml gelöst. Die Lösung wird 30 s lang mit Ultraschall behandelt und etwa 5 min lang gerührt.

Referenzlösung b: 1,0 ml Untersuchungslösung wird mit der mobilen Phase A zu 10,0 ml verdünnt. 2,0 ml dieser Lösung werden mit der mobilen Phase A zu 100,0 ml verdünnt.

Referenzlösung c: 7 mg Cefepimdihydrochlorid-Monohydrat zur Eignungsprüfung *CRS* (mit den Verunreinigungen A, B und F) werden in der mobilen Phase A zu 5 ml gelöst.

Referenzlösung d: 2 mg Cefepim-Verunreinigung E *CRS* werden in der mobilen Phase A zu 25,0 ml gelöst. 1,0 ml Lösung wird mit der mobilen Phase A zu 10,0 ml verdünnt.

Säule
- Größe: l = 0,25 m, ∅ = 4,6 mm
- Stationäre Phase: nachsilanisiertes, octadecylsilyliertes Kieselgel zur Chromatographie *R* (5 µm)

Mobile Phase
- Mobile Phase A: 10 Volumteile Acetonitril *R* und 90 Volumteile einer Lösung von Kaliumdihydrogenphosphat *R* (0,68 g · l^{-1}), die zuvor mit Kaliumhydroxid-Lösung (0,5 mol · l^{-1}) auf einen pH-Wert von 5,0 eingestellt wurde, werden gemischt.
- Mobile Phase B: Gleiche Volumteile von Acetonitril *R* und einer Lösung von Kaliumdihydrogenphosphat *R* (0,68 g · l^{-1}), die zuvor mit Kaliumhydroxid-Lösung (0,5 mol · l^{-1}) auf einen pH-Wert von 5,0 eingestellt wurde, werden gemischt.

Zeit (min)	**Mobile Phase A (% *V/V*)**	**Mobile Phase B (% *V/V*)**
0 – 10	100	0
10 – 30	100 → 50	0 → 50
30 – 35	50	50
35 – 36	50 → 100	50 → 0
36 – 45	100	0

Durchflussrate: 1 ml · min^{-1}

Detektion: Spektrometer bei 254 nm

Einspritzen: 10 µl; Untersuchungslösung, Referenzlösungen b, c und d

Identifizierung von Verunreinigungen: Zur Identifizierung der Peaks der Verunreinigungen A, B und F werden das mitgelieferte Chromatogramm von Cefepimdihydrochlorid-Monohydrat zur Eignungsprüfung *CRS* und das mit der Referenzlösung c erhaltene Chromatogramm verwendet; zur Identifizierung des Peaks der Verunreinigung E wird das mit der Referenzlösung d erhaltene Chromatogramm verwendet.

Relative Retention (bezogen auf Cefepim, t_R etwa 7 min)
- Verunreinigung E: etwa 0,4
- Verunreinigung F: etwa 0,8
- Verunreinigung A: etwa 2,5
- Verunreinigung B: etwa 4,1

Eignungsprüfung: Referenzlösung c
- Auflösung: mindestens 1,5 zwischen den Peaks von Verunreinigung F und Cefepim

Grenzwerte
- Korrekturfaktoren: Für die Berechnung der Gehalte werden die Flächen der Peaks folgender Verunreinigungen mit dem entsprechenden Korrekturfaktor multipliziert:
  - Verunreinigung A: 1,4
  - Verunreinigung B: 1,4
  - Verunreinigung E: 1,8
- Verunreinigung A: nicht größer als das 1,5fache der Fläche des Hauptpeaks im Chromatogramm der Referenzlösung b (0,3 Prozent)
- Verunreinigungen B, F: jeweils nicht größer als die Fläche des Hauptpeaks im Chromatogramm der Referenzlösung b (0,2 Prozent)
- Verunreinigung E: nicht größer als das 0,5fache der Fläche des Hauptpeaks im Chromatogramm der Referenzlösung b (0,1 Prozent)
- Nicht spezifizierte Verunreinigungen: jeweils nicht größer als das 0,5fache der Fläche des Hauptpeaks im Chromatogramm der Referenzlösung b (0,10 Prozent)
- Summe aller Verunreinigungen: nicht größer als das 5fache der Fläche des Hauptpeaks im Chromatogramm der Referenzlösung b (1,0 Prozent)
- Ohne Berücksichtigung bleiben: Peaks, deren Fläche kleiner ist als das 0,25fache der Fläche des Hauptpeaks im Chromatogramm der Referenzlösung b (0,05 Prozent)

Wasser (2.5.12): 3,0 bis 4,5 Prozent, mit 0,400 g Substanz bestimmt

Bakterien-Endotoxine (2.6.14): weniger als 0,04 I.E. Bakterien-Endotoxine je Milligramm Cefepimdihydrochlorid-Monohydrat zur Herstellung von Parenteralia, das dabei keinem weiteren geeigneten Verfahren zur Beseitigung von Bakterien-Endotoxinen unterworfen wird

Gehaltsbestimmung

Flüssigchromatographie (2.2.29) wie unter „Verwandte Substanzen" beschrieben, mit folgenden Änderungen:

Mobile Phase: mobile Phase A

Einspritzen: Untersuchungslösung, Referenzlösung a

Chromatographiedauer: 1,4fache Retentionszeit von Cefepim

Der Prozentgehalt an $C_{19}H_{26}Cl_2N_6O_5S_2$ wird unter Berücksichtigung des angegebenen Gehalts für Cefepimdihydrochlorid-Monohydrat *CRS* berechnet.

Lagerung

Vor Licht geschützt

Falls die Substanz steril ist, im sterilen, dicht verschlossenen Behältnis mit Originalitätsverschluss

Verunreinigungen

Spezifizierte Verunreinigungen:

A, B, E, F, G

Andere bestimmbare Verunreinigungen
(Die folgenden Substanzen werden, falls in einer bestimmten Menge vorhanden, durch eine Prüfmethode oder mehrere Prüfmethoden in der Monographie erfasst. Sie werden begrenzt durch das allgemeine Akzeptanzkriterium für weitere Verunreinigungen/nicht spezifizierte Verunreinigungen und/oder durch die Anforderungen der Allgemeinen Monographie **Substanzen zur pharmazeutischen Verwendung (Corpora ad usum pharmaceuticum)**. Diese Verunreinigungen müssen daher nicht identifiziert werden, um die Konformität der Substanz zu zeigen. Siehe auch „5.10 Kontrolle von Verunreinigungen in Substanzen zur pharmazeutischen Verwendung"):

C, D

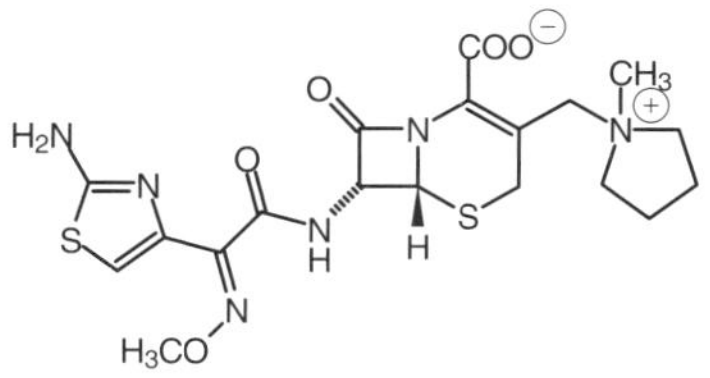

A. (6*R*,7*R*)-7-[[(2*E*)-(2-Aminothiazol-4-yl)(methoxyimino)acetyl]amino]-3-[(1-methylpyrrolidinio)methyl]-8-oxo-5-thia-1-azabicyclo[4.2.0]oct-2-en-2-carboxylat
(*anti*-Cefepim)

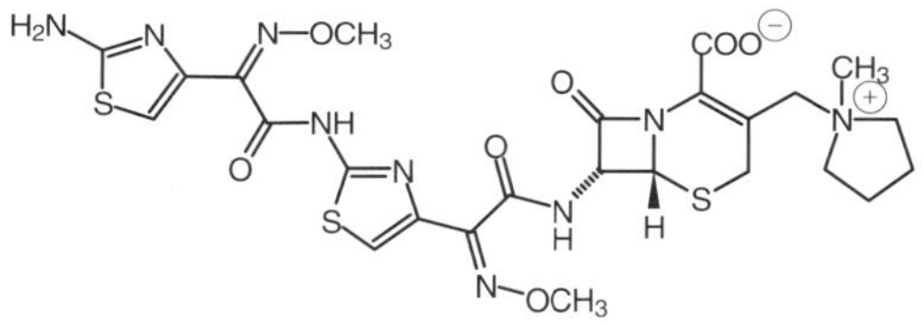

B. (6*R*,7*R*)-7-[[(2*Z*)-[2-[[(2*Z*)-(2-Aminothiazol-4-yl)(methoxyimino)acetyl]amino]thiazol-4-yl](methoxyimino)acetyl]amino]-3-[(1-methylpyrrolidinio)methyl]-8-oxo-5-thia-1-azabicyclo[4.2.0]oct-2-en-2-carboxylat

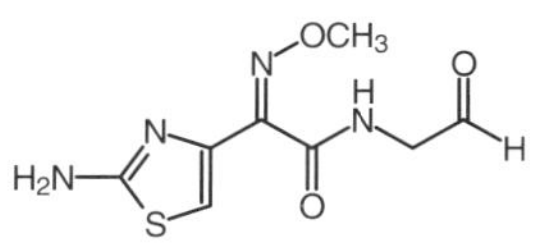

C. (2*Z*)-2-(2-Aminothiazol-4-yl)-*N*-(formylmethyl)-2-(methoxyimino)acetamid

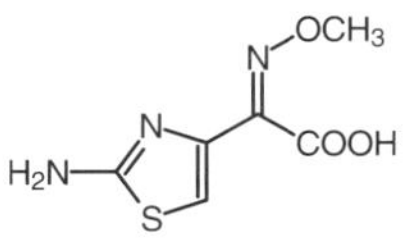

D. (2*Z*)-(2-Aminothiazol-4-yl)(methoxyimino)essigsäure

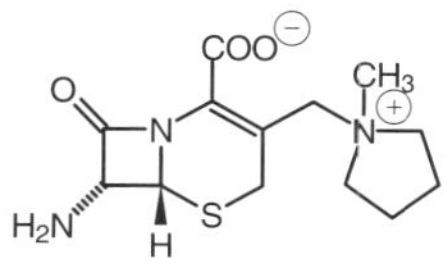

E. (6*R*,7*R*)-7-Amino-3-[(1-methylpyrrolidinio)methyl]-8-oxo-5-thia-1-azabicyclo[4.2.0]oct-2-en-2-carboxylat

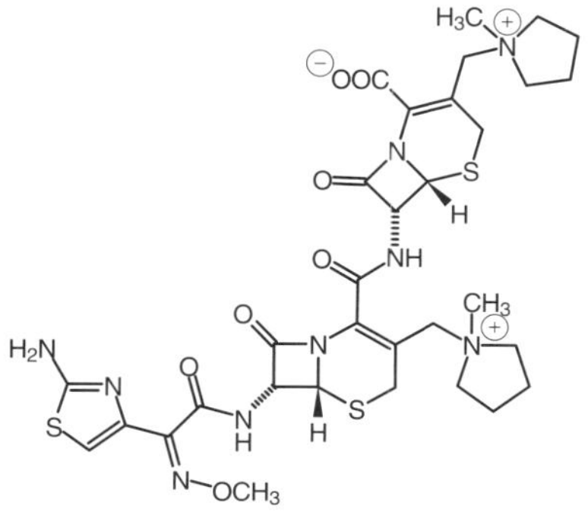

F. (6*R*,7*R*)-7-[[[(6*R*,7*R*)-7-[[(2*Z*)-(2-Aminothiazol-4-yl)(methoxyimino)acetyl]amino]-3-[(1-methylpyrrolidinio)methyl]-8-oxo-5-thia-1-azabicyclo[4.2.0]oct-2-en-2-yl]carbonyl]amino]-3-[(1-methylpyrrolidinio)methyl]-8-oxo-5-thia-1-azabicyclo[4.2.0]oct-2-en-2-carboxylat

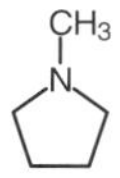

G. 1-Methylpyrrolidin
(*N*-Methylpyrrolidin)

7.2/2342

Cefprozil-Monohydrat

Cefprozilum monohydricum

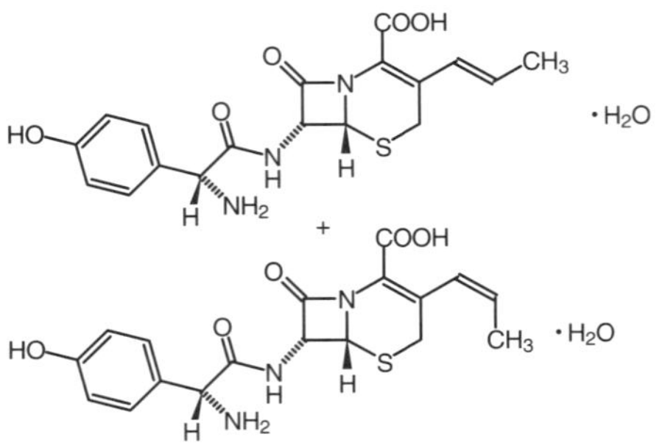

$C_{18}H_{19}N_3O_5S \cdot H_2O$ M_r 407,4

CAS Nr. 121123-17-9

Definition

Gemisch der zwei Diastereomere von (6*R*,7*R*)-7-[[(2*R*)-2-Amino-2-(4-hydroxyphenyl)acetyl]amino]-8-oxo-3-[(1*EZ*)-prop-1-enyl]-5-thia-1-azabicyclo[4.2.0]oct-2-en-2-carbonsäure-Monohydrat

Halbsynthetische Substanz, hergestellt aus einer durch Fermentation gewonnenen Substanz

Gehalt: 96,0 bis 102,0 Prozent (wasserfreie Substanz)

Eigenschaften

Aussehen: weißes bis gelbes, kristallines, schwach hygroskopisches Pulver

Löslichkeit: schwer löslich in Wasser und Methanol, praktisch unlöslich in Aceton

Prüfung auf Identität

IR-Spektroskopie (2.2.24)

Vergleich: Cefprozil *CRS*

Prüfung auf Reinheit

Verwandte Substanzen: Flüssigchromatographie (2.2.29)

Die Lösungen müssen unmittelbar vor Gebrauch hergestellt werden.

Untersuchungslösung a: 0,125 g Substanz werden in 1 ml einer Lösung von Salzsäure *R* (103 g · l^{-1}) gelöst. Die Lösung wird mit der mobilen Phase A zu 25,0 ml verdünnt.

Untersuchungslösung b: 30,0 mg Substanz werden in Wasser *R* zu 100,0 ml gelöst.

Referenzlösung a: 1,0 ml Untersuchungslösung a wird mit der mobilen Phase A zu 100,0 ml verdünnt.

Referenzlösung b: 5 mg Cefprozil zur Peak-Identifizierung *CRS* (mit den Verunreinigungen B, H und M) werden in 0,05 ml einer Lösung von Salzsäure *R* (103 g · l^{-1}) gelöst. Die Lösung wird mit 1 ml mobiler Phase A versetzt.

Referenzlösung c: 3 mg Cefprozil *CRS* und 6 mg Cefprozil-Verunreinigungsmischung *CRS* (mit den Verunreinigungen D und F) werden in 2 ml einer Lösung von Salzsäure *R* (103 g · l^{-1}) gelöst. Die Lösung wird mit der mobilen Phase A zu 50 ml verdünnt.

Referenzlösung d: 30,0 mg Cefprozil *CRS* werden in Wasser *R* zu 100,0 ml gelöst.

Referenzlösung e: 10,0 mg Cefadroxil *CRS* (Verunreinigung B) werden in Wasser *R* zu 20,0 ml gelöst. 1,0 ml Lösung wird mit Wasser *R* zu 20,0 ml verdünnt.

Referenzlösung f: 10,0 mg Cefprozil-Verunreinigung A *CRS* werden in Wasser *R* zu 100,0 ml gelöst. 1,0 ml Lösung wird mit Wasser *R* zu 10,0 ml verdünnt.

Säule
- Größe: *l* = 0,25 m, ∅ = 4,6 mm
- Stationäre Phase: nachsilanisiertes, octadecylsilyliertes Kieselgel zur Chromatographie *R* (5 µm)
- Temperatur: 40 °C

Mobile Phase
- Mobile Phase A: 11,5 g Ammoniumdihydrogenphosphat *R* werden in Wasser *R* gelöst. Die Lösung wird mit Phosphorsäure 85 % *R* auf einen pH-Wert von 4,4 eingestellt und mit Wasser *R* zu 1000 ml verdünnt.
- Mobile Phase B: Acetonitril *R*, mobile Phase A (50:50 *V/V*)

Zeit (min)	Mobile Phase A (% *V/V*)	Mobile Phase B (% *V/V*)
0 – 8	81	19
8 – 20	81 → 36	19 → 64
20 – 25	36	64

Durchflussrate: 1,0 ml · min^{-1}

Detektion: Spektrometer bei 230 nm

Einspritzen: 10 µl; Untersuchungslösung a, Referenzlösungen a, b, c, e und f

Identifizierung von Verunreinigungen: Zur Identifizierung der Peaks der Verunreinigungen B, H und M werden das mitgelieferte Chromatogramm von Cefprozil zur Peak-Identifizierung *CRS* und das mit der Referenzlösung b erhaltene Chromatogramm verwendet; zur Identifizierung der Peaks der Verunreinigungen D und F werden das mitgelieferte Chromatogramm von Cefprozil-Verunreinigungsmischung *CRS* und das mit der Referenzlösung c erhaltene Chromatogramm verwendet. Die Peaks der Verunreinigungen G und I werden durch ihre relative Retention identifiziert.

Relative Retention (bezogen auf Cefprozil-(*Z*)-Isomer, t_R etwa 7 min)
- Verunreinigung A: etwa 0,4
- Verunreinigung B: etwa 0,5
- Verunreinigung D: etwa 0,7
- Verunreinigung F: etwa 0,9
- Cefprozil-(*E*)-Isomer: etwa 1,4
- Verunreinigung G: etwa 1,7
- Verunreinigung H: etwa 2,0
- Verunreinigung I: etwa 2,1
- Verunreinigung M: etwa 2,9

Eignungsprüfung: Referenzlösung c
- Auflösung: mindestens 1,4 zwischen den Peaks von Verunreinigung F und Cefprozil-(*Z*)-Isomer

Grenzwerte
- Korrekturfaktoren: Für die Berechnung der Gehalte werden die Flächen der Peaks folgender Verunreinigungen mit dem entsprechenden Korrekturfaktor multipliziert:
  - Verunreinigung A: 0,6
  - Verunreinigung D: 2,3
- Verunreinigung B: nicht größer als die Fläche des Hauptpeaks im Chromatogramm der Referenzlösung e (0,5 Prozent)
- Verunreinigungen D, G, H, I, M: jeweils nicht größer als das 0,3fache der Summe der Flächen der 2 Hauptpeaks im Chromatogramm der Referenzlösung a (0,3 Prozent)
- Verunreinigung A: nicht größer als die Fläche des Hauptpeaks im Chromatogramm der Referenzlösung f (0,2 Prozent)
- Jede weitere Verunreinigung: jeweils nicht größer als das 0,2fache der Summe der Flächen der 2 Hauptpeaks im Chromatogramm der Referenzlösung a (0,2 Prozent)
- Summe aller Verunreinigungen: nicht größer als 2,0 Prozent
- Ohne Berücksichtigung bleiben: Peaks, deren Fläche kleiner ist als das 0,05fache der Summe der Flächen der 2 Hauptpeaks im Chromatogramm der Referenzlösung a (0,05 Prozent)

(*E*)-Isomer-Verhältnis: Flüssigchromatographie (2.2.29) wie unter „Gehaltsbestimmung" beschrieben

Die Fläche des Peaks, der dem (*E*)-Isomer im Chromatogramm der Untersuchungslösung b und Referenzlösung d entspricht, wird bestimmt. Das Verhältnis des (*E*)-Isomers zur Summe der beiden Cefprozil-Isomere, bestimmt in der „Gehaltsbestimmung", wird berechnet.

Grenzwert
- (*E*)-Isomer-Verhältnis: 0,06 bis 0,11

Schwermetalle (2.4.8): höchstens 20 ppm

1,0 g Substanz muss der Grenzprüfung C entsprechen. Zur Herstellung der Referenzlösung werden 2 ml Blei-Lösung (10 ppm Pb) *R* verwendet.

Wasser (2.5.12): 3,5 bis 6,5 Prozent, mit 0,500 g Substanz bestimmt

Sulfatasche (2.4.14): höchstens 0,2 Prozent, mit 1,0 g Substanz bestimmt

Gehaltsbestimmung

Flüssigchromatographie (2.2.29) wie unter „Verwandte Substanzen" beschrieben, mit folgenden Änderungen:

Mobile Phase: mobile Phase B, mobile Phase A (18:82 *V/V*)

Detektion: Spektrometer bei 280 nm

Einspritzen: 10 µl; Untersuchungslösung b, Referenzlösung d

Chromatographiedauer: 2fache Retentionszeit von Cefprozil-(*Z*)-Isomer

Reihenfolge der Elution: (*Z*)-Isomer, (*E*)-Isomer

Retentionszeit
- Cefprozil-(*Z*)-Isomer: etwa 8 min

Eignungsprüfung: Referenzlösung d
- Auflösung: mindestens 2,5 zwischen den Peaks von Cefprozil-(*Z*)-Isomer und Cefprozil-(*E*)-Isomer

Der Prozentgehalt der Summe der beiden Isomere von Cefprozil ($C_{18}H_{19}N_3O_5S$) wird unter Berücksichtigung des angegebenen Gehalts für Cefprozil *CRS* berechnet.

Lagerung

Dicht verschlossen

Verunreinigungen

Spezifizierte Verunreinigungen:

A, B, D, G, H, I, M

Andere bestimmbare Verunreinigungen
(Die folgenden Substanzen werden, falls in einer bestimmten Menge vorhanden, durch eine Prüfmethode oder mehrere Prüfmethoden in der Monographie erfasst. Sie werden begrenzt durch das allgemeine Akzeptanzkriterium für weitere Verunreinigungen/nicht spezifizierte Verunreinigungen und/oder durch die Anforderungen der Allgemeinen Monographie **Substanzen zur pharmazeutischen Verwendung (Corpora ad usum pharmaceuticum)**. Diese Verunreinigungen müssen daher nicht identifiziert werden, um die Konformität der Substanz zu zeigen. Siehe auch „5.10 Kontrolle von Verunreinigungen in Substanzen zur pharmazeutischen Verwendung"):

C, E, F, J, K, L, N

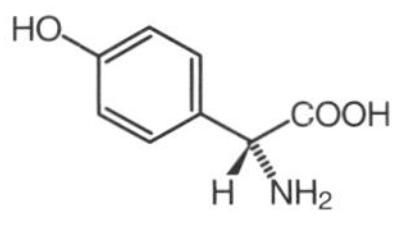
HO
COOH
H
NH2

A. (2*R*)-2-Amino-2-(4-hydroxyphenyl)essigsäure (*p*-Hydroxyphenylglycin)

C

Monographien

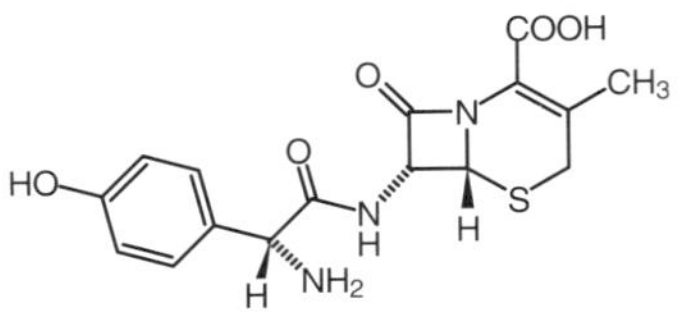

COOH
CH3
HO
NH2
H
N
S
O

B. (6*R*,7*R*)-7-[[(2*R*)-2-Amino-2-(4-hydroxyphenyl)ace=tyl]amino]-3-methyl-8-oxo-5-thia-1-azabicyclo=[4.2.0]oct-2-en-2-carbonsäure
(Cefadroxil)

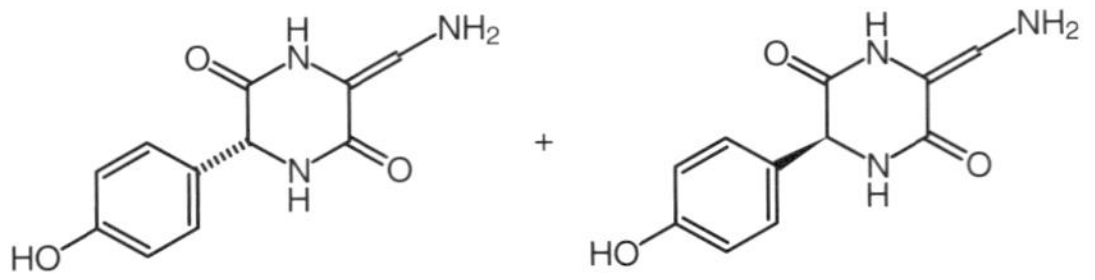

NH2
HO
+

C. (6*RS*)-3-(Aminomethylen)-6-(4-hydroxyphenyl)=piperazin-2,5-dion

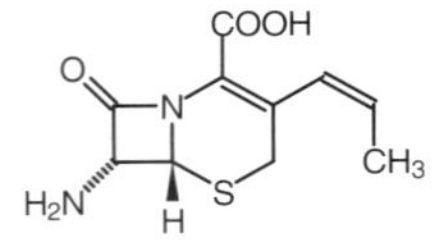

COOH
CH3
H2N

D. (6*R*,7*R*)-7-Amino-8-oxo-3-[(1Z)-prop-1-enyl]-5-thia-1-azabicyclo[4.2.0]oct-2-en-2-carbonsäure

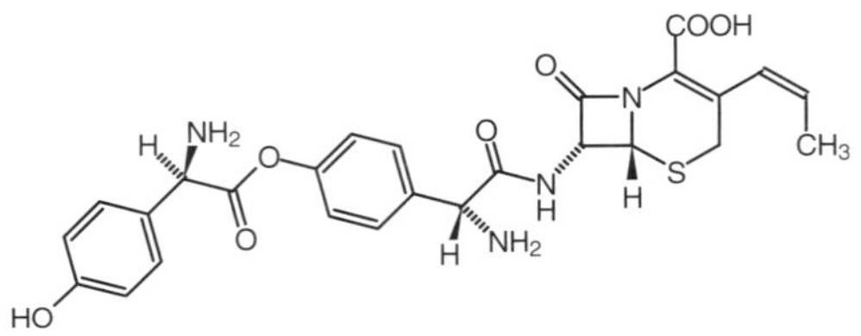

COOH
CH3
NH2
HO

E. (6*R*,7*R*)-7-[[(2*R*)-2-Amino-2-[4-[[(2*R*)-2-amino-2-(4-hydroxyphenyl)acetyl]oxy]phenyl]acetyl]=amino]-8-oxo-3-[(1*Z*)-prop-1-enyl]-5-thia-1-azabi=cyclo[4.2.0]oct-2-en-2-carbonsäure

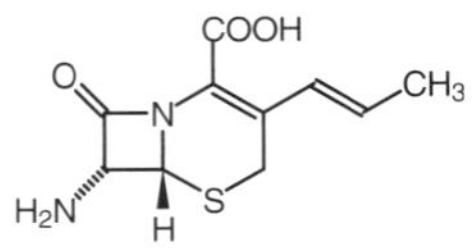

COOH
CH3
H2N

F. (6*R*,7*R*)-7-Amino-8-oxo-3-[(1*E*)-prop-1-enyl]-5-thia-1-azabicyclo[4.2.0]oct-2-en-2-carbonsäure

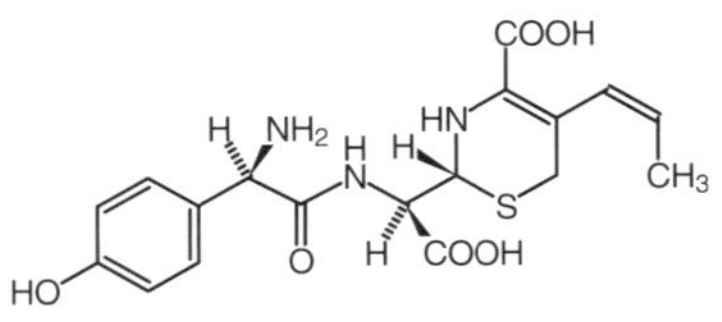

COOH
NH2
CH3
COOH
HO

G. (2*R*)-2-[(2*R*)-2-Amino-2-(4-hydroxyphenyl)acetyl]=amino-2-[(2*R*)-4-carboxy-5-[(1*Z*)-prop-1-enyl]-3,6-dihydro-2*H*-1,3-thiazin-2-yl]essigsäure

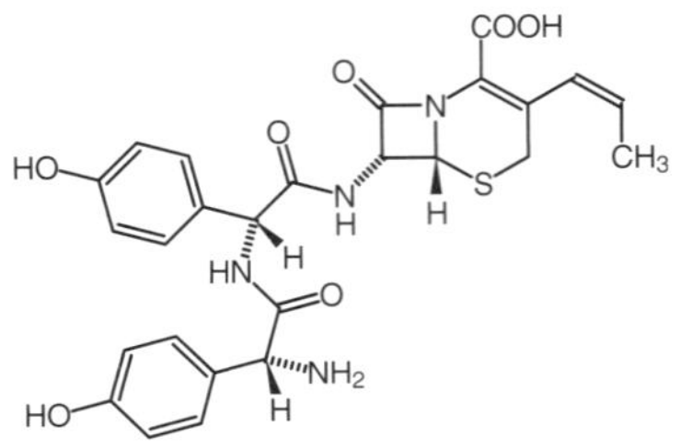

COOH
CH3
HO
NH2
HO

H. (6*R*,7*R*)-7-[[(2*R*)-2-[[(2*R*)-2-Amino-2-(4-hydroxy=phenyl)acetyl]amino]-2-(4-hydroxyphenyl)acetyl]=amino]-8-oxo-3-[(1*Z*)-prop-1-enyl]-5-thia-1-azabi=cyclo[4.2.0]oct-2-en-2-carbonsäure

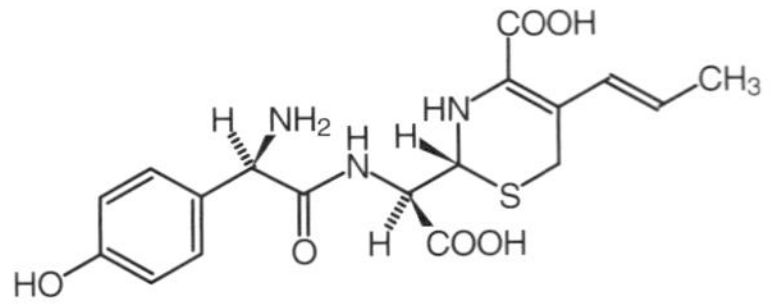

COOH
CH3
NH2
COOH
HO

I. (2*R*)-2-[(2*R*)-2-Amino-2-(4-hydroxyphenyl)acetyl]=amino-2-[(2*R*)-4-carboxy-5-[(1*E*)-prop-1-enyl]-3,6-dihydro-2*H*-1,3-thiazin-2-yl]essigsäure

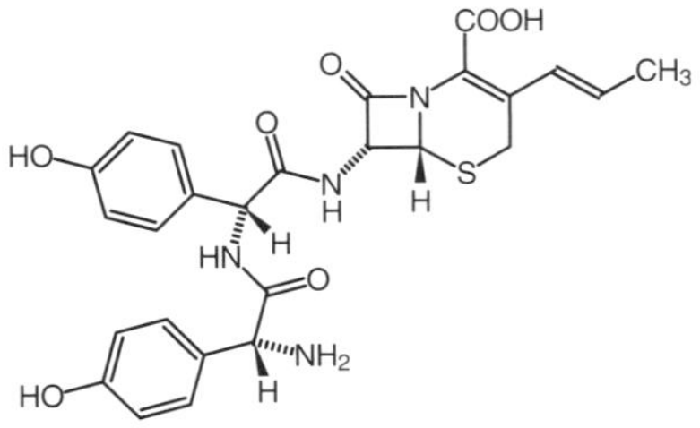

COOH
CH3
HO
NH2
HO

J. (6*R*,7*R*)-7-[[(2*R*)-2-[[(2*R*)-2-Amino-2-(4-hydroxy=phenyl)acetyl]amino]-2-(4-hydroxyphenyl)acetyl]=amino]-8-oxo-3-[(1*E*)-prop-1-enyl]-5-thia-1-azabi=cyclo[4.2.0]oct-2-en-2-carbonsäure

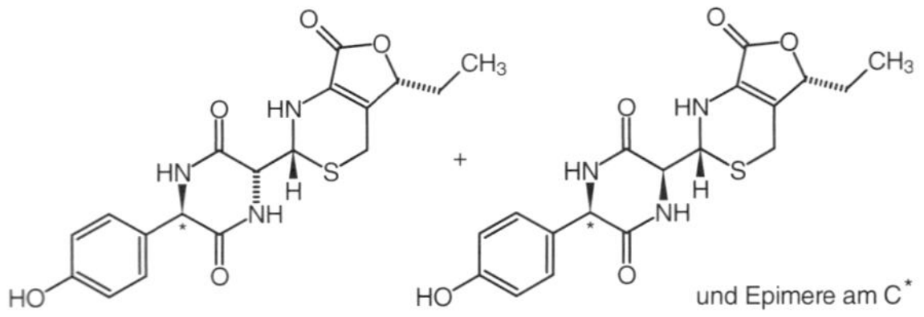

CH3
HO
+
und Epimere am C*

K. Gemisch der 4 Diastereoisomere von (3*RS*,6*RS*)-3-[(2*R*,5*R*)-5-Ethyl-7-oxo-1,2,5,7-tetrahydro-4*H*-furo[3,4-*d*][1,3]thiazin-2-yl]-6-(4-hydroxyphe=nyl)piperazin-2,5-dion

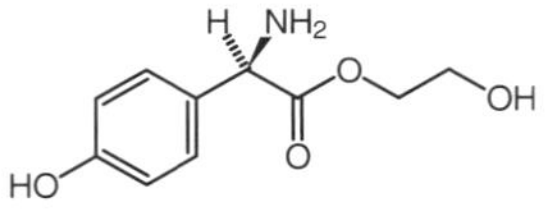

NH2
OH
HO

L. 2-Hydroxyethyl[(2*R*)-2-amino-2-(4-hydroxyphe=nyl)acetat]

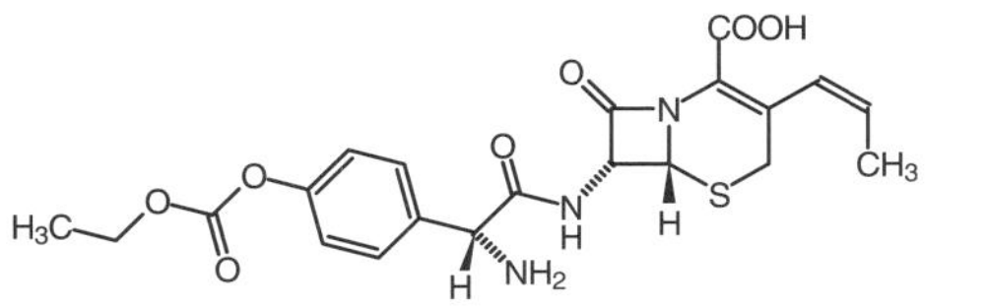

M. (6*R*,7*R*)-7-[[(2*R*)-2-Amino-2-[4-[(ethoxycarbonyl)oxy]phenyl]acetyl]amino]-8-oxo-3-[(1*Z*)-prop-1-enyl]-5-thia-1-azabicyclo[4.2.0]oct-2-en-2-carbonsäure

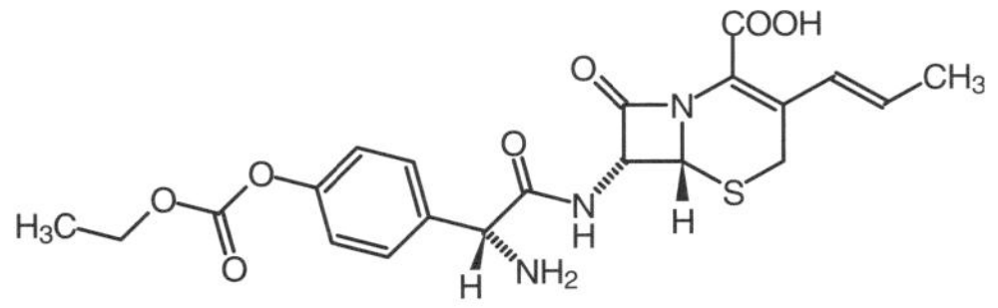

N. (6*R*,7*R*)-7-[[(2*R*)-2-Amino-2-[4-[(ethoxycarbonyl)oxy]phenyl]acetyl]amino]-8-oxo-3-[(1*E*)-prop-1-enyl]-5-thia-1-azabicyclo[4.2.0]oct-2-en-2-carbonsäure

7.2/0816

Cinnarizin

Cinnarizinum

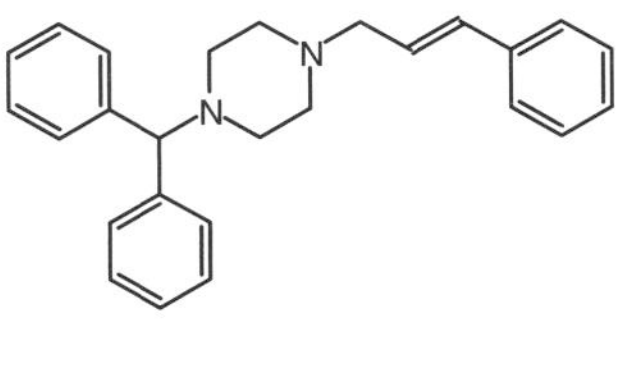

$C_{26}H_{28}N_2$ — M_r 368,5

CAS Nr. 298-57-7

Definition

(*E*)-1-(Diphenylmethyl)-4-(3-phenylprop-2-enyl)piperazin

Gehalt: 99,0 bis 101,0 Prozent (getrocknete Substanz)

Eigenschaften

Aussehen: weißes bis fast weißes Pulver

Löslichkeit: praktisch unlöslich in Wasser, leicht löslich in Dichlormethan, löslich in Aceton, schwer löslich in Ethanol 96 % und Methanol

Prüfung auf Identität

1: A, B
2: A, C, D

A. Schmelztemperatur (2.2.14): 118 bis 122 °C

B. IR-Spektroskopie (2.2.24)

Vergleich: Cinnarizin *CRS*

C. Dünnschichtchromatographie (2.2.27)

Untersuchungslösung: 10 mg Substanz werden in Methanol *R* zu 20 ml gelöst.

Referenzlösung a: 10 mg Cinnarizin *CRS* werden in Methanol *R* zu 20 ml gelöst.

Referenzlösung b: 10 mg Cinnarizin *CRS* und 10 mg Flunarizindihydrochlorid *CRS* werden in Methanol *R* zu 20 ml gelöst.

Platte: DC-Platte mit octadecylsilyliertem Kieselgel F_{254} *R*

Fließmittel: Lösung von Natriumchlorid *R* (58,4 g · l^{-1}), Methanol *R*, Aceton *R* (20:30:50 *V/V/V*)

Auftragen: 5 µl

Laufstrecke: 3/4 der Platte; ohne Kammersättigung

Trocknen: an der Luft

Detektion: im ultravioletten Licht bei 254 nm

Eignungsprüfung: Referenzlösung b
– Das Chromatogramm muss deutlich voneinander getrennt 2 Flecke zeigen.

Ergebnis: Der Hauptfleck im Chromatogramm der Untersuchungslösung entspricht in Bezug auf Lage und Größe dem Hauptfleck im Chromatogramm der Referenzlösung a.

D. 0,2 g wasserfreie Citronensäure *R* werden unter Erhitzen im Wasserbad von 80 °C in 10 ml Acetanhydrid *R* gelöst. Nach 10 min langem Erhitzen bei 80 °C werden etwa 20 mg Substanz zugesetzt. Eine purpurrote Färbung entsteht.

Prüfung auf Reinheit

Aussehen der Lösung: Die Lösung muss klar (2.2.1) und darf nicht stärker gefärbt sein als die Farbvergleichslösung BG_7 (2.2.2, Methode II).

0,5 g Substanz werden in Dichlormethan *R* zu 20 ml gelöst.

Sauer oder alkalisch reagierende Substanzen: 0,5 g Substanz werden in 15 ml Wasser *R* suspendiert. Die Mischung wird 2 min lang zum Sieden erhitzt, abgekühlt und filtriert. Das Filtrat wird mit kohlendioxidfreiem Wasser *R* zu 20 ml verdünnt. 10 ml dieser Lösung werden mit 0,1 ml Phenolphthalein-Lösung *R* und 0,25 ml Natriumhydroxid-Lösung (0,01 mol · l^{-1}) versetzt. Die Lösung muss rosa gefärbt sein. 10 ml Lösung werden mit 0,1 ml Methylrot-Lösung *R* und 0,25 ml Salzsäure (0,01 mol · l^{-1}) versetzt. Die Lösung muss rot gefärbt sein.

Verwandte Substanzen: Flüssigchromatographie (2.2.29)

Untersuchungslösung: 25,0 mg Substanz werden in Methanol *R* zu 10,0 ml gelöst.

Referenzlösung a: 12,5 mg Cinnarizin *CRS* und 15,0 mg Flunarizindihydrochlorid *CRS* werden in Methanol *R* zu 100,0 ml gelöst. 1,0 ml Lösung wird mit Methanol *R* zu 20,0 ml verdünnt.

Referenzlösung b: 1,0 ml Untersuchungslösung wird mit Methanol *R* zu 100,0 ml verdünnt. 5,0 ml dieser Lösung werden mit Methanol *R* zu 20,0 ml verdünnt.

Säule
- Größe: l = 0,1 m, ∅ = 4,0 mm
- Stationäre Phase: desaktiviertes, octadecylsilyliertes Kieselgel zur Chromatographie *R* (3 µm)

Mobile Phase
- Mobile Phase A: Lösung von Ammoniumacetat *R* (10 g · l^{-1})
- Mobile Phase B: 0,2-prozentige Lösung (*V/V*) von Essigsäure 99 % *R* in Acetonitril *R* 1

Zeit (min)	**Mobile Phase A (% *V/V*)**	**Mobile Phase B (% *V/V*)**
0 – 20	75 → 10	25 → 90
20 – 25	10	90

Durchflussrate: 1,5 ml · min^{-1}

Detektion: Spektrometer bei 230 nm

Einspritzen: 10 µl

Relative Retention (bezogen auf Cinnarizin, t_R etwa 11 min)
- Verunreinigung A: etwa 0,4
- Flunarizin: etwa 1,05
- Verunreinigung B: etwa 1,1
- Verunreinigung C: etwa 1,2
- Verunreinigung D: etwa 1,6
- Verunreinigung E: etwa 1,8

Eignungsprüfung: Referenzlösung a
- Auflösung: mindestens 5,0 zwischen den Peaks von Cinnarizin und Flunarizin

Grenzwerte
- Verunreinigungen A, B, C, D, E: jeweils nicht größer als die Fläche des Hauptpeaks im Chromatogramm der Referenzlösung b (0,25 Prozent)
- Nicht spezifizierte Verunreinigungen: jeweils nicht größer als das 0,4fache der Fläche des Hauptpeaks im Chromatogramm der Referenzlösung b (0,10 Prozent)
- Summe aller Verunreinigungen: nicht größer als das 2fache der Fläche des Hauptpeaks im Chromatogramm der Referenzlösung b (0,5 Prozent)
- Ohne Berücksichtigung bleiben: Peaks, deren Fläche kleiner ist als das 0,2fache der Fläche des Hauptpeaks im Chromatogramm der Referenzlösung b (0,05 Prozent)

Schwermetalle (2.4.8): höchstens 20 ppm

1,0 g Substanz wird in einer Mischung von 15 Volumteilen Wasser *R* und 85 Volumteilen Aceton *R* weitgehend gelöst und mit so viel verdünnter Salzsäure *R* versetzt, bis die Substanz vollständig gelöst ist. Anschließend wird die Lösung mit einer Mischung von 15 Volumteilen Wasser *R* und 85 Volumteilen Aceton *R* zu 20 ml verdünnt. 12 ml dieser Lösung müssen der Grenzprüfung B entsprechen. Zur Herstellung der Referenzlösung werden 10 ml Blei-Lösung (1 ppm Pb) verwendet, die durch Verdünnen der Blei-Lösung (100 ppm Pb) *R* mit einer Mischung von 15 Volumteilen Wasser *R* und 85 Volumteilen Aceton *R* erhalten wird.

Trocknungsverlust (2.2.32): höchstens 0,5 Prozent, mit 1,000 g Substanz durch 4 h langes Trocknen im Vakuumtrockenschrank bei 60 °C bestimmt

Sulfatasche (2.4.14): höchstens 0,1 Prozent, mit 1,0 g Substanz bestimmt

Gehaltsbestimmung

0,150 g Substanz, in 50 ml einer Mischung von 1 Volumteil wasserfreier Essigsäure *R* und 7 Volumteilen Ethylmethylketon *R* gelöst, werden nach Zusatz von 0,2 ml Naphtholbenzein-Lösung *R* mit Perchlorsäure (0,1 mol · l^{-1}) titriert.

1 ml Perchlorsäure (0,1 mol · l^{-1}) entspricht 18,43 mg $C_{26}H_{28}N_2$.

Lagerung

Vor Licht geschützt

Verunreinigungen

Spezifizierte Verunreinigungen:

A, B, C, D, E

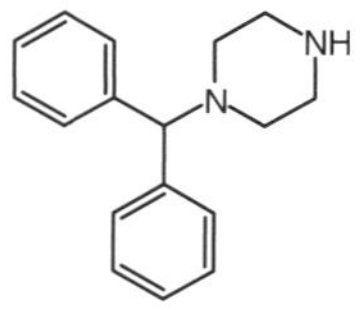

A. 1-(Diphenylmethyl)piperazin

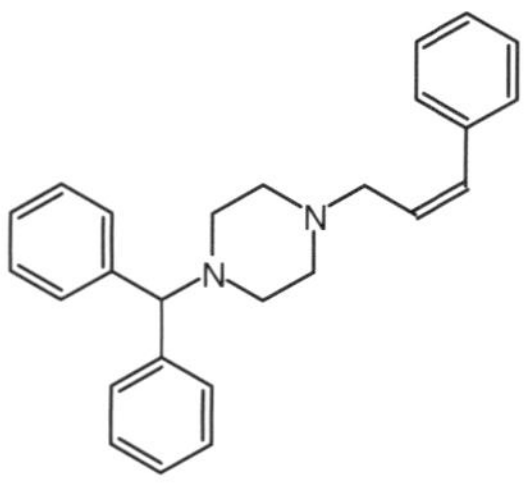

B. (*Z*)-1-(Diphenylmethyl)-4-(3-phenylprop-2-enyl)piperazin

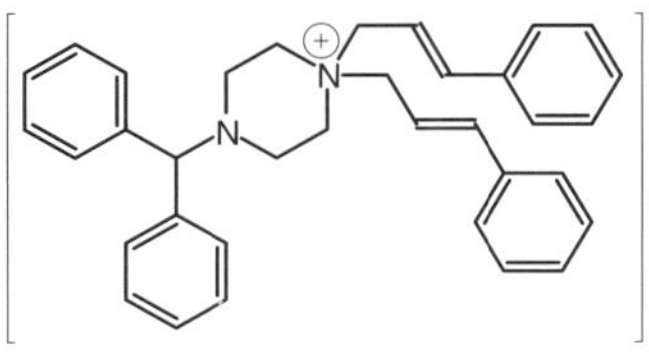

C. 4-(Diphenylmethyl)-1,1-bis[(*E*)-3-phenylprop-2-enyl]piperaziniumchlorid

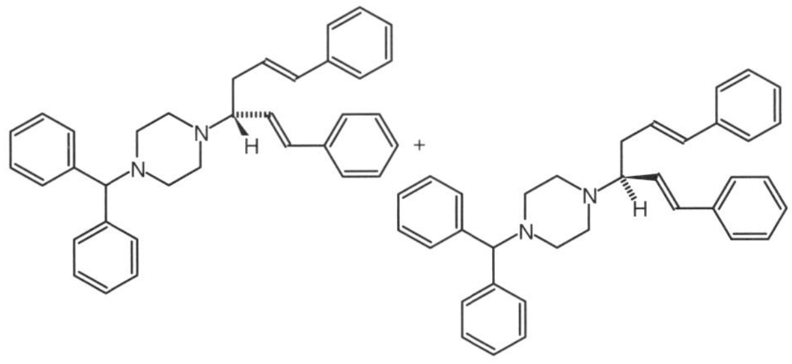

D. 1-(Diphenylmethyl)-4-[(1*RS*,3*E*)-4-phenyl-1-[(*E*)-2-phenylethenyl]but-3-enyl]piperazin

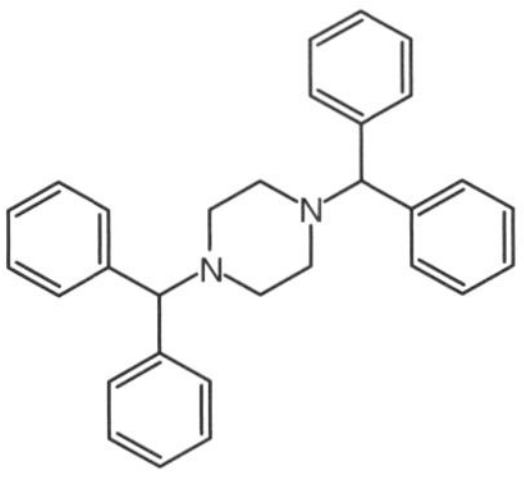

E. 1,4-Bis(diphenylmethyl)piperazin

7.2/0758

Colchicin

Colchicinum

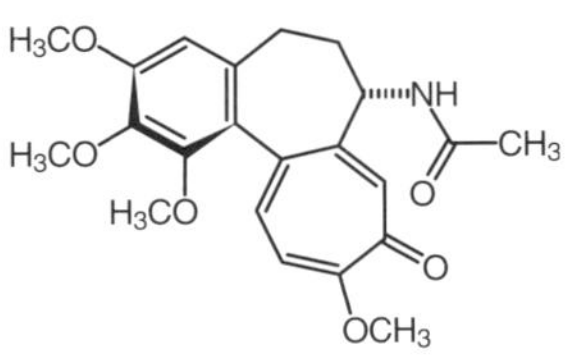

$C_{22}H_{25}NO_6$ M_r 399,4

CAS Nr. 64-86-8

Definition

(–)-*N*-[(7*S*,12a*R*$_a$)-1,2,3,10-Tetramethoxy-9-oxo-5,6,7,9-tetrahydrobenzo[*a*]heptalen-7-yl]acetamid

Gehalt: 97,0 bis 102,0 Prozent (wasserfreie Substanz)

Eigenschaften

Aussehen: gelblich weißes, amorphes oder kristallines Pulver

Löslichkeit: sehr leicht löslich in Wasser, aus konzentrierten Lösungen kristallisiert rasch das Sesquihydrat aus, leicht löslich in Ethanol 96 %, praktisch unlöslich in Cyclohexan

Prüfung auf Identität

1: B
2: A, C, D

A. UV-Vis-Spektroskopie (2.2.25)

Untersuchungslösung: 5 mg Substanz werden in Ethanol 96 % *R* zu 100,0 ml gelöst. 5,0 ml Lösung werden mit Ethanol 96 % *R* zu 25,0 ml verdünnt.

Spektralbereich: 230 bis 400 nm

Absorptionsmaxima: bei 243 und 350 nm

Absorptionsverhältnis A_{243}/A_{350}: 1,7 bis 1,9

B. IR-Spektroskopie (2.2.24)

Probenvorbereitung: Presslinge aus Kaliumbromid *R*

Vergleich: Colchicin *CRS*

C. 0,5 ml Prüflösung (siehe „Prüfung auf Reinheit") werden mit 0,5 ml verdünnter Salzsäure *R* und 0,15 ml Eisen(III)-chlorid-Lösung *R* 1 versetzt. Die Lösung ist gelb gefärbt. Nach 30 s langem Erhitzen zum Sieden entsteht eine dunkelgrüne Färbung. Nach dem Abkühlen wird die Lösung mit 2 ml Dichlormethan *R* versetzt. Wird die Mischung geschüttelt, färbt sich die organische Phase grünlich gelb.

D. Etwa 30 mg Substanz werden in 1 ml Ethanol 96 % *R* gelöst. Nach Zusatz von 0,15 ml Eisen(III)-chlorid-Lösung *R* 1 entsteht eine bräunlich rote Färbung.

Prüfung auf Reinheit

Prüflösung: 0,10 g Substanz werden in Wasser *R* zu 20 ml gelöst.

Aussehen der Lösung: Die Prüflösung muss klar (2.2.1) und darf nicht stärker gefärbt sein als die Farbvergleichslösung GG_3 (2.2.2, Methode II).

Sauer oder alkalisch reagierende Substanzen: 10 ml Prüflösung werden mit 0,1 ml Bromthymolblau-Lösung *R* 1 versetzt. Die Färbung der Lösung muss unverändert bleiben oder grün werden. Bis zum Farbumschlag nach Blau dürfen höchstens 0,1 ml Natriumhydroxid-Lösung (0,01 mol · l^{-1}) verbraucht werden.

Spezifische Drehung (2.2.7): –235 bis –250 (wasserfreie Substanz)

50,0 mg Substanz werden in Ethanol 96 % *R* zu 10,0 ml gelöst.

Verwandte Substanzen: Flüssigchromatographie (2.2.29)

Lösungsmittelmischung: Methanol *R*, Wasser *R* (50:50 *V/V*)

Untersuchungslösung: 20,0 mg Substanz werden in der Lösungsmittelmischung zu 20,0 ml gelöst.

Referenzlösung a: 5 mg Colchicin zur Eignungsprüfung *CRS* werden in der Lösungsmittelmischung zu 5,0 ml gelöst.

Referenzlösung b: 1,0 ml Untersuchungslösung wird mit der Lösungsmittelmischung zu 100,0 ml verdünnt.

Referenzlösung c: 1 ml Referenzlösung b wird mit der Lösungsmittelmischung zu 20,0 ml verdünnt.

Säule
- Größe: l = 0,25 m, ∅ = 4,6 mm
- Stationäre Phase: octylsilyliertes Kieselgel zur Chromatographie *R* 1 (5 µm)

Mobile Phase: 450 Volumteile einer Lösung von Kaliumdihydrogenphosphat *R* (6,8 g · l^{-1}) und 530 Volumteile Methanol *R* werden gemischt. Nach dem Abkühlen auf Raumtemperatur wird die Mischung mit Methanol *R* zu 1000 ml verdünnt. Die Lösung wird mit Phosphorsäure 10 % *R* auf einen scheinbaren pH-Wert von 5,5 eingestellt.

Durchflussrate: 1 ml · min^{-1}

Detektion: Spektrometer bei 254 nm

Einspritzen: 20 µl

Chromatographiedauer: 3fache Retentionszeit von Colchicin

Relative Retention (bezogen auf Colchicin, t_R etwa 7 min)
- Verunreinigung D: etwa 0,4
- Verunreinigung E: etwa 0,7
- Verunreinigung B: etwa 0,8
- Verunreinigung A: etwa 0,94
- Verunreinigung C: etwa 1,2

Eignungsprüfung: Referenzlösung a
- Peak-Tal-Verhältnis: mindestens 2, wobei H_p die Höhe des Peaks der Verunreinigung A über der Basislinie und H_v die Höhe des niedrigsten Punkts der Kurve über der Basislinie zwischen den Peaks von Verunreinigung A und Colchicin darstellen

Grenzwerte
- Verunreinigung A: nicht größer als das 3,5fache der Fläche des Hauptpeaks im Chromatogramm der Referenzlösung b (3,5 Prozent)
- Jede weitere Verunreinigung: jeweils nicht größer als die Fläche des Hauptpeaks im Chromatogramm der Referenzlösung b (1 Prozent)
- Summe aller Verunreinigungen: nicht größer als das 5fache der Fläche des Hauptpeaks im Chromatogramm der Referenzlösung b (5 Prozent)
- Ohne Berücksichtigung bleiben: Peaks, deren Fläche kleiner ist als die Fläche des Hauptpeaks im Chromatogramm der Referenzlösung c (0,05 Prozent)

Colchicein: höchstens 0,2 Prozent

50 mg Substanz werden in Wasser *R* zu 5 ml gelöst. Nach Zusatz von 0,1 ml Eisen(III)-chlorid-Lösung *R* 1 darf die Lösung nicht stärker gefärbt sein als eine Mischung von 1 ml Stammlösung Rot, 2 ml Stammlösung Gelb und 2 ml Stammlösung Blau (2.2.2, Methode II).

Chloroform (2.4.24): höchstens 500 ppm

Ethylacetat (2.4.24): höchstens 6,0 Prozent (*m/m*)

Wasser (2.5.12): höchstens 2,0 Prozent, mit 0,500 g Substanz bestimmt

Sulfatasche (2.4.24): höchstens 0,1 Prozent, mit 0,5 g Substanz bestimmt

Gehaltsbestimmung

0,250 g Substanz, unter Erwärmen in einer Mischung von 10 ml Acetanhydrid *R* und 20 ml Toluol *R* gelöst, werden mit Perchlorsäure (0,1 mol · l^{-1}) titriert. Der Endpunkt wird mit Hilfe der Potentiometrie (2.2.20) bestimmt.

1 ml Perchlorsäure (0,1 mol · l^{-1}) entspricht 39,94 mg $C_{22}H_{25}NO_6$.

Lagerung

Vor Licht geschützt

Verunreinigungen

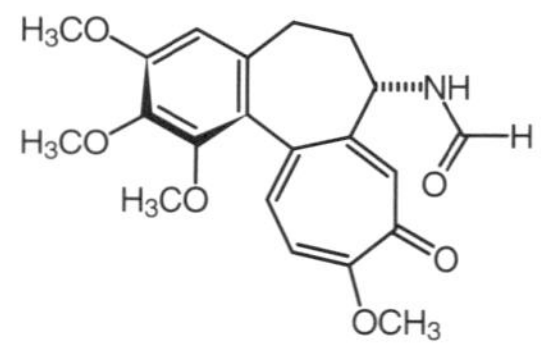

H3CO
H3CO
H3CO
NH
H
O
O
OCH3

A. *N*-[(7*S*,12a*R*$_a$)-1,2,3,10-Tetramethoxy-9-oxo-5,6,7,9-tetrahydrobenzo[*a*]heptalen-7-yl]formamid (*N*-Desacetyl-*N*-formylcolchicin)

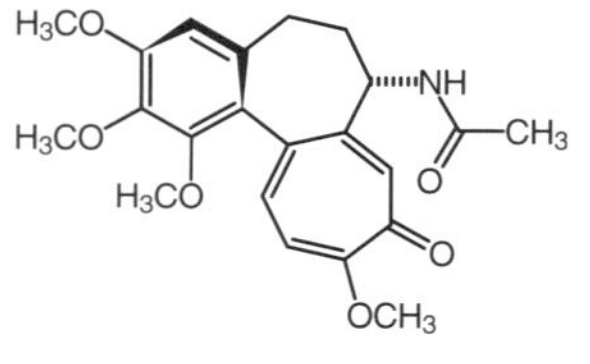

H3CO
H3CO
H3CO
NH
CH3
O
O
OCH3

B. (–)-*N*-[(7*S*,12a*S*$_a$)-1,2,3,10-Tetramethoxy-9-oxo-5,6,7,9-tetrahydrobenzo[*a*]heptalen-7-yl]acetamid (Konformationsisomer von Colchicin)

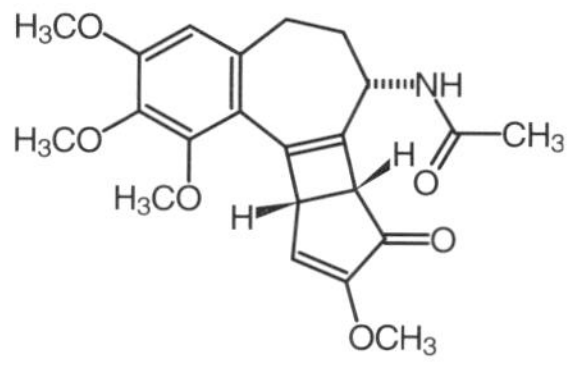

C. *N*-[(7*S*,7b*R*,10a*S*)-1,2,3,9-Tetramethoxy-8-oxo-5,6,7,7b,8,10a-hexahydrobenzo[*a*]cyclopenta[3,4]cyclobuta[1,2-*c*]cyclohepten-7-yl]acetamid (β-Lumicolchicin)

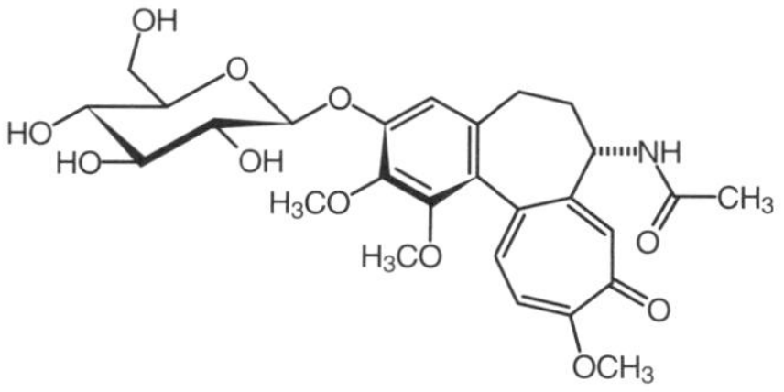

D. *N*-[(7*S*,12a*R*$_a$)-3-(β-D-Glucopyranosyloxy)-1,2,10-trimethoxy-9-oxo-5,6,7,9-tetrahydrobenzo[*a*]heptalen-7-yl]acetamid (Colchicosid)

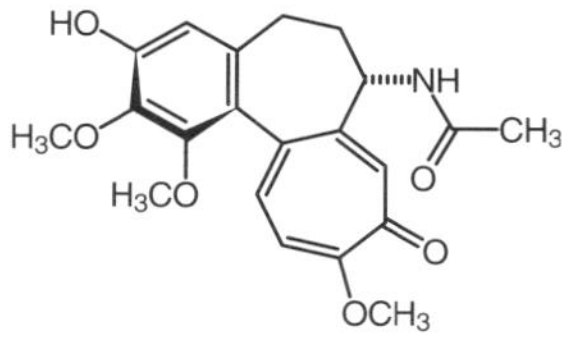

E. *N*-[(7*S*,12a*R*$_a$)-3-Hydroxy-1,2,10-trimethoxy-9-oxo-5,6,7,9-tetrahydrobenzo[*a*]heptalen-7-yl]acetamid (3-*O*-Demethylcolchicin)

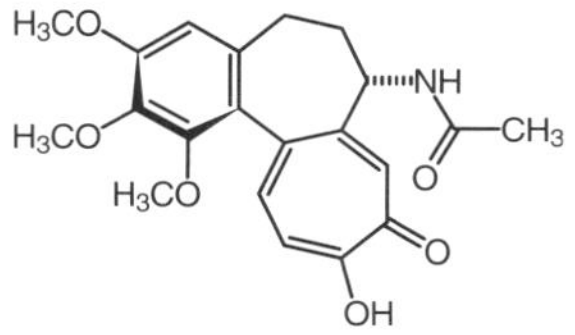

F. *N*-[(7*S*,12a*R*$_a$)-10-Hydroxy-1,2,3-trimethoxy-9-oxo-5,6,7,9-tetrahydrobenzo[*a*]heptalen-7-yl]acetamid (Colchicein)

7.2/0891

Copovidon

Copovidonum

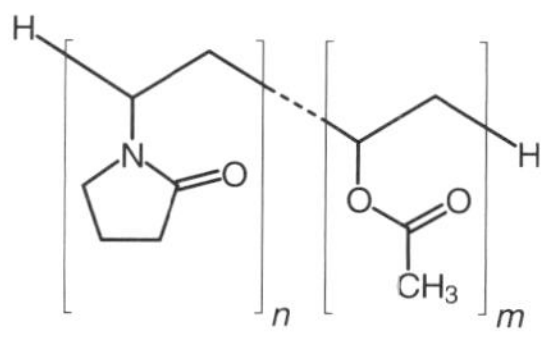

n = 1,2 *m*

$(C_6H_9NO)_n \cdot (C_4H_6O_2)_m$ M_r $(111,1)_n + (86,1)_m$

CAS Nr. 25086-89-9

Definition

Copovidon ist ein Copolymerisat aus 1-Ethenylpyrrolidin-2-on und Ethenylacetat im Verhältnis 3 zu 2 (*m/m*).

Gehalt

- Stickstoff (N; A_r 14,01): 7,0 bis 8,0 Prozent (getrocknete Substanz)
- Ethenylacetat ($C_4H_6O_2$; M_r 86,10): 35,3 bis 42,0 Prozent (getrocknete Substanz)

K-Wert: 90,0 bis 110,0 Prozent des in der Beschriftung angegebenen Werts

Eigenschaften

Aussehen: Pulver oder Blättchen, weiß bis gelblich weiß, hygroskopisch

Löslichkeit: leicht löslich in Wasser, Dichlormethan und Ethanol 96 %

Prüfung auf Identität

1: A
2: B, C

A. IR-Spektroskopie (2.2.24)

Vergleich: Copovidon-Referenzspektrum der Ph. Eur.

B. Wird 1 ml Prüflösung (siehe „Prüfung auf Reinheit") mit 5 ml Wasser *R* und 0,2 ml Iod-Lösung (0,05 mol · l^{-1}) versetzt, entsteht eine rote Färbung.

C. 0,7 g Hydroxylaminhydrochlorid *R* werden in 10 ml Methanol *R* gelöst. Die Lösung wird mit 20 ml einer Lösung von Natriumhydroxid *R* (40 g · l^{-1}) versetzt und, falls erforderlich, filtriert. 5 ml dieser Lösung werden mit 0,1 g Substanz 2 min lang zum Sieden erhitzt. 50 µl dieser Lösung werden auf Filterpapier getropft. Nach Auftropfen von 0,1 ml einer Mischung gleicher Volumteile Eisen(III)-chlorid-Lösung *R* 1 und Salzsäure *R* entsteht eine violette Färbung.

Prüfung auf Reinheit

Prüflösung: 10,0 g Substanz werden in Wasser *R* zu 100,0 ml gelöst. Die Substanz wird dem Wasser *R* in kleinen Portionen unter ständigem Rühren zugesetzt.

Aussehen der Lösung: Die Prüflösung darf nicht stärker opaleszieren als die Referenzsuspension III (2.2.1) und nicht stärker gefärbt sein als die Farbvergleichslösung B_5, R_5 oder BG_5 (2.2.2, Methode II).

Viskosität, ausgedrückt als *K*-Wert: 5,0 ml Prüflösung werden mit Wasser *R* zu 50,0 ml verdünnt. Nach 1 h langem Stehenlassen wird die Viskosität (2.2.9) der Lösung bei 25 ± 0,1 °C mit dem Viskosimeter Nr. 1 bestimmt. Die Ausflusszeit muss mindestens 100 s betragen. Der *K*-Wert wird nach folgender Formel berechnet:

$$\frac{1{,}5 \log \eta - 1}{0{,}15 + 0{,}003c} + \frac{\sqrt{300c \log \eta + (c + 1{,}5c \log \eta)^2}}{0{,}15c + 0{,}003c^2}$$

c = Konzentration der Substanz in Gramm je 100 ml, berechnet auf die getrocknete Substanz

η = Viskosität der Lösung, bezogen auf die des Wassers

Aldehyde: höchstens 500 ppm, berechnet als Acetaldehyd

Untersuchungslösung: 1,0 g Substanz wird in Phosphat-Pufferlösung pH 9,0 *R* zu 100,0 ml gelöst. Der Kolben wird dicht verschlossen und 1 h lang bei 60 °C erhitzt. Die Lösung wird erkalten gelassen.

Referenzlösung: 0,140 g Acetaldehyd-Ammoniak *R* werden in Wasser *R* zu 200,0 ml gelöst. 1,0 ml Lösung wird mit Phosphat-Pufferlösung pH 9,0 *R* zu 100,0 ml verdünnt.

In 3 gleiche Küvetten mit einer Schichtdicke von 1 cm werden getrennt 0,5 ml Untersuchungslösung, 0,5 ml Referenzlösung und 0,5 ml Wasser *R* (Blindlösung) gegeben. Jede Küvette wird mit 2,5 ml Phosphat-Pufferlösung pH 9,0 *R* und 0,2 ml Nicotinamid-Adenin-Dinucleotid-Lösung *R* versetzt. Die Küvetten werden dicht verschlossen. Der Inhalt wird gemischt und 2 bis 3 min lang bei 22 ± 2 °C stehen gelassen. Die Absorption (2.2.25) jeder Lösung wird bei 340 nm gegen Wasser *R* als Kompensationsflüssigkeit gemessen. Zum Inhalt jeder Küvette werden 0,05 ml Aldehyddehydrogenase-Lösung *R* gegeben. Die Küvetten werden dicht verschlossen. Der Inhalt wird gemischt und 5 min lang bei 22 ± 2 °C stehen gelassen. Die Absorption jeder Lösung wird bei 340 nm gegen Wasser *R* als Kompensationsflüssigkeit gemessen. Der Aldehydgehalt wird nach folgender Formel berechnet:

$$\frac{(A_{U2} - A_{U1}) - (A_{B2} - A_{B1})}{(A_{R2} - A_{R1}) - (A_{B2} - A_{B1})} \cdot \frac{100\,000 \cdot C}{m}$$

A_{U1} = Absorption der Untersuchungslösung vor Zusatz der Aldehyddehydrogenase

A_{U2} = Absorption der Untersuchungslösung nach Zusatz der Aldehyddehydrogenase

A_{R1} = Absorption der Referenzlösung vor Zusatz der Aldehyddehydrogenase

A_{R2} = Absorption der Referenzlösung nach Zusatz der Aldehyddehydrogenase

A_{B1} = Absorption der Blindlösung vor Zusatz der Aldehyddehydrogenase

A_{B2} = Absorption der Blindlösung nach Zusatz der Aldehyddehydrogenase

m = Masse von Copovidon in Gramm, berechnet auf die getrocknete Substanz

C = Konzentration (mg · ml^{-1}) des Acetaldehyds in der Referenzlösung, berechnet aus der Masse des Acetaldehyd-Ammoniaks mit dem Faktor 0,72

Peroxide: höchstens 400 ppm, berechnet als H_2O_2

10 ml Prüflösung werden mit Wasser *R* zu 25 ml verdünnt. Diese Lösung wird mit 2 ml Titan(III)-chlorid-Schwefelsäure-Reagenz *R* versetzt und 30 min lang stehen gelassen. Die Absorption (2.2.25) der Lösung wird bei 405 nm gegen eine Mischung von 25 ml einer Lösung der Substanz (40 g · l^{-1}) und 2 ml einer 13-prozentigen Lösung (*V/V*) von Schwefelsäure *R* als Kompensationsflüssigkeit gemessen. Die Absorption darf höchstens 0,35 betragen.

Hydrazin: Dünnschichtchromatographie (2.2.27)

Die Lösungen müssen jeweils frisch hergestellt werden.

Untersuchungslösung: 25 ml Prüflösung werden mit 0,5 ml einer Lösung von Salicylaldehyd *R* (50 g · l^{-1}) in Methanol *R* versetzt, gemischt und 15 min lang im Wasserbad von 60 °C erhitzt. Nach dem Erkalten wird die Mischung 2 min lang mit 2,0 ml Xylol *R* ausgeschüttelt und zentrifugiert. Die klare, überstehende Phase wird verwendet.

Referenzlösung: 9 mg Salicylaldazin *R* werden in Xylol *R* zu 100 ml gelöst. 1 ml Lösung wird mit Xylol *R* zu 10 ml verdünnt.

Platte: DC-Platte mit silanisiertem Kieselgel *R*

Fließmittel: Wasser *R*, Methanol *R* (20:80 *V/V*)

Auftragen: 10 µl

Laufstrecke: 3/4 der Platte

Trocknen: an der Luft

Detektion: im ultravioletten Licht bei 365 nm

Grenzwert

– Hydrazin: Ein dem Salicylaldazin entsprechender Fleck im Chromatogramm der Untersuchungslösung darf nicht größer oder intensiver sein als der Fleck im Chromatogramm der Referenzlösung (1 ppm).

Monomere: höchstens 0,1 Prozent

10,0 g Substanz werden in 30 ml Methanol *R* gelöst. Die Lösung wird langsam mit 20,0 ml Iodmonobromid-Lösung *R* versetzt und unter Lichtschutz sowie häufigem Schütteln 30 min lang stehen gelassen. Nach Zusatz von 10 ml einer Lösung von Kaliumiodid *R* (100 g · l^{-1}) wird die Lösung mit Natriumthiosulfat-Lösung (0,1 mol · l^{-1}) bis zur Gelbfärbung titriert. Die Titration wird tropfenweise fortgesetzt, bis sich die Lösung entfärbt. Eine Blindtitration wird durchgeführt. Höchstens 1,8 ml Natriumthiosulfat-Lösung (0,1 mol · l^{-1}) dürfen verbraucht werden.

Verunreinigung A: Flüssigchromatographie (2.2.29)

Untersuchungslösung: 0,100 g Substanz werden in Wasser *R* zu 50,0 ml gelöst.

Referenzlösung: 0,100 g 2-Pyrrolidon *R* (Verunreinigung A) werden in Wasser *R* zu 100 ml gelöst. 1,0 ml Lösung wird mit Wasser *R* zu 100,0 ml verdünnt.

Vorsäule
- Größe: l = 0,025 m, ∅ = 4 mm
- Stationäre Phase: nachsilanisiertes, octadecylsilyliertes Kieselgel zur Chromatographie *R* (5 µm)

Säule
- Größe: l = 0,25 m, ∅ = 4 mm
- Stationäre Phase: aminohexadecylsilyliertes Kieselgel zur Chromatographie *R* (5 µm), sphärisch
- Temperatur: 30 °C

Mobile Phase: Wasser *R*, das mit Phosphorsäure 85 % *R* auf einen pH-Wert von 2,4 eingestellt wurde

Durchflussrate: 1 ml · min^{-1}

Detektion: Spektrometer bei 205 nm

Ein Detektor wird zwischen die Vorsäule und die Analysensäule geschaltet, der zweite Detektor wird nach der Analysensäule platziert.

Einspritzen: 10 µl

Wenn die Verunreinigung A die Vorsäule verlassen hat (nach etwa 1,2 min), wird die mobile Phase direkt von der Pumpe auf die Analysensäule geleitet. Bevor das nächste Chromatogramm aufgezeichnet wird, wird die Vorsäule gewaschen, wobei die Durchflussrichtung umgekehrt wird.

Grenzwert
- Verunreinigung A: nicht größer als die Fläche des Hauptpeaks im Chromatogramm der Referenzlösung (0,5 Prozent)

Schwermetalle (2.4.8): höchstens 20 ppm

12 ml Prüflösung müssen der Grenzprüfung A entsprechen. Zur Herstellung der Referenzlösung wird die Blei-Lösung (2 ppm Pb) *R* verwendet.

Trocknungsverlust (2.2.32): höchstens 5,0 Prozent, mit 0,500 g Substanz durch Trocknen im Trockenschrank bei 105 °C bestimmt

Sulfatasche (2.4.14): höchstens 0,1 Prozent, mit 1,0 g Substanz bestimmt

Gehaltsbestimmung

Ethenylacetat: Mit 2,00 g Substanz wird die Verseifungszahl (2.5.6) bestimmt. Das Ergebnis wird mit 0,1534 multipliziert, um den Prozentgehalt an Ethenylacetat zu erhalten.

Stickstoff: Mit 30,0 mg Substanz und 1 g einer Mischung von 3 Teilen Kupfer(II)-sulfat *R* und 997 Teilen Kaliumsulfat *R* wird die Kjeldahl-Bestimmung (2.5.9) durchgeführt. Die Mischung wird erhitzt, bis eine klare, blassgrüne Lösung erhalten wird. Das Erhitzen wird 45 min lang fortgesetzt.

Lagerung

Dicht verschlossen

Beschriftung

Die Beschriftung gibt den *K*-Wert an.

Verunreinigungen

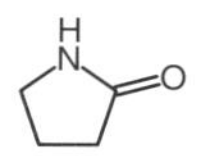

A. Pyrrolidin-2-on
(2-Pyrrolidon)

Funktionalitätsbezogene Eigenschaften

Dieser Abschnitt liefert Informationen zu Eigenschaften, die sich als relevante Prüfparameter für eine Funktion oder mehrere Funktionen der Substanz erwiesen haben, wenn diese als Hilfsstoff (siehe 5.15) verwendet wird. Einige der Eigenschaften, die im Abschnitt „Funktionalitätsbezogene Eigenschaften" beschrieben sind, können ebenfalls im verbindlichen Teil der Monographie aufgeführt sein, da sie auch verbindliche Qualitätskriterien darstellen. In diesen Fällen enthält der Abschnitt „Funktionalitätsbezogene Eigenschaften" einen Verweis auf die im verbindlichen Teil der Monographie beschriebenen Prüfungen. Die Kontrolle der Eigenschaften kann zur Qualität eines Arzneimittels beitragen, indem die Gleichförmigkeit des Herstellungsverfahrens und die Funktionalität des Arzneimittels bei der Anwendung verbessert werden. Wenn Prüfmethoden angegeben sind, haben sie sich für den jeweiligen Zweck als geeignet erwiesen, jedoch können andere Methoden ebenfalls angewendet werden. Werden für eine bestimmte Eigenschaft Ergebnisse vorgelegt, muss die Prüfmethode angegeben sein.

Die folgenden Eigenschaften können für Copovidon, das als Bindemittel in Tabletten und Granulaten verwendet wird, relevant sein.

Viskosität (2.2.9): Mit einem Kapillarviskosimeter wird die dynamische Viskosität einer 10-prozentigen Lösung von Copovidon (getrocknete Substanz) oder einer 20-prozentigen Lösung von Copovidon (getrocknete Substanz) bei 25 °C bestimmt. Die Viskosität beträgt üblicherweise etwa 8 mPa · s^{-1} beziehungsweise 23 mPa · s^{-1}.

Partikelgrößenverteilung (2.9.31 oder 2.9.38)

Schütt- und Stampfdichte (2.9.34)

Die folgende Eigenschaft kann für Copovidon, das als Filmbildner in überzogenen Darreichungsformen und in Aerosolen verwendet wird, relevant sein.

Viskosität (2.2.9): siehe vorstehend

7.2/1194

Crotamiton

Crotamitonum

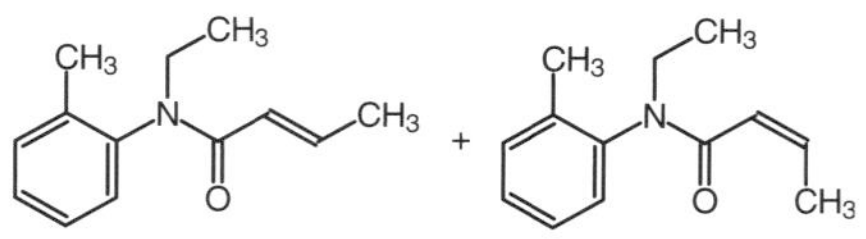

$C_{13}H_{17}NO$ M_r 203,3

CAS Nr. 483-63-6

Definition

N-Ethyl-*N*-(2-methylphenyl)but-2-enamid

Gehalt
- Summe des *E*- und *Z*-Isomers: 96,0 bis 102,0 Prozent
- *Z*-Isomer: höchstens 15,0 Prozent

Eigenschaften

Aussehen: farblose bis blassgelbe, ölige Flüssigkeit

Löslichkeit: schwer löslich in Wasser, mischbar mit Ethanol 96 %

Bei niedrigen Temperaturen kann sich die Substanz teilweise oder vollständig verfestigen.

Prüfung auf Identität

1: B
2: A, C, D

A. UV-Vis-Spektroskopie (2.2.25)

Untersuchungslösung: 25,0 mg Substanz werden in Cyclohexan *R* zu 100,0 ml gelöst. 1,0 ml Lösung wird mit Cyclohexan *R* zu 10,0 ml verdünnt.

Spektralbereich: 220 bis 300 nm

Absorptionsmaximum: bei 242 nm

Spezifische Absorption im Absorptionsmaximum: 300 bis 330

B. IR-Spektroskopie (2.2.24)

Vergleich: Crotamiton *CRS*

C. Dünnschichtchromatographie (2.2.27)

Untersuchungslösung: 25 mg Substanz werden in wasserfreiem Ethanol *R* zu 10 ml gelöst.

Referenzlösung: 25 mg Crotamiton *CRS* werden in wasserfreiem Ethanol *R* zu 10 ml gelöst.

Platte: DC-Platte mit Kieselgel F_{254} *R*

Fließmittel: 98 Volumteile Dichlormethan *R* werden mit 2 Volumteilen konzentrierter Ammoniak-Lösung *R* geschüttelt. Die Mischung wird über wasserfreiem Natriumsulfat *R* getrocknet und anschließend filtriert. 97 Volumteile des Filtrats werden mit 3 Volumteilen 2-Propanol *R* gemischt.

Auftragen: 5 µl

Laufstrecke: 2/3 der Platte

Trocknen: an der Luft

Detektion: im ultravioletten Licht bei 254 nm

Ergebnis: Der Hauptfleck im Chromatogramm der Untersuchungslösung entspricht in Bezug auf Lage und Größe dem Hauptfleck im Chromatogramm der Referenzlösung.

D. Werden 10 ml einer gesättigten Lösung der Substanz mit einigen Tropfen einer Lösung von Kaliumpermanganat *R* ($3 g \cdot l^{-1}$) versetzt, entwickelt sich eine braune Färbung und beim Stehenlassen entsteht ein brauner Niederschlag.

Prüfung auf Reinheit

Relative Dichte (2.2.5): 1,006 bis 1,011

Brechungsindex (2.2.6): 1,540 bis 1,542

Freie Amine: höchstens 500 ppm, berechnet als Ethylaminotoluol

5,00 g Substanz werden in 16 ml Dichlormethan *R* gelöst. Die Lösung wird mit 4,0 ml Essigsäure 99 % *R* versetzt. Nach Zusatz von 0,1 ml Metanilgelb-Lösung *R* und 1,0 ml Perchlorsäure ($0,02 mol \cdot l^{-1}$) ist die Lösung rotviolett gefärbt.

Chlorid: höchstens 100 ppm

5,0 g Substanz werden mit 25 ml Ethanol 96 % *R* und 5 ml einer Lösung von Natriumhydroxid *R* ($200 g \cdot l^{-1}$) 1 h lang zum Rückfluss erhitzt. Nach dem Abkühlen wird die Mischung mit 5 ml Wasser *R* versetzt und anschließend mit 25 ml Ether *R* geschüttelt. Die untere Phase wird mit Wasser *R* zu 20 ml verdünnt. Die Lösung wird mit 5 ml Salpetersäure *R* versetzt und mit Wasser *R* zu 50 ml verdünnt. Diese Lösung wird mit 1 ml einer frisch hergestellten Lösung von Silbernitrat *R* ($50 g \cdot l^{-1}$) versetzt. Die Lösung darf nicht stärker opaleszieren als eine Mischung von 1 ml einer frisch hergestellten Lösung von Silbernitrat *R* ($50 g \cdot l^{-1}$) und einer Lösung, die wie folgt hergestellt wird: 5 ml einer Lösung von Natriumhydroxid *R* (200 g · l^{-1}) werden mit Wasser *R* zu 20 ml verdünnt; nach Zusatz von 1,5 ml Salzsäure (0,01 mol · l^{-1}) und 5 ml Salpetersäure *R* wird die Lösung mit Wasser *R* zu 50 ml verdünnt.

Verwandte Substanzen: Flüssigchromatographie (2.2.29)

Untersuchungslösung a: 50,0 mg Substanz werden in der mobilen Phase zu 100,0 ml gelöst.

Untersuchungslösung b: 1,0 ml Untersuchungslösung a wird mit der mobilen Phase zu 20,0 ml verdünnt.

Referenzlösung a: 50,0 mg Crotamiton *CRS* werden in der mobilen Phase zu 100,0 ml gelöst. 1,0 ml Lösung wird mit der mobilen Phase zu 20,0 ml verdünnt.

Referenzlösung b: 15,0 mg Crotamiton-Verunreinigung A *CRS* werden in der mobilen Phase zu 20,0 ml gelöst. 1,0 ml Lösung wird mit der mobilen Phase zu 50,0 ml verdünnt.

Referenzlösung c: 1,0 ml Untersuchungslösung a wird mit der mobilen Phase zu 100,0 ml verdünnt.

Referenzlösung d: 15 mg Crotamiton-Verunreinigung A *CRS* werden in der mobilen Phase zu 100,0 ml gelöst. 1,0 ml Lösung wird mit der Untersuchungslösung a zu 10,0 ml verdünnt.

Säule
- Größe: l = 0,25 m, ∅ = 4 mm
- Stationäre Phase: Kieselgel zur Chromatographie *R* (5 µm)

Mobile Phase: Tetrahydrofuran *R*, Cyclohexan *R* (8:92 *V/V*)

Durchflussrate: 1,0 ml · min^{-1}

Detektion: Spektrometer bei 242 nm

Einspritzen: 20 µl; Untersuchungslösung a, Referenzlösungen b, c und d

Chromatographiedauer: 2,5fache Retentionszeit des *E*-Isomers

Relative Retention (bezogen auf das *E*-Isomer)
- *Z*-Isomer: etwa 0,5
- Verunreinigung A: etwa 0,8

Eignungsprüfung: Referenzlösung d
- Auflösung: mindestens 4,5 zwischen den Peaks von Verunreinigung A und *E*-Isomer

Grenzwerte
- Verunreinigung A: nicht größer als die Fläche des entsprechenden Peaks im Chromatogramm der Referenzlösung b (3,0 Prozent)
- Nicht spezifizierte Verunreinigungen: jeweils nicht größer als das 0,1fache der Summe der Flächen der Peaks des *Z*- und *E*-Isomers im Chromatogramm der Referenzlösung c (0,10 Prozent)
- Summe aller Verunreinigungen ohne Verunreinigung A: nicht größer als die Summe der Flächen der Peaks des *Z*- und *E*-Isomers im Chromatogramm der Referenzlösung c (1,0 Prozent)
- Ohne Berücksichtigung bleiben: Peaks, deren Fläche kleiner ist als das 0,02fache der Summe der Flächen der Peaks des *Z*- und *E*-Isomers im Chromatogramm der Referenzlösung c (0,02 Prozent)

Sulfatasche (2.4.14): höchstens 0,1 Prozent, mit 1,0 g Substanz bestimmt

Gehaltsbestimmung

Flüssigchromatographie (2.2.29) wie unter „Verwandte Substanzen“ beschrieben, mit folgender Änderung:

Einspritzen: Untersuchungslösung b, Referenzlösung a

Der Prozentgehalt an $C_{13}H_{17}NO$ wird aus der Summe der Peakflächen des *Z*- und *E*-Isomers in den Chromatogrammen berechnet. Der Gehalt an *Z*-Isomer wird als Prozentgehalt des Gesamtgehalts an *E*- und *Z*-Isomer im Chromatogramm der Untersuchungslösung b berechnet.

Lagerung

Vor Licht geschützt

Verunreinigungen

Spezifizierte Verunreinigung:

A

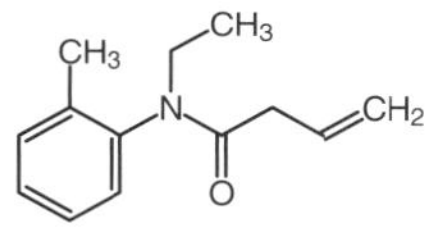
CH3
CH3
N
O
CH2

A. *N*-Ethyl-*N*-(2-methylphenyl)but-3-enamid

7.2/1094

Cyproteronacetat

Cyproteroni acetas

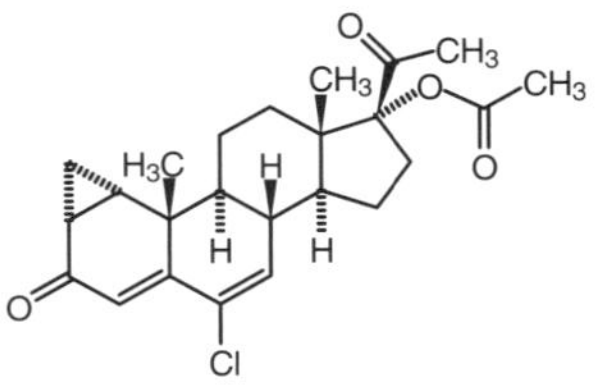

$C_{24}H_{29}ClO_4$ M_r 416,9

CAS Nr. 427-51-0

Definition

6-Chlor-3,20-dioxo-1β,2β-dihydro-3'*H*-cyclopropa[1,2]pregna-1,4,6-trien-17-ylacetat

Gehalt: 97,0 bis 103,0 Prozent (getrocknete Substanz)

Eigenschaften

Aussehen: weißes bis fast weißes, kristallines Pulver

Löslichkeit: praktisch unlöslich in Wasser, sehr leicht löslich in Dichlormethan, leicht löslich in Aceton, löslich in Methanol, wenig löslich in wasserfreiem Ethanol

Schmelztemperatur: etwa 210 °C

Prüfung auf Identität

1: A
2: B, C, D, E

A. IR-Spektroskopie (2.2.24)

Vergleich: Cyproteronacetat *CRS*

B. Dünnschichtchromatographie (2.2.27)

Untersuchungslösung: 20 mg Substanz werden in Dichlormethan *R* zu 10 ml gelöst.

Referenzlösung: 10 mg Cyproteronacetat *CRS* werden in Dichlormethan *R* zu 5 ml gelöst.

Platte: DC-Platte mit Kieselgel F_{254} *R*

Fließmittel: Cyclohexan *R*, Ethylacetat *R* (50:50 *V/V*)

Auftragen: 5 µl

Entwicklung: 2-mal, 3/4 der Platte

Die Platte wird zwischen den beiden Entwicklungen an der Luft trocknen gelassen.

Trocknen: an der Luft

Detektion: im ultravioletten Licht bei 254 nm

Ergebnis: Der Hauptfleck im Chromatogramm der Untersuchungslösung entspricht in Bezug auf Lage und Größe dem Hauptfleck im Chromatogramm der Referenzlösung.

C. Etwa 1 mg Substanz wird mit 2 ml Schwefelsäure *R* versetzt. Nach 2 min langem Erhitzen im Wasserbad entsteht eine rote Färbung. Die Lösung wird abgekühlt und vorsichtig zu 4 ml Wasser *R* gegeben. Nach dem Umschütteln entsteht eine violette Färbung.

D. Etwa 30 mg Substanz werden mit 0,3 g wasserfreiem Natriumcarbonat *R* etwa 10 min lang über offener Flamme verascht und erkalten gelassen. Der Rückstand wird mit 5 ml verdünnter Salpetersäure *R* aufgenommen und die Mischung filtriert. 1 ml Filtrat, mit 1 ml Wasser *R* verdünnt, gibt die Identitätsreaktion a auf Chlorid (2.3.1).

E. Die Substanz gibt die Identitätsreaktion auf Acetyl (2.3.1).

Prüfung auf Reinheit

Spezifische Drehung (2.2.7): +152 bis +157 (getrocknete Substanz)

0,25 g Substanz werden in Aceton *R* zu 25,0 ml gelöst.

Verwandte Substanzen: Flüssigchromatographie (2.2.29)

Untersuchungslösung: 10 mg Substanz werden in Acetonitril *R* zu 10,0 ml gelöst.

Referenzlösung a: 1,0 ml Untersuchungslösung wird mit Acetonitril *R* zu 100,0 ml verdünnt.

Referenzlösung b: Der Inhalt einer Durchstechflasche mit Cyproteron-Verunreinigungsmischung *CRS* (Verunreinigungen F und I) wird in 1,0 ml Untersuchungslösung gelöst.

Referenzlösung c: Der Inhalt einer Durchstechflasche mit Cyproteronacetat zur Peak-Identifizierung *CRS* (mit den Verunreinigungen B, C, E und G) wird in 1,0 ml Acetonitril *R* gelöst.

Säule
- Größe: l = 0,125 m, ∅ = 4,6 mm
- Stationäre Phase: nachsilanisiertes, octadecylsilyliertes Kieselgel zur Chromatographie *R* (3 µm)

Mobile Phase: Acetonitril *R*, Wasser *R* (40:60 *V/V*)

Durchflussrate: 1,5 ml · min^{-1}

Detektion: Spektrometer bei 254 nm

Einspritzen: 20 µl

Chromatographiedauer: 2fache Retentionszeit von Cyproteronacetat

Identifizierung von Verunreinigungen: Zur Identifizierung der Peaks der Verunreinigungen F und I werden das mitgelieferte Chromatogramm von Cyproteron-Verunreinigungsmischung *CRS* und das mit der Referenzlösung b erhaltene Chromatogramm verwendet; zur Identifizierung der Peaks der Verunreinigungen B, C, E und G werden das mitgelieferte Chromatogramm von

Cyproteronacetat zur Peak-Identifizierung *CRS* und das mit der Referenzlösung c erhaltene Chromatogramm verwendet.

Relative Retention (bezogen auf Cyproteronacetat, t_R etwa 22 min)
- Verunreinigung E: etwa 0,27
- Verunreinigung G: etwa 0,3
- Verunreinigung F: etwa 0,5
- Verunreinigung B: etwa 0,7
- Verunreinigung I: etwa 0,9
- Verunreinigung C: etwa 1,5

Eignungsprüfung: Referenzlösung b
- Auflösung: mindestens 1,5 zwischen den Peaks von Verunreinigung I und Cyproteronacetat

Grenzwerte
- Korrekturfaktoren: Für die Berechnung der Gehalte werden die Flächen der Peaks folgender Verunreinigungen mit dem entsprechenden Korrekturfaktor multipliziert:
  - Verunreinigung C: 1,8
  - Verunreinigung E: 0,7
- Verunreinigung F: nicht größer als das 0,4fache der Fläche des Hauptpeaks im Chromatogramm der Referenzlösung a (0,4 Prozent)
- Verunreinigung E: nicht größer als das 0,2fache der Fläche des Hauptpeaks im Chromatogramm der Referenzlösung a (0,2 Prozent)
- Verunreinigungen B, C, G: jeweils nicht größer als das 0,15fache der Fläche des Hauptpeaks im Chromatogramm der Referenzlösung a (0,15 Prozent)
- Nicht spezifizierte Verunreinigungen: jeweils nicht größer als das 0,1fache der Fläche des Hauptpeaks im Chromatogramm der Referenzlösung a (0,10 Prozent)
- Summe aller Verunreinigungen: nicht größer als das 0,5fache der Fläche des Hauptpeaks im Chromatogramm der Referenzlösung a (0,5 Prozent)
- Ohne Berücksichtigung bleiben: Peaks, deren Fläche kleiner ist als das 0,05fache der Fläche des Hauptpeaks im Chromatogramm der Referenzlösung a (0,05 Prozent)

Trocknungsverlust (2.2.32): höchstens 0,5 Prozent, mit 1,000 g Substanz durch Trocknen im Vakuumtrockenschrank bei 80 °C und höchstens 0,7 kPa bestimmt

Sulfatasche (2.4.14): höchstens 0,1 Prozent, mit 1,0 g Substanz bestimmt

Gehaltsbestimmung

50,0 mg Substanz werden in Methanol *R* zu 50,0 ml gelöst. 1,0 ml Lösung wird mit Methanol *R* zu 100,0 ml verdünnt. Die Absorption (2.2.25) dieser Lösung wird im Maximum bei 282 nm gemessen.

Der Gehalt an $C_{24}H_{29}ClO_4$ wird mit Hilfe der spezifischen Absorption berechnet ($A_{1\,cm}^{1\,\%}$ = 414).

Lagerung

Vor Licht geschützt

Verunreinigungen

Spezifizierte Verunreinigungen:

B, C, E, F, G

Andere bestimmbare Verunreinigungen

(Die folgenden Substanzen werden, falls in einer bestimmten Menge vorhanden, durch eine Prüfmethode oder mehrere Prüfmethoden in der Monographie erfasst. Sie werden begrenzt durch das allgemeine Akzeptanzkriterium für weitere Verunreinigungen/nicht spezifizierte Verunreinigungen und/oder durch die Anforderungen der Allgemeinen Monographie **Substanzen zur pharmazeutischen Verwendung (Corpora ad usum pharmaceuticum)**. Diese Verunreinigungen müssen daher nicht identifiziert werden, um die Konformität der Substanz zu zeigen. Siehe auch „5.10 Kontrolle von Verunreinigungen in Substanzen zur pharmazeutischen Verwendung"):

A, D, H, I, J

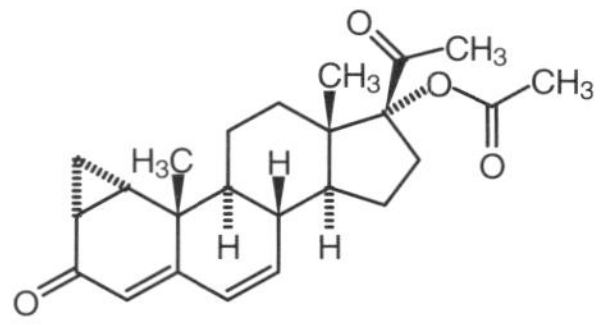

A. 3,20-Dioxo-1β,2β-dihydro-3′*H*-cyclopropa[1,2]pregna-1,4,6-trien-17-ylacetat

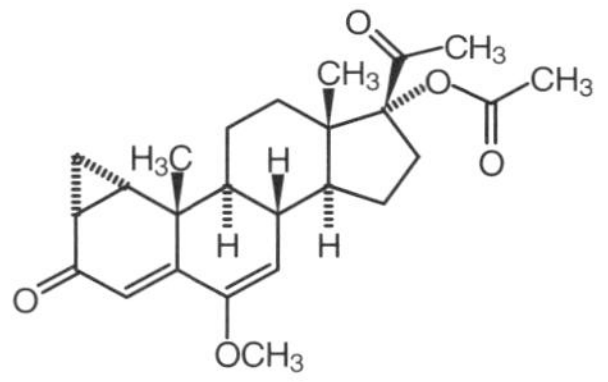

B. 6-Methoxy-3,20-dioxo-1β,2β-dihydro-3′*H*-cyclopropa[1,2]pregna-1,4,6-trien-17-ylacetat

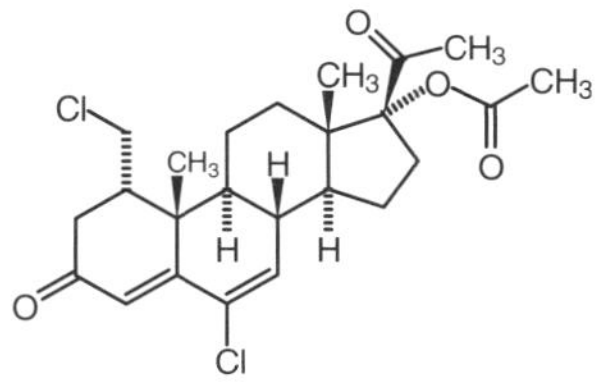

C. 6-Chlor-1α-(chlormethyl)-3,20-dioxopregna-4,6-dien-17-ylacetat

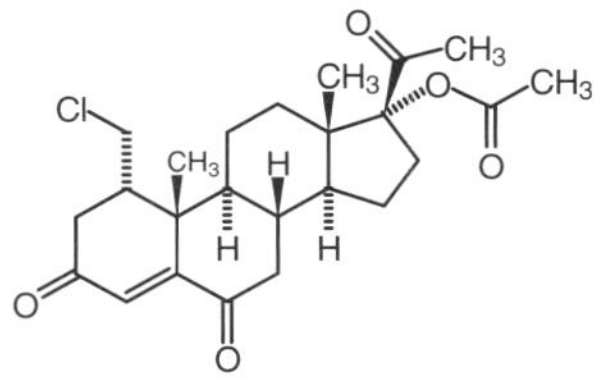

D. 1α-(Chlormethyl)-3,6,20-trioxopregn-4-en-17-ylacetat

C

Monographien

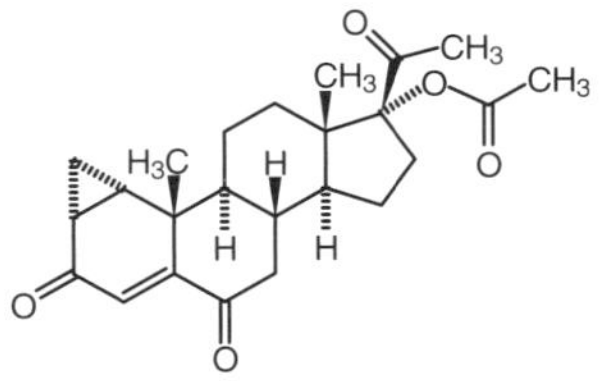

E. 3,6,20-Trioxo-1β,2β-dihydro-3′*H*-cyclopropa[1,2]pregna-1,4-dien-17-ylacetat

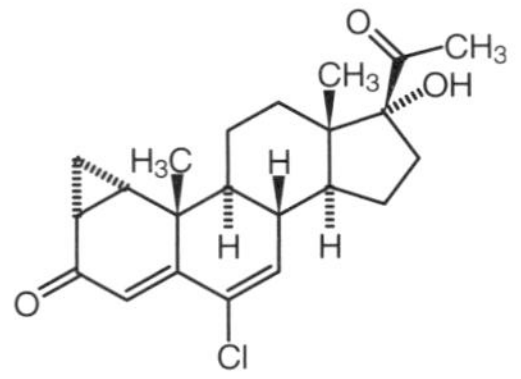

F. 6-Chlor-17-hydroxy-1β,2β-dihydro-3′*H*-cyclopropa[1,2]pregna-1,4,6-trien-3,20-dion

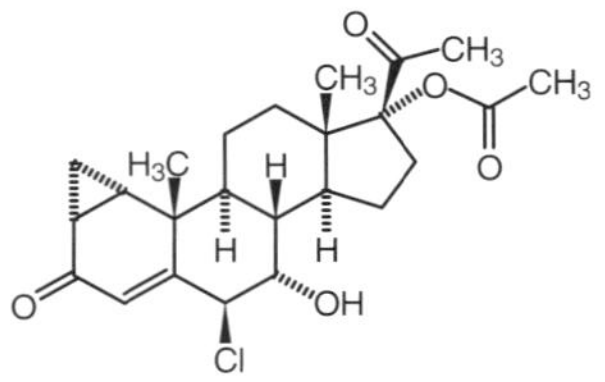

G. 6β-Chlor-7α-hydroxy-3,20-dioxo-1β,2β-dihydro-3′*H*-cyclopropa[1,2]pregna-1,4-dien-17-ylacetat

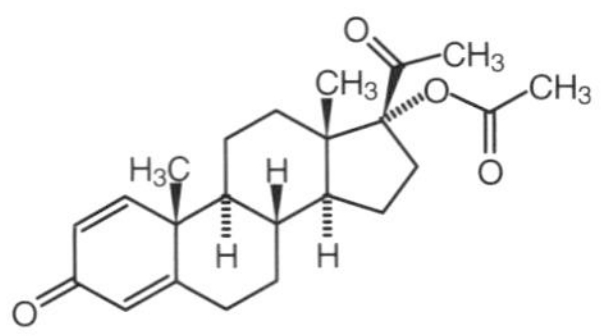

H. 3,20-Dioxopregna-1,4-dien-17-ylacetat

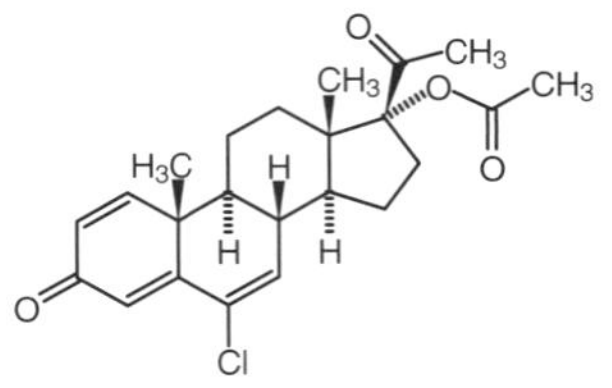

I. 6-Chlor-3,20-dioxopregna-1,4,6-trien-17-ylacetat (Delmadinonacetat)

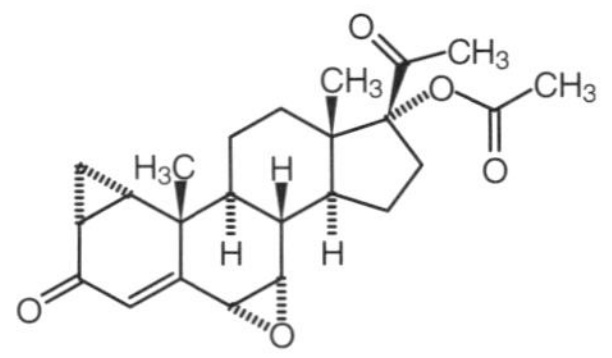

J. 6α,7α-Epoxy-3,20-dioxo-1β,2β-dihydro-3′*H*-cyclopropa[1,2]pregna-1,4-dien-17-ylacetat

D

3-*O*-Desacyl-4′-monophosphoryl-lipid A 5299
Dimeticon 5301
Domperidon 5302
Droperidol 5305

7.2/2537

3-*O*-Desacyl-4′-monophosphoryl-lipid A

Adeps A 3-*O*-desacyl-4′-monophosphorylatus

Definition

3-*O*-Desacyl-4′-monophosphoryl-lipid A ist ein entgiftetes Derivat des Lipopolysaccharids (LPS) von *Salmonella minnesota*, Stamm R595, bei dem die immunstimulierenden Eigenschaften des ursprünglichen LPS erhalten geblieben sind. Es besteht aus einem Gemisch von Kongeneren mit einem Disaccharid als gemeinsamem Grundgerüst aus β1′→6-verknüpfter 2-Desoxy-2-aminoglucose, die am Kohlenstoff C4′ phosphoryliert ist. Die Kongenere unterscheiden sich in den substituierten Fettsäuren an den Kohlenstoffatomen C2, C2′ und C3′.

Die immunstimulierenden Eigenschaften von 3-*O*-Desacyl-4′-monophosphoryl-lipid A in Kombination mit dem Impfstoff beruhen auf einer erhöhten Induktion von kostimulierenden Molekülen auf antigenpräsentierenden Zellen und einer Sekretion von proinflammatorischen Zytokinen, die zu einer verstärkten Immunantwort vom Th1-Typ gegen die Antigene führt. 3-*O*-Desacyl-4′-monophosphoryl-lipid A ist ein gefriergetrocknetes Pulver oder eine sterile Flüssigkeit.

Die in den nachfolgenden Abschnitten aufgeführten Anforderungen (bis einschließlich Abschnitt „Triethylaminsalz von 3-*O*-Desacyl-4′-monophosphoryl-lipid A“) gelten auch für formulierte Zwischenprodukte, die noch nicht zum flüssigen Bulk von 3-*O*-Desacyl-4′-monophosphoryl-lipid A weiterverarbeitet wurden.

Herstellung

Allgemeine Vorkehrungen

Das Herstellungsverfahren muss nachweislich konstant ein 3-*O*-Desacyl-4′-monophosphoryl-lipid A ergeben, das hinsichtlich Struktur und Funktion vergleichbar ist mit einem 3-*O*-Desacyl-4′-monophosphoryl-lipid A in einer Zubereitung, die als Adjuvans einem bestimmten Impfstoff mit nachgewiesener klinischer Wirksamkeit und Unschädlichkeit für den Menschen zugesetzt wurde. Im Verlauf von Entwicklungsstudien und wenn eine Revalidierung des Herstellungsverfahrens erforderlich ist, muss eine Prüfung auf Rest-Endotoxin-Aktivität durchgeführt werden. Dazu werden 12 Tage alten Bruteiern von Hühnern jeweils 0,1 ml einer Reihe von Verdünnungen der Probe mit 3-*O*-Desacyl-4′-monophosphoryl-lipid A injiziert (8 Eier je Verdünnung). Die Eier werden durchleuchtet und die Sterblichkeit der Embryonen 18 bis 24 Stunden nach der Inokulation erfasst und daraus die LD_{50} für Hühnerembryonen berechnet. Die Rest-Endotoxin-Aktivität für 3-*O*-Desacyl-4′-monophosphoryl-lipid A ist annehmbar, wenn die LD_{50} für Hühnerembryonen größer als 100 µg ist.

Eine Endotoxin-Referenzzubereitung aus *Salmonella typhimurium* wird hergestellt und ausgewählte Verdünnungen werden jeweils in 8 Eier injiziert.

Die Prüfung ist nur gültig, wenn die LD_{50} für Hühnerembryonen für die Endotoxin-Referenzzubereitung höchstens 0,05 µg beträgt.

Referenzzubereitung: eine Charge von 3-*O*-Desacyl-4′-monophosphoryl-lipid A, dessen Struktur und Funktion 3-*O*-Desacyl-4′-monophosphoryl-lipid A in einer Zubereitung entspricht, die als Adjuvans einem bestimmten Impfstoff mit nachgewiesener klinischer Wirksamkeit und Sicherheit für den Menschen zugesetzt wurde oder einer davon abgeleiteten Charge

Bakterielles Saatgut

Der Bakterienstamm, der für das Mastersaatgut verwendet wird, ist anhand von Unterlagen zu identifizieren, die die Herkunft und Prüfungen zur Charakterisierung des Stamms, insbesondere die genotypischen und phänotypischen Eigenschaften, belegen.

Nur ein Arbeitssaatgut, das den nachfolgend aufgeführten Anforderungen entspricht, darf verwendet werden.

Identität: Das Arbeitssaatgut wird mit Hilfe geeigneter Methoden wie Gramfärbung und Fettsäurenprofil (5.1.6) identifiziert.

Mikrobielle Reinheit: Jedes Saatgut muss frei von kontaminierenden Mikroorganismen sein. Die Reinheit der Bakterienkulturen wird durch Methoden geeigneter Spezifität und Empfindlichkeit nachgewiesen.

Vermehrung und Ernte

Die Bakterien werden in einem geeigneten flüssigen Nährmedium vermehrt. Am Ende der Kultivierung werden Reinheit und Ausbeute geprüft und das Kulturmedium wird mit Hilfe einer geeigneten Methode, zum Beispiel durch Filtration, von der Bakterienmasse getrennt. Nur eine in Bezug auf Wachstumsrate, pH-Wert und O_2-Verbrauch gleichförmige Ernte darf zur Extraktion von LPS verwendet werden.

Triethylaminsalz von 3-O-Desacyl-4′-monophosphoryl-lipid A

Das LPS wird aus den Bakterienzellen mehrfach zuerst mit Ethanol und anschließend mit Chloroform-Methanol extrahiert und durch Hydrolyse zu 3-*O*-Desacyl-4′-monophosphoryl-lipid A umgesetzt. Das 3-*O*-Desacyl-4′-monophosphoryl-lipid A wird gereinigt, mit Triethanolamin in ein Salz überführt und anschließend gefriergetrocknet. Das gefriergetrocknete Triethylaminsalz

D

Monographien

von 3-*O*-Desacyl-4′-monophosphoryl-lipid A muss den nachfolgenden Anforderungen entsprechen.

Aussehen: Nach der Gefriertrocknung wird das Aussehen der bestimmten Zubereitung beschrieben und gemäß der etablierten Beschreibung von der zuständigen Behörde genehmigt. Jede Charge des gefriergetrockneten Triethylaminsalzes von 3-*O*-Desacyl-4′-monophosphoryl-lipid A muss dieser Beschreibung entsprechen.

Protein: weniger als 0,5 Prozent (*m/m*), mit Hilfe einer geeigneten Methode wie der Umkehrphasen-Hochleistungsflüssigchromatographie (Umkehrphasen-HPLC) zur Aminosäurenanalyse (2.2.56) bestimmt

Der Gesamtgehalt an Aminosäuren in Mikrogramm wird durch Vergleich mit Referenzzubereitungen von Aminosäuren berechnet und muss der Konzentration von Protein entsprechen.

Nukleinsäuren: höchstens 0,3 Prozent (*m/m*), mit Hilfe einer geeigneten Methode bestimmt

Zum Beispiel kann eine fluorimetrische Methode angewendet werden. Dabei werden die Nukleinsäuren mit einer Lösung, die NH_4OH und ein geeignetes nichtionisches Detergens enthält, aus dem gefriergetrockneten Triethylaminsalz von 3-*O*-Desacyl-4′-monophosphoryl-lipid A extrahiert und mit einem geeigneten Fluoreszenzfarbstoff markiert. Der Gehalt an Nukleinsäuren in der Probe wird durch Interpolation aus einer Kalibrierkurve bestimmt.

Hexosamine (2.5.20): 1000 bis 1450 nmol · mg^{-1}

Phosphor (2.5.18): 0,5 bis 0,8 µmol · mg^{-1}

Verteilung der Kongenere: Die relativen Mengen an Tetraacyl-, Pentaacyl-, Hexaacyl- und Heptaacyl-Gruppen von Kongeneren werden mit Hilfe einer geeigneten Methode wie der Umkehrphasen-HPLC (2.2.29) bestimmt.

Die relative Menge jeder Gruppe von Kongeneren im Triethylaminsalz von 3-*O*-Desacyl-4′-monophosphoryl-lipid A muss innerhalb folgender Grenzen liegen:
- Tetraacyl: 15 bis 35 Prozent
- Pentaacyl: 35 bis 60 Prozent
- Hexaacyl: 20 bis 40 Prozent
- Heptaacyl: weniger als 0,5 Prozent

Triethylamin: 4,2 bis 5,8 Prozent (*m/m*), mit Hilfe einer geeigneten Methode wie der Gaschromatographie (2.2.28) bestimmt

Wasser (2.5.12): höchstens 6,7 Prozent (*m/m*)

Freie Fettsäuren: höchstens 2,6 Prozent (*m/m*), mit Hilfe einer geeigneten Methode wie der Umkehrphasen-HPLC (2.2.29) bestimmt

2-Keto-3-desoxyoctonat: weniger als 0,5 Prozent (*m/m*), mit Hilfe einer geeigneten Methode bestimmt

Zum Beispiel kann eine kolorimetrische Methode angewendet werden. Dabei wird das 2-Keto-3-desoxyoctonat durch Hydrolyse mit H_2SO_4 (0,1 mol · l^{-1}) 30 min lang bei 100 °C freigesetzt, mit Periodsäure oxidiert und anschließend mit Natriumarsenit zu β-Formylbrenztraubensäure umgesetzt, die nach Bindung an Thiobarbitursäure ein rot gefärbtes Chromophor ergibt, dessen Absorptionsmaximum bei 550 nm liegt. Die Menge an 2-Keto-3-desoxyoctonat wird durch Interpolation aus einer Kalibrierkurve bestimmt.

Identität: Die Prüfung „Verteilung der Kongenere" dient auch zur Identifizierung der Zubereitung.

Mikrobielle Verunreinigung

TAMC: Akzeptanzkriterium 10^1 KBE je 10 mg (2.6.12)

Pyrogene (2.6.8): Das Triethylaminsalz von 3-*O*-Desacyl-4′-monophosphoryl-lipid A muss der Prüfung auf Pyrogene entsprechen. Je Kilogramm Körpermasse eines Kaninchens werden 3 ml einer Lösung, die 2,5 µg 3-*O*-Desacyl-4′-monophosphoryl-lipid A enthält, injiziert.

Flüssiger Bulk von 3-O-Desacyl-4′-monophosphoryl-lipid A

Das Triethylaminsalz von 3-*O*-Desacyl-4′-monophosphoryl-lipid A wird in einer Flüssigkeit dispergiert, die für die Weiterverarbeitung geeignet ist. Die Dispersion muss eine festgelegte Zielkonzentration aufweisen. Ist das Salz in Wasser nicht löslich, ist ein Mikrofluidisierungsschritt erforderlich, um eine stabile wässrige Suspension herzustellen.

Zur Sterilisation wird der flüssige Bulk durch ein Bakterien zurückhaltendes Filter filtriert.

Nur ein flüssiger Bulk von 3-*O*-Desacyl-4′-monophosphoryl-lipid A, der allen nachfolgend beschriebenen Anforderungen unter „Prüfung auf Identität", „Prüfung auf Reinheit" und „Gehaltsbestimmung" entspricht und dessen Ergebnisse innerhalb der für das bestimmte Produkt zugelassenen Grenzen liegen, darf zur Herstellung der Fertigzubereitung verwendet werden.

Eigenschaften

In einer wässrigen Lösung dispergierte Substanz: schwach trübe Suspension

In einem organischen Lösungsmittel gelöste Substanz: Das Aussehen der Lösung wird beschrieben und gemäß der etablierten Beschreibung von der zuständigen Behörde genehmigt. Ein flüssiger Bulk von 3-*O*-Desacyl-4′-monophosphoryl-lipid A entspricht dieser Beschreibung.

Prüfung auf Identität

Die Substanz entspricht der Prüfung „Verteilung der Kongenere" (siehe „Prüfung auf Reinheit").

Prüfung auf Reinheit

Partikelgröße: Falls anwendbar, wird die Partikelgröße im mikrofluidisierten flüssigen Bulk mit Hilfe einer geeigneten Methode wie der dynamischen Lichtstreuung bestimmt. Das Prüfergebnis muss für jede Charge des flüssigen Bulks innerhalb der für das bestimmte Produkt zugelassenen Grenzen liegen.

Sterilität (2.6.1): Die Substanz muss der Prüfung entsprechen. Die Prüfung wird mit 10 ml Zubereitung je Nährmedium durchgeführt.

Verteilung der Kongenere: Die relative Menge an Kongeneren der Tetraacyl-, Pentaacyl-, Hexaacyl- und Heptaacyl-Gruppen werden mit Hilfe einer geeigneten Methode wie der Umkehrphasen-HPLC (2.2.29) bestimmt.

Die relative Menge jeder Gruppe von Kongeneren im flüssigen Bulk von 3-*O*-Desacyl-4′-monophosphoryl-lipid A muss innerhalb folgender Grenzen liegen:
- Tetraacyl: 15 bis 35 Prozent
- Pentaacyl: 35 bis 60 Prozent
- Hexaacyl: 20 bis 40 Prozent
- Heptaacyl: weniger als 0,5 Prozent

Gehaltsbestimmung

Der Gehalt an 3-*O*-Desacyl-4′-monophosphoryl-lipid A wird mit Hilfe einer geeigneten Methode wie der Gaschromatographie (2.2.28) bestimmt. Dabei werden die mit Trifluoressigsäureanhydrid derivatisierten Methylester der Fettsäuren von 3-*O*-Desacyl-4′-monophosphoryl-lipid A bestimmt. Die Fettsäuren Dodecansäure (Laurinsäure; C12:0), Tetradecansäure (Myristinsäure; C14:0), 3-Hydroxytetradecansäure (3-Hydroxymyristinsäure; 3-OH-C14:0) und Hexadecansäure (Palmitinsäure; C16:0) werden durch Hydrolyse von 3-*O*-Desacyl-4′-monophosphoryl-lipid A in einer Wasser/Methanol-Mischung (50:50 *V/V*), die 5 Prozent Natriumhydroxid enthält, erhalten.

Der zu prüfenden Substanz, der Referenzsubstanz und den Verdünnungen zur Erstellung der Kalibrierkurve werden Pentadecansäure (C15:0) als Interner Standard zugesetzt. Das angewendete Temperaturprogramm muss eine Trennung der Fettsäurenmethylester in etwa 40 min ermöglichen.

Die Summe der Verhältnisse zwischen der Fläche jedes einzelnen Fettsäuremethylesters (C12:0, C14:0, 3-OH-C14:0 und C16:0) zur Fläche des Internen Standards (Verhältnis von Summenfläche C_x zur Fläche von C15:0) wird berechnet. Die Menge an 3-*O*-Desacyl-4′-monophosphoryl-lipid A wird entsprechend der Summe der Verhältnisse der Kalibrierkurve angegeben, die mit den Verdünnungen der 3-*O*-Desacyl-4′-monophosphoryl-lipid-A-Referenzzubereitung erstellt worden ist.

Der Gehalt an 3-*O*-Desacyl-4′-monophosphoryl-lipid A muss mindestens 80 Prozent und darf höchstens 120 Prozent des angegebenen Gehalts betragen.

7.2/0138

Dimeticon

Dimeticonum

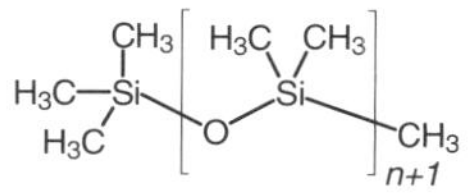

CAS Nr. 9006-65-9

Definition

α-Trimethylsilyl-ω-methylpoly[oxy(dimethylsilandiyl)]

Ein durch Hydrolyse und Polykondensation von Dichlordimethylsilan und Chlortrimethylsilan erhaltenes Polydimethylsiloxan

Die verschiedenen Typen von Dimeticon unterscheiden sich durch die nominale kinematische Viskosität, die durch die Ziffer nach dem Namen der Substanz ausgedrückt wird.

Der Polymerisationsgrad (n = 20 bis 400) ist so gewählt, dass die nominale kinematische Viskosität zwischen 20 und 1300 $mm^2 \cdot s^{-1}$ liegt.

Dimeticon mit einer nominalen Viskosität von 50 $mm^2 \cdot s^{-1}$ *und weniger ist nur zur äußerlichen Anwendung bestimmt.*

Eigenschaften

Aussehen: klare, farblose Flüssigkeiten unterschiedlicher Viskosität

Löslichkeit: praktisch unlöslich in Wasser, sehr schwer löslich bis praktisch unlöslich in wasserfreiem Ethanol, mischbar mit Ethylacetat, Ethylmethylketon und Toluol

Prüfung auf Identität

A. Die Identität der Substanz wird durch ihre kinematische Viskosität bei 25 °C nachgewiesen (siehe „Prüfung auf Reinheit“).

B. IR-Spektroskopie (2.2.24)

Vergleich: Dimeticon *CRS*

Der Bereich von 850 bis 750 cm^{-1} im Spektrum wird nicht berücksichtigt.

C. 0,5 g Substanz werden in einem Reagenzglas auf kleiner Flamme erhitzt, bis weiße Dämpfe auftreten. Das Reagenzglas wird so über ein zweites Reagenzglas gehalten, das 1 ml einer Lösung von Chromotropsäure-Natrium *R* ($1 g \cdot l^{-1}$) in Schwefelsäure *R* enthält, dass die Dämpfe die Lösung erreichen. Das zweite Reagenzglas wird etwa 10 s lang geschüttelt und 5 min lang im Wasserbad erhitzt. Die Lösung färbt sich violett.

D Monographien

D. Die Sulfatasche (2.4.14), mit 50 mg Substanz in einem Platintiegel hergestellt, ist ein weißes Pulver und gibt die Identitätsreaktion auf Silicat (2.3.1).

Prüfung auf Reinheit

Sauer reagierende Substanzen: 2,0 g Substanz werden mit 25 ml einer Mischung gleicher Volumteile von wasserfreiem Ethanol *R* und Ether *R*, die zuvor gegen 0,2 ml Bromthymolblau-Lösung *R* 1 neutralisiert wurde, versetzt. Nach Schütteln der Lösung dürfen bis zum Umschlag nach Blau höchstens 0,15 ml Natriumhydroxid-Lösung (0,01 mol · l^{-1}) verbraucht werden.

Viskosität (2.2.9): 90 bis 110 Prozent der in der Beschriftung angegebenen nominalen kinematischen Viskosität, bei 25 °C bestimmt

Mineralöle: 2 g Substanz werden in einem Reagenzglas im ultravioletten Licht bei 365 nm geprüft. Die Fluoreszenz darf nicht intensiver sein als die einer unter gleichen Bedingungen geprüften Lösung, die 0,1 ppm Chininsulfat *R* in Schwefelsäure (0,005 mol · l^{-1}) enthält.

Phenylierte Verbindungen: 5,0 g Substanz werden unter Schütteln in 10 ml Cyclohexan *R* gelöst. Die Absorption (2.2.25) der Lösung, zwischen 250 und 270 nm gemessen, darf höchstens 0,2 betragen.

Schwermetalle: höchstens 5 ppm

1,0 g Substanz wird mit Dichlormethan *R* gemischt. Die Mischung wird mit Dichlormethan *R* zu 20 ml verdünnt. Diese Mischung wird mit 1,0 ml einer frisch hergestellten Lösung von Dithizon *R* (20 mg · l^{-1}) in Dichlormethan *R*, 0,5 ml Wasser *R* und 0,5 ml einer Mischung von 1 Volumteil verdünnter Ammoniak-Lösung *R* 2 und 9 Volumteilen einer Lösung von Hydroxylaminhydrochlorid *R* (2 g · l^{-1}) versetzt. Gleichzeitig wird folgende Referenzlösung hergestellt: 20 ml Dichlormethan *R* werden mit 1,0 ml einer frisch hergestellten Lösung von Dithizon *R* (20 mg · l^{-1}) in Dichlormethan *R*, 0,5 ml Blei-Lösung (10 ppm Pb) *R* und 0,5 ml einer Mischung von 1 Volumteil verdünnter Ammoniak-Lösung *R* 2 und 9 Volumteilen einer Lösung von Hydroxylaminhydrochlorid *R* (2 g · l^{-1}) versetzt. Jede Lösung wird sofort 1 min lang kräftig geschüttelt. Eine in der zu prüfenden Lösung auftretende Rotfärbung darf nicht stärker als diejenige der Referenzlösung sein.

Flüchtige Bestandteile: höchstens 0,3 Prozent für Dimeticon mit einer nominalen Viskosität von mehr als 50 $mm^2 \cdot s^{-1}$, mit 1,00 g Substanz durch 2 h langes Erhitzen in einer Schale von 60 mm Durchmesser und 10 mm Höhe im Trockenschrank bei 150 °C bestimmt

Beschriftung

Die Beschriftung gibt an,
- nominale kinematische Viskosität als Ziffer nach dem Namen der Substanz
- falls zutreffend, dass die Substanz zur äußerlichen Anwendung bestimmt ist.

Funktionalitätsbezogene Eigenschaften

Dieser Abschnitt liefert Informationen zu Eigenschaften, die sich als relevante Prüfparameter für eine Funktion oder mehrere Funktionen der Substanz erwiesen haben, wenn diese als Hilfsstoff (siehe 5.15) verwendet wird. Einige der Eigenschaften, die im Abschnitt „Funktionalitätsbezogene Eigenschaften" beschrieben sind, können ebenfalls im verbindlichen Teil der Monographie aufgeführt sein, da sie auch verbindliche Qualitätskriterien darstellen. In diesen Fällen enthält der Abschnitt „Funktionalitätsbezogene Eigenschaften" einen Verweis auf die im verbindlichen Teil der Monographie beschriebenen Prüfungen. Die Kontrolle der Eigenschaften kann zur Qualität eines Arzneimittels beitragen, indem die Gleichförmigkeit des Herstellungsverfahrens und die Funktionalität des Arzneimittels bei der Anwendung verbessert werden. Wenn Prüfmethoden angegeben sind, haben sie sich für den jeweiligen Zweck als geeignet erwiesen, jedoch können andere Methoden ebenfalls angewendet werden. Werden für eine bestimmte Eigenschaft Ergebnisse vorgelegt, muss die Prüfmethode angegeben sein.

Die folgende Eigenschaft kann für Dimeticon, das als Weichmacher verwendet wird, relevant sein.

Viskosität: siehe „Prüfung auf Reinheit"

7.2/1009

Domperidon

Domperidonum

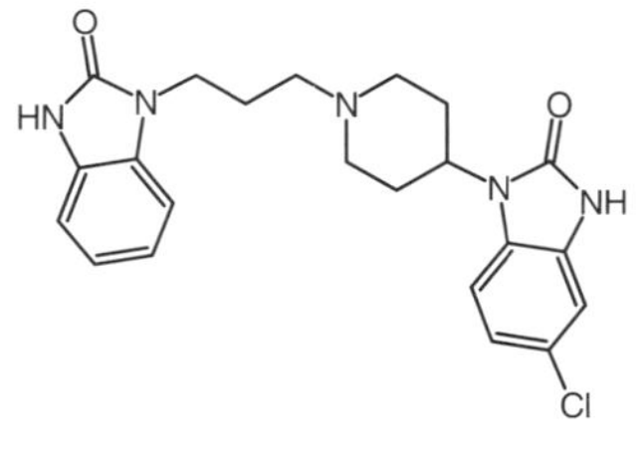
O
HN
N
N
O
N
NH
Cl

$C_{22}H_{24}ClN_5O_2$ M_r 425,9

CAS Nr. 57808-66-9

Definition

5-Chlor-1-[1-[3-(2-oxo-2,3-dihydro-1*H*-benzimidazol-1-yl)propyl]piperidin-4-yl]-1,3-dihydro-2*H*-benzimidazol-2-on

Gehalt: 99,0 bis 101,0 Prozent (getrocknete Substanz)

Eigenschaften

Aussehen: weißes bis fast weißes Pulver

Löslichkeit: praktisch unlöslich in Wasser, löslich in Dimethylformamid, schwer löslich in Ethanol 96 % und Methanol

Prüfung auf Identität

1: A, B
2: A, C, D

A. Schmelztemperatur (2.2.14): 244 bis 248 °C

B. IR-Spektroskopie (2.2.24)

Vergleich: Domperidon *CRS*

C. Dünnschichtchromatographie (2.2.27)

Untersuchungslösung: 20 mg Substanz werden in Methanol *R* zu 10 ml gelöst.

Referenzlösung a: 20 mg Domperidon *CRS* werden in Methanol *R* zu 10 ml gelöst.

Referenzlösung b: 20 mg Domperidon *CRS* und 20 mg Droperidol *CRS* werden in Methanol *R* zu 10 ml gelöst.

Platte: DC-Platte mit octadecylsilyliertem Kieselgel *R*

Fließmittel: Ammoniumacetat-Lösung *R,* Dioxan *R,* Methanol *R* (20:40:40 *V/V/V*)

Auftragen: 5 µl

Laufstrecke: 3/4 der Platte

Trocknen: 15 min lang im Warmluftstrom

Detektion: Die Platte wird bis zum Erscheinen von Flecken Iodgas ausgesetzt und im Tageslicht ausgewertet.

Eignungsprüfung: Referenzlösung b
– Das Chromatogramm muss deutlich voneinander getrennt 2 Flecke zeigen.

Ergebnis: Der Hauptfleck im Chromatogramm der Untersuchungslösung entspricht in Bezug auf Lage und Größe dem Hauptfleck im Chromatogramm der Referenzlösung a.

D. Die Substanz gibt die Identitätsreaktion auf nicht am Stickstoff substituierte Barbiturate (2.3.1).

Prüfung auf Reinheit

Aussehen der Lösung: Die Lösung muss klar (2.2.1) und darf nicht stärker gefärbt sein als die Farbvergleichslösung G_6 (2.2.2, Methode II).

0,20 g Substanz werden in Dimethylformamid *R* zu 20,0 ml gelöst.

Verwandte Substanzen: Flüssigchromatographie (2.2.29)

Die Lösungen müssen unmittelbar vor Gebrauch hergestellt werden.

Untersuchungslösung: 0,10 g Substanz werden in Dimethylformamid *R* zu 10,0 ml gelöst.

Referenzlösung a: 10,0 mg Domperidon *CRS* und 15,0 mg Droperidol *CRS* werden in Dimethylformamid *R* zu 100,0 ml gelöst.

Referenzlösung b: 1,0 ml Untersuchungslösung wird mit Dimethylformamid *R* zu 100,0 ml verdünnt. 5,0 ml dieser Lösung werden mit Dimethylformamid *R* zu 20,0 ml verdünnt.

Säule
– Größe: l = 0,1 m, ∅ = 4,6 mm
– Stationäre Phase: desaktiviertes, octadecylsilyliertes Kieselgel zur Chromatographie *R* (3 µm)

Mobile Phase
– Mobile Phase A: Lösung von Ammoniumacetat *R* (5 g · l^{-1})
– Mobile Phase B: Methanol *R*

Zeit (min)	Mobile Phase A (% *V/V*)	Mobile Phase B (% *V/V*)
0 – 10	70 → 0	30 → 100
10 – 12	0	100

Durchflussrate: 1,5 ml · min^{-1}

Detektion: Spektrometer bei 280 nm

Einspritzen: 10 µl

Relative Retention (bezogen auf Domperidon, t_R etwa 6,5 min)
– Verunreinigung A: etwa 0,4
– Verunreinigung B: etwa 0,65
– Verunreinigung C: etwa 0,7
– Droperidol: etwa 1,1
– Verunreinigung D: etwa 1,15
– Verunreinigung E: etwa 1,2
– Verunreinigung F: etwa 1,3

Eignungsprüfung: Referenzlösung a
– Auflösung: mindestens 2,0 zwischen den Peaks von Domperidon und Droperidol

Grenzwerte
– Verunreinigungen A, B, C, D, E, F: jeweils nicht größer als die Fläche des Hauptpeaks im Chromatogramm der Referenzlösung b (0,25 Prozent)
– Nicht spezifizierte Verunreinigungen: jeweils nicht größer als das 0,4fache der Fläche des Hauptpeaks im Chromatogramm der Referenzlösung b (0,10 Prozent)
– Summe aller Verunreinigungen: nicht größer als das 2fache der Fläche des Hauptpeaks im Chromatogramm der Referenzlösung b (0,5 Prozent)
– Ohne Berücksichtigung bleiben: Peaks, deren Fläche kleiner ist als das 0,2fache der Fläche des Hauptpeaks im Chromatogramm der Referenzlösung b (0,05 Prozent)

D

Monographien

Schwermetalle (2.4.8): höchstens 20 ppm

1,0 g Substanz muss der Grenzprüfung D entsprechen. Zur Herstellung der Referenzlösung werden 2 ml Blei-Lösung (10 ppm Pb) *R* verwendet.

Trocknungsverlust (2.2.32): höchstens 0,5 Prozent, mit 1,000 g Substanz durch Trocknen im Trockenschrank bei 105 °C bestimmt

Sulfatasche (2.4.14): höchstens 0,1 Prozent, mit 1,0 g Substanz bestimmt

Gehaltsbestimmung

0,300 g Substanz, in 50 ml einer Mischung von 1 Volumteil wasserfreier Essigsäure *R* und 7 Volumteilen Ethylmethylketon *R* gelöst, werden nach Zusatz von 0,2 ml Naphtholbenzein-Lösung *R* mit Perchlorsäure (0,1 mol · l^{-1}) bis zum Farbumschlag von Orangegelb nach Grün titriert.

1 ml Perchlorsäure (0,1 mol · l^{-1}) entspricht 42,59 mg $C_{22}H_{24}ClN_5O_2$.

Lagerung

Vor Licht geschützt

Verunreinigungen

Spezifizierte Verunreinigungen:

A, B, C, D, E, F

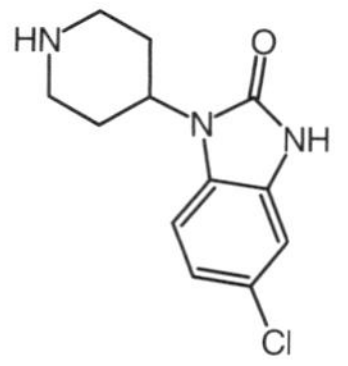

A. 5-Chlor-1-(piperidin-4-yl)-1,3-dihydro-2*H*-benzimidazol-2-on

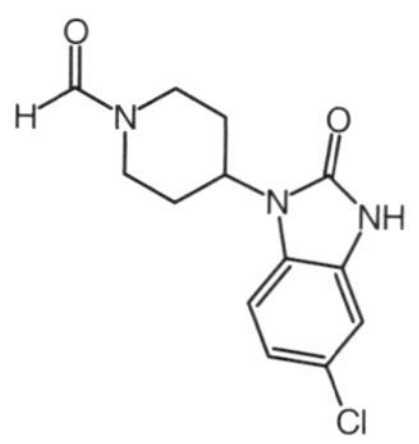

B. 4-(5-Chlor-2-oxo-2,3-dihydro-1*H*-benzimidazol-1-yl)-1-formylpiperidin

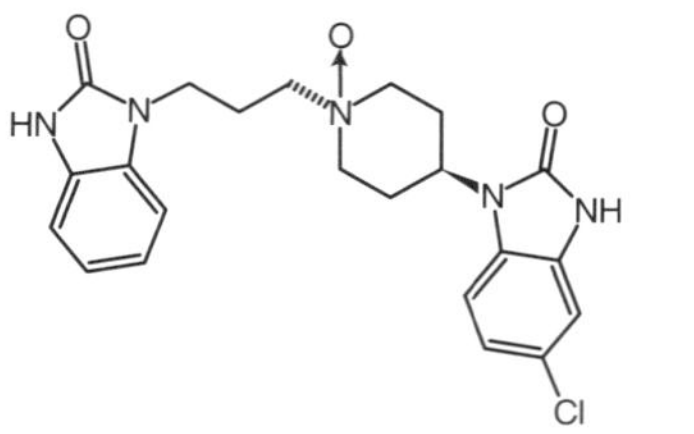

C. *cis*-4-(5-Chlor-2-oxo-2,3-dihydro-1*H*-benzimidazol-1-yl)-1-[3-(2-oxo-2,3-dihydro-1*H*-benzimidazol-1-yl)propyl]piperidin-1-oxid

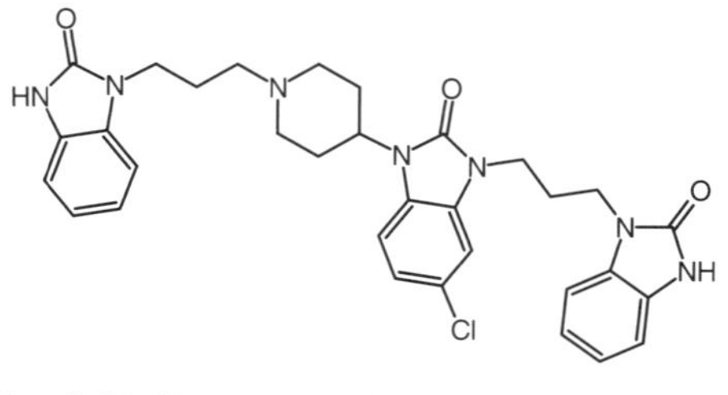

D. 5-Chlor-3-[3-(2-oxo-2,3-dihydro-1*H*-benzimidazol-1-yl)propyl]-1-[1-[3-(2-oxo-2,3-dihydro-1*H*-benzimidazol-1-yl)propyl]piperidin-4-yl]-1,3-dihydro-2*H*-benzimidazol-2-on

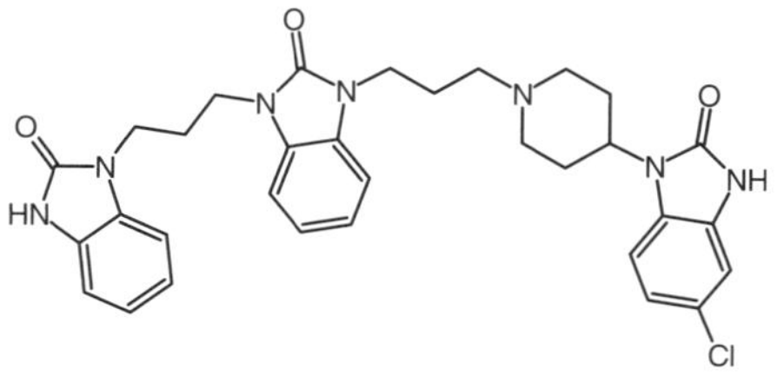

E. 1-[3-[4-(5-Chlor-2-oxo-2,3-dihydro-1*H*-benzimidazol-1-yl)piperidin-1-yl]propyl]-3-[3-(2-oxo-2,3-dihydro-1*H*-benzimidazol-1-yl)propyl]-1,3-dihydro-2*H*-benzimidazol-2-on

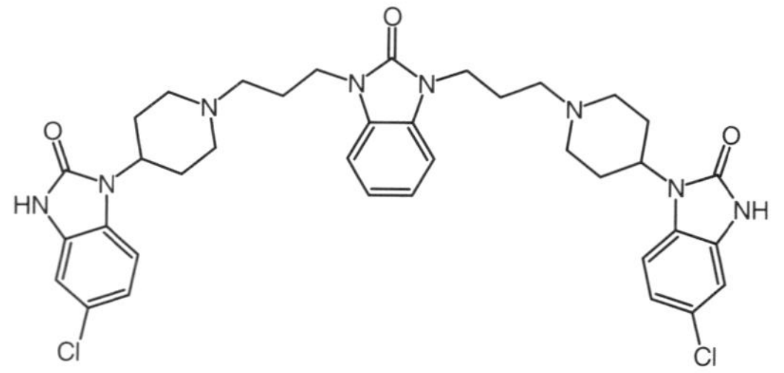

F. 1,3-Bis[3-[4-(5-chlor-2-oxo-2,3-dihydro-1*H*-benzimidazol-1-yl)piperidin-1-yl]propyl]-1,3-dihydro-2*H*-benzimidazol-2-on

7.2/1010

Droperidol

Droperidolum

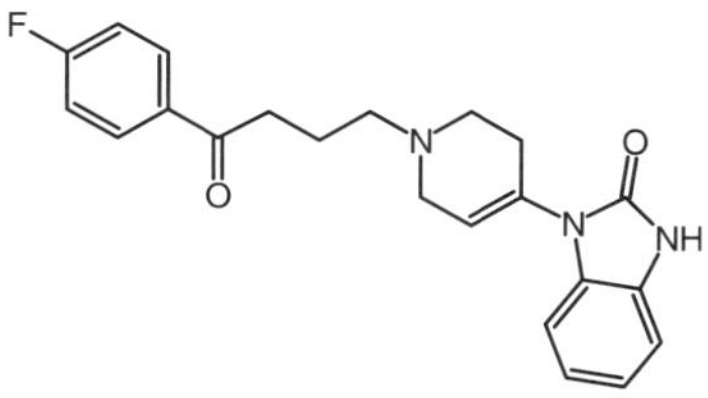

$C_{22}H_{22}FN_3O_2$ M_r 379,4

CAS Nr. 548-73-2

Definition

1-[1-[4-(4-Fluorphenyl)-4-oxobutyl]-1,2,3,6-tetrahydro=pyridin-4-yl]-1,3-dihydro-2*H*-benzimidazol-2-on

Gehalt: 99,0 bis 101,0 Prozent (getrocknete Substanz)

Eigenschaften

Aussehen: weißes bis fast weißes Pulver

Löslichkeit: praktisch unlöslich in Wasser, leicht löslich in Dichlormethan und Dimethylformamid, wenig löslich in Ethanol 96 %

Die Substanz zeigt Polymorphie (5.9).

Prüfung auf Identität

1: A
2: B, C, D

A. IR-Spektroskopie (2.2.24)

Vergleich: Droperidol *CRS*

Wenn die erhaltenen Spektren unterschiedlich sind, werden Substanz und Referenzsubstanz getrennt in der eben notwendigen Menge Aceton *R* gelöst. Nach dem Eindampfen der Lösungen auf dem Wasserbad zur Trockne werden mit den Rückständen erneut Spektren aufgenommen.

B. Dünnschichtchromatographie (2.2.27)

Untersuchungslösung: 30 mg Substanz werden im Fließmittel zu 10 ml gelöst.

Referenzlösung a: 30 mg Droperidol *CRS* werden im Fließmittel zu 10 ml gelöst.

Referenzlösung b: 30 mg Droperidol *CRS* und 30 mg Benperidol *CRS* werden im Fließmittel zu 10 ml gelöst.

Platte: DC-Platte mit Kieselgel GF_{254} *R*

Fließmittel: Aceton *R*, Methanol *R* (10:90 *V/V*)

Auftragen: 10 µl

Laufstrecke: 3/4 der Platte

Trocknen: an der Luft

Detektion: im ultravioletten Licht bei 254 nm

Eignungsprüfung: Referenzlösung b
– Das Chromatogramm muss deutlich voneinander getrennt 2 Flecke zeigen.

Ergebnis: Der Hauptfleck im Chromatogramm der Untersuchungslösung entspricht in Bezug auf Lage und Größe dem Hauptfleck im Chromatogramm der Referenzlösung a.

C. Etwa 10 mg Substanz werden in 5 ml wasserfreiem Ethanol *R* gelöst. Nach Zusatz von 0,5 ml Dinitrobenzol-Lösung *R* und 0,5 ml ethanolischer Kaliumhydroxid-Lösung ($2 \text{ mol} \cdot l^{-1}$) *R* entsteht eine violette Färbung, die nach 20 min bräunlich rot wird.

D. Etwa 5 mg Substanz werden in einem Tiegel mit 45 mg schwerem Magnesiumoxid *R* gemischt. Die Mischung wird so lange geglüht, bis der Rückstand fast weiß ist (normalerweise weniger als 5 min lang). Nach dem Erkalten wird der Rückstand mit 1 ml Wasser *R* und 0,05 ml Phenolphthalein-Lösung *R* 1 versetzt. Etwa 1 ml verdünnte Salzsäure *R* wird zugesetzt, damit die Lösung farblos ist. Die Mischung wird filtriert. Eine frisch hergestellte Mischung von 0,1 ml Alizarin-S-Lösung *R* und 0,1 ml Zirconiumnitrat-Lösung *R* wird mit 1,0 ml Filtrat versetzt, gemischt und 5 min lang stehen gelassen. Die Färbung der Lösung wird mit der einer unter gleichen Bedingungen hergestellten Blindlösung verglichen. Die Lösung ist gelb, die Blindlösung rot gefärbt.

Prüfung auf Reinheit

Aussehen der Lösung: Die Lösung muss klar (2.2.1) und darf nicht stärker gefärbt sein als die Farbvergleichslösung BG_5 (2.2.2, Methode II).

0,20 g Substanz werden in Dichlormethan *R* zu 20,0 ml gelöst.

Verwandte Substanzen: Flüssigchromatographie (2.2.29)

Die Lösungen müssen unmittelbar vor Gebrauch hergestellt werden.

Untersuchungslösung: 0,10 g Substanz werden in Dimethylformamid *R* zu 10,0 ml gelöst.

Referenzlösung a: 2,5 mg Droperidol *CRS* und 2,5 mg Benperidol *CRS* werden in Dimethylformamid *R* zu 100,0 ml gelöst.

Referenzlösung b: 1,0 ml Untersuchungslösung wird mit Dimethylformamid *R* zu 100,0 ml verdünnt. 5,0 ml dieser Lösung werden mit Dimethylformamid *R* zu 20,0 ml verdünnt.

D
Monographien

Säule
- Größe: l = 0,10 m, ∅ = 4,6 mm
- Stationäre Phase: desaktiviertes, octadecylsilyliertes Kieselgel zur Chromatographie *R* (3 µm)

Mobile Phase
- Mobile Phase A: Acetonitril *R*
- Mobile Phase B: Lösung von Tetrabutylammoniumhydrogensulfat *R* 1 (10 g · l^{-1})

Zeit (min)	Mobile Phase A (% *V/V*)	Mobile Phase B (% *V/V*)
0 – 15	0 → 40	100 → 60
15 – 20	40	60
20 – 25	40 → 0	60 → 100

Durchflussrate: 1,5 ml · min^{-1}

Detektion: Spektrometer bei 275 nm

Einspritzen: 10 µl

Relative Retention (bezogen auf Droperidol, t_R etwa 7 min)
- Verunreinigung A: etwa 0,2
- Verunreinigung B: etwa 0,85
- Benperidol: etwa 0,9
- Verunreinigung C: etwa 0,95
- Verunreinigung D: etwa 1,2
- Verunreinigung E: etwa 1,5

Eignungsprüfung: Referenzlösung a
- Auflösung: mindestens 2,0 zwischen den Peaks von Benperidol und Droperidol

Grenzwerte
- Verunreinigungen A, B, C, D, E: jeweils nicht größer als die Fläche des Hauptpeaks im Chromatogramm der Referenzlösung b (0,25 Prozent)
- Nicht spezifizierte Verunreinigungen: jeweils nicht größer als das 0,4fache der Fläche des Hauptpeaks im Chromatogramm der Referenzlösung b (0,10 Prozent)
- Summe aller Verunreinigungen: nicht größer als das 2fache der Fläche des Hauptpeaks im Chromatogramm der Referenzlösung b (0,5 Prozent)
- Ohne Berücksichtigung bleiben: Peaks, deren Fläche kleiner ist als das 0,2fache der Fläche des Hauptpeaks im Chromatogramm der Referenzlösung b (0,05 Prozent)

Schwermetalle (2.4.8): höchstens 20 ppm

1,0 g Substanz muss der Grenzprüfung D entsprechen. Zur Herstellung der Referenzlösung werden 2 ml Blei-Lösung (10 ppm Pb) *R* verwendet.

Trocknungsverlust (2.2.32): höchstens 0,5 Prozent, mit 1,000 g Substanz durch Trocknen im Trockenschrank bei 105 °C bestimmt

Sulfatasche (2.4.14): höchstens 0,1 Prozent, mit 1,0 g Substanz bestimmt

Gehaltsbestimmung

0,300 g Substanz, in 50 ml einer Mischung von 1 Volumteil wasserfreier Essigsäure *R* und 7 Volumteilen Ethylmethylketon *R* gelöst, werden nach Zusatz von 0,2 ml Naphtholbenzein-Lösung *R* mit Perchlorsäure (0,1 mol · l^{-1}) bis zum Farbumschlag von Orangegelb nach Grün titriert.

1 ml Perchlorsäure (0,1 mol · l^{-1}) entspricht 37,94 mg $C_{22}H_{22}FN_3O_2$.

Lagerung

Vor Licht geschützt

Verunreinigungen

Spezifizierte Verunreinigungen:

A, B, C, D, E

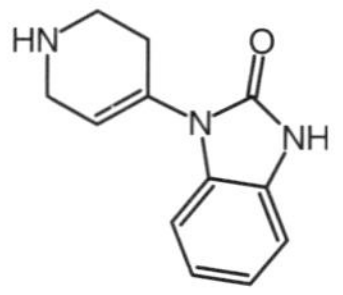

A. 1-(1,2,3,6-Tetrahydropyridin-4-yl)-1,3-dihydro-2*H*-benzimidazol-2-on

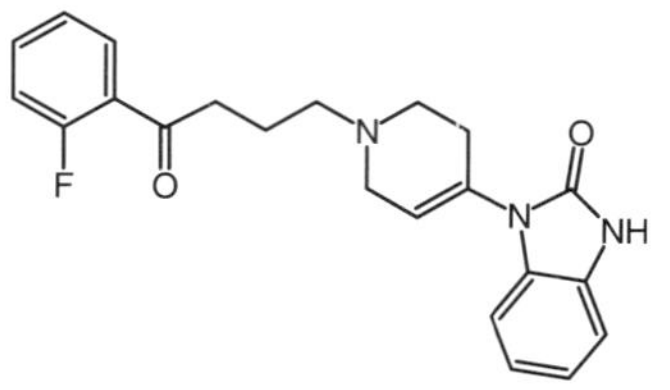

B. 1-[1-[4-(2-Fluorphenyl)-4-oxobutyl]-1,2,3,6-tetrahydropyridin-4-yl]-1,3-dihydro-2*H*-benzimidazol-2-on

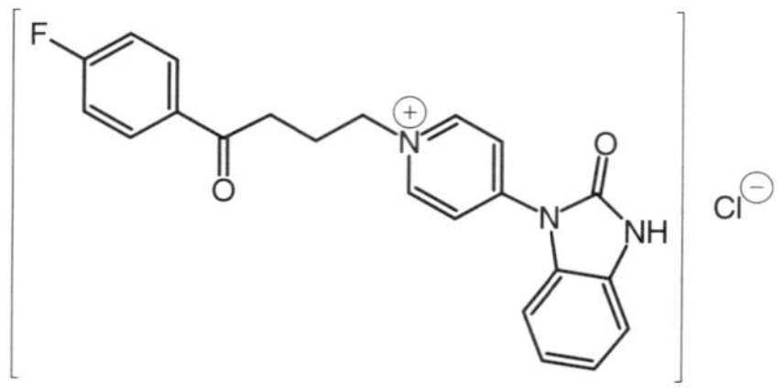

C. 1-[4-(4-Fluorphenyl)-4-oxobutyl]-4-(2-oxo-2,3-dihydro-1*H*-benzimidazol-1-yl)pyridiniumchlorid

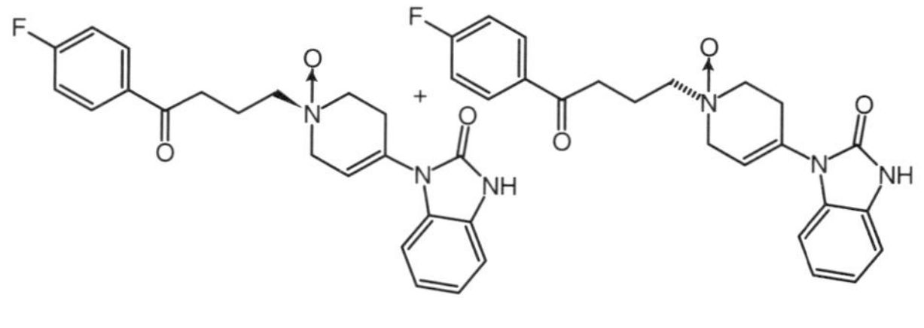

D. (1*RS*)-1-[4-(4-Fluorphenyl)-4-oxobutyl]-4-(2-oxo-2,3-dihydro-1*H*-benzimidazol-1-yl)-1,2,3,6-tetrahydropyridin-1-oxid

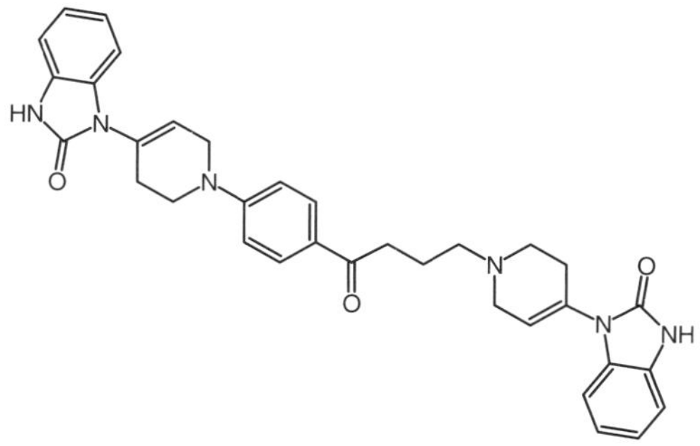

E. 1-[1-[4-[4-[4-(2-Oxo-2,3-dihydro-1*H*-benzimidazol-1-yl)-3,6-dihydropyridin-1(2*H*)-yl]-1-oxobutyl]phenyl]-1,2,3,6-tetrahydropyridin-4-yl]-1,3-dihydro-2*H*-benzimidazol-2-on

E

Getrocknetes Eisen(II)-sulfat 5311
Eisen(II)-sulfat-Heptahydrat 5312
Raffiniertes Erdnussöl 5313
Estriol 5314

7.2/2340

Getrocknetes Eisen(II)-sulfat

Ferrosi sulfas desiccatus

$FeSO_4$ M_r 151,9

Definition

Hydratisiertes Eisen(II)-sulfat, dessen Hydratwasser durch Trocknen teilweise entfernt wurde

Gehalt: 86,0 bis 90,0 Prozent

Eigenschaften

Aussehen: grauweißes Pulver

Löslichkeit: langsam, aber leicht löslich in Wasser, sehr leicht löslich in siedendem Wasser, praktisch unlöslich in Ethanol 96 %

Die Substanz oxidiert an feuchter Luft, wobei sie eine braune Färbung annimmt.

Prüfung auf Identität

A. Die Substanz gibt die Identitätsreaktionen auf Sulfat (2.3.1).

B. Die Substanz gibt die Identitätsreaktion a auf Eisen (2.3.1).

C. Die Substanz entspricht den Anforderungen an den Gehalt.

Prüfung auf Reinheit

Prüflösung: 2,00 g Substanz werden in einer 5-prozentigen Lösung (*V/V*) von bleifreier Salpetersäure *R* zu 100,0 ml gelöst.

pH-Wert (2.2.3): 3,0 bis 4,0

1,0 g Substanz wird in kohlendioxidfreiem Wasser *R* zu 20 ml gelöst.

Chlorid (2.4.4): höchstens 300 ppm

2,5 g Substanz werden in Wasser *R* gelöst. Die Lösung wird mit 0,5 ml verdünnter Schwefelsäure *R* versetzt und mit Wasser *R* zu 50 ml verdünnt. 3,3 ml dieser Lösung werden mit Wasser *R* zu 10 ml verdünnt und mit 5 ml verdünnter Salpetersäure *R* versetzt. Zur Herstellung der Referenzlösung wird eine Mischung von 10 ml Chlorid-Lösung (5 ppm Cl) *R* und 5 ml verdünnter Salpetersäure *R* verwendet. Für die Prüfung werden 0,15 ml Silbernitrat-Lösung *R* 2 verwendet.

Chrom: höchstens 100 ppm

Atomabsorptionsspektrometrie (2.2.23, Methode II)

Untersuchungslösung: die Prüflösung

Referenzlösungen: Die Referenzlösungen werden aus der Chrom-Lösung (100 ppm Cr) *R* durch Verdünnen mit der erforderlichen Menge einer 5-prozentigen Lösung (*V/V*) von bleifreier Salpetersäure *R* hergestellt.

Strahlungsquelle: Chrom-Hohlkathodenlampe, Transmissionsbande vorzugsweise 1 nm

Wellenlänge: 357,9 nm

Atomisierung: Luft-Acetylen-Flamme

Eisen(III)-Ionen: höchstens 0,5 Prozent

In einem Erlenmeyerkolben mit Schliffstopfen werden 5,00 g Substanz in einer Mischung von 10 ml Salzsäure *R* und 100 ml kohlendioxidfreiem Wasser *R* gelöst. Nach Zusatz von 3 g Kaliumiodid *R* wird der Kolben verschlossen und 5 min lang im Dunkeln stehen gelassen. Das freigesetzte Iod wird mit Natriumthiosulfat-Lösung (0,1 mol · l^{-1}) nach Zusatz von 0,5 ml Stärke-Lösung *R* gegen Ende der Titration titriert. Unter gleichen Bedingungen wird eine Blindtitration durchgeführt. Bei der Titration dürfen höchstens 4,5 ml Natriumthiosulfat-Lösung (0,1 mol · l^{-1}) verbraucht werden.

Kupfer: höchstens 50 ppm

Atomabsorptionsspektrometrie (2.2.23, Methode II)

Untersuchungslösung: die Prüflösung

Referenzlösungen: Die Referenzlösungen werden aus der Kupfer-Lösung (0,1 % Cu) *R* durch Verdünnen mit der erforderlichen Menge einer 5-prozentigen Lösung (*V/V*) von bleifreier Salpetersäure *R* hergestellt.

Strahlungsquelle: Kupfer-Hohlkathodenlampe, Transmissionsbande vorzugsweise 1 nm

Wellenlänge: 324,7 nm

Atomisierung: Luft-Acetylen-Flamme

Mangan: höchstens 0,1 Prozent

Atomabsorptionsspektrometrie (2.2.23, Methode II)

Untersuchungslösung: 1,0 ml Prüflösung wird mit einer 5-prozentigen Lösung (*V/V*) von bleifreier Salpetersäure *R* zu 20,0 ml verdünnt.

Referenzlösungen: Die Referenzlösungen werden aus der Mangan-Lösung (1000 ppm Mn) *R* durch Verdünnen mit der erforderlichen Menge einer 5-prozentigen Lösung (*V/V*) von bleifreier Salpetersäure *R* hergestellt.

Strahlungsquelle: Mangan-Hohlkathodenlampe, Transmissionsbande vorzugsweise 1 nm

Wellenlänge: 279,5 nm

Atomisierung: Luft-Acetylen-Flamme

Nickel: höchstens 100 ppm

Atomabsorptionsspektrometrie (2.2.23, Methode II)

Untersuchungslösung: die Prüflösung

Referenzlösungen: Die Referenzlösungen werden aus der Nickel-Lösung (10 ppm Ni) *R* durch Verdünnen mit der erforderlichen Menge einer 5-prozentigen Lösung (*V/V*) von bleifreier Salpetersäure *R* hergestellt.

Strahlungsquelle: Nickel-Hohlkathodenlampe, Transmissionsbande vorzugsweise 1 nm

Wellenlänge: 232,0 nm

Atomisierung: Luft-Acetylen-Flamme

Zink: höchstens 100 ppm

Atomabsorptionsspektrometrie (2.2.23, Methode II)

Untersuchungslösung: die Prüflösung

Referenzlösungen: Die Referenzlösungen werden aus der Zink-Lösung (100 ppm Zn) *R* durch Verdünnen mit der erforderlichen Menge einer 5-prozentigen Lösung (*V/V*) von bleifreier Salpetersäure *R* hergestellt.

Strahlungsquelle: Zink-Hohlkathodenlampe, Transmissionsbande vorzugsweise 1 nm

Wellenlänge: 213,9 nm

Atomisierung: Luft-Acetylen-Flamme

Gehaltsbestimmung

2,5 g Natriumhydrogencarbonat *R* werden in einer Mischung von 150 ml Wasser *R* und 10 ml Schwefelsäure *R* gelöst. Nach Beendigung der Gasentwicklung werden 0,140 g Substanz zugesetzt und unter vorsichtigem Schütteln gelöst. Die Lösung wird nach Zusatz von 0,1 ml Ferroin-Lösung *R* mit Ammoniumcer(IV)-nitrat-Lösung (0,1 mol · l^{-1}) bis zum Verschwinden der Rotfärbung titriert.

1 ml Ammoniumcer(IV)-nitrat-Lösung (0,1 mol · l^{-1}) entspricht 15,19 mg $FeSO_4$.

Lagerung

Dicht verschlossen

7.2/0083

Eisen(II)-sulfat-Heptahydrat

Ferrosi sulfas heptahydricus

$FeSO_4 \cdot 7\ H_2O$ M_r 278,0

CAS Nr. 7782-63-0

Definition

Gehalt: 98,0 bis 105,0 Prozent

Eigenschaften

Aussehen: hellgrünes, kristallines Pulver oder bläulich grüne Kristalle, an der Luft verwitternd

Löslichkeit: leicht löslich in Wasser, sehr leicht löslich in siedendem Wasser, praktisch unlöslich in Ethanol 96 %

Die Substanz färbt sich in feuchter Luft durch Oxidation braun.

Prüfung auf Identität

A. Die Substanz gibt die Identitätsreaktionen auf Sulfat (2.3.1).

B. Die Substanz gibt die Identitätsreaktion a auf Eisen (2.3.1).

C. Die Substanz entspricht den Anforderungen an den Gehalt.

Prüfung auf Reinheit

Prüflösung: 4,0 g Substanz werden in einer 5-prozentigen Lösung (*V/V*) von bleifreier Salpetersäure *R* zu 100,0 ml gelöst.

pH-Wert (2.2.3): 3,0 bis 4,0

1,0 g Substanz wird in kohlendioxidfreiem Wasser *R* zu 20 ml gelöst.

Chlorid (2.4.4): höchstens 200 ppm

5 ml Prüflösung werden mit Wasser *R* zu 10 ml verdünnt. Diese Lösung wird mit 5 ml verdünnter Salpetersäure *R* versetzt. Die Referenzlösung wird aus einer Mischung von 2 ml Wasser *R*, 5 ml verdünnter Salpetersäure *R* und 8 ml Chlorid-Lösung (5 ppm Cl) *R* hergestellt. Für die Prüfung werden 0,15 ml Silbernitrat-Lösung *R* 2 verwendet.

Chrom: höchstens 50 ppm

Atomabsorptionsspektrometrie (2.2.23, Methode II)

Untersuchungslösung: die Prüflösung

Referenzlösungen: Die Referenzlösungen werden aus der Chrom-Lösung (100 ppm Cr) *R* durch Verdünnen mit einer 5-prozentigen Lösung (*V/V*) von bleifreier Salpetersäure *R* hergestellt.

Strahlungsquelle: Chrom-Hohlkathodenlampe, Transmissionsbande vorzugsweise 1 nm

Wellenlänge: 357,9 nm

Atomisierung: Luft-Acetylen-Flamme

Eisen(III)-Ionen: höchstens 0,3 Prozent

In einem Erlenmeyerkolben mit Schliffstopfen werden 5,00 g Substanz in einer Mischung von 10 ml Salzsäure *R* und 100 ml kohlendioxidfreiem Wasser *R* gelöst. Nach Zusatz von 3 g Kaliumiodid *R* wird der Kolben verschlossen und 5 min lang im Dunkeln stehen gelassen. Das freigesetzte Iod wird mit Natriumthiosulfat-Lösung (0,1 mol · l^{-1}) unter Zusatz von 0,5 ml Stärke-Lösung *R* gegen Ende der Titration titriert. Unter gleichen Bedingungen wird eine Blindtitration durchgeführt. Bei der Titration dürfen, unter Berücksichtigung der Blindtitration, höchstens 2,7 ml Natriumthiosulfat-Lösung (0,1 mol · l^{-1}) verbraucht werden.

Kupfer: höchstens 50 ppm

Atomabsorptionsspektrometrie (2.2.23, Methode II)

Untersuchungslösung: die Prüflösung

Referenzlösungen: Die Referenzlösungen werden aus der Kupfer-Lösung (0,1 % Cu) *R* durch Verdünnen mit einer 5-prozentigen Lösung (*V/V*) von bleifreier Salpetersäure *R* hergestellt.

Strahlungsquelle: Kupfer-Hohlkathodenlampe, Transmissionsbande vorzugsweise 1 nm

Wellenlänge: 324,7 nm

Atomisierung: Luft-Acetylen-Flamme

Mangan: höchstens 0,1 Prozent

Atomabsorptionsspektrometrie (2.2.23, Methode II)

Untersuchungslösung: 1,0 ml Prüflösung wird mit einer 5-prozentigen Lösung (*V/V*) von bleifreier Salpetersäure *R* zu 20,0 ml verdünnt.

Referenzlösungen: Die Referenzlösungen werden aus der Mangan-Lösung (1000 ppm Mn) *R* durch Verdünnen mit einer 5-prozentigen Lösung (*V/V*) von bleifreier Salpetersäure *R* hergestellt.

Strahlungsquelle: Mangan-Hohlkathodenlampe, Transmissionsbande vorzugsweise 1 nm

Wellenlänge: 279,5 nm

Atomisierung: Luft-Acetylen-Flamme

Nickel: höchstens 50 ppm

Atomabsorptionsspektrometrie (2.2.23, Methode II)

Untersuchungslösung: die Prüflösung

Referenzlösungen: Die Referenzlösungen werden aus der Nickel-Lösung (10 ppm Ni) *R* durch Verdünnen mit einer 5-prozentigen Lösung (*V/V*) von bleifreier Salpetersäure *R* hergestellt.

Strahlungsquelle: Nickel-Hohlkathodenlampe, Transmissionsbande vorzugsweise 1 nm

Wellenlänge: 232,0 nm

Atomisierung: Luft-Acetylen-Flamme

Zink: höchstens 50 ppm

Atomabsorptionsspektrometrie (2.2.23, Methode II)

Untersuchungslösung: die Prüflösung

Referenzlösungen: Die Referenzlösungen werden aus der Zink-Lösung (100 ppm Zn) *R* durch Verdünnen mit einer 5-prozentigen Lösung (*V/V*) von bleifreier Salpetersäure *R* hergestellt.

Strahlungsquelle: Zink-Hohlkathodenlampe, Transmissionsbande vorzugsweise 1 nm

Wellenlänge: 213,9 nm

Atomisierung: Luft-Acetylen-Flamme

Gehaltsbestimmung

2,5 g Natriumhydrogencarbonat *R* werden in einer Mischung von 150 ml Wasser *R* und 10 ml Schwefelsäure *R* gelöst. Nachdem die Gasentwicklung abgeklungen ist, werden 0,500 g Substanz zugesetzt und unter vorsichtigem Schwenken gelöst. Die Lösung wird nach Zusatz von 0,1 ml Ferroin-Lösung *R* mit Ammoniumcer(IV)-nitrat-Lösung (0,1 mol · l^{-1}) bis zum Verschwinden der Rotfärbung titriert.

1 ml Ammoniumcer(IV)-nitrat-Lösung (0,1 mol · l^{-1}) entspricht 27,80 mg $FeSO_4 \cdot 7\ H_2O$.

Lagerung

Dicht verschlossen

7.2/0263

Raffiniertes Erdnussöl

Arachidis oleum raffinatum

Definition

Das aus den geschälten Samen von *Arachis hypogaea* L. gewonnene, raffinierte, fette Öl

Ein geeignetes Antioxidans kann zugesetzt sein.

E

Monographien

Eigenschaften

Aussehen: klare, gelbliche, viskose Flüssigkeit

Löslichkeit: sehr schwer löslich in Ethanol 96 %, mischbar mit Petroläther

Relative Dichte: etwa 0,915

Das Öl erstarrt bei etwa 2 °C.

Prüfung auf Identität

Identifizierung fetter Öle durch Dünnschichtchromatographie (2.3.2)

Ergebnis: Das erhaltene Chromatogramm entspricht dem zugehörigen Chromatogramm von Erdnussöl in Abb. 2.3.2-1.

Prüfung auf Reinheit

Säurezahl (2.5.1): höchstens 0,5, mit 10,0 g Öl bestimmt

Peroxidzahl (2.5.5, Methode A): höchstens 5,0

Unverseifbare Anteile (2.5.7): höchstens 1,0 Prozent, mit 5,0 g Öl bestimmt

Alkalisch reagierende Substanzen (2.4.19): Die Substanz muss der Prüfung entsprechen.

Fettsäurenzusammensetzung (2.4.22, Methode A): Die in Tab. 2.4.22-3 beschriebene Kalibriermischung wird verwendet.

Zusammensetzung der Fettsäurenfraktion des Öls:

- Gesättigte Fettsäuren mit einer Kettenlänge kleiner als C_{16}: höchstens 0,4 Prozent
- Palmitinsäure: 5,0 bis 14,0 Prozent
- Stearinsäure: 1,3 bis 6,5 Prozent
- Ölsäure: 35,0 bis 72,0 Prozent
- Linolsäure: 12,0 bis 43,0 Prozent
- Linolensäure: höchstens 0,6 Prozent
- Arachinsäure: 0,5 bis 3,0 Prozent
- Eicosensäure: 0,5 bis 3,0 Prozent
- Behensäure: 1,0 bis 5,0 Prozent
- Erucasäure: höchstens 0,5 Prozent
- Lignocerinsäure: 0,5 bis 3,0 Prozent

Wasser (2.5.32): höchstens 0,1 Prozent, mit 1,00 g Öl bestimmt

Lagerung

Vor Licht geschützt, in dem Verbrauch angemessenen, möglichst vollständig gefüllten Behältnissen

7.2/1203

Estriol

Estriolum

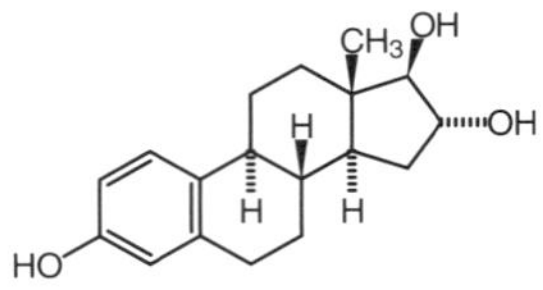
CH3
OH
OH
H
H
H
HO

$C_{18}H_{24}O_3$ M_r 288,4

CAS Nr. 50-27-1

Definition

Estra-1,3,5(10)-trien-3,16α,17β-triol

Gehalt: 97,0 bis 103,0 Prozent (getrocknete Substanz)

Eigenschaften

Aussehen: weißes bis fast weißes, kristallines Pulver

Löslichkeit: praktisch unlöslich in Wasser, wenig löslich in Ethanol 96 %

Schmelztemperatur: etwa 282 °C

Prüfung auf Identität

A. IR-Spektroskopie (2.2.24)

Vergleich: Estriol *CRS*

B. Dünnschichtchromatographie (2.2.27)

Untersuchungslösung: 10 mg Substanz werden in Methanol *R* zu 10 ml gelöst.

Referenzlösung a: 10 mg Estriol *CRS* werden in Methanol *R* zu 10 ml gelöst.

Referenzlösung b: 5 mg Estradiol-Hemihydrat *CRS* werden in der Referenzlösung a zu 5 ml gelöst.

Platte: DC-Platte mit Kieselgel *R*

Fließmittel: Ethanol 96 % *R*, Toluol *R* (20:80 *V/V*)

Auftragen: 5 µl

Laufstrecke: 3/4 der Platte

Trocknen: an der Luft

Detektion: Die Platte wird mit ethanolischer Schwefelsäure *R* besprüht und anschließend 10 min lang oder bis zum Erscheinen von Flecken bei 100 °C erhitzt. Nach dem Erkalten wird die Platte im Tageslicht und im ultravioletten Licht bei 365 nm ausgewertet.

Eignungsprüfung: Referenzlösung b
– Das Chromatogramm muss deutlich voneinander getrennt 2 Flecke zeigen.

Ergebnis: Der Hauptfleck im Chromatogramm der Untersuchungslösung entspricht in Bezug auf Lage, Farbe im Tageslicht, Fluoreszenz im ultravioletten Licht bei 365 nm und Größe dem Hauptfleck im Chromatogramm der Referenzlösung a.

Prüfung auf Reinheit

Spezifische Drehung (2.2.7): +60 bis +65 (getrocknete Substanz)

80 mg Substanz werden in wasserfreiem Ethanol *R* zu 10 ml gelöst.

Verwandte Substanzen: Flüssigchromatographie (2.2.29)

Lösungsmittelmischung: 2-Propanol *R* 1, Heptan *R* (20:80 *V/V*)

Untersuchungslösung: 20,0 mg Substanz werden in 5 ml 2-Propanol *R* 1 gelöst. Die Lösung wird mit der Lösungsmittelmischung zu 20,0 ml verdünnt.

Referenzlösung a: 5 mg Estriol *CRS* und 2,0 mg Estriol-Verunreinigung A *CRS* werden in 5 ml 2-Propanol *R* 1 gelöst. Die Lösung wird mit der Lösungsmittelmischung zu 10,0 ml verdünnt. 1,0 ml dieser Lösung wird mit der Lösungsmittelmischung zu 20,0 ml verdünnt.

Referenzlösung b: 1,0 ml Untersuchungslösung wird mit der Lösungsmittelmischung zu 10,0 ml verdünnt. 1,0 ml dieser Lösung wird mit der Lösungsmittelmischung zu 10,0 ml verdünnt.

Säule
– Größe: l = 0,15 m, ∅ = 4,0 mm
– Stationäre Phase: dihydroxypropylsilyliertes Kieselgel zur Chromatographie *R* (5 µm)
– Temperatur: 40 °C

Mobile Phase
– Mobile Phase A: Heptan *R*
– Mobile Phase B: 2-Propanol *R* 1

Zeit (min)	Mobile Phase A (% *V/V*)	Mobile Phase B (% *V/V*)
0 – 10	95 → 88	5 → 12
10 – 20	88	12
20 – 30	88 → 95	12 → 5
30 – 35	95	5

Durchflussrate: 1,2 ml · min^{-1}

Detektion: Spektrometer bei 280 nm

Einspritzen: 20 µl

Relative Retention (bezogen auf Estriol, t_R etwa 19 min)
– Verunreinigung B: etwa 0,4
– Verunreinigung C: etwa 0,47
– Verunreinigung D: etwa 0,5
– Verunreinigung E: etwa 0,7
– Verunreinigung F: etwa 0,75
– Verunreinigung A: etwa 1,1
– Verunreinigung G: etwa 1,2

Wenn die Retentionszeiten länger sind, wird die Säule zuerst mit Aceton *R* und anschließend mit Heptan *R* gewaschen.

Eignungsprüfung: Referenzlösung a
– Auflösung: mindestens 2,2 zwischen den Peaks von Estriol und Verunreinigung A
Wenn die Auflösung geringer ist, wird die Säule zuerst mit Aceton *R* und anschließend mit Heptan *R* gewaschen.

Grenzwerte
– Verunreinigung A: nicht größer als das 0,5fache der Fläche des entsprechenden Peaks im Chromatogramm der Referenzlösung a (0,5 Prozent)
– Verunreinigungen B, C, D, E, F, G: jeweils nicht größer als das 0,5fache der Fläche des Hauptpeaks im Chromatogramm der Referenzlösung b (0,5 Prozent)
– Nicht spezifizierte Verunreinigungen: jeweils nicht größer als das 0,1fache der Fläche des Hauptpeaks im Chromatogramm der Referenzlösung b (0,10 Prozent)
– Summe aller Verunreinigungen ohne Verunreinigung A: nicht größer als die Fläche des Hauptpeaks im Chromatogramm der Referenzlösung b (1 Prozent)
– Ohne Berücksichtigung bleiben: Peaks, deren Fläche kleiner ist als das 0,05fache der Fläche des Hauptpeaks im Chromatogramm der Referenzlösung b (0,05 Prozent)

Trocknungsverlust (2.2.32): höchstens 0,5 Prozent, mit 1,000 g Substanz durch 3 h langes Trocknen im Trockenschrank bei 105 °C bestimmt

Gehaltsbestimmung

25,0 mg Substanz werden in Ethanol 96 % *R* zu 50,0 ml gelöst. 10,0 ml Lösung werden mit Ethanol 96 % *R* zu 50,0 ml verdünnt. Die Absorption (2.2.25) dieser Lösung wird im Maximum bei 281 nm gemessen.

Der Gehalt an $C_{18}H_{24}O_3$ wird mit Hilfe der spezifischen Absorption berechnet ($A_{1\,cm}^{1\,\%}$ = 72,5).

Verunreinigungen

Spezifizierte Verunreinigungen:

A, B, C, D, E, F, G

Andere bestimmbare Verunreinigungen
(Die folgenden Substanzen werden, falls in einer bestimmten Menge vorhanden, durch eine Prüfmethode oder mehrere Prüfmethoden in der Monographie erfasst. Sie werden begrenzt durch das allgemeine Akzeptanzkriterium für weitere Verunreinigungen/nicht spezifizierte Verunreinigungen und/oder durch die Anforderungen der Allgemeinen Monographie **Substanzen zur pharmazeutischen Verwendung (Corpora ad usum pharmaceuticum)**. Diese Verunreinigungen müssen daher nicht identifiziert werden, um die Konformität der Sub-

E

Monographien

stanz zu zeigen. Siehe auch „5.10 Kontrolle von Verunreinigungen in Substanzen zur pharmazeutischen Verwendung“):

H, I

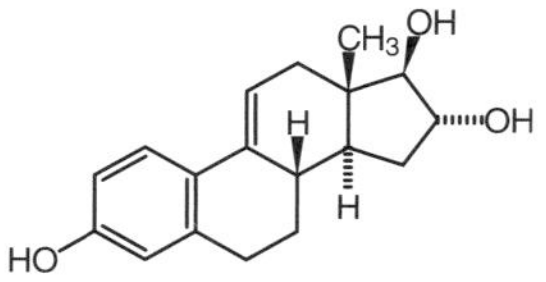

A. Estra-1,3,5(10),9(11)-tetraen-3,16α,17β-triol (9,11-Didehydroestriol)

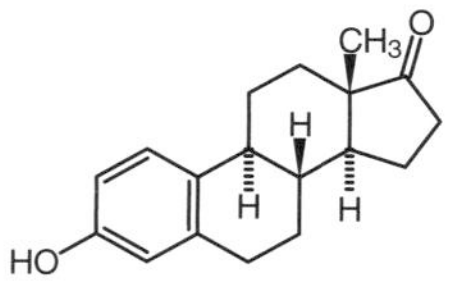

B. 3-Hydroxyestra-1,3,5(10)-trien-17-on (Estron)

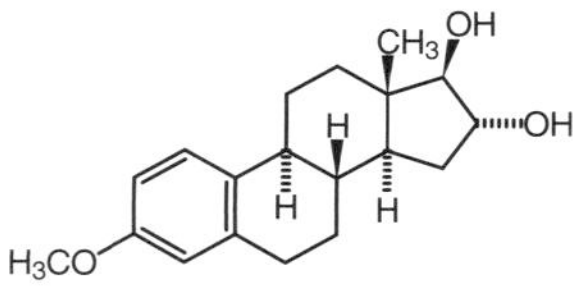

C. 3-Methoxyestra-1,3,5(10)-trien-16α,17β-diol (Estriol-3-methylether)

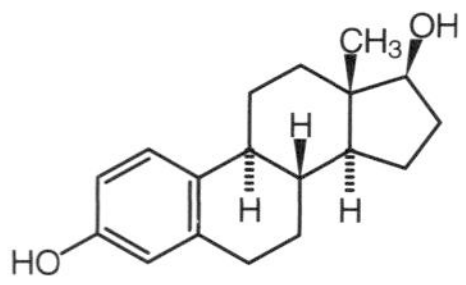

D. Estradiol

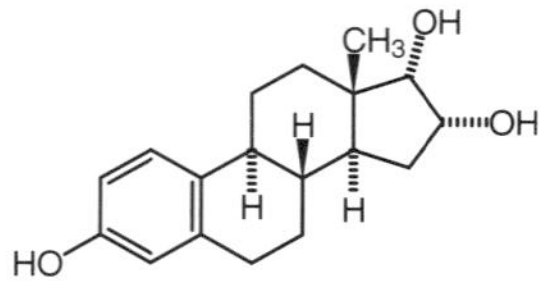

E. Estra-1,3,5(10)-trien-3,16α,17α-triol (17-*epi*-Estriol)

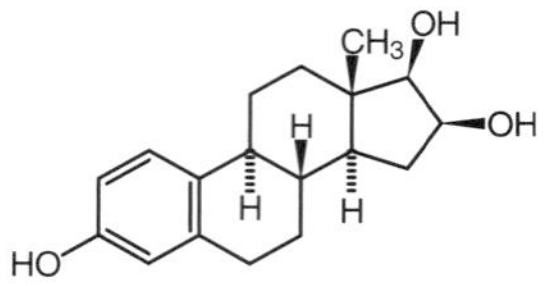

F. Estra-1,3,5(10)-trien-3,16β,17β-triol (16-*epi*-Estriol)

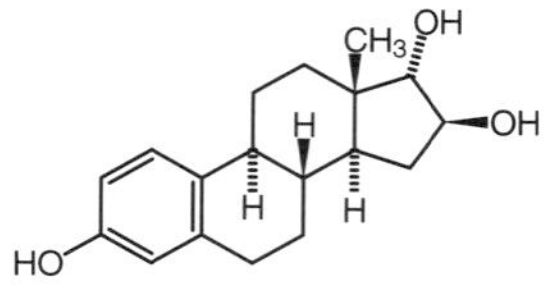

G. Estra-1,3,5(10)-trien-3,16β,17α-triol (16,17-*epi*-Estriol)

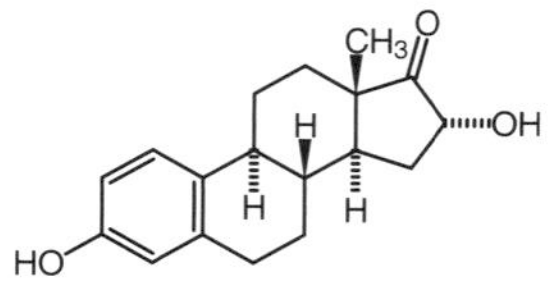

H. 3,16α-Dihydroxyestra-1,3,5(10)-trien-17-on

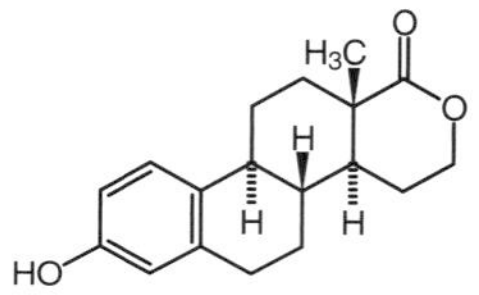

I. 3-Hydroxy-17-oxa-*D*-homoestra-1,3,5(10)-trien-17α-on

F

Fluphenazindihydrochlorid 5319
Fluvoxaminmaleat 5321

7.2/0904

Fluphenazindihydrochlorid

Fluphenazini dihydrochloridum

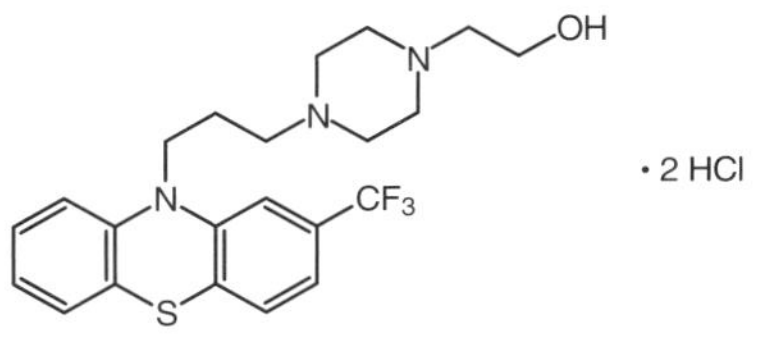

$C_{22}H_{28}Cl_2F_3N_3OS$ M_r 510,4

CAS Nr. 146-56-5

Definition

2-[4-[3-[2-(Trifluormethyl)-10*H*-phenothiazin-10-yl]=propyl]piperazin-1-yl]ethanol-dihydrochlorid

Gehalt: 98,5 bis 101,5 Prozent (getrocknete Substanz)

Eigenschaften

Aussehen: weißes bis fast weißes, kristallines Pulver

Löslichkeit: leicht löslich in Wasser, schwer löslich in Dichlormethan und Ethanol 96 %

Prüfung auf Identität

1: B, D
2: A, C, D

A. UV-Vis-Spektroskopie (2.2.25)

Untersuchungslösung: 50,0 mg Substanz werden in Methanol *R* zu 100,0 ml gelöst. 2,0 ml Lösung werden mit Methanol *R* zu 100,0 ml verdünnt.

Spektralbereich: 230 bis 350 nm

Absorptionsmaxima: bei 260 und bei etwa 310 nm (breite Bande)

Spezifische Absorption im Absorptionsmaximum
– bei 260 nm: 630 bis 700

B. IR-Spektroskopie (2.2.24)

Vergleich: Fluphenazindihydrochlorid *CRS*

C. Dünnschichtchromatographie (2.2.27)

Untersuchungslösung: 10 mg Substanz werden in Methanol *R* zu 10 ml gelöst.

Referenzlösung a: 10 mg Fluphenazindihydrochlorid *CRS* werden in Methanol *R* zu 10 ml gelöst.

Referenzlösung b: 5 mg Perphenazin *CRS* werden in der Referenzlösung a zu 5 ml gelöst.

Platte: DC-Platte mit octadecylsilyliertem Kieselgel F_{254} *R*

Fließmittel: konzentrierte Ammoniak-Lösung *R* 1, Wasser *R*, Methanol *R* (1:4:95 *V/V/V*)

Auftragen: 2 µl

Laufstrecke: 2/3 der Platte

Detektion: im ultravioletten Licht bei 254 nm

Eignungsprüfung: Referenzlösung b
– Das Chromatogramm muss deutlich voneinander getrennt 2 Hauptflecke zeigen.

Ergebnis: Der Hauptfleck im Chromatogramm der Untersuchungslösung entspricht in Bezug auf Lage und Größe dem Hauptfleck im Chromatogramm der Referenzlösung a.

D. Die Substanz gibt die Identitätsreaktion a auf Chlorid (2.3.1).

Prüfung auf Reinheit

pH-Wert (2.2.3): 1,9 bis 2,4

0,5 g Substanz werden in 10 ml Wasser *R* gelöst.

Verwandte Substanzen: Flüssigchromatographie (2.2.29)

Die Lösungen müssen unter Lichtschutz und unmittelbar vor Gebrauch hergestellt werden.

Lösung A: 4 ml Essigsäure *R* und 996 ml einer Lösung von Natriumoctansulfonat *R* (4,33 g · l^{-1}) werden gemischt.

Untersuchungslösung: 25,0 mg Substanz werden in der mobilen Phase A zu 50,0 ml gelöst.

Referenzlösung a: 1,0 ml Untersuchungslösung wird mit der mobilen Phase A zu 100,0 ml verdünnt. 5,0 ml dieser Lösung werden mit der mobilen Phase A zu 25,0 ml verdünnt.

Referenzlösung b: Der Inhalt einer Durchstechflasche mit Fluphenazin-Verunreinigungsmischung *CRS* (mit den Verunreinigungen A, B, C und D) wird in 5 ml Untersuchungslösung gelöst und 1 min lang mit Ultraschall behandelt. 1,0 ml Lösung wird mit 1,0 ml Untersuchungslösung gemischt.

Referenzlösung c: 5,0 mg Fluphenazinsulfoxid *CRS* (Verunreinigung A) werden in der mobilen Phase A zu 50,0 ml gelöst. 1,0 ml Lösung wird mit der mobilen Phase A zu 100,0 ml verdünnt.

Säule
– Größe: l = 0,15 m, ∅ = 4,6 mm
– Stationäre Phase: nachsilanisiertes, octadecylsilyliertes Kieselgel zur Chromatographie *R* (5 µm)

Mobile Phase
– Mobile Phase A: Essigsäure *R*, Methanol *R*, Acetonitril *R*, Lösung A (2:150:400:450 *V/V/V/V*)
– Mobile Phase B: Methanol *R*

Zeit (min)	Mobile Phase A (% V/V)	Mobile Phase B (% V/V)
0 – 15	100	0
15 – 35	100 → 30	0 → 70
35 – 50	30	70

Durchflussrate: 1,0 ml · min^{-1}

Detektion: Spektrometer bei 260 und 274 nm

Einspritzen: 10 µl

Identifizierung von Verunreinigungen: Zur Identifizierung der Peaks der Verunreinigungen A, B, C und D werden das mitgelieferte Chromatogramm von Fluphenazin-Verunreinigungsmischung *CRS* und das mit der Referenzlösung b erhaltene Chromatogramm verwendet.

Relative Retention (bezogen auf Fluphenazin, t_R etwa 19 min)
- Verunreinigung A: etwa 0,2
- Verunreinigung B: etwa 0,3
- Verunreinigung C: etwa 2,2
- Verunreinigung D: etwa 2,3

Eignungsprüfung: Referenzlösung b
- Auflösung bei 274 nm: mindestens 2,5 zwischen den Peaks der Verunreinigungen A und B

Grenzwerte
- Korrekturfaktoren: Für die Berechnung der Gehalte werden die Flächen der Peaks folgender Verunreinigungen mit dem entsprechenden Korrekturfaktor multipliziert:
  - Verunreinigung B: 0,3
  - Verunreinigung D: 0,6
- Verunreinigung A bei 274 nm: nicht größer als die Fläche des entsprechenden Peaks im Chromatogramm der Referenzlösung c (0,2 Prozent)
- Verunreinigung B bei 274 nm: nicht größer als die Fläche des Hauptpeaks im Chromatogramm der Referenzlösung a (0,2 Prozent)
- Verunreinigungen C, D bei 260 nm: jeweils nicht größer als die Fläche des Hauptpeaks im Chromatogramm der Referenzlösung a (0,2 Prozent)
- Nicht spezifizierte Verunreinigungen bei 260 nm: jeweils nicht größer als das 0,5fache der Fläche des Hauptpeaks im Chromatogramm der Referenzlösung a (0,10 Prozent)
- Summe aller Verunreinigungen bei 260 nm ohne Verunreinigungen A und B und Verunreinigungen A und B bei 274 nm: höchstens 1,0 Prozent
- Ohne Berücksichtigung bleiben bei 260 nm: Peaks, deren Fläche kleiner ist als das 0,25fache der Fläche des Hauptpeaks im Chromatogramm der Referenzlösung a (0,05 Prozent)

Schwermetalle (2.4.8): höchstens 20 ppm

Lösungsmittel: Wasser *R*

1,0 g Substanz muss der Grenzprüfung H entsprechen. Zur Herstellung der Referenzlösung werden 2 ml Blei-Lösung (10 ppm Pb) *R* verwendet.

Trocknungsverlust (2.2.32): höchstens 1,0 Prozent, mit 0,500 g Substanz durch 3 h langes Trocknen im Trockenschrank bei 65 °C bestimmt

Sulfatasche (2.4.14): höchstens 0,1 Prozent, mit 1,0 g Substanz in einem Platintiegel bestimmt

Gehaltsbestimmung

Um ein Überhitzen zu vermeiden, muss das Reaktionsgemisch während der Titration sorgfältig gemischt und die Titration unmittelbar nach dem Erreichen des Endpunkts abgebrochen werden.

0,220 g Substanz, in einer Mischung von 10 ml wasserfreier Ameisensäure *R* und 40 ml Acetanhydrid *R* gelöst, werden mit Perchlorsäure (0,1 mol · l^{-1}) titriert. Der Endpunkt wird mit Hilfe der Potentiometrie (2.2.20) bestimmt.

1 ml Perchlorsäure (0,1 mol · l^{-1}) entspricht 25,52 mg $C_{22}H_{28}Cl_2F_3N_3OS$.

Lagerung

Vor Licht geschützt

Verunreinigungen

Spezifizierte Verunreinigungen:

A, B, C, D

Andere bestimmbare Verunreinigungen
(Die folgenden Substanzen werden, falls in einer bestimmten Menge vorhanden, durch eine Prüfmethode oder mehrere Prüfmethoden in der Monographie erfasst. Sie werden begrenzt durch das allgemeine Akzeptanzkriterium für weitere Verunreinigungen/nicht spezifizierte Verunreinigungen und/oder durch die Anforderungen der Allgemeinen Monographie **Substanzen zur pharmazeutischen Verwendung (Corpora ad usum pharmaceuticum)**. Diese Verunreinigungen müssen daher nicht identifiziert werden, um die Konformität der Substanz zu zeigen. Siehe auch „5.10 Kontrolle von Verunreinigungen in Substanzen zur pharmazeutischen Verwendung"):

E, F

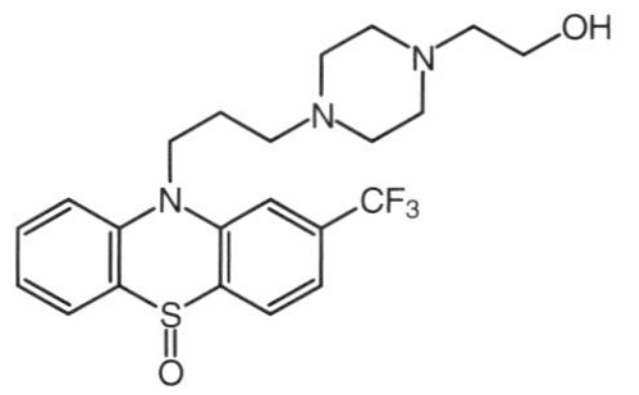
OH
N
N
N
CF3
S
O

A. 2-[4-[3-[5-Oxo-2-(trifluormethyl)-10*H*-5λ⁴-phenothiazin-10-yl]propyl]piperazin-1-yl]ethanol (Fluphenazin-*S*-oxid)

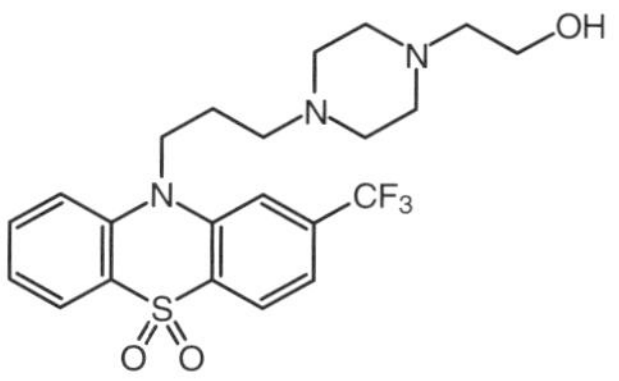
OH
N
N
N
CF3
S
O O

B. 2-[4-[3-[5,5-Dioxo-2-(trifluormethyl)-10*H*-5λ[6]-phenothiazin-10-yl]propyl]piperazin-1-yl]ethanol (Fluphenazin-*S,S*-dioxid)

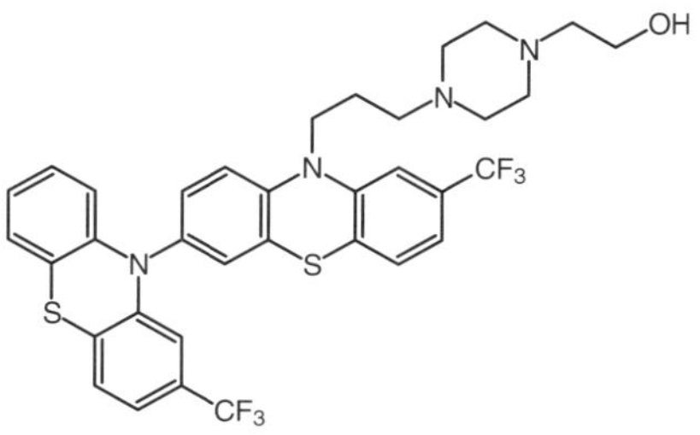
OH
N
N
N
CF3
N
S
S
CF3

C. 2-[4-[3-[2′,8-Bis(trifluormethyl)-10*H*-3,10′-biphenothiazin-10-yl]propyl]piperazin-1-yl]ethanol

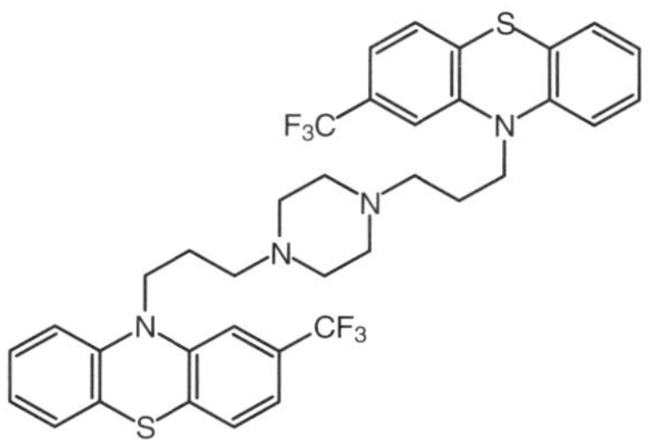
S
F3C
N
N
N
N
CF3
S

D. 10,10′-[Piperazin-1,4-diylbis(propan-3,1-diyl)]bis[2-(trifluormethyl)-10*H*-phenothiazin]

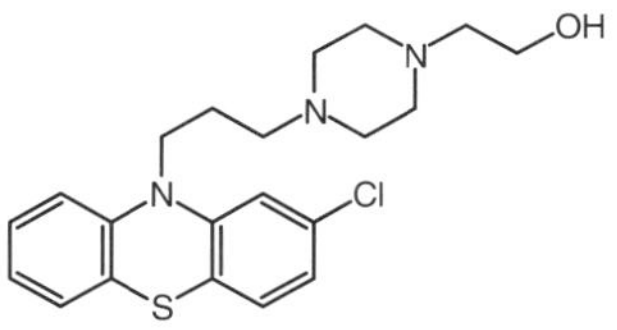
OH
N
N
N
Cl
S

E. 2-[4-[3-[2-Chlor-10H-phenothiazin-10-yl]propyl]piperazin-1-yl]ethanol (Perphenazin)

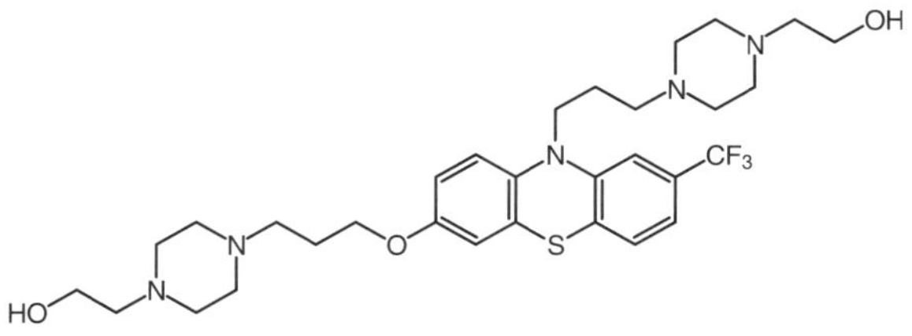
OH
N
N
N
CF3
N
O
S
N
HO

F. 2-[4-[3-[7-[3-[4-(2-Hydroxyethyl)piperazin-1-yl]propoxy]-2-(trifluormethyl)-10*H*-phenothiazin-10-yl]propyl]piperazin-1-yl)ethanol

7.2/1977

Fluvoxaminmaleat

Fluvoxamini maleas

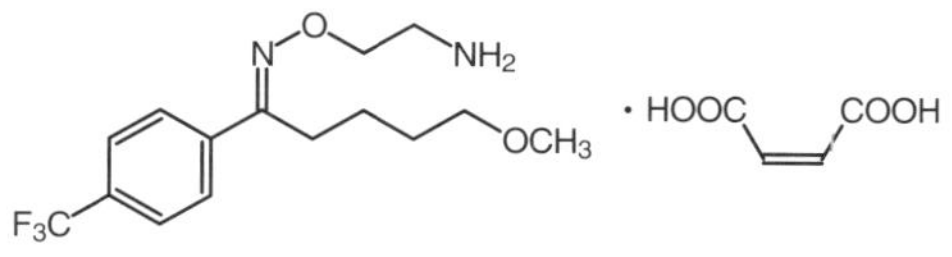
N
O
NH2
OCH3
F3C
· HOOC
COOH

$C_{19}H_{25}F_3N_2O_6$ M_r 434,4

CAS Nr. 61718-82-9

Definition

2-[[[(1*E*)-5-Methoxy-1-[4-(trifluormethyl)phenyl]pentyliden]amino]oxy]ethanamin-(*Z*)-butendioat

Gehalt: 99,0 bis 101,0 Prozent (getrocknete Substanz)

Herstellung

Das Herstellungsverfahren muss evaluiert werden, um das Potential zur Aziridinbildung zu bestimmen. Falls erforderlich muss eine validierte Prüfung der Substanz durchgeführt werden oder das Herstellungsverfahren ist hinsichtlich einer akzeptierbaren Reinheit validiert.

Eigenschaften

Aussehen: weißes bis fast weißes, kristallines Pulver

Löslichkeit: wenig löslich in Wasser, leicht löslich in Ethanol 96 % und Methanol

Prüfung auf Identität

IR-Spektroskopie (2.2.24)

Vergleich: Fluvoxaminmaleat *CRS*

Prüfung auf Reinheit

Verwandte Substanzen: Flüssigchromatographie (2.2.29)

Die Lösungen müssen unmittelbar vor Gebrauch hergestellt werden.

Untersuchungslösung: 50 mg Substanz werden in der mobilen Phase zu 25 ml gelöst.

Referenzlösung a: 1,0 ml Untersuchungslösung wird mit der mobilen Phase zu 10,0 ml verdünnt. 1,0 ml dieser Lösung wird mit der mobilen Phase zu 100,0 ml verdünnt.

Referenzlösung b: Der Inhalt einer Durchstechflasche mit Fluvoxamin zur Eignungsprüfung *CRS* (mit den Verunreinigungen A, B, C und F) wird in 1,0 ml mobiler Phase gelöst.

Referenzlösung c: 3,0 mg Fluvoxamin-Verunreinigung D *CRS* werden in 5 ml mobiler Phase gelöst. Die Lösung wird mit der mobilen Phase zu 10,0 ml verdünnt. 1,0 ml dieser Lösung wird mit der mobilen Phase zu 100,0 ml verdünnt.

Säule
- Größe: l = 0,25 m, ∅ = 4,6 mm
- Stationäre Phase: octylsilyliertes Kieselgel zur Chromatographie *R* (5 µm)

Mobile Phase: 370 Volumteile Acetonitril *R* 1 und 630 Volumteile einer Pufferlösung, die Kaliumdihydrogenphosphat *R* (1,1 g · l^{-1}) und Natriumpentansulfonat *R* (1,9 g · l^{-1}) in Wasser *R* enthält und mit Phosphorsäure 85 % *R* auf einen pH-Wert von 3,0 eingestellt wurde, werden gemischt.

Durchflussrate: 1,2 ml · min^{-1}

Detektion: Spektrometer bei 234 nm

Einspritzen: 20 µl

Chromatographiedauer: 6fache Retentionszeit von Fluvoxamin

Identifizierung von Verunreinigungen: Zur Identifizierung der Peaks der Verunreinigungen A, B, C und F werden das mitgelieferte Chromatogramm von Fluvoxamin zur Eignungsprüfung *CRS* und das mit der Referenzlösung b erhaltene Chromatogramm verwendet.

Relative Retention (bezogen auf Fluvoxamin, t_R etwa 15 min)
- Maleinsäure: etwa 0,15
- Verunreinigungen F und G: etwa 0,5
- Verunreinigung C: etwa 0,6
- Verunreinigung B: etwa 0,8
- Verunreinigung A: etwa 2,5
- Verunreinigung D: etwa 5,4

Eignungsprüfung: Referenzlösung b
- Auflösung: mindestens 1,5 zwischen den Peaks der Verunreinigungen F und C

Grenzwerte
- Verunreinigung B: nicht größer als das 5fache der Fläche des Hauptpeaks im Chromatogramm der Referenzlösung a (0,5 Prozent)
- Verunreinigung C: nicht größer als das 3fache der Fläche des Hauptpeaks im Chromatogramm der Referenzlösung a (0,3 Prozent)
- Verunreinigung A: nicht größer als das 2fache der Fläche des Hauptpeaks im Chromatogramm der Referenzlösung a (0,2 Prozent)
- Verunreinigung D: nicht größer als die Fläche des entsprechenden Peaks im Chromatogramm der Referenzlösung c (0,15 Prozent)
- Summe der Verunreinigungen F und G: nicht größer als das 3fache der Fläche des Hauptpeaks im Chromatogramm der Referenzlösung a (0,3 Prozent)
- Nicht spezifizierte Verunreinigungen: jeweils nicht größer als die Fläche des Hauptpeaks im Chromatogramm der Referenzlösung a (0,10 Prozent)
- Summe aller Verunreinigungen: nicht größer als das 10fache der Fläche des Hauptpeaks im Chromatogramm der Referenzlösung a (1,0 Prozent)
- Ohne Berücksichtigung bleiben: Peaks, deren Fläche kleiner ist als das 0,5fache der Fläche des Hauptpeaks im Chromatogramm der Referenzlösung a (0,05 Prozent); Peak der Maleinsäure

Schwermetalle (2.4.8): höchstens 20 ppm

Lösungsmittel: Ethanol 96 % *R*

1,0 g Substanz muss der Grenzprüfung B entsprechen. Zur Herstellung der Referenzlösung werden 2 ml Blei-Lösung (10 ppm Pb) *R* verwendet.

Trocknungsverlust (2.2.32): höchstens 0,5 Prozent, mit 1,000 g Substanz durch 2 h langes Trocknen im Vakuum bei 80 °C bestimmt

Sulfatasche (2.4.14): höchstens 0,1 Prozent, mit 1,0 g Substanz in einem Platintiegel bestimmt

Gehaltsbestimmung

0,350 g Substanz, in 50 ml wasserfreier Essigsäure *R* gelöst, werden mit Perchlorsäure (0,1 mol · l^{-1}) titriert. Der Endpunkt wird mit Hilfe der Potentiometrie (2.2.20) bestimmt.

1 ml Perchlorsäure (0,1 mol · l^{-1}) entspricht 43,44 mg $C_{19}H_{25}F_3N_2O_6$.

Verunreinigungen

Spezifizierte Verunreinigungen:

A, B, C, D, F, G

Andere bestimmbare Verunreinigungen
(Die folgenden Substanzen werden, falls in einer bestimmten Menge vorhanden, durch eine Prüfmethode oder mehrere Prüfmethoden in der Monographie erfasst. Sie werden begrenzt durch das allgemeine Akzeptanzkriterium für weitere Verunreinigungen/nicht spezifizierte Verunreinigungen und/oder durch die Anforderungen der Allgemeinen Monographie **Substanzen zur pharmazeutischen Verwendung (Corpora ad usum pharmaceuticum).** Diese Verunreinigungen müssen daher nicht identifiziert werden, um die Konformität der Substanz zu zeigen. Siehe auch „5.10 Kontrolle von Verunreinigungen in Substanzen zur pharmazeutischen Verwendung"):

E, I, J

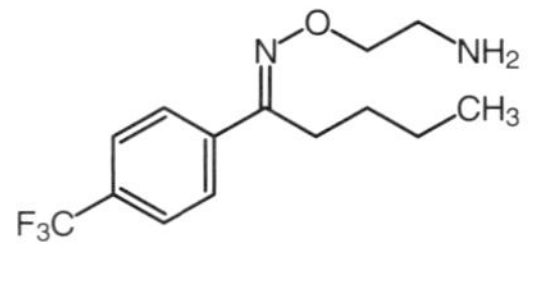
N
O
NH2
CH3
F3C

A. 2-[[[(1*E*)-1-[4-(Trifluormethyl)phenyl]pentyliden]amino]oxy]ethanamin

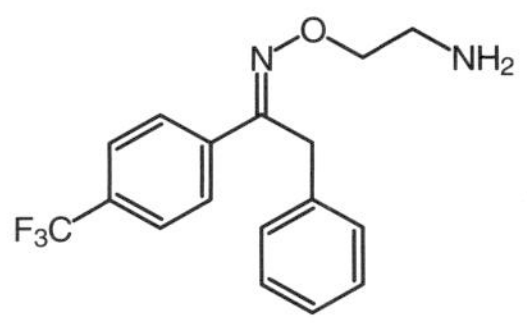

B. 2-[[[(1*Z*)-5-Methoxy-1-[4-(trifluormethyl)phenyl]=
pentyliden]amino]oxy]ethanamin

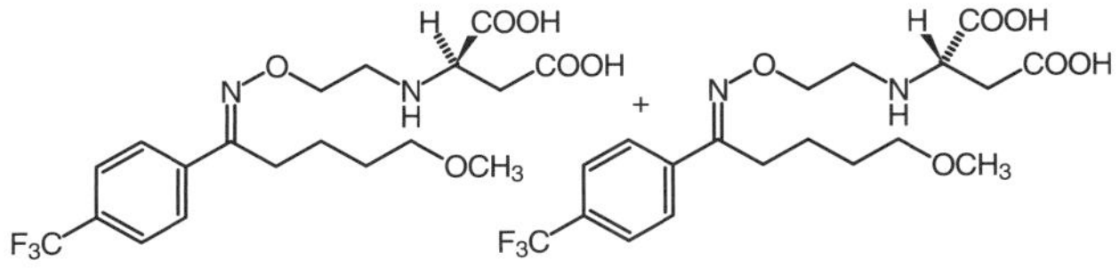

C. (2*RS*)-2-[[2-[[[(1*E*)-5-Methoxy-1-[4-(trifluormethyl)=
phenyl]pentyliden]amino]oxy]ethyl]amino]butan=
disäure

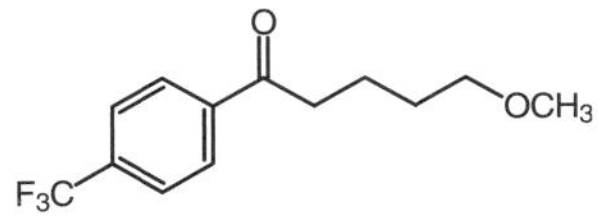

D. 5-Methoxy-1-[4-(trifluormethyl)phenyl]pentan-1-on

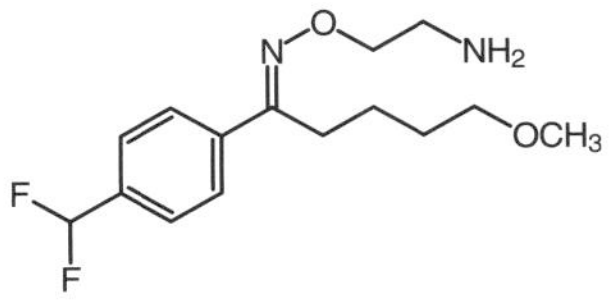

E. 2-[[[(1*E*)-1-[4-(Difluormethyl)phenyl]-5-methoxy=
pentyliden]amino]oxy]ethanamin

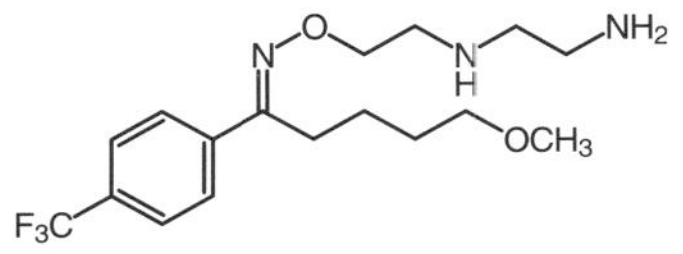

F. *N*-[2-[[[(1*E*)-5-Methoxy-1-[4-(trifluormethyl)phe=
nyl]pentyliden]amino]oxy]ethyl]ethan-1,2-diamin

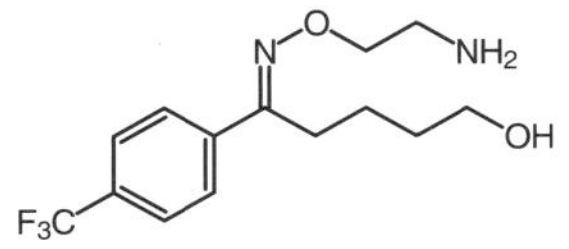

G. (5*E*)-5-[(2-Aminoethoxy)imino]-5-[4-(trifluorme=
thyl)phenyl]pentan-1-ol

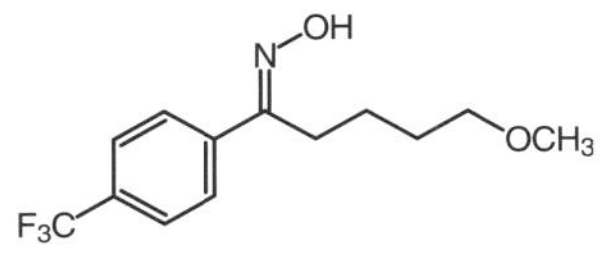

I. (*E*)-*N*-[5-Methoxy-1-[4-(trifluormethyl)phenyl]pent=
yliden]hydroxylamin

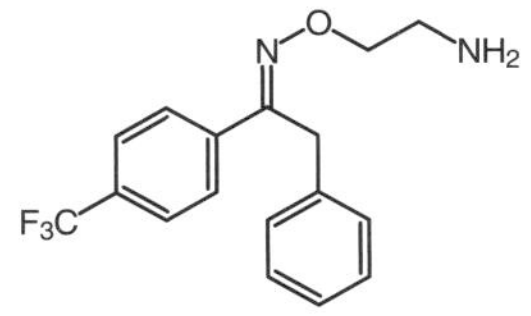

J. 2-[[[(1*E*)-2-Phenyl-1-[4-(trifluormethyl)phenyl]=
ethyliden]amino]oxy]ethanamin

G

Gabapentin 5327

7.2/2173

Gabapentin

Gabapentinum

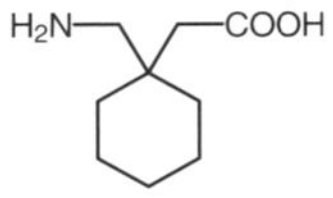

$C_9H_{17}NO_2$ M_r 171,2

CAS Nr. 60142-96-3

Definition

[1-(Aminomethyl)cyclohexyl]essigsäure

Gehalt: 97,5 bis 102,0 Prozent (wasserfreie Substanz)

Eigenschaften

Aussehen: weißes bis fast weißes, kristallines Pulver

Löslichkeit: wenig löslich in Wasser, schwer löslich in Ethanol 96 %, praktisch unlöslich in Dichlormethan

Die Substanz löst sich in verdünnten Mineralsäuren und verdünnten Alkalihydroxid-Lösungen.

Die Substanz zeigt Polymorphie (5.9).

Prüfung auf Identität

IR-Spektroskopie (2.2.24)

Vergleich: Gabapentin *CRS*

Wenn die erhaltenen Spektren unterschiedlich sind, werden Substanz und Referenzsubstanz getrennt in Methanol *R* gelöst. Nach Eindampfen der Lösungen zur Trockne werden mit den Rückständen erneut Spektren aufgenommen.

Prüfung auf Reinheit

Aussehen der Lösung: Die Lösung muss klar (2.2.1) und farblos (2.2.2, Methode II) sein.

1,50 g Substanz werden in einer Mischung von 0,5 ml Essigsäure *R*, 19,5 ml Methanol *R* und 30 ml Wasser *R* gelöst.

pH-Wert (2.2.3): 6,5 bis 7,5

1,0 g Substanz wird in kohlendioxidfreiem Wasser *R* zu 50 ml gelöst.

Verwandte Substanzen

A. Flüssigchromatographie (2.2.29)

Die Lösungen müssen unmittelbar vor Gebrauch hergestellt werden.

Lösung A: 2,32 g Ammoniumdihydrogenphosphat *R* werden in 950 ml Wasser *R* gelöst. Die Lösung wird mit Phosphorsäure 85 % *R* auf einen pH-Wert von 2,0 eingestellt und mit Wasser *R* zu 1000 ml verdünnt.

Pufferlösung: 0,58 g Ammoniumdihydrogenphosphat *R* und 1,83 g Natriumperchlorat *R* werden in 950 ml Wasser *R* gelöst. Die Lösung wird mit Perchlorsäure *R* auf einen pH-Wert von 1,8 eingestellt und mit Wasser *R* zu 1000 ml verdünnt.

Untersuchungslösung: 0,140 g Substanz werden in der Lösung A zu 10,0 ml gelöst.

Referenzlösung a: 1,0 ml Untersuchungslösung wird mit der Lösung A zu 100,0 ml verdünnt. 1,0 ml dieser Lösung wird mit der Lösung A zu 10,0 ml verdünnt.

Referenzlösung b: 7,0 mg Gabapentin-Verunreinigung A *CRS* und 10 mg Gabapentin-Verunreinigung B *CRS* werden in Methanol *R* 1 zu 50,0 ml gelöst. 1,0 ml Lösung wird mit der Lösung A zu 10,0 ml verdünnt.

Referenzlösung c: 0,140 g Gabapentin *CRS* werden in der Lösung A zu 10,0 ml gelöst.

Referenzlösung d: 7,0 mg Gabapentin-Verunreinigung D *CRS* werden in 25 ml Methanol *R* 1 gelöst. Die Lösung wird mit der Lösung A zu 100,0 ml verdünnt. 1,0 ml dieser Lösung wird mit der Lösung A zu 10,0 ml verdünnt.

Säule
- Größe: l = 0,25 m, ∅ = 4,6 mm
- Stationäre Phase: nachsilanisiertes, octadecylsilyliertes, amorphes, siliciumorganisches Polymer *R* (5 µm)
- Temperatur: 40 °C

Mobile Phase: Acetonitril *R* 1, Pufferlösung (24:76 *V/V*)

Durchflussrate: 1,0 ml · min^{-1}

Detektion: Spektrometer bei 215 nm

Einspritzen: 20 µl; Untersuchungslösung, Referenzlösungen a und b

Chromatographiedauer: 4fache Retentionszeit von Gabapentin

Identifizierung von Verunreinigungen: Zur Identifizierung der Peaks der Verunreinigungen A und B wird das mit der Referenzlösung b erhaltene Chromatogramm verwendet.

Relative Retention (bezogen auf Gabapentin, t_R etwa 4 min)
- Verunreinigung A: etwa 2,4
- Verunreinigung B: etwa 2,8

Eignungsprüfung: Referenzlösung b
- Auflösung: mindestens 2,3 zwischen den Peaks der Verunreinigungen A und B

G

Monographien

Zur Vermeidung von Memory-Effekten kann die Säule zwischen zwei Chromatogrammen mit Acetonitril *R* 1 gespült werden.

Grenzwerte
- Verunreinigung A: nicht größer als das 1,5fache der Fläche des entsprechenden Peaks im Chromatogramm der Referenzlösung b (0,15 Prozent)
- Nicht spezifizierte Verunreinigungen: jeweils nicht größer als die Fläche des Hauptpeaks im Chromatogramm der Referenzlösung a (0,10 Prozent)
- Ohne Berücksichtigung bleiben: Peaks, deren Fläche kleiner ist als das 0,5fache der Fläche des Hauptpeaks im Chromatogramm der Referenzlösung a (0,05 Prozent)

Die in der Allgemeinen Monographie **Substanzen zur pharmazeutischen Verwendung (Corpora ad usum pharmaceuticum)** unter „Verwandte Substanzen" angegebenen Grenzwerte (Tab. 2034-1) finden keine Anwendung.

B. Flüssigchromatographie (2.2.29) wie unter „Verwandte Substanzen, Prüfung A" beschrieben, mit folgenden Änderungen:

Mobile Phase: Methanol *R* 1, Acetonitril *R* 1, Pufferlösung (30:35:35 *V/V/V*)

Einspritzen: 20 µl; Untersuchungslösung, Referenzlösung d

Chromatographiedauer: 1,2fache Retentionszeit von Verunreinigung D

Retentionszeit
- Verunreinigung D: etwa 10 min

Grenzwerte
- Nicht spezifizierte Verunreinigungen: jeweils nicht größer als die Fläche des Hauptpeaks im Chromatogramm der Referenzlösung d (0,05 Prozent)
- Ohne Berücksichtigung bleiben: Peaks, deren Fläche kleiner ist als das 0,6fache der Fläche des Hauptpeaks im Chromatogramm der Referenzlösung d (0,03 Prozent); Peaks mit einer relativen Retention von höchstens 0,4, bezogen auf Verunreinigung D

Grenzwert
- Summe der Ergebnisse aus Prüfung A und Prüfung B: höchstens 0,5 Prozent

Chlorid: höchstens 100 ppm

1,5 g Substanz, in einer Mischung von 0,5 ml Essigsäure *R*, 19,5 ml Methanol *R* und 30 ml Wasser *R* gelöst, werden mit Silbernitrat-Lösung (0,001 mol · l^{-1}) titriert. Der Endpunkt wird mit Hilfe der Potentiometrie (2.2.20) bestimmt.

1 ml Silbernitrat-Lösung (0,001 mol · l^{-1}) entspricht 0,03545 mg Chlorid.

Schwermetalle (2.4.8): höchstens 20 ppm

1,0 g Substanz muss der Grenzprüfung F entsprechen. Zur Herstellung der Referenzlösung werden 2 ml Blei-Lösung (10 ppm Pb) *R* verwendet.

Wasser (2.5.32): höchstens 0,3 Prozent, mit 1,000 g Substanz bestimmt

Sulfatasche (2.4.14): höchstens 0,1 Prozent, mit 1,0 g Substanz bestimmt

Gehaltsbestimmung

Flüssigchromatographie (2.2.29) wie unter „Verwandte Substanzen, Prüfung A" beschrieben, mit folgender Änderung:

Einspritzen: 20 µl; Untersuchungslösung, Referenzlösung c

Der Prozentgehalt an $C_9H_{17}NO_2$ wird unter Berücksichtigung des angegebenen Gehalts für Gabapentin *CRS* berechnet.

Verunreinigungen

Spezifizierte Verunreinigung:

A

Andere bestimmbare Verunreinigungen
(Die folgenden Substanzen werden, falls in einer bestimmten Menge vorhanden, durch eine Prüfmethode oder mehrere Prüfmethoden in der Monographie erfasst. Sie werden begrenzt durch das allgemeine Akzeptanzkriterium für weitere Verunreinigungen/nicht spezifizierte Verunreinigungen und/oder durch die Anforderungen der Allgemeinen Monographie **Substanzen zur pharmazeutischen Verwendung (Corpora ad usum pharmaceuticum)**. Diese Verunreinigungen müssen daher nicht identifiziert werden, um die Konformität der Substanz zu zeigen. Siehe auch „5.10 Kontrolle von Verunreinigungen in Substanzen zur pharmazeutischen Verwendung"):

B, D, E, G

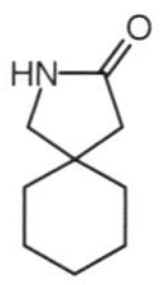
O
HN

A. 2-Azaspiro[4.5]decan-3-on

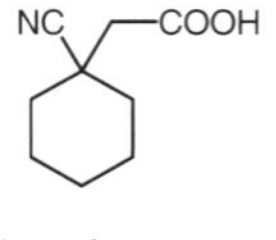
NC
COOH

B. (1-Cyancyclohexyl)essigsäure

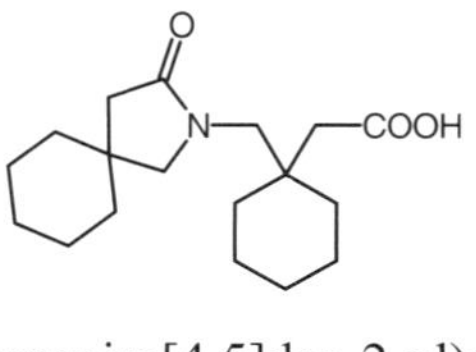
O
N
COOH

D. [1-[(3-Oxo-2-azaspiro[4.5]dec-2-yl)methyl]cyclohexyl]essigsäure

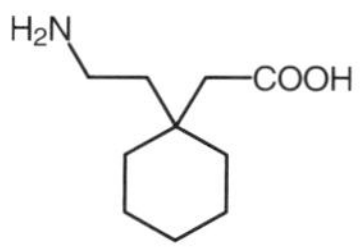

E. 1-(Carboxymethyl)cyclohexancarbonsäure

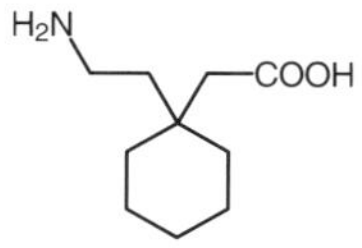

G. [1-(2-Aminoethyl)cyclohexyl]essigsäure

G

Monographien

H

Haloperidoldecanoat 5333

7.2/1431

Haloperidoldecanoat

Haloperidoli decanoas

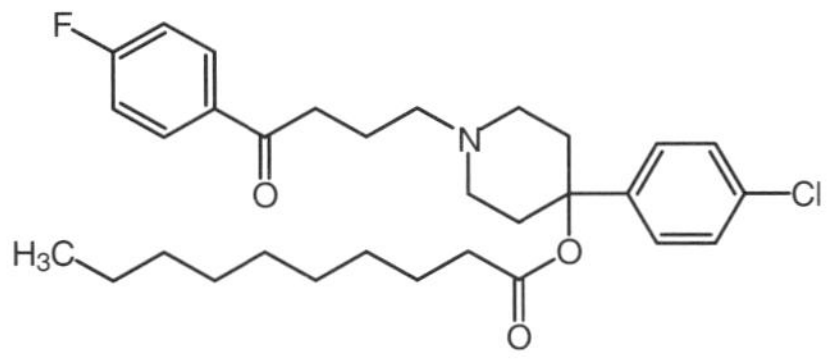

$C_{31}H_{41}ClFNO_3$ M_r 530,1

CAS Nr. 74050-97-8

Definition

[4-(4-Chlorphenyl)-1-[4-(4-fluorphenyl)-4-oxobutyl]=piperidin-4-yl]decanoat

Gehalt: 98,5 bis 101,0 Prozent (getrocknete Substanz)

Eigenschaften

Aussehen: weißes bis fast weißes Pulver

Löslichkeit: praktisch unlöslich in Wasser, sehr leicht löslich in Dichlormethan, Ethanol 96 % und Methanol

Schmelztemperatur: etwa 42 °C

Prüfung auf Identität

A. IR-Spektroskopie (2.2.24)

Vergleich: Haloperidoldecanoat *CRS*

B. 0,1 g Substanz werden in einem Porzellantiegel mit 0,5 g wasserfreiem Natriumcarbonat *R* versetzt und anschließend 10 min lang über offener Flamme erhitzt. Nach dem Erkalten wird der Rückstand mit 5 ml verdünnter Salpetersäure *R* aufgenommen. Die Mischung wird filtriert. 1 ml Filtrat, mit 1 ml Wasser *R* versetzt, gibt die Identitätsreaktion a auf Chlorid (2.3.1).

Prüfung auf Reinheit

Aussehen der Lösung: Die Lösung muss klar (2.2.1) und darf nicht stärker gefärbt sein als die Farbvergleichslösung B_5 (2.2.2, Methode II).

2,0 g Substanz werden in Dichlormethan *R* zu 20 ml gelöst.

Verwandte Substanzen: Flüssigchromatographie (2.2.29)

Die Lösungen müssen unmittelbar vor Gebrauch und unter Lichtschutz hergestellt werden.

Untersuchungslösung: 0,100 g Substanz werden in Methanol *R* zu 10,0 ml gelöst.

Referenzlösung a: 2,5 mg Bromperidoldecanoat *CRS* und 2,5 mg Haloperidoldecanoat *CRS* werden in Methanol *R* zu 50,0 ml gelöst.

Referenzlösung b: 5,0 ml Untersuchungslösung werden mit Methanol *R* zu 100,0 ml verdünnt. 1,0 ml dieser Lösung wird mit Methanol *R* zu 10,0 ml verdünnt.

Säule
- Größe: l = 0,1 m, ∅ = 4,0 mm
- Stationäre Phase: desaktiviertes, octadecylsilyliertes Kieselgel zur Chromatographie *R* (3 µm)

Mobile Phase
- Mobile Phase A: Lösung von Tetrabutylammoniumhydrogensulfat *R* (27 g · l^{-1})
- Mobile Phase B: Acetonitril *R*

Zeit (min)	Mobile Phase A (% *V/V*)	Mobile Phase B (% *V/V*)
0 – 30	80 → 40	20 → 60
30 – 35	40	60
35 – 40	40 → 80	60 → 20

Durchflussrate: 1,5 ml · min^{-1}

Detektion: Spektrometer bei 230 nm

Einspritzen: 10 µl

Relative Retention (bezogen auf Haloperidoldecanoat, t_R etwa 24 min)
- Verunreinigung G: etwa 0,1
- Verunreinigung L: etwa 0,2
- Verunreinigung H: etwa 0,8
- Verunreinigung I: etwa 0,88
- Verunreinigung A: etwa 0,9
- Verunreinigung B: etwa 0,98
- Bromperidoldecanoat: etwa 1,02
- Verunreinigung J: etwa 1,1
- Verunreinigung C: etwa 1,15
- Verunreinigung D: etwa 1,2
- Verunreinigung K: etwa 1,22
- Verunreinigung F: etwa 1,26
- Verunreinigung E: etwa 1,28

Eignungsprüfung: Referenzlösung a
- Auflösung: mindestens 1,5 zwischen den Peaks von Haloperidoldecanoat und Bromperidoldecanoat

Grenzwerte
- Verunreinigungen A, B, C, D, E, F, G, H, I, J, K: jeweils nicht größer als die Fläche des Hauptpeaks im Chromatogramm der Referenzlösung b (0,5 Prozent)
- Nicht spezifizierte Verunreinigungen: jeweils nicht größer als das 0,2fache der Fläche des Hauptpeaks im Chromatogramm der Referenzlösung b (0,10 Prozent)
- Summe aller Verunreinigungen: nicht größer als das 3fache der Fläche des Hauptpeaks im Chromatogramm der Referenzlösung b (1,5 Prozent)

– Ohne Berücksichtigung bleiben: Peaks, deren Fläche kleiner ist als das 0,1fache der Fläche des Hauptpeaks im Chromatogramm der Referenzlösung b (0,05 Prozent)

Trocknungsverlust (2.2.32): höchstens 0,5 Prozent, mit 1,000 g Substanz durch Trocknen im Vakuum bei 30 °C bestimmt

Sulfatasche (2.4.14): höchstens 0,1 Prozent, mit 1,0 g Substanz in einem Platintiegel bestimmt

Gehaltsbestimmung

0,425 g Substanz, in 50 ml einer Mischung von 1 Volumteil wasserfreier Essigsäure *R* und 7 Volumteilen Ethylmethylketon *R* gelöst, werden nach Zusatz von 0,2 ml Naphtholbenzein-Lösung *R* mit Perchlorsäure ($0,1 \text{ mol} \cdot l^{-1}$) titriert.

1 ml Perchlorsäure ($0,1 \text{ mol} \cdot l^{-1}$) entspricht 53,01 mg $C_{31}H_{41}ClFNO_3$.

Lagerung

Vor Licht geschützt, unterhalb von 25 °C

Verunreinigungen

Spezifizierte Verunreinigungen:

A, B, C, D, E, F, G, H, I, J, K

Andere bestimmbare Verunreinigungen
(Die folgenden Substanzen werden, falls in einer bestimmten Menge vorhanden, durch eine Prüfmethode oder mehrere Prüfmethoden in der Monographie erfasst. Sie werden begrenzt durch das allgemeine Akzeptanzkriterium für weitere Verunreinigungen/nicht spezifizierte Verunreinigungen und/oder durch die Anforderungen der Allgemeinen Monographie **Substanzen zur pharmazeutischen Verwendung (Corpora ad usum pharmaceuticum)**. Diese Verunreinigungen müssen daher nicht identifiziert werden, um die Konformität der Substanz zu zeigen. Siehe auch „5.10 Kontrolle von Verunreinigungen in Substanzen zur pharmazeutischen Verwendung“):

L

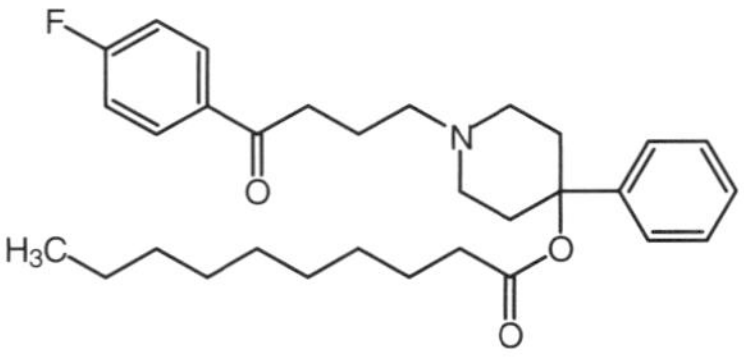

A. [1-[4-(4-Fluorphenyl)-4-oxobutyl]-4-phenylpiperidin-4-yl]decanoat

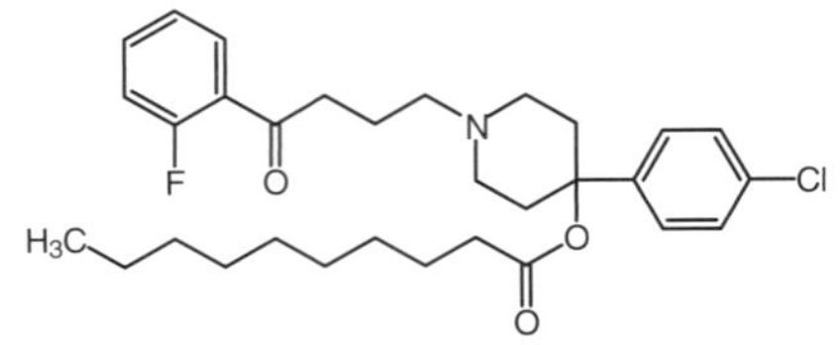

B. [4-(4-Chlorphenyl)-1-[4-(2-fluorphenyl)-4-oxobutyl]piperidin-4-yl]decanoat

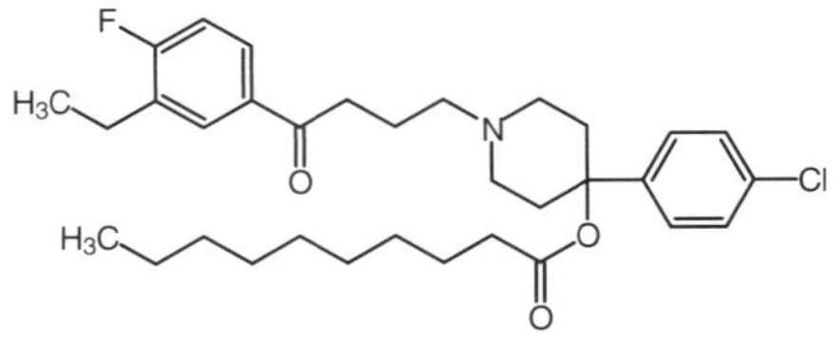

C. [4-(4-Chlorphenyl)-1-[4-(3-ethyl-4-fluorphenyl)-4-oxobutyl]piperidin-4-yl]decanoat

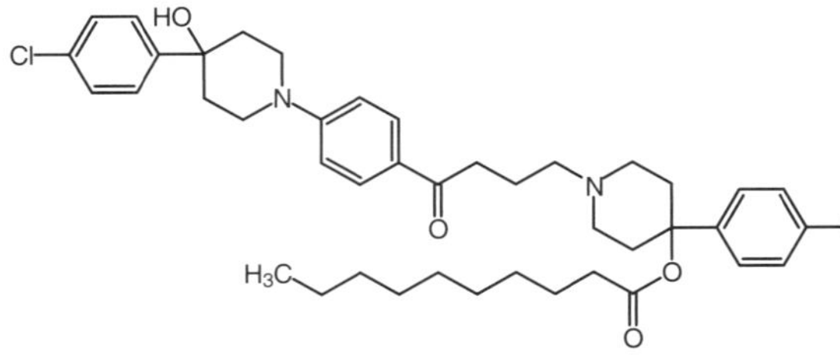

D. [4-(4-Chlorphenyl)-1-[4-[4-[4-(4-chlorphenyl)-4-hydroxypiperidin-1-yl]phenyl]-4-oxobutyl]piperidin-4-yl]decanoat

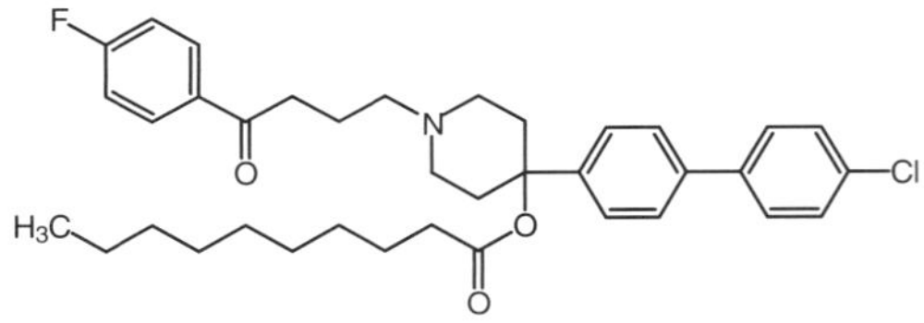

E. [4-(4′-Chlorbiphenyl-4-yl)-1-[4-(4-fluorphenyl)-4-oxobutyl]piperidin-4-yl]decanoat

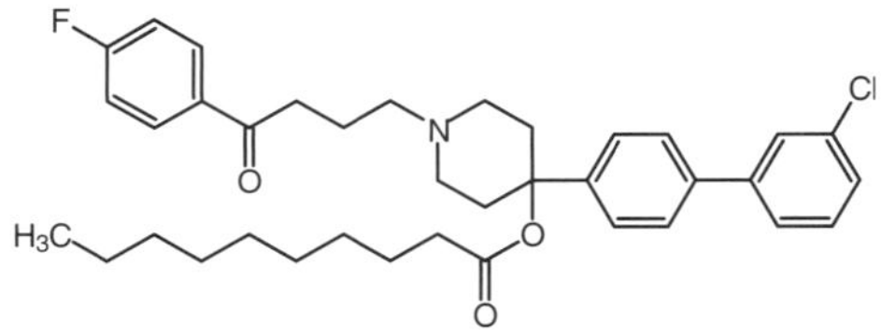

F. [4-(3′-Chlorbiphenyl-4-yl)-1-[4-(4-fluorphenyl)-4-oxobutyl]piperidin-4-yl]decanoat

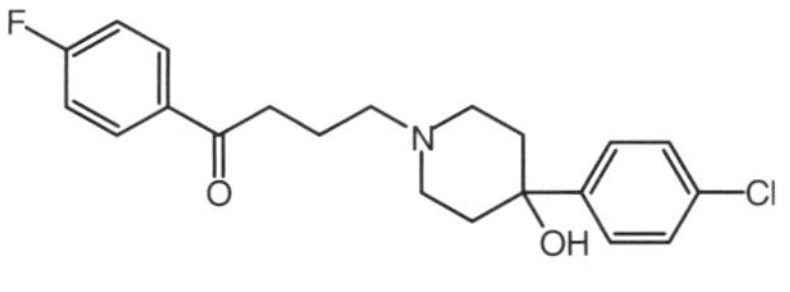

G. 4-[4-(4-Chlorphenyl)-4-hydroxypiperidin-1-yl]-1-(4-fluorphenyl)butan-1-on (Haloperidol)

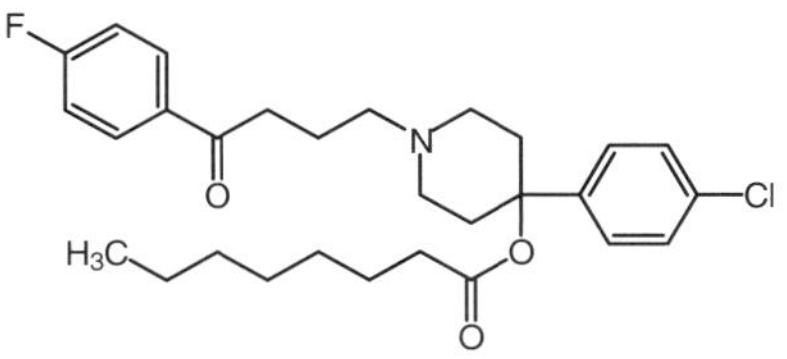

H. [4-(4-Chlorphenyl)-1-[4-(4-fluorphenyl)-4-oxobutyl]=piperidin-4-yl]octanoat

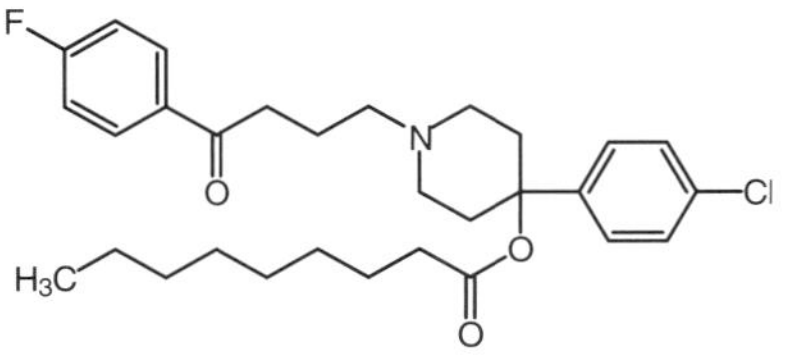

I. [4-(4-Chlorphenyl)-1-[4-(4-fluorphenyl)-4-oxobutyl]=piperidin-4-yl]nonanoat

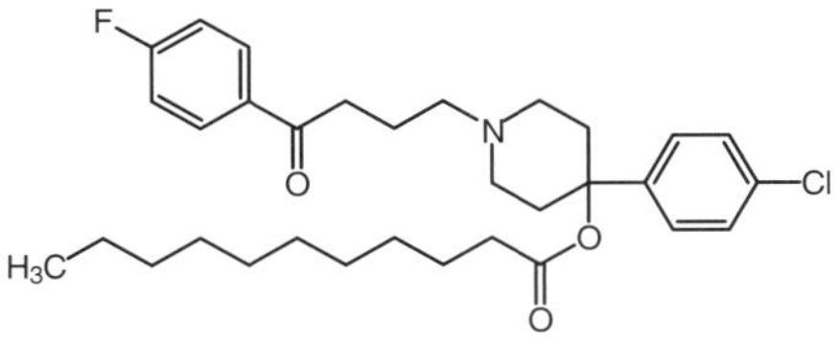

J. [4-(4-Chlorphenyl)-1-[4-(4-fluorphenyl)-4-oxobutyl]=piperidin-4-yl]undecanoat

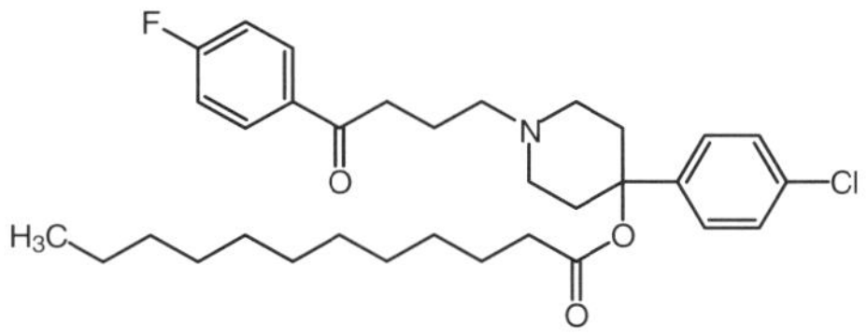

K. [4-(4-Chlorphenyl)-1-[4-(4-fluorphenyl)-4-oxobutyl]=piperidin-4-yl]dodecanoat

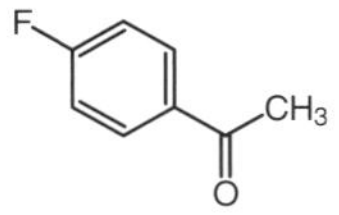

L. 1-(4-Fluorphenyl)ethanon

H

Monographien

I

Immunglobulin vom Menschen 5339
Immunglobulin vom Menschen zur intravenösen Anwendung 5341

7.2/0338

Immunglobulin vom Menschen

Immunoglobulinum humanum normale

Definition

Immunglobulin vom Menschen ist eine flüssige oder gefriergetrocknete Zubereitung von Immunglobulinen, die vorwiegend Immunglobulin G (IgG) enthält. Andere Proteine können vorhanden sein. Die Zubereitung enthält die IgG-Antikörper von gesunden Spendern und ist zur intramuskulären oder subkutanen Applikation bestimmt.

Immunglobulin vom Menschen wird aus Plasma gewonnen, das den Anforderungen der Monographie **Plasma vom Menschen (Humanplasma) zur Fraktionierung (Plasma humanum ad separationem)** entspricht. Antibiotika dürfen dem verwendeten Plasma nicht zugesetzt worden sein.

Herstellung

Das Herstellungsverfahren umfasst einen Schritt oder mehrere Schritte, für den oder die nachgewiesen wurde, dass sie bekannte Infektionserreger entfernen oder inaktivieren. Wenn während der Herstellung Substanzen zur Virusinaktivierung verwendet werden, ist nachzuweisen, dass jegliche in der fertigen Zubereitung enthaltenen Rückstände keine unerwünschten Wirkungen bei Patienten hervorrufen, die mit dem Immunglobulin vom Menschen behandelt werden.

Für die Zubereitung muss durch geeignete Prüfungen an Tieren und nach Auswertung der klinischen Studien nachgewiesen sein, dass sie bei intramuskulärer oder subkutaner Applikation keine unerwünschten Wirkungen hervorruft.

Die Herstellung von Immunglobulin vom Menschen erfolgt aus dem gepoolten Material von mindestens 1000 Spendern durch ein Verfahren, von dem bekannt ist, dass es zu einer Zubereitung führt, die

- keine Infektion überträgt
- bei einer Proteinkonzentration von 160 $g \cdot l^{-1}$ Antikörper enthält, bei denen für mindestens 2 (einen viralen und einen bakteriellen) ein Internationaler Standard oder eine Standardzubereitung verfügbar ist. Die Konzentration dieser Antikörper in der Zubereitung beträgt mindestens das 10fache derjenigen im gepoolten Ausgangsmaterial.

Wenn Immunglobulin vom Menschen zur subkutanen Anwendung bestimmt ist, muss das Herstellungsverfahren nachweislich konstant Zubereitungen ergeben, die der Prüfung „Fc-Funktion von Immunglobulin“ (2.7.9) entsprechen.

Immunglobulin vom Menschen wird als stabilisierte Lösung hergestellt, zum Beispiel in einer Lösung von Natriumchlorid (9 $g \cdot l^{-1}$), einer Lösung von Glycin (22,5 $g \cdot l^{-1}$) oder, falls die Zubereitung gefriergetrocknet werden soll, einer Lösung von Glycin (60 $g \cdot l^{-1}$). Zubereitungen in Mehrdosenbehältnissen enthalten ein Konservierungsmittel. Zubereitungen in Einzeldosisbehältnissen dürfen kein Konservierungsmittel enthalten. Für jedes Konservierungsmittel und jeden Stabilisator muss nachgewiesen sein, dass sie in der verwendeten Konzentration die fertige Zubereitung nicht beeinträchtigen. Die Lösung wird durch ein Bakterien zurückhaltendes Filter filtriert. Die Zubereitung kann anschließend gefriergetrocknet werden und die Behältnisse werden unter Vakuum oder Inertgas verschlossen.

Die Stabilität der Zubereitung wird durch geeignete Prüfungen in der Entwicklungsphase nachgewiesen.

Eigenschaften

Die flüssige Zubereitung ist klar und farblos oder blassgelb bis hellbraun; bei der Lagerung kann sich eine schwache Trübung oder eine geringe Anzahl an Teilchen bilden. Die gefriergetrocknete Zubereitung ist ein hygroskopisches, weißes bis schwach gelbes Pulver oder eine feste, leicht brüchige Masse.

Die gefriergetrocknete Zubereitung wird unmittelbar vor der „Prüfung auf Identität“ und der „Prüfung auf Reinheit“ (mit Ausnahme der Prüfungen „Löslichkeit“ und „Wasser“) wie in der Beschriftung angegeben rekonstituiert.

Prüfung auf Identität

Die Zubereitung wird mit Hilfe einer geeigneten Immunelektrophorese-Methode geprüft. Unter Verwendung von Antiserum gegen Normalserum vom Menschen wird Normalserum vom Menschen mit der Zubereitung verglichen. Bei der Prüfung werden beide auf einen Proteingehalt von 10 $g \cdot l^{-1}$ verdünnt. Der Hauptbestandteil der Zubereitung entspricht dem IgG-Anteil des Normalserums vom Menschen. Die Zubereitung kann geringe Mengen anderer Plasmaproteine enthalten.

Prüfung auf Reinheit

Löslichkeit: Der gefriergetrockneten Zubereitung wird das in der Beschriftung angegebene Volumen des Lösungsmittels zugesetzt. Die Zubereitung muss sich bei 20 bis 25 °C innerhalb von 20 min vollständig lösen.

pH-Wert (2.2.3): 5,0 bis 7,2

Die Zubereitung wird mit einer Lösung von Natriumchlorid *R* (9 $g \cdot l^{-1}$) auf eine Proteinkonzentration von 10 $g \cdot l^{-1}$ verdünnt.

I

Monographien

Gesamtprotein: Die Zubereitung wird mit einer Lösung von Natriumchlorid *R* ($9 g \cdot l^{-1}$) verdünnt, so dass die Lösung etwa 15 mg Protein in 2 ml enthält. In einem Zentrifugenglas mit rundem Boden werden 2,0 ml dieser Lösung mit 2 ml einer Lösung von Natriummolybdat *R* ($75 g \cdot l^{-1}$) sowie 2 ml einer Mischung von 1 Volumteil nitratfreier Schwefelsäure *R* und 30 Volumteilen Wasser *R* versetzt. Nach Umschütteln und 5 min langem Zentrifugieren wird der Überstand dekantiert. Das Zentrifugenglas wird umgedreht auf Filterpapier abtropfen gelassen. Im Rückstand wird der Stickstoff mit Hilfe der Kjeldahl-Bestimmung (2.5.9) ermittelt und der Proteingehalt durch Multiplikation des Ergebnisses mit 6,25 berechnet. Die Zubereitung muss mindestens $100 g \cdot l^{-1}$ und darf höchstens $180 g \cdot l^{-1}$ Protein enthalten. Der ermittelte Proteingehalt muss mindestens 90 und darf höchstens 110 Prozent des in der Beschriftung angegebenen Gehalts betragen.

Proteinzusammensetzung: Zonenelektrophorese (2.2.31)

Geeignete Celluloseacetat- oder Agarosegelstreifen werden als Trägermaterial und Barbital-Pufferlösung pH 8,6 *R* 1 wird als Elektrolytlösung verwendet.

Wenn Celluloseacetat als Trägermaterial eingesetzt wird, kann die nachfolgend beschriebene Methode angewendet werden. Bei der Verwendung von Agarosegelen werden, weil diese normalerweise Teil eines automatisierten Systems sind, stattdessen die Angaben des Herstellers befolgt.

Untersuchungslösung: Die Zubereitung wird mit einer Lösung von Natriumchlorid *R* ($9 g \cdot l^{-1}$) verdünnt, so dass die Lösung $50 g \cdot l^{-1}$ Protein enthält.

Referenzlösung: Immunglobulin vom Menschen zur Elektrophorese *BRS* wird rekonstituiert und mit einer Lösung von Natriumchlorid *R* ($9 g \cdot l^{-1}$) verdünnt, so dass die Lösung $50 g \cdot l^{-1}$ Protein enthält.

Auf einen Gelstreifen werden 2,5 µl Untersuchungslösung bandförmig (10 mm) aufgetragen oder, falls ein schmalerer Streifen verwendet wird, werden 0,25 µl je Millimeter aufgetragen. Auf einen zweiten Streifen wird in gleicher Weise das gleiche Volumen der Referenzlösung aufgetragen. Ein geeignetes elektrisches Feld wird so angelegt, dass die Zone des Albumins eines auf einen Kontrollstreifen aufgetragenen Normalserums vom Menschen mindestens 30 mm weit wandert. Die Streifen werden 5 min lang mit Amidoschwarz-10B-Lösung *R* behandelt. Anschließend werden sie mit einer Mischung von 10 Volumteilen Essigsäure 99 % *R* und 90 Volumteilen Methanol *R* so weit entfärbt, dass der Untergrund gerade frei von Farbstoff ist. Die Streifen werden durch eine Mischung von 19 Volumteilen Essigsäure 99 % *R* und 81 Volumteilen Methanol *R* transparent gemacht. Die Absorption der Zonen wird bei 600 nm mit einem Gerät gemessen, das im Messbereich Linearität aufweist. Das Ergebnis wird als Mittelwert aus 3 Messwerten an jedem der beiden Streifen berechnet.

Eignungsprüfung: Im Elektropherogramm der Referenzlösung auf Celluloseacetat- oder Agarosegelen muss der Proteinanteil in der Hauptzone innerhalb der Grenzen liegen, die im Beipackzettel für die Referenzsubstanz angegeben sind.

Ergebnis: Im Elektropherogramm der Untersuchungslösung auf Celluloseacetat- oder Agarosegelen dürfen höchstens 10 Prozent des Proteins eine andere Beweglichkeit aufweisen als die Hauptzone.

Verteilung der Molekülgrößen: Flüssigchromatographie (2.2.29)

Untersuchungslösung: Die Zubereitung wird mit einer Lösung von Natriumchlorid *R* ($9 g \cdot l^{-1}$) auf eine Konzentration verdünnt, die für das verwendete Chromatographiesystem geeignet ist. Normalerweise ist eine Konzentration im Bereich von 4 bis 12 g je Liter und eine Einspritzmenge von 50 bis 600 µg Protein geeignet.

Referenzlösung: Immunglobulin vom Menschen zur Molekülgrößenbestimmung *BRS* wird mit einer Lösung von Natriumchlorid *R* ($9 g \cdot l^{-1}$) auf die Proteinkonzentration der Untersuchungslösung verdünnt.

Säule
- Größe: l = 0,6 m, ∅ = 7,5 mm [oder l = 0,3 m, ∅ = 7,8 mm]
- Stationäre Phase: hydrophiles Kieselgel zur Chromatographie *R* geeigneter Qualität zur Fraktionierung globulärer Proteine mit einer relativen Molekülmasse zwischen 10 000 und 500 000

Mobile Phase: eine Lösung, die 4,873 g Natriummonohydrogenphosphat-Dihydrat *R*, 1,741 g Natriumdihydrogenphosphat-Monohydrat *R*, 11,688 g Natriumchlorid *R* und 50 mg Natriumazid *R* je Liter Wasser *R* enthält

Durchflussrate: $0,5 ml \cdot min^{-1}$

Detektion: Spektrometer bei 280 nm

Der Hauptpeak im Chromatogramm der Referenzlösung entspricht dem IgG-Monomer. Ein weiterer Peak entspricht dem Dimer (relative Retention etwa 0,85, bezogen auf das Monomer). Die Peaks im Chromatogramm der Untersuchungslösung werden durch Vergleich mit dem Chromatogramm der Referenzlösung identifiziert. Peaks mit einer kleineren Retentionszeit als der des Dimers entsprechen Polymeren und Aggregaten.

Die Zubereitung entspricht der Prüfung, wenn im Chromatogramm der Untersuchungslösung
- für das Monomer und das Dimer die Retentionszeit der Peaks verglichen mit den entsprechenden Peaks im Chromatogramm der Referenzlösung 1 ± 0,02 beträgt
- die Summe der Peakflächen des Monomers und des Dimers mindestens 85 Prozent der Gesamtfläche aller Peaks im Chromatogramm beträgt und
- die Summe der Flächen der Peaks, die den Polymeren und Aggregaten entsprechen, höchstens 10 Prozent der Gesamtfläche aller Peaks im Chromatogramm beträgt.

Anti-A- und Anti-B-Hämagglutinine (2.6.20, Methode B): Wenn Immunglobulin vom Menschen zur subkutanen Anwendung bestimmt ist, muss die Zubereitung der Prüfung (direkte Methode) entsprechen.

Anti-D-Antikörper (2.6.26): Wenn Immunglobulin vom Menschen zur subkutanen Anwendung bestimmt ist, muss die Zubereitung der Prüfung entsprechen.

HBsAg-Antikörper: mindestens 0,5 I.E. je Gramm Immunglobulin, mit Hilfe einer geeigneten immunchemischen Methode (2.7.1) bestimmt

Antikörper gegen Hepatitis-A-Virus: Immunglobulin vom Menschen zur Prophylaxe von Hepatitis A muss zusätzlich folgender Prüfung entsprechen: Der Antikörpertiter wird durch Vergleich mit dem einer in Internationalen Einheiten eingestellten Standardzubereitung mit Hilfe einer immunchemischen Methode (2.7.1) geeigneter Empfindlichkeit und Selektivität bestimmt.

Die Internationale Einheit ist die Aktivität einer festgelegten Menge des Internationalen Standards für Anti-Hepatitis-A-Immunglobulin. Die Aktivität des Internationalen Standards, angegeben in Internationalen Einheiten, wird von der WHO festgelegt.

Hepatitis-A-Immunglobulin vom Menschen *BRS* ist durch Vergleich mit dem Internationalen Standard in Internationalen Einheiten eingestellt.

Die angegebene Aktivität muss mindestens 100 I.E. je Milliliter betragen. Die ermittelte Aktivität muss mindestens der angegebenen Aktivität entsprechen. Die Vertrauensgrenzen ($P = 0,95$) der ermittelten Aktivität müssen mindestens 80 und dürfen höchstens 125 Prozent betragen.

Immunglobulin A: Der Gehalt an Immunglobulin A darf nicht größer als der in der Beschriftung angegebene Höchstgehalt sein, bestimmt mit Hilfe einer geeigneten immunchemischen Methode (2.7.1).

Wasser: Der Wassergehalt muss innerhalb der von der zuständigen Behörde festgelegten Grenzen liegen, bestimmt mit Hilfe einer geeigneten Methode, wie der Karl-Fischer-Methode (2.5.12), dem Trocknungsverlust (2.2.32) oder der NIR-Spektroskopie (2.2.40).

Sterilität (2.6.1): Die Zubereitung muss der Prüfung entsprechen.

Pyrogene (2.6.8) **oder Bakterien-Endotoxine** (2.6.14): Die Zubereitung muss der Prüfung auf Pyrogene oder vorzugsweise und in begründeten und zugelassenen Fällen einer validierten In-vitro-Prüfung wie der Prüfung auf Bakterien-Endotoxine entsprechen.

Für die Prüfung auf Pyrogene wird jedem Kaninchen 1 ml Zubereitung je Kilogramm Körpermasse injiziert.

Wenn die Prüfung auf Bakterien-Endotoxine durchgeführt wird, muss die Zubereitung weniger als 5 I.E. Endotoxin je Milliliter enthalten.

Lagerung

Die flüssige Zubereitung wird in einem farblosen Glasbehältnis, vor Licht geschützt, gelagert.

Die gefriergetrocknete Zubereitung wird in einem dicht verschlossenen, farblosen Glasbehältnis, vor Licht geschützt, gelagert.

Beschriftung

Die Beschriftung gibt an,
- Volumen der Zubereitung im Behältnis und Proteingehalt in Gramm je Liter für flüssige Zubereitungen
- Proteinmenge im Behältnis für gefriergetrocknete Zubereitungen
- Art der Anwendung
- Name oder Zusammensetzung und Volumen der zum Rekonstituieren zuzusetzenden Flüssigkeit für gefriergetrocknete Zubereitungen
- falls zutreffend, dass die Zubereitung für die Verwendung in der Hepatitis-A-Infektionsprophylaxe geeignet ist
- falls zutreffend, die Anti-Hepatitis-A-Aktivität in Internationalen Einheiten je Milliliter
- falls zutreffend, Name und Menge des Konservierungsmittels in der Zubereitung
- Höchstgehalt an Immunglobulin A.

7.2/0918

Immunglobulin vom Menschen zur intravenösen Anwendung

Immunoglobulinum humanum normale ad usum intravenosum

I

Monographien

Definition

Immunglobulin vom Menschen zur intravenösen Anwendung ist eine sterile flüssige oder gefriergetrocknete Zubereitung von Immunglobulinen, die vorwiegend Immunglobulin G (IgG) enthält. Andere Proteine können vorhanden sein. Die Zubereitung enthält die IgG-Antikörper von gesunden Spendern. Diese Monographie gilt nicht für Zubereitungen, die bestimmungsgemäß so hergestellt wurden, dass sie Fragmente oder chemisch modifiziertes IgG enthalten.

Immunglobulin vom Menschen zur intravenösen Anwendung wird aus Plasma gewonnen, das den Anforderungen der Monographie **Plasma vom Menschen (Humanplasma) zur Fraktionierung (Plasma humanum ad separationem)** entspricht. Die Zubereitung kann Hilfsstoffe wie Stabilisatoren enthalten.

Herstellung

Das Herstellungsverfahren umfasst einen Schritt oder mehrere Schritte, für den oder die nachgewiesen wurde, dass sie bekannte Infektionserreger entfernen oder inaktivieren. Wenn während der Herstellung Substanzen zur Virusinaktivierung verwendet werden, ist nachzuweisen, dass in der fertigen Zubereitung enthaltene Rückstände keine unerwünschten Wirkungen bei Patienten hervorrufen, die mit dem Immunglobulin vom Menschen zur intravenösen Anwendung behandelt werden. Das Herstellungsverfahren umfasst zusätzlich einen Schritt oder mehrere Schritte, für den oder die nachgewiesen wurde, dass sie thrombogene Agenzien entfernen. Hierbei sind die Identifizierung aktivierter Blutgerinnungsfaktoren und deren Zymogene sowie die Herstellungsschritte, die ihre Aktivierung verursachen könnten, besonders zu beachten. Berücksichtigt werden müssen darüber hinaus auch andere prokoagulierende Agenzien, die durch den Herstellungsprozess in die Zubereitung gelangen könnten.

Für die Zubereitung muss durch geeignete Prüfungen an Tieren und nach Auswertung der klinischen Studien nachgewiesen sein, dass sie bei intravenöser Anwendung keine unerwünschten Wirkungen hervorruft.

Die Herstellung von Immunglobulin vom Menschen zur intravenösen Anwendung erfolgt aus dem gepoolten Material von mindestens 1000 Spendern durch ein Verfahren, von dem bekannt ist, dass es zu einer Zubereitung führt, die

- keine Infektionen überträgt
- bei einer Immunglobulinkonzentration von 50 g · l^{-1} Antikörper enthält, bei denen für mindestens 2 (einen viralen und einen bakteriellen) ein Internationaler Standard oder eine Standardzubereitung verfügbar ist. Die Konzentration dieser Antikörper in der Zubereitung beträgt mindestens das 3fache derjenigen im gepoolten Ausgangsmaterial.
- eine definierte Verteilung von Immunglobulin-G-Subtypen aufweist
- der Prüfung „Fc-Funktion von Immunglobulin" (2.7.9) entspricht
- keine thrombogene (prokoagulierende) Aktivität aufweist.

Immunglobulin vom Menschen zur intravenösen Anwendung wird als stabilisierte Lösung oder als gefriergetrocknete Zubereitung hergestellt. In beiden Fällen wird die Zubereitung durch ein Bakterien zurückhaltendes Filter filtriert. Die Zubereitung kann anschließend gefriergetrocknet werden und die Behältnisse werden unter Vakuum oder Inertgas verschlossen. Antibiotika dürfen dem verwendeten Plasma nicht zugesetzt werden. Weder bei der Fraktionierung noch im Stadium der fertigen Lösung als Bulk darf ein Konservierungsmittel zugesetzt werden.

Die Stabilität der Zubereitung wird durch geeignete Prüfungen in der Entwicklungsphase nachgewiesen.

Eigenschaften

Aussehen: Die flüssige Zubereitung ist klar bis schwach opaleszent und farblos bis blassgelb. Die gefriergetrocknete Zubereitung ist ein hygroskopisches, weißes bis schwach gelbes Pulver oder eine feste, leicht brüchige Masse.

Die gefriergetrocknete Zubereitung wird unmittelbar vor der „Prüfung auf Identität" und der „Prüfung auf Reinheit" (mit Ausnahme der Prüfungen „Löslichkeit" und „Wasser") wie in der Beschriftung angegeben rekonstituiert.

Prüfung auf Identität

Die Zubereitung wird mit Hilfe einer geeigneten Immunelektrophorese-Methode geprüft. Unter Verwendung von Antiserum gegen Normalserum vom Menschen wird Normalserum vom Menschen mit der Zubereitung verglichen. Bei der Prüfung werden beide auf einen Proteingehalt von 10 g · l^{-1} verdünnt. Der Hauptbestandteil der Zubereitung entspricht dem IgG-Anteil des Normalserums vom Menschen. Die Zubereitung kann geringe Mengen anderer Plasmaproteine enthalten. Falls Albumin vom Menschen als Stabilisator zugesetzt wurde, kann es als wesentlicher Bestandteil erscheinen.

Prüfung auf Reinheit

Löslichkeit: Der gefriergetrockneten Zubereitung wird das in der Beschriftung angegebene Volumen des Lösungsmittels bei der empfohlenen Temperatur zugesetzt. Die Zubereitung muss sich innerhalb von 30 min bei 20 bis 25 °C vollständig lösen.

pH-Wert (2.2.3): 4,0 bis 7,4

Die Zubereitung wird mit einer Lösung von Natriumchlorid *R* (9 g · l^{-1}) auf eine Proteinkonzentration von 10 g · l^{-1} verdünnt.

Osmolalität (2.2.35): mindestens 240 mosmol · kg^{-1}

Gesamtprotein: Die Zubereitung muss mindestens 30 g · l^{-1} Protein enthalten. Der ermittelte Proteingehalt muss mindestens 90 und darf höchstens 110 Prozent des in der Beschriftung angegebenen Gehalts betragen.

Die Zubereitung wird mit einer Lösung von Natriumchlorid *R* (9 g · l^{-1}) verdünnt, so dass die Lösung etwa 15 mg Protein in 2 ml enthält. In einem Zentrifugenglas mit rundem Boden werden 2,0 ml dieser Lösung mit 2 ml einer Lösung von Natriummolybdat *R* (75 g · l^{-1}) sowie 2 ml einer Mischung von 1 Volumteil nitratfreier Schwefelsäure *R* und 30 Volumteilen Wasser *R* versetzt. Nach Umschütteln und 5 min langem Zentrifugieren wird der Überstand dekantiert. Das Zentrifugenglas wird umgedreht auf Filterpapier abtropfen gelassen. Im Rückstand wird der Stickstoffgehalt mit Hilfe der Kjeldahl-Bestimmung (2.5.9) ermittelt und der Proteingehalt durch Multiplikation des Ergebnisses mit 6,25 berechnet.

Proteinzusammensetzung: Zonenelektrophorese (2.2.31)

Geeignete Celluloseacetat- oder Agarosegelstreifen werden als Trägermaterial und Barbital-Pufferlösung pH 8,6 *R* 1 als Elektrolytlösung verwendet.

Wenn Celluloseacetat als Trägermaterial verwendet wird, kann die nachfolgend beschriebene Methode angewendet werden. Bei der Verwendung von Agarosegelen werden, weil diese normalerweise Teil eines automatisierten Systems sind, stattdessen die Angaben des Herstellers befolgt.

Untersuchungslösung: Die Zubereitung wird mit einer Lösung von Natriumchlorid *R* ($9 g \cdot l^{-1}$) verdünnt, so dass die Lösung $30 g \cdot l^{-1}$ Immunglobulin enthält.

Referenzlösung: Immunglobulin vom Menschen zur Elektrophorese *BRS* wird rekonstituiert und mit einer Lösung von Natriumchlorid *R* ($9 g \cdot l^{-1}$) verdünnt, so dass die Lösung $30 g \cdot l^{-1}$ Protein enthält.

Auf einen Gelstreifen werden 4,0 µl Untersuchungslösung bandförmig (10 mm) aufgetragen oder, falls ein schmalerer Streifen verwendet wird, werden 0,4 µl je Millimeter aufgetragen. Auf einen zweiten Streifen wird in gleicher Weise das gleiche Volumen der Referenzlösung aufgetragen. Ein geeignetes elektrisches Feld wird so angelegt, dass die Zone des Albumins eines auf einen Kontrollstreifen aufgetragenen Normalserums vom Menschen mindestens 30 mm weit wandert. Die Streifen werden 5 min lang mit Amidoschwarz-10B-Lösung *R* behandelt. Anschließend werden sie mit einer Mischung von 10 Volumteilen Essigsäure 99 % *R* und 90 Volumteilen Methanol *R* so weit entfärbt, dass der Untergrund gerade frei von Farbstoff ist. Die Streifen werden durch eine Mischung von 19 Volumteilen Essigsäure 99 % *R* und 81 Volumteilen Methanol *R* transparent gemacht. Die Absorption der Zonen wird bei 600 nm mit einem Gerät gemessen, das im Messbereich Linearität aufweist. Das Ergebnis wird als Mittelwert aus 3 Messwerten an jedem der beiden Streifen berechnet.

Eignungsprüfung: Im Elektropherogramm der Referenzlösung muss der Proteinanteil in der Hauptzone innerhalb der Grenzen liegen, die im Beipackzettel für die Referenzsubstanz *BRS* angegeben sind.

Ergebnis: Im Elektropherogramm der Untersuchungslösung dürfen höchstens 5 Prozent des Proteins eine andere Beweglichkeit aufweisen als die Hauptzone. Diese Anforderung gilt nicht, wenn der Zubereitung Albumin als Stabilisator zugesetzt wurde. Bei diesen Zubereitungen erfolgt die Prüfung auf Proteinzusammensetzung während der Herstellung vor Zusatz des Stabilisators.

Verteilung der Molekülgrößen: Ausschlusschromatographie (2.2.30)

Untersuchungslösung: Die Zubereitung wird mit einer Lösung von Natriumchlorid *R* ($9 g \cdot l^{-1}$) auf eine Konzentration verdünnt, die für das verwendete Chromatographiesystem geeignet ist. Normalerweise ist eine Konzentration im Bereich von 4 bis 12 g je Liter und eine Einspritzmenge von 50 bis 600 µg Protein geeignet.

Referenzlösung: Immunglobulin vom Menschen zur Molekülgrößenbestimmung *BRS* wird mit einer Lösung von Natriumchlorid *R* ($9 g \cdot l^{-1}$) auf die Proteinkonzentration der Untersuchungslösung verdünnt.

Säule
- Größe: $l = 0,6$ m, ∅ = 7,5 mm [oder $l = 0,3$ m, ∅ = 7,8 mm]
- Stationäre Phase: hydrophiles Kieselgel zur Chromatographie *R* geeigneter Qualität zur Fraktionierung globulärer Proteine mit einer relativen Molekülmasse zwischen 10 000 und 500 000

Mobile Phase: eine Lösung, die 4,873 g Natriummonohydrogenphosphat-Dihydrat *R*, 1,741 g Natriumdihydrogenphosphat-Monohydrat *R*, 11,688 g Natriumchlorid *R* und 50 mg Natriumazid *R* je Liter Wasser *R* enthält

Durchflussrate: $0,5 ml \cdot min^{-1}$

Detektion: Spektrometer bei 280 nm

Peak-Identifizierung: Der Hauptpeak im Chromatogramm der Referenzlösung entspricht dem IgG-Monomer. Ein weiterer Peak entspricht dem Dimer (relative Retention etwa 0,85, bezogen auf das Monomer). Die Peaks im Chromatogramm der Untersuchungslösung werden durch Vergleich mit dem Chromatogramm der Referenzlösung identifiziert. Peaks mit einer kleineren Retentionszeit als der des Dimers entsprechen Polymeren und Aggregaten.

Ergebnisse: im Chromatogramm der Untersuchungslösung
- *Relative Retention:* 1 ± 0,02 für die Peaks des Monomers und des Dimers, bezogen auf die entsprechenden Peaks im Chromatogramm der Referenzlösung
- *Peakfläche:* mindestens 90 Prozent der Gesamtfläche aller Peaks des Chromatogramms für die Summe der Peakflächen des Monomers und des Dimers und höchstens 3 Prozent der Gesamtfläche aller Peaks des Chromatogramms für die Summe der Flächen der Peaks, die den Polymeren und Aggregaten entsprechen

  Diese Anforderung gilt nicht für Zubereitungen, denen Albumin als Stabilisator zugesetzt wurde. Für Zubereitungen, die mit Albumin stabilisiert sind, erfolgt eine Prüfung auf Verteilung der Molekülgrößen während der Herstellung vor Zusatz des Stabilisators.

Antikomplementäre Aktivität (2.6.17): Der Verbrauch von Komplement darf höchstens 50 Prozent (1 KH_{50} je Milligramm Immunglobulin) betragen.

Präkallikrein-Aktivator (2.6.15): höchstens 35 I.E. je Milliliter, berechnet auf eine Verdünnung der Zubereitung, die $30 g \cdot l^{-1}$ Immunglobulin enthält

Anti-A- und Anti-B-Hämagglutinine (2.6.20, Methode B): Die Zubereitung muss der Prüfung (direkte Methode) entsprechen.

Anti-D-Antikörper (2.6.26): Die Zubereitung muss der Prüfung entsprechen.

HBsAg-Antikörper: mindestens 0,5 I.E. je Gramm Immunglobulin, mit Hilfe einer geeigneten immunchemischen Methode (2.7.1) bestimmt

Immunglobulin A: Der Gehalt an Immunglobulin A darf nicht größer als der in der Beschriftung angegebene Höchstgehalt sein, bestimmt mit Hilfe einer geeigneten immunchemischen Methode (2.7.1).

I

Monographien

Wasser: Der Wassergehalt muss innerhalb der von der zuständigen Behörde festgelegten Grenzen liegen, bestimmt mit Hilfe einer geeigneten Methode, wie der Karl-Fischer-Methode (2.5.12), dem Trocknungsverlust (2.2.32) oder der NIR-Spektroskopie (2.2.40).

Sterilität (2.6.1): Die Zubereitung muss der Prüfung entsprechen.

Pyrogene (2.6.8) **oder Bakterien-Endotoxine** (2.6.14): Die Zubereitung muss der Prüfung auf Pyrogene oder vorzugsweise und in begründeten und zugelassenen Fällen einer validierten In-vitro-Prüfung wie der Prüfung auf Bakterien-Endotoxine entsprechen.

Für die Prüfung auf Pyrogene wird jedem Kaninchen ein Volumen, das 0,5 g Immunglobulin je Kilogramm Körpermasse entspricht, injiziert. Insgesamt dürfen höchstens 10 ml je Kilogramm Körpermasse injiziert werden.

Wenn die Prüfung auf Bakterien-Endotoxine durchgeführt wird, muss die zu prüfende Zubereitung weniger als 0,5 I.E. Endotoxine je Milliliter für Lösungen mit einem Proteingehalt von höchstens 50 $g \cdot l^{-1}$ und weniger als 1,0 I.E. Endotoxine je Milliliter für Lösungen mit einem Proteingehalt von mehr als 50 und höchstens 100 $g \cdot l^{-1}$ enthalten.

Lagerung

Die flüssige Zubereitung wird in einem farblosen Glasbehältnis, vor Licht geschützt, bei der in der Beschriftung angegebenen Temperatur gelagert.

Die gefriergetrocknete Zubereitung wird in einem dicht verschlossenen, farblosen Glasbehältnis, vor Licht geschützt, bei höchstens 25 °C gelagert.

Beschriftung

Die Beschriftung gibt an,

- Volumen der Zubereitung im Behältnis und Proteingehalt in Gramm je Liter für flüssige Zubereitungen
- Proteinmenge im Behältnis für gefriergetrocknete Zubereitungen
- Immunglobulinmenge im Behältnis
- Art der Anwendung
- Name oder Zusammensetzung und Volumen der zum Rekonstituieren zuzusetzenden Flüssigkeit für gefriergetrocknete Zubereitungen
- Verteilung der Subtypen von Immunglobulin G in der Zubereitung
- falls zutreffend, die als Stabilisator zugesetzte Albuminmenge
- Höchstgehalt an Immunglobulin A.

K

Ketaminhydrochlorid 5347

7.2/1020

Ketaminhydrochlorid

Ketamini hydrochloridum

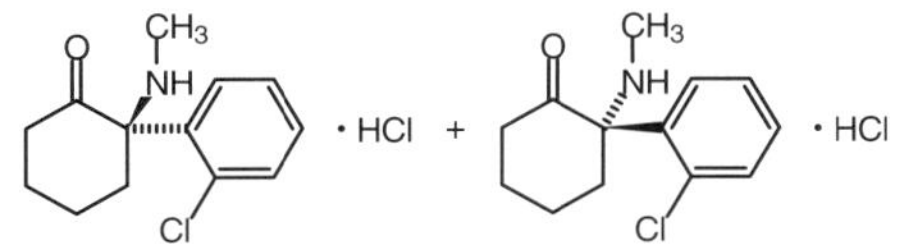

$C_{13}H_{17}Cl_2NO$ M_r 274,2

CAS Nr. 1867-66-9

Definition

(2*RS*)-2-(2-Chlorphenyl)-2-(methylamino)cyclohexanon-hydrochlorid

Gehalt: 99,0 bis 101,0 Prozent (getrocknete Substanz)

Eigenschaften

Aussehen: weißes bis fast weißes, kristallines Pulver

Löslichkeit: leicht löslich in Wasser und Methanol, löslich in Ethanol 96 %

Schmelztemperatur: etwa 260 °C, unter Zersetzung

Prüfung auf Identität

A. Die Substanz entspricht der Prüfung „Optische Drehung“ (siehe „Prüfung auf Reinheit“).

B. IR-Spektroskopie (2.2.24)

Vergleich: Ketaminhydrochlorid *CRS*

C. Die Substanz gibt die Identitätsreaktion a auf Chlorid (2.3.1).

Prüfung auf Reinheit

Prüflösung: 10,0 g Substanz werden in kohlendioxidfreiem Wasser *R* zu 50,0 ml gelöst.

Aussehen der Lösung: Die Prüflösung muss klar (2.2.1) und farblos (2.2.2, Methode II) sein.

pH-Wert (2.2.3): 3,5 bis 4,1

10 ml Prüflösung werden mit kohlendioxidfreiem Wasser *R* zu 20 ml verdünnt.

Optische Drehung (2.2.7): –0,2 bis +0,2°

2,5 ml Prüflösung werden mit Wasser *R* zu 25,0 ml verdünnt.

Verwandte Substanzen: Flüssigchromatographie (2.2.29)

Die Lösungen sind unmittelbar vor Gebrauch herzustellen.

Untersuchungslösung: 50 mg Substanz werden in der mobilen Phase zu 50,0 ml gelöst.

Referenzlösung a: 5 mg Ketamin-Verunreinigung A *CRS* werden, falls erforderlich mit Hilfe von Ultraschall, in der mobilen Phase zu 10,0 ml gelöst. 1,0 ml Lösung wird mit 0,5 ml Untersuchungslösung versetzt und mit der mobilen Phase zu 100,0 ml verdünnt.

Referenzlösung b: 1,0 ml Untersuchungslösung wird mit der mobilen Phase zu 10,0 ml verdünnt. 1,0 ml dieser Lösung wird mit der mobilen Phase zu 50,0 ml verdünnt.

Säule
- Größe: l = 0,125 m, ∅ = 4,0 mm
- Stationäre Phase: octadecylsilyliertes Kieselgel zur Chromatographie *R* (5 µm)

Mobile Phase: 0,95 g Natriumhexansulfonat *R* werden in 1 Liter einer Mischung von 25 Volumteilen Acetonitril *R* 1 und 75 Volumteilen Wasser *R* gelöst. Die Lösung wird mit 4 ml Essigsäure *R* versetzt.

Durchflussrate: 1,0 ml · min^{-1}

Detektion: Spektrometer bei 215 nm

Einspritzen: 20 µl

Chromatographiedauer: 10fache Retentionszeit von Ketamin

Relative Retention (bezogen auf Ketamin, t_R etwa 3 min)
- Verunreinigung A: etwa 1,6
- Verunreinigung B: etwa 3,3
- Verunreinigung C: etwa 4,6

Eignungsprüfung: Referenzlösung a
- Auflösung: mindestens 1,5 zwischen den Peaks von Ketamin und Verunreinigung A

Grenzwerte
- Verunreinigungen A, B, C: jeweils nicht größer als die Fläche des Hauptpeaks im Chromatogramm der Referenzlösung b (0,2 Prozent)
- Nicht spezifizierte Verunreinigungen: jeweils nicht größer als das 0,5fache der Fläche des Hauptpeaks im Chromatogramm der Referenzlösung b (0,10 Prozent)
- Summe aller Verunreinigungen: nicht größer als das 2,5fache der Fläche des Hauptpeaks im Chromatogramm der Referenzlösung b (0,5 Prozent)
- Ohne Berücksichtigung bleiben: Peaks, deren Fläche kleiner ist als das 0,25fache der Fläche des Hauptpeaks im Chromatogramm der Referenzlösung b (0,05 Prozent)

Schwermetalle (2.4.8): höchstens 20 ppm

10 ml Prüflösung werden mit Wasser *R* zu 20 ml verdünnt. 12 ml dieser Lösung müssen der Grenzprüfung A entsprechen. Zur Herstellung der Referenzlösung wird die Blei-Lösung (2 ppm Pb) *R* verwendet.

Trocknungsverlust (2.2.32): höchstens 0,5 Prozent, mit 1,000 g Substanz durch 3 h langes Trocknen im Trockenschrank bei 105 °C bestimmt

K

Monographien

Sulfatasche (2.4.14): höchstens 0,1 Prozent, mit 1,0 g Substanz bestimmt

Gehaltsbestimmung

0,200 g Substanz, in 50 ml Methanol *R* gelöst, werden nach Zusatz von 1,0 ml Salzsäure (0,1 mol · l^{-1}) mit Natriumhydroxid-Lösung (0,1 mol · l^{-1}) titriert. Das zwischen den beiden mit Hilfe der Potentiometrie (2.2.20) bestimmten Wendepunkten zugesetzte Volumen wird abgelesen.

1 ml Natriumhydroxid-Lösung (0,1 mol · l^{-1}) entspricht 27,42 mg $C_{13}H_{17}Cl_2NO$.

Lagerung

Vor Licht geschützt

Verunreinigungen

Spezifizierte Verunreinigungen:

A, B, C

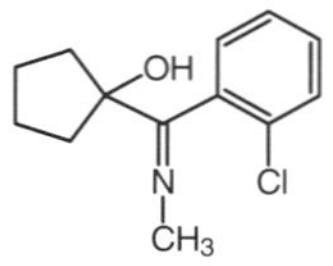
OH
N
CH3
Cl

A. 1-(2-Chlor-*N*-methylbenzimidoyl)cyclopentanol

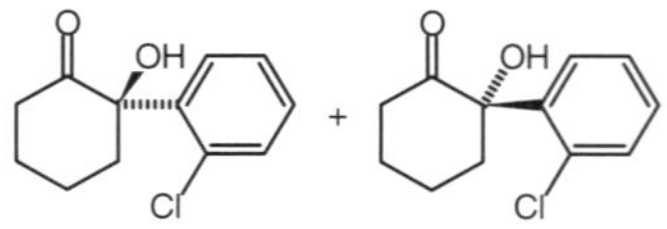
O
OH
Cl
+
O
OH
Cl

B. (2*RS*)-2-(2-Chlorphenyl)-2-hydroxycyclohexanon

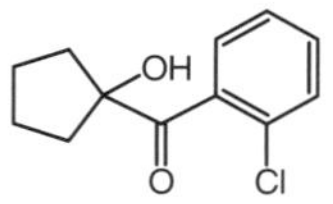
OH
O
Cl

C. (2-Chlorphenyl)(1-hydroxycyclopentyl)methanon

M

Macrogol-30-dipolyhydroxystearat 5351
Methacrylsäure-Ethylacrylat-Copolymer-(1:1)-Dispersion 30 % 5351
Methacrylsäure-Methylmethacrylat-Copolymer (1:1) 5353
Methacrylsäure-Methylmethacrylat-Copolymer (1:2) 5354

7.2/2584

Macrogol-30-dipolyhydroxystearat

Macrogoli 30 dipolyhydroxystearas

Definition

Gemisch, das hauptsächlich aus Diestern von polymerisierter 12-Hydroxystearinsäure (12-Hydroxyoctadecansäure) und **Macrogolen (Macrogola)** besteht und durch Veresterung von Macrogol mit 12-Hydroxystearinsäure erhalten wird

Durchschnittlich reagieren 30 Mol Ethylenoxid je Mol Substanz.

Eigenschaften

Aussehen: bräunlich rote, wachsartige Masse

Löslichkeit: praktisch unlöslich in Wasser, sehr leicht löslich in Dichlormethan und löslich in den meisten aliphatischen und aromatischen Kohlenwasserstoffen

Schmelztemperatur: 30 bis 40 °C

Prüfung auf Identität

A. IR-Spektroskopie (2.2.24)

Vergleich: Macrogol-30-dipolyhydroxystearat *CRS*

B. Die Substanz entspricht der Prüfung „Hydroxylzahl" (siehe „Prüfung auf Reinheit").

C. Die Substanz entspricht der Prüfung „Verseifungszahl" (siehe „Prüfung auf Reinheit").

Prüfung auf Reinheit

Säurezahl (2.5.1): höchstens 10,0

Hydroxylzahl (2.5.3, Methode A): 12 bis 30

Iodzahl (2.5.4, Methode A): höchstens 10,0

Peroxidzahl (2.5.5): höchstens 5,0

Verseifungszahl (2.5.6): 125 bis 145, mit 2,0 g Substanz bestimmt

30,0 ml ethanolische Kaliumhydroxid-Lösung (0,5 mol · l^{-1}) werden 60 min lang zum Rückfluss erhitzt. Die Lösung wird vor der Titration mit 50 ml wasserfreiem Ethanol *R* versetzt.

Nickel (2.4.31): höchstens 1 ppm

Wasser (2.5.12): höchstens 1,0 Prozent, mit 0,50 g Substanz bestimmt

Sulfatasche (2.4.14): höchstens 0,5 Prozent

Ein Quarztiegel wird 30 min lang zur Rotglut erhitzt, im Exsikkator erkalten gelassen und gewogen. 1,0 g Substanz wird gleichmäßig im Tiegel verteilt und der Tiegel mit Inhalt gewogen. Nach 1 h langem Trocknen bei 100 bis 105 °C wird der Tiegel im Muffelofen bei 600 ± 25 °C geglüht, bis die Substanz vollständig verkohlt ist. Mit dem erhaltenen Rückstand wird die Prüfung wie unter „Sulfatasche" (2.4.14) beschrieben durchgeführt, beginnend mit dem Arbeitsschritt „Die Substanz wird mit einer geringen Menge Schwefelsäure *R* ...".

Lagerung

Dicht verschlossen

7.2/1129

Methacrylsäure-Ethylacrylat-Copolymer-(1:1)-Dispersion 30 %

Acidi methacrylici et ethylis acrylatis polymerisati 1:1 dispersio 30 per centum

Definition

Wässrige Dispersion eines Copolymers von Methacrylsäure und Ethylacrylat, dessen mittlere relative Molekülmasse etwa 250 000 beträgt

Das Verhältnis von Carboxyl-Gruppen zu Ester-Gruppen beträgt etwa 1:1.

Gehalt: 46,0 bis 50,6 Prozent Methacrylsäure-Einheiten (Verdampfungsrückstand)

Die Substanz kann geeignete oberflächenaktive Substanzen wie Natriumdodecylsulfat oder Polysorbat 80 enthalten.

Eigenschaften

Aussehen: undurchsichtige, weiße bis fast weiße, schwach viskose Flüssigkeit

Löslichkeit: mischbar mit Wasser

Beim Zusatz von Lösungsmitteln wie Aceton, wasserfreiem Ethanol oder 2-Propanol bildet sich ein Niederschlag, der sich nach Zusatz des Lösungsmittels im Überschuss auflöst. Die Substanz ist mischbar mit einer Lösung von Natriumhydroxid (40 g · l^{-1}).

Prüfung auf Identität

A. IR-Spektroskopie (2.2.24)

Vergleich: Referenzspektrum von Methacrylsäure-Ethylacrylat-Copolymer-(1:1)-Dispersion 30 % der Ph. Eur.

B. Die Substanz entspricht den Anforderungen an den Gehalt.

Prüfung auf Reinheit

Viskosität (2.2.10): höchstens 15 mPa · s, mit einem Rotationsviskosimeter bei 20 °C und einem Schergefälle von 50 s^{-1} bestimmt

Aussehen als Film: Wird 1 ml der Substanz auf eine Glasplatte gegossen und trocknen gelassen, bildet sich ein klarer, spröder Film.

Größere Teilchen: 100,0 g Substanz werden durch ein gewogenes Sieb (90) aus rostfreiem Stahl gegeben. Der Rückstand wird mit Wasser *R* so lange gespült, bis die Waschflüssigkeit klar ist. Das Sieb mit Rückstand wird bei 100 bis 105 °C getrocknet. Der Rückstand darf höchstens 1,00 g wiegen.

Ethylacrylat, Methacrylsäure: Flüssigchromatographie (2.2.29)

Blindlösung: 25,0 ml mobile Phase und 50,0 ml Methanol *R* werden gemischt.

Untersuchungslösung: 40 mg Substanz werden in 50,0 ml Methanol *R* gelöst. Die Lösung wird mit 25,0 ml mobiler Phase verdünnt.

Referenzlösung: 10 mg Ethylacrylat *R* und 10 mg Methacrylsäure *R* werden in Methanol *R* zu 50,0 ml gelöst. 0,1 ml Lösung werden mit Methanol *R* zu 50,0 ml verdünnt und mit 25,0 ml mobiler Phase gemischt.

Säule
- Größe: l = 0,10 m, ∅ = 4 mm
- Stationäre Phase: octadecylsilyliertes Kieselgel zur Chromatographie *R* (5 µm)

Mobile Phase: Methanol *R*, Phosphat-Pufferlösung pH 2,0 *R* (30:70 *V/V*)

Durchflussrate: 2,5 ml · min^{-1}

Detektion: Spektrometer bei 202 nm

Einspritzen: 50 µl

Eignungsprüfung
- Auflösung: mindestens 2,0 zwischen den Peaks von Ethylacrylat und Methacrylsäure im Chromatogramm der Referenzlösung
- Das Chromatogramm der Blindlösung darf keine Peaks mit den gleichen Retentionszeiten wie Ethylacrylat oder Methacrylsäure aufweisen.

Grenzwert
- Summe der Gehalte an Ethylacrylat und Methacrylsäure: höchstens 0,1 Prozent

Verdampfungsrückstand: 28,5 bis 31,5 Prozent

1,000 g Substanz wird 5 h lang bei 110 °C getrocknet. Der Rückstand muss mindestens 0,285 g und darf höchstens 0,315 g wiegen.

Sulfatasche (2.4.14): höchstens 0,2 Prozent, mit 1,0 g Substanz bestimmt

Mikrobielle Verunreinigung

TAMC: Akzeptanzkriterium 10^3 KBE je Gramm (2.6.12)

TYMC: Akzeptanzkriterium 10^2 KBE je Gramm (2.6.12)

Gehaltsbestimmung

1,500 g Substanz, in einer Mischung von 40 ml Wasser *R* und 60 ml 2-Propanol *R* gelöst, werden nach Zusatz von Phenolphthalein-Lösung *R* langsam und unter Rühren mit Natriumhydroxid-Lösung (0,5 mol · l^{-1}) titriert.

1 ml Natriumhydroxid-Lösung (0,5 mol · l^{-1}) entspricht 43,05 mg $C_4H_6O_2$ (Methacrylsäure-Einheit).

Lagerung

Vor Gefrieren geschützt

Funktionalitätsbezogene Eigenschaften

Dieser Abschnitt liefert Informationen zu Eigenschaften, die sich als relevante Prüfparameter für eine Funktion oder mehrere Funktionen der Substanz erwiesen haben, wenn diese als Hilfsstoff (siehe 5.15) verwendet wird. Einige der Eigenschaften, die im Abschnitt „Funktionalitätsbezogene Eigenschaften" beschrieben sind, können ebenfalls im verbindlichen Teil der Monographie aufgeführt sein, da sie auch verbindliche Qualitätskriterien darstellen. In diesen Fällen enthält der Abschnitt „Funktionalitätsbezogene Eigenschaften" einen Verweis auf die im verbindlichen Teil der Monographie beschriebenen Prüfungen. Die Kontrolle der Eigenschaften kann zur Qualität eines Arzneimittels beitragen, indem die Gleichförmigkeit des Herstellungsverfahrens und die Funktionalität des Arzneimittels bei der Anwendung verbessert werden. Wenn Prüfmethoden angegeben sind, haben sie sich für den jeweiligen Zweck als geeignet erwiesen, jedoch können andere Methoden ebenfalls angewendet werden. Werden für eine bestimmte Eigenschaft Ergebnisse vorgelegt, muss die Prüfmethode angegeben sein.

Die folgenden Eigenschaften können für Methacrylsäure-Ethylacrylat-Copolymer-(1:1)-Dispersion 30 %, die als magensaftresistentes Überzugsmittel verwendet wird, relevant sein.

Viskosität: siehe „Prüfung auf Reinheit"

Aussehen als Film: siehe „Prüfung auf Reinheit"

Löslichkeit als Film: Ein Teil des in der Prüfung „Aussehen als Film" erhaltenen Films wird unter Rühren in einen Kolben gebracht, der eine Lösung von Salzsäure *R* (10,3 g · l^{-1}) enthält. Der Film löst sich innerhalb von 2 h nicht auf. Ein weiterer Teil des Films wird unter Rühren in einen Kolben gebracht, der Phosphat-Pufferlösung pH 6,8 *R* enthält. Der Film löst sich innerhalb von 1 h auf.

7.2/1127

Methacrylsäure-Methylmethacrylat-Copolymer (1:1)

Acidi methacrylici et methylis methacrylatis polymerisatum 1:1

Definition

Copolymer von Methacrylsäure und Methylmethacrylat, dessen mittlere relative Molekülmasse etwa 135 000 beträgt

Das Verhältnis von Carboxyl-Gruppen zu Ester-Gruppen beträgt etwa 1:1.

Gehalt: 46,0 bis 50,6 Prozent Methacrylsäure-Einheiten (getrocknete Substanz)

Eigenschaften

Aussehen: weißes bis fast weißes, leicht fließendes Pulver

Löslichkeit: praktisch unlöslich in Wasser, leicht löslich in wasserfreiem Ethanol und in 2-Propanol, praktisch unlöslich in Ethylacetat

Die Substanz löst sich leicht in einer Lösung von Natriumhydroxid (40 g · l^{-1}).

Prüfung auf Identität

A. IR-Spektroskopie (2.2.24)

Vergleich: Referenzspektrum von Methacrylsäure-Methylmethacrylat-Copolymer (1:1) der Ph. Eur.

B. Die Substanz entspricht den Anforderungen an den Gehalt.

Prüfung auf Reinheit

Viskosität (2.2.10): 50 bis 200 mPa · s

In einer Mischung von 7,9 g Wasser *R* und 254,6 g 2-Propanol *R* wird eine 37,5 g getrockneter Substanz entsprechende Menge Substanz gelöst. Die Viskosität der Lösung wird mit einem Rotationsviskosimeter bei 20 °C und bei einem Schergefälle von 10 s^{-1} bestimmt.

Aussehen als Film: Wird 1 ml der Lösung, die zur Bestimmung der Viskosität hergestellt wurde, auf eine Glasplatte gegossen und trocknen gelassen, bildet sich ein klarer, spröder Film.

Methylmethacrylat, Methacrylsäure: Flüssigchromatographie (2.2.29)

Blindlösung: 50,0 ml Methanol *R* werden mit 25,0 ml mobiler Phase gemischt.

Untersuchungslösung: 40 mg Substanz werden in 50,0 ml Methanol *R* gelöst. Die Lösung wird mit 25,0 ml mobiler Phase verdünnt.

Referenzlösung: 10 mg Methylmethacrylat *R* und 10 mg Methacrylsäure *R* werden in Methanol *R* gelöst. Die Lösung wird mit Methanol *R* zu 50,0 ml verdünnt. 0,1 ml dieser Lösung werden mit Methanol *R* zu 50,0 ml verdünnt und mit 25,0 ml mobiler Phase gemischt.

Säule
- Größe: l = 0,10 m, ∅ = 4 mm
- Stationäre Phase: octadecylsilyliertes Kieselgel zur Chromatographie *R* (5 µm)

Mobile Phase: Methanol *R*, Phosphat-Pufferlösung pH 2,0 *R* (30:70 *V/V*)

Durchflussrate: 2,5 ml · min^{-1}

Detektion: Spektrometer bei 202 nm

Einspritzen: 50 µl

Eignungsprüfung
- Auflösung: mindestens 2,0 zwischen den Peaks von Methylmethacrylat und Methacrylsäure im Chromatogramm der Referenzlösung
- Das Chromatogramm der Blindlösung darf keine Peaks mit den gleichen Retentionszeiten wie Methylmethacrylat oder Methacrylsäure aufweisen.

Grenzwert
- Summe der Gehalte von Methylmethacrylat und Methacrylsäure: höchstens 0,1 Prozent

Trocknungsverlust (2.2.32): höchstens 5,0 Prozent, mit 1,000 g Substanz durch 6 h langes Trocknen im Trockenschrank bei 105 °C bestimmt

Sulfatasche (2.4.14): höchstens 0,1 Prozent, mit 1,0 g Substanz bestimmt

Gehaltsbestimmung

1,000 g Substanz, in einer Mischung von 40 ml Wasser *R* und 60 ml 2-Propanol *R* gelöst, wird nach Zusatz von Phenolphthalein-Lösung *R* langsam und unter Rühren mit Natriumhydroxid-Lösung (0,5 mol · l^{-1}) titriert.

1 ml Natriumhydroxid-Lösung (0,5 mol · l^{-1}) entspricht 43,05 mg $C_4H_6O_2$ (Methacrylsäure-Einheit).

Funktionalitätsbezogene Eigenschaften

Dieser Abschnitt liefert Informationen zu Eigenschaften, die sich als relevante Prüfparameter für eine Funktion oder mehrere Funktionen der Substanz erwiesen haben, wenn diese als Hilfsstoff (siehe 5.15) verwendet wird. Einige der Eigenschaften, die im Abschnitt „Funktionalitätsbezogene Eigenschaften" beschrieben sind, können ebenfalls im verbindlichen Teil der Monographie aufgeführt sein, da sie auch verbindliche Qualitätskriterien darstellen. In diesen Fällen enthält der Abschnitt „Funktionalitätsbezogene Eigenschaften" einen Verweis auf die im verbindlichen Teil der Monographie beschriebenen Prüfungen. Die Kontrolle der Eigenschaften kann zur Qualität eines Arzneimittels beitragen, indem die Gleichförmigkeit des Herstellungsverfahrens und die Funktionalität des Arzneimittels bei der Anwendung verbessert werden. Wenn Prüfmethoden angegeben sind, haben sie sich für den jeweiligen Zweck als geeignet erwiesen, jedoch können andere Methoden ebenfalls angewendet werden. Werden für eine bestimmte Eigenschaft Ergebnisse vorgelegt, muss die Prüfmethode angegeben sein.

Die folgenden Eigenschaften können für Methacrylsäure-Methylmethacrylat-Copolymer (1:1), das als magensaftresistentes Überzugsmittel verwendet wird, relevant sein.

Viskosität: siehe „Prüfung auf Reinheit"

Aussehen als Film: siehe „Prüfung auf Reinheit"

Löslichkeit als Film: Ein Teil des in der Prüfung „Aussehen als Film" erhaltenen Films wird unter Rühren in einen Kolben gebracht, der eine Lösung von Salzsäure *R* (10,3 g · l^{-1}) enthält. Der Film löst sich innerhalb von 2 h nicht auf. Ein weiterer Teil des Films wird unter Rühren in einen Kolben gebracht, der Phosphat-Pufferlösung pH 6,8 *R* enthält. Der Film löst sich innerhalb von 1 h auf.

7.2/1130

Methacrylsäure-Methylmethacrylat-Copolymer (1:2)

Acidi methacrylici et methylis methacrylatis polymerisatum 1:2

Definition

Copolymer von Methacrylsäure und Methylmethacrylat, dessen mittlere relative Molekülmasse etwa 135 000 beträgt

Das Verhältnis von Carboxyl-Gruppen zu Ester-Gruppen beträgt etwa 1:2.

Gehalt: 27,6 bis 30,7 Prozent Methacrylsäure-Einheiten (getrocknete Substanz)

Eigenschaften

Aussehen: weißes bis fast weißes, leicht fließendes Pulver

Löslichkeit: praktisch unlöslich in Wasser, leicht löslich in wasserfreiem Ethanol und in 2-Propanol, praktisch unlöslich in Ethylacetat

Die Substanz löst sich leicht in einer Lösung von Natriumhydroxid (40 g · l^{-1}).

Prüfung auf Identität

A. IR-Spektroskopie (2.2.24)

Vergleich: Referenzspektrum von Methacrylsäure-Methylmethacrylat-Copolymer (1:2) der Ph. Eur.

B. Die Substanz entspricht den Anforderungen an den Gehalt.

Prüfung auf Reinheit

Viskosität (2.2.10): 50 bis 200 mPa · s

In einer Mischung von 7,9 g Wasser *R* und 254,6 g 2-Propanol *R* wird eine 37,5 g getrockneter Substanz entsprechende Menge Substanz gelöst. Die Viskosität der Lösung wird mit einem Rotationsviskosimeter bei 20 °C und bei einem Schergefälle von 10 s^{-1} bestimmt.

Aussehen als Film: Wird 1 ml der Lösung, die zur Bestimmung der Viskosität hergestellt wurde, auf eine Glasplatte gegossen und trocknen gelassen, bildet sich ein klarer, spröder Film.

Methylmethacrylat, Methacrylsäure: Flüssigchromatographie (2.2.29)

Blindlösung: 50,0 ml Methanol *R* werden mit 25,0 ml mobiler Phase gemischt.

Untersuchungslösung: 40 mg Substanz werden in 50,0 ml Methanol *R* gelöst. Die Lösung wird mit 25,0 ml mobiler Phase verdünnt.

Referenzlösung: 10 mg Methylmethacrylat *R* und 10 mg Methacrylsäure *R* werden in Methanol *R* gelöst. Die Lösung wird mit Methanol *R* zu 50,0 ml verdünnt. 0,1 ml dieser Lösung werden mit Methanol *R* zu 50,0 ml verdünnt und mit 25,0 ml mobiler Phase gemischt.

Säule
- Größe: l = 0,10 m, ∅ = 4 mm
- Stationäre Phase: octadecylsilyliertes Kieselgel zur Chromatographie *R* (5 µm)

Mobile Phase: Methanol *R*, Phosphat-Pufferlösung pH 2,0 *R* (30:70 *V/V*)

Durchflussrate: 2,5 ml · min^{-1}

Detektion: Spektrometer bei 202 nm

Einspritzen: 50 µl

Eignungsprüfung
- Auflösung: mindestens 2,0 zwischen den Peaks von Methylmethacrylat und Methacrylsäure im Chromatogramm der Referenzlösung
- Das Chromatogramm der Blindlösung darf keine Peaks mit den gleichen Retentionszeiten wie Methylmethacrylat oder Methacrylsäure aufweisen.

Grenzwert
- Summe der Gehalte von Methylmethacrylat und Methacrylsäure: höchstens 0,1 Prozent

Trocknungsverlust (2.2.32): höchstens 5,0 Prozent, mit 1,000 g Substanz durch 6 h langes Trocknen im Trockenschrank bei 105 °C bestimmt

Sulfatasche (2.4.14): höchstens 0,1 Prozent, mit 1,0 g Substanz bestimmt

Gehaltsbestimmung

1,000 g Substanz, in einer Mischung von 40 ml Wasser *R* und 60 ml 2-Propanol *R* gelöst, wird nach Zusatz von Phenolphthalein-Lösung *R* langsam und unter Rühren mit Natriumhydroxid-Lösung (0,5 mol · l^{-1}) titriert.

1 ml Natriumhydroxid-Lösung (0,5 mol · l^{-1}) entspricht 43,05 mg $C_4H_6O_2$ (Methacrylsäure-Einheit).

Funktionalitätsbezogene Eigenschaften

Dieser Abschnitt liefert Informationen zu Eigenschaften, die sich als relevante Prüfparameter für eine Funktion oder mehrere Funktionen der Substanz erwiesen haben, wenn diese als Hilfsstoff (siehe 5.15) verwendet wird. Einige der Eigenschaften, die im Abschnitt "Funktionalitätsbezogene Eigenschaften" beschrieben sind, können ebenfalls im verbindlichen Teil der Monographie aufgeführt sein, da sie auch verbindliche Qualitätskriterien darstellen. In diesen Fällen enthält der Abschnitt „Funktionalitätsbezogene Eigenschaften" einen Verweis auf die im verbindlichen Teil der Monographie beschriebenen Prüfungen. Die Kontrolle der Eigenschaften kann zur Qualität eines Arzneimittels beitragen, indem die Gleichförmigkeit des Herstellungsverfahrens und die Funktionalität des Arzneimittels bei der Anwendung verbessert werden. Wenn Prüfmethoden angegeben sind, haben sie sich für den jeweiligen Zweck als geeignet erwiesen, jedoch können andere Methoden ebenfalls angewendet werden. Werden für eine bestimmte Eigenschaft Ergebnisse vorgelegt, muss die Prüfmethode angegeben sein.

Die folgenden Eigenschaften können für Methacrylsäure-Methylmethacrylat-Copolymer (1:2), das als magensaftresistentes Überzugsmittel verwendet wird, relevant sein.

Viskosität: siehe „Prüfung auf Reinheit"

Aussehen als Film: siehe „Prüfung auf Reinheit"

Löslichkeit als Film: Ein Teil des in der Prüfung „Aussehen als Film" erhaltenen Films wird unter Rühren in einen Kolben gebracht, der eine Lösung von Salzsäure *R* (10,3 g · l^{-1}) enthält. Der Film löst sich innerhalb von 2 h nicht auf. Ein weiterer Teil des Films wird unter Rühren in einen Kolben gebracht, der Phosphat-Pufferlösung pH 6,8 *R* enthält. Der Film löst sich innerhalb von 2 h nicht auf. Ein weiterer Teil des Films wird unter Rühren in einen Kolben gebracht, der Phosphat-Pufferlösung pH 7,5 (0,2 mol · l^{-1}) *R* enthält. Der Film löst sich innerhalb von 1 h auf.

N

Natriumdihydrogenphosphat-Dihydrat 5359
Wasserfreies Natriummonohydrogenphosphat . . 5359
Natriummonohydrogenphosphat-Dihydrat 5360
Natriummonohydrogenphosphat-Dodecahydrat . 5361
Nicergolin 5362

7.2/0194

Natriumdihydrogenphosphat-Dihydrat

Natrii dihydrogenophosphas dihydricus

$NaH_2PO_4 \cdot 2\,H_2O$ — M_r 156,0

CAS Nr. 13472-35-0

Definition

Gehalt: 98,0 bis 100,5 Prozent (getrocknete Substanz)

Eigenschaften

Aussehen: weißes bis fast weißes Pulver oder farblose Kristalle

Löslichkeit: sehr leicht löslich in Wasser, sehr schwer löslich in Ethanol 96 %

Prüfung auf Identität

A. Die Prüflösung (siehe „Prüfung auf Reinheit“) reagiert schwach sauer (2.2.4).

B. Die Prüflösung gibt die Identitätsreaktionen auf Phosphat (2.3.1).

C. Die zuvor mit einer Lösung von Kaliumhydroxid *R* ($100\ g \cdot l^{-1}$) neutralisierte Prüflösung gibt die Identitätsreaktion a auf Natrium (2.3.1).

Prüfung auf Reinheit

Prüflösung: 10,0 g Substanz werden in kohlendioxidfreiem Wasser *R*, das aus destilliertem Wasser *R* hergestellt wurde, zu 100 ml gelöst.

Aussehen der Lösung: Die Prüflösung muss klar (2.2.1) und farblos (2.2.2, Methode II) sein.

pH-Wert (2.2.3): 4,2 bis 4,5

5 ml Prüflösung werden mit 5 ml kohlendioxidfreiem Wasser *R* verdünnt.

Reduzierende Substanzen: Eine Mischung von 5 ml Prüflösung, 5 ml verdünnter Schwefelsäure *R* und 0,25 ml Kaliumpermanganat-Lösung ($0{,}02\ mol \cdot l^{-1}$) wird 5 min lang im Wasserbad erhitzt. Die Färbung des Permanganats darf nicht vollständig verschwinden.

Chlorid (2.4.4): höchstens 200 ppm

2,5 ml Prüflösung werden mit Wasser *R* zu 15 ml verdünnt.

Sulfat (2.4.13): höchstens 300 ppm

5 ml Prüflösung werden mit 0,5 ml Salzsäure *R* versetzt und mit destilliertem Wasser *R* zu 15 ml verdünnt.

Arsen (2.4.2, Methode A): höchstens 2 ppm, mit 0,5 g Substanz bestimmt

Eisen (2.4.9): höchstens 10 ppm, mit der Prüflösung bestimmt

Schwermetalle (2.4.8): höchstens 10 ppm

12 ml Prüflösung müssen der Grenzprüfung A entsprechen. Zur Herstellung der Referenzlösung wird die Blei-Lösung (1 ppm Pb) *R* verwendet.

Trocknungsverlust (2.2.32): 21,5 bis 24,0 Prozent, mit 0,50 g Substanz durch Trocknen im Trockenschrank bei 130 °C bestimmt

Gehaltsbestimmung

2,500 g Substanz, in 40 ml Wasser *R* gelöst, werden mit carbonatfreier Natriumhydroxid-Lösung ($1\ mol \cdot l^{-1}$) titriert. Der Endpunkt wird mit Hilfe der Potentiometrie (2.2.20) bestimmt.

1 ml Natriumhydroxid-Lösung ($1\ mol \cdot l^{-1}$) entspricht 0,120 g NaH_2PO_4.

7.2/1509

Wasserfreies Natriummonohydrogenphosphat

Dinatrii phosphas anhydricus

Na_2HPO_4 — M_r 142,0

CAS Nr. 7558-79-4

Definition

Gehalt: 98,0 bis 101,0 Prozent (getrocknete Substanz)

Eigenschaften

Aussehen: weißes bis fast weißes, hygroskopisches Pulver

Löslichkeit: löslich in Wasser, praktisch unlöslich in Ethanol 96 %

Prüfung auf Identität

A. Die Prüflösung (siehe „Prüfung auf Reinheit") reagiert schwach alkalisch (2.2.4).

B. Die Substanz entspricht der Prüfung „Trocknungsverlust" (siehe „Prüfung auf Reinheit").

C. Die Prüflösung gibt die Identitätsreaktion b auf Phosphat (2.3.1).

D. Die Prüflösung gibt die Identitätsreaktion a auf Natrium (2.3.1).

Prüfung auf Reinheit

Prüflösung: 5,0 g Substanz werden in destilliertem Wasser *R* zu 100,0 ml gelöst.

Aussehen der Lösung: Die Prüflösung muss klar (2.2.1) und farblos (2.2.2, Methode II) sein.

Reduzierende Substanzen: Eine Mischung von 10 ml Prüflösung, 5 ml verdünnter Schwefelsäure *R* und 0,25 ml Kaliumpermanganat-Lösung (0,02 mol · l^{-1}) wird 5 min lang im Wasserbad erhitzt. Die Färbung des Permanganats darf nicht vollständig verschwinden.

Natriumdihydrogenphosphat: höchstens 2,5 Prozent

Aus den Volumen Salzsäure (1 mol · l^{-1}) (25 ml) und Natriumhydroxid-Lösung (1 mol · l^{-1}) (n_1 ml und n_2 ml), die bei der Gehaltsbestimmung verbraucht wurden, wird folgendes Verhältnis berechnet:

$$\frac{n_2 - 25}{25 - n_1}$$

Das Verhältnis darf höchstens 0,025 betragen.

Chlorid (2.4.4): höchstens 200 ppm

5 ml Prüflösung werden mit verdünnter Salpetersäure *R* zu 15 ml verdünnt.

Sulfat (2.4.13): höchstens 500 ppm

6 ml Prüflösung werden mit 2 ml verdünnter Salzsäure *R* versetzt und mit destilliertem Wasser *R* zu 15 ml verdünnt.

Arsen (2.4.2, Methode A): höchstens 2 ppm, mit 10 ml Prüflösung bestimmt

Eisen (2.4.9): höchstens 20 ppm, mit der Prüflösung bestimmt

Schwermetalle (2.4.8): höchstens 10 ppm

12 ml Prüflösung müssen der Grenzprüfung A entsprechen. Zur Herstellung der Referenzlösung werden 5 ml Blei-Lösung (1 ppm Pb) *R* und 5 ml Wasser *R* verwendet.

Trocknungsverlust (2.2.32): höchstens 1,0 Prozent, mit 1,000 g Substanz durch 4 h langes Trocknen im Trockenschrank bei 105 °C bestimmt

Gehaltsbestimmung

1,600 g Substanz (*m* g), in 25,0 ml kohlendioxidfreiem Wasser *R* gelöst, werden nach Zusatz von 25,0 ml Salzsäure (1 mol · l^{-1}) mit Hilfe der Potentiometrie (2.2.20) mit Natriumhydroxid-Lösung (1 mol · l^{-1}) bis zum ersten Wendepunkt (n_1 ml) titriert. Anschließend wird die Lösung bis zum zweiten Wendepunkt titriert [n_2 ml, Gesamtverbrauch an Natriumhydroxid-Lösung (1 mol · l^{-1})].

Der Prozentgehalt an Na_2HPO_4 wird nach folgender Formel berechnet:

$$\frac{1420\ (25 - n_1)}{m\ (100 - d)}$$

d = Trocknungsverlust in Prozent

Lagerung

Dicht verschlossen

7.2/0602

Natriummonohydrogenphosphat-Dihydrat

Dinatrii phosphas dihydricus

$Na_2HPO_4 \cdot 2\ H_2O$ — M_r 178,0

CAS Nr. 10028-24-7

Definition

Gehalt: 98,0 bis 101,0 Prozent (getrocknete Substanz)

Eigenschaften

Aussehen: weißes bis fast weißes Pulver oder farblose Kristalle

Löslichkeit: löslich in Wasser, praktisch unlöslich in Ethanol 96 %

Prüfung auf Identität

A. Die Prüflösung (siehe „Prüfung auf Reinheit“) reagiert schwach alkalisch (2.2.4).

B. Die Substanz entspricht der Prüfung „Trocknungsverlust“ (siehe „Prüfung auf Reinheit“).

C. Die Prüflösung gibt die Identitätsreaktion b auf Phosphat (2.3.1).

D. Die Prüflösung gibt die Identitätsreaktion a auf Natrium (2.3.1).

Prüfung auf Reinheit

Prüflösung: 5,0 g Substanz werden in destilliertem Wasser *R* zu 100 ml gelöst.

Aussehen der Lösung: Die Prüflösung muss klar (2.2.1) und farblos (2.2.2, Methode II) sein.

Reduzierende Substanzen: Eine Mischung von 5 ml Prüflösung, 5 ml verdünnter Schwefelsäure *R* und 0,25 ml Kaliumpermanganat-Lösung (0,02 mol · l^{-1}) wird 5 min lang im Wasserbad erhitzt. Die Färbung des Permanganats darf nicht vollständig verschwinden.

Natriumdihydrogenphosphat: höchstens 2,5 Prozent

Aus den Volumen Salzsäure (1 mol · l^{-1}) (25 ml) und Natriumhydroxid-Lösung (1 mol · l^{-1}) (n_1 ml und n_2 ml), die bei der Gehaltsbestimmung verbraucht wurden, wird folgendes Verhältnis berechnet:

$$\frac{n_2 - 25}{25 - n_1}$$

Das Verhältnis darf höchstens 0,025 betragen.

Chlorid (2.4.4): höchstens 400 ppm

2,5 ml Prüflösung werden mit 10 ml verdünnter Salpetersäure *R* versetzt und mit Wasser *R* zu 15 ml verdünnt.

Sulfat (2.4.13): höchstens 0,1 Prozent

3 ml Prüflösung werden mit 2 ml verdünnter Salzsäure *R* versetzt und mit destilliertem Wasser *R* zu 15 ml verdünnt.

Arsen (2.4.2, Methode A): höchstens 4 ppm, mit 5 ml Prüflösung bestimmt

Eisen (2.4.9): höchstens 40 ppm

5 ml Prüflösung werden mit Wasser *R* zu 10 ml verdünnt.

Schwermetalle (2.4.8): höchstens 20 ppm

12 ml Prüflösung müssen der Grenzprüfung A entsprechen. Zur Herstellung der Referenzlösung wird die Blei-Lösung (1 ppm Pb) *R* verwendet.

Trocknungsverlust (2.2.32): 19,5 bis 21,0 Prozent, mit 1,000 g Substanz durch Trocknen im Trockenschrank bei 130 °C bestimmt

Gehaltsbestimmung

2,000 g Substanz (*m* g), in 50 ml Wasser *R* gelöst, werden nach Zusatz von 25,0 ml Salzsäure (1 mol · l^{-1}) mit Hilfe der Potentiometrie (2.2.20) mit Natriumhydroxid-Lösung (1 mol · l^{-1}) bis zum ersten Wendepunkt titriert (n_1 ml). Anschließend wird die Lösung bis zum zweiten Wendepunkt titriert [n_2 ml, Gesamtverbrauch an Natriumhydroxid-Lösung (1 mol · l^{-1})].

Der Prozentgehalt an Na_2HPO_4 wird nach folgender Formel berechnet:

$$\frac{1420\ (25 - n_1)}{m\ (100 - d)}$$

d = Trocknungsverlust in Prozent

7.2/0118

Natriummonohydrogenphosphat-Dodecahydrat

Dinatrii phosphas dodecahydricus

$Na_2HPO_4 \cdot 12\ H_2O$ M_r 358,1

CAS Nr. 10039-32-4

Definition

Gehalt: 98,5 bis 102,5 Prozent

Eigenschaften

Aussehen: farblose, durchsichtige, stark verwitternde Kristalle

Löslichkeit: sehr leicht löslich in Wasser, praktisch unlöslich in Ethanol 96 %

Prüfung auf Identität

A. Die Prüflösung (siehe „Prüfung auf Reinheit“) reagiert schwach alkalisch (2.2.4).

B. Die Substanz entspricht der Prüfung „Wasser“ (siehe „Prüfung auf Reinheit“).

C. Die Prüflösung gibt die Identitätsreaktion b auf Phosphat (2.3.1).

D. Die Prüflösung gibt die Identitätsreaktion a auf Natrium (2.3.1).

Prüfung auf Reinheit

Prüflösung: 5,0 g Substanz werden in destilliertem Wasser *R* zu 50 ml gelöst.

Aussehen der Lösung: Die Prüflösung muss klar (2.2.1) und farblos (2.2.2, Methode II) sein.

Reduzierende Substanzen: Eine Mischung von 5 ml Prüflösung, 5 ml verdünnter Schwefelsäure *R* und 0,25 ml Kaliumpermanganat-Lösung (0,02 mol · l^{-1}) wird 5 min lang im Wasserbad erhitzt. Die Färbung des Permanganats darf nicht vollständig verschwinden.

Natriumdihydrogenphosphat: höchstens 2,5 Prozent

Aus den Volumen von Salzsäure (1 mol · l^{-1}) (25 ml) und Natriumhydroxid-Lösung (1 mol · l^{-1}) (n_1 ml und n_2 ml), die bei der Gehaltsbestimmung verbraucht wurden, wird folgendes Verhältnis berechnet:

$$\frac{n_2 - 25}{25 - n_1}$$

Das Verhältnis darf höchstens 0,025 betragen.

Chlorid (2.4.4): höchstens 200 ppm

2,5 ml Prüflösung werden mit 10 ml verdünnter Salpetersäure *R* versetzt und mit Wasser *R* zu 15 ml verdünnt.

Sulfat (2.4.13): höchstens 500 ppm

3 ml Prüflösung werden mit 2 ml verdünnter Salzsäure *R* versetzt und mit destilliertem Wasser *R* zu 15 ml verdünnt.

Arsen (2.4.2, Methode A): höchstens 2 ppm, mit 5 ml Prüflösung bestimmt

Eisen (2.4.9): höchstens 20 ppm

5 ml Prüflösung werden mit Wasser *R* zu 10 ml verdünnt.

Schwermetalle (2.4.8): höchstens 10 ppm

12 ml Prüflösung müssen der Grenzprüfung A entsprechen. Zur Herstellung der Referenzlösung wird die Blei-Lösung (1 ppm Pb) *R* verwendet.

Wasser (2.5.12): 57,0 bis 61,0 Prozent, mit 50,0 mg Substanz unter Verwendung einer Mischung von 10 Volumteilen wasserfreiem Methanol *R* und 40 Volumteilen Formamid *R* 1 als Lösungsmittel bestimmt

Gehaltsbestimmung

4,00 g Substanz (*m* g), in 25 ml Wasser *R* gelöst, werden nach Zusatz von 25,0 ml Salzsäure (1 mol · l^{-1}) mit Hilfe der Potentiometrie (2.2.20) mit Natriumhydroxid-Lösung (1 mol · l^{-1}) bis zum ersten Wendepunkt (n_1 ml) titriert. Anschließend wird die Lösung bis zum zweiten Wendepunkt titriert [n_2 ml, Gesamtverbrauch an Natriumhydroxid-Lösung (1 mol · l^{-1})].

Der Prozentgehalt an $Na_2HPO_4 \cdot 12\ H_2O$ wird nach folgender Formel berechnet:

$$\frac{3581(25 - n_1)}{m \cdot 100}$$

7.2/1998

Nicergolin
Nicergolinum

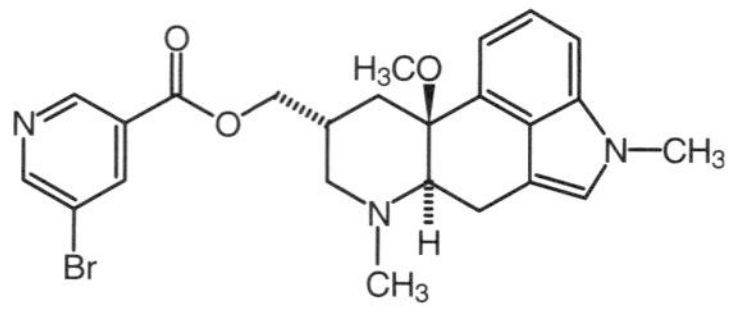
O
O
N
Br
H3CO
N
H
CH3
N—CH3

$C_{24}H_{26}BrN_3O_3$ M_r 484,4

CAS Nr. 27848-84-6

Definition

[[(6a*R*,9*R*,10a*S*)-10a-Methoxy-4,7-dimethyl-4,6,6a,7,8,9,10,10a-octahydroindolo[4,3-*fg*]chinolin-9-yl]methyl]=(5-brompyridin-3-carboxylat)

Gehalt: 99,0 bis 101,0 Prozent (wasserfreie Substanz)

Eigenschaften

Aussehen: weißes bis gelbliches, feines bis körniges Pulver

Löslichkeit: praktisch unlöslich in Wasser, leicht löslich in Dichlormethan, löslich in Ethanol 96 %

Die Substanz zeigt Polymorphie (5.9).

Prüfung auf Identität

1: A, C
2: A, B, D

A. Spezifische Drehung (2.2.7): +4,8 bis +5,8 (wasserfreie Substanz)

0,50 g Substanz werden in Ethanol 96 % *R* zu 10,0 ml gelöst.

B. UV-Vis-Spektroskopie (2.2.25)

Untersuchungslösung: 50,0 mg Substanz werden in Ethanol 96 % *R* zu 100,0 ml gelöst. 5,0 ml Lösung werden mit Ethanol 96 % *R* zu 50,0 ml verdünnt.

Spektralbereich: 220 bis 350 nm

Absorptionsmaximum: bei 288 nm

Absorptionsminimum: bei 251 nm

Spezifische Absorption im Absorptionsmaximum: 175 bis 185 (wasserfreie Substanz)

C. IR-Spektroskopie (2.2.24)

Vergleich: Nicergolin *CRS*

Wenn die erhaltenen Spektren unterschiedlich sind, werden Substanz und Referenzsubstanz getrennt in Ethanol 96 % *R* gelöst. Nach dem Eindampfen der Lösungen zur Trockne werden mit den Rückständen erneut Spektren aufgenommen.

D. Werden 2 mg Substanz in 2 ml Schwefelsäure *R* gelöst, entsteht eine blaue Färbung.

Prüfung auf Reinheit

Aussehen der Lösung: Die Lösung darf nicht stärker opaleszieren als die Referenzsuspension II (2.2.1) und nicht stärker gefärbt sein als die Stufe 5 der am besten geeigneten Farbvergleichslösung (2.2.2, Methode II).

0,5 g Substanz werden in Ethanol 96 % *R* zu 10 ml gelöst.

Verwandte Substanzen: Flüssigchromatographie (2.2.29)

Untersuchungslösung: 50,0 mg Substanz werden in Acetonitril *R* zu 50,0 ml gelöst.

Referenzlösung a: 1,0 ml Untersuchungslösung wird mit Acetonitril *R* zu 100,0 ml verdünnt. 2,0 ml dieser Lösung werden mit Acetonitril *R* zu 10,0 ml verdünnt.

Referenzlösung b: 2,0 mg Nicergolin zur Eignungsprüfung *CRS* (mit den Verunreinigungen A, B, C, D, F und H) werden in Acetonitril *R* zu 2,0 ml gelöst.

Referenzlösung c: 5,0 mg Nicergolin-Verunreinigung D *CRS* werden in Acetonitril *R* zu 100,0 ml gelöst. 2,0 ml Lösung werden mit Acetonitril *R* zu 50,0 ml verdünnt.

Referenzlösung d: Der Inhalt einer Durchstechflasche mit Nicergolin zur Peak-Identifizierung *CRS* (mit der Verunreinigung I) wird in 1,0 ml Acetonitril *R* gelöst.

Säule
- Größe: l = 0,15 m, ∅ = 4,6 mm
- Stationäre Phase: nachsilanisiertes, octadecylsilyliertes Kieselgel zur Chromatographie *R* (3,5 µm)
- Temperatur: 40 °C

Mobile Phase
- Lösung A: 34,02 g Kaliumdihydrogenphosphat *R* werden in 930 ml Wasser *R* gelöst. Die Lösung wird mit Wasser *R* zu 1000 ml verdünnt (Pufferlösung). 21,21 g Tetrabutylammoniumhydrogensulfat *R* werden in 225 ml Pufferlösung gelöst. Die Lösung wird mit der Pufferlösung zu 250,0 ml verdünnt und mit einer Lösung von Kaliumhydroxid *R* (300 g · l⁻¹) auf einen pH-Wert von 7,5 eingestellt.
- Mobile Phase A: 2,0 ml Lösung A werden mit 300 ml Acetonitril *R* und 700 ml Wasser *R* gemischt.
- Mobile Phase B: 2,0 ml Lösung A werden mit 300 ml Wasser *R* und 700 ml Acetonitril *R* gemischt.

Zeit (min)	Mobile Phase A (% *V/V*)	Mobile Phase B (% *V/V*)
0 – 3	100	0
3 – 30	100 → 70	0 → 30
30 – 40	70 → 0	30 → 100
40 – 50	0	100

Durchflussrate: 1,2 ml · min^{-1}

Detektion: Spektrometer bei 288 nm

Einspritzen: 10 µl

Identifizierung von Verunreinigungen: Zur Identifizierung der Peaks der Verunreinigungen A, B, C, F und H werden das mitgelieferte Chromatogramm von Nicergolin zur Eignungsprüfung *CRS* und das mit der Referenzlösung b erhaltene Chromatogramm verwendet; zur Identifizierung des Peaks der Verunreinigung D wird das mit der Referenzlösung c erhaltene Chromatogramm verwendet; zur Identifizierung des Peaks der Verunreinigung I wird das mit der Referenzlösung d erhaltene Chromatogramm verwendet.

Relative Retention (bezogen auf Nicergolin, t_R etwa 34 min)
- Verunreinigung D: etwa 0,06
- Verunreinigung C: etwa 0,1
- Verunreinigung B: etwa 0,6
- Verunreinigung H: etwa 0,8
- Verunreinigung A: etwa 0,96
- Verunreinigung F: etwa 1,1
- Verunreinigung I: etwa 1,2

Eignungsprüfung: Referenzlösung b
- Auflösung: mindestens 2 zwischen den Peaks von Verunreinigung A und Nicergolin

Grenzwerte
- Verunreinigung B: nicht größer als das 4fache der Fläche des Hauptpeaks im Chromatogramm der Referenzlösung a (0,8 Prozent)
- Verunreinigung A: nicht größer als das 2,5fache der Fläche des Hauptpeaks im Chromatogramm der Referenzlösung a (0,5 Prozent)
- Verunreinigung H: nicht größer als das 1,5fache der Fläche des Hauptpeaks im Chromatogramm der Referenzlösung a (0,3 Prozent)
- Verunreinigung D: nicht größer als die Fläche des entsprechenden Peaks im Chromatogramm der Referenzlösung c (0,2 Prozent)
- Verunreinigungen C, F, I: jeweils nicht größer als die Fläche des Hauptpeaks im Chromatogramm der Referenzlösung a (0,2 Prozent)
- Nicht spezifizierte Verunreinigungen: jeweils nicht größer als das 0,5fache der Fläche des Hauptpeaks im Chromatogramm der Referenzlösung a (0,10 Prozent)
- Summe aller Verunreinigungen: höchstens 1,2 Prozent
- Ohne Berücksichtigung bleiben: Peaks, deren Fläche kleiner ist als das 0,25fache der Fläche des Hauptpeaks im Chromatogramm der Referenzlösung a (0,05 Prozent)

Wasser (2.5.32): höchstens 0,5 Prozent, mit 0,100 g Substanz bestimmt

Sulfatasche (2.4.14): höchstens 0,1 Prozent, mit 1,0 g Substanz bestimmt

Gehaltsbestimmung

0,400 g Substanz, in 50 ml Aceton *R* gelöst, werden mit Perchlorsäure ($0{,}1\ mol \cdot l^{-1}$) titriert. Der Endpunkt wird mit Hilfe der Potentiometrie (2.2.20) bestimmt. Das bis zum ersten Wendepunkt zugesetzte Volumen wird abgelesen.

1 ml Perchlorsäure ($0{,}1\ mol \cdot l^{-1}$) entspricht 48,44 mg $C_{24}H_{26}BrN_3O_3$.

Verunreinigungen

Spezifizierte Verunreinigungen:

A, B, C, D, F, H, I

Andere bestimmbare Verunreinigungen
(Die folgenden Substanzen werden, falls in einer bestimmten Menge vorhanden, durch eine Prüfmethode oder mehrere Prüfmethoden in der Monographie erfasst. Sie werden begrenzt durch das allgemeine Akzeptanzkriterium für weitere Verunreinigungen/nicht spezifizierte Verunreinigungen und/oder durch die Anforderungen der Allgemeinen Monographie **Substanzen zur pharmazeutischen Verwendung (Corpora ad usum pharmaceuticum)**. Diese Verunreinigungen müssen daher nicht identifiziert werden, um die Konformität der Substanz zu zeigen. Siehe auch „5.10 Kontrolle von Verunreinigungen in Substanzen zur pharmazeutischen Verwendung“):

E, G, J

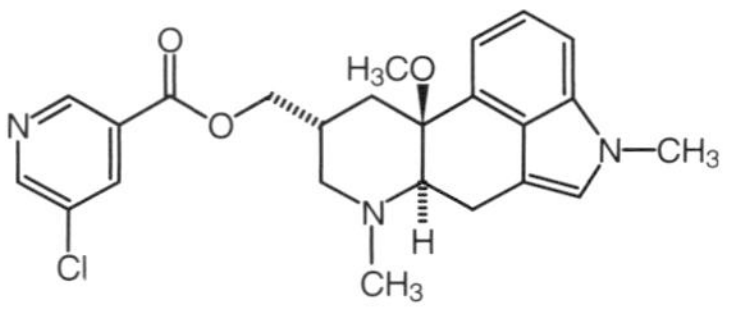

A. [[(6a*R*,9*R*,10a*S*)-10a-Methoxy-4,7-dimethyl-4,6,6a,7,8,9,10,10a-octahydroindolo[4,3-*fg*]chinolin-9-yl]methyl](5-chlorpyridin-3-carboxylat) (Chloronicergolin)

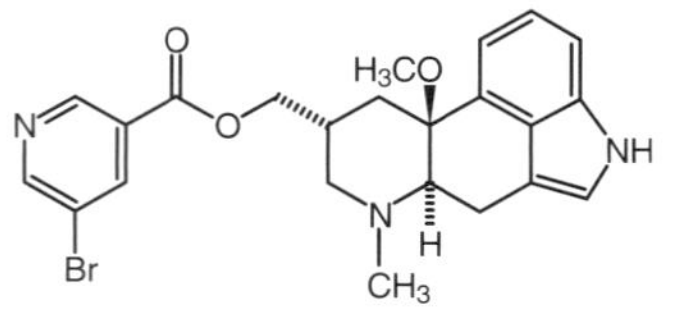

B. [[(6a*R*,9*R*,10a*S*)-10a-Methoxy-7-methyl-4,6,6a,7,8,9,10,10a-octahydroindolo[4,3-*fg*]chinolin-9-yl]methyl](5-brompyridin-3-carboxylat) (1-Demethylnicergolin)

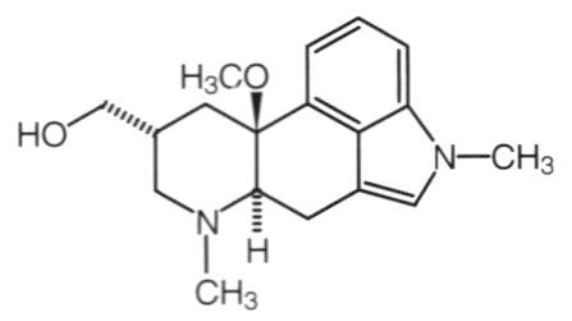

C. [(6a*R*,9*R*,10a*S*)-10a-Methoxy-4,7-dimethyl-4,6,6a,7,8,9,10,10a-octahydroindolo[4,3-*fg*]chinolin-9-yl]methanol

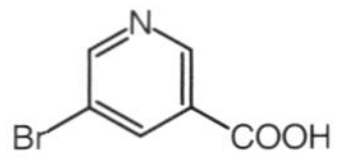

D. 5-Brompyridin-3-carbonsäure

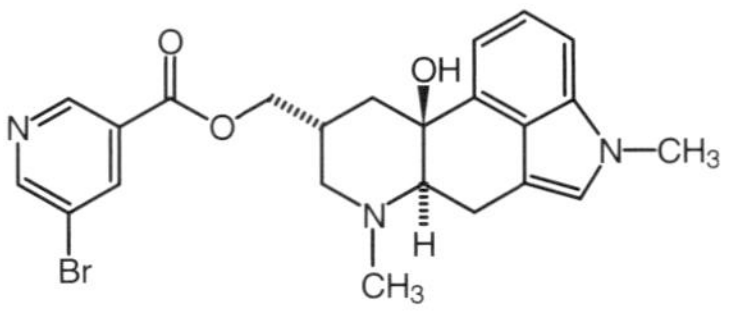

E. [[(6a*R*,9*R*,10a*S*)-10a-Hydroxy-4,7-dimethyl-4,6,6a,7,8,9,10,10a-octahydroindolo[4,3-*fg*]chinolin-9-yl]methyl](5-brompyridin-3-carboxylat)

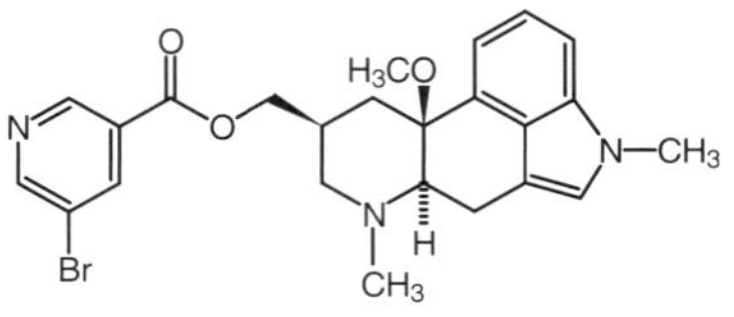

F. [[(6a*R*,9*S*,10a*S*)-10a-Methoxy-4,7-dimethyl-4,6,6a,7,8,9,10,10a-octahydroindolo[4,3-*fg*]chinolin-9-yl]methyl](5-brompyridin-3-carboxylat) (Isonicergolin)

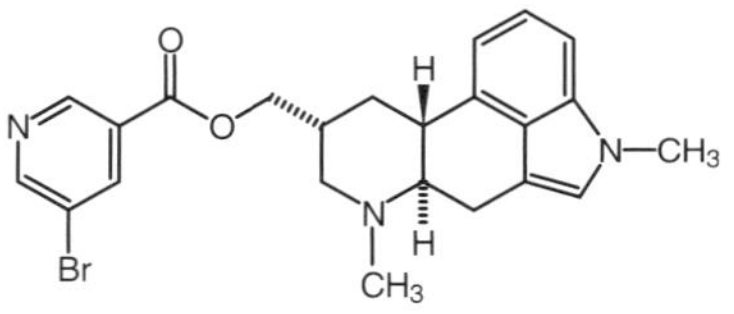

G. [[(6a*R*,9*R*,10a*R*)-4,7-Dimethyl-4,6,6a,7,8,9,10,10a-octahydroindolo[4,3-*fg*]chinolin-9-yl]methyl](5-brompyridin-3-carboxylat)

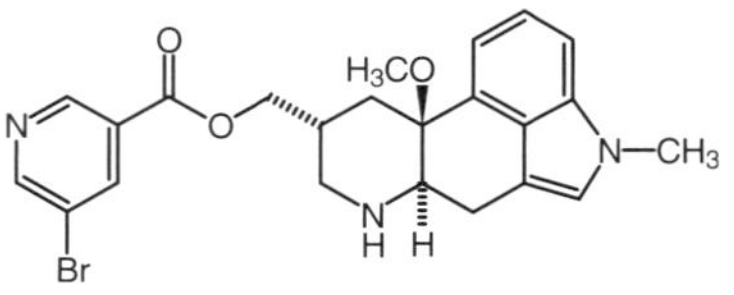

H. [[(6a*R*,9*R*,10a*S*)-10a-Methoxy-4-methyl-4,6,6a,7,8,9,10,10a-octahydroindolo[4,3-*fg*]chinolin-9-yl]methyl](5-brompyridin-3-carboxylat) (6-Demethylnicergolin)

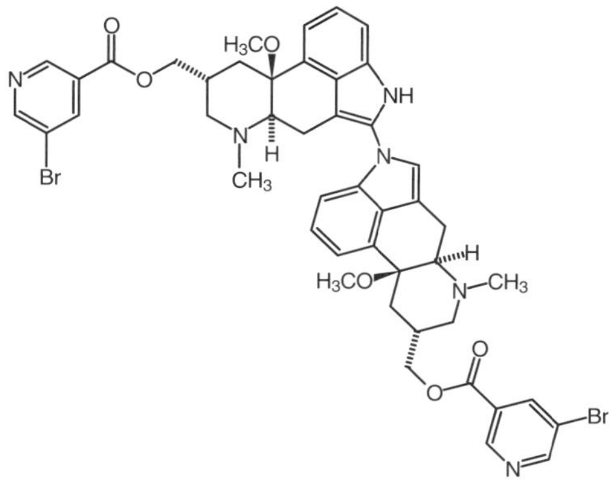

I. [[(6a*R*,6a′*R*,9*R*,9′*R*,10a*S*,10a′*S*)-9′-[[[(5-Brompyridin-3-yl)carbonyl]oxy]methyl]-10a,10a′-dimethoxy-7,7′-dimethyl-4′,6′,6a,6a′,7,7′,8,8′,9,9′,10,10′,10a,10a′-tetradecahydro-6*H*-4,5′-biindolo[4,3-*fg*]chinolin-9-yl]methyl](5-brompyridin-3-carboxylat)

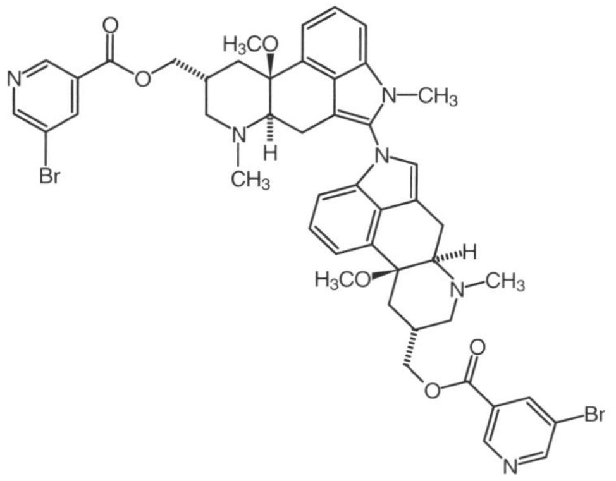

J. [[(6a*R*,6a′*R*,9*R*,9′*R*,10a*S*,10a′*S*)-9′-[[[(5-Brompyridin-3-yl)carbonyl]oxy]methyl]-10a,10a′-dimethoxy-4′,7,7′-trimethyl-4′,6′,6a,6a′,7,7′,8,8′,9,9′,10,10′,10a,10a′-tetradecahydro-6*H*-4,5′-biindolo[4,3-*fg*]chinolin-9-yl]methyl](5-brompyridin-3-carboxylat)

O

Natives Olivenöl 5369
Raffiniertes Olivenöl 5370
Ondansetronhydrochlorid-Dihydrat 5371

7.2/0518

Natives Olivenöl

Olivae oleum virginale

Definition

Das aus den reifen Steinfrüchten von *Olea europaea* L. durch Kaltpressung oder durch andere geeignete mechanische Verfahren gewonnene, fette Öl

Eigenschaften

Aussehen: klare, gelbe bis grünlich gelbe, durchscheinende Flüssigkeit

Löslichkeit: praktisch unlöslich in Ethanol 96 %, mischbar mit Petroläther (Destillationsbereich 50 bis 70 °C)

Beim Abkühlen trübt sich das Öl bei 10 °C und verfestigt sich bei etwa 0 °C zu einer butterartigen Masse.

Relative Dichte: etwa 0,913

Prüfung auf Identität

Identifizierung fetter Öle durch Dünnschichtchromatographie (2.3.2)

Ergebnis: Das erhaltene Chromatogramm entspricht dem zugehörigen Chromatogramm von Olivenöl in Abb. 2.3.2-1. Bei bestimmten Olivenölen ist der Größenunterschied der Flecke E und F weniger ausgeprägt als in der Abbildung.

Prüfung auf Reinheit

Absorption (2.2.25): höchstens 0,20, bei 270 nm gemessen

Das Verhältnis der Absorption bei 232 nm zu der bei 270 nm muss größer als 8 sein.

1,00 g Öl wird in Cylohexan *R* zu 100,0 ml gelöst.

Säurezahl (2.5.1): höchstens 2,0, mit 5,0 g Öl bestimmt

Peroxidzahl (2.5.5, Methode A): höchstens 20,0

Unverseifbare Anteile: höchstens 1,5 Prozent

In einem 150-ml-Kolben mit Rückflusskühler werden 5,0 g Öl (*m* g) mit 50 ml ethanolischer Kaliumhydroxid-Lösung ($2 \text{ mol} \cdot l^{-1}$) *R* unter häufigem Schütteln 1 h lang im Wasserbad erhitzt. Anschließend wird der Inhalt des Kolbens durch den Kühler mit 50 ml Wasser *R* versetzt, geschüttelt, erkalten gelassen und in einen Scheidetrichter überführt. Der Kolben wird mehrmals mit insgesamt 50 ml Petroläther *R* 1 gewaschen, wobei die Waschflüssigkeiten in den Scheidetrichter gegeben werden. Anschließend wird die Mischung 1 min lang kräftig geschüttelt und nach Phasentrennung die wässrige Phase in einen zweiten Scheidetrichter überführt. Bildet sich eine Emulsion, werden kleine Anteile Ethanol 96 % *R* oder einer konzentrierten Lösung von Kaliumhydroxid *R* zugesetzt. Die wässrige Phase wird 2-mal mit je 50 ml Petroläther *R* 1 ausgeschüttelt. Die vereinigten Petroläther-Phasen werden in einen dritten Scheidetrichter überführt und 3-mal mit je 50 ml Ethanol 50 % *R* gewaschen. Die Petroläther-Phase wird in einen zuvor gewogenen 250-ml-Kolben überführt, der Scheidetrichter mit geringen Mengen Petroläther *R* 1 gewaschen und die Waschflüssigkeit in den Kolben gegeben. Der Petroläther wird auf dem Wasserbad abgedampft und der Rückstand bei horizontaler Lage des Kolbens 15 min lang bei 100 bis 105 °C getrocknet. Der Rückstand wird im Exsikkator erkalten gelassen und gewogen (*a* g). Das Trocknen wird für jeweils 15 min wiederholt, bis die Massedifferenz des Rückstands zwischen 2 aufeinanderfolgenden Wägungen höchstens 0,1 Prozent beträgt. Der Rückstand wird in 20 ml zuvor nach Zusatz von 0,1 ml Bromphenolblau-Lösung *R* neutralisiertem Ethanol 96 % *R* gelöst. Falls erforderlich wird die Lösung mit Salzsäure ($0{,}1 \text{ mol} \cdot l^{-1}$) titriert (*b* ml).

Der Prozentgehalt an unverseifbaren Anteilen wird nach folgender Formel berechnet:

$$\frac{100\,(a - 0{,}032\,b)}{m}$$

Wenn 0,032 *b* größer als 5 Prozent von *a* ist, darf die Prüfung nicht ausgewertet und muss wiederholt werden.

Fettsäurenzusammensetzung (2.4.22, Methode A): Die in Tab. 2.4.22-3 angegebene Kalibriermischung wird verwendet.

Zusammensetzung der Fettsäurenfraktion des Öls:

– Gesättigte Fettsäuren mit einer Kettenlänge kleiner als C_{16}:	höchstens 0,1 Prozent
– Palmitinsäure:	7,5 bis 20,0 Prozent
– Palmitoleinsäure:	höchstens 3,5 Prozent
– Stearinsäure:	0,5 bis 5,0 Prozent
– Ölsäure:	56,0 bis 85,0 Prozent
– Linolsäure:	3,5 bis 20,0 Prozent
– Linolensäure:	höchstens 1,2 Prozent
– Arachinsäure:	höchstens 0,7 Prozent
– Eicosensäure:	höchstens 0,4 Prozent
– Behensäure:	höchstens 0,2 Prozent
– Lignocerinsäure:	höchstens 0,2 Prozent

Sterole (2.4.23, Methode B): Zusammensetzung der Sterolfraktion des Öls:

– Cholesterol:	höchstens 0,5 Prozent
– Campesterol:	höchstens 4,0 Prozent
– Δ7-Stigmastenol:	höchstens 0,5 Prozent
– Summe der Gehalte an Δ5,23-Stigmastadienol, Clerosterol, β-Sitosterol, Sitostanol, Δ5-Avenasterol und Δ5,24-Stigmastadienol:	mindestens 93,0 Prozent

Der Gehalt an Stigmastenol darf nicht größer sein als der an Campesterol.

Sesamöl: 10 ml Öl werden in einem Mischzylinder mit Schliffstopfen etwa 1 min lang mit einer Mischung von 0,5 ml einer 0,35-prozentigen Lösung (*V/V*) von Furfural *R* in Acetanhydrid *R* und 4,5 ml Acetanhydrid *R* geschüttelt und anschließend durch ein mit Acetanhydrid *R* befeuchtetes Papierfilter filtriert. Wird das Filtrat mit 0,2 ml Schwefelsäure *R* versetzt, darf keine bläulich grüne Färbung entstehen.

Wasser (2.5.32): höchstens 0,1 Prozent, mit 1,00 g Öl bestimmt

Lagerung

Vor Licht geschützt, in dem Verbrauch angemessenen, möglichst vollständig gefüllten Behältnissen, bei höchstens 25 °C

7.2/1456

Raffiniertes Olivenöl

Olivae oleum raffinatum

Definition

Das aus den reifen Steinfrüchten von *Olea europaea* L. durch Kaltpressung oder durch andere geeignete mechanische Verfahren gewonnene und nachfolgend raffinierte, fette Öl

Ein geeignetes Antioxidans kann zugesetzt sein.

Eigenschaften

Aussehen: klare, farblose bis grünlich gelbe, durchscheinende Flüssigkeit

Löslichkeit: praktisch unlöslich in Ethanol 96 %, mischbar mit Petroläther (Destillationsbereich 50 bis 70 °C)

Beim Abkühlen trübt sich das Öl bei 10 °C und verfestigt sich bei etwa 0 °C zu einer butterartigen Masse.

Relative Dichte: etwa 0,913

Prüfung auf Identität

A. Das Öl muss der Prüfung „Säurezahl" (siehe „Prüfung auf Reinheit") entsprechen.

B. Identifizierung fetter Öle durch Dünnschichtchromatographie (2.3.2)

Ergebnis: Das erhaltene Chromatogramm entspricht dem zugehörigen Chromatogramm von Olivenöl in Abb. 2.3.2-1. Bei bestimmten raffinierten Olivenölen ist der Größenunterschied der Flecke E und F weniger ausgeprägt als in der Abbildung.

Prüfung auf Reinheit

Spezifische Absorption (2.2.25): höchstens 1,20, im Absorptionsmaximum bei 270 nm bestimmt

1,00 g Öl wird in Cyclohexan *R* zu 100,0 ml gelöst.

Säurezahl (2.5.1): höchstens 0,3, mit 10,0 g Öl bestimmt

Peroxidzahl (2.5.5, Methode A): höchstens 10,0; höchstens 5,0, falls das Öl zur Herstellung von Parenteralia vorgesehen ist

Unverseifbare Anteile: höchstens 1,5 Prozent

In einem 150-ml-Kolben mit Rückflusskühler werden 5,0 g Öl (*m* g) mit 50 ml ethanolischer Kaliumhydroxid-Lösung (2 mol · l^{-1}) *R* unter häufigem Schütteln 1 h lang im Wasserbad erhitzt. Anschließend wird der Inhalt des Kolbens durch den Kühler mit 50 ml Wasser *R* versetzt, geschüttelt, erkalten gelassen und in einen Scheidetrichter überführt. Der Kolben wird mehrmals mit insgesamt 50 ml Petroläther *R* 1 gewaschen, wobei die Waschflüssigkeiten in den Scheidetrichter gegeben werden. Anschließend wird die Mischung 1 min lang kräftig geschüttelt und nach Phasentrennung die wässrige Phase in einen zweiten Scheidetrichter überführt. Bildet sich eine Emulsion, werden kleine Anteile Ethanol 96 % *R* oder einer konzentrierten Lösung von Kaliumhydroxid *R* zugesetzt. Die wässrige Phase wird 2-mal mit je 50 ml Petroläther *R* 1 ausgeschüttelt. Die vereinigten Petroläther-Phasen werden in einen dritten Scheidetrichter überführt und 3-mal mit je 50 ml Ethanol 50 % *R* gewaschen. Die Petroläther-Phase wird in einen zuvor gewogenen 250-ml-Kolben überführt, der Scheidetrichter mit geringen Mengen Petroläther *R* 1 gewaschen und die Waschflüssigkeit in den Kolben gegeben. Der Petroläther wird auf dem Wasserbad abgedampft und der Rückstand bei horizontaler Lage des Kolbens 15 min lang bei 100 bis 105 °C getrocknet. Der Rückstand wird im Exsikkator erkalten gelassen und gewogen (*a* g). Das Trocknen wird für jeweils 15 min wiederholt, bis die Massedifferenz des Rückstands zwischen 2 aufeinanderfolgenden Wägungen höchstens 0,1 Prozent beträgt. Der Rückstand wird in 20 ml zuvor nach Zusatz von 0,1 ml Bromphenolblau-Lösung *R* neutralisiertem Ethanol 96 % *R* gelöst. Falls erforderlich wird die Lösung mit Salzsäure (0,1 mol · l^{-1}) titriert (*b* ml).

Der Prozentgehalt an unverseifbaren Anteilen wird nach folgender Formel berechnet:

$$\frac{100\,(a - 0{,}032\,b)}{m}$$

Wenn 0,032 *b* größer als 5 Prozent von *a* ist, darf die Prüfung nicht ausgewertet und muss wiederholt werden.

Alkalisch reagierende Substanzen (2.4.19): Das Öl muss der Prüfung entsprechen.

Fettsäurenzusammensetzung (2.4.22, Methode A): Die in Tab. 2.4.22-3 angegebene Kalibriermischung wird verwendet.

Zusammensetzung der Fettsäurenfraktion des Öls:

– Gesättigte Fettsäuren mit einer Kettenlänge kleiner als C_{16}:	höchstens 0,1 Prozent
– Palmitinsäure:	7,5 bis 20,0 Prozent
– Palmitoleinsäure:	höchstens 3,5 Prozent
– Stearinsäure:	0,5 bis 5,0 Prozent
– Ölsäure:	56,0 bis 85,0 Prozent
– Linolsäure:	3,5 bis 20,0 Prozent
– Linolensäure:	höchstens 1,2 Prozent
– Arachinsäure:	höchstens 0,7 Prozent
– Eicosensäure:	höchstens 0,4 Prozent
– Behensäure:	höchstens 0,2 Prozent
– Lignocerinsäure:	höchstens 0,2 Prozent

Sterole (2.4.23, Methode B): Zusammensetzung der Sterolfraktion des Öls:

– Cholesterol:	höchstens 0,5 Prozent
– Campesterol:	höchstens 4,0 Prozent
– Δ7-Stigmastenol:	höchstens 0,5 Prozent
– Summe der Gehalte an Δ5,23-Stigmastadienol, Clerosterol, β-Sitosterol, Sitostanol, Δ5-Avenasterol und Δ5,24-Stigmastadienol:	mindestens 93,0 Prozent

Der Gehalt an Stigmastenol darf nicht größer sein als der an Campesterol.

Sesamöl: 10 ml Öl werden in einem Mischzylinder mit Schliffstopfen etwa 1 min lang mit einer Mischung von 0,5 ml einer 0,35-prozentigen Lösung (*V/V*) von Furfural *R* in Acetanhydrid *R* und 4,5 ml Acetanhydrid *R* geschüttelt und anschließend durch ein mit Acetanhydrid *R* befeuchtetes Papierfilter filtriert. Wird das Filtrat mit 0,2 ml Schwefelsäure *R* versetzt, darf keine bläulich grüne Färbung entstehen.

Wasser (2.5.32): höchstens 0,1 Prozent, mit 1,00 g Öl bestimmt

Lagerung

Vor Licht geschützt, in dem Verbrauch angemessenen, möglichst vollständig gefüllten Behältnissen, bei höchstens 25 °C

Raffiniertes Olivenöl zur Herstellung von Parenteralia wird in dicht verschlossenen Behältnissen unter Inertgas gelagert.

Beschriftung

Die Beschriftung gibt an,
- falls zutreffend, dass das Öl zur Herstellung von Parenteralia geeignet ist
- Name des verwendeten Inertgases.

7.2/2016

Ondansetronhydrochlorid-Dihydrat

Ondansetroni hydrochloridum dihydricum

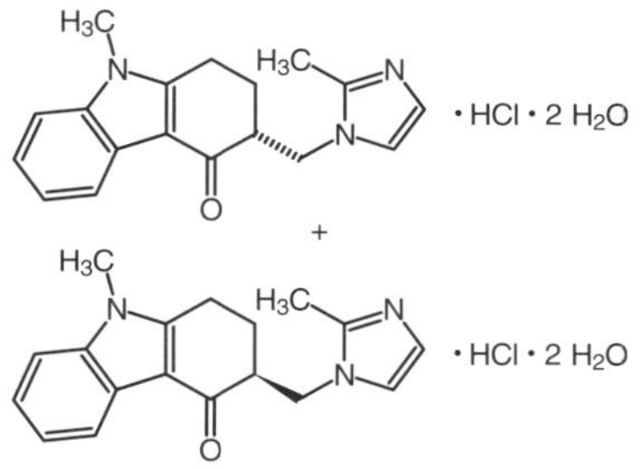
H3C
N
H3C
N
N
· HCl · 2 H2O
O
+
H3C
N
H3C
N
N
· HCl · 2 H2O
O

$C_{18}H_{20}ClN_3O \cdot 2\,H_2O$ M_r 365,9

CAS Nr. 103639-04-9

Definition

(3*RS*)-9-Methyl-3-[(2-methyl-1*H*-imidazol-1-yl)methyl]-1,2,3,9-tetrahydro-4*H*-carbazol-4-on-hydrochlorid-Dihydrat

Gehalt: 97,5 bis 102,0 Prozent (wasserfreie Substanz)

Eigenschaften

Aussehen: weißes bis fast weißes Pulver

Löslichkeit: wenig löslich in Wasser und Ethanol 96 %, löslich in Methanol, schwer löslich in Dichlormethan

Prüfung auf Identität

A. IR-Spektroskopie (2.2.24)

Vergleich: Ondansetronhydrochlorid-Dihydrat *CRS*

B. Die Substanz gibt die Identitätsreaktion a auf Chlorid (2.3.1).

Prüfung auf Reinheit

Verunreinigung B: Dünnschichtchromatographie (2.2.27)

Lösungsmittelmischung: konzentrierte Ammoniak-Lösung *R*, Ethanol 96 % *R*, Methanol *R* (0,5:100:100 *V/V/V*)

Untersuchungslösung: 0,125 g Substanz werden in der Lösungsmittelmischung zu 10,0 ml gelöst.

Referenzlösung a: 12,5 mg Ondansetron zur DC-Eignungsprüfung *CRS* (mit den Verunreinigungen A und B) werden in der Lösungsmittelmischung zu 1,0 ml gelöst.

Referenzlösung b: 1 ml Untersuchungslösung wird mit der Lösungsmittelmischung zu 100 ml verdünnt. 4,0 ml dieser Lösung werden mit der Lösungsmittelmischung zu 10,0 ml verdünnt.

Platte: DC-Platte mit Kieselgel F_{254} *R*

Fließmittel: konzentrierte Ammoniak-Lösung *R*, Methanol *R*, Ethylacetat *R*, Dichlormethan *R* (2:40:50:90 *V/V/V/V*)

Auftragen: 20 µl

Laufstrecke: 3/4 der Platte

Trocknen: an der Luft

Detektion: im ultravioletten Licht bei 254 nm

Retardationsfaktoren
- Verunreinigung A: etwa 0,3
- Verunreinigung B: etwa 0,4
- Ondansetron: etwa 0,6

Eignungsprüfung: Das Chromatogramm der Referenzlösung a muss deutlich voneinander getrennt 3 Flecke zeigen.

Grenzwert
- Verunreinigung B: Ein der Verunreinigung B entsprechender Fleck im Chromatogramm der Untersuchungslösung darf nicht größer oder intensiver sein als der Hauptfleck im Chromatogramm der Referenzlösung b (0,4 Prozent).

Verwandte Substanzen: Flüssigchromatographie (2.2.29)

Untersuchungslösung a: 50,0 mg Substanz werden in der mobilen Phase zu 100,0 ml gelöst.

Untersuchungslösung b: 90,0 mg Substanz werden in der mobilen Phase zu 100,0 ml gelöst. 10,0 ml Lösung werden mit der mobilen Phase zu 100,0 ml verdünnt.

Referenzlösung a: 2,0 ml Untersuchungslösung a werden mit der mobilen Phase zu 100,0 ml verdünnt. 10,0 ml dieser Lösung werden mit der mobilen Phase zu 100,0 ml verdünnt.

Referenzlösung b: 5,0 mg Ondansetron-Verunreinigung E *CRS* und 5 mg Ondansetron-Verunreinigung A *CRS* werden in der mobilen Phase zu 100,0 ml gelöst.

Referenzlösung c: 5 mg Ondansetron zur LC-Eignungsprüfung *CRS* (mit den Verunreinigungen C und D) werden in der mobilen Phase zu 10,0 ml gelöst.

Referenzlösung d: 5,0 mg Ondansetron-Verunreinigung D *CRS* werden in der mobilen Phase zu 100,0 ml gelöst. 1,0 ml Lösung wird mit der mobilen Phase zu 100,0 ml verdünnt.

Referenzlösung e: 90,0 mg Ondansetronhydrochlorid-Dihydrat *CRS* werden in der mobilen Phase zu 100,0 ml gelöst. 10,0 ml Lösung werden mit der mobilen Phase zu 100,0 ml verdünnt.

Referenzlösung f: 5,0 mg Ondansetron-Verunreinigung F *CRS* und 5 mg Ondansetron-Verunreinigung G *CRS* werden in der mobilen Phase zu 100,0 ml gelöst.

Referenzlösung g: 1,0 ml Referenzlösung b wird mit 1,0 ml Referenzlösung f versetzt. Diese Lösung wird mit der mobilen Phase zu 100,0 ml verdünnt.

Säule
- Größe: l = 0,25 m, ∅ = 4,6 mm
- Stationäre Phase: cyanopropylsilyliertes Kieselgel zur Chromatographie *R* (5 µm), sphärisch, mit einer spezifischen Oberfläche von 220 $m^2 \cdot g^{-1}$ und einer Porengröße von 8 nm

Mobile Phase: 20 Volumteile Acetonitril *R* 1 werden mit 80 Volumteilen einer Lösung von Natriumdihydrogenphosphat-Monohydrat *R* (2,8 $g \cdot l^{-1}$), die zuvor mit einer Lösung von Natriumhydroxid *R* (40 $g \cdot l^{-1}$) auf einen pH-Wert von 5,4 eingestellt wurde, gemischt.

Durchflussrate: 1,5 $ml \cdot min^{-1}$

Detektion: Spektrometer bei 216 nm

Einspritzen: 20 µl; Untersuchungslösung a, Referenzlösungen a, b, c, d, f und g

Chromatographiedauer: 1,5fache Retentionszeit von Ondansetron

Identifizierung von Verunreinigungen: Zur Identifizierung der Peaks der Verunreinigungen C und D werden das mitgelieferte Chromatogramm von Ondansetron zur LC-Eignungsprüfung *CRS* und das mit der Referenzlösung c erhaltene Chromatogramm verwendet; zur Identifizierung der Peaks der Verunreinigungen A und E wird das mit der Referenzlösung b erhaltene Chromatogramm verwendet; zur Identifizierung der Peaks der Verunreinigungen F und G wird das mit der Referenzlösung f erhaltene Chromatogramm verwendet.

Relative Retention (bezogen auf Ondansetron, t_R etwa 18 min)
- Verunreinigung E: etwa 0,17
- Verunreinigung F: etwa 0,20
  (Die Verunreinigungen E und F können co-eluieren.)
- Verunreinigung C: etwa 0,35
- Verunreinigung D: etwa 0,45
- Verunreinigung A: etwa 0,80
- Verunreinigung G: etwa 0,89
  (Die Verunreinigungen A und G können co-eluieren oder in umgekehrter Reihenfolge eluiert werden.)

Eignungsprüfung: Referenzlösung c
- Auflösung: mindestens 2,5 zwischen den Peaks der Verunreinigungen C und D

Grenzwerte
- Korrekturfaktor: Für die Berechnung des Gehalts wird die Fläche des Peaks von Verunreinigung C mit 0,6 multipliziert.
- Verunreinigung C: nicht größer als die Fläche des Hauptpeaks im Chromatogramm der Referenzlösung a (0,2 Prozent)

- Verunreinigung D: nicht größer als das 1,5fache der Fläche des Hauptpeaks im Chromatogramm der Referenzlösung d (0,15 Prozent)
- Summe der Verunreinigungen A und G: nicht größer als die Fläche des Hauptpeaks im Chromatogramm der Referenzlösung a (0,2 Prozent)
- Summe der Verunreinigungen E und F: nicht größer als die Summe der Flächen der entsprechenden Peaks im Chromatogramm der Referenzlösung g (0,2 Prozent)
- Nicht spezifizierte Verunreinigungen: jeweils nicht größer als das 0,5fache der Fläche des Hauptpeaks im Chromatogramm der Referenzlösung a (0,10 Prozent)
- Summe aller Verunreinigungen: höchstens 0,4 Prozent
- Ohne Berücksichtigung bleiben: Peaks, deren Fläche kleiner ist als das 0,25fache der Fläche des Hauptpeaks im Chromatogramm der Referenzlösung a (0,05 Prozent)

Wasser (2.5.12): 9,0 bis 10,5 Prozent, mit 0,200 g Substanz bestimmt

Sulfatasche (2.4.14): höchstens 0,1 Prozent, mit 1,0 g Substanz bestimmt

Gehaltsbestimmung

Flüssigchromatographie (2.2.29) wie unter „Verwandte Substanzen" beschrieben, mit folgender Änderung:

Einspritzen: Untersuchungslösung b, Referenzlösung e

Der Prozentgehalt an $C_{18}H_{20}ClN_3O$ wird unter Berücksichtigung des angegebenen Gehalts für Ondansetronhydrochlorid-Dihydrat *CRS* berechnet.

Lagerung

Vor Licht geschützt

Verunreinigungen

Spezifizierte Verunreinigungen:

A, B, C, D, E, F, G

Andere bestimmbare Verunreinigungen
(Die folgenden Substanzen werden, falls in einer bestimmten Menge vorhanden, durch eine Prüfmethode oder mehrere Prüfmethoden in der Monographie erfasst. Sie werden begrenzt durch das allgemeine Akzeptanzkriterium für weitere Verunreinigungen/nicht spezifizierte Verunreinigungen und/oder durch die Anforderungen der Allgemeinen Monographie **Substanzen zur pharmazeutischen Verwendung (Corpora ad usum pharmaceuticum)**. Diese Verunreinigungen müssen daher nicht identifiziert werden, um die Konformität der Substanz zu zeigen. Siehe auch „5.10 Kontrolle von Verunreinigungen in Substanzen zur pharmazeutischen Verwendung"):

H

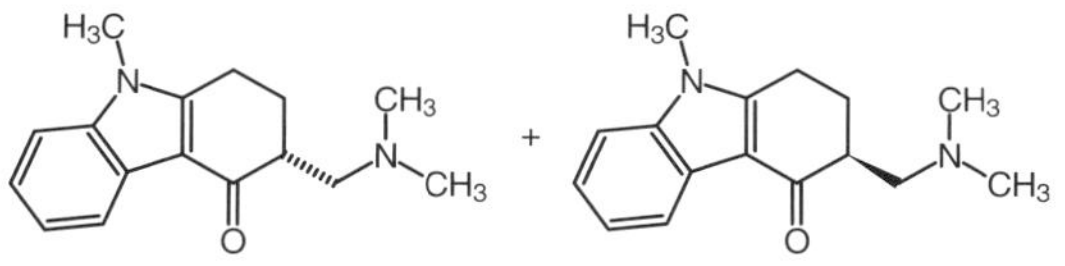

A. (3*RS*)-3-[(Dimethylamino)methyl]-9-methyl-1,2,3,9-tetrahydro-4*H*-carbazol-4-on

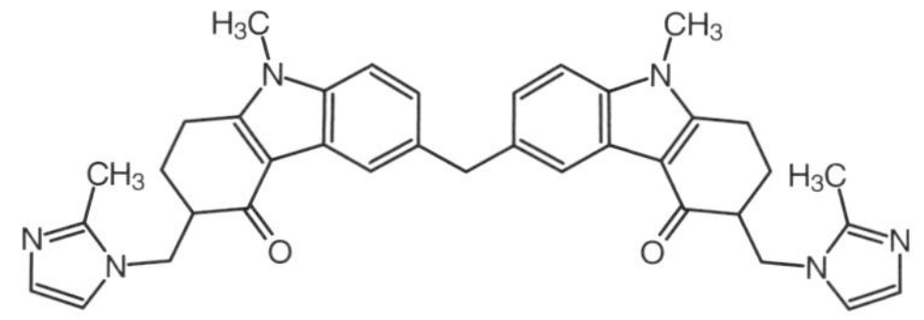

B. 6,6′-Methylenbis[(3*RS*)-9-methyl-3-[(2-methyl-1*H*-imidazol-1-yl)methyl]-1,2,3,9-tetrahydro-4*H*-carbazol-4-on]

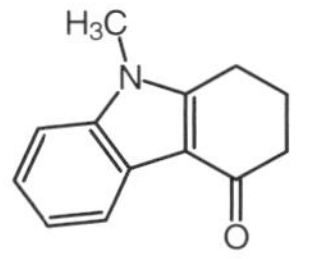

C. 9-Methyl-1,2,3,9-tetrahydro-4*H*-carbazol-4-on

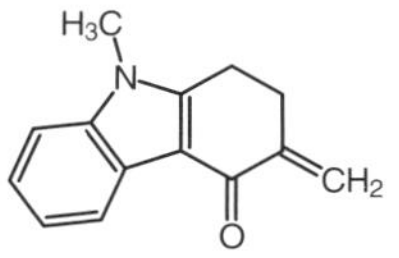

D. 9-Methyl-3-methylen-1,2,3,9-tetrahydro-4*H*-carbazol-4-on

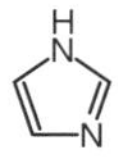

E. 1*H*-Imidazol

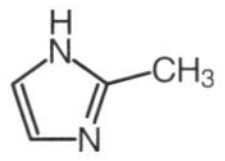

F. 2-Methyl-1*H*-imidazol

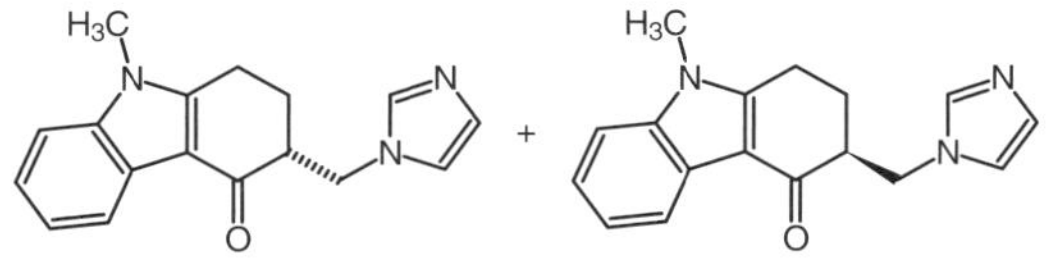

G. (3*RS*)-3-[(1*H*-Imidazol-1-yl)methyl]-9-methyl-1,2,3,9-tetrahydro-4*H*-carbazol-4-on (*C*-Demethylondansetron)

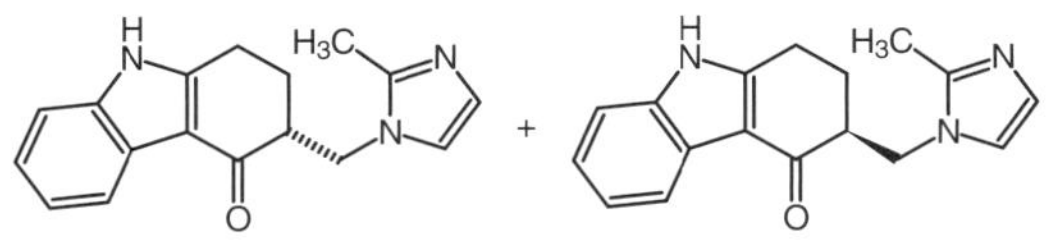

H. (3*RS*)-3-[(2-Methyl-1*H*-imidazol-1-yl)methyl]-1,2,3,9-tetrahydro-4*H*-carbazol-4-on (*N*-Demethylondansetron)

P

Polyacrylat-Dispersion 30 % 5377
Povidon 5378
Prednisolon 5382

7.2/0733

Polyacrylat-Dispersion 30 %

Polyacrylatis dispersio 30 per centum

Definition

Wässrige Dispersion eines Copolymerisats aus Ethylacrylat und Methylmethacrylat, dessen mittlere relative Molekülmasse etwa 800 000 beträgt

Gehalt: 28,5 bis 31,5 Prozent (Verdampfungsrückstand)

Die Substanz kann einen geeigneten Emulgator enthalten.

Eigenschaften

Aussehen: weiße bis fast weiße, opake, schwach viskose Flüssigkeit

Löslichkeit: mischbar mit Wasser, löslich in Aceton, wasserfreiem Ethanol und in 2-Propanol

Prüfung auf Identität

1: A
2: B, C, D, E

A. IR-Spektroskopie (2.2.24)

Vergleich: Polyacrylat-Referenzspektrum der Ph. Eur.

B. 1 g Substanz wird mit 5 ml Wasser *R* gemischt. Die Mischung bleibt opak. Jeweils 1 g Substanz wird mit 5 g Aceton *R*, 5 g wasserfreiem Ethanol *R* beziehungsweise 5 g 2-Propanol *R* gemischt. Die Mischungen werden durchsichtig.

C. 1 g Substanz wird mit 10 ml Natriumhydroxid-Lösung (0,1 mol · l^{-1}) versetzt. Die Mischung bleibt opak.

D. Die Substanz entspricht der Prüfung „Aussehen als Film" (siehe „Prüfung auf Reinheit").

E. 4 g Substanz werden in einer Petrischale 4 h lang bei 60 °C in einem Trockenschrank getrocknet. Der erhaltene, durchsichtige Film wird in ein kleines Reagenzglas (100 mm Länge und 12 mm Durchmesser) gegeben und über einer Flamme erhitzt. Die sich entwickelnden Dämpfe werden in einem zweiten Reagenzglas, das über die Öffnung des ersten Reagenzglases gehalten wird, gesammelt. Das Kondensat gibt die Identitätsreaktion auf Ester (2.3.1).

Prüfung auf Reinheit

Relative Dichte (2.2.5): 1,037 bis 1,047

Viskosität (2.2.10): höchstens 50 mPa · s, mit einem Rotationsviskosimeter bei 20 °C und einem Schergefälle von 10 s^{-1} bestimmt

Aussehen als Film: 1 ml Substanz wird auf eine Glasplatte gegossen und trocknen gelassen. Ein durchsichtiger, elastischer Film muss sich bilden.

Partikeln: 100,0 g Substanz werden durch ein zuvor gewogenes Sieb (90) aus rostfreiem Stahl gegeben. Der Rückstand wird mit Wasser *R* so lange gespült, bis die Waschflüssigkeit klar ist. Das Sieb mit Rückstand wird bei 80 °C bis zur Massekonstanz getrocknet. Der Rückstand darf höchstens 0,500 g wiegen.

Monomere: Flüssigchromatographie (2.2.29)

Untersuchungslösung: 1,00 g Substanz wird in Tetrahydrofuran *R* zu 50,0 ml gelöst. Unter ständigem Rühren werden 10,0 ml Lösung tropfenweise zu 5,0 ml einer Lösung von Natriumperchlorat *R* (35 g · l^{-1}) gegeben. Die Mischung wird zentrifugiert. Die klare, überstehende Flüssigkeit wird filtriert. 5,0 ml Filtrat werden mit Wasser *R* zu 10,0 ml verdünnt.

Referenzlösung: 10 mg Ethylacrylat *R* und 10 mg Methylmethacrylat *R* werden in Tetrahydrofuran *R* zu 50,0 ml gelöst. 1,0 ml Lösung wird mit Tetrahydrofuran *R* zu 100,0 ml verdünnt. 10,0 ml dieser Lösung werden mit 5,0 ml einer Lösung von Natriumperchlorat *R* (35 g · l^{-1}) versetzt und gemischt. 5,0 ml Mischung werden mit Wasser *R* zu 10,0 ml verdünnt.

Säule
- Größe: l = 0,12 m, ∅ = 4,6 mm
- Stationäre Phase: octadecylsilyliertes Kieselgel zur Chromatographie *R* (5 bis 10 µm)

Mobile Phase: Acetonitril *R* 1, Wasser zur Chromatographie *R* (15:85 *V/V*)

Durchflussrate: 2 ml · min^{-1}

Detektion: Spektrometer bei 205 nm

Einspritzen: etwa 50 µl

Grenzwert
- Monomere: höchstens 100 ppm

Schwermetalle (2.4.8): höchstens 20 ppm

1,0 g Substanz muss der Grenzprüfung C entsprechen. Zur Herstellung der Referenzlösung werden 2 ml Blei-Lösung (10 ppm Pb) *R* verwendet.

Sulfatasche (2.4.14): höchstens 0,4 Prozent, mit 1,0 g Substanz bestimmt

Mikrobielle Verunreinigung

TAMC: Akzeptanzkriterium 10^3 KBE je Gramm (2.6.12)

TYMC: Akzeptanzkriterium 10^2 KBE je Gramm (2.6.12)

P

Monographien

Gehaltsbestimmung

1,000 g Substanz wird 3 h lang bei 110 °C getrocknet. Der Rückstand wird gewogen.

Lagerung

Bei einer Temperatur zwischen 5 und 25 °C

Funktionalitätsbezogene Eigenschaften

Dieser Abschnitt liefert Informationen zu Eigenschaften, die sich als relevante Prüfparameter für eine Funktion oder mehrere Funktionen der Substanz erwiesen haben, wenn diese als Hilfsstoff (siehe 5.15) verwendet wird. Einige der Eigenschaften, die im Abschnitt „Funktionalitätsbezogene Eigenschaften" beschrieben sind, können ebenfalls im verbindlichen Teil der Monographie aufgeführt sein, da sie auch verbindliche Qualitätskriterien darstellen. In diesen Fällen enthält der Abschnitt „Funktionalitätsbezogene Eigenschaften" einen Verweis auf die im verbindlichen Teil der Monographie beschriebenen Prüfungen. Die Kontrolle der Eigenschaften kann zur Qualität eines Arzneimittels beitragen, indem die Gleichförmigkeit des Herstellungsverfahrens und die Funktionalität des Arzneimittels bei der Anwendung verbessert werden. Wenn Prüfmethoden angegeben sind, haben sie sich für den jeweiligen Zweck als geeignet erwiesen, jedoch können andere Methoden ebenfalls angewendet werden. Werden für eine bestimmte Eigenschaft Ergebnisse vorgelegt, muss die Prüfmethode angegeben sein.

Die folgenden Eigenschaften können für Polyacrylat-Dispersion 30 %, die als Filmbildner oder Matrixbildner in Darreichungsformen mit verlängerter Wirkstofffreisetzung verwendet wird, relevant sein.

Viskosität: siehe „Prüfung auf Reinheit"

Aussehen als Film: siehe „Prüfung auf Reinheit"

Löslichkeit als Film: Ein Teil des in der Prüfung „Aussehen als Film" erhaltenen Films wird unter Rühren in einen Kolben gebracht, der eine Lösung von Salzsäure *R* (10,3 g · l^{-1}) enthält. Der Film löst sich innerhalb von 2 h nicht auf. Ein weiterer Teil des Films wird unter Rühren in einen Kolben gebracht, der Phosphat-Pufferlösung pH 7,5 (0,33 mol · l^{-1}) *R* enthält. Der Film löst sich ebenfalls innerhalb von 2 h nicht auf.

7.2/0685

Povidon

Povidonum

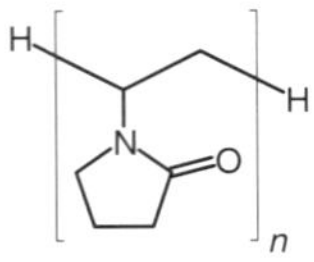

$C_{6n}H_{9n+2}N_nO_n$

CAS Nr. 9003-39-8

Definition

α-Hydro-ω-hydropoly[1-(2-oxopyrrolidin-1-yl)ethylen]

Die Substanz besteht aus linearen Polymeren von 1-Ethenylpyrrolidin-2-on.

Gehalt: 11,5 bis 12,8 Prozent Stickstoff (N; A_r 14,01) (wasserfreie Substanz)

Die verschiedenen Typen des Povidons sind durch die Viskosität ihrer Lösungen, ausgedrückt durch den *K*-Wert, charakterisiert.

Eigenschaften

Aussehen: Pulver oder Blättchen, weiß bis gelblich weiß, hygroskopisch

Löslichkeit: leicht löslich in Wasser, Ethanol 96 % und Methanol, sehr schwer löslich in Aceton

Prüfung auf Identität

1: A, E
2: B, C, D, E

A. IR-Spektroskopie (2.2.24)

Probenvorbereitung: Die Spektren werden mit jeweils 4 mg Substanz und Referenzsubstanz, die zuvor 6 h lang bei 105 °C getrocknet wurden, aufgenommen.

Vergleich: Povidon *CRS*

B. Werden 0,4 ml Prüflösung II (siehe „Prüfung auf Reinheit") mit 10 ml Wasser *R*, 5 ml verdünnter Salzsäure *R* und 2 ml Kaliumdichromat-Lösung *R* versetzt, bildet sich ein orangegelber Niederschlag.

C. Wird 1 ml Prüflösung II mit 0,2 ml Dimethylaminobenzaldehyd-Lösung *R* 1 und 0,1 ml Schwefelsäure *R* versetzt, färbt sich die Mischung rosa.

D. Werden 0,1 ml Prüflösung II mit 5 ml Wasser *R* und 0,2 ml Iod-Lösung (0,05 mol · l^{-1}) versetzt, färbt sich die Mischung rot.

E. 0,5 g Substanz werden mit 10 ml Wasser *R* versetzt und geschüttelt, wobei sich die Substanz löst.

Prüfung auf Reinheit

Prüflösung I: 1,0 g Substanz wird in kohlendioxidfreiem Wasser *R* zu 20,0 ml gelöst. Die Substanz wird dem Wasser in kleinen Portionen unter Rühren mit einem Magnetrührer zugesetzt.

Prüflösung II: 2,5 g Substanz werden in kohlendioxidfreiem Wasser *R* zu 25 ml gelöst. Die Substanz wird dem Wasser in kleinen Portionen unter Rühren mit einem Magnetrührer zugesetzt.

Aussehen der Lösung: Die Prüflösung I muss klar (2.2.1) und darf nicht stärker gefärbt sein als die Farbvergleichslösung B_6, BG_6 oder R_6 (2.2.2, Methode II).

pH-Wert (2.2.3): 3,0 bis 5,0 (Prüflösung I), wenn der angegebene *K*-Wert des Povidons höchstens 30 beträgt; 4,0 bis 7,0 (Prüflösung I), wenn der angegebene *K*-Wert des Povidons größer als 30 ist

Viskosität, ausgedrückt als *K*-Wert: Für Povidon mit einem angegebenen *K*-Wert von höchstens 18 wird eine Lösung verwendet, die 50 g Substanz je Liter enthält. Für Povidon mit einem angegebenen *K*-Wert größer als 18 und höchstens 95 wird eine Lösung verwendet, die 10 g Substanz je Liter enthält. Für Povidon mit einem angegebenen *K*-Wert größer als 95 wird eine Lösung verwendet, die 1,0 g Substanz je Liter enthält. Die jeweilige Lösung wird 1 h lang stehen gelassen. Die Viskosität (2.2.9) der Lösung wird bei 25 °C mit dem Viskosimeter Nr. 1 bestimmt. Die Ausflusszeit muss mindestens 100 s betragen.

Der *K*-Wert wird nach folgender Formel berechnet:

$$\frac{1{,}5 \log \eta - 1}{0{,}15 + 0{,}003c} + \frac{\sqrt{300c \log \eta + (c + 1{,}5c \log \eta)^2}}{0{,}15c + 0{,}003c^2}$$

c = Konzentration der Substanz in Gramm je 100 ml, berechnet auf die wasserfreie Substanz

η = kinematische Viskosität der Lösung, bezogen auf Wasser *R*

Der *K*-Wert von Povidon, mit einem angegebenen *K*-Wert von 15 oder niedriger, muss 85,0 bis 115,0 Prozent des angegebenen Werts betragen.

Der *K*-Wert von Povidon, mit einem angegebenen *K*-Wert oder einem angegebenen *K*-Wert-Bereich von durchschnittlich mehr als 15, muss 90,0 bis 108,0 Prozent des angegebenen Werts oder des mittleren Werts des angegebenen Bereichs betragen.

Aldehyde: höchstens 500 ppm, berechnet als Acetaldehyd

Untersuchungslösung: 1,0 g Substanz wird in Phosphat-Pufferlösung pH 9,0 *R* zu 100,0 ml gelöst. Der Kolben wird dicht verschlossen und die Lösung 1 h lang bei 60 °C erhitzt. Die Lösung wird auf Raumtemperatur erkalten gelassen.

Referenzlösung: 0,140 g Acetaldehyd-Ammoniak *R* werden in Wasser *R* zu 200,0 ml gelöst. 1,0 ml Lösung wird mit Phosphat-Pufferlösung pH 9,0 *R* zu 100,0 ml verdünnt.

In 3 gleiche Küvetten mit einer Schichtdicke von 1 cm werden getrennt je 0,5 ml Untersuchungslösung, Referenzlösung beziehungsweise Wasser *R* (Blindlösung) gegeben. Jeder Küvette werden 2,5 ml Phosphat-Pufferlösung pH 9,0 *R* und 0,2 ml Nicotinamid-Adenin-Dinukleotid-Lösung *R* zugesetzt. Die Küvetten werden dicht verschlossen. Der Inhalt wird jeweils gemischt und die Küvetten werden 2 bis 3 min lang bei 22 ± 2 °C stehen gelassen. Die Absorption (2.2.25) jeder Lösung wird bei 340 nm gegen Wasser *R* als Kompensationsflüssigkeit gemessen. Zum Inhalt jeder Küvette werden 0,05 ml Aldehyddehydrogenase-Lösung *R* gegeben. Die Küvetten werden dicht verschlossen. Der Inhalt wird gemischt und die Küvetten werden 5 min lang bei 22 ± 2 °C stehen gelassen. Die Absorption jeder Lösung wird bei 340 nm gegen Wasser *R* als Kompensationsflüssigkeit gemessen.

Der Aldehydgehalt wird nach folgender Formel berechnet:

$$\frac{(A_{U2} - A_{U1}) - (A_{B2} - A_{B1})}{(A_{R2} - A_{R1}) - (A_{B2} - A_{B1})} \cdot \frac{100\,000 \cdot C}{m}$$

A_{U1} = Absorption der Untersuchungslösung vor Zusatz der Aldehyddehydrogenase

A_{U2} = Absorption der Untersuchungslösung nach Zusatz der Aldehyddehydrogenase

A_{R1} = Absorption der Referenzlösung vor Zusatz der Aldehyddehydrogenase

A_{R2} = Absorption der Referenzlösung nach Zusatz der Aldehyddehydrogenase

A_{B1} = Absorption der Blindlösung vor Zusatz der Aldehyddehydrogenase

A_{B2} = Absorption der Blindlösung nach Zusatz der Aldehyddehydrogenase

m = Masse von Povidon in Gramm, berechnet auf die wasserfreie Substanz

C = Konzentration ($mg \cdot ml^{-1}$) des Acetaldehyds in der Referenzlösung, berechnet aus der Masse von Acetaldehyd-Ammoniak mit dem Faktor 0,72

Peroxide: höchstens 400 ppm, berechnet als H_2O_2

Eine 4,0 g wasserfreier Substanz entsprechende Menge Substanz wird in Wasser *R* zu 100,0 ml gelöst (Stammlösung). 25,0 ml Stammlösung werden mit 2,0 ml Titan(III)-chlorid-Schwefelsäure-Reagenz *R* versetzt und 30 min lang stehen gelassen. Die Absorption (2.2.25) dieser Lösung, bei 405 nm gegen eine Mischung von 25,0 ml Stammlösung und 2,0 ml einer 13-prozentigen Lösung (*V/V*) von Schwefelsäure *R* als Kompensationsflüssigkeit gemessen, darf höchstens 0,35 betragen.

Ameisensäure: Flüssigchromatographie (2.2.29)

Untersuchungslösung: Eine 2,0 g wasserfreier Substanz entsprechende Menge Substanz wird in Wasser *R* zu 100,0 ml gelöst (Untersuchungsstammlösung). Eine Suspension aus stark saurem Kationenaustauscher *R* zur Säulenchromatographie in Wasser *R* wird in eine Säule von etwa 0,8 cm innerem Durchmesser so eingebracht, dass die Füllhöhe etwa 20 mm beträgt. Die Schicht aus

P

Monographien

stark saurem Kationenaustauscher *R* muss ständig mit Wasser *R* bedeckt sein. 5 ml Wasser *R* werden zugesetzt und die Durchflussrate wird auf etwa 20 Tropfen je Minute eingestellt. Wenn der Wasserstand fast auf die obere Schicht des stark sauren Kationenaustauschers abgesunken ist, wird die Untersuchungsstammlösung auf die Säule aufgetragen. Nachdem 2 ml dieser Lösung abgetropft sind, werden 1,5 ml aufgefangen und als Untersuchungslösung verwendet.

Referenzlösung: 0,100 g wasserfreie Ameisensäure *R* werden in Wasser *R* zu 100,0 ml gelöst. 1,0 ml Lösung wird mit Wasser *R* zu 100,0 ml verdünnt.

Säule
- Größe: l = 0,25 bis 0,30 m, ∅ = 4 bis 8 mm
- Stationäre Phase: stark saurer Kationenaustauscher *R* zur Chromatographie (5 bis 10 µm)
- Temperatur: 30 °C

Mobile Phase: 5 ml Perchlorsäure *R* werden mit Wasser *R* zu 1000 ml verdünnt.

Durchflussrate: so eingestellt, dass die Retentionszeit für Ameisensäure etwa 11 min beträgt

Detektion: Spektrometer bei 210 nm

Einspritzen: 50 µl

Eignungsprüfung
- Wiederholpräzision: höchstens 2,0 Prozent relative Standardabweichung nach 6 Einspritzungen der Referenzlösung

Grenzwert
- Ameisensäure: nicht größer als das 10fache der Fläche des Hauptpeaks im Chromatogramm der Referenzlösung (0,5 Prozent)

Hydrazin: Dünnschichtchromatographie (2.2.27)

Die Lösungen müssen frisch hergestellt werden.

Untersuchungslösung: Eine 2,5 g wasserfreier Substanz entsprechende Menge Substanz wird in 25 ml Wasser *R* gelöst. Die Lösung wird mit 0,5 ml einer Lösung von Salicylaldehyd *R* ($50 g \cdot l^{-1}$) in Methanol *R* versetzt, gemischt und 15 min lang im Wasserbad von 60 °C erhitzt. Nach dem Erkalten wird die Mischung 2 min lang mit 2,0 ml Toluol *R* ausgeschüttelt und zentrifugiert. Die überstehende Phase wird verwendet.

Referenzlösung: 90 mg Salicylaldazin *R* werden in Toluol *R* zu 100 ml gelöst. 1 ml Lösung wird mit Toluol *R* zu 100 ml verdünnt.

Platte: DC-Platte mit silanisiertem Kieselgel F_{254} *R*

Fließmittel: Wasser *R*, Methanol *R* (1:2 *V/V*)

Auftragen: 10 µl

Laufstrecke: 3/4 der Platte

Trocknen: an der Luft

Detektion: im ultravioletten Licht bei 365 nm

Retardationsfaktor
- Salicylaldazin: etwa 0,3

Grenzwert
- Hydrazin: Ein dem Salicylaldazin entsprechender Fleck im Chromatogramm der Untersuchungslösung darf nicht größer oder intensiver sein als der Fleck im Chromatogramm der Referenzlösung (1 ppm).

Verunreinigung A: Flüssigchromatographie (2.2.29)

Untersuchungslösung: Eine 0,250 g wasserfreier Substanz entsprechende Menge Substanz wird in der mobilen Phase zu 10,0 ml gelöst.

Referenzlösung a: 50,0 mg 1-Vinylpyrrolidin-2-on *R* (Verunreinigung A) werden in Methanol *R* zu 100,0 ml gelöst. 1,0 ml Lösung wird mit Methanol *R* zu 100,0 ml verdünnt. 5,0 ml dieser Lösung werden mit der mobilen Phase zu 100,0 ml verdünnt.

Referenzlösung b: 10 mg 1-Vinylpyrrolidin-2-on *R* und 0,5 g Vinylacetat *R* werden in Methanol *R* zu 100,0 ml gelöst. 1,0 ml Lösung wird mit der mobilen Phase zu 100,0 ml verdünnt.

Vorsäule
- Größe: l = 0,025 m, ∅ = 4 mm
- Stationäre Phase: octadecylsilyliertes Kieselgel zur Chromatographie *R* (5 µm)

Säule
- Größe: l = 0,25 m, ∅ = 4 mm
- Stationäre Phase: octadecylsilyliertes Kieselgel zur Chromatographie *R* (5 µm)
- Temperatur: 40 °C

Mobile Phase: Acetonitril *R*, Wasser *R* (10:90 *V/V*)

Durchflussrate: so eingestellt, dass die Retentionszeit der Verunreinigung A etwa 10 min beträgt

Detektion: Spektrometer bei 235 nm

Einspritzen: 50 µl

Nach Einspritzen der Untersuchungslösung wird etwa 2 min lang gewartet. Anschließend wird die Vorsäule mit der mobilen Phase 30 min lang gespült, wobei die Durchflussrichtung bei gleicher Durchflussrate umgekehrt wird.

Eignungsprüfung
- Auflösung: mindestens 2,0 zwischen den Peaks von Verunreinigung A und Vinylacetat im Chromatogramm der Referenzlösung b
- Wiederholpräzision: höchstens 2,0 Prozent relative Standardabweichung nach 6 Einspritzungen der Referenzlösung a

Grenzwert
- Verunreinigung A: nicht größer als die Fläche des Hauptpeaks im Chromatogramm der Referenzlösung a (10 ppm)

Verunreinigung B: Flüssigchromatographie (2.2.29)

Untersuchungslösung: Eine 0,100 g wasserfreier Substanz entsprechende Menge Substanz wird in Wasser *R* zu 50,0 ml gelöst.

Referenzlösung: 0,100 g 2-Pyrrolidon *R* (Verunreinigung B) werden in Wasser *R* zu 100,0 ml gelöst. 3,0 ml Lösung werden mit Wasser *R* zu 50,0 ml verdünnt.

Vorsäule
- Größe: $l = 0{,}025$ m, ∅ = 3 mm
- Stationäre Phase: nachsilanisiertes, octadecylsilyliertes Kieselgel zur Chromatographie *R* (5 µm)

Säule
- Größe: $l = 0{,}25$ m, ∅ = 3 mm
- Stationäre Phase: nachsilanisiertes, octadecylsilyliertes Kieselgel zur Chromatographie *R* (5 µm)
- Temperatur: 30 °C

Mobile Phase: Wasser *R*, das mit Phosphorsäure 85 % *R* auf einen pH-Wert von 2,4 eingestellt wurde

Durchflussrate: so eingestellt, dass die Retentionszeit der Verunreinigung B etwa 11 min beträgt

Detektion: Spektrometer bei 205 nm

Einspritzen: 50 µl
Nach jedem Einspritzen der Untersuchungslösung werden die Polymere von Povidon etwa 30 min lang von der Vorsäule gewaschen, wobei die Durchflussrichtung der mobilen Phase bei gleicher Durchflussrate umgekehrt wird.

Eignungsprüfung
- Wiederholpräzision: höchstens 2,0 Prozent relative Standardabweichung nach 6 Einspritzungen der Referenzlösung

Grenzwert
- Verunreinigung B: nicht größer als die Fläche des Hauptpeaks im Chromatogramm der Referenzlösung (3,0 Prozent)

Schwermetalle (2.4.8): höchstens 10 ppm

2,0 g Substanz müssen der Grenzprüfung D entsprechen. Zur Herstellung der Referenzlösung werden 2,0 ml Blei-Lösung (10 ppm Pb) *R* verwendet.

Wasser (2.5.12): höchstens 5,0 Prozent, mit 0,500 g Substanz bestimmt

Sulfatasche (2.4.14): höchstens 0,1 Prozent, mit 1,0 g Substanz bestimmt

Gehaltsbestimmung

0,100 g Substanz (*m* mg) werden mit 5 g einer Mischung von 1 g Kupfer(II)-sulfat *R*, 1 g Titan(IV)-oxid *R* und 33 g Kaliumsulfat *R* sowie 3 Glasperlen in einen Kjeldahl-Kolben gegeben. Mit einer kleinen Menge Wasser *R* werden an der Kolbenwand haftende Substanzreste in den Kolben gespült. 7 ml Schwefelsäure *R* werden zugesetzt und dabei an der Wand des Kolbens herunterlaufen gelassen. Der Kolben wird allmählich erhitzt, bis die Lösung eine klare, gelblich grüne Färbung aufweist und die Innenseite der Kolbenwand frei von verkohlter Substanz ist. Das Erhitzen wird 45 min lang fortgesetzt. Nach dem Abkühlen werden vorsichtig 20 ml Wasser *R* zugesetzt und der Kolben wird an eine zuvor mit Wasserdampf gereinigte Destillationsapparatur angeschlossen. In den Auffangkolben werden 30 ml einer Lösung von Borsäure *R* (40 g · l^{-1}), 3 Tropfen Bromcresolgrün-Methylrot-Mischindikator-Lösung *R* und genügend Wasser *R*, damit das Kühlerende in die Lösung eintaucht, gegeben. Nach Zusatz von 30 ml konzentrierter Natriumhydroxid-Lösung *R* durch den Trichter wird dieser vorsichtig mit 10 ml Wasser *R* gespült. Das Gummirohr wird mit einer Klemme sofort verschlossen und die Mischung unter Einleiten von Wasserdampf destilliert, so dass 80 bis 100 ml Destillat erhalten werden. Anschließend wird der Auffangkolben vom Kühlerende entfernt und das Endstück mit wenig Wasser *R* gespült. Das Destillat wird mit Schwefelsäure (0,025 mol · l^{-1}) bis zum Farbumschlag von Grün über blasses Graublau nach blassem Grau-Rötlich-Violett titriert. Eine Blindtitration wird durchgeführt.

1 ml Schwefelsäure (0,025 mol · l^{-1}) entspricht 0,7004 mg Stickstoff.

Lagerung

Dicht verschlossen

Beschriftung

Die Beschriftung gibt den nominalen *K*-Wert an.

Verunreinigungen

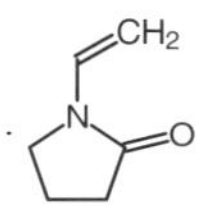
CH2
N
O

A. 1-Ethenylpyrrolidin-2-on
(1-Vinylpyrrolidin-2-on)

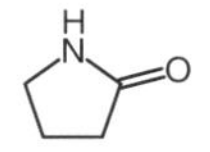
H
N
O

B. Pyrrolidin-2-on
(2-Pyrrolidon)

Funktionalitätsbezogene Eigenschaften

Dieser Abschnitt liefert Informationen zu Eigenschaften, die sich als relevante Prüfparameter für eine Funktion oder mehrere Funktionen der Substanz erwiesen haben, wenn diese als Hilfsstoff (siehe 5.15) verwendet wird. Einige der Eigenschaften, die im Abschnitt „Funktionalitätsbezogene Eigenschaften" beschrieben sind, können auch im verbindlichen Teil der Monographie aufgeführt sein, da sie auch verbindliche Qualitätskriterien darstellen. In diesen Fällen enthält der Abschnitt „Funktionalitätsbezogene Eigenschaften" einen Verweis auf die im verbindlichen Teil der Monographie beschriebenen Prüfungen. Die Kontrolle der Eigenschaften kann zur Qualität eines Arzneimittels beitragen, indem die Gleichförmigkeit des Herstellungsverfahrens und die Funktionalität des Arzneimittels bei der Anwendung verbessert werden. Wenn Prüfmethoden angegeben sind, haben sie sich für den jeweiligen Zweck als geeignet erwiesen, je-

doch können andere Methoden ebenfalls angewendet werden. Werden für eine bestimmte Eigenschaft Ergebnisse vorgelegt, muss die Prüfmethode angegeben sein.

Die folgenden Eigenschaften können für Povidon, das als Lösungsvermittler und Stabilisator in flüssigen Darreichungsformen verwendet wird, relevant sein.

Viskosität (2.2.9): Mit einem Kapillarviskosimeter wird die dynamische Viskosität einer 10-prozentigen Lösung von Povidon (getrocknete Substanz) bei 25 °C bestimmt.

Typische Werte sind in Tab. 0685-1 angegeben.

Molekülmasse: siehe „Viskosität, ausgedrückt als *K*-Wert"

Typische Werte sind in Tab. 0685-1 angegeben.

Die folgende Eigenschaft kann für Povidon, das als Bindemittel in Tabletten und Granulaten verwendet wird, relevant sein.

Molekülmasse: siehe „Viskosität, ausgedrückt als *K*-Wert"

Typische Werte sind in Tab. 0685-1 angegeben.

Tabelle 0685-1: Typische Viskositätsbereiche und Viskosität, ausgedrückt als *K*-Wert

	Viskositätsbereich (mPa · s)	**Molekülmasse: Viskosität, ausgedrückt als *K*-Wert**
Povidon K 12	1,3 bis 2,3	11 bis 14
Povidon K 17	1,5 bis 3,5	16 bis 18
Povidon K 25	3,5 bis 5,5	24 bis 27
Povidon K 30	5,5 bis 8,5	28 bis 32
Povidon K 90	300 bis 700	85 bis 95

7.2/0353

Prednisolon

Prednisolonum

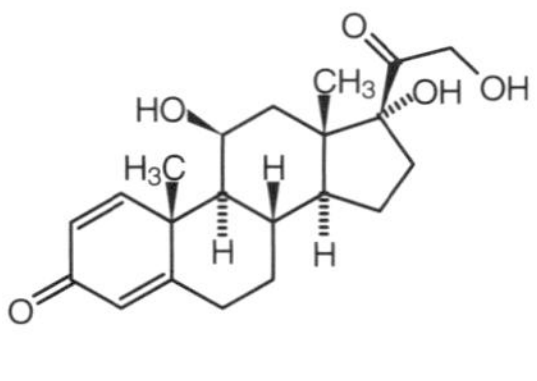

$C_{21}H_{28}O_5$ M_r 360,4

CAS Nr. 50-24-8

Definition

11β,17,21-Trihydroxypregna-1,4-dien-3,20-dion

Gehalt: 96,5 bis 102,0 Prozent (getrocknete Substanz)

Eigenschaften

Aussehen: weißes bis fast weißes, kristallines, hygroskopisches Pulver

Löslichkeit: sehr schwer löslich in Wasser, löslich in Ethanol 96 % und Methanol, wenig löslich in Aceton, schwer löslich in Dichlormethan

Die Substanz zeigt Polymorphie (5.9).

Prüfung auf Identität

A. IR-Spektroskopie (2.2.24)

Vergleich: Prednisolon *CRS*

Wenn die Spektren bei der Prüfung in fester Form unterschiedlich sind, werden Substanz und Referenzsubstanz getrennt in der eben notwendigen Menge Aceton *R* gelöst. Nach Eindampfen der Lösungen auf dem Wasserbad zur Trockne werden mit den Rückständen erneut Spektren aufgenommen.

B. Die unter „Gehaltsbestimmung" erhaltenen Chromatogramme werden ausgewertet.

Ergebnis: Der Hauptpeak im Chromatogramm der Untersuchungslösung b entspricht in Bezug auf Retentionszeit und Größe dem Hauptpeak im Chromatogramm der Referenzlösung d.

Prüfung auf Reinheit

Spezifische Drehung (2.2.7): +113 bis +119 (getrocknete Substanz)

0,250 g Substanz werden in Ethanol 96 % *R* zu 25,0 ml gelöst.

Verwandte Substanzen: Flüssigchromatographie (2.2.29)

Die Prüfung ist unter Lichtschutz durchzuführen.

Lösungsmittelmischung: Acetonitril *R*, Wasser *R* (40:60 *V/V*)

Untersuchungslösung a: 10 mg Substanz werden in der Lösungsmittelmischung zu 20,0 ml gelöst.

Untersuchungslösung b: 25,0 mg Substanz werden in der Lösungsmittelmischung zu 20,0 ml gelöst. 1,0 ml Lösung wird mit der Lösungsmittelmischung zu 10,0 ml verdünnt.

Referenzlösung a: 5 mg Prednisolon zur Eignungsprüfung *CRS* (mit den Verunreinigungen A, B und C) werden in der Lösungsmittelmischung zu 10,0 ml gelöst.

Referenzlösung b: 5 mg Prednisolon zur Peak-Identifizierung *CRS* (mit den Verunreinigungen F und J) werden in der Lösungsmittelmischung zu 10,0 ml gelöst.

Referenzlösung c: 1,0 ml Untersuchungslösung a wird mit der Lösungsmittelmischung zu 100,0 ml verdünnt. 1,0 ml dieser Lösung wird mit der Lösungsmittelmischung zu 10,0 ml verdünnt.

Referenzlösung d: 25,0 mg Prednisolon *CRS* werden in der Lösungsmittelmischung zu 20,0 ml gelöst. 1,0 ml Lösung wird mit der Lösungsmittelmischung zu 10,0 ml verdünnt.

Säule
- Größe: l = 0,15 m, ∅ = 4,6 mm
- Stationäre Phase: nachsilanisiertes, octadecylsilyliertes Kieselgel zur Chromatographie *R* (3 µm)
- Temperatur: 40 °C

Mobile Phase
- Mobile Phase A: Wasser *R*
- Mobile Phase B: Acetonitril *R*, Methanol *R* (50:50 *V/V*)

Zeit (min)	**Mobile Phase A (% *V/V*)**	**Mobile Phase B (% *V/V*)**
0 – 14	60	40
14 – 20	60 → 20	40 → 80
20 – 25	20	80

Durchflussrate: 1 ml · min^{-1}

Detektion: Spektrometer bei 254 nm

Einspritzen: 10 µl; Untersuchungslösung a, Referenzlösungen a, b und c

Identifizierung von Verunreinigungen: Zur Identifizierung der Peaks der Verunreinigungen A, B und C werden das mitgelieferte Chromatogramm von Prednisolon zur Eignungsprüfung *CRS* und das mit der Referenzlösung a erhaltene Chromatogramm verwendet; zur Identifizierung der Peaks der Verunreinigungen F und J werden das mitgelieferte Chromatogramm von Prednisolon zur Peak-Identifizierung *CRS* und das mit der Referenzlösung b erhaltene Chromatogramm verwendet.

Relative Retention (bezogen auf Prednisolon, t_R etwa 12 min)
- Verunreinigung F: etwa 0,7
- Verunreinigung B: etwa 0,9
- Verunreinigung A: etwa 1,05
- Verunreinigung J: etwa 1,5
- Verunreinigung C: etwa 1,7

Eignungsprüfung: Referenzlösung a
- Peak-Tal-Verhältnis: mindestens 3, wobei H_p die Höhe des Peaks der Verunreinigung A über der Basislinie und H_v die Höhe des niedrigsten Punkts der Kurve über der Basislinie zwischen den Peaks von Prednisolon und Verunreinigung A darstellen

Grenzwerte
- Verunreinigung A: nicht größer als das 10fache der Fläche des Hauptpeaks im Chromatogramm der Referenzlösung c (1,0 Prozent)
- Verunreinigung F: nicht größer als das 5fache der Fläche des Hauptpeaks im Chromatogramm der Referenzlösung c (0,5 Prozent)
- Verunreinigungen B, C, J: jeweils nicht größer als das 3fache der Fläche des Hauptpeaks im Chromatogramm der Referenzlösung c (0,3 Prozent)
- Nicht spezifizierte Verunreinigungen: jeweils nicht größer als die Fläche des Hauptpeaks im Chromatogramm der Referenzlösung c (0,10 Prozent)
- Summe aller Verunreinigungen: nicht größer als das 15fache der Fläche des Hauptpeaks im Chromatogramm der Referenzlösung c (1,5 Prozent)
- Ohne Berücksichtigung bleiben: Peaks, deren Fläche kleiner ist als das 0,5fache der Fläche des Hauptpeaks im Chromatogramm der Referenzlösung c (0,05 Prozent)

Trocknungsverlust (2.2.32): höchstens 1,0 Prozent, mit 0,500 g Substanz durch Trocknen im Trockenschrank bei 105 °C bestimmt

P

Monographien

Gehaltsbestimmung

Flüssigchromatographie (2.2.29) wie unter „Verwandte Substanzen“ beschrieben, mit folgender Änderung:

Einspritzen: Untersuchungslösung b, Referenzlösung d

Der Prozentgehalt an $C_{21}H_{28}O_5$ wird unter Berücksichtigung des angegebenen Gehalts für Prednisolon *CRS* berechnet.

Lagerung

Dicht verschlossen, vor Licht geschützt

Verunreinigungen

Spezifizierte Verunreinigungen:

A, B, C, F, J

Andere bestimmbare Verunreinigungen
(Die folgenden Substanzen werden, falls in einer bestimmten Menge vorhanden, durch eine Prüfmethode oder mehrere Prüfmethoden in der Monographie erfasst. Sie werden begrenzt durch das allgemeine Akzeptanzkriterium für weitere Verunreinigungen/nicht spezifizierte Verunreinigungen und/oder durch die Anforderungen der Allgemeinen Monographie **Substanzen zur pharmazeutischen Verwendung (Corpora ad usum pharmaceuticum)**. Diese Verunreinigungen müssen daher nicht identifiziert werden, um die Konformität der Substanz zu zeigen. Siehe auch „5.10 Kontrolle von Verunreinigungen in Substanzen zur pharmazeutischen Verwendung“):

D, E, G, H, I

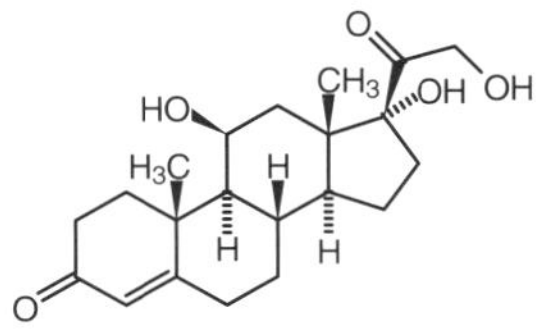
O
HO
CH3
OH
OH
H3C
H
H
H
O

A. 11β,17,21-Trihydroxypregn-4-en-3,20-dion (Hydrocortison)

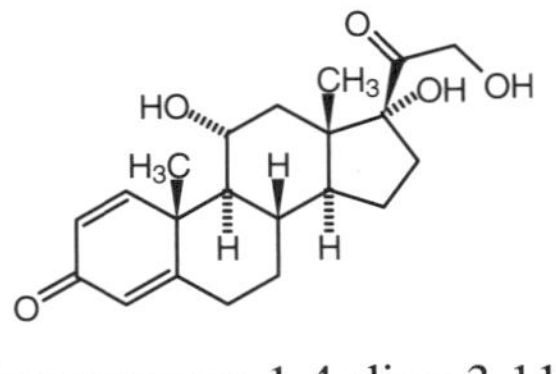

B. 17,21-Dihydroxypregna-1,4-dien-3,11,20-trion
(Prednison)

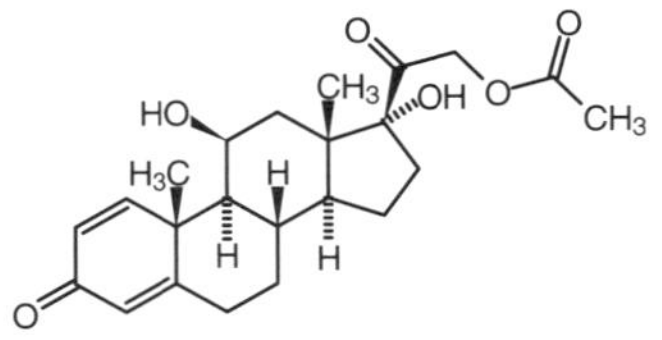

C. 11β,17-Dihydroxy-3,20-dioxopregna-1,4-dien-21-ylacetat
(Prednisolonacetat)

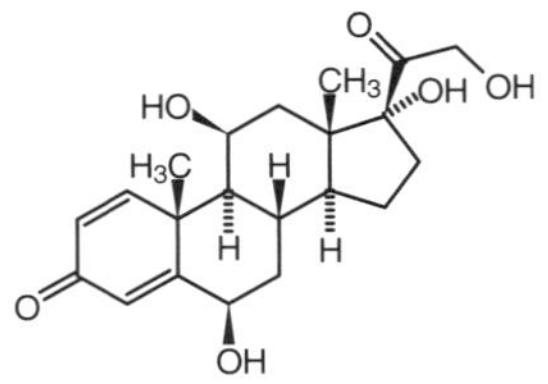

D. 6β,11β,17,21-Tetrahydroxypregna-1,4-dien-3,20-dion
(6β-Hydroxyprednisolon)

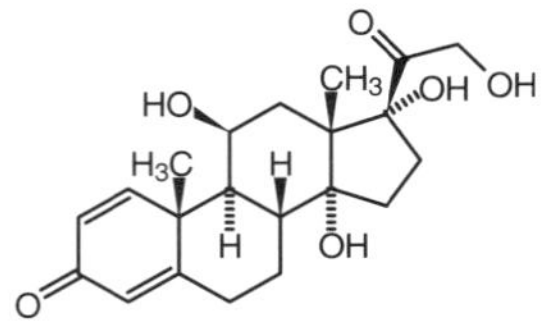

E. 11β,14α,17,21-Tetrahydroxypregna-1,4-dien-3,20-dion
(14α-Hydroxyprednisolon)

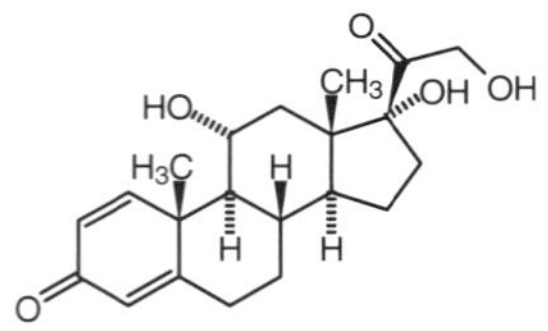

F. 11α,17,21-Trihydroxypregna-1,4-dien-3,20-dion
(11-*epi*-Prednisolon)

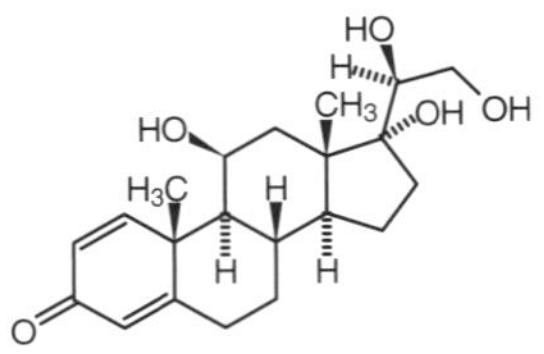

G. 11β,17,20β,21-Tetrahydroxypregna-1,4-dien-3-on
(20β-Hydroxyprednisolon)

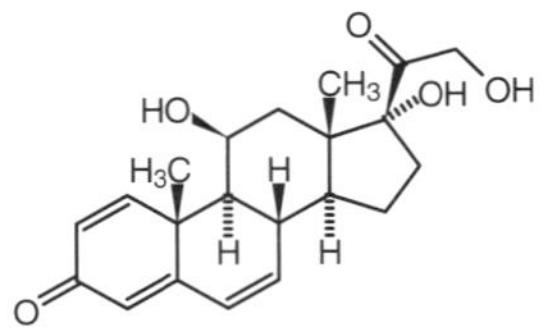

H. 11β,17,21-Trihydroxypregna-1,4,6-trien-3,20-dion
(Δ^6-Prednisolon)

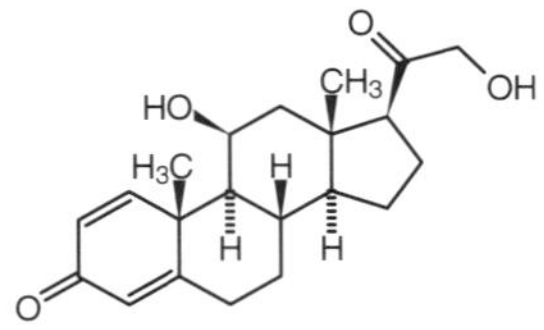

I. 11β,21-Dihydroxypregna-1,4-dien-3,20-dion
(17-Desoxyprednisolon)

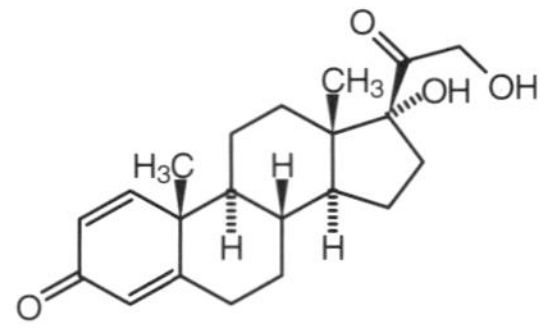

J. 17,21-Dihydroxypregna-1,4-dien-3,20-dion
(11-Desoxyprednisolon)

R

Ribavirin 5387
Rifamycin-Natrium 5389

7.2/2109

Ribavirin

Ribavirinum

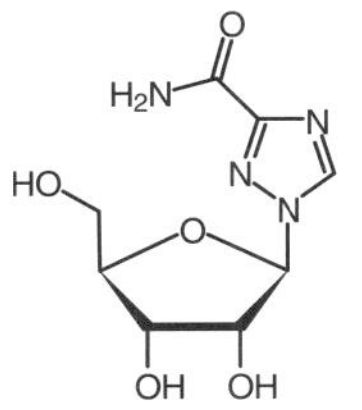

$C_8H_{12}N_4O_5$ M_r 244,2

CAS Nr. 36791-04-5

Definition

1-β-D-Ribofuranosyl-1*H*-1,2,4-triazol-3-carboxamid

Gehalt: 98,0 bis 102,0 Prozent (getrocknete Substanz)

Eigenschaften

Aussehen: weißes bis fast weißes, kristallines Pulver

Löslichkeit: leicht löslich in Wasser, schwer löslich in Ethanol 96 %, schwer bis sehr schwer löslich in Dichlormethan

Die Substanz zeigt Polymorphie (5.9).

Prüfung auf Identität

IR-Spektroskopie (2.2.24)

Vergleich: Ribavirin *CRS*

Wenn die Spektren bei der Prüfung in fester Form unterschiedlich sind, werden Substanz und Referenzsubstanz getrennt in Dichlormethan *R* gelöst. Nach Eindampfen der Lösungen zur Trockne werden mit den Rückständen erneut Spektren aufgenommen.

Prüfung auf Reinheit

pH-Wert (2.2.3): 4,0 bis 6,5

0,200 g Substanz werden in kohlendioxidfreiem Wasser *R* zu 10,0 ml gelöst.

Spezifische Drehung (2.2.7): –33 bis –37 (getrocknete Substanz)

0,250 g Substanz werden in Wasser *R* zu 25,0 ml gelöst. Die spezifische Drehung wird innerhalb von 10 min nach Herstellung der Lösung bestimmt.

Verwandte Substanzen: Flüssigchromatographie (2.2.29)

Untersuchungslösung: 50,0 mg Substanz werden in Wasser zur Chromatographie *R* zu 100,0 ml gelöst.

Referenzlösung a: Um Verunreinigung A *in situ* herzustellen, werden 5,0 ml Untersuchungslösung und 5,0 ml einer Lösung von Natriumhydroxid *R* ($42 g \cdot l^{-1}$) gemischt. Die Mischung wird 90 min lang stehen gelassen, mit 5,0 ml einer Lösung von Salzsäure *R* ($103 g \cdot l^{-1}$) neutralisiert und gründlich gemischt.

Referenzlösung b: 1,0 ml Untersuchungslösung wird mit Wasser zur Chromatographie *R* zu 100,0 ml verdünnt. 1,0 ml dieser Lösung wird mit Wasser zur Chromatographie *R* zu 10,0 ml verdünnt.

Referenzlösung c: 50,0 mg Ribavirin *CRS* werden in Wasser zur Chromatographie *R* zu 100,0 ml gelöst.

Säule
- Größe: l = 0,15 m, ∅ = 4,6 mm
- Stationäre Phase: nachsilanisiertes, octadecylsilyliertes Kieselgel zur Chromatographie *R* (3 µm), sphärisch, zur Verwendung mit stark wässrigen mobilen Phasen
- Temperatur: 25 °C

Mobile Phase
- Mobile Phase A: 1,0 g wasserfreies Natriumsulfat *R* wird in 950 ml Wasser zur Chromatographie *R* gelöst. Die Lösung wird mit 2,0 ml einer 5-prozentigen Lösung (*V*/*V*) von Phosphorsäure 85 % *R* versetzt, mit einer 5-prozentigen Lösung (*V*/*V*) von Phosphorsäure 85 % *R* auf einen pH-Wert von 2,8 eingestellt und mit Wasser zur Chromatographie *R* zu 1000 ml verdünnt.
- Mobile Phase B: Acetonitril *R* 1, mobile Phase A (5:95 *V*/*V*)

Zeit (min)	Mobile Phase A (% *V*/*V*)	Mobile Phase B (% *V*/*V*)
0 – 15	100	0
15 – 25	100 → 0	0 → 100
25 – 35	0	100

Durchflussrate: $1,0 ml \cdot min^{-1}$

Detektion: Spektrometer bei 220 nm

Einspritzen: 5 µl; Untersuchungslösung, Referenzlösungen a und b

Relative Retention (bezogen auf Ribavirin, t_R etwa 6 min)
- Verunreinigung A: etwa 0,8

Eignungsprüfung: Referenzlösung a
- Auflösung: mindestens 4,0 zwischen den Peaks von Verunreinigung A und Ribavirin

Grenzwerte
- Korrekturfaktor: Für die Berechnung des Gehalts wird die Fläche des Peaks von Verunreinigung A mit 2,3 multipliziert.
- Verunreinigung A: nicht größer als das 2fache der Fläche des Hauptpeaks im Chromatogramm der Referenzlösung b (0,2 Prozent)

- Nicht spezifizierte Verunreinigungen: jeweils nicht größer als die Fläche des Hauptpeaks im Chromatogramm der Referenzlösung b (0,10 Prozent)
- Summe aller Verunreinigungen: nicht größer als das 3fache der Fläche des Hauptpeaks im Chromatogramm der Referenzlösung b (0,3 Prozent)
- Ohne Berücksichtigung bleiben: Peaks, deren Fläche kleiner ist als das 0,5fache der Fläche des Hauptpeaks im Chromatogramm der Referenzlösung b (0,05 Prozent)

Schwermetalle (2.4.8): höchstens 10 ppm

4,0 g Substanz werden in 20 ml Wasser *R*, falls erforderlich unter Erwärmen, gelöst. 12 ml Lösung müssen der Grenzprüfung A entsprechen. Zur Herstellung der Referenzlösung wird die Blei-Lösung (2 ppm Pb) *R* verwendet.

Trocknungsverlust (2.2.32): höchstens 0,5 Prozent, mit 1,000 g Substanz durch 5 h langes Trocknen im Trockenschrank bei 105 °C bestimmt

Sulfatasche (2.4.14): höchstens 0,1 Prozent, mit 1,0 g Substanz bestimmt

Gehaltsbestimmung

Flüssigchromatographie (2.2.29) wie unter „Verwandte Substanzen" beschrieben, mit folgender Änderung:

Einspritzen: Untersuchungslösung, Referenzlösung c

Der Prozentgehalt an $C_8H_{12}N_4O_5$ wird unter Berücksichtigung des angegebenen Gehalts für Ribavirin *CRS* berechnet.

Lagerung

Vor Licht geschützt

Verunreinigungen

Spezifizierte Verunreinigung:

A

Andere bestimmbare Verunreinigungen
(Die folgenden Substanzen werden, falls in einer bestimmten Menge vorhanden, durch eine Prüfmethode oder mehrere Prüfmethoden in der Monographie erfasst. Sie werden begrenzt durch das allgemeine Akzeptanzkriterium für weitere Verunreinigungen/nicht spezifizierte Verunreinigungen und/oder durch die Anforderungen der Allgemeinen Monographie **Substanzen zur pharmazeutischen Verwendung (Corpora ad usum pharmaceuticum).** Diese Verunreinigungen müssen daher nicht identifiziert werden, um die Konformität der Substanz zu zeigen. Siehe auch „5.10 Kontrolle von Verunreinigungen in Substanzen zur pharmazeutischen Verwendung"):

B, C, D, F, G

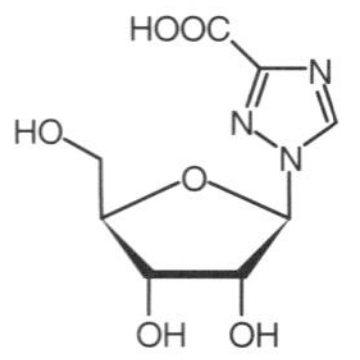
HOOC
N
N
N
HO
O
OH OH

A. 1-β-D-Ribofuranosyl-1*H*-1,2,4-triazol-3-carbonsäure

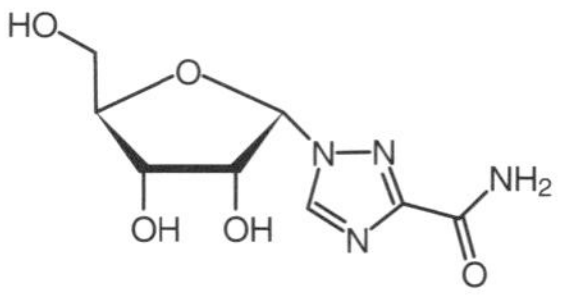
HO
O
N–N
N
NH2
O
OH OH

B. 1-α-D-Ribofuranosyl-1*H*-1,2,4-triazol-3-carboxamid (Anomer)

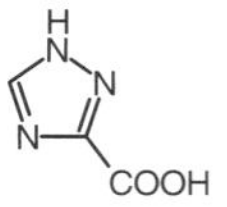
H
N
N
N
COOH

C. 1*H*-1,2,4-Triazol-3-carbonsäure

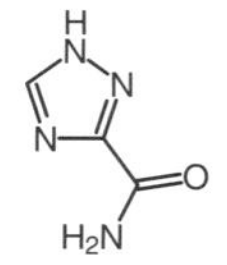
H
N
N
N
O
H2N

D. 1*H*-1,2,4-Triazol-3-carboxamid

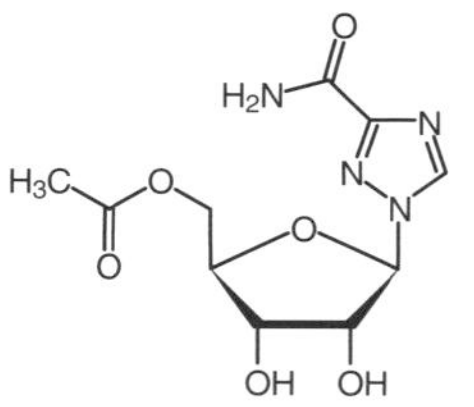
O
H2N
N
N
N
H3C
O
O
O
OH OH

F. 1-(5-*O*-Acetyl-β-D-ribofuranosyl)-1*H*-1,2,4-triazol-3-carboxamid
(5′-*O*-Acetylribavirin)

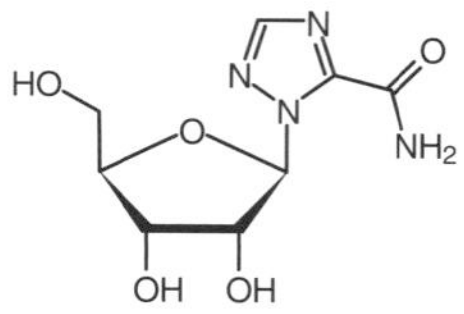
N
N
N
O
HO
O
NH2
OH OH

G. 1-β-D-Ribofuranosyl-1*H*-1,2,4-triazol-5-carboxamid (*N*-Isomer)

7.2/0432

Rifamycin-Natrium

Rifamycinum natricum

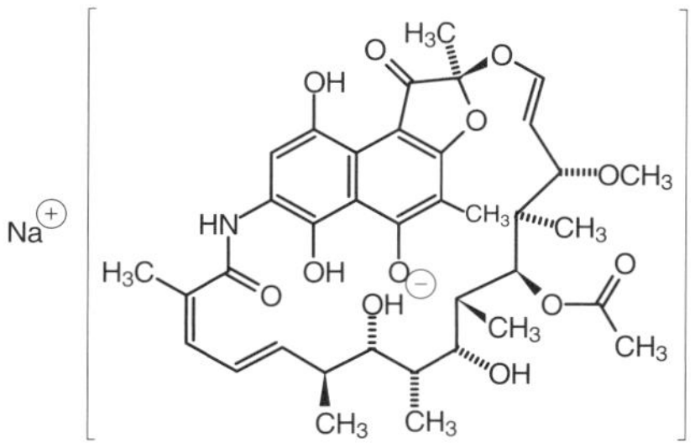

$C_{37}H_{46}NNaO_{12}$ M_r 720

CAS Nr. 14897-39-3

Definition

Natrium[(2*S*,12*Z*,14*E*,16*S*,17*S*,18*R*,19*R*,20*R*,21*S*,22*R*,23*S*,24*E*)-21-(acetyloxy)-6,9,17,19-tetrahydroxy-23-methoxy-2,4,12,16,18,20,22-heptamethyl-1,11-dioxo-1,2-dihydro-2,7-(epoxypentadeca[1,11,13]trienimino)naphtho[2,1-*b*]furan-5-olat]

Mononatriumsalz von Rifamycin SV, einer Substanz, die durch chemische Umwandlung von Rifamycin B erhalten wird

Rifamycin B wird beim Wachstum bestimmter Stämme von *Amycolatopsis mediterranei* gebildet. Rifamycin SV kann auch von bestimmten *A.-mediterranei*-Mutanten direkt erhalten werden.

Wirksamkeit: mindestens 900 I.E. je Milligramm (wasserfreie Substanz)

Herstellung

Die Herstellungsverfahren müssen darauf abzielen, die Anwesenheit blutdrucksenkender Substanzen auszuschließen oder möglichst gering zu halten.

Das Herstellungsverfahren wird einer Validierung unterzogen und muss gewährleisten, dass, falls die Substanz geprüft wird, sie der folgenden Prüfung entspricht.

Anomale Toxizität (2.6.9): Je Maus werden 4 mg Substanz, gelöst in 0,5 ml Wasser für Injektionszwecke *R*, injiziert.

Eigenschaften

Aussehen: feines oder leicht körniges, rotes Pulver

Löslichkeit: löslich in Wasser, leicht löslich in wasserfreiem Ethanol

Prüfung auf Identität

A. IR-Spektroskopie (2.2.24)

Probenvorbereitung: Presslinge unter Verwendung von Kaliumbromid *R*

Vergleich: Rifamycin-Natrium *CRS*

B. Die Substanz gibt die Identitätsreaktion a auf Natrium (2.3.1).

Prüfung auf Reinheit

pH-Wert (2.2.3): 6,5 bis 8,0

0,5 g Substanz werden in kohlendioxidfreiem Wasser *R* zu 10 ml gelöst.

Absorption (2.2.25): 20,0 mg Substanz werden in 5 ml Methanol *R* gelöst. Die Lösung wird mit frisch hergestellter Phosphat-Pufferlösung pH 7,0 *R* 1 zu 100,0 ml verdünnt. Der Phosphat-Pufferlösung pH 7,0 *R* 1 wird unmittelbar vor Gebrauch Ascorbinsäure *R* zugesetzt, so dass eine Konzentration von 1 g · l^{-1} Ascorbinsäure erhalten wird. 5,0 ml Lösung werden mit der gleichen ascorbinsäurehaltigen Phosphat-Pufferlösung zu 50,0 ml verdünnt und 30 min lang stehen gelassen. Die Lösung zeigt ein Absorptionsmaximum bei 445 nm. Die spezifische Absorption im Maximum muss zwischen 190 und 210 liegen (wasserfreie Substanz).

Verwandte Substanzen: Flüssigchromatographie (2.2.29)

Die Lösungen werden unmittelbar vor Gebrauch hergestellt.

Lösungsmittelmischung: 50 Volumteile einer Lösung von Natriumdihydrogenphosphat *R* (3,9 g · l^{-1}), die mit Phosphorsäure 85 % *R* auf einen pH-Wert von 3,0 eingestellt wurde, und 50 Volumteile Acetonitril *R* werden gemischt.

Untersuchungslösung: 50,0 mg Substanz werden in der Lösungsmittelmischung zu 50,0 ml gelöst.

Referenzlösung a: 10,0 mg Rifamycin B *CRS* (Verunreinigung A) und 40,0 mg Rifamycin S *CRS* (Verunreinigung B) werden in der Lösungsmittelmischung zu 200,0 ml gelöst. 5,0 ml Lösung werden mit der Lösungsmittelmischung zu 50,0 ml verdünnt.

Referenzlösung b: 25 mg Substanz und 8 mg Rifamycin S *CRS* werden in der Lösungsmittelmischung zu 250,0 ml gelöst.

Säule
- Größe: l = 0,25 m, ∅ = 4,6 mm
- Stationäre Phase: octadecylsilyliertes Kieselgel zur Chromatographie *R* (5 µm)

Mobile Phase
- Mobile Phase A: 10 Volumteile Acetonitril *R* und 90 Volumteile einer Lösung von Natriumdihydrogenphosphat *R* (3,9 g · l^{-1}), die zuvor mit verdünnter Natriumhydroxid-Lösung *R* auf einen pH-Wert von 7,5 eingestellt wurde, werden gemischt.

R

Monographien

- Mobile Phase B: 30 Volumteile einer Lösung von Natriumdihydrogenphosphat *R* (3,9 g · l^{-1}), die zuvor mit verdünnter Natriumhydroxid-Lösung *R* auf einen pH-Wert von 7,5 eingestellt wurde, und 70 Volumteile Acetonitril *R* werden gemischt.
- Temperatur: mindestens 20 °C

Zeit (min)	**Mobile Phase A (% *V/V*)**	**Mobile Phase B (% *V/V*)**
0 – 40	80 → 20	20 → 80
40 – 45	20	80
45 – 47	20 → 80	80 → 20

Durchflussrate: 1 ml · min^{-1}

Detektion: Spektrometer bei 254 nm

Einspritzen: 20 µl

Reihenfolge der Elution: Verunreinigung A, Rifamycin SV, Verunreinigung B

Eignungsprüfung: Referenzlösung b
- Auflösung: mindestens 5,0 zwischen den Peaks von Rifamycin SV und Verunreinigung B

Grenzwerte
- Verunreinigung B: nicht größer als die Fläche des entsprechenden Peaks im Chromatogramm der Referenzlösung a (2 Prozent)
- Verunreinigung A: nicht größer als die Fläche des entsprechenden Peaks im Chromatogramm der Referenzlösung a (0,5 Prozent)
- Summe aller Verunreinigungen ohne Verunreinigungen A und B: nicht größer als die Fläche des Peaks der Verunreinigung B im Chromatogramm der Referenzlösung a (2 Prozent)
- Ohne Berücksichtigung bleiben: Peaks, deren Fläche kleiner ist als das 0,05fache der Fläche des Peaks der Verunreinigung B im Chromatogramm der Referenzlösung a (0,1 Prozent)

Schwermetalle (2.4.8): höchstens 10 ppm

2,0 g Substanz müssen der Grenzprüfung C entsprechen. Zur Herstellung der Referenzlösung werden 2 ml Blei-Lösung (10 ppm Pb) *R* verwendet.

Wasser (2.5.12): 12,0 bis 17,0 Prozent, mit 0,200 g Substanz bestimmt

Bakterien-Endotoxine (2.6.14): weniger als 0,50 I.E. Bakterien-Endotoxine je Milligramm Rifamycin-Natrium zur Herstellung von Parenteralia, das dabei keinem weiteren geeigneten Verfahren zur Beseitigung von Bakterien-Endotoxinen unterworfen wird

Wertbestimmung

Die Ausführung erfolgt nach „Mikrobiologische Wertbestimmung von Antibiotika" (2.7.2).

Lagerung

Dicht verschlossen, vor Licht geschützt, zwischen 2 und 8 °C

Falls die Substanz steril ist, im sterilen, dicht verschlossenen Behältnis mit Originalitätsverschluss

Verunreinigungen

Spezifizierte Verunreinigungen:

A, B

Andere bestimmbare Verunreinigungen
(Die folgenden Substanzen werden, falls in einer bestimmten Menge vorhanden, durch eine Prüfmethode oder mehrere Prüfmethoden in der Monographie erfasst. Sie werden begrenzt durch das allgemeine Akzeptanzkriterium für weitere Verunreinigungen/nicht spezifizierte Verunreinigungen und/oder durch die Anforderungen der Allgemeinen Monographie **Substanzen zur pharmazeutischen Verwendung (Corpora ad usum pharmaceuticum)**. Diese Verunreinigungen müssen daher nicht identifiziert werden, um die Konformität der Substanz zu zeigen. Siehe auch „5.10 Kontrolle von Verunreinigungen in Substanzen zur pharmazeutischen Verwendung"):

C

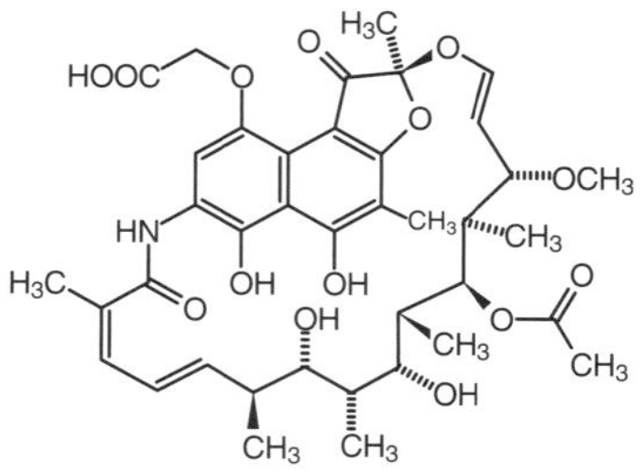

A. Rifamycin B

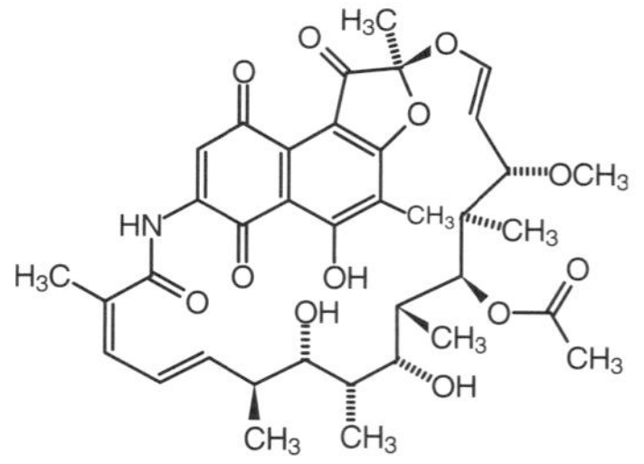

B. Rifamycin S

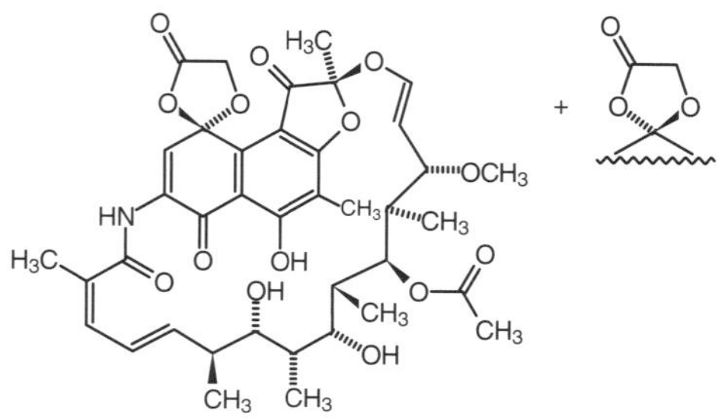

C. Rifamycin O

S

Salbutamolsulfat 5393
Simeticon. 5396
Succinylsulfathiazol. 5398
Sucralose 5399

7.2/0687

Salbutamolsulfat

Salbutamoli sulfas

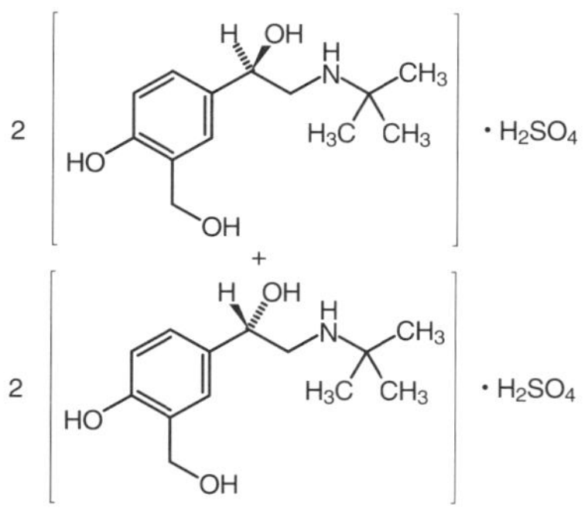
2
HO
OH
H
OH
H
N
CH3
H3C
CH3
· H2SO4
+

$C_{26}H_{44}N_2O_{10}S$ M_r 576,7

CAS Nr. 51022-70-9

Definition

Bis[(1*RS*)-2-[(1,1-dimethylethyl)amino]-1-[4-hydroxy-3-(hydroxymethyl)phenyl]ethanol]-sulfat

Gehalt: 98,0 bis 101,0 Prozent (getrocknete Substanz)

Eigenschaften

Aussehen: weißes bis fast weißes, kristallines Pulver

Löslichkeit: leicht löslich in Wasser, praktisch unlöslich bis sehr schwer löslich in Dichlormethan und Ethanol 96 %

Die Substanz zeigt Polymorphie (5.9).

Prüfung auf Identität

1: B, E
2: A, C, D, E

A. UV-Vis-Spektroskopie (2.2.25)

Untersuchungslösung: 80,0 mg Substanz werden in einer Lösung von Salzsäure *R* (10 g · l^{-1}) zu 100,0 ml gelöst. 10,0 ml Lösung werden mit einer Lösung von Salzsäure *R* (10 g · l^{-1}) zu 100,0 ml verdünnt.

Spektralbereich: 230 bis 350 nm

Absorptionsmaximum: bei 276 nm

Spezifische Absorption im Absorptionsmaximum: 55 bis 64

B. IR-Spektroskopie (2.2.24)

Vergleich: Salbutamolsulfat *CRS*

Wenn die erhaltenen Spektren unterschiedlich sind, werden Substanz und Referenzsubstanz getrennt in wasserfreiem Ethanol *R* gelöst. Nach dem Eindampfen der Lösungen zur Trockne werden mit den Rückständen erneut Spektren aufgenommen.

C. Dünnschichtchromatographie (2.2.27)

Untersuchungslösung: 12 mg Substanz werden in Wasser *R* zu 10 ml gelöst.

Referenzlösung: 12 mg Salbutamolsulfat *CRS* werden in Wasser *R* zu 10 ml gelöst.

Platte: DC-Platte mit Kieselgel *R*

Fließmittel: konzentrierte Ammoniak-Lösung *R*, Wasser *R*, Ethylacetat *R*, 2-Propanol *R*, Isobutylmethylketon *R* (3:18:35:45:50 *V/V/V/V/V*)

Auftragen: 1 µl

Laufstrecke: 2/3 der Platte

Trocknen: an der Luft

Detektion: Die Platte wird mit einer Lösung von Methylbenzothiazolonhydrazonhydrochlorid *R* (1 g · l^{-1}) in einer 90-prozentigen Lösung (*V/V*) von Methanol *R* besprüht, anschließend mit einer Lösung von Kaliumhexacyanoferrat(III) *R* (20 g · l^{-1}) in einer Mischung von 1 Volumteil konzentrierter Ammoniak-Lösung *R* 1 und 3 Volumteilen Wasser *R* und dann erneut mit einer Lösung von Methylbenzothiazolonhydrazonhydrochlorid *R* (1 g · l^{-1}) in einer 90-prozentigen Lösung (*V/V*) von Methanol *R*.

Ergebnis: Der Hauptfleck im Chromatogramm der Untersuchungslösung entspricht in Bezug auf Lage, Farbe und Größe dem Hauptfleck im Chromatogramm der Referenzlösung.

D. Etwa 10 mg Substanz werden in 50 ml einer Lösung von Natriumtetraborat *R* (20 g · l^{-1}) gelöst. Die Lösung wird mit 1 ml einer Lösung von Aminopyrazolon *R* (30 g · l^{-1}), 10 ml Dichlormethan *R* und 10 ml einer Lösung von Kaliumhexacyanoferrat(III) *R* (20 g · l^{-1}) versetzt, geschüttelt und anschließend bis zur Phasentrennung stehen gelassen. In der Dichlormethanphase entwickelt sich eine orangerote Färbung.

E. Die Substanz gibt die Identitätsreaktion a auf Sulfat (2.3.1).

Prüfung auf Reinheit

Prüflösung: 0,250 g Substanz werden in kohlendioxidfreiem Wasser *R* zu 25,0 ml gelöst.

Aussehen der Lösung: Die Prüflösung muss klar (2.2.1) und darf nicht stärker gefärbt sein als die Farbvergleichslösung BG_6 (2.2.2, Methode II).

Optische Drehung (2.2.7): –0,10 bis +0,10°, an der Prüflösung bestimmt

Sauer oder alkalisch reagierende Substanzen: 10 ml Prüflösung werden mit 0,15 ml Methylrot-Lösung *R* und 0,2 ml Natriumhydroxid-Lösung (0,01 mol · l^{-1}) versetzt. Die Lösung muss gelb gefärbt sein. Bis zum Farbumschlag nach Rot dürfen höchstens 0,4 ml Salzsäure (0,01 mol · l^{-1}) verbraucht werden.

Verwandte Substanzen: Flüssigchromatographie (2.2.29)

Untersuchungslösung: 20,0 mg Substanz werden in der mobilen Phase A zu 50,0 ml gelöst.

Referenzlösung a: 3,0 mg Salbutamol-Verunreinigung D *CRS* und 3,0 mg Salbutamol-Verunreinigung F *CRS* werden in der mobilen Phase A zu 50,0 ml gelöst. 2,0 ml Lösung werden mit der mobilen Phase A zu 100,0 ml verdünnt.

Referenzlösung b: 1,0 ml Untersuchungslösung wird mit der mobilen Phase A zu 100,0 ml verdünnt. 1,0 ml dieser Lösung wird mit der mobilen Phase A zu 10,0 ml verdünnt.

Referenzlösung c: Der Inhalt einer Durchstechflasche Salbutamol-Verunreinigung J *CRS* wird mit Hilfe von Ultraschall in 1,0 ml Untersuchungslösung gelöst.

Referenzlösung d: 1 mg Salbutamol-Verunreinigung D *CRS* wird in der mobilen Phase A zu 100,0 ml gelöst.

Referenzlösung e: 4 mg Salbutamolsulfat zur Eignungsprüfung *CRS* (mit den Verunreinigungen C, F, N und O) werden in der mobilen Phase A gelöst. Die Lösung wird mit 0,4 ml Referenzlösung d versetzt und mit der mobilen Phase A zu 10,0 ml verdünnt.

Säule
- Größe: l = 0,15 m, ∅ = 4,6 mm
- Stationäre Phase: nachsilanisiertes, octylsilyliertes Kieselgel zur Chromatographie *R* (3 µm), sphärisch
- Temperatur: 30 °C

Mobile Phase
- Mobile Phase A: 3,45 g Natriumdihydrogenphosphat-Monohydrat *R* werden in 900 ml einer 0,05-prozentigen Lösung (*V/V*) von Triethylamin *R* gelöst. Die Lösung wird mit Phosphorsäure 10 % *R* auf einen pH-Wert von 3,0 eingestellt und mit einer 0,05-prozentigen Lösung (*V/V*) von Triethylamin *R* zu 1000 ml verdünnt.
- Mobile Phase B: Methanol *R*, Acetonitril *R* (35:65 *V/V*)

Zeit (min)	Mobile Phase A (% *V/V*)	Mobile Phase B (% *V/V*)
0 – 5	95	5
5 – 30	95 → 10	5 → 90

Durchflussrate: 1,0 ml · min^{-1}

Detektion: Spektrometer bei 273 nm

Einspritzen: 20 µl; Untersuchungslösung, Referenzlösungen a, b, c und e

Relative Retention (bezogen auf Salbutamol, t_R etwa 7 min)
- Verunreinigung J: etwa 0,9
- Verunreinigung C: etwa 1,6
- Verunreinigung N: etwa 1,67
- Verunreinigung D: etwa 1,68
- Verunreinigung F: etwa 1,77
- Verunreinigung O: etwa 1,82

Identifizierung von Verunreinigungen: Zur Identifizierung der Peaks der Verunreinigungen C, D, F, N und O werden das mitgelieferte Chromatogramm von Salbutamolsulfat zur Eignungsprüfung *CRS* und das mit der Referenzlösung e erhaltene Chromatogramm verwendet; zur Identifizierung des Peaks der Verunreinigung J wird das mit der Referenzlösung c erhaltene Chromatogramm verwendet.

Eignungsprüfung
- Peak-Tal-Verhältnis: mindestens 1,2, wobei H_p die Höhe des Peaks der Verunreinigung N über der Basislinie und H_v die Höhe des niedrigsten Punkts der Kurve über der Basislinie zwischen den Peaks der Verunreinigungen N und D im Chromatogramm der Referenzlösung e darstellen;
  mindestens 2,0, wobei H_p die Höhe des Peaks der Verunreinigung J über der Basislinie und H_v die Höhe des niedrigsten Punkts der Kurve über der Basislinie zwischen den Peaks von Verunreinigung J und Salbutamol im Chromatogramm der Referenzlösung c darstellen

Grenzwerte
- Verunreinigungen D, F: jeweils nicht größer als die Fläche des entsprechenden Peaks im Chromatogramm der Referenzlösung a (0,3 Prozent)
- Verunreinigungen C, N, O: jeweils nicht größer als das 2fache der Fläche des Hauptpeaks im Chromatogramm der Referenzlösung b (0,2 Prozent)
- Nicht spezifizierte Verunreinigungen: jeweils nicht größer als die Fläche des Hauptpeaks im Chromatogramm der Referenzlösung b (0,10 Prozent)
- Summe aller Verunreinigungen: höchstens 0,9 Prozent
- Ohne Berücksichtigung bleiben: Peaks, deren Fläche kleiner ist als das 0,5fache der Fläche des Hauptpeaks im Chromatogramm der Referenzlösung b (0,05 Prozent)

Bor: höchstens 50 ppm

Untersuchungslösung: 50 mg Substanz werden mit 5 ml einer Lösung, die wasserfreies Natriumcarbonat *R* (13 g · l^{-1}) und Kaliumcarbonat *R* (17 g · l^{-1}) enthält, versetzt. Die Mischung wird im Wasserbad zur Trockne eingedampft. Der Rückstand wird bei 120 °C getrocknet und rasch bis zur Zerstörung der organischen Substanz geglüht. Nach dem Erkalten wird der Glührückstand mit 0,5 ml Wasser *R* und 3,0 ml einer frisch hergestellten Lösung von Curcumin *R* (1,25 g · l^{-1}) in Essigsäure 99 % *R* versetzt und bis zum Lösen erwärmt. Nach dem Erkalten werden 3,0 ml einer Mischung, die durch langsamen Zusatz von 5 ml Schwefelsäure *R* zu 5 ml Essigsäure 99 % *R* unter Rühren hergestellt wurde, zugesetzt und gemischt. Die Mischung wird 30 min lang stehen gelassen, mit Ethanol 96 % *R* zu 100,0 ml verdünnt und filtriert. Das Filtrat wird verwendet.

Referenzlösung: 0,572 g Borsäure *R* werden in 1000,0 ml Wasser *R* gelöst. 1,0 ml Lösung wird mit Wasser *R* zu 100,0 ml verdünnt. 2,5 ml dieser Lösung werden mit 5 ml einer Lösung, die wasserfreies Natriumcarbonat *R* (13 g · l^{-1}) und Kaliumcarbonat *R* (17 g · l^{-1}) enthält, versetzt und weiterbehandelt wie bei der Untersuchungslösung beschrieben.

Die Absorptionen (2.2.25) der Untersuchungslösung und der Referenzlösung werden im Maximum bei etwa 555 nm gemessen. Die Absorption der Untersuchungslösung darf nicht größer sein als die der Referenzlösung.

Trocknungsverlust (2.2.32): höchstens 0,5 Prozent, mit 1,000 g Substanz durch Trocknen im Trockenschrank bei 105 °C bestimmt

Sulfatasche (2.4.14): höchstens 0,1 Prozent, mit 1,0 g Substanz bestimmt

Gehaltsbestimmung

0,400 g Substanz, in 5 ml wasserfreier Ameisensäure *R* gelöst, werden nach Zusatz von 35 ml wasserfreier Essigsäure *R* mit Perchlorsäure ($0,1\ mol \cdot l^{-1}$) titriert. Der Endpunkt wird mit Hilfe der Potentiometrie (2.2.20) bestimmt.

1 ml Perchlorsäure ($0,1\ mol \cdot l^{-1}$) entspricht 57,67 mg $C_{26}H_{44}N_2O_{10}S$.

Lagerung

Vor Licht geschützt

Verunreinigungen

Spezifizierte Verunreinigungen:

C, D, F, N, O

Andere bestimmbare Verunreinigungen
(Die folgenden Substanzen werden, falls in einer bestimmten Menge vorhanden, durch eine Prüfmethode oder mehrere Prüfmethoden in der Monographie erfasst. Sie werden begrenzt durch das allgemeine Akzeptanzkriterium für weitere Verunreinigungen/nicht spezifizierte Verunreinigungen und/oder durch die Anforderungen der Allgemeinen Monographie **Substanzen zur pharmazeutischen Verwendung (Corpora ad usum pharmazeuticum).** Diese Verunreinigungen müssen daher nicht identifiziert werden, um die Konformität der Substanz zu zeigen. Siehe auch „5.10 Kontrolle von Verunreinigungen in Substanzen zur pharmazeutischen Verwendung“):

A, B, E, G, I, J, K, L, M

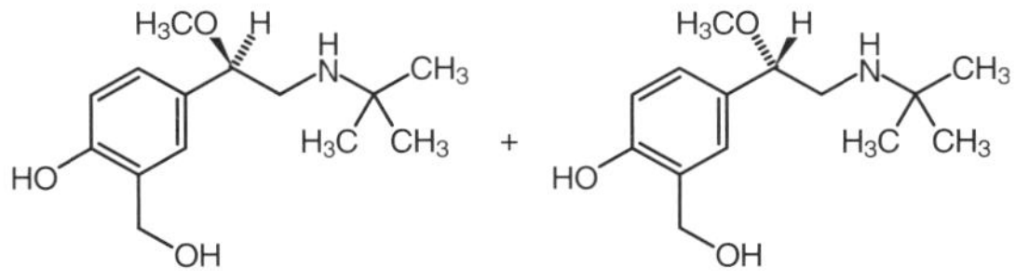

A. [5-[(1*RS*)-2-[(1,1-Dimethylethyl)amino]-1-methoxyethyl]-2-hydroxyphenyl]methanol

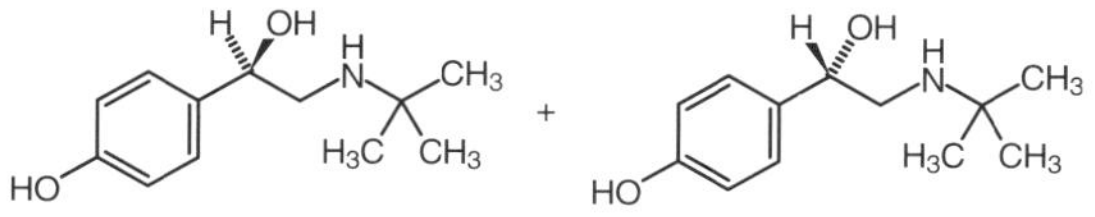

B. (1*RS*)-2-[(1,1-Dimethylethyl)amino]-1-(4-hydroxyphenyl)ethanol

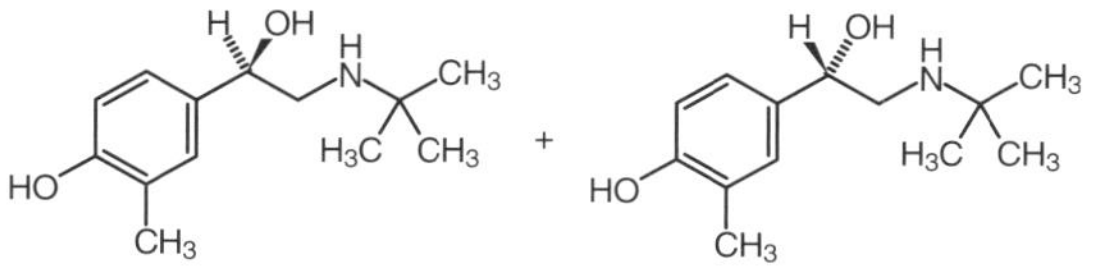

C. (1*RS*)-2-[(1,1-Dimethylethyl)amino]-1-(4-hydroxy-3-methylphenyl)ethanol

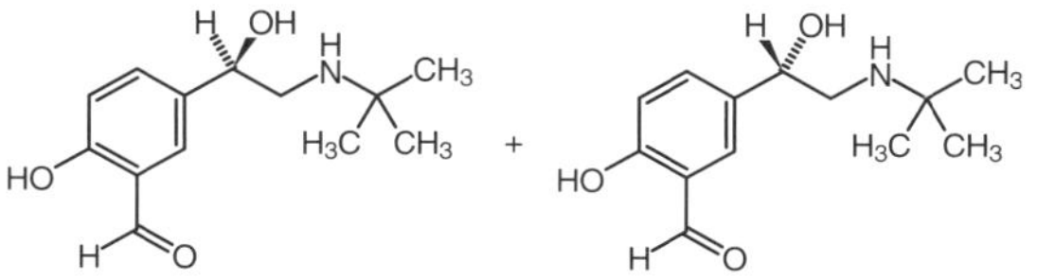

D. 5-[(1*RS*)-2-[(1,1-Dimethylethyl)amino]-1-hydroxyethyl]-2-hydroxybenzaldehyd

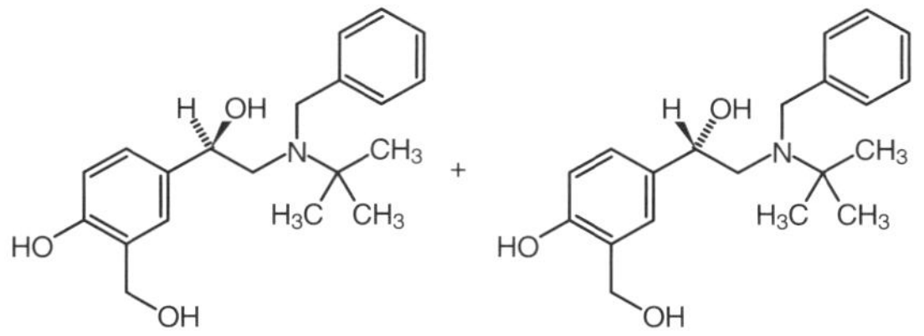

E. (1*RS*)-2-[Benzyl(1,1-dimethylethyl)amino]-1-[4-hydroxy-3-(hydroxymethyl)phenyl]ethanol

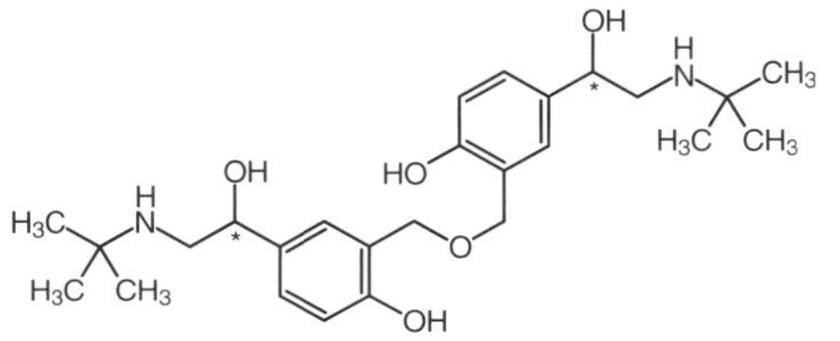

F. 1,1′-[Oxybis[methylen(4-hydroxy-1,3-phenylen)]]bis[2-[(1,1-dimethylethyl)amino]ethanol]

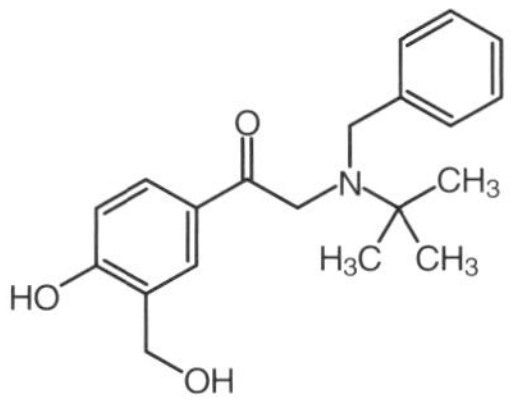

G. 2-[Benzyl(1,1-dimethylethyl)amino]-1-[4-hydroxy-3-(hydroxymethyl)phenyl]ethanon

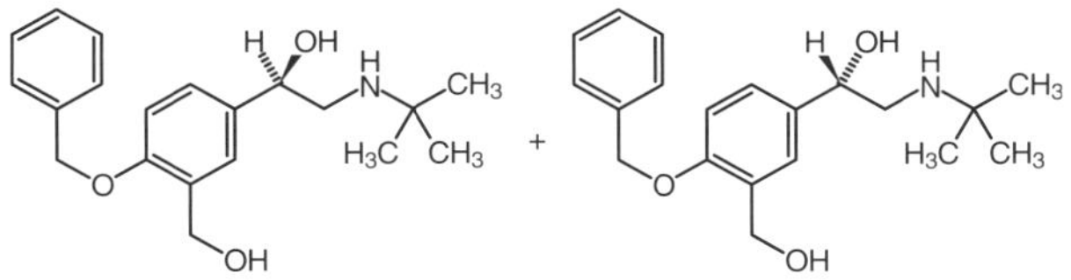

I. (1*RS*)-2-[(1,1-Dimethylethyl)amino]-1-[4-(benzyloxy)-3-(hydroxymethyl)phenyl]ethanol

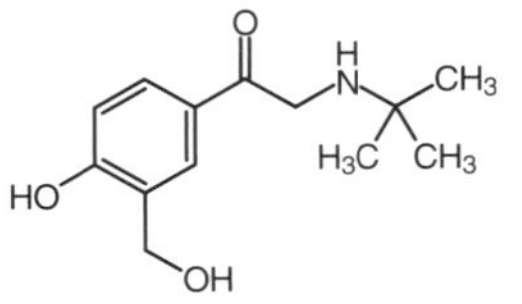

J. 2-[(1,1-Dimethylethyl)amino]-1-[4-hydroxy-3-(hydroxymethyl)phenyl]ethanon (Salbutamon)

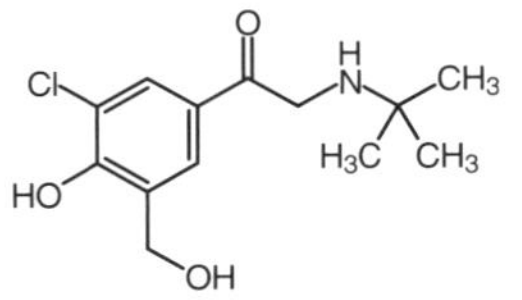

K. 2-[(1,1-Dimethylethyl)amino]-1-[3-chlor-4-hydroxy-5-(hydroxymethyl)phenyl]ethanon

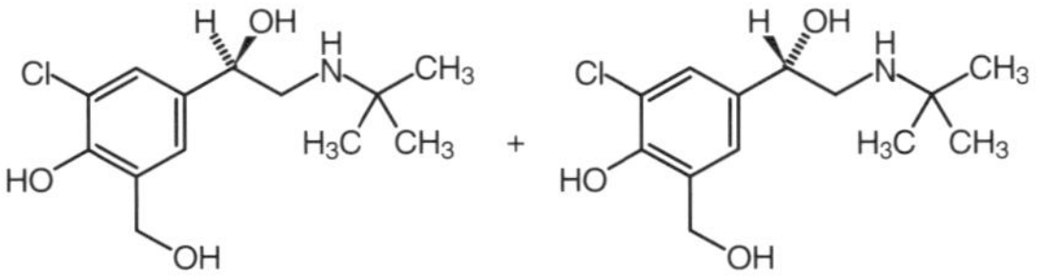

L. (1*RS*)-2-[(1,1-Dimethylethyl)amino]-1-[3-chlor-4-hydroxy-5-(hydroxymethyl)phenyl]ethanol

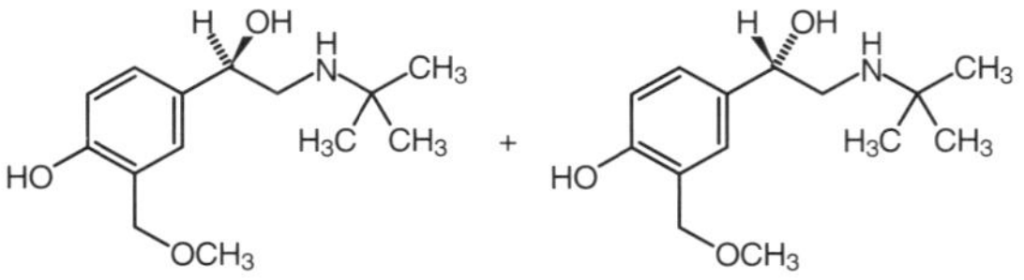

M. (1*RS*)-2-[(1,1-Dimethylethyl)amino]-1-[4-hydroxy-3-(methoxymethyl)phenyl]ethanol

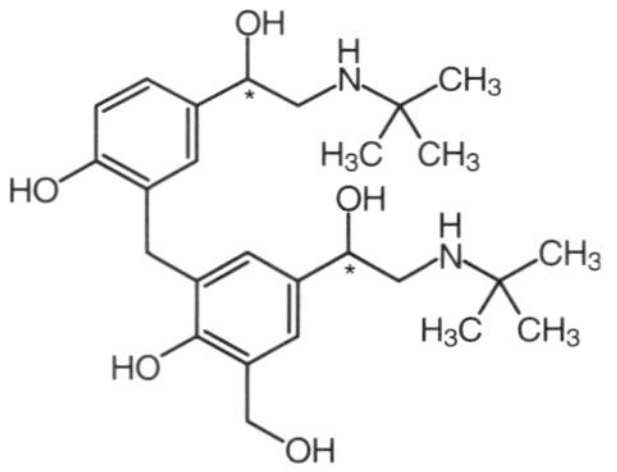

N. 2-[(1,1-Dimethylethyl)amino]-1-[3-[[5-[2-[(1,1-dimethylethyl)amino]-1-hydroxyethyl]-2-hydroxyphenyl]methyl]-4-hydroxy-5-(hydroxymethyl)phenyl]ethanol

O. Unbekannte Struktur

7.2/1470

Simeticon

Simeticonum

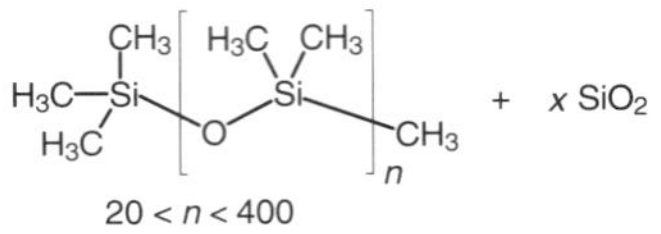

CAS Nr. 8050-81-5

Definition

Gemisch von α-Trimethylsilyl-ω-methylpoly[oxy(dimethylsilandiyl)] und Siliciumdioxid

Simeticon wird durch Einbau von 4 bis 7 Prozent Siliciumdioxid in Polydimethylsiloxan mit einem Polymerisationsgrad zwischen 20 und 400 erhalten.

Gehalt: 90,5 bis 99,0 Prozent Polydimethylsiloxan

Herstellung

Polydimethylsiloxan wird durch Hydrolyse und Polykondensation von Dichlordimethylsilan und Chlortrimethylsilan erhalten. Das Siliciumdioxid wird an der Oberfläche durch Einbau von Methylsilyl-Gruppen verändert.

Eigenschaften

Aussehen: viskose, grauweiße, opaleszierende Flüssigkeit

Löslichkeit: praktisch unlöslich in Wasser, sehr schwer löslich bis praktisch unlöslich in wasserfreiem Ethanol, praktisch unlöslich in Methanol, teilweise mischbar mit Dichlormethan, Ethylacetat, Ethylmethylketon und Toluol

Prüfung auf Identität

A. IR-Spektroskopie (2.2.24)

   Probenvorbereitung: dünne Filme zwischen Plättchen aus Natriumchlorid *R*

   Absorptionsmaxima: bei 2964, 2905, 1412, 1260 und 1020 cm^{-1}

B. 0,5 g Substanz werden in einem Reagenzglas auf kleiner Flamme bis zum Erscheinen weißer Dämpfe erhitzt. Das Reagenzglas wird so über ein zweites Reagenzglas, das 1 ml einer Lösung von Chromotropsäure-Natrium *R* ($1 g \cdot l^{-1}$) in Schwefelsäure *R* enthält, gehalten, dass die Dämpfe die Lösung erreichen. Das zweite Reagenzglas wird etwa 10 s lang geschüttelt und 5 min lang im Wasserbad erhitzt. Die Lösung ist violett gefärbt.

C. Der bei der Bestimmung „Siliciumdioxid“ (siehe „Gehaltsbestimmung“) erhaltene Rückstand gibt die Identitätsreaktion auf Silicat (2.3.1).

Prüfung auf Reinheit

Sauer reagierende Substanzen: 2,0 g Substanz werden mit 25 ml einer Mischung gleicher Volumteile von wasserfreiem Ethanol *R* und Ether *R*, die zuvor gegen 0,2 ml Bromthymolblau-Lösung *R* 1 neutralisiert wurde, versetzt. Nach Schütteln der Lösung dürfen bis zum Umschlag nach Blau höchstens 3,0 ml Natriumhydroxid-Lösung (0,01 mol · l^{-1}) verbraucht werden.

Schaumbrechende Wirkung

Schäumende Lösung: 5,0 g Docusat-Natrium *R* werden in 1 Liter Wasser *R*, falls erforderlich unter Erwärmen auf 50 °C, gelöst.

Schaumbrechende Lösung: 50 ml Ethylmethylketon *R* werden mit 0,250 g Substanz versetzt. Die Mischung wird unter Schütteln auf höchstens 50 °C erwärmt.

100 ml schäumende Lösung und 1 ml schaumbrechende Lösung werden in einen 250-ml-Zylinder von etwa 5 cm Durchmesser gegeben. Der Zylinder wird hermetisch verschlossen und in einem geeigneten Neigungsschüttler befestigt, der folgende Bedingungen erfüllt:
- 250 bis 300 Schwingungen je Minute
- Schwingungswinkel etwa 10°
- Schwingungsradius etwa 10 cm.

Der Zylinder wird 10 s lang geschüttelt und die Zeitspanne registriert, die von der Beendigung des Schüttelvorgangs bis zum Auftreten eines ersten schaumfreien Anteils auf der Flüssigkeitsoberfläche vergeht.

Diese Zeitspanne darf höchstens 15 s betragen.

Mineralöle: 2,0 g Substanz werden in einem Reagenzglas im ultravioletten Licht bei 365 nm geprüft. Die Fluoreszenz darf nicht intensiver sein als die einer unter gleichen Bedingungen geprüften Lösung von Chininsulfat *R* (0,1 ppm) in Schwefelsäure (0,005 mol · l^{-1}).

Phenylierte Verbindungen: Die korrigierte Absorption (2.2.25) darf höchstens 0,2 betragen.

Untersuchungslösung: 5,0 g Substanz werden unter Schütteln in 10,0 ml Cyclohexan *R* gelöst.

Spektralbereich: 200 bis 350 nm

Die korrigierte Absorption wird nach folgender Formel berechnet:

$$B - C$$

B = Absorption im Absorptionsmaximum zwischen 250 und 270 nm
C = Absorption bei 300 nm

Schwermetalle: höchstens 5 ppm

1,0 g Substanz wird unter Mischen in Dichlormethan *R* zu 20 ml gelöst. 1,0 ml einer frisch hergestellten Lösung von Dithizon *R* (0,02 g · l^{-1}) in Dichlormethan *R*, 0,5 ml Wasser *R* und 0,5 ml einer Mischung von 1 Volumteil verdünnter Ammoniak-Lösung *R* 2 und 9 Volumteilen einer Lösung von Hydroxylaminhydrochlorid *R* (2 g · l^{-1}) werden zugesetzt. Gleichzeitig wird folgende Referenzlösung hergestellt: 20 ml Dichlormethan *R* werden mit 1,0 ml einer frisch hergestellten Lösung von Dithizon *R* (0,02 g · l^{-1}) in Dichlormethan *R*, 0,5 ml Blei-Lösung (10 ppm Pb) *R* und 0,5 ml einer Mischung von 1 Volumteil verdünnter Ammoniak-Lösung *R* 2 und 9 Volumteilen einer Lösung von Hydroxylaminhydrochlorid *R* (2 g · l^{-1}) versetzt. Jede Lösung wird sofort 1 min lang kräftig geschüttelt. Eine in der zu prüfenden Lösung auftretende Rotfärbung darf nicht stärker sein als diejenige der Referenzlösung.

Flüchtige Bestandteile: höchstens 1,0 Prozent, mit 1,00 g Substanz in einer Schale von 60 mm Durchmesser und 10 mm Höhe durch 2 h langes Erhitzen im Trockenschrank bei 150 °C bestimmt

Gehaltsbestimmung

Siliciumdioxid: Mindestens 20,0 mg Substanz werden in einem Strom von Stickstoff *R* bei einer Durchflussrate von 200 ml je Minute auf 800 °C erhitzt, wobei die Temperatur um 20 °C je Minute erhöht wird. Der Rückstand (Siliciumdioxid) wird gewogen.

Polydimethylsiloxan: IR-Spektroskopie (2.2.24)

Untersuchungslösung: Etwa 50 mg (*E*) Substanz werden in einen 125-ml-Zylinder mit Schraubverschluss gegeben und mit 25,0 ml Toluol *R* versetzt. Die Mischung wird zum Dispergieren manuell geschwenkt und mit 50 ml verdünnter Salzsäure *R* versetzt. Der Zylinder wird verschlossen und auf einem Vortex-Mischer befestigt. Nach 5 min langem Schütteln wird der Inhalt des Zylinders in einen Scheidetrichter gegeben und bis zur Phasentrennung stehen gelassen. 5 ml der oberen Phase werden in ein Reagenzglas mit Schraubverschluss gegeben, das 0,5 g wasserfreies Natriumsulfat *R* enthält. Das Reagenzglas wird verschlossen und nach kräftigem manuellen Schütteln zentrifugiert, um eine klare Lösung zu erhalten.

Referenzlösung: Etwa 0,20 g Dimeticon *CRS* (Polydimethylsiloxan) werden in 100,0 ml Toluol *R* gegeben. Die Referenzlösung wird unter den gleichen Bedingungen wie die Untersuchungslösung hergestellt, wobei 25,0 ml der Dimeticon-Lösung verwendet werden.

Blindlösung: 10 ml Toluol *R* werden mit 1 g wasserfreiem Natriumsulfat *R* geschüttelt und die erhaltene Suspension wird zentrifugiert.

Das IR-Spektrum der Untersuchungslösung und der Referenzlösung wird zwischen 1330 und 1180 cm^{-1} in einer 0,5-mm-Küvette aufgenommen. Die Absorption der Bande bei 1260 cm^{-1} wird bestimmt.

Der Prozentgehalt an Polydimethylsiloxan wird nach folgender Formel berechnet:

$$\frac{25 \cdot C \cdot A_M \cdot 100}{A_E \cdot E}$$

A_M = Absorption der Untersuchungslösung
A_E = Absorption der Referenzlösung
C = Konzentration der Referenzlösung in Milligramm je Milliliter
E = Masse der Substanz in Milligramm

Funktionalitätsbezogene Eigenschaften

Dieser Abschnitt liefert Informationen zu Eigenschaften, die sich als relevante Prüfparameter für eine Funktion oder mehrere Funktionen der Substanz erwiesen haben, wenn diese als Hilfsstoff (siehe 5.15) verwendet wird. Einige der Eigenschaften, die im Abschnitt „Funktionalitätsbezogene Eigenschaften" beschrieben sind, können ebenfalls im verbindlichen Teil der Monographie aufgeführt sein, da sie auch verbindliche Qualitätskriterien darstellen. In diesen Fällen enthält der Abschnitt „Funktionalitätsbezogene Eigenschaften" einen Verweis auf die im verbindlichen Teil der Monographie beschriebenen Prüfungen. Die Kontrolle der Eigenschaften kann zur Qualität eines Arzneimittels beitragen, indem die Gleichförmigkeit des Herstellungsverfahrens und die Funktionalität des Arzneimittels bei der Anwendung verbessert werden. Wenn Prüfmethoden angegeben sind, haben sie sich für den jeweiligen Zweck als geeignet erwiesen, jedoch können andere Methoden ebenfalls angewendet werden. Werden für eine bestimmte Eigenschaft Ergebnisse vorgelegt, muss die Prüfmethode angegeben sein.

Die folgende Eigenschaft kann für Simeticon, das als Entschäumer verwendet wird, relevant sein.

Schaumbrechende Wirkung: siehe „Prüfung auf Reinheit"

7.2/0357

Succinylsulfathiazol

Succinylsulfathiazolum

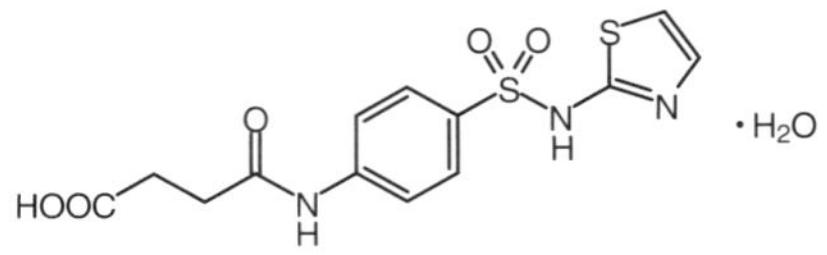
HOOC
O
N
H
O O
S
N
H
S
N
· H2O

$C_{13}H_{13}N_3O_5S_2 \cdot H_2O$ M_r 373,4

CAS Nr. 116-43-8

Definition

4-Oxo-4-[[4-(thiazol-2-ylsulfamoyl)phenyl]amino]butansäure-Monohydrat

Gehalt: 99,0 bis 101,0 Prozent (getrocknete Substanz)

Eigenschaften

Aussehen: weißes bis gelblich weißes, kristallines Pulver

Löslichkeit: sehr schwer löslich in Wasser, schwer löslich in Aceton und Ethanol 96 %

Die Substanz löst sich in Alkalihydroxid- und Alkalicarbonat-Lösungen.

Prüfung auf Identität

1: A, D
2: B, C, D, E

A. IR-Spektroskopie (2.2.24)

Vergleich: Succinylsulfathiazol *CRS*

Wenn die Spektren bei der Prüfung in fester Form unterschiedlich sind, werden Substanz und Referenzsubstanz getrennt in heißem Wasser *R* gelöst. Nach dem Auskristallisieren werden die Kristalle jeweils sorgfältig zwischen 2 Filterpapierblättchen getrocknet und neue Presslinge hergestellt.

B. 2 g Substanz werden mit 10 ml Wasser *R* und 10 ml konzentrierter Natriumhydroxid-Lösung *R* versetzt. Die Lösung wird 10 min lang im Sieden gehalten, abgekühlt, mit Salzsäure *R* 1 auf einen pH-Wert von 3,0 eingestellt und erneut gekühlt. Anschließend wird die Lösung mit Natriumhydrogencarbonat-Lösung *R* auf einen pH-Wert von 7,0 eingestellt und filtriert. Der Niederschlag, mit Wasser *R* gewaschen und bei 100 bis 105 °C getrocknet, schmilzt (2.2.14) zwischen 196 und 204 °C. Die Kapillare wird in das Bad bei einer Temperatur von 190 °C eingebracht.

C. Werden 0,1 g Substanz in einem Reagenzglas über einer kleinen Flamme erhitzt, entwickeln sich Dämpfe, die Blei(II)-acetat-Papier *R* schwärzen.

D. 0,1 g Substanz werden in einem etwa 30 ml fassenden Reagenzglas aus Borosilikatglas mit 0,5 g Hydrochinon *R* und 1 ml Schwefelsäure *R* im Glycerolbad 10 min lang bei 135 °C erhitzt, wobei von Beginn des Erhitzens an gerührt wird, um eine homogene flüssige Phase zu erhalten. Nach dem Erkalten wird die Mischung in eine Eis-Wasser-Mischung getaucht und unter Schütteln vorsichtig mit 15 ml Wasser *R* versetzt. Nach Zusatz von 5 ml Toluol *R* wird die Mischung 5 bis 10 s lang geschüttelt und anschließend 2 min lang stehen gelassen; die Trennung der beiden Phasen wird mit einem Rührer beschleunigt. Die Toluolphase (obere Phase) ist intensiv rosa gefärbt.

E. Etwa 10 mg des unter B erhaltenen Niederschlags werden in 200 ml Salzsäure (0,1 mol · l^{-1}) gelöst. 2 ml Lösung geben die Identitätsreaktion auf primäre aromatische Amine (2.3.1) unter Bildung eines orangefarbenen Niederschlags.

Prüfung auf Reinheit

Aussehen der Lösung: Die Lösung muss klar (2.2.1) und darf nicht stärker gefärbt sein als die Farbvergleichslösung G_4 oder BG_4 (2.2.2, Methode II).

1,0 g Substanz wird in einer Mischung von 5 ml verdünnter Natriumhydroxid-Lösung *R* und 15 ml Wasser *R* gelöst.

Sauer reagierende Substanzen: 2,0 g Substanz werden 30 min lang mit 20 ml Wasser *R* geschüttelt und abfiltriert. 10 ml Filtrat dürfen nach Zusatz von 0,1 ml Phenolphthalein-Lösung *R* höchstens 2 ml Natriumhydroxid-Lösung (0,1 mol · l^{-1}) bis zum Farbumschlag verbrauchen.

Sulfathiazol, andere primäre aromatische Amine: höchstens 0,75 Prozent

20 mg Substanz werden in einer auf 15 °C abgekühlten Mischung von 3,5 ml Wasser *R*, 6 ml verdünnter Salzsäure *R* und 25 ml Ethanol 96 % *R* gelöst. Die Lösung wird sofort in einer Eis-Wasser-Mischung gekühlt, mit 1 ml einer Lösung von Natriumnitrit *R* (2,5 g · l^{-1}) versetzt und 3 min lang stehen gelassen. Anschließend werden 2,5 ml einer Lösung von Sulfaminsäure *R* (40 g · l^{-1}) hinzugefügt und die Mischung wird 5 min lang stehen gelassen. Nach Zusatz von 1 ml einer Lösung von Naphthylethylendiamindihydrochlorid *R* (4 g · l^{-1}) wird die Lösung mit Wasser *R* zu 50 ml verdünnt. Die Absorption (2.2.25) dieser Lösung, bei 550 nm gemessen, darf nicht größer sein als die einer gleichzeitig und unter den gleichen Bedingungen hergestellten Referenzlösung, ausgehend von einer Mischung von 1,5 ml einer wässrigen Lösung, die 10 mg Sulfathiazol *R* und 0,5 ml Salzsäure *R* in 100 ml enthält, 2 ml Wasser *R*, 6 ml verdünnter Salzsäure *R* und 25 ml Ethanol 96 % *R*.

Schwermetalle (2.4.8): höchstens 20 ppm

1,0 g Substanz muss der Grenzprüfung D entsprechen. Zur Herstellung der Referenzlösung werden 2 ml Blei-Lösung (10 ppm Pb) *R* verwendet.

Trocknungsverlust (2.2.32): 4,0 bis 5,5 Prozent, mit 1,00 g Substanz durch Trocknen im Trockenschrank bei 105 °C bestimmt

Sulfatasche (2.4.14): höchstens 0,1 Prozent, mit 1,0 g Substanz bestimmt

Gehaltsbestimmung

0,300 g Substanz werden in 100 ml einer Mischung von 1 Volumteil Salzsäure *R* und 2 Volumteilen Wasser *R* gelöst und 1 h lang zum Rückfluss erhitzt. Die Bestimmung erfolgt nach „Stickstoff in primären aromatischen Aminen“ (2.5.8), wobei der Endpunkt elektrometrisch bestimmt wird.

1 ml Natriumnitrit-Lösung (0,1 mol · l^{-1}) entspricht 35,54 mg $C_{13}H_{13}N_3O_5S_2$.

Lagerung

Vor Licht geschützt

7.2/2368

Sucralose

Sucralosum

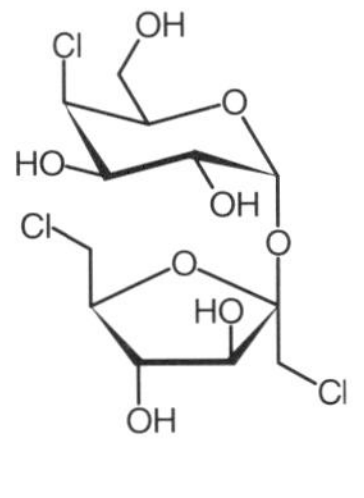
Cl
OH
O
HO
OH
Cl
O
O
HO
OH
Cl

$C_{12}H_{19}Cl_3O_8$ M_r 397,6

CAS Nr. 56038-13-2

Definition

1,6-Dichlor-1,6-didesoxy-β-D-fructofuranosyl-4-chlor-4-desoxy-α-D-galactopyranosid

Gehalt: 98,0 bis 102,0 Prozent (wasserfreie Substanz)

Eigenschaften

Aussehen: weißes bis fast weißes, kristallines Pulver

Löslichkeit: leicht löslich in Wasser, löslich in wasserfreiem Ethanol, schwer löslich in Ethylacetat

Prüfung auf Identität

A. Die Substanz entspricht der Prüfung „Spezifische Drehung" (siehe „Prüfung auf Reinheit").

B. IR-Spektroskopie (2.2.24)

Vergleich: Sucralose *CRS*

Prüfung auf Reinheit

Spezifische Drehung (2.2.7): +84,0 bis +87,5 (wasserfreie Substanz)

2,50 g Substanz werden in Wasser *R* zu 25,0 ml gelöst.

Verunreinigungen H und I

Untersuchungslösung: 2,5 g Substanz werden in Methanol *R* zu 10,0 ml gelöst.

Referenzlösung a: 1,0 g Mannitol *R* wird in Wasser *R* zu 10,0 ml gelöst.

Referenzlösung b: 1,0 g Mannitol *R* und 4,0 mg Fructose *R* werden in Wasser *R* zu 10,0 ml gelöst.

Platte: DC-Platte mit Kieselgel *R*

Auftragen: 5 µl
Die Lösungen werden jeweils langsam in 1-µl-Anteilen aufgetragen, wobei die Platte nach jedem Auftragen trocknen gelassen wird. Die 3 Auftragspunkte müssen von ähnlicher Größe sein.

Detektion: Die Platte wird mit einer Lösung besprüht, die wie folgt hergestellt wird: 1,23 g *p*-Anisidin *R* und 1,66 g Phthalsäure *R* werden in 100 ml Methanol *R* gelöst. Die Lösung wird im Dunkeln im Kühlschrank aufbewahrt, um zu verhindern, dass sie sich verfärbt. Falls die Lösung sich verfärbt, ist sie zu verwerfen. Die Platte wird 15 min lang bei 100 ± 2 °C erhitzt und sofort gegen einen dunklen Hintergrund ausgewertet.

Eignungsprüfung: Der Mannitolfleck im Chromatogramm der Referenzlösung a muss farblos sein. Ein Nachdunkeln des Mannitolflecks zeigt, dass die Platte zu lange im Trockenschrank aufbewahrt wurde. In diesem Fall ist eine zweite Platte herzustellen.

Grenzwert
- Summe der Verunreinigungen H und I: Ein auftretender Fleck darf nicht größer oder stärker gefärbt sein als der Fructosefleck im Chromatogramm der Referenzlösung b (0,1 Prozent).

Verwandte Substanzen: Dünnschichtchromatographie (2.2.27)

Untersuchungslösung: 1,0 g Substanz wird in Methanol *R* zu 10,0 ml gelöst.

Referenzlösung a: 0,5 ml Untersuchungslösung werden mit Methanol *R* zu 100,0 ml verdünnt.

Referenzlösung b: Der Inhalt einer Durchstechflasche mit Sucralose-Verunreinigung B *CRS* wird in 1,0 ml Untersuchungslösung gelöst.

Platte: DC-Platte mit octadecylsilyliertem Kieselgel *R*

Fließmittel: Acetonitril *R*, Lösung von Natriumchlorid *R* (50 g · l^{-1}) (30:70 *V/V*)

Auftragen: 5 µl

Laufstrecke: 3/4 der Platte

Trocknen: an der Luft

Detektion: Die Platte wird mit einer 15-prozentigen Lösung (*V/V*) von Schwefelsäure *R* in Methanol *R* besprüht und 10 min lang bei 125 °C erhitzt.

Retardationsfaktoren
- Verunreinigung A: etwa 0,2
- Verunreinigung B: etwa 0,3
- Sucralose: etwa 0,4
- Verunreinigung F: etwa 0,67
- Verunreinigung E: etwa 0,71
- Verunreinigung G: etwa 0,73
- Verunreinigung D: etwa 0,8

Eignungsprüfung: Referenzlösung b
- Im Chromatogramm müssen die Flecke von Verunreinigung B und Sucralose deutlich voneinander getrennt sein.

Grenzwerte
- Verunreinigungen A, B, D, E, F, G: Kein Nebenfleck darf größer oder stärker gefärbt sein als der Fleck im Chromatogramm der Referenzlösung a (0,5 Prozent).

Schwermetalle (2.4.8): höchstens 10 ppm

2,0 g Substanz werden in Wasser *R* zu 20 ml gelöst. 12 ml Lösung müssen der Grenzprüfung A entsprechen. Zur Herstellung der Referenzlösung wird die Blei-Lösung (1 ppm Pb) *R* verwendet.

Wasser (2.5.12): höchstens 2,0 Prozent, mit 0,500 g Substanz bestimmt

Sulfatasche (2.4.14): höchstens 0,7 Prozent, mit 1,0 g Substanz bestimmt

Gehaltsbestimmung

Flüssigchromatographie (2.2.29)

Untersuchungslösung: 0,25 g Substanz werden in der mobilen Phase zu 25,0 ml gelöst.

Referenzlösung: 0,25 g Sucralose *CRS* werden in der mobilen Phase zu 25,0 ml gelöst.

Säule
- Größe: *l* = 0,10 m, ∅ = 4,6 mm
- Stationäre Phase: octadecylsilyliertes Kieselgel zur Chromatographie *R* (5 µm)

Mobile Phase: Acetonitril *R*, Wasser *R* (15:85 *V/V*)

Durchflussrate: 1,5 ml · min^{-1}

Detektion: Refraktometer bei konstanter Temperatur

Einspritzen: 20 µl

Retentionszeit
- Sucralose: etwa 3 min

Eignungsprüfung: Referenzlösung
- Symmetriefaktor: höchstens 2,0 für den Sucralose-Peak

Der Prozentgehalt an $C_{12}H_{19}Cl_3O_8$ wird unter Berücksichtigung des angegebenen Gehalts für Sucralose *CRS* berechnet.

Verunreinigungen

Spezifizierte Verunreinigungen:

A, B, D, E, F, G, H, I

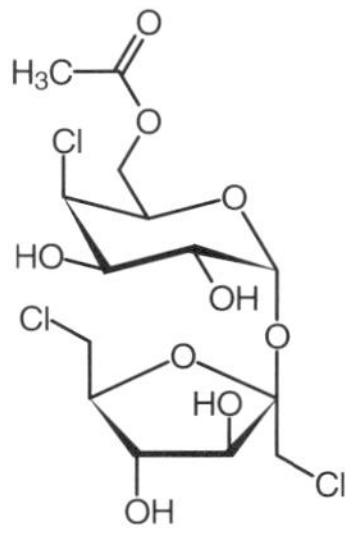

A. 1,6-Dichlor-1,6-didesoxy-β-D-fructofuranosyl-6-*O*-acetyl-4-chlor-4-desoxy-α-D-galactopyranosid (6-*O*-Acetylsucralose)

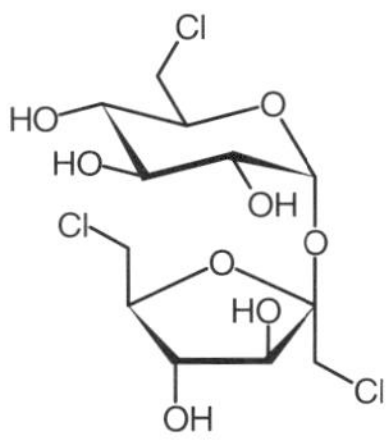

B. 1,6-Dichlor-1,6-didesoxy-β-D-fructofuranosyl-6-chlor-6-desoxy-α-D-glucopyranosid (1′,6,6′-Trichlor-1′,6,6′-tridesoxysucrose)

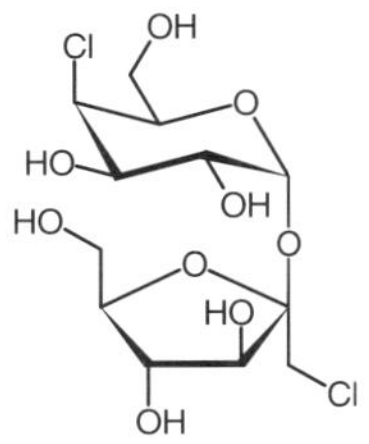

D. 1-Chlor-1-desoxy-β-D-fructofuranosyl-4-chlor-4-desoxy-α-D-galactopyranosid (1′,4-Dichlor-1′,4-didesoxygalactosucrose)

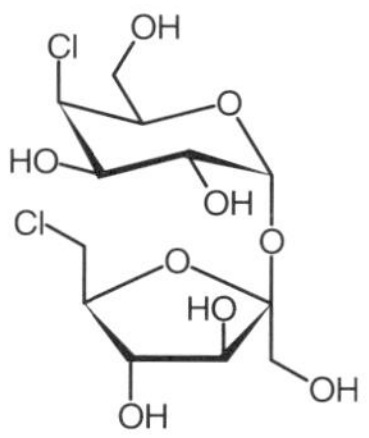

E. 6-Chlor-6-desoxy-β-D-fructofuranosyl-4-chlor-4-desoxy-α-D-galactopyranosid (4,6′-Dichlor-4,6′-didesoxygalactosucrose)

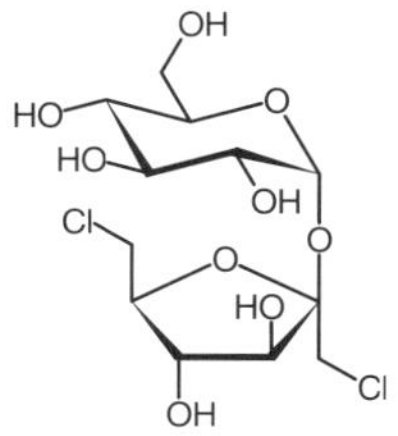

F. 1,6-Dichlor-1,6-didesoxy-β-D-fructofuranosyl-α-D-glucopyranosid (1′,6′-Dichlor-1′,6′-didesoxysucrose)

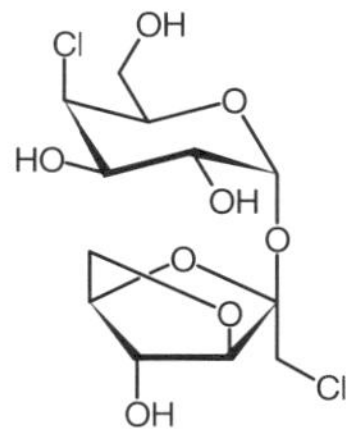

G. 3,6-Anhydro-1-chlor-1-desoxy-β-D-fructofuranosyl-4-chlor-4-desoxy-α-D-galactopyranosid (3′,6′-Anhydro-1′,4-dichlor-1′,4-didesoxygalacto=sucrose)

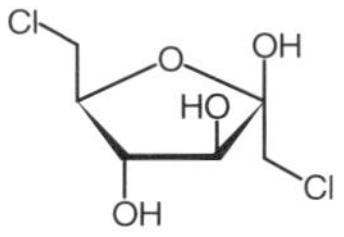

H. 1,6-Dichlor-1,6-didesoxy-β-D-fructofuranose

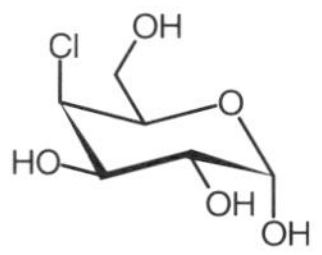

I. 4-Chlor-4-desoxy-α-D-galactopyranose

T

Tetanus-Immunglobulin vom Menschen 5405
all-*rac*-α-Tocopherol 5408
all-*rac*-α-Tocopherolacetat 5409
Wasserfreies Torasemid 5411
Tretinoin 5413

7.2/0398

Tetanus-Immunglobulin vom Menschen

Immunoglobulinum humanum tetanicum

Definition

Tetanus-Immunglobulin vom Menschen ist eine flüssige oder gefriergetrocknete Zubereitung, die Immunglobuline, vorwiegend Immunglobulin G, enthält. Die Zubereitung ist für die intramuskuläre Anwendung bestimmt. Sie wird aus Plasma gewonnen, das spezifische Antikörper gegen das Toxin von *Clostridium tetani* enthält. **Immunglobulin vom Menschen (Immunoglobulinum humanum normale)** kann zugesetzt sein.

Tetanus-Immunglobulin vom Menschen entspricht der Monographie **Immunglobulin vom Menschen** mit Ausnahme der Anforderungen an die Mindestanzahl von Spendern und den Mindestgehalt an Gesamtprotein.

Herstellung

Im Laufe der Entwicklung muss eine zufriedenstellende Beziehung zwischen der in einem Immunassay ermittelten Wirksamkeit (siehe „Bestimmung der Wirksamkeit") und der in der folgenden Bestimmung „Neutralisierende Wirkung gegen Toxin bei Mäusen" ermittelten Wirksamkeit nachgewiesen werden.

Neutralisierende Wirkung gegen Toxin bei Mäusen: Die Wirksamkeit wird bestimmt durch Vergleich der für den Schutz von Mäusen notwendigen Dosis gegen die paralysierende Wirkung einer festgelegten Dosis Tetanus-Toxin mit der Menge einer Standardzubereitung von Tetanus-Immunglobulin vom Menschen, eingestellt in Internationalen Einheiten, welche den gleichen Schutz ergibt.

Die Internationale Einheit des Antitoxins entspricht der spezifischen, neutralisierenden Wirksamkeit gegen Tetanus-Toxin, die in einer festgelegten Menge des Internationalen Standards enthalten ist, der aus gefriergetrocknetem Immunglobulin vom Menschen besteht. Die Wirksamkeit des Internationalen Standards, angegeben in Internationalen Einheiten, wird von der WHO festgelegt.

Tetanus-Immunglobulin vom Menschen *BRS* ist durch Vergleich mit dem Internationalen Standard in Internationalen Einheiten eingestellt.

Auswahl der Tiere: Mäuse mit einer Körpermasse von 16 bis 20 g werden verwendet.

Herstellung des Prüftoxins: Das Prüftoxin wird mit Hilfe einer geeigneten Methode aus dem sterilen Filtrat einer Flüssigkultur von *C. tetani* hergestellt. Die beiden nachfolgend beschriebenen Methoden sind Beispiele. Jede andere geeignete Methode kann angewendet werden.

(1) Dem Filtrat einer ungefähr 9 Tage alten Kultur werden 1 bis 2 Volumteile Glycerol *R* zugesetzt. Die Mischung wird in flüssigem Zustand bei einer Temperatur wenig unterhalb von 0 °C gelagert.

(2) Durch Zusatz von Ammoniumsulfat *R* wird das Toxin ausgefällt. Der Niederschlag wird im Vakuum über Phosphor(V)-oxid *R* getrocknet, pulverisiert und in zugeschmolzenen Ampullen oder im Vakuum über Phosphor(V)-oxid *R* trocken gelagert.

Bestimmung der Dosis des Prüftoxins (Lp/10-Dosis): Eine Lösung der Standardzubereitung wird mit einer geeigneten Flüssigkeit so hergestellt, dass sie 0,5 I.E. Antitoxin je Milliliter enthält. Wird das Prüftoxin in trockener Form gelagert, wird es in einer geeigneten Flüssigkeit rekonstituiert. Mischungen der Lösung der Standardzubereitung und der Lösung des Prüftoxins werden so hergestellt, dass jede Mischung 2,0 ml der Lösung der Standardzubereitung, eines einer Reihe abgestufter Volumen der Lösung des Prüftoxins und eine ausreichende Menge einer geeigneten Flüssigkeit enthält, um das Gesamtvolumen auf 5,0 ml zu bringen. Die Mischungen werden 60 min lang bei Raumtemperatur unter Lichtschutz stehen gelassen. Von jeder Mischung werden 6 Mäusen je 0,5 ml subkutan injiziert. Die Mäuse werden 96 h lang beobachtet. Mäuse, die Lähmungserscheinungen zeigen, können schmerzlos getötet werden. Die Prüfdosis des Toxins ist in 0,5 ml der Mischung die kleinste Toxinmenge, die trotz partieller Neutralisation durch die Standardzubereitung bei allen 6 Mäusen, denen die Mischung injiziert wurde, innerhalb des Beobachtungszeitraums Lähmungserscheinungen hervorruft.

Bestimmung der Wirksamkeit des Immunglobulins: Eine Lösung der Standardzubereitung wird mit einer geeigneten Flüssigkeit so hergestellt, dass sie 0,5 I.E. Antitoxin je Milliliter enthält. Eine Lösung des Prüftoxins wird in einer geeigneten Flüssigkeit so hergestellt, dass sie 5 Prüfdosen je Milliliter enthält. Mischungen der Lösung des Prüftoxins mit dem zu bestimmenden Immunglobulin werden so hergestellt, dass jede Mischung 2,0 ml der Lösung des Prüftoxins, eines einer Reihe abgestufter Volumen des Immunglobulins und eine ausreichende Menge einer geeigneten Flüssigkeit enthält, um das Gesamtvolumen auf 5,0 ml zu bringen. Außerdem werden Mischungen der Lösung des Prüftoxins und der Lösung der Standardzubereitung so hergestellt, dass jede Mischung 2,0 ml der Lösung des Prüftoxins, eines einer Reihe abgestufter Volumen der Lösung der Standardzubereitung und eine ausreichende Menge einer geeigneten Flüssigkeit enthält, um das Gesamtvolumen auf 5,0 ml zu bringen. Die Verdünnungen werden so gewählt, dass die mittlere Verdünnung der Standardzubereitung 1 I.E. in einem Volumen von 2,0 ml enthält. Die Mischungen werden 60 min lang bei Raumtemperatur unter Lichtschutz stehen gelassen. Von jeder Mischung wird 6 Mäusen je eine Dosis von 0,5 ml subkutan injiziert. Die Mäuse werden 96 h lang beobachtet. Mäuse mit Lähmungserscheinungen können schmerzlos getötet werden. Die Mischung mit der größten Immunglobulinmenge, welche die Mäuse nicht vor dem Auftreten von Lähmungserscheinungen schützt, enthält 1 I.E. Diese Menge dient zur Berechnung der Wirksamkeit des Immunglobulins in Internationalen Einheiten je Milliliter.

Die Bestimmung ist nur gültig, wenn alle Mäuse, denen Mischungen mit 2,0 ml oder weniger Lösung der Standardzubereitung injiziert wurden, Lähmungserscheinungen aufweisen und alle Mäuse, denen Mischungen mit mehr als 2,0 ml injiziert wurden, keine Lähmungserscheinungen zeigen.

Bestimmung der Wirksamkeit

Die Wirksamkeit wird bestimmt durch den Vergleich des Antikörpertiters des zu bestimmenden Immunglobulins mit dem einer in Internationalen Einheiten eingestellten Standardzubereitung mit Hilfe einer geeigneten immunchemischen Methode (2.7.1) wie einem ELISA oder einer Toxoidinhibitionsbestimmung (toxoid inhibition assay, TIA).

Die Internationale Einheit entspricht der Wirksamkeit einer festgelegten Menge des Internationalen Standards für Anti-Tetanus-Immunglobulin. Die Wirksamkeit des Internationalen Standards, angegeben in Internationalen Einheiten, wird von der WHO festgelegt.

Tetanus-Immunglobulin vom Menschen *BRS* ist in Internationalen Einheiten eingestellt und zur Verwendung als Standardzubereitung geeignet.

Die angegebene Wirksamkeit darf nicht geringer sein als 100 I.E. Tetanus-Antitoxin je Milliliter. Die ermittelte Wirksamkeit darf nicht geringer als die angegebene sein. Die Vertrauensgrenzen der ermittelten Wirksamkeit ($P = 0{,}95$) müssen mindestens 80 Prozent und dürfen höchstens 125 Prozent betragen.

Die nachfolgend beschriebenen Methoden A und B sind Beispiele.

Methode A: Direkter Enzymimmunassay

Die Menge an Tetanus-Immunglobulin, die an eine mit Tetanus-Toxoid beschichtete Mikrotiterplatte bindet, wird unter Verwendung von peroxidasekonjugiertem polyklonalen Anti-Human-IgG-Antikörper bestimmt.

Materialien

Phosphatgepufferte Salzlösung pH 7,1 (PBS): 0,2 g Kaliumchlorid *R*, 0,2 g Kaliumdihydrogenphosphat *R*, 1,15 g wasserfreies Natriummonohydrogenphosphat *R* und 8,0 g Natriumchlorid *R* werden in Wasser *R* gelöst. Falls erforderlich wird der pH-Wert (2.2.3) eingestellt. Die Lösung wird mit Wasser *R* zu 1000 ml verdünnt.

PBS-T: PBS, die 0,05 Prozent (*V/V*) Polysorbat 20 *R* enthält

Carbonatpuffer pH 9,6: 1,4 g wasserfreies Natriumcarbonat *R* und 3,0 g Natriumhydrogencarbonat *R* werden in Wasser *R* gelöst. Falls erforderlich wird der pH-Wert (2.2.3) eingestellt. Die Lösung wird mit Wasser *R* zu 1000 ml verdünnt.

Tetanus-Toxoid: gereinigtes und chemisch inaktiviertes Tetanus-Toxin

Mikrotiterplatten: Mikrotiterplatten mit Vertiefungen mit flachem Boden, die eine hohe Proteinbindungskapazität aufweisen, werden verwendet.

Methode

100 µl einer Lösung von Tetanus-Toxoid (0,2 Lf je Milliliter) in Carbonatpuffer pH 9,6 werden in jede Vertiefung der Mikrotiterplatte pipettiert. Die Platte wird etwa 18 h lang bei 4 °C inkubiert und anschließend 5-mal mit PBS-T gewaschen. Durch Zusatz von 200 µl PBS, die $5\ g \cdot l^{-1}$ Rinderalbumin *R* enthält, in jede Vertiefung der Mikrotiterplatte und 1 h langes Inkubieren bei 37 °C auf einem Schüttler bei $120\ U \cdot min^{-1}$ werden noch freie Bindungsstellen blockiert. Die Mikrotiterplatte wird 5-mal mit PBS-T gewaschen.

Die Referenzzubereitung und die zu prüfende Zubereitung werden entsprechend den Anweisungen rekonstituiert. Für jede Zubereitung werden durch entsprechende Verdünnungsschritte 2 unabhängige Vorverdünnungen von 0,004 I.E. je Milliliter in PBS hergestellt. Unter Verwendung von PBS werden von jeder Vorverdünnung 5 Verdünnungen in einer geometrischen Reihe mit dem Faktor 1,5 hergestellt, so dass sich jeweils eine Verdünnungsreihe von 6 Verdünnungen im Bereich von 0,004 bis 0,0005 I.E. je Milliliter ergibt. Abhängig von den verwendeten Reagenzien kann eine geringfügige Änderung der Verdünnungsreihen notwendig sein, um den Bedingungen des angewendeten statistischen Modells zu entsprechen.

100 µl jeder Verdünnung der Verdünnungsreihen werden in die Vertiefungen einer Mikrotiterplatte pipettiert. Die Platte wird 2 h lang bei 37 °C auf einem Schüttler bei $120\ U \cdot min^{-1}$ inkubiert und anschließend 5-mal mit PBS-T gewaschen. 100 µl eines mit PBS-T, die $5\ g \cdot l^{-1}$ Rinderalbumin *R* enthält, zu einer geeigneten Konzentration verdünnten peroxidasekonjugierten Anti-Human-IgG-Antikörpers werden in jede Vertiefung der Mikrotiterplatte pipettiert und die Platte wird 1 h lang bei 37 °C auf einem Schüttler bei $120\ U \cdot min^{-1}$ inkubiert. Die Mikrotiterplatte wird 5-mal mit PBS-T gewaschen. 100 µl eines geeigneten Substrats von 3,3′,5,5′-Tetramethylbenzidin (TMB) werden in jede Vertiefung der Mikrotiterplatte pipettiert und die Platte wird 10 min lang im Dunkeln bei Raumtemperatur inkubiert. Die Reaktion wird durch Zusatz von 100 µl einer Lösung von Schwefelsäure *R* ($196{,}2\ g \cdot l^{-1}$) in jede Vertiefung der Mikrotiterplatte gestoppt. Die Absorption wird bei 450 nm und bei einer Referenzwellenlänge von 630 nm gemessen. Die Wirksamkeit der Zubereitungen wird mit Hilfe der üblichen statistischen Methoden (5.3) berechnet.

Methode B: Indirekte Bestimmung durch Inhibition der Toxoidbindung

Die Menge an nicht gebundenem Toxoid in einer Mischung aus Toxoid und Tetanus-Immunglobulin wird mit einem Enzymimmunassay bestimmt und ist umgekehrt proportional zur Menge des vorhandenen Tetanus-Immunglobulins. Die Methode wird an 2 aufeinanderfolgenden Tagen durchgeführt.

Materialien

Phosphatgepufferte Salzlösung pH 7,1 (PBS): 0,2 g Kaliumchlorid *R*, 0,2 g Kaliumdihydrogenphosphat *R*, 1,15 g wasserfreies Natriummonohydrogenphosphat *R* und 8,0 g Natriumchlorid *R* werden in Wasser *R* gelöst.

Falls erforderlich wird der pH-Wert (2.2.3) eingestellt. Die Lösung wird mit Wasser *R* zu 1000 ml verdünnt.

PBS-T: PBS, die 0,05 Prozent (*V/V*) Polysorbat 20 *R* enthält

Carbonatpuffer pH 9,6: 1,4 g wasserfreies Natriumcarbonat *R* und 3,0 g Natriumhydrogencarbonat *R* werden in Wasser *R* gelöst. Falls erforderlich wird der pH-Wert (2.2.3) eingestellt. Die Lösung wird mit Wasser *R* zu 1000 ml verdünnt.

Tetanus-Toxoid: gereinigtes und chemisch inaktiviertes Tetanus-Toxin

MAb: Monoklonale Tetanus-Toxoid-Antikörper von der Maus werden entsprechend den Anweisungen verwendet. Eine geeignete Verdünnung der MAbs, zum Beispiel 1:5000, wird in PBS hergestellt.

Peroxidasekonjugierter Antikörper: peroxidasekonjugierter Anti-Maus-IgG(H+L)-Antikörper, affinitätschromatographiegereinigtes F(ab)2-Fragment ohne Kreuzreaktivität zu Serumproteinen vom Menschen

Die Zubereitung wird entsprechend den Anweisungen verwendet. Eine geeignete Verdünnung des peroxidasekonjugierten Antikörpers wird in PBS-T, die 5 g · l^{-1} Rinderalbumin *R* enthält, hergestellt.

Mikrotiterplatten: Mikrotiterplatten mit Vertiefungen mit rundem Boden, die eine mittlere Proteinbindungskapazität aufweisen, werden verwendet.

ELISA-Platten: Mikrotiterplatten mit Vertiefungen mit flachem Boden, die eine hohe Proteinbindungskapazität aufweisen, werden verwendet.

Methode

Tag 1
Durch Zusatz von 200 µl PBS, die 5 g · l^{-1} Rinderalbumin *R* enthält, in jede Vertiefung der Mikrotiterplatte und 1 h langes Inkubieren bei 37 °C auf einem Schüttler bei 120 U · min^{-1} werden Proteinbindungsstellen blockiert. Die Mikrotiterplatte wird 5-mal mit PBS-T gewaschen.

Die Referenzzubereitung und die zu prüfende Zubereitung werden entsprechend den Anweisungen rekonstituiert. Für jede Zubereitung werden durch entsprechende Verdünnungsschritte 2 unabhängige Vorverdünnungen von 0,4 I.E. je Milliliter in PBS hergestellt. Von jeder Vorverdünnung wird eine Verdünnungsreihe mit Verdünnungen von 0,04 I.E. je Milliliter, 0,10 I.E. je Milliliter, 0,12 I.E. je Milliliter, 0,14 I.E. je Milliliter, 0,16 I.E. je Milliliter, 0,18 I.E. je Milliliter und 0,20 I.E. je Milliliter hergestellt. Jede Verdünnung wird direkt aus der Vorverdünnung mit 0,4 I.E. je Milliliter hergestellt.

100 µl jeder Verdünnung der Verdünnungsreihen werden in je eine Vertiefung der blockierten Mikrotiterplatte pipettiert. 50 µl einer Lösung von Tetanus-Toxoid (0,2 Lf je Milliliter) in Carbonatpuffer pH 9,6 werden in jede der Vertiefungen pipettiert. Die Platte wird etwa 18 h lang bei 37 °C auf einem Schüttler bei 120 U · min^{-1} inkubiert.

Zur Beschichtung einer ELISA-Platte werden 100 µl einer in Carbonatpuffer pH 9,6 auf 1 I.E. je Milliliter verdünnten Lösung von Tetanus-Immunglobulin vom Menschen in jede Vertiefung der Platte pipettiert und etwa 18 h lang bei 37 °C auf einem Schüttler bei 120 U · min^{-1} inkubiert.

Tag 2
Die beschichtete ELISA-Platte wird 5-mal mit PBS-T gewaschen. Durch Zusatz von 200 µl PBS, die 5 g · l^{-1} Rinderalbumin *R* enthält, in jede Vertiefung der Platte und 1 h langes Inkubieren bei 37 °C auf einem Schüttler bei 120 U· min^{-1} werden noch freie Bindungsstellen blockiert. Die Platte wird 5-mal mit PBS-T gewaschen. 100 µl jeder Mischung von Toxoid und Tetanus-Immunglobulin werden von der Platte auf die beschichtete ELISA-Platte überführt und diese 2 h lang bei 37 °C auf einem Schüttler bei 120 U· min^{-1} inkubiert. Die Platte wird 5-mal mit PBS-T gewaschen. 100 µl der verdünnten MAbs werden jeder Vertiefung zugesetzt. Die Platte wird 1 h lang bei 37 °C auf dem Schüttler bei 120 U · min^{-1} inkubiert. Die Platte wird 5-mal mit PBS-T gewaschen. 100 µl des verdünnten peroxidasekonjugierten Antikörpers werden in jede Vertiefung der Platte pipettiert. Die Platte wird 1 h lang bei 37 °C auf einem Schüttler bei 120 U · min^{-1} inkubiert und anschließend 5-mal mit PBS-T gewaschen. 100 µl eines geeigneten Substrats von 3,3′,5,5′-Tetramethylbenzidin (TMB) werden in jede Vertiefung der Platte pipettiert und diese wird 10 min lang im Dunkeln bei Raumtemperatur inkubiert. Die Reaktion wird durch Zusatz von 100 µl einer Lösung von Schwefelsäure *R* (196,2 g · l^{-1}) in jede Vertiefung der Platte gestoppt. Die Absorption wird bei 450 nm und bei einer Referenzwellenlänge von 630 nm gemessen. Die Wirksamkeit der Zubereitungen wird mit Hilfe der üblichen statistischen Methoden (5.3) berechnet.

Lagerung

Entsprechend **Immunglobulin vom Menschen**

Beschriftung

Entsprechend **Immunglobulin vom Menschen**

Die Beschriftung gibt die Anzahl Internationaler Einheiten je Behältnis an.

7.2/0692

all-*rac*-α-Tocopherol

int-*rac*-α-Tocopherolum

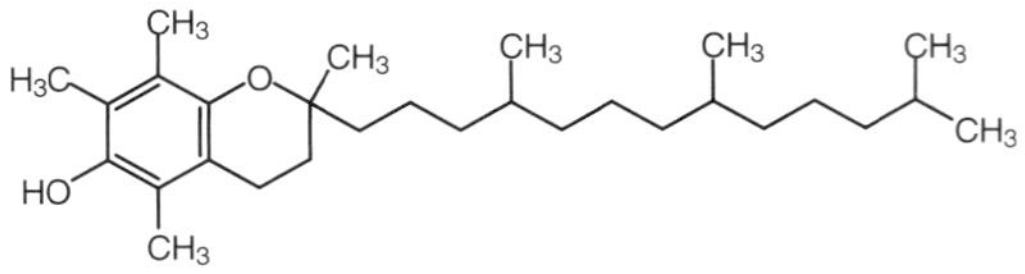

$C_{29}H_{50}O_2$ M_r 430,7

CAS Nr. 10191-41-0

Definition

all-*rac*-2,5,7,8-Tetramethyl-2-(4,8,12-trimethyltridecyl)-3,4-dihydro-2*H*-1-benzopyran-6-ol

Gehalt: 96,0 bis 102,0 Prozent

Eigenschaften

Aussehen: klare, farblose bis gelblich braune, viskose, ölige Flüssigkeit

Löslichkeit: praktisch unlöslich in Wasser, leicht löslich in Aceton, Dichlormethan, wasserfreiem Ethanol und fetten Ölen

Prüfung auf Identität

1: A, B
2: A, C

A. Optische Drehung (2.2.7): –0,01 bis +0,01°

2,50 g Substanz werden in wasserfreiem Ethanol *R* zu 25,0 ml gelöst.

B. IR-Spektroskopie (2.2.24)

Vergleich: α-Tocopherol *CRS*

C. Dünnschichtchromatographie (2.2.27)

Untersuchungslösung: 10 mg Substanz werden in 2 ml Cyclohexan *R* gelöst.

Referenzlösung: 10 mg α-Tocopherol *CRS* werden in 2 ml Cyclohexan *R* gelöst.

Platte: DC-Platte mit Kieselgel F_{254} *R*

Fließmittel: Ether *R*, Cyclohexan *R* (20:80 *V/V*)

Auftragen: 10 µl

Laufstrecke: 2/3 der Platte

Trocknen: im Luftstrom

Detektion: im ultravioletten Licht bei 254 nm

Ergebnis: Der Hauptfleck im Chromatogramm der Untersuchungslösung entspricht in Bezug auf Lage und Größe dem Hauptfleck im Chromatogramm der Referenzlösung.

Prüfung auf Reinheit

Verwandte Substanzen: Gaschromatographie (2.2.28) mit Hilfe des Verfahrens „Normalisierung"

Interner-Standard-Lösung: 1,0 g Squalan *R* wird in Cyclohexan *R* zu 100,0 ml gelöst.

Untersuchungslösung a: 0,100 g Substanz werden in 10,0 ml Interner-Standard-Lösung gelöst.

Untersuchungslösung b: 0,100 g Substanz werden in 10 ml Cyclohexan *R* gelöst.

Referenzlösung a: 0,100 g α-Tocopherol *CRS* werden in 10,0 ml Interner-Standard-Lösung gelöst.

Referenzlösung b: 10 mg Substanz und 10 mg α-Tocopherolacetat *R* werden in Cyclohexan *R* zu 100,0 ml gelöst.

Referenzlösung c: 10 mg all-*rac*-α-Tocopherol zur Peak-Identifizierung *CRS* (mit den Verunreinigungen A und B) werden in Cyclohexan *R* zu 1 ml gelöst.

Referenzlösung d: 1,0 ml Untersuchungslösung b wird mit Cyclohexan *R* zu 100,0 ml verdünnt. 1,0 ml dieser Lösung wird mit Cyclohexan *R* zu 10,0 ml verdünnt.

Säule
– Material: Quarzglas
– Größe: l = 30 m, ∅ = 0,25 mm
– Stationäre Phase: Polydimethylsiloxan *R* (Filmdicke 0,25 µm)

Trägergas: Helium zur Chromatographie *R*

Durchflussrate: 1 ml · min^{-1}

Splitverhältnis: 1:100

Temperatur
– Säule: 280 °C
– Probeneinlass und Detektor: 290 °C

Detektion: Flammenionisation

Einspritzen: 1 µl; Untersuchungslösung b, Referenzlösungen b, c und d

Chromatographiedauer: 2fache Retentionszeit von all-*rac*-α-Tocopherol

Identifizierung von Verunreinigungen: Zur Identifizierung der Peaks der Verunreinigungen A und B werden das mitgelieferte Chromatogramm von all-*rac*-α-Tocopherol zur Peak-Identifizierung *CRS* und das mit der Referenzlösung c erhaltene Chromatogramm verwendet.

Relative Retention (bezogen auf all-*rac*-α-Tocopherol, t_R etwa 13 min)
– Squalan: etwa 0,5
– Verunreinigung A: etwa 0,7
– Verunreinigung B: etwa 0,8
– Verunreinigungen C und D: etwa 1,05 (werden unmittelbar nach dem Peak von all-*rac*-α-Tocopherol eluiert)

Eignungsprüfung: Referenzlösung b
- Auflösung: mindestens 3,5 zwischen den Peaks von all-*rac*-α-Tocopherol und α-Tocopherolacetat

Grenzwerte
- Verunreinigung A: höchstens 0,5 Prozent
- Verunreinigung B: höchstens 1,5 Prozent
- Summe der Verunreinigungen C und D: höchstens 1,0 Prozent
- Jede weitere Verunreinigung: jeweils höchstens 0,25 Prozent
- Summe aller Verunreinigungen: höchstens 2,5 Prozent
- Ohne Berücksichtigung bleiben: Peaks, deren Fläche kleiner ist als die Fläche des Hauptpeaks im Chromatogramm der Referenzlösung d (0,1 Prozent)

Die in der Allgemeinen Monographie **Substanzen zur pharmazeutischen Verwendung (Corpora ad usum pharmaceuticum)** unter „Verwandte Substanzen" angegebenen Grenzwerte (Tab. 2034-1) finden keine Anwendung.

Gehaltsbestimmung

Gaschromatographie (2.2.28) wie unter „Verwandte Substanzen" beschrieben, mit folgenden Änderungen:

Einspritzen: Untersuchungslösung a, Referenzlösung a

Eignungsprüfung: Referenzlösung a
- Symmetriefaktor: mindestens 0,6 für den Hauptpeak

Der Prozentgehalt an $C_{29}H_{50}O_2$ wird unter Berücksichtigung des angegebenen Gehalts für α-Tocopherol *CRS* berechnet.

Lagerung

Unter Inertgas, vor Licht geschützt

Verunreinigungen

Spezifizierte Verunreinigungen:

A, B, C, D

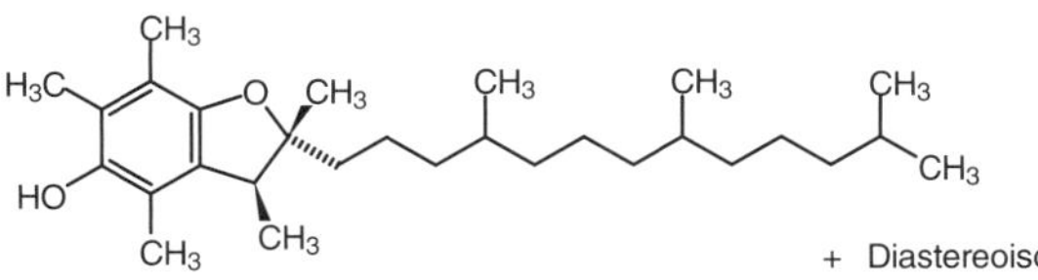
H3C
CH3
O
CH3
CH3
CH3
CH3
CH3
HO
CH3
CH3

\+ Diastereoisomere

A. all-*rac-trans*-2,3,4,6,7-Pentamethyl-2-(4,8,12-trimethyltridecyl)-2,3-dihydrobenzofuran-5-ol

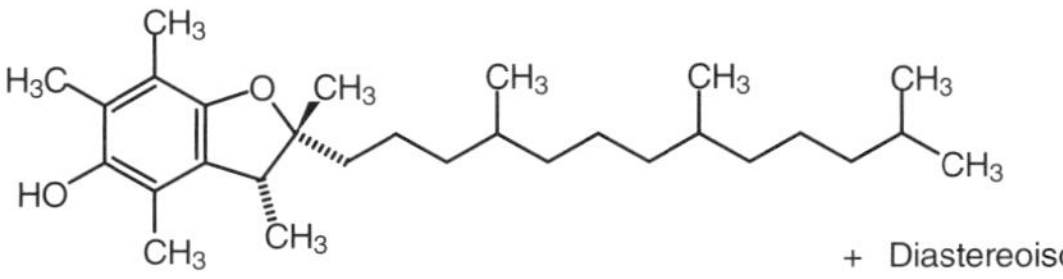
H3C
CH3
O
CH3
CH3
CH3
CH3
CH3
HO
CH3
CH3

\+ Diastereoisomere

B. all-*rac-cis*-2,3,4,6,7-Pentamethyl-2-(4,8,12-trimethyltridecyl)-2,3-dihydrobenzofuran-5-ol

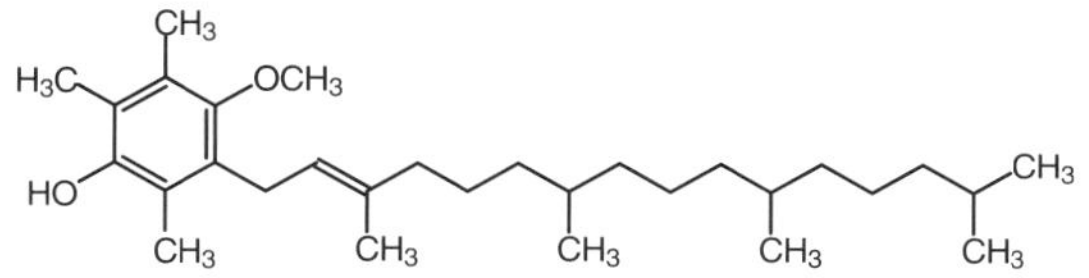
CH3
H3C
OCH3
HO
CH3
CH3
CH3
CH3
CH3
CH3

C. 4-Methoxy-2,3,6-trimethyl-5-[(all-*RS,E*)-3,7,11,15-tetramethylhexadec-2-enyl]phenol

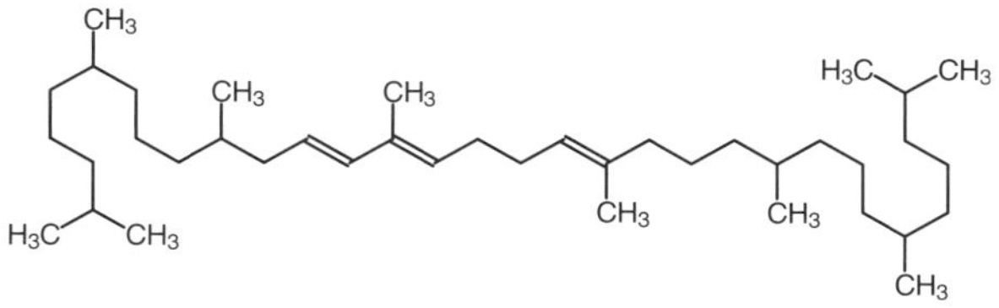
CH3
CH3
CH3
H3C
CH3
H3C
CH3
CH3
CH3
CH3

D. (all-*RS*,all-*E*)-2,6,10,14,19,23,27,31-Octamethyldotriaconta-12,14,18-trien

7.2/0439

all-*rac*-α-Tocopherolacetat

int-*rac*-α-Tocopherylis acetas

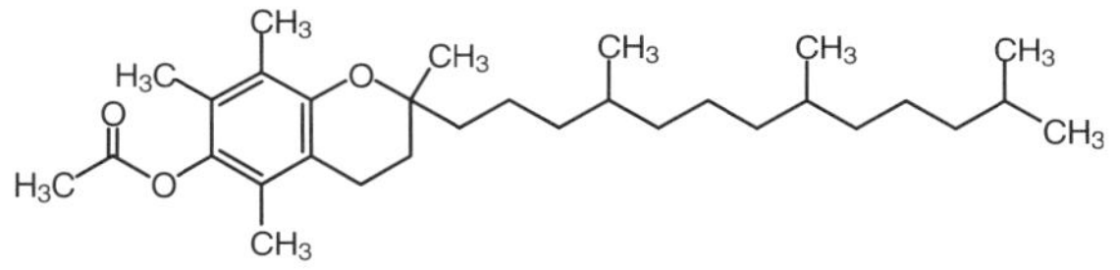
CH3
H3C
O
CH3
CH3
CH3
CH3
CH3
O
H3C
O
CH3

$C_{31}H_{52}O_3$ M_r 472,7

CAS Nr. 7695-91-2

Definition

[all-*rac*-2,5,7,8-Tetramethyl-2-(4,8,12-trimethyltridecyl)-3,4-dihydro-2*H*-1-benzopyran-6-yl]acetat

Gehalt: 96,5 bis 102,0 Prozent

Eigenschaften

Aussehen: klare, farblose bis schwach-grünlich-gelbe, viskose, ölige Flüssigkeit

Löslichkeit: praktisch unlöslich in Wasser, leicht löslich in Aceton, wasserfreiem Ethanol und fetten Ölen

Prüfung auf Identität

1: A, B
2: A, C

A. Optische Drehung (2.2.7): –0,01 bis +0,01°

   2,50 g Substanz werden in wasserfreiem Ethanol *R* zu 25,0 ml gelöst.

B. IR-Spektroskopie (2.2.24)

   Vergleich: α-Tocopherolacetat *CRS*

C. Dünnschichtchromatographie (2.2.27)

   Untersuchungslösung: Etwa 10 mg Substanz werden in 2 ml Cyclohexan *R* gelöst.

   Referenzlösung: Etwa 10 mg α-Tocopherolacetat *CRS* werden in 2 ml Cyclohexan *R* gelöst.

   Platte: DC-Platte mit Kieselgel F_{254} *R*

   Fließmittel: Ether *R*, Cyclohexan *R* (20:80 *V/V*)

   Auftragen: 10 µl

   Laufstrecke: 2/3 der Platte

   Trocknen: im Luftstrom

   Detektion: im ultravioletten Licht bei 254 nm

   Ergebnis: Der Hauptfleck im Chromatogramm der Untersuchungslösung entspricht in Bezug auf Lage und Größe dem Hauptfleck im Chromatogramm der Referenzlösung.

Prüfung auf Reinheit

Verwandte Substanzen: Gaschromatographie (2.2.28) mit Hilfe des Verfahrens „Normalisierung"

Interner-Standard-Lösung: 1,0 g Squalan *R* wird in Cyclohexan *R* zu 100,0 ml gelöst.

Untersuchungslösung a: 0,100 g Substanz werden in 10,0 ml Interner-Standard-Lösung gelöst.

Untersuchungslösung b: 0,100 g Substanz werden in 10 ml Cyclohexan *R* gelöst.

Referenzlösung a: 0,100 g α-Tocopherolacetat *CRS* werden in 10,0 ml Interner-Standard-Lösung gelöst.

Referenzlösung b: 10 mg Substanz und 10 mg α-Tocopherol *R* werden in Cyclohexan *R* zu 100,0 ml gelöst.

Referenzlösung c: 10 mg all-*rac*-α-Tocopherolacetat zur Peak-Identifizierung *CRS* (mit den Verunreinigungen A und B) werden in Cyclohexan *R* zu 1 ml gelöst.

Referenzlösung d: 1,0 ml Untersuchungslösung b wird mit Cyclohexan *R* zu 100,0 ml verdünnt. 1,0 ml dieser Lösung wird mit Cyclohexan *R* zu 10,0 ml verdünnt.

Säule
- Material: Quarzglas
- Größe: l = 30 m, ∅ = 0,25 mm
- Stationäre Phase: Polydimethylsiloxan *R* (Filmdicke 0,25 µm)

Trägergas: Helium zur Chromatographie *R*

Durchflussrate: 1 ml · min^{-1}

Splitverhältnis: 1:100

Temperatur
- Säule: 280 °C
- Probeneinlass und Detektor: 290 °C

Detektion: Flammenionisation

Einspritzen: 1 µl; Untersuchungslösung b, Referenzlösungen a, b, c und d; Einspritzen direkt auf die Säule oder mit Hilfe eines ausreichend inerten, glasbeschichteten Probeneinlasses unter Verwendung eines automatischen Probengebers oder einer anderen, reproduzierbaren Einspritztechnik

Chromatographiedauer: 2fache Retentionszeit von all-*rac*-α-Tocopherolacetat

Identifizierung von Verunreinigungen: Zur Identifizierung der Peaks der Verunreinigungen A und B werden das mitgelieferte Chromatogramm von all-*rac*-α-Tocopherolacetat zur Peak-Identifizierung *CRS* und das mit der Referenzlösung c erhaltene Chromatogramm verwendet.

Relative Retention (bezogen auf all-*rac*-α-Tocopherolacetat, t_R etwa 15 min)
- Squalan: etwa 0,4
- Verunreinigung A: etwa 0,7
- Verunreinigung B: etwa 0,8
- Verunreinigung C: etwa 0,9
- Verunreinigungen D und E: etwa 1,05 (werden unmittelbar nach dem Peak von all-*rac*-α-Tocopherolacetat eluiert)

Eignungsprüfung
- Auflösung: mindestens 3,5 zwischen den Peaks von Verunreinigung C und all-*rac*-α-Tocopherolacetat im Chromatogramm der Referenzlösung b
- Die Fläche des Peaks der Verunreinigung C im Chromatogramm der Referenzlösung a darf nicht größer als 0,2 Prozent der Fläche des all-*rac*-α-Tocopherolacetat-Peaks sein.

Grenzwerte
- Verunreinigungen A, C: jeweils höchstens 0,5 Prozent
- Verunreinigung B: höchstens 1,5 Prozent
- Summe der Verunreinigungen D und E: höchstens 1,0 Prozent
- Jede weitere Verunreinigung: jeweils höchstens 0,25 Prozent
- Summe aller Verunreinigungen: höchstens 2,5 Prozent
- Ohne Berücksichtigung bleiben: Peaks, deren Fläche kleiner ist als die Fläche des Hauptpeaks im Chromatogramm der Referenzlösung d (0,1 Prozent)

Die in der Allgemeinen Monographie **Substanzen zur pharmazeutischen Verwendung (Corpora ad usum pharmaceuticum)** unter „Verwandte Substanzen" angegebenen Grenzwerte (Tab. 2034-1) finden keine Anwendung.

Gehaltsbestimmung

Gaschromatographie (2.2.28) wie unter „Verwandte Substanzen" beschrieben, mit folgenden Änderungen:

Einspritzen: Untersuchungslösung a, Referenzlösung a

Eignungsprüfung: Referenzlösung a
– Symmetriefaktor: mindestens 0,6 für den Hauptpeak

Der Prozentgehalt an $C_{31}H_{52}O_3$ wird unter Berücksichtigung des angegebenen Gehalts für α-Tocopherolacetat *CRS* berechnet.

Lagerung

Vor Licht geschützt

Verunreinigungen

Spezifizierte Verunreinigungen:

A, B, C, D, E

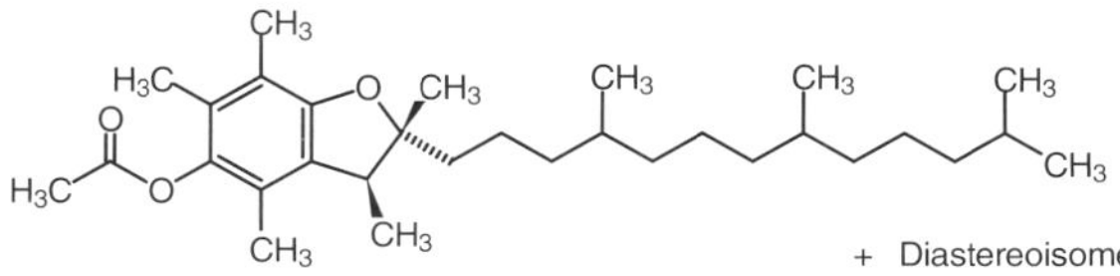
+ Diastereoisomere

A. [all-*rac-trans*-2,3,4,6,7-Pentamethyl-2-(4,8,12-trimethyltridecyl)-2,3-dihydrobenzofuran-5-yl]acetat

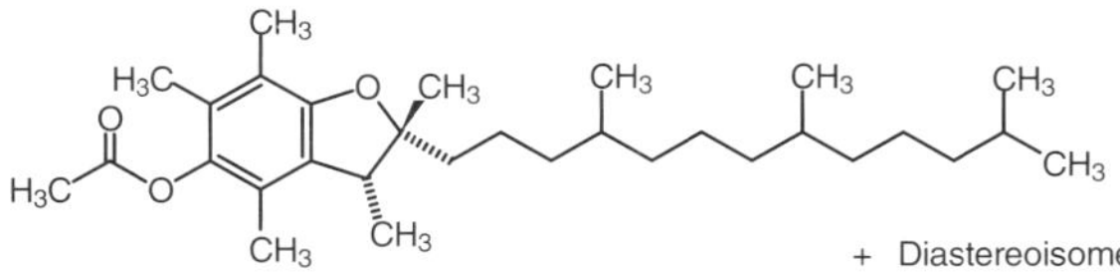
+ Diastereoisomere

B. [all-*rac-cis*-2,3,4,6,7-Pentamethyl-2-(4,8,12-trimethyltridecyl)-2,3-dihydrobenzofuran-5-yl]acetat

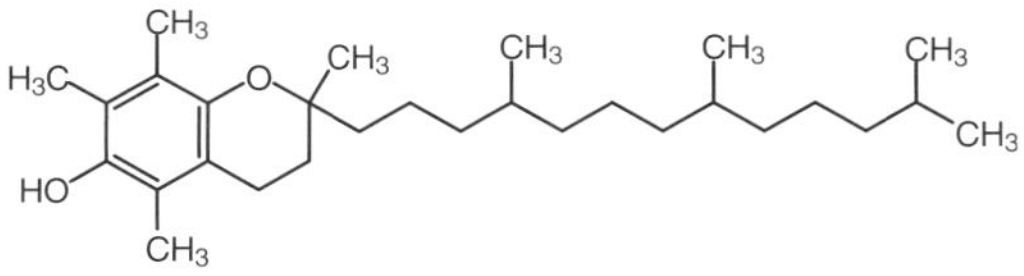

C. all-*rac*-2,5,7,8-Tetramethyl-2-(4,8,12-trimethyltridecyl)-3,4-dihydro-2*H*-1-benzopyran-6-ol (all-*rac*-α-Tocopherol)

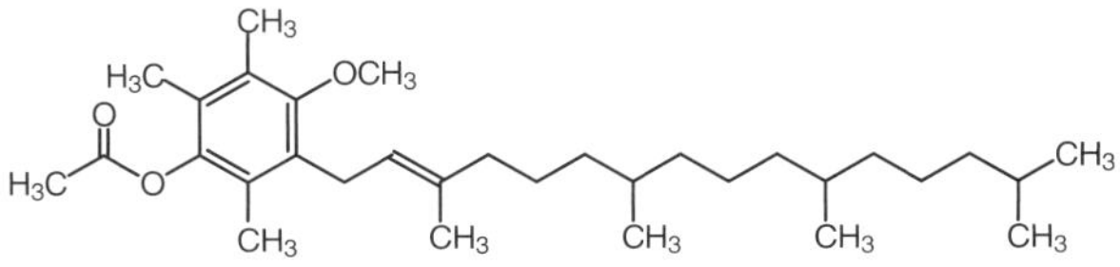

D. [4-Methoxy-2,3,6-trimethyl-5-[(all-*RS,E*)-3,7,11,15-tetramethylhexadec-2-enyl]phenyl]acetat

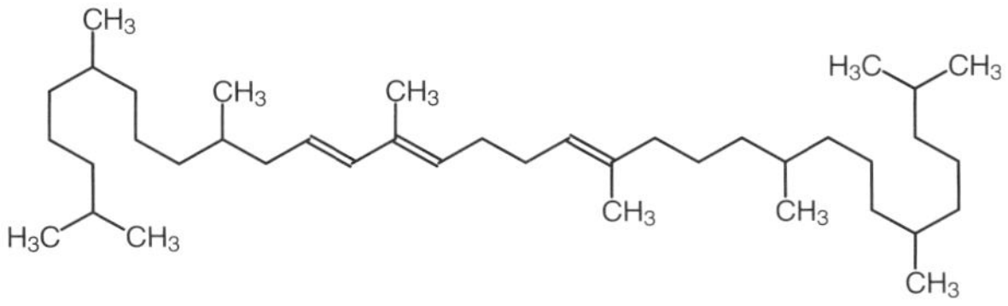

E. (all-*RS*,all-*E*)-2,6,10,14,19,23,27,31-Octamethyldotriaconta-12,14,18-trien

7.2/2132

Wasserfreies Torasemid

Torasemidum anhydricum

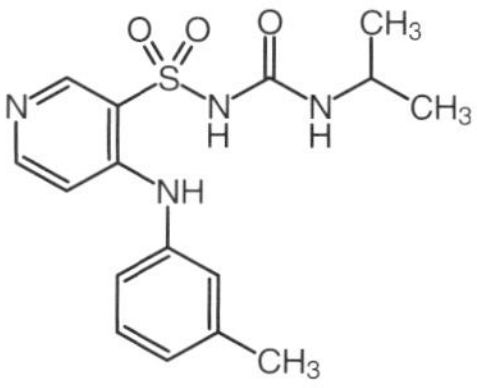

$C_{16}H_{20}N_4O_3S$ M_r 348,4

CAS Nr. 56211-40-6

Definition

1-(1-Methylethyl)-3-[[4-[(3-methylphenyl)amino]pyridin-3-yl]sulfonyl]harnstoff

Gehalt: 99,0 bis 101,0 Prozent (getrocknete Substanz)

Eigenschaften

Aussehen: weißes bis fast weißes Pulver

Löslichkeit: praktisch unlöslich in Wasser, schwer löslich in Ethanol 96 %

Die Substanz ist wenig löslich in verdünnten Alkalihydroxid-Lösungen und schwer löslich in verdünnten Säuren.

Die Substanz zeigt Polymorphie (5.9).

Prüfung auf Identität

IR-Spektroskopie (2.2.24)

Vergleich: wasserfreies Torasemid *CRS*

Wenn die Spektren bei der Prüfung in fester Form unterschiedlich sind, werden Substanz und Referenzsubstanz getrennt in Methanol *R* gelöst. Nach dem Eindampfen der Lösungen zur Trockne werden mit den Rückständen erneut Spektren aufgenommen.

Prüfung auf Reinheit

Verwandte Substanzen: Flüssigchromatographie (2.2.29)

Lösung A: 2,7 g Kaliumdihydrogenphosphat *R* werden in 950 ml Wasser *R* gelöst. Die Lösung wird mit Phosphorsäure 85 % *R* auf einen pH-Wert von 3,5 eingestellt und mit Wasser *R* zu 1000 ml verdünnt.

Untersuchungslösung: 20,0 mg Substanz werden in 15 ml Methanol *R* gelöst, wobei 15 min lang mit Hilfe von Ultraschall behandelt wird. Die Lösung wird mit 22,5 ml Lösung A versetzt, auf Raumtemperatur abgekühlt und mit der mobilen Phase zu 50,0 ml verdünnt.

Referenzlösung a: Der Inhalt einer Durchstechflasche mit Torasemid zur Eignungsprüfung *CRS* (mit den Verunreinigungen A, B, C und D) wird in 0,5 ml Methanol *R* gelöst. Die Lösung wird mit 0,5 ml Lösung A versetzt.

Referenzlösung b: 1,0 ml Untersuchungslösung wird mit der mobilen Phase zu 100,0 ml verdünnt. 1,0 ml dieser Lösung wird mit der mobilen Phase zu 10,0 ml verdünnt.

Referenzlösung c: Der Inhalt einer Durchstechflasche mit Torasemid-Verunreinigung E *CRS* wird in 0,5 ml Methanol *R* gelöst. Die Lösung wird mit 0,5 ml Lösung A versetzt.

Säule
- Größe: l = 0,125 m, ∅ = 4,0 mm
- Stationäre Phase: octadecylsilyliertes Kieselgel zur Chromatographie *R* (5 µm)
- Temperatur: 30 °C

Mobile Phase: Methanol *R*, Lösung A (40:60 *V/V*)

Durchflussrate: 0,8 ml · min^{-1}

Detektion: Spektrometer bei 288 nm

Einspritzen: 20 µl

Chromatographiedauer: 2,5fache Retentionszeit von Torasemid

Identifizierung von Verunreinigungen: Zur Identifizierung der Peaks der Verunreinigungen A, B, C und D werden das mitgelieferte Chromatogramm von Torasemid zur Eignungsprüfung *CRS* und das mit der Referenzlösung a erhaltene Chromatogramm verwendet; zur Identifizierung des Peaks der Verunreinigung E wird das mit der Referenzlösung c erhaltene Chromatogramm verwendet.

Relative Retention (bezogen auf Torasemid, t_R etwa 10 min)
- Verunreinigung A: etwa 0,3
- Verunreinigung B: etwa 0,4
- Verunreinigung C: etwa 0,5
- Verunreinigung E: etwa 0,7
- Verunreinigung D: etwa 2,3

Eignungsprüfung
- Auflösung: mindestens 3,0 zwischen den Peaks der Verunreinigungen B und C im Chromatogramm der Referenzlösung a
- Signal-Rausch-Verhältnis: mindestens 100 für den Hauptpeak im Chromatogramm der Referenzlösung b

Grenzwerte
- Korrekturfaktoren: Für die Berechnung der Gehalte werden die Flächen der Peaks folgender Verunreinigungen mit dem entsprechenden Korrekturfaktor multipliziert:
  - Verunreinigung A: 5,1
  - Verunreinigung B: 0,76
- Verunreinigungen A, C, D, E: jeweils nicht größer als die Fläche des Hauptpeaks im Chromatogramm der Referenzlösung b (0,15 Prozent)
- Verunreinigung B: nicht größer als das 5fache der Fläche des Hauptpeaks im Chromatogramm der Referenzlösung b (0,5 Prozent)
- Nicht spezifizierte Verunreinigungen: jeweils nicht größer als die Fläche des Hauptpeaks im Chromatogramm der Referenzlösung b (0,10 Prozent)
- Summe aller Verunreinigungen: nicht größer als das 6fache der Fläche des Hauptpeaks im Chromatogramm der Referenzlösung b (0,6 Prozent)
- Ohne Berücksichtigung bleiben: Peaks, deren Fläche kleiner ist als das 0,5fache der Fläche des Hauptpeaks im Chromatogramm der Referenzlösung b (0,05 Prozent)

Schwermetalle (2.4.8): höchstens 10 ppm

2,0 g Substanz müssen der Grenzprüfung F entsprechen. Zur Herstellung der Referenzlösung werden 2 ml Blei-Lösung (10 ppm Pb) *R* verwendet.

Trocknungsverlust (2.2.32): höchstens 0,5 Prozent, mit 1,000 g Substanz durch 3 h langes Trocknen im Trockenschrank bei 105 °C bestimmt

Sulfatasche (2.4.14): höchstens 0,1 Prozent, mit 1,0 g Substanz bestimmt

Gehaltsbestimmung

0,300 g Substanz, in 50 ml wasserfreier Essigsäure *R* gelöst, werden mit Perchlorsäure (0,1 mol · l^{-1}) titriert. Der Endpunkt wird mit Hilfe der Potentiometrie (2.2.20) bestimmt.

1 ml Perchlorsäure (0,1 mol · l^{-1}) entspricht 34,84 mg $C_{16}H_{20}N_4O_3S$.

Lagerung

Vor Licht geschützt

Verunreinigungen

Spezifizierte Verunreinigungen:

A, B, C, D, E

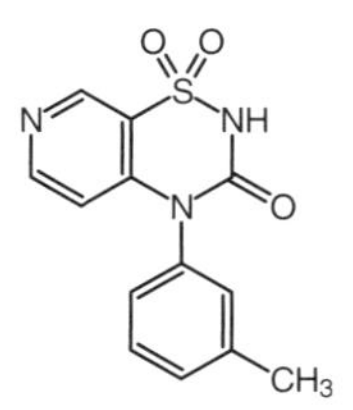

O O
S
NH
N
N
O
CH3

A. 4-(3-Methylphenyl)-2*H*-pyrido[4,3-*e*]-1,2,4-thiadiazin-3(4*H*)-on-1,1-dioxid

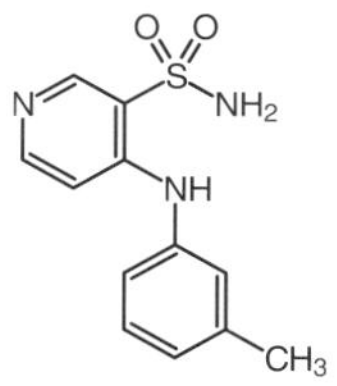

B. 4-[(3-Methylphenyl)amino]pyridin-3-sulfonamid

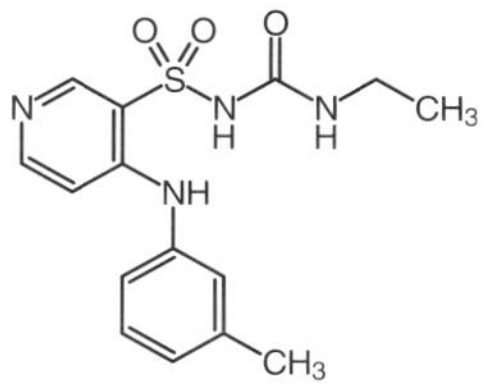

C. 1-Ethyl-3-[[4-[(3-methylphenyl)amino]pyridin-3-yl]=sulfonyl]harnstoff

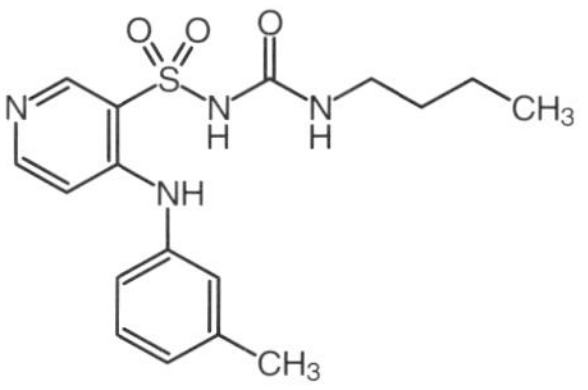

D. 1-Butyl-3-[[4-[(3-methylphenyl)amino]pyridin-3-yl]=sulfonyl]harnstoff

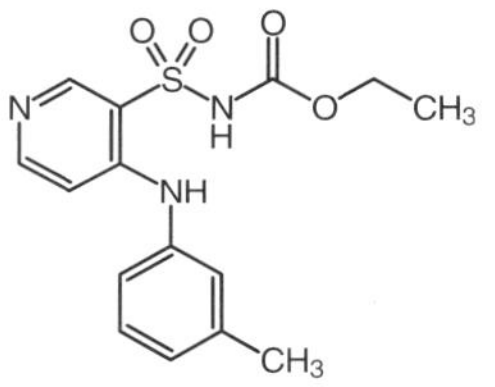

E. Ethyl[[[4-[(3-methylphenyl)amino]pyridin-3-yl]sul=fonyl]carbamat]

7.2/0693

Tretinoin

Tretinoinum

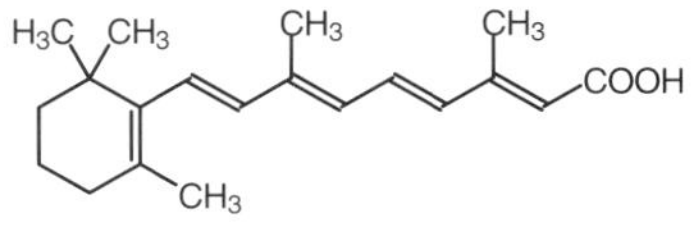

$C_{20}H_{28}O_2$ M_r 300,4

CAS Nr. 302-79-4

Definition

(2*E*,4*E*,6*E*,8*E*)-3,7-Dimethyl-9-(2,6,6-trimethylcyclo=hex-1-enyl)nona-2,4,6,8-tetraensäure

Gehalt: 98,0 bis 102,0 Prozent (getrocknete Substanz)

Eigenschaften

Aussehen: gelbes bis hell orangefarbenes, kristallines Pulver

Löslichkeit: praktisch unlöslich in Wasser, löslich in Dichlormethan, schwer löslich in Ethanol 96 %

Die Substanz ist gegen Luft, Wärme und Licht empfindlich, besonders in Lösung.

Schmelztemperatur: etwa 182 °C, unter Zersetzung

Alle Prüfungen müssen so rasch wie möglich und unter Ausschluss direkter Lichteinwirkung durchgeführt werden; die Lösungen sind frisch herzustellen.

Prüfung auf Identität

1: A
2: B, C

A. IR-Spektroskopie (2.2.24)

Vergleich: Tretinoin *CRS*

B. Dünnschichtchromatographie (2.2.27)

Untersuchungslösung: 10 mg Substanz werden in Dichlormethan *R* zu 10 ml gelöst.

Referenzlösung: 10 mg Tretinoin *CRS* werden in Dichlormethan *R* zu 10 ml gelöst.

Platte: DC-Platte mit Kieselgel GF_{254} *R*

Fließmittel: Essigsäure 99 % *R*, Aceton *R*, peroxidfreier Ether *R*, Cyclohexan *R* (2:4:40:54 *V/V/V/V*)

Auftragen: 5 µl

Laufstrecke: 3/4 der Platte

Trocknen: an der Luft

Detektion: im ultravioletten Licht bei 254 nm

Ergebnis: Der Hauptfleck im Chromatogramm der Untersuchungslösung entspricht in Bezug auf Lage und Größe dem Hauptfleck im Chromatogramm der Referenzlösung.

C. Werden etwa 5 mg Substanz in 2 ml Antimon(III)-chlorid-Lösung *R* gelöst, entsteht eine intensive Rotfärbung, die später violett wird.

Prüfung auf Reinheit

Verwandte Substanzen: Flüssigchromatographie (2.2.29)

Untersuchungslösung: 0,100 g Substanz werden in Methanol *R* zu 50,0 ml gelöst.

Referenzlösung a: 10,0 mg Isotretinoin *CRS* (Verunreinigung A) werden in Methanol *R* zu 10,0 ml gelöst.

Referenzlösung b: 1,0 ml Referenzlösung a und 0,5 ml Untersuchungslösung werden gemischt. Die Mischung wird mit Methanol *R* zu 25,0 ml verdünnt.

Referenzlösung c: 0,5 ml Untersuchungslösung werden mit Methanol *R* zu 100,0 ml verdünnt.

Säule
- Größe: *l* = 0,15 m, ∅ = 4,6 mm
- Stationäre Phase: octadecylsilyliertes Kieselgel zur Chromatographie *R* (3 µm)

Mobile Phase: Essigsäure 99 % *R*, Wasser *R*, Methanol *R* (5:225:770 *V/V/V*)

Durchflussrate: 1,0 ml · min^{-1}

Detektion: Spektrometer bei 355 nm

Einspritzen: 10 µl

Chromatographiedauer: 1,2fache Retentionszeit von Tretinoin

Identifizierung von Verunreinigungen: Zur Identifizierung des Peaks von Verunreinigung A wird das mit der Referenzlösung a erhaltene Chromatogramm verwendet.

Relative Retention (bezogen auf Tretinoin, t_R etwa 29 min)
- Verunreinigung A: etwa 0,75

Eignungsprüfung: Referenzlösung b
- Auflösung: mindestens 5,0 zwischen den Peaks von Verunreinigung A und Tretinoin

Grenzwerte
- Verunreinigung A: nicht größer als die Fläche des Hauptpeaks im Chromatogramm der Referenzlösung c (0,5 Prozent)
- Nicht spezifizierte Verunreinigungen: jeweils nicht größer als das 0,4fache der Fläche des Hauptpeaks im Chromatogramm der Referenzlösung c (0,2 Prozent)
- Summe aller Verunreinigungen: nicht größer als das 2fache der Fläche des Hauptpeaks im Chromatogramm der Referenzlösung c (1,0 Prozent)
- Ohne Berücksichtigung bleiben: Peaks, deren Fläche kleiner ist als das 0,1fache der Fläche des Hauptpeaks im Chromatogramm der Referenzlösung c (0,05 Prozent)

Die in der Allgemeinen Monographie **Substanzen zur pharmazeutischen Verwendung (Corpora ad usum pharmaceuticum)** unter „Verwandte Substanzen“ angegebenen Grenzwerte (Tab. 2034-1) finden keine Anwendung.

Schwermetalle (2.4.8): höchstens 20 ppm

0,5 g Substanz müssen der Grenzprüfung D entsprechen. Zur Herstellung der Referenzlösung wird 1 ml Blei-Lösung (10 ppm Pb) *R* verwendet.

Trocknungsverlust (2.2.32): höchstens 0,5 Prozent, mit 1,000 g Substanz durch 16 h langes Trocknen im Vakuum bestimmt

Sulfatasche (2.4.14): höchstens 0,1 Prozent, mit 1,0 g Substanz bestimmt

Gehaltsbestimmung

0,200 g Substanz, in 70 ml Aceton *R* gelöst, werden mit 2-propanolischer Tetrabutylammoniumhydroxid-Lösung (0,1 mol · l^{-1}) titriert. Der Endpunkt wird mit Hilfe der Potentiometrie (2.2.20) bestimmt.

1 ml 2-propanolische Tetrabutylammoniumhydroxid-Lösung (0,1 mol · l^{-1}) entspricht 30,04 mg $C_{20}H_{28}O_2$.

Lagerung

Dicht verschlossen, unter Inertgas, vor Licht geschützt

Der Inhalt eines geöffneten Behältnisses muss so schnell wie möglich verwendet werden. Die nicht benötigte Menge Substanz muss durch Inertgasatmosphäre geschützt werden.

Verunreinigungen

Spezifizierte Verunreinigung:

A

Andere bestimmbare Verunreinigungen
(Die folgenden Substanzen werden, falls in einer bestimmten Menge vorhanden, durch eine Prüfmethode oder mehrere Prüfmethoden in der Monographie erfasst. Sie werden begrenzt durch das allgemeine Akzeptanzkriterium für weitere Verunreinigungen/nicht spezifizierte Verunreinigungen. Diese Verunreinigungen müssen daher nicht identifiziert werden, um die Konformität der Substanz zu zeigen. Siehe auch „5.10 Kontrolle von Verunreinigungen in Substanzen zur pharmazeutischen Verwendung“):

B, C, D, F, G

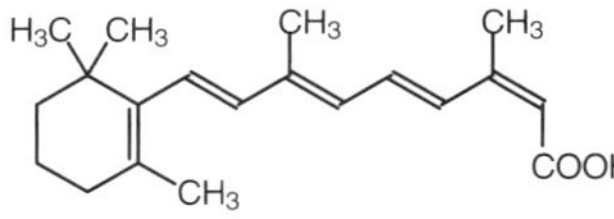
H3C CH3
CH3
CH3
COOH
CH3

A. (2*Z*,4*E*,6*E*,8*E*)-3,7-Dimethyl-9-(2,6,6-trimethyl= cyclohex-1-enyl)nona-2,4,6,8-tetraensäure (Isotretinoin)

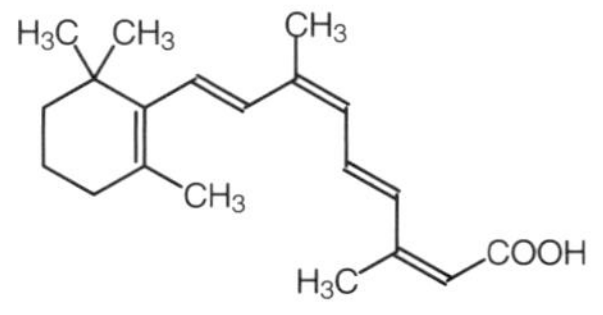
H3C CH3
CH3
CH3
H3C
COOH

B. (2*Z*,4*E*,6*Z*,8*E*)-3,7-Dimethyl-9-(2,6,6-trimethyl= cyclohex-1-enyl)nona-2,4,6,8-tetraensäure (9,13-Di-*cis*-retinsäure)

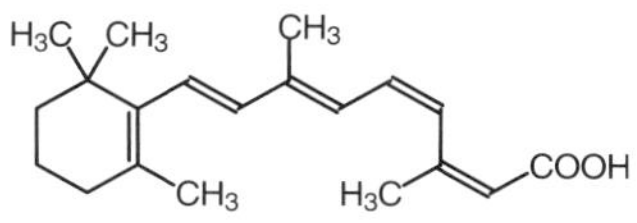

H3C CH3
CH3
CH3
H3C
COOH

C. (2*Z*,4*Z*,6*E*,8*E*)-3,7-Dimethyl-9-(2,6,6-trimethylcyclohex-1-enyl)nona-2,4,6,8-tetraensäure (11,13-Di-*cis*-retinsäure)

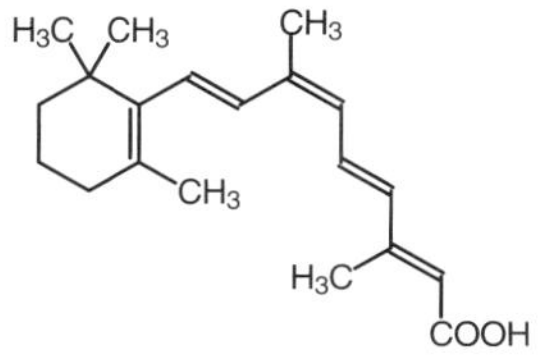

H3C CH3
CH3
CH3
H3C
COOH

D. (2*E*,4*E*,6*Z*,8*E*)-3,7-Dimethyl-9-(2,6,6-trimethylcyclohex-1-enyl)nona-2,4,6,8-tetraensäure (9-*cis*-Retinsäure)

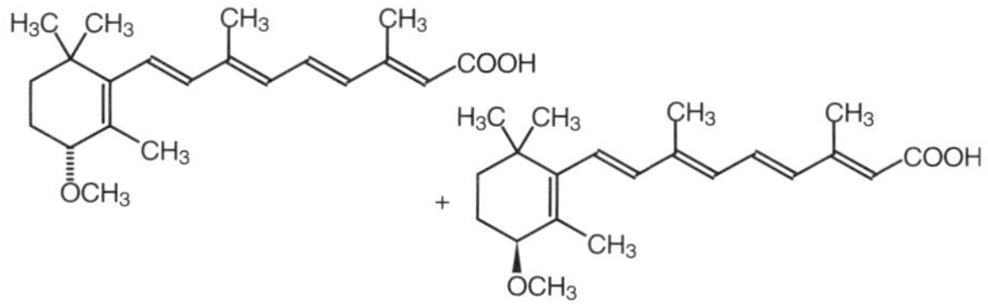

H3C CH3
CH3
CH3
COOH
CH3
OCH3
+

F. (2*E*,4*E*,6*E*,8*E*)-9-[(3*RS*)-3-Methoxy-2,6,6-trimethylcyclohex-1-enyl]-3,7-dimethylnona-2,4,6,8-tetraensäure (*rac*-4-Methoxytretinoin)

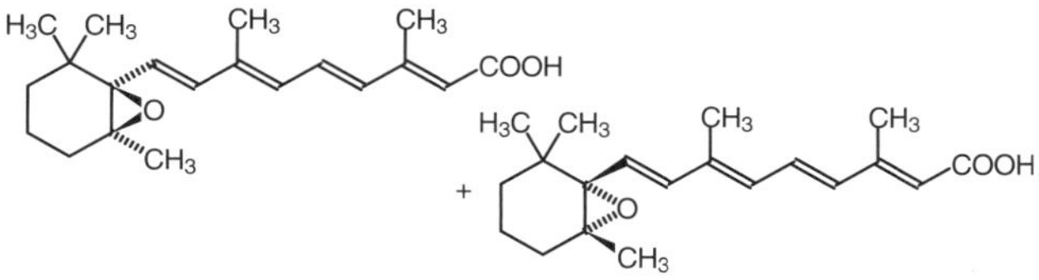

H3C CH3
CH3
CH3
COOH
O
CH3
+

G. (2*E*,4*E*,6*E*,8*E*)-3,7-Dimethyl-9-(2,2,6-trimethyl-7-oxabicyclo[4.1.0]hept-1-yl)nona-2,4,6,8-tetraensäure (*rac*-5,6-Epoxytretinoin)

T

Monographien

Gesamtregister

Hinweis: Bei den mit * gekennzeichneten Texten handelt es sich um Monographien zu Drogen, die insbesondere in der Traditionellen Chinesischen Medizin (TCM) verwendet werden.

A

AAS (Atomabsorptionsspektrometrie) (*siehe* 2.2.23) 47
Abkürzungen, allgemeine (*siehe* 1.5) 11
Absinthii herba **7.1**-4938
Acaciae gummi 1734
Acaciae gummi dispersione desiccatum 3181
Acamprosat-Calcium 1985
Acamprosatum calcicum 1985
Acarbose 1986
Acarbosum 1986
Acebutololhydrochlorid 1988
Acebutololhydrochlorid *R* 553
Acebutololi hydrochloridum 1988
Aceclofenac 1991
Aceclofenacum 1991
Acemetacin 1993
Acemetacinum 1993
Acesulfam-Kalium 1995
Acesulfamum kalicum 1995
Acetal *R* 553
Acetaldehyd *R* 553
Acetaldehyd-Ammoniak *R* 553
Acetaldehyd-Lösung (100 ppm C_2H_4O) *R* 781
Acetaldehyd-Lösung (100 ppm C_2H_4O) *R* 1 781
Acetanhydrid *R* 554
Acetanhydrid-Schwefelsäure-Lösung *R* 554
Acetat, Identitätsreaktion (*siehe* 2.3.1) 149
Acetat-Natriumedetat-Pufferlösung pH 5,5 *R* 789
Acetat-Pufferlösung pH 4,4 *R* 788
Acetat-Pufferlösung pH 4,5 *R* 788
Acetat-Pufferlösung pH 4,6 *R* 789
Acetat-Pufferlösung pH 4,7 *R* 789
Acetat-Pufferlösung pH 4,7 *R* 1 789
Acetat-Pufferlösung pH 5,0 *R* 789
Acetat-Pufferlösung pH 6,0 *R* 789
Acetazolamid 1997
Acetazolamidum 1997
Aceton 1999
Aceton *R* 554
(D_6)Aceton *R* 554
Acetonitril *R* 554
Acetonitril *R* 1 554
(D_3)Acetonitril *R* 554
Acetonitril zur Chromatographie *R* 554
Aceton-Lösung, gepufferte *R* 787
Acetonum 1999
Acetoxyvalerensäure *R* 555
Acetyl, Identitätsreaktion (*siehe* 2.3.1) 149
Acetylacetamid *R* 555
Acetylaceton *R* 555
Acetylaceton-Lösung *R* 1 555
N-Acetyl-ε-caprolactam *R* 555
Acetylchlorid *R* 555
Acetylcholinchlorid 2000
Acetylcholinchlorid *R* 555
Acetylcholini chloridum 2000
Acetylcystein 2002
Acetylcysteinum 2002
β-Acetyldigoxin 2004
β-Acetyldigoxinum 2004
Acetyleugenol *R* 555
N-Acetylglucosamin *R* 556
O-Acetyl-Gruppen in Polysaccharid-Impfstoffen (2.5.19) 196
Acetylierungsgemisch *R* 1 556
Acetyl-11-keto-β-boswelliasäure *R* 556
N-Acetylneuraminsäure *R* 556
Acetylsalicylsäure 2007
N-Acetyltryptophan 2009
N-Acetyltryptophan *R* 556
N-Acetyltryptophanum 2009
N-Acetyltyrosin **7.2**-5251
Acetyltyrosinethylester *R* 556
Acetyltyrosinethylester-Lösung (0,2 mol · l^{-1}) *R* 556
N-Acetyltyrosinum **7.2**-5251
Aciclovir 2013
Aciclovirum 2013
Acidi methacrylici et ethylis acrylatis polymerisati 1:1 dispersio 30 per centum **7.2**-5351
Acidi methacrylici et ethylis acrylatis polymerisatum 1:1 3682
Acidi methacrylici et methylis methacrylatis polymerisatum 1:1 . . . . **7.2**-5353
Acidi methacrylici et methylis methacrylatis polymerisatum 1:2 . . . . **7.2**-5354
Acidum aceticum glaciale 2933
Acidum acetylsalicylicum 2007
Acidum adipicum 2023
Acidum alginicum 2040
Acidum amidotrizoicum dihydricum 2079
Acidum 4-aminobenzoicum 2086
Acidum aminocaproicum 2088
Acidum ascorbicum 2157
Acidum asparticum 2163
Acidum benzoicum 2225
Acidum boricum 2288
Acidum caprylicum 2385
Acidum chenodeoxycholicum 2491
Acidum citricum anhydricum 2569
Acidum citricum monohydricum 2570
Acidum edeticum 2859
Acidum etacrynicum 2944
Acidum folicum 3086
Acidum fusidicum 3107
Acidum glutamicum 3144
Acidum hydrochloridum concentratum 4361
Acidum hydrochloridum dilutum 4362
Acidum iopanoicum 3350
Acidum iotalamicum 3354
Acidum ioxaglicum 3359
Acidum lacticum 3753
Acidum (S)-lacticum 3754
Acidum lactobionicum 3465
Acidum maleicum 3628
Acidum malicum 2024
Acidum medronicum ad radiopharmaceutica 1522
Acidum mefenamicum 3650
Acidum nalidixicum 3809
Acidum nicotinicum 3914
Acidum niflumicum 3917
Acidum nitricum 4360
Acidum oleicum 3962
Acidum oxolinicum 4012
Acidum palmiticum 4037

Acidum phosphoricum concentratum 4133
Acidum phosphoricum dilutum 4134
Acidum pipemidicum trihydricum 4152
Acidum salicylicum 4357
Acidum sorbicum 4409
Acidum stearicum 4447
Acidum sulfuricum 4368
Acidum tartaricum 4792
Acidum thiocticum 4565
Acidum tiaprofenicum 4585
Acidum tolfenamicum 4622
Acidum tranexamicum 4636
Acidum trichloraceticum 4656
Acidum undecylenicum 4710
Acidum ursodeoxycholicum 4715
Acidum valproicum 4729
Acitretin 2016
Acitretinum 2016
Acrylamid *R* 557
Acrylamid-Bisacrylamid-Lösung (29:1), 30-prozentige *R* 557
Acrylamid-Bisacrylamid-Lösung (36,5:1), 30-prozentige *R* 557
Acrylsäure *R* 557
Acteosid *R* **7.1**-4887
Adapalen 2018
Adapalenum 2018
Adenin 2020
Adenin *R* 557
Adeninum 2020
Adenosin 2021
Adenosin *R* 557
Adenosinum 2021
Adenovirose-Impfstoff (inaktiviert) für Hunde 1307
Adenovirose-Lebend-Impfstoff für Hunde 1308
Adenovirus-assoziierte, virusabgeleitete Vektoren zur Anwendung am Menschen (*siehe* 5.14) 1004
Adenovirus-Vektoren zur Anwendung am Menschen (*siehe* 5.14) 994
Adeps A 3-O-desacyl-4'-monophosphorylatus **7.2**-5299
Adeps lanae 4795
Adeps lanae cum aqua 4801
Adeps lanae hydrogenatus 4800
Adeps solidus 3199
Adipinsäure 2023
Adipinsäure *R* 557
Adrenalin/Epinephrin 2893
Adrenalinhydrogentartrat/Epinephrinhydrogentartrat 2895
Adrenalini tartras 2895
Adrenalinum 2893
Adrenalonhydrochlorid *R* 557
Adsorbat-Impfstoffe
– Gehaltsbestimmung von Aluminium (2.5.13) 195
– Gehaltsbestimmung von Calcium (2.5.14) 195
Äpfelsäure 2024
Aer medicinalis 3560
Aer medicinalis artificiosus 3563
AES (Atomemissionsspektrometrie) (*siehe* 2.2.22) 45
Aescin *R* 558
Aesculin *R* 558
Aether 2956
Aether anaestheticus 2956
Ätherische Öle
– Anisöl 1623
– Bitterfenchelkrautöl 1655
– Bitterfenchelöl 1658
– Cassiaöl 1676
– Citronellöl 1687
– Citronenöl 1688
– Eucalyptusöl 1707
– Kamillenöl 1763
– Kiefernnadelöl 1766
– Korianderöl 1774
– Kümmelöl 1776
– Latschenkiefernöl 1778
– Lavendelöl 1781
– Mandarinenschalenöl 1793
– Minzöl 1802
– Muskatellersalbeiöl 1806
– Muskatöl 1807
– Nelkenöl 1811
– Neroliöl/Bitterorangenblütenöl 1812
– Pfefferminzöl 1835
– Rosmarinöl 1847
– Spanisches Salbeiöl 1853
– Speiköl 1879
– Sternanisöl 1887
– Süßorangenschalenöl 1899
– Teebaumöl 1905
– Terpentinöl vom Strandkiefer-Typ 1907
– Thymianöl 1913
– Wacholderöl 1922
– Zimtblätteröl 1936
– Zimtöl **7.1**-4940
Ätherische Öle 1025
– fette Öle, verharzte ätherische Öle (2.8.7) 342
– fremde Ester (2.8.6) 342
– Gehaltsbestimmung von 1,8-Cineol (2.8.11) 343
– Geruch und Geschmack (2.8.8) 342
– Löslichkeit in Ethanol (2.8.10) 342
– Verdampfungsrückstand (2.8.9) 342
– Wasser in (2.8.5) 342
Ätherisches Öl in Drogen, Gehaltsbestimmung (2.8.12) 343
Aetherolea
– *Anisi aetheroleum* 1623
– *Anisi stellati aetheroleum* 1887
– *Aurantii dulcis aetheroleum* 1899
– *Carvi aetheroleum* 1776
– *Caryophylli floris aetheroleum* 1811
– *Cinnamomi cassiae aetheroleum* 1676
– *Cinnamomi zeylanici corticis aetheroleum* . . **7.1**-4940
– *Cinnamomi zeylanici folii aetheroleum* 1936
– *Citri reticulatae aetheroleum* 1793
– *Citronellae aetheroleum* 1687
– *Coriandri aetheroleum* 1774
– *Eucalypti aetheroleum* 1707
– *Foeniculi amari fructus aetheroleum* 1658
– *Foeniculi amari herbae aetheroleum* 1655
– *Iuniperi aetheroleum* 1922
– *Lavandulae aetheroleum* 1781
– *Limonis aetheroleum* 1688
– *Matricariae aetheroleum* 1763
– *Melaleucae aetheroleum* 1905
– *Menthae arvensis aetheroleum partim mentholum depletum* 1802
– *Menthae piperitae aetheroleum* 1835
– *Myristicae fragrantis aetheroleum* 1807
– *Neroli aetheroleum* 1812
– *Pini pumilionis aetheroleum* 1778
– *Pini silvestris aetheroleum* 1766
– *Rosmarini aetheroleum* 1847
– *Salviae lavandulifoliae aetheroleum* 1853
– *Salviae sclareae aetheroleum* 1806
– *Spicae aetheroleum* 1879
– *Terebinthinae aetheroleum e pino pinastro* 1907
– *Thymi aetheroleum* 1913
Aetherolea 1025
Aflatoxin B_1 *R* 558
Aflatoxin B_1, Bestimmung in pflanzlichen Drogen (2.8.18) 348
Afrikanische Pflaumenbaumrinde 1837
Agar 1615
Agar 1615
Agarose zur Chromatographie *R* 558

Agarose zur Chromatographie
– quer vernetzte *R* 558
– quer vernetzte *R* 1 558
Agarose zur Elektrophorese *R* 558
Agarose-Polyacrylamid *R* 558
Agni casti fructus 1804
Agnusid *R* 559
Agrimoniae herba 1816
Aktinobazillose-Impfstoff (inaktiviert) für Schweine 1310
Aktivierte Blutgerinnungsfaktoren (2.6.22) 261
Aktivkohle *R* 559
Alanin 2026
Alanin *R* 559
β-Alanin *R* 559
Alaninum 2026
Albendazol 2027
Albendazolum 2027
Albumin vom Menschen *R* 559
Albumini humani solutio 2028
[^{125}I]Albumin-Injektionslösung vom Menschen 1493
Albuminlösung
– vom Menschen 2028
– vom Menschen *R* 559
– vom Menschen *R* 1 559
Alchemillae herba 1717
Alcohol benzylicus 2228
Alcohol cetylicus 2482
Alcohol cetylicus et stearylicus 2485
Alcohol cetylicus et stearylicus emulsificans A **7.1**-4971
Alcohol cetylicus et stearylicus emulsificans B **7.1**-4972
Alcohol isopropylicus 4241
Alcohol oleicus **7.1**-5041
Alcohol stearylicus 4448
Alcoholes adipis lanae 4803
Alcuronii chloridum 2031
Alcuroniumchlorid 2031
Aldehyddehydrogenase *R* 559
Aldehyddehydrogenase-Lösung *R* 559
Aldrin *R* 559
Aleuritinsäure *R* 559
Alexandriner-Sennesfrüchte 1867
Alfacalcidol **7.2**-5253
Alfacalcidolum **7.2**-5253
Alfadex 2034
Alfadexum 2034
Alfentanilhydrochlorid 2036
Alfentanili hydrochloridum 2036
Alfuzosinhydrochlorid 2038
Alfuzosini hydrochloridum 2038
Algeldrat/Aluminiumoxid, wasserhaltiges 2069
Alginsäure 2040
Alizarin S *R* 559
Alizarin-S-Lösung *R* 560
Alkalisch reagierende Substanzen in fetten Ölen, Grenzprüfung (2.4.19) 166
Alkaloide, Identitätsreaktion (*siehe* 2.3.1) 149
Allantoin 2041
Allantoinum 2041
Allergenzubereitungen 1027
Allgemeine Abkürzungen und Symbole (1.5) 11
Allgemeine Kapitel (1.3) 8
Allgemeine Methoden (2) 17
Allgemeine Monographien
– Ätherische Öle 1025
– DNA-rekombinationstechnisch hergestellte Produkte 1030
– Extrakte 1033
– Fermentationsprodukte 1037
– Immunsera für Tiere 1042
– Immunsera von Tieren zur Anwendung am Menschen 1038
– Impfstoffe für Menschen 1046
– Impfstoffe für Tiere **7.2**-5189
– Monoklonale Antikörper für Menschen 1058
– Pflanzliche Drogen 1062
– Pflanzliche Drogen zur Teebereitung 1064
– Pflanzliche fette Öle 1064
– Produkte mit dem Risiko der Übertragung von Erregern der spongiformen Enzephalopathie tierischen Ursprungs 1067
– Radioaktive Arzneimittel 1067
– Substanzen zur pharmazeutischen Verwendung 1075
– Zubereitungen aus pflanzlichen Drogen 1063
Allgemeine Monographien, Erläuterung (*siehe* 1.1) 5
Allgemeine Texte
– zu Impfstoffen und anderen biologischen Produkten (5.2) 841
7.1-4889
– zur Sterilität und mikrobiologischen Qualität (5.1) 807
Allgemeine Vorschriften (1) 3
Allgemeines (1.1) 5
Allii sativi bulbi pulvis 1769
Allium sativum ad praeparationes homoeopathicas 1975
Allopurinol 2042
Allopurinolum 2042
Almagat 2045
Almagatum 2045
Aloe
– Curaçao- 1616
– Kap- 1617
Aloe barbadensis 1616
Aloe capensis 1617
Aloes extractum siccum normatum 1618
Aloetrockenextrakt, eingestellter 1618
Aloin *R* 560
Alprazolam 2047
Alprazolamum 2047
Alprenololhydrochlorid 2049
Alprenololi hydrochloridum 2049
Alprostadil 2051
Alprostadilum 2051
Alteplase zur Injektion 2054
Alteplasum ad iniectabile 2054
Alternative Methoden zur Kontrolle der mikrobiologischen Qualität (5.1.6) 817
Althaeae folium 1695
Althaeae radix 1696
Altizid 2059
Altizidum 2059
Alttuberkulin zur Anwendung am Menschen 2060
Alumen 2065
Aluminii chloridum hexahydricum 2063
Aluminii hydroxidum hydricum ad adsorptionem 2063
Aluminii magnesii silicas 2066
Aluminii natrii silicas 2067
Aluminii oxidum hydricum 2069
Aluminii phosphas hydricus 2070
Aluminii phosphatis liquamen 2071
Aluminii sulfas 2072
Aluminium *R* 560
Aluminium
– Grenzprüfung (2.4.17) 165
– Identitätsreaktion (*siehe* 2.3.1) 149
– in Adsorbat-Impfstoffen (2.5.13) 195
– komplexometrische Titration (*siehe* 2.5.11) 193
Aluminiumchlorid *R* 560
Aluminiumchlorid-Hexahydrat 2063
Aluminiumchlorid-Lösung *R* 560
Aluminiumchlorid-Reagenz *R* 560
Aluminiumhydroxid zur Adsorption, wasserhaltiges 2063
Aluminiumkaliumsulfat 2065
Aluminiumkaliumsulfat *R* 560

Aluminium-Lösung (2 ppm Al) *R* . . . 781
Aluminium-Lösung (10 ppm Al) *R* . . . 781
Aluminium-Lösung (100 ppm Al) *R* . . . 781
Aluminium-Lösung (200 ppm Al) *R* . . . 781
Aluminium-Magnesium-Silicat . . . 2066
Aluminium-Natrium-Silicat . . . 2067
Aluminiumnitrat *R* . . . 560
Aluminiumoxid
– basisches *R* . . . 560
– neutrales *R* . . . 560
– wasserfreies *R* . . . 560
– wasserhaltiges/Algeldrat . . . 2069
Aluminiumphosphat, wasserhaltiges . . . 2070
Aluminiumphosphat-Gel . . . 2071
Aluminiumsulfat . . . 2072
Alverincitrat . . . 2073
Alverini citras . . . 2073
Amantadinhydrochlorid . . . 2075
Amantadini hydrochloridum . . . 2075
Ambroxolhydrochlorid . . . 2076
Ambroxoli hydrochloridum . . . 2076
Ameisensäure, wasserfreie *R* . . . 560
Americium-243-Spikelösung *R* . . . 561
Amfetamini sulfas . . . 2078
Amfetaminsulfat . . . 2078
Amidoschwarz 10B *R* . . . 561
Amidoschwarz-10B-Lösung *R* . . . 561
Amidotrizoesäure-Dihydrat . . . 2079
Amikacin . . . 2081
Amikacini sulfas . . . **7.1**-4953
Amikacinsulfat . . . **7.1**-4953
Amikacinum . . . 2081
Amiloridhydrochlorid . . . 2085
Amiloridi hydrochloridum . . . 2085
Amine, primäre aromatische, Identitätsreaktion (*siehe* 2.3.1) . . . 149
Aminoazobenzol *R* . . . 561
Aminobenzoesäure *R* . . . 561
2-Aminobenzoesäure *R* . . . 561
3-Aminobenzoesäure *R* . . . 561
4-Aminobenzoesäure . . . 2086
Aminobenzoesäure-Lösung *R* . . . 561
N-(4-Aminobenzoyl)-L-glutaminsäure *R* . . . 561
Aminobutanol *R* . . . 562
4-Aminobutansäure *R* . . . 562
Aminocapronsäure . . . 2088
Aminochlorbenzophenon *R* . . . 562
Aminoethanol *R* . . . 562
4-Aminofolsäure *R* . . . 562
Aminoglutethimid . . . 2089
Aminoglutethimidum . . . 2089
6-Aminohexansäure *R* . . . 562
Aminohippursäure *R* . . . 562
Aminohippursäure-Reagenz *R* . . . 562
Aminohydroxynaphthalinsulfonsäure *R* . . . 562
Aminohydroxynaphthalinsulfonsäure-Lösung *R* . . . 563
cis-Aminoindanol *R* . . . 563
Aminomethylalizarindiessigsäure *R* . . . 563
Aminomethylalizarindiessigsäure-Lösung *R* . . . 563
Aminomethylalizarindiessigsäure-Reagenz *R* . . . 563
4-(Aminomethyl)benzoesäure *R* . . . 563
Aminonitrobenzophenon *R* . . . 563
6-Aminopenicillinsäure *R* . . . 564
Aminophenazon *R* . . . 564
2-Aminophenol *R* . . . 564
3-Aminophenol *R* . . . 564
4-Aminophenol *R* . . . 564
Aminopolyether *R* . . . 564
Aminopropanol *R* . . . 564
3-Aminopropionsäure *R* . . . 564
Aminopyrazolon *R* . . . 564
Aminopyrazolon-Lösung *R* . . . 565
Aminosäurenanalyse (2.2.56) . . . 123
Amiodaronhydrochlorid . . . 2092
Amiodaroni hydrochloridum . . . 2092
Amisulprid . . . 2094
Amisulpridum . . . 2094
Amitriptylinhydrochlorid . . . 2096
Amitriptylini hydrochloridum . . . 2096
Amlodipinbesilat . . . 2098
Amlodipini besilas . . . 2098
Ammoniae solutio concentrata . . . 2100
Ammoniae[^{13}N] solutio iniectabilis . . . 1494
[^{13}N]Ammoniak-Injektionslösung . . . 1494
Ammoniak-Lösung *R* . . . 565
Ammoniak-Lösung
– bleifreie *R* . . . 565
– konzentrierte . . . 2100
– konzentrierte *R* . . . 565
– konzentrierte *R* 1 . . . 565
– verdünnte *R* 1 . . . 565
– verdünnte *R* 2 . . . 565
– verdünnte *R* 3 . . . 565
– verdünnte *R* 4 . . . 565
Ammonii bromidum . . . 2102
Ammonii chloridum . . . 2103
Ammonii glycyrrhizas . . . 2104
Ammonii hydrogenocarbonas . . . 2105
Ammonio methacrylatis copolymerum A . . . 2106
Ammonio methacrylatis copolymerum B . . . 2107
Ammonium, Grenzprüfung (2.4.1) . . . 157
Ammoniumacetat *R* . . . 565
Ammoniumacetat-Lösung *R* . . . 565
Ammoniumbituminosulfonat . . . 2101
Ammoniumbromid . . . 2102
(1*R*)-(–)-Ammoniumcampher-10-sulfonat *R* . . . 565
Ammoniumcarbamat *R* . . . 566
Ammoniumcarbonat *R* . . . 566
Ammoniumcarbonat-Lösung *R* . . . 566
Ammoniumcarbonat-Lösung *R* 1 . . . 566
Ammoniumcarbonat-Pufferlösung pH 10,3 (0,1 mol · l^{-1}) *R* . . . 794
Ammoniumcer(IV)-nitrat *R* . . . 566
Ammoniumcer(IV)-nitrat-Lösung (0,01 mol · l^{-1}) . . . 798
Ammoniumcer(IV)-nitrat-Lösung (0,1 mol · l^{-1}) . . . 798
Ammoniumcer(IV)-sulfat *R* . . . 566
Ammoniumcer(IV)-sulfat-Lösung (0,01 mol · l^{-1}) . . . 798
Ammoniumcer(IV)-sulfat-Lösung (0,1 mol · l^{-1}) . . . 798
Ammoniumchlorid . . . 2103
Ammoniumchlorid *R* . . . 566
Ammoniumchlorid-Lösung *R* . . . 566
Ammoniumchlorid-Pufferlösung pH 9,5 *R* . . . 794
Ammoniumchlorid-Pufferlösung pH 10,0 *R* . . . 794
Ammoniumchlorid-Pufferlösung pH 10,4 *R* . . . 794
Ammoniumchlorid-Pufferlösung pH 10,7 *R* . . . 795
Ammoniumcitrat *R* . . . 566
Ammoniumdihydrogenphosphat *R* . . . 566
Ammoniumeisen(II)-sulfat *R* . . . 566
Ammoniumeisen(III)-sulfat *R* . . . 566
Ammoniumeisen(III)-sulfat-Lösung *R* 2 . . . 566
Ammoniumeisen(III)-sulfat-Lösung *R* 5 . . . 566
Ammoniumeisen(III)-sulfat-Lösung *R* 6 . . . 567
Ammoniumeisen(III)-sulfat-Lösung (0,1 mol · l^{-1}) . . . 798
Ammoniumformiat *R* . . . 567
Ammoniumglycyrrhizat . . . 2104
Ammoniumhexafluorogermanat(IV) *R* . . . 567
Ammoniumhydrogencarbonat . . . 2105
Ammoniumhydrogencarbonat *R* . . . 567
Ammonium-Lösung (1 ppm NH_4) *R* . . . 782
Ammonium-Lösung (2,5 ppm NH_4) *R* . . . 782
Ammonium-Lösung (3 ppm NH_4) *R* . . . 782
Ammonium-Lösung (100 ppm NH_4) *R* . . . 781
Ammoniummethacrylat-Copolymer (Typ A) . . . 2106
Ammoniummethacrylat-Copolymer (Typ B) . . . 2107
Ammoniummolybdat *R* . . . 567
Ammoniummolybdat-Lösung *R* . . . 567
Ammoniummolybdat-Lösung *R* 2 . . . 567

Ammoniummolybdat-Lösung *R* 3 567
Ammoniummolybdat-Lösung *R* 4 567
Ammoniummolybdat-Lösung *R* 5 567
Ammoniummolybdat-Lösung *R* 6 567
Ammoniummolybdat-Reagenz *R* 567
Ammoniummolybdat-Reagenz *R* 1 567
Ammoniummolybdat-Reagenz *R* 2 567
Ammoniummonohydrogenphosphat *R* 568
Ammoniumnitrat *R* 568
Ammoniumnitrat *R* 1 568
Ammoniumoxalat *R* 568
Ammoniumoxalat-Lösung *R* 568
Ammoniumpersulfat *R* 568
Ammoniumpyrrolidincarbodithioat *R* 568
Ammoniumsalze
– Identitätsreaktion (*siehe* 2.3.1) 149
– und Salze flüchtiger Basen, Identitätsreaktion (*siehe* 2.3.1) 149
Ammoniumsulfamat *R* 568
Ammoniumsulfat *R* 568
Ammoniumsulfid-Lösung *R* 568
Ammoniumthiocyanat *R* 568
Ammoniumthiocyanat-Lösung *R* 568
Ammoniumthiocyanat-Lösung (0,1 mol · l^{-1}) 798
Ammoniumvanadat *R* 569
Ammoniumvanadat-Lösung *R* 569
Amobarbital 2109
Amobarbital-Natrium 2110
Amobarbitalum 2109
Amobarbitalum natricum 2110
Amorphe Insulin-Zink-Suspension zur Injektion 3323
Amoxicillin-Natrium 2114
Amoxicillin-Trihydrat 2111
Amoxicillin-Trihydrat *R* 569
Amoxicillinum natricum 2114
Amoxicillinum trihydricum 2111
Amperometrie (2.2.19) 44
Amphotericin B 2117
Amphotericinum B 2117
Ampicillin, wasserfreies 2120
Ampicillin-Natrium 2125
Ampicillin-Trihydrat 2123
Ampicillinum anhydricum 2120
Ampicillinum natricum 2125
Ampicillinum trihydricum 2123
Amplifikation von Nukleinsäuren
– Nachweis von Mykoplasmen (*siehe* 2.6.7) 222
– Verfahren (2.6.21) 254
Amygdalae oleum raffinatum 3634
Amygdalae oleum virginale 3633
Amyla
– *Amyla hydroxyethyla* 3257
– *Amylum hydroxypropylum* 3266
– *Amylum pregelificatum* 4442
– *Maydis amylum* 3626
– *Oryzae amylum* 4297
– *Pisi amylum* 2899
– *Solani amylum* 3435
– *Tritici amylum* 4794
Amyla hydroxyethyla 3257
tert-Amylalkohol *R* 569
α-Amylase *R* 569
α-Amylase-Lösung *R* 569
Amylmetacresol 2129
Amylmetacresolum 2129
Amylum hydroxypropylum 3266
Amylum pregelificatum 4442
β-Amyrin *R* 569
Anämie-Lebend-Impfstoff für Hühner, Infektiöse- 1313
Analysensiebe (*siehe* 2.9.38) 438
Andornkraut 1619
Anethol *R* 569
Angelicae radix 1621
Angelikawurzel 1621
Anilin *R* 569
Anilinhydrochlorid *R* 569
Anionenaustauscher *R* 569
Anionenaustauscher *R* 1 570
Anionenaustauscher *R* 2 570
Anionenaustauscher
– schwacher *R* 570
– stark basischer *R* 570
– zur Chromatographie, stark basischer *R* 570
Anis 1622
Anisaldehyd *R* 570
Anisaldehyd-Reagenz *R* 570
Anisaldehyd-Reagenz *R* 1 570
Anisi aetheroleum 1623
Anisi fructus 1622
Anisi stellati aetheroleum 1887
Anisi stellati fructus 1885
p-Anisidin *R* 570
Anisidinzahl (2.5.36) 208
Anisketon *R* 570
Anisöl 1623
Anomale Toxizität
– Prüfung (2.6.9) 226
– Prüfung von Sera und Impfstoffen für Menschen (*siehe* 2.6.9) 226
Antazolinhydrochlorid 2131
Antazolini hydrochloridum 2131
Anthracen *R* 571
Anthranilsäure *R* 571
Anthron *R* 571
Anti-A- und Anti-B-Hämagglutinine (2.6.20) **7.2**-5169
Antibiotika, mikrobiologische Wertbestimmung (2.7.2) 287
Anticorpora monoclonalia ad usum humanum 1058
Anti-D-Antikörper in Immunglobulin vom Menschen, Prüfung (2.6.26) **7.2**-5170
Anti-D-Immunglobulin vom Menschen 2132
– Bestimmung der Wirksamkeit (2.7.13) 313
– zur intravenösen Anwendung 2133
Antikörper für Menschen, monoklonale 1058
Antimon, Identitätsreaktion (*siehe* 2.3.1) 149
Antimon(III)-chlorid *R* 571
Antimon(III)-chlorid-Lösung *R* 571
Antimon(III)-chlorid-Lösung *R* 1 571
Antimon-Lösung (1 ppm Sb) *R* 782
Antimon-Lösung (100 ppm Sb) *R* 782
Antithrombin III *R* 571
Antithrombin III vom Menschen, Wertbestimmung (2.7.17) 318
Antithrombin-III-Konzentrat vom Menschen 2134
Antithrombin-III-Lösung *R* 1 571
Antithrombin-III-Lösung *R* 2 571
Antithrombin-III-Lösung *R* 3 571
Antithrombin-III-Lösung *R* 4 571
Antithrombinum III humanum densatum 2134
Anti-T-Lymphozyten-Immunglobulin vom Tier zur Anwendung am Menschen 2136
Anwendung des F_0-Konzepts auf die Dampfsterilisation von wässrigen Zubereitungen (5.1.5) 816
Apigenin *R* 572
Apigenin-7-glucosid *R* 572
Apis mellifera ad praeparationes homoeopathicas 1972
Apomorphinhydrochlorid 2141
Apomorphini hydrochloridum 2141
Aprotinin 2143
Aprotinin *R* 572
Aprotinini solutio concentrata 2146
Aprotinin-Lösung, konzentrierte 2146
Aprotininum 2143
Aqua ad dilutionem solutionum concentratarum ad haemodialysim 4788

Aqua ad iniectabilia 4784
Aqua purificata 4778
Aqua valde purificata 4781
Aquae[^{15}O] solutio iniectabilis 1587
Aquae tritiatae[^{3}H] solutio iniectabilis 1589
Arabinose *R* 572
Arabisches Gummi 1734
Arabisches Gummi, sprühgetrocknetes 3181
Arachidis oleum hydrogenatum 2900
Arachidis oleum raffinatum **7.2**-5313
Arachidylalkohol *R* 572
Arbeitssaatgut (*siehe* 5.2.1) 843
Arbeitssaatzellgut (*siehe* 5.2.1) 843
Arbeitszellbank (*siehe* 5.2.1) 843
Arbutin *R* 572
Argenti nitras 4388
Argentum colloidale ad usum externum 4387
Arginin 2150
Arginin *R* 572
Argininaspartat 2151
Argininhydrochlorid 2152
Arginini aspartas 2151
Arginini hydrochloridum 2152
Argininum 2150
Argon 2153
Argon *R* 573
Argon *R* 1 573
Argon 2153
Argon zur Chromatographie *R* 573
Aristolochiasäuren in pflanzlichen Drogen, Prüfung (2.8.21) 352
Arnicae flos 1626
Arnicae tinctura 1628
Arnikablüten 1626
Arnikatinktur 1628
Aromadendren *R* 573
Arsen
– Grenzprüfung (2.4.2) 157
– Identitätsreaktion (*siehe* 2.3.1) 150
Arsenii trioxidum ad praeparationes homoeopathicas 1963
Arsen(III)-oxid *R* 573
Arsen(III)-oxid *RV* 797
Arsen(III)-oxid für homöopathische Zubereitungen 1963
Arsen-Lösung (0,1 ppm As) *R* 782
Arsen-Lösung (1 ppm As) *R* 782
Arsen-Lösung (10 ppm As) *R* 782
Articainhydrochlorid **7.1**-4955
Articaini hydrochloridum **7.1**-4955
Artischockenblätter 1630
Artischockenblättertrockenextrakt 1632
Arzneimittel-Vormischungen zur veterinärmedizinischen Anwendung 1082
Arzneiträger (*siehe* Homöopathische Zubereitungen) **7.2**-5231
Asche
– Grenzprüfung (2.4.16) 165
– salzsäureunlösliche (2.8.1) 341
Ascorbinsäure 2157
Ascorbinsäure *R* 573
Ascorbinsäure-Lösung *R* 573
Ascorbylis palmitas 4037
Aseptische Bedingungen, Herstellung unter (*siehe* 5.1.1) 811
Asiaticosid *R* 573
Asiatisches Wassernabelkraut 1923
Asparagin-Monohydrat 2160
Asparaginum monohydricum 2160
Aspartam 2161
Aspartamum 2161
Aspartinsäure 2163
Aspartinsäure *R* 573
L-Aspartyl-L-phenylalanin *R* 574
*Astragali mongholici radix** 1685
Astragalosid IV *R* 574
Atenolol 2164
Atenololum 2164
Atomabsorptionsspektrometrie (2.2.23) 47
Atomemissionsspektrometrie (2.2.22) 45
Atomemissionsspektrometrie mit induktiv gekoppeltem Plasma (2.2.57) 132
Atommasse, relative, Erläuterung (*siehe* 1.4) 8
Atorvastatin-Calcium-Trihydrat **7.1**-4957
Atorvastatinum calcicum trihydricum **7.1**-4957
Atracurii besilas 2167
Atracuriumbesilat 2167
Atropin 2170
Atropini sulfas 2172
Atropinsulfat 2172
Atropinsulfat *R* 574
Atropinum 2170
Aucubin *R* 574
Auge, Zubereitungen zur Anwendung am
– Augenbäder 1113
– Augeninserte 1114
– Augentropfen 1112
– halbfeste Zubereitungen 1114
– Pulver für Augenbäder 1113
– Pulver für Augentropfen 1113
Aujeszky'sche-Krankheit-Impfstoff (inaktiviert) für Schweine 1315
Aujeszky'sche-Krankheit-Lebend-Impfstoff zur parenteralen Anwendung für Schweine 1318
Aurantii amari epicarpii et mesocarpii tinctura 1663
Aurantii amari epicarpium et mesocarpium 1662
Aurantii amari flos 1660
Aurantii dulcis aetheroleum 1899
Auricularia **7.1**-4921
Ausgangsstoffe (*siehe* Homöopathische Zubereitungen) **7.2**-5231
Ausschlusschromatographie (2.2.30) 62
Aviäre Virusimpfstoffe: Prüfungen auf fremde Agenzien in Saatgut (2.6.24) 262
Aviäre Virus-Lebend-Impfstoffe: Prüfungen auf fremde Agenzien in Chargen von Fertigprodukten (2.6.25) 266
Aviäre-Encephalomyelitis-Lebend-Impfstoff, Infektiöse- 1322
Aviäre-Laryngotracheitis-Lebend-Impfstoff, Infektiöse- 1324
Aviäres Tuberkulin, gereinigtes (*siehe* Tuberkulin aus *Mycobacterium avium*, gereinigtes) 4691
Aviäres-Paramyxovirus-3-Impfstoff (inaktiviert) 1326
Azaperon für Tiere 2174
Azaperonum ad usum veterinarium 2174
Azathioprin 2176
Azathioprinum 2176
Azelastinhydrochlorid 2177
Azelastini hydrochloridum 2177
Azithromycin 2179
Azithromycinum 2179
Azomethin H *R* 574
Azomethin-H-Lösung *R* 574

B

Bacampicillinhydrochlorid 2185
Bacampicillini hydrochloridum 2185
Bacitracin 2188
Bacitracinum 2188
Bacitracinum zincum 2191
Bacitracin-Zink 2191
Baclofen 2194
Baclofenum 2194
Bärentraubenblätter **7.1**-4925

Baicalin *R* 7.1-4887
Baikal-Helmkraut-Wurzel* 7.1-4926
Bakterielle Impfstoffe (*siehe* Impfstoffe für Tiere) 1051
Bakterielle Toxoide (*siehe* Impfstoffe für Tiere) 1051
Bakterien-Endotoxine
– Empfehlungen zur Durchführung der Prüfung (5.1.10) 836
– Nachweis mit Gelbildungsmethoden (*siehe* 2.6.14) 242
– Nachweis mit photometrischen Methoden (*siehe* 2.6.14) 244
– Prüfung (2.6.14) 240
Bakterienzellen für die Herstellung von Plasmid-Vektoren zur Anwendung am Menschen (*siehe* 5.14) 993
Baldriantinktur 1635
Baldriantrockenextrakt
– mit wässrig-alkoholischen Mischungen hergestellter 7.1-4928
– mit Wasser hergestellter 1636
Baldrianwurzel 1638
Baldrianwurzel, geschnittene 1640
Ballotae nigrae herba 7.2-5226
Balsamum peruvianum 1831
Balsamum tolutanum 1915
Bambuterolhydrochlorid 2196
Bambuteroli hydrochloridum 2196
Barbaloin *R* 574
Barbital 2197
Barbital *R* 574
Barbital-Natrium *R* 574
Barbital-Pufferlösung pH 7,4 *R* 792
Barbital-Pufferlösung pH 8,4 *R* 794
Barbital-Pufferlösung pH 8,6 *R* 1 794
Barbitalum 2197
Barbiturate, nicht am Stickstoff substituierte, Identitätsreaktion (*siehe* 2.3.1) 150
Barbitursäure *R* 574
Barii chloridum dihydricum ad praeparationes homoeopathicas 1963
Barii sulfas 2198
Bariumacetat *R* 575
Bariumcarbonat *R* 575
Bariumchlorid *R* 575
Bariumchlorid-Dihydrat für homöopathische Zubereitungen 1963
Bariumchlorid-Lösung *R* 1 575
Bariumchlorid-Lösung *R* 2 575
Bariumchlorid-Lösung (0,1 mol · l^{-1}) 798
Bariumhydroxid *R* 575
Bariumhydroxid-Lösung *R* 575
Barium-Lösung (0,1 % Ba) *R* 782
Barium-Lösung (2 ppm Ba) *R* 782
Barium-Lösung (50 ppm Ba) *R* 782
Bariumnitrat *R* 575
Bariumperchlorat-Lösung (0,025 mol · l^{-1}) 798
Bariumperchlorat-Lösung (0,05 mol · l^{-1}) 798
Bariumsulfat 2198
Bariumsulfat *R* 575
Baumwollsamenöl, hydriertes 2199
BCA, bicinchoninic acid (*siehe* 2.5.33) 205
BCA-Methode (*siehe* 2.5.33) 205
BCG ad immunocurationem 1143
BCG zur Immuntherapie 1143
BCG-Impfstoff (gefriergetrocknet) 1141
Beclometasondipropionat, wasserfreies 2200
Beclometasondipropionat-Monohydrat 2203
Beclometasoni dipropionas anhydricus 2200
Beclometasoni dipropionas monohydricus 2203
Begriffe
– in Allgemeinen Kapiteln und Monographien sowie Erläuterungen (1.2) 7
– vereinbarte (*siehe* 1.1) 6
Behältnisse (3.2) 507
Behältnisse, Allgemeines (*siehe* 1.3) 8
Belladonnablätter 1642
Belladonnablättertrockenextrakt, eingestellter 1644
Belladonnae folii extractum siccum normatum 1644
Belladonnae folii tinctura normata 1647
Belladonnae folium 1642
Belladonnae pulvis normatus 1646
Belladonnapulver, eingestelltes 1646
Belladonnatinktur, eingestellte 1647
Benazeprilhydrochlorid 2206
Benazeprili hydrochloridum 2206
Bendroflumethiazid 2208
Bendroflumethiazidum 2208
Benetzbarkeit von Pulvern und anderen porösen Feststoffen (2.9.45) 450
Benperidol 7.2-5257
Benperidolum 7.2-5257
Benserazidhydrochlorid 2213
Benserazidi hydrochloridum 2213
Bentonit 2215
Bentonitum 2215
Benzalaceton *R* 575
Benzaldehyd *R* 575
Benzalkonii chloridi solutio 7.1-4965
Benzalkonii chloridum 7.1-4963
Benzalkoniumchlorid 7.1-4963
Benzalkoniumchlorid-Lösung 7.1-4965
Benzbromaron 2221
Benzbromaronum 2221
Benzethonii chloridum 2223
Benzethoniumchlorid 2223
Benzethoniumchlorid *R* 575
Benzethoniumchlorid-Lösung (0,004 mol · l^{-1}) 798
Benzidin *R* 575
Benzil *R* 576
Benzoat, Identitätsreaktion (*siehe* 2.3.1) 150
Benzocain 2224
Benzocain *R* 576
Benzocainum 2224
1,4-Benzochinon *R* 576
Benzoe
– Siam- 1649
– Sumatra- 1651
Benzoe sumatranus 1651
Benzoe tonkinensis 1649
Benzoesäure 2225
Benzoesäure *R* 576
Benzoesäure *RV* 797
Benzoe-Tinktur
– Siam- 1650
– Sumatra- 1653
Benzoin *R* 576
Benzois sumatrani tinctura 1653
Benzois tonkinensis tinctura 1650
Benzol *R* 576
Benzol-1,2,4-triol *R* 576
Benzophenon *R* 576
Benzoylargininethylesterhydrochlorid *R* 576
Benzoylchlorid *R* 577
Benzoylis peroxidum cum aqua 2226
Benzoylperoxid, wasserhaltiges 2226
N-Benzoyl-L-prolyl-L-phenylalanyl-L-arginin-(4-nitroanilid)-acetat *R* 577
3-Benzoylpropionsäure *R* 577
2-Benzoylpyridin *R* 577
Benzylalkohol 2228
Benzylalkohol *R* 577
Benzylbenzoat 2230
Benzylbenzoat *R* 577

Benzylcinnamat *R* . . . 577
Benzylcyanid *R* . . . 577
Benzylether *R* . . . 577
Benzylis benzoas . . . 2230
Benzylpenicillin-Benzathin . . . 2231
Benzylpenicillin-Kalium . . . 2233
Benzylpenicillin-Natrium . . . 2235
Benzylpenicillin-Natrium *R* . . . 577
Benzylpenicillin-Procain . . . 2238
Benzylpenicillinum benzathinum . . . 2231
Benzylpenicillinum kalicum . . . 2233
Benzylpenicillinum natricum . . . 2235
Benzylpenicillinum procainum . . . 2238
2-Benzylpyridin *R* . . . 578
Benzyltrimethylammoniumchlorid *R* . . . 578
Berberinchlorid *R* . . . 578
Bergapten *R* . . . 578
Bernsteinsäure *R* . . . 578
Beschriftung, Erläuterung (*siehe* 1.4) . . . 10
Bestimmung
– der Aktivität von Interferonen (5.6) . . . 943
– der antikomplementären Aktivität von Immunglobulin (2.6.17) . . . 249
– der Dichte von Feststoffen mit Hilfe von Gaspyknometern (2.9.23) . . . 404
– der Fettsäurenzusammensetzung von Omega-3-Säuren-reichen Ölen (2.4.29) . . . 180
– der Ionenkonzentration unter Verwendung ionenselektiver Elektroden (2.2.36) . . . 78
– der koloniebildenden hämatopoetischen Vorläuferzellen vom Menschen (2.7.28) . . . 331
– der Kristallinität (*siehe* 5.16) . . . **7.2**-5183
– der Partikelgröße durch Laserdiffraktometrie (2.9.31) . . . 413
– der Partikelgrößenverteilung durch analytisches Sieben (2.9.38) . . . 438
– der Porosität und Porengrößenverteilung von Feststoffen durch Quecksilberporosimetrie (2.9.32) . . . 418
– der Sorptions-Desorptions-Isothermen und der Wasseraktivität; Wechselwirkungen von Wasser mit Feststoffen (2.9.39) . . . **7.1**-4878
– der spezifischen Oberfläche durch Gasadsorption (2.9.26) . . . 407
– der spezifischen Oberfläche durch Luftpermeabilität (2.9.14) . . . 381
– des entnehmbaren Volumens von Parenteralia (2.9.17) . . . 384
– des Gerbstoffgehalts pflanzlicher Drogen (2.8.14) . . . 346
– von Aflatoxin B_1 in pflanzlichen Drogen (2.8.18) . . . 348
– von Ochratoxin A in pflanzlichen Drogen (2.8.22) . . . 355
– von Wasser durch Destillation (2.2.13) . . . 40
Bestimmung der Wirksamkeit
– von Anti-D-Immunglobulin vom Menschen (2.7.13) . . . 313
– von Diphtherie-Adsorbat-Impfstoff (2.7.6) . . . 295
– von Ganzzell-Pertussis-Impfstoff (2.7.7) . . . **7.2**-5175
– von Hepatitis-A-Impfstoff (2.7.14) . . . 316
– von Hepatitis-B-Impfstoff (rDNA) (2.7.15) . . . 317
– von Pertussis-Impfstoff (azellulär) (2.7.16) . . . 317
– von Tetanus-Adsorbat-Impfstoff (2.7.8) . . . 302
Betacarotenum . . . 2240
Betacarotin . . . 2240
Betacyclodextrin (*siehe* Betadex) . . . 2241
Betadex . . . 2241
Betadexum . . . 2241
Betahistindihydrochlorid . . . 2243
Betahistindimesilat . . . 2245
Betahistini dihydrochloridum . . . 2243
Betahistini mesilas . . . 2245
Betamethason . . . 2246
Betamethasonacetat . . . 2249
Betamethasondihydrogenphosphat-Dinatrium . . . 2251
Betamethasondipropionat . . . 2253
Betamethasoni acetas . . . 2249
Betamethasoni dipropionas . . . 2253
Betamethasoni natrii phosphas . . . 2251
Betamethasoni valeras . . . 2255
Betamethasonum . . . 2246
Betamethasonvalerat . . . 2255
Betaxololhydrochlorid . . . **7.2**-5259
Betaxololi hydrochloridum . . . **7.2**-5259
Betulae folium . . . 1653
Betulin *R* . . . 578
Bewertung
– der Unschädlichkeit jeder Charge von Impfstoffen und Immunsera für Tiere (5.2.9) . . . 875
– der Unschädlichkeit von Impfstoffen und Immunsera für Tiere (5.2.6) . . . 857
– der Wirksamkeit von Impfstoffen und Immunsera für Tiere (5.2.7) . . . 860
Bezafibrat . . . 2259
Bezafibratum . . . 2259
Bezeichnungen, vereinbarte (*siehe* 1.1) . . . 6
Bibenzyl *R* . . . 578
Bicinchoninsäure-Methode (*siehe* 2.5.33) . . . 205
Bifonazol . . . 2261
Bifonazolum . . . 2261
Bilsenkraut für homöopathische Zubereitungen . . . 1964
Bioindikatoren zur Überprüfung der Sterilisationsmethoden (5.1.2) . . . 812
Biologische Wertbestimmungen und Reinheitsprüfungen, statistische Auswertung der Ergebnisse (5.3) . . . 877
Biologische Wertbestimmungsmethoden (2.7) . . . 283 **7.2**-5173
Biotin . . . 2262
Biotinum . . . 2262
Biperidenhydrochlorid . . . 2264
Biperideni hydrochloridum . . . 2264
Biphasische Insulin-Suspension zur Injektion . . . 3320
Biphenyl *R* . . . 578
4-Biphenylol *R* . . . 579
Birkenblätter . . . 1653
(–)-α-Bisabolol *R* . . . 579
Bisacodyl . . . 2266
Bisacodylum . . . 2266
Bisbenzimid *R* . . . 579
Bisbenzimid-Lösung *R* . . . 579
Bisbenzimid-Stammlösung *R* . . . 579
Bismut
– Identitätsreaktion (*siehe* 2.3.1) . . . 150
– komplexometrische Titration (*siehe* 2.5.11) . . . 193
Bismutcarbonat, basisches . . . 2268
Bismutgallat, basisches . . . 2269
Bismuthi subcarbonas . . . 2268
Bismuthi subgallas . . . 2269
Bismuthi subnitras ponderosus . . . 2270
Bismuthi subsalicylas . . . 2272
Bismut-Lösung (100 ppm Bi) *R* . . . 782
Bismutnitrat
– basisches *R* . . . 579
– basisches *R* 1 . . . 579
– schweres, basisches . . . 2270
Bismutnitrat-Lösung *R* . . . 579
Bismutnitrat-Lösung (0,01 mol · l^{-1}) . . . 798
Bismutnitrat-Pentahydrat *R* . . . 579
Bismutsalicylat, basisches . . . 2272
Bisoprololfumarat . . . 2273
Bisoprololi fumaras . . . 2273
*Bistortae rhizoma** . . . 1860
N,O-Bis(trimethylsilyl)acetamid *R* . . . 579
N,O-Bis(trimethylsilyl)trifluoracetamid *R* . . . 580
Bitterer Fenchel . . . 1713
Bitterfenchelkrautöl . . . 1655

Bitterfenchelöl 1658
Bitterkleeblätter 1659
Bitterorangenblüten 1660
Bitterorangenblütenöl/Neroliöl 1812
Bitterorangenschale 1662
Bitterorangenschalentinktur 1663
Bitterwert (2.8.15) 347
Biuret *R* 580
Biuret-Methode (*siehe* 2.5.33) 206
Biuret-Reagenz *R* 580
Blasser-Sonnenhut-Wurzel 1872
Blattdrogen
– Artischockenblätter 1630
– Bärentraubenblätter **7.1**-4925
– Belladonnablätter 1642
– Belladonnapulver, eingestelltes 1646
– Birkenblätter 1653
– Bitterkleeblätter 1659
– Boldoblätter 1666
– Brennnesselblätter 1669
– Digitalis-purpurea-Blätter **7.2**-5221
– Efeublätter 1693
– Eibischblätter 1695
– Eschenblätter 1705
– Eucalyptusblätter 1706
– Ginkgoblätter 1722
– Hamamelisblätter 1737
– Malvenblätter **7.2**-5224
– Melissenblätter 1799
– Ölbaumblätter 1817
– Orthosiphonblätter 1826
– Pfefferminzblätter 1832
– Rosmarinblätter 1846
– Salbei, Dreilappiger 1851
– Salbeiblätter 1852
– Sennesblätter 1864
– Spitzwegerichblätter 1881
– Stramoniumblätter 1891
– Stramoniumpulver, eingestelltes 1893
– Weißdornblätter mit Blüten 1929
– Zitronenverbenenblätter 1941
Blei
– Identitätsreaktion (*siehe* 2.3.1) 150
– in Zuckern, Grenzprüfung (2.4.10) 163
– komplexometrische Titration (*siehe* 2.5.11) 193
Blei(II)-acetat *R* 580
Blei(II)-acetat-Lösung *R* 580
Blei(II)-acetat-Lösung, basische *R* 580
Blei(II)-acetat-Papier *R* 580
Blei(II)-acetat-Watte *R* 580
Blei(II)-nitrat *R* 580
Blei(II)-nitrat-Lösung *R* 580
Blei(II)-nitrat-Lösung (0,05 mol · l^{-1}) 799
Blei(II)-nitrat-Lösung (0,1 mol · l^{-1}) 799
Blei(IV)-oxid *R* 580
Blei-Lösung (0,1 % Pb) *R* 782
Blei-Lösung (0,1 % Pb) *R* 1 782
Blei-Lösung (0,1 ppm Pb) *R* 783
Blei-Lösung (0,25 ppm Pb) *R* 782
Blei-Lösung (0,5 ppm Pb) *R* 1 782
Blei-Lösung (1 ppm Pb) *R* 782
Blei-Lösung (2 ppm Pb) *R* 782
Blei-Lösung (10 ppm Pb) *R* 782
Blei-Lösung (10 ppm Pb) *R* 1 782
Blei-Lösung (10 ppm Pb) *R* 2 782
Blei-Lösung (100 ppm Pb) *R* 782
Blei-Lösung (1000 pm Pb), ölige *R* 783
Bleomycini sulfas 2276
Bleomycinsulfat 2276
Blockierlösung *R* 580
Blütendrogen
– Arnikablüten 1626
– Bitterorangenblüten 1660
– Färberdistelblüten* 1708
– Gewürznelken 1721
– Hibiscusblüten 1745
– Holunderblüten 1746
– Hopfenzapfen 1747
– Japanischer-Pagodenbaum-Blütenknospen . . **7.2**-5222
– Kamille, Römische 1759
– Kamillenblüten 1760
– Klatschmohnblüten 1768
– Königskerzenblüten/Wollblumen 1770
– Lavendelblüten **7.1**-4935
– Lindenblüten 1784
– Malvenblüten 1792
– Ringelblumenblüten 1844
Blutdrucksenkende Substanzen, Prüfung (2.6.11) 227
Blutgerinnungsfaktor II vom Menschen, Wertbestimmung (2.7.18) 319
Blutgerinnungsfaktor-V-Lösung *R* 580
Blutgerinnungsfaktor VII vom Menschen 2278
– Wertbestimmung (2.7.10) 310
Blutgerinnungsfaktor VIII (rDNA) vom Menschen 2282
Blutgerinnungsfaktor VIII vom Menschen 2280
– Wertbestimmung (2.7.4) 292
Blutgerinnungsfaktor IX vom Menschen 2284
– Wertbestimmung (2.7.11) 311
Blutgerinnungsfaktor X vom Menschen, Wertbestimmung (2.7.19) 320
Blutgerinnungsfaktor Xa *R* 581
Blutgerinnungsfaktor-Xa-Lösung *R* 581
Blutgerinnungsfaktor-Xa-Lösung *R* 1 581
Blutgerinnungsfaktor XI vom Menschen 2285
– Wertbestimmung (2.7.22) 324
Blutgerinnungsfaktoren
– aktivierte (2.6.22) 261
– Wertbestimmung von Heparin (2.7.12) 312
Blutweiderichkraut 1664
BMP-Mischindikator-Lösung *R* 581
Bockshornsamen 1665
Boldi folium 1666
Boldin *R* 581
Boldo folii extractum siccum 1668
Boldoblätter 1666
Boldoblättertrockenextrakt 1668
Boraginis officinalis oleum raffinatum 2287
Borat-Pufferlösung pH 7,5 *R* 792
Borat-Pufferlösung pH 8,0 (0,0015 mol · l^{-1}) *R* 793
Borat-Pufferlösung pH 10,4 *R* 794
Borax 3891
Borneol *R* 581
Bornylacetat *R* 582
Borretschöl, raffiniertes 2287
Borsäure 2288
Borsäure *R* 582
Borsäure-Lösung, gesättigte, kalte *R* 582
Bortrichlorid *R* 582
Bortrichlorid-Lösung, methanolische *R* 582
Bortrifluorid *R* 582
Bortrifluorid-Lösung, methanolische *R* 582
Botulinum-Toxin Typ A zur Injektion **7.2**-5261
Botulinum-Toxin Typ B zur Injektion **7.2**-5263
Botulismus-Antitoxin 1471
Botulismus-Impfstoff für Tiere 1328
Bovine-Rhinotracheitis-Lebend-Impfstoff für Rinder, Infektiöse- 1329
Bovines Tuberkulin, gereinigtes (*siehe* Tuberkulin aus *Mycobacterium bovis*, gereinigtes) 4692
Bradford-Methode (*siehe* 2.5.33) 205
Brausegranulate (*siehe* Granulate) 1089
Brausepulver (*siehe* Pulver zum Einnehmen) 1102
Brausetabletten (*siehe* Tabletten) 1107
Brechungsindex (2.2.6) 34
Brennnessel für homöopathische Zubereitungen 1966
Brennnesselblätter 1669

Brenzcatechin *R* 582
Brenztraubensäure *R* 582
Brillantblau *R* 582
Brom *R* 582
Bromazepam 2291
Bromazepamum 2291
Bromcresolgrün *R* 583
Bromcresolgrün-Lösung *R* 583
Bromcresolgrün-Methylrot-Mischindikator-Lösung *R* 583
Bromcresolpurpur *R* 583
Bromcresolpurpur-Lösung *R* 583
Bromcyan-Lösung *R* 583
Bromdesoxyuridin *R* 583
Bromelain *R* 583
Bromelain-Lösung *R* 583
Bromhexinhydrochlorid 2293
Bromhexini hydrochloridum 2293
Bromid, Identitätsreaktion (*siehe* 2.3.1) 150
Bromid-Bromat-Lösung (0,0167 mol · l^{-1}) 799
Brom-Lösung *R* 582
Brommethoxynaphthalin *R* 584
Bromocriptini mesilas 2295
Bromocriptinmesilat 2295
Bromophos *R* 584
Bromophos-ethyl *R* 584
Bromperidol **7.2**-5266
Bromperidoldecanoat **7.2**-5268
Bromperidoli decanoas **7.2**-5268
Bromperidolum **7.2**-5266
Brompheniramini maleas 2301
Brompheniraminmaleat 2301
Bromphenolblau *R* 584
Bromphenolblau-Lösung *R* 584
Bromphenolblau-Lösung *R* 1 584
Bromphenolblau-Lösung *R* 2 584
Bromthymolblau *R* 584
Bromthymolblau-Lösung *R* 1 584
Bromthymolblau-Lösung *R* 2 584
Bromthymolblau-Lösung *R* 3 585
Bromthymolblau-Lösung *R* 4 585
Bromwasser *R* 585
Bromwasser *R* 1 585
Bromwasserstoffsäure
– verdünnte *R* 585
– verdünnte *R* 1 585
Bromwasserstoffsäure 30 % *R* 585
Bromwasserstoffsäure 47 % *R* 585
Bronchitis-Impfstoff (inaktiviert) für Geflügel, Infektiöse- 1331
Bronchitis-Lebend-Impfstoff für Geflügel, Infektiöse- 1333
Brotizolam 2303
Brotizolamum 2303
Brucellose-Lebend-Impfstoff für Tiere 1336
Bruchfestigkeit von Tabletten (2.9.8) 376
Brucin *R* 585
Buccaltabletten (*siehe* Zubereitungen zur Anwendung in der Mundhöhle) 1120
Buchweizenkraut 1671
Budesonid 2305
Budesonidum 2305
Bufexamac 2308
Bufexamacum 2308
Buflomedilhydrochlorid 2309
Buflomedili hydrochloridum 2309
Bumetanid 2311
Bumetanidum 2311
Bupivacainhydrochlorid 2312
Bupivacaini hydrochloridum 2312
Buprenorphin 2314
Buprenorphinhydrochlorid 2317
Buprenorphini hydrochloridum 2317
Buprenorphinum 2314
Bursitis-Impfstoff (inaktiviert) für Geflügel, Infektiöse- 1337
Bursitis-Lebend-Impfstoff für Geflügel, Infektiöse- 1339
Buserelin **7.2**-5270
Buserelinum **7.2**-5270
Buspironhydrochlorid 2321
Buspironi hydrochloridum 2321
Busulfan 2324
Busulfanum 2324
Butanal *R* 585
Butan-1,4-diol *R* 585
Butano-4-lacton *R* 586
1-Butanol *R* 585
2-Butanol *R* 1 585
tert-Butanol *R* 586
Buttersäure *R* 586
Butylacetat *R* 586
Butylacetat *R* 1 586
Butylamin *R* 586
tert-Butylamini perindoprilum 4084
Butyldihydroxyboran *R* 586
tert-Butylhydroperoxid *R* 586
Butylhydroxyanisol 2325
Butylhydroxyanisolum 2325
Butyl-4-hydroxybenzoat **7.2**-5272
Butyl-4-hydroxybenzoat *R* 587
Butylhydroxytoluenum 2327
Butylhydroxytoluol 2327
Butylhydroxytoluol *R* 587
Butylis parahydroxybenzoas **7.2**-5272
Butylmethacrylat *R* 587
Butylmethacrylat-Copolymer, basisches 2328
tert-Butylmethylether *R* 587
tert-Butylmethylether *R* 1 587
Butylscopolaminiumbromid 2329

C

Cabergolin 2335
Cabergolinum 2335
Cadmii sulfas hydricus ad praeparationes homoeopathicas 1967
Cadmium *R* 587
Cadmium-Lösung (0,1 % Cd) *R* 783
Cadmium-Lösung (10 ppm Cd) *R* 783
Cadmiumnitrat-Tetrahydrat *R* 587
Cadmiumsulfat-Hydrat für homöopathische Zubereitungen 1967
Caesiumchlorid *R* 587
Calcifediol 2336
Calcifediolum 2336
Calcii acetas anhydricus 2348
Calcii ascorbas 2350
Calcii carbonas 2351
Calcii chloridum dihydricum 2353
Calcii chloridum hexahydricum 2354
Calcii dobesilas monohydricus 2355
Calcii folinas 2356
Calcii glucoheptonas 2359
Calcii gluconas 2360
Calcii gluconas ad iniectabile 2363
Calcii gluconas anhydricus 2362
Calcii glycerophosphas 2365
Calcii hydrogenophosphas anhydricus 2366
Calcii hydrogenophosphas dihydricus 2367
Calcii hydroxidum 2369
Calcii iodidum tetrahydricum ad praeparationes homoeopathicas 1968
Calcii lactas anhydricus 2370
Calcii lactas monohydricus 2371
Calcii lactas pentahydricus 2373

Calcii lactas trihydricus 2372
Calcii laevulinas dihydricus 2374
Calcii levofolinas pentahydricus 2375
Calcii pantothenas 2378
Calcii stearas 2379
Calcii sulfas dihydricus 2381
Calcipotriol, wasserfreies 2338
Calcipotriol-Monohydrat 2341
Calcipotriolum anhydricum 2338
Calcipotriolum monohydricum 2341
Calcitonin (Lachs) 2344
Calcitoninum salmonis 2344
Calcitriol 2347
Calcitriolum 2347
Calcium
– Grenzprüfung (2.4.3) 158
– Identitätsreaktion (*siehe* 2.3.1) 150
– in Adsorbat-Impfstoffen (2.5.14) 195
– komplexometrische Titration (*siehe* 2.5.11) 193
Calciumacetat, wasserfreies 2348
Calciumascorbat 2350
Calciumcarbonat 2351
Calciumcarbonat *R* 587
Calciumcarbonat *R* 1 587
Calciumchlorid *R* 587
Calciumchlorid *R* 1 587
Calciumchlorid, wasserfreies *R* 587
Calciumchlorid-Dihydrat 2353
Calciumchlorid-Hexahydrat 2354
Calciumchlorid-Lösung *R* 588
Calciumchlorid-Lösung (0,01 mol · l^{-1}) *R* 588
Calciumchlorid-Lösung (0,02 mol · l^{-1}) *R* 588
Calciumdihydrogenphosphat-Monohydrat *R* 588
Calciumdobesilat-Monohydrat 2355
Calciumfolinat 2356
Calciumglucoheptonat 2359
Calciumgluconat 2360
– wasserfreies 2362
– zur Herstellung von Parenteralia 2363
Calciumglycerophosphat 2365
Calciumhydrogenphosphat, wasserfreies 2366
Calciumhydrogenphosphat-Dihydrat 2367
Calciumhydroxid 2369
Calciumhydroxid *R* 588
Calciumhydroxid-Lösung *R* 588
Calciumiodid-Tetrahydrat für homöopathische Zubereitungen 1968
Calciumlactat *R* 588
Calciumlactat, wasserfreies 2370
Calciumlactat-Monohydrat 2371
Calciumlactat-Pentahydrat 2373
Calciumlactat-Trihydrat 2372
Calciumlävulinat-Dihydrat 2374
Calciumlevofolinat-Pentahydrat 2375
Calcium-Lösung (10 ppm Ca) *R* 783
Calcium-Lösung (100 ppm Ca) *R* 783
Calcium-Lösung (100 ppm Ca) *R* 1 783
Calcium-Lösung (100 ppm Ca), ethanolische *R* 783
Calcium-Lösung (400 ppm Ca) *R* 783
Calciumpantothenat 2378
Calciumstearat 2379
Calciumsulfat-Dihydrat 2381
Calciumsulfat-Hemihydrat *R* 588
Calciumsulfat-Lösung *R* 588
Calconcarbonsäure *R* 588
Calconcarbonsäure-Verreibung *R* 588
Calendulae flos 1844
Calicivirosis-Impfstoff (inaktiviert) für Katzen 1342
Calicivirosis-Lebend-Impfstoff für Katzen 1344
Camphen *R* 588
Campher *R* 589
D-Campher 2382
Campher, racemischer 2384
(1*S*)-(+)-10-Camphersulfonsäure *R* 589
D-Camphora 2382
Camphora racemica 2384
Candida albicans, Nachweis (*siehe* 2.6.13) 237
Caprinalkohol *R* 589
ε-Caprolactam *R* 589
Caprylsäure 2385
Capsaicin *R* 589
Capsici fructus 1677
Capsici oleoresina raffinata et quantificata 1679
Capsici tinctura normata 1680
Capsulae 1095
Captopril 2386
Captoprilum 2386
Carbachol 2389
Carbacholum 2389
Carbamazepin 2390
Carbamazepinum 2390
Carbasalat-Calcium 2392
Carbasalatum calcicum 2392
Carbazol *R* 589
Carbidopa-Monohydrat 2394
Carbidopum 2394
Carbimazol 2396
Carbimazolum 2396
Carbo activatus 3448
Carbocistein 2397
Carbocisteinum 2397
Carbomer *R* 589
Carbomera **7.2**-5277
Carbomere **7.2**-5277
Carbonat, Identitätsreaktion (*siehe* 2.3.1) 151
Carbonei dioxidum 3449
Carbonei monoxidum 3451
Carbonei monoxidum[^{15}O] 1520
Carbophenothion *R* 589
Carboplatin 2400
Carboplatinum 2400
Carboprost-Trometamol 2402
Carboprostum trometamolum 2402
Carboxymethylamylum natricum A 2403
Carboxymethylamylum natricum B 2405
Carboxymethylamylum natricum C 2406
Carboxymethylstärke-Natrium (Typ A) 2403
Carboxymethylstärke-Natrium (Typ B) 2405
Carboxymethylstärke-Natrium (Typ C) 2406
Car-3-en *R* 590
Carisoprodol 2408
Carisoprodolum 2408
Carmellose 2409
Carmellose-Calcium 2410
Carmellose-Natrium 2411
– niedrig substituiertes 2412
– und mikrokristalline Cellulose 2471
Carmellosum 2409
Carmellosum calcicum 2410
Carmellosum natricum 2411
Carmellosum natricum conexum 2652
Carmellosum natricum et cellulosum microcristallinum 2471
Carmellosum natricum substitutum humile 2412
Carminsäure *R* 590
Carmustin 2414
Carmustinum 2414
Carnaubawachs 2415
Carprofen für Tiere 2416
Carprofenum ad usum veterinarium 2416
Carrageen 2417
Carrageenanum 2417
Carteololhydrochlorid 2418
Carteololi hydrochloridum 2418
*Carthami flos** 1708
Carthami oleum raffinatum 2991
Carvacrol *R* 590
Carvedilol 2420

Carvedilolum 2420
Carveol *R* 590
Carvi aetheroleum 1776
Carvi fructus 1775
(+)-Carvon *R* 590
(+)-Carvon *R* 1 591
(–)-Carvon *R* 591
β-Caryophyllen *R* 591
Caryophyllenoxid *R* 591
Caryophylli floris aetheroleum 1811
Caryophylli flos 1721
Cascararinde **7.1**-4929
Cascaratrockenextrakt, eingestellter 1675
Casein *R* 591
CAS-Registriernummer, Erläuterung (*siehe* 1.4) 8
Cassiaöl 1676
Casticin *R* 591
Catalpol *R* 592
Catechin *R* 592
Catgut im Fadenspender für Tiere, steriles, resorbierbares 1607
Catgut, steriles 1593
Cayennepfeffer 1677
Cayennepfefferölharz, quantifiziertes, raffiniertes 1679
Cayennepfeffertinktur, eingestellte 1680
CD34/CD45⁺-Zellen in hämatopoetischen Produkten, Zählung (2.7.23) 325
Cefaclor-Monohydrat 2422
Cefaclorum 2422
Cefadroxil-Monohydrat 2424
Cefadroxilum monohydricum 2424
Cefalexin-Monohydrat 2426
Cefalexinum monohydricum 2426
Cefalotin-Natrium 2428
Cefalotinum natricum 2428
Cefamandoli nafas 2430
Cefamandolnafat 2430
Cefapirin-Natrium 2432
Cefapirinum natricum 2432
Cefatrizin-Propylenglycol 2433
Cefatrizinum propylen glycolum 2433
Cefazolin-Natrium 2435
Cefazolinum natricum 2435
Cefepimdihydrochlorid-Monohydrat **7.2**-5279
Cefepimi dihydrochloridum monohydricum **7.2**-5279
Cefixim 2440
Cefiximum 2440
Cefoperazon-Natrium 2442
Cefoperazonum natricum 2442
Cefotaxim-Natrium 2444
Cefotaximum natricum 2444
Cefoxitin-Natrium 2446
Cefoxitinum natricum 2446
Cefpodoximproxetil 2448
Cefpodoximum proxetili 2448
Cefprozil-Monohydrat **7.2**-5282
Cefprozilum monohydricum **7.2**-5282
Cefradin 2452
Cefradinum 2452
Ceftazidim-Pentahydrat 2454
Ceftazidim-Pentahydrat mit Natriumcarbonat zur Injektion 2457
Ceftazidimum pentahydricum 2454
Ceftazidimum pentahydricum et natrii carbonas ad iniectabile 2457
Ceftriaxon-Dinatrium 2460
Ceftriaxonum natricum 2460
Cefuroximaxetil 2462
Cefuroxim-Natrium 2464
Cefuroximum axetili 2462
Cefuroximum natricum 2464
Celiprololhydrochlorid 2466
Celiprololi hydrochloridum 2466
Cellulae stirpes haematopoieticae humanae 4440
Cellulose
– mikrokristalline 2468
– mikrokristalline, und Carmellose-Natrium 2471
– zur Chromatographie *R* 592
– zur Chromatographie *R* 1 592
– zur Chromatographie F_{254} *R* 592
Celluloseacetat 2472
Celluloseacetatbutyrat 2474
Celluloseacetatphthalat 2475
Cellulosepulver 2476
Cellulosi acetas 2472
Cellulosi acetas butyras 2474
Cellulosi acetas phthalas 2475
Cellulosi pulvis 2476
Cellulosum microcristallinum 2468
Cellulosum microcristallinum et carmellosum natricum 2471
Centaurii herba 1904
Centellae asiaticae herba 1923
Cera alba 4773
Cera carnauba 2415
Cera flava 4774
Cer(III)-nitrat *R* 592
Cer(IV)-sulfat *R* 592
Cer(IV)-sulfat-Lösung (0,1 mol · l^{-1}) 799
Cetirizindihydrochlorid 2479
Cetirizini dihydrochloridum 2479
Cetobemidoni hydrochloridum 3438
Cetostearylis isononanoas 2490
Cetrimid 2481
Cetrimid *R* 592
Cetrimidum 2481
Cetrimoniumbromid *R* 592
Cetylalkohol 2482
Cetylalkohol *R* 592
Cetylis palmitas 2483
Cetylpalmitat 2483
Cetylpyridinii chloridum 2484
Cetylpyridiniumchlorid 2484
Cetylpyridiniumchlorid-Monohydrat *R* 593
Cetylstearylalkohol 2485
Cetylstearylalkohol *R* 593
Cetylstearylalkohol (Typ A), emulgierender **7.1**-4971
Cetylstearylalkohol (Typ B), emulgierender **7.1**-4972
Cetylstearylisononanoat 2490
CFC, colony forming cells (*siehe* 2.7.28) 331
Chamazulen *R* 593
Chamomillae romanae flos 1759
Charakterisierung kristalliner und teilweise kristalliner Feststoffe durch Röntgenpulverdiffraktometrie (2.9.33) 421
Charge (*siehe* 5.2.1) 843
Chelidonii herba 1861
Chemische Referenzsubstanzen (*CRS*), Biologische Referenzsubstanzen (*BRS*), Referenzsubstanzen für pflanzliche Drogen (*HRS*), Referenzspektren (4.3) **7.2**-5180
Chenodesoxycholsäure 2491
Chinaldinrot *R* 593
Chinaldinrot-Lösung *R* 593
Chinarinde 1682
Chinarindenfluidextrakt, eingestellter 1684
Chinesischer-Tragant-Wurzel* 1685
Chinhydron *R* 593
Chinidin *R* 593
Chinidini sulfas 2492
Chinidinsulfat 2492
Chinidinsulfat *R* 594
Chinin *R* 594
Chininhydrochlorid 2494
Chininhydrochlorid *R* 594
Chinini hydrochloridum 2494
Chinini sulfas 2496

Chininsulfat 2496
Chininsulfat *R* 594
Chitosanhydrochlorid 2498
Chitosani hydrochloridum 2498
Chlamydien-Impfstoff (inaktiviert) für Katzen 1345
Chloracetanilid *R* 594
Chloralhydrat 2500
Chloralhydrat *R* 594
Chloralhydrat-Lösung *R* 594
Chlorali hydras 2500
Chlorambucil **7.1**-4974
Chlorambucilum **7.1**-4974
Chloramin T *R* 594
Chloramin-T-Lösung *R* 594
Chloramin-T-Lösung *R* 1 594
Chloramin-T-Lösung *R* 2 594
Chloramphenicol 2502
Chloramphenicolhydrogensuccinat-Natrium 2503
Chloramphenicoli natrii succinas 2503
Chloramphenicoli palmitas 2504
Chloramphenicolpalmitat 2504
Chloramphenicolum 2502
Chloranilin *R* 594
2-Chlorbenzoesäure *R* 594
4-Chlorbenzolsulfonamid *R* 595
5-Chlorchinolin-8-ol *R* 595
Chlorcyclizinhydrochlorid 2506
Chlorcyclizini hydrochloridum 2506
Chlordan *R* 595
2-Chlor-2-desoxy-D-glucose *R* 595
Chlordiazepoxid 2507
Chlordiazepoxid *R* 595
Chlordiazepoxidhydrochlorid 2508
Chlordiazepoxidi hydrochloridum 2508
Chlordiazepoxidum 2507
2-Chlor-*N*-(2,6-dimetylphenyl)acetamid *R* 595
Chloressigsäure *R* 595
2-Chlorethanol *R* 595
2-Chlorethanol-Lösung *R* 595
Chlorethylaminhydrochlorid *R* 595
Chlorfenvinphos *R* 595
Chlorhexidindiacetat 2510
Chlorhexidindigluconat-Lösung 2511
Chlorhexidindihydrochlorid 2513
Chlorhexidini diacetas 2510
Chlorhexidini digluconatis solutio 2511
Chlorhexidini dihydrochloridum 2513
Chlorid
– Grenzprüfung (2.4.4) 158
– Identitätsreaktion (*siehe* 2.3.1) 151
Chlorid-Lösung (5 ppm Cl) *R* 783
Chlorid-Lösung (8 ppm Cl) *R* 783
Chlorid-Lösung (50 ppm Cl) *R* 783
3-Chlor-2-methylanilin *R* 596
2-Chlornicotinsäure *R* 596
Chlornitroanilin *R* 596
Chlorobutanol *R* 596
Chlorobutanol, wasserfreies 2515
Chlorobutanol-Hemihydrat 2516
Chlorobutanolum anhydricum 2515
Chlorobutanolum hemihydricum 2516
Chlorocresol 2516
Chlorocresolum 2516
Chloroform *R* 596
Chloroform
– angesäuertes *R* 596
– ethanolfreies *R* 596
– ethanolfreies *R* 1 596
(D)Chloroform *R* 596
Chlorogensäure *R* 597
Chloroquini phosphas 2518
Chloroquini sulfas 2519
Chloroquinphosphat 2518
Chloroquinsulfat 2519
Chlorothiazid 2520
Chlorothiazid *R* 597
Chlorothiazidum 2520
Chlorphenamini maleas 2521
Chlorphenaminmaleat 2521
Chlorphenol *R* 597
Chlorpromazinhydrochlorid 2523
Chlorpromazini hydrochloridum 2523
Chlorpropamid 2525
Chlorpropamidum 2525
3-Chlorpropan-1,2-diol *R* 597
Chlorprothixenhydrochlorid 2526
Chlorprothixeni hydrochloridum 2526
Chlorpyriphos *R* 597
Chlorpyriphos-methyl *R* 597
4-Chlorresorcin *R* 597
Chlorsalicylsäure *R* 597
Chlortalidon 2528
Chlortalidonum 2528
Chlortetracyclinhydrochlorid 2530
Chlortetracyclinhydrochlorid *R* 598
Chlortetracyclini hydrochloridum 2530
Chlortriethylaminhydrochlorid *R* 598
Chlortrimethylsilan *R* 598
Cholecalciferoli pulvis 2640
Cholecalciferolum 2635
Cholecalciferolum densatum oleosum 2636
Cholecalciferolum in aqua dispergibile 2638
Cholera-Impfstoff 1145
– (gefriergetrocknet) 1146
– (inaktiviert) für Geflügel 1347
– (inaktiviert, oral) 1147
(5α)-Cholestan *R* 598
Cholesterol 2532
Cholesterol *R* 598
Cholesterolum 2532
Cholinchlorid *R* 598
Chondroitinase ABC *R* 598
Chondroitinase AC *R* 598
Chondroitini natrii sulfas 2533
Chondroitinsulfat-Natrium 2533
Chorda resorbilis sterilis 1593
Chorda resorbilis sterilis in fuso ad usum veterinarium 1607
Choriongonadotropin 2536
Choriongonadotropin *R* 598
Chromatographische Trennmethoden (2.2.46) 97
Chromazurol *R* 599
Chrom(III)-acetylacetonat *R* 598
Chrom(III)-chlorid-Hexahydrat *R* 599
Chrom(III)-kaliumsulfat *R* 599
Chrom(VI)-oxid *R* 600
[^{51}Cr]Chromedetat-Injektionslösung 1495
Chromii[^{51}Cr] edetatis solutio iniectabilis 1495
Chrom-Lösung (0,1 % Cr) *R* 783
Chrom-Lösung (0,1 ppm Cr) *R* 783
Chrom-Lösung (100 ppm Cr) *R* 783
Chrom-Lösung (1000 ppm Cr), ölige *R* 783
Chromogensubstrat *R* 1 599
Chromogensubstrat *R* 2 599
Chromogensubstrat *R* 3 599
Chromogensubstrat *R* 4 599
Chromogensubstrat *R* 5 599
Chromophorsubstrat *R* 1 599
Chromophorsubstrat *R* 2 599
Chromophorsubstrat *R* 3 599
Chromotrop 2B *R* 599
Chromotrop-2B-Lösung *R* 599
Chromotropsäure-Natrium *R* 599
Chromotropsäure-Natrium-Lösung *R* 600
Chromotropsäure-Schwefelsäure-Lösung *R* 600
Chromschwefelsäure *R* 600
Chrysanthemin *R* 600
Chymotrypsin 2537

α-Chymotrypsin für Peptidmuster-
charakterisierung *R* 600
Chymotrypsinum 2537
Ciclopirox 2539
Ciclopirox olaminum 2541
Ciclopirox-Olamin 2541
Ciclopiroxum 2539
Ciclosporin 2543
Ciclosporinum 2543
Cilastatin-Natrium 2544
Cilastatinum natricum 2544
Cilazapril 2547
Cilazaprilum 2547
Cimetidin 2548
Cimetidinhydrochlorid 2551
Cimetidini hydrochloridum 2551
Cimetidinum 2548
Cinchocainhydrochlorid 2553
Cinchocaini hydrochloridum 2553
Cinchonae cortex 1682
Cinchonae extractum fluidum normatum 1684
Cinchonidin *R* 600
Cinchonin *R* 600
Cineol 2554
Cineol *R* 600
1,4-Cineol *R* 601
1,8-Cineol in ätherischen Ölen,
Gehaltsbestimmung (2.8.11) 343
Cineolum 2554
Cinnamamid *R* 601
Cinnamomi cassiae aetheroleum 1676
Cinnamomi cortex **7.1**-4941
Cinnamomi corticis tinctura 1940
Cinnamomi zeylanici corticis aetheroleum **7.1**-4940
Cinnamomi zeylanici folii aetheroleum 1936
Cinnamylacetat *R* 601
Cinnarizin **7.2**-5285
Cinnarizinum **7.2**-5285
Ciprofibrat 2558
Ciprofibratum 2558
Ciprofloxacin 2559
Ciprofloxacinhydrochlorid **7.1**-4976
Ciprofloxacini hydrochloridum **7.1**-4976
Ciprofloxacinum 2559
Cisplatin 2563
Cisplatinum 2563
Citalopramhydrobromid **7.1**-4978
Citalopramhydrochlorid 2567
Citaloprami hydrobromidum **7.1**-4978
Citaloprami hydrochloridum 2567
Citral *R* 601
Citrat, Identitätsreaktion (*siehe* 2.3.1) 151
Citrat-Pufferlösung pH 3,0 (0,25 mol · l^{-1}) *R* 788
Citrat-Pufferlösung pH 5,0 *R* 789
Citri reticulatae aetheroleum 1793
Citronellae aetheroleum 1687
Citronellal *R* 601
Citronellöl 1687
Citronellol *R* 602
Citronellylacetat *R* 602
Citronenöl 1688
Citronenöl *R* 602
Citronensäure *R* 602
Citronensäure
– wasserfreie 2569
– wasserfreie *R* 602
Citronensäure-Monohydrat 2570
Citropten *R* 602
Cladribin 2571
Cladribinum 2571
Clarithromycin 2574
Clarithromycinum 2574
Clazuril für Tiere 2576
Clazurilum ad usum veterinarium 2576
Clebopridi malas 2578
Clebopridmalat 2578
Clemastinfumarat 2580
Clemastini fumaras 2580
Clenbuterolhydrochlorid 2582
Clenbuteroli hydrochloridum 2582
Clindamycin-2-dihydrogenphosphat 2584
Clindamycinhydrochlorid 2586
Clindamycini hydrochloridum 2586
Clindamycini phosphas 2584
Clioquinol 2587
Clioquinolum 2587
Clobazam 2589
Clobazamum 2589
Clobetasoli propionas 2590
Clobetasolpropionat 2590
Clobetasolpropionat *R* 603
Clobetasonbutyrat 2592
Clobetasoni butyras 2592
Clodronat-Dinatrium-Tetrahydrat 2594
Clofazimin 2596
Clofaziminum 2596
Clofibrat 2597
Clofibratum 2597
Clomifencitrat 2598
Clomifeni citras 2598
Clomipraminhydrochlorid 2600
Clomipramini hydrochloridum 2600
Clonazepam 2603
Clonazepamum 2603
Clonidinhydrochlorid 2604
Clonidini hydrochloridum 2604
Clopamid 2605
Clopamidum 2605
Clopidogrelhydrogensulfat **7.1**-4980
Clopidogreli hydrogenosulfas **7.1**-4980
Closantel-Natrium-Dihydrat für Tiere 2607
*Closantelum natricum dihydricum ad usum
veterinarium* 2607
Clostridien, Nachweis (*siehe* 2.6.13) 237
Clostridium-chauvoei-Impfstoff für Tiere 1349
Clostridium-novyi-Alpha-Antitoxin für Tiere 1483
Clostridium-novyi-(Typ B)-Impfstoff für Tiere 1350
Clostridium-perfringens-Beta-Antitoxin für Tiere 1484
Clostridium-perfringens-Epsilon-Antitoxin
für Tiere 1486
Clostridium-perfringens-Impfstoff für Tiere 1352
Clostridium-septicum-Impfstoff für Tiere 1355
Clotrimazol 2609
Clotrimazolum 2609
Cloxacillin-Natrium 2611
Cloxacillinum natricum 2611
Clozapin 2613
Clozapinum 2613
Cobalt(II)-chlorid *R* 603
Cobalt(II)-nitrat *R* 603
Cobalt-Lösung (100 ppm Co) *R* 783
Cocainhydrochlorid 2615
Cocaini hydrochloridum 2615
Cocois oleum raffinatum 3453
Cocoylcaprylocaprat 2616
Cocoylis caprylocapras 2616
Codein 2617
Codein *R* 603
Codeinhydrochlorid-Dihydrat 2619
Codeini hydrochloridum dihydricum 2619
Codeini phosphas hemihydricus 2622
Codeini phosphas sesquihydricus 2624
Codeinphosphat *R* 603
Codeinphosphat-Hemihydrat 2622
Codeinphosphat-Sesquihydrat 2624
Codeinum 2617
Codergocrini mesilas 2627
Codergocrinmesilat 2627

Coffein 2629
Coffein *R* 603
Coffein-Monohydrat 2631
Coffeinum 2629
Coffeinum monohydricum 2631
Colae semen 1771
Colchicin **7.2**-5287
Colchicinum **7.2**-5287
Colecalciferol 2635
Colecalciferol, ölige Lösungen von 2636
Colecalciferol-Konzentrat, wasserdispergierbares 2638
Colecalciferol-Trockenkonzentrat 2640
Colestyramin 2643
Colestyraminum 2643
Colibacillosis-Impfstoff
– (inaktiviert) für neugeborene Ferkel 1357
– (inaktiviert) für neugeborene Wiederkäuer 1359
Colistimethat-Natrium 2644
Colistimethatum natricum 2644
Colistini sulfas 2646
Colistinsulfat 2646
Colophonium 1772
Compressi 1105
Coomassie-Färbelösung *R* 603
Coomassie-Färbelösung *R* 1 603
Copolymerum macrogolo et alcoholi poly(vinylico) constatum 3594
Copolymerum methacrylatis butylati basicum 2328
Copovidon **7.2**-5289
Copovidonum **7.2**-5289
Coriandri aetheroleum 1774
Coriandri fructus 1773
Coronavirusdiarrhö-Impfstoff (inaktiviert) für Kälber 1362
Corpora ad usum pharmaceuticum 1075
Cortices
– *Cinchonae cortex* 1682
– *Cinnamomi cortex* **7.1**-4941
– *Frangulae cortex* **7.1**-4931
– *Pruni africanae cortex* 1837
– *Quercus cortex* 1697
– *Rhamni purshianae cortex* **7.1**-4929
– *Salicis cortex* 1924
Cortison *R* 603
Cortisonacetat 2650
Cortisonacetat *R* 603
Cortisoni acetas 2650
Coulometrische Titration – Mikrobestimmung von Wasser (2.5.32) 202
Coumaphos *R* 603
Counter-Immunelektrophorese (*siehe* 2.7.1) 286
Crataegi folii cum flore extractum fluidum quantificatum 1930
Crataegi folii cum flore extractum siccum 1931
Crataegi folium cum flore 1929
Crataegi fructus 1933
Cremes
– hydrophile 1093
– lipophile 1092
o-Cresol *R* 603
p-Cresol *R* 604
m-Cresol *R* 604
m-Cresolpurpur *R* 604
m-Cresolpurpur-Lösung *R* 604
Cresolrot *R* 604
Cresolrot-Lösung *R* 604
Cresolum crudum 4332
Croci stigma ad praeparationes homoeopathicas 1969
Crocus für homöopathische Zubereitungen 1969
Croscarmellose-Natrium 2652
Crospovidon 2654
Crospovidonum 2654
Crotamiton **7.2**-5292
Crotamitonum **7.2**-5292
Cumarin *R* 604
o-Cumarsäure *R* 604
p-Cumarsäure *R* 605
Cupri acetas monohydricus ad praeparationes homoeopathicas 1977
Cupri sulfas anhydricus 3454
Cupri sulfas pentahydricus 3455
Cuprum ad praeparationes homoeopathicas 1976
Curaçao-Aloe 1616
Curcumae xanthorrhizae rhizoma 1718
Curcumin *R* 605
Cyamopsidis seminis pulvis 1733
Cyanessigsäure *R* 605
Cyanessigsäureethylester *R* 605
Cyanguanidin *R* 605
Cyanocobalamin 2658
Cyanocobalamin *R* 605
Cyanocobalamini[^{57}Co] capsulae 1497
Cyanocobalamini[^{58}Co] capsulae 1498
Cyanocobalamini[^{57}Co] solutio 1499
Cyanocobalamini[^{58}Co] solutio 1500
[^{57}Co]Cyanocobalamin-Kapseln 1497
[^{58}Co]Cyanocobalamin-Kapseln 1498
[^{57}Co]Cyanocobalamin-Lösung 1499
[^{58}Co]Cyanocobalamin-Lösung 1500
Cyanocobalaminum 2658
Cyanoferrat(II)-Lösung (100 ppm $Fe(CN)_6$) *R* 783
Cyanoferrat(III)-Lösung (50 ppm $Fe(CN)_6$) *R* 783
Cyclizinhydrochlorid 2659
Cyclizini hydrochloridum 2659
α-Cyclodextrin *R* 605
β-Cyclodextrin zur Trennung chiraler Komponenten
– modifiziertes *R* 605
– modifiziertes *R* 1 605
Cyclohexan *R* 605
Cyclohexan *R* 1 606
1,2-Cyclohexandinitrilotetraessigsäure *R* 606
Cyclohexylamin *R* 606
Cyclohexylmethanol *R* 606
3-Cyclohexylpropansäure *R* 606
Cyclopentolathydrochlorid 2661
Cyclopentolati hydrochloridum 2661
Cyclophosphamid 2663
Cyclophosphamidum 2663
Cyhalothrin *R* 606
p-Cymen *R* 606
Cynarae folii extractum siccum 1632
Cynarae folium 1630
Cynarin *R* 607
Cypermethrin *R* 607
Cyproheptadinhydrochlorid 2664
Cyproheptadini hydrochloridum 2664
Cyproteronacetat **7.2**-5294
Cyproteroni acetas **7.2**-5294
L-Cystein *R* 607
Cysteinhydrochlorid *R* 607
Cysteinhydrochlorid-Monohydrat 2667
Cysteini hydrochloridum monohydricum 2667
Cystin 2669
L-Cystin *R* 607
Cystinum 2669
Cytarabin 2670
Cytarabinum 2670
Cytosin *R* 607

D

Dacarbazin 2675
Dacarbazinum 2675
Daidzein *R* 607
Daidzin *R* 607

Dalteparin-Natrium 2677
Dalteparinum natricum 2677
Dampfraumanalyse (*siehe* 2.2.28) 59
Dampfsterilisation (*siehe* 5.1.1) 810
Dampfsterilisation von wässrigen Zubereitungen, Anwendung des F_0-Konzepts (5.1.5) 816
Danaparoid-Natrium 2679
Danaparoidum natricum 2679
Dansylchlorid *R* 607
Dantron *R* 607
Dapson 2683
Dapsonum 2683
Darreichungsformen
– Monographien **7.1**-4919
– (*siehe* Homöopathische Zubereitungen) **7.2**-5232
Daunorubicinhydrochlorid 2684
Daunorubicini hydrochloridum 2684
DC-Platte
– mit Aluminiumoxid G *R* 608
– mit Kieselgel *R* 608
– mit Kieselgel F_{254} *R* 608
– mit Kieselgel G *R* 608
– mit Kieselgel GF_{254} *R* 608
– mit Kieselgel zur Aminopolyetherprüfung *R* 608
– mit octadecylsilyliertem Kieselgel *R* 608
– mit octadecylsilyliertem Kieselgel F_{254} *R* 609
– mit octadecylsilyliertem Kieselgel zur Trennung chiraler Komponenten *R* 609
– mit silanisiertem Kieselgel *R* 609
– mit silanisiertem Kieselgel F_{254} *R* 609
o,p′-DDD *R* 609
p,p′-DDD *R* 609
o,p′-DDE *R* 609
p,p′-DDE *R* 609
o,p′-DDT *R* 610
p,p′-DDT *R* 610
Decan *R* 610
Decanal *R* **7.2**-5179
Decanol *R* 610
Decansäure *R* 610
Decylalkohol *R* 610
Decylis oleas 2685
Decyloleat 2685
Deferoxamini mesilas 2686
Deferoxaminmesilat 2686
Definition, Erläuterung (*siehe* 1.4) 8
Deltamethrin *R* 610
Dembrexinhydrochlorid-Monohydrat für Tiere 2688
Dembrexini hydrochloridum monohydricum ad usum veterinarium 2688
Demeclocyclinhydrochlorid 2689
Demeclocyclinhydrochlorid *R* 611
Demeclocyclini hydrochloridum 2689
Demethylflumazenil *R* 611
Deptropincitrat 2691
Deptropini citras 2691
Dequalinii chloridum 2693
Dequaliniumchlorid 2693
3-*O*-Desacyl-4′-monophosphoryl-lipid A **7.2**-5299
Desfluran 2694
Desfluranum 2694
Desipraminhydrochlorid 2697
Desipramini hydrochloridum 2697
Deslanosid 2698
Deslanosidum 2698
Desmopressin 2699
Desmopressinum 2699
Desogestrel 2701
Desogestrelum 2701
Desoxycortonacetat 2703
Desoxycortoni acetas 2703
4-Desoxypyridoxinhydrochlorid *R* 611
Desoxyribonukleinsäure, Natriumsalz *R* 611
2-Desoxy-D-ribose *R* 611
Desoxyuridin *R* 611
Destillationsbereich (2.2.11) 39
Detomidinhydrochlorid für Tiere 2704
Detomidini hydrochloridum ad usum veterinarium 2704
Dexamethason 2706
Dexamethasonacetat 2708
Dexamethasondihydrogenphosphat-Dinatrium 2711
Dexamethasoni acetas 2708
Dexamethasoni isonicotinas 2714
Dexamethasoni natrii phosphas 2711
Dexamethasonisonicotinat 2714
Dexamethasonum 2706
Dexchlorpheniramini maleas 2715
Dexchlorpheniraminmaleat 2715
Dexpanthenol 2717
Dexpanthenolum 2717
Dextran zur Chromatographie
– quer vernetztes *R* 2 611
– quer vernetztes *R* 3 611
Dextran 1 zur Herstellung von Parenteralia 2718
Dextran 40 zur Herstellung von Parenteralia 2720
Dextran 60 zur Herstellung von Parenteralia 2721
Dextran 70 zur Herstellung von Parenteralia 2723
Dextranblau 2000 *R* 612
Dextrane, Molekülmassenverteilung (2.2.39) 82
Dextranomer 2724
Dextranomerum 2724
Dextranum 1 ad iniectabile 2718
Dextranum 40 ad iniectabile 2720
Dextranum 60 ad iniectabile 2721
Dextranum 70 ad iniectabile 2723
Dextrin 2725
Dextrinum 2725
Dextromethorphanhydrobromid 2726
Dextromethorphani hydrobromidum 2726
Dextromoramidhydrogentartrat 2728
Dextromoramidi tartras 2728
Dextropropoxyphenhydrochlorid 2729
Dextropropoxypheni hydrochloridum 2729
3,3′-Diaminobenzidin-tetrahydrochlorid *R* 612
Diammonium-2,2′-azinobis(3-ethylbenzothiazolin-6-sulfonat) *R* 612
Diazepam 2731
Diazepamum 2731
Diazinon *R* 612
Diazobenzolsulfonsäure-Lösung *R* 1 612
Diazoxid 2733
Diazoxidum 2733
Dibrompropamidindiisetionat 2734
Dibrompropamidini diisetionas 2734
Dibutylamin *R* 612
Dibutylammoniumphosphat-Lösung zur Ionenpaarung *R* 612
Dibutylether *R* 612
Dibutylis phthalas 2736
Dibutylphthalat 2736
Dibutylphthalat *R* 613
Dicarboxidindihydrochlorid *R* 613
Dichlofenthion *R* 613
3,5-Dichloranilin *R* 613
Dichlorbenzol *R* 613
5,7-Dichlorchinolin-8-ol *R* 613
Dichlorchinonchlorimid *R* 613
2,3-Dichlor-5,6-dicyanbenzochinon *R* 613
(*S*)-3,5-Dichlor-2,6-dihydroxy-*N*-[(1-ethylpyrrolidin-2-yl)methyl]benzamidhydrobromid *R* 613
Dichloressigsäure *R* 614
Dichloressigsäure-Reagenz *R* 614
Dichlorethan *R* 614
Dichlorfluorescein *R* 614
Dichlormethan 2737

Dichlormethan *R* 614
Dichlormethan *R* 1 614
2,6-Dichlorphenol *R* 614
Dichlorphenolindophenol *R* 614
Dichlorphenolindophenol-Lösung, eingestellte *R* 614
Dichlorvos *R* 615
Dichte
– relative (2.2.5) 33
– von Feststoffen (2.2.42) 91
– von Feststoffen, Bestimmung mit Hilfe von Gaspyknometern (2.9.23) 404
Dickextrakte (*siehe* Extrakte) 1036
Diclazuril für Tiere 2739
Diclazurilum ad usum veterinarium 2739
Diclofenac-Kalium 2741
Diclofenac-Natrium 2742
Diclofenacum kalicum 2741
Diclofenacum natricum 2742
Dicloxacillin-Natrium 2744
Dicloxacillinum natricum 2744
Dicyclohexyl *R* 615
Dicyclohexylamin *R* 615
Dicyclohexylharnstoff *R* 615
Dicycloverinhydrochlorid 2746
Dicycloverini hydrochloridum 2746
Didanosin 2747
Didanosinum 2747
Didocosahexaenoin *R* 615
Didodecyl(3,3′-thiodipropionat) *R* 615
Dieldrin *R* 615
Dienestrol 2749
Dienestrolum 2749
Diethanolamin *R* 615
Diethanolamin-Pufferlösung pH 10,0 *R* 794
1,1-Diethoxyethan *R* 616
Diethoxytetrahydrofuran *R* 616
Diethylamin *R* 616
Diethylaminoethyldextran *R* 616
Diethylammoniumphosphat-Pufferlösung pH 6,0 *R* 789
N,N-Diethylanilin *R* 616
Diethylcarbamazindihydrogencitrat 2750
Diethylcarbamazini citras 2750
Diethylenglycol *R* 616
Diethylenglycoli aether monoethylicus 2752
Diethylenglycoli palmitostearas 2754
Diethylenglycolmonoethylether 2752
Diethylenglycolpalmitostearat 2754
Diethylethylendiamin *R* 617
Diethylhexylphthalat *R* 617
Diethylis phthalas 2755
Diethylphenylendiaminsulfat *R* 617
Diethylphenylendiaminsulfat-Lösung *R* 617
Diethylphthalat 2755
Diethylstilbestrol 2757
Diethylstilbestrolum 2757
Differenzial-Spektroskopie (*siehe* 2.2.25) 54
Diflunisal 2758
Diflunisalum 2758
Digitalis purpureae folium **7.2**-5221
Digitalis-purpurea-Blätter **7.2**-5221
Digitonin *R* 617
Digitoxin 2759
Digitoxin *R* 617
Digitoxinum 2759
Digoxin 2761
Digoxinum 2761
Dihydralazini sulfas hydricus 2763
Dihydralazinsulfat, wasserhaltiges 2763
Dihydrocapsaicin *R* 617
10,11-Dihydrocarbamazepin *R* 617
Dihydrocarvon *R* 617
Dihydrocodeini hydrogenotartras 2765
Dihydrocodein[(*R*,*R*)-tartrat] 2765
Dihydroergocristini mesilas 2767
Dihydroergocristinmesilat 2767
Dihydroergotamini mesilas 2770
Dihydroergotamini tartras 2772
Dihydroergotaminmesilat 2770
Dihydroergotamintartrat 2772
Dihydrostreptomycini sulfas ad usum veterinarium 2774
Dihydrostreptomycinsulfat für Tiere 2774
Dihydrotachysterol 2777
Dihydrotachysterolum 2777
2,5-Dihydroxybenzoesäure *R* 618
5,7-Dihydroxy-4-methylcumarin *R* 618
1,3-Dihydroxynaphthalin *R* 618
2,7-Dihydroxynaphthalin *R* 618
2,7-Dihydroxynaphthalin-Lösung *R* 618
5,7-Diiodchinolin-8-ol *R* 618
Diisobutylketon *R* 618
Diisopropylether *R* 618
N,N′-Diisopropylethylendiamin *R* 619
Dikalii clorazepas 2778
Dikalii phosphas 3426
Dikaliumclorazepat 2778
Diltiazemhydrochlorid 2780
Diltiazemi hydrochloridum 2780
Dimenhydrinat 2782
Dimenhydrinatum 2782
Dimercaprol 2784
Dimercaprolum 2784
4,4′-Dimethoxybenzophenon *R* 619
Dimethoxypropan *R* 619
Dimethylacetamid 2785
Dimethylacetamid *R* 619
Dimethylacetamidum 2785
Dimethylamin *R* 619
Dimethylamin-Lösung *R* 619
Dimethylaminobenzaldehyd *R* 619
Dimethylaminobenzaldehyd-Lösung *R* 1 619
Dimethylaminobenzaldehyd-Lösung *R* 2 619
Dimethylaminobenzaldehyd-Lösung *R* 6 619
Dimethylaminobenzaldehyd-Lösung *R* 7 620
Dimethylaminobenzaldehyd-Lösung *R* 8 620
(2-Dimethylaminoethyl)methacrylat *R* 620
3-Dimethylaminophenol *R* 620
Dimethylaminozimtaldehyd *R* 620
Dimethylaminozimtaldehyd-Lösung *R* 620
N,N-Dimethylanilin *R* 620
N,N-Dimethylanilin, Grenzprüfung (2.4.26) 178
2,3-Dimethylanilin *R* 620
2,6-Dimethylanilin *R* 620
2,6-Dimethylanilinhydrochlorid *R* 621
2,4-Dimethyl-6-*tert*-butylphenol *R* 621
Dimethylcarbonat *R* 621
Dimethyl-β-cyclodextrin *R* 621
Dimethyldecylamin *R* 621
1,1-Dimethylethylamin *R* 621
Dimethylformamid *R* 621
Dimethylformamiddiethylacetal *R* 621
N,N-Dimethylformamiddimethylacetal *R* 622
Dimethylglyoxim *R* 622
1,3-Dimethyl-2-imidazolidinon *R* 622
Dimethylis sulfoxidum 2787
Dimethyloctylamin *R* 622
2,5-Dimethylphenol *R* 622
2,6-Dimethylphenol *R* 622
3,4-Dimethylphenol *R* 622
N,N-Dimethyl-L-phenylalanin *R* 622
Dimethylpiperazin *R* 622
Dimethylstearamid *R* 623
Dimethylsulfon *R* 623
Dimethylsulfoxid 2787
Dimethylsulfoxid *R* 623
Dimethylsulfoxid *R* 1 623

(D_6)Dimethylsulfoxid *R* . . . 623
Dimeticon . . . **7.2**-5301
Dimeticon *R* . . . 623
Dimeticonum . . . **7.2**-5301
Dimetindeni maleas . . . 2789
Dimetindenmaleat . . . 2789
Dimidiumbromid *R* . . . 623
Dimidiumbromid-Sulfanblau-Reagenz *R* . . . 623
Dinatrii clodronas tetrahydricus . . . 2594
Dinatrii edetas . . . 3852
Dinatrii etidronas . . . 2971
Dinatrii pamidronas pentahydricus . . . 4038
Dinatrii phosphas anhydricus . . . **7.2**-5359
Dinatrii phosphas dihydricus . . . **7.2**-5360
Dinatrii phosphas dodecahydricus . . . **7.2**-5361
Dinatriumbicinchoninat *R* . . . 623
Dinitrobenzoesäure *R* . . . 624
Dinitrobenzoesäure-Lösung *R* . . . 624
Dinitrobenzol *R* . . . 624
Dinitrobenzol-Lösung *R* . . . 624
Dinitrobenzoylchlorid *R* . . . 624
Dinitrogenii oxidum . . . 2809
Dinitrophenylhydrazin *R* . . . 624
Dinitrophenylhydrazinhydrochlorid-Lösung *R* . . . 624
Dinitrophenylhydrazin-Reagenz *R* . . . 624
Dinitrophenylhydrazin-Schwefelsäure *R* . . . 624
Dinonylphthalat *R* . . . 624
Dinoproston . . . 2790
Dinoprostonum . . . 2790
Dinoprost-Trometamol . . . 2792
Dinoprostum trometamolum . . . 2792
Dioctadecyldisulfid *R* . . . 625
Dioctadecyl(3,3′-thiodipropionat) *R* . . . 625
Diosmin . . . 2794
Diosminum . . . 2794
Dioxan *R* . . . 625
Dioxan und Ethylenoxid, Grenzprüfung (2.4.25) . . . 176
Dioxan-Lösung *R* . . . 625
Dioxan-Lösung *R* 1 . . . 625
Dioxan-Stammlösung *R* . . . 625
Dioxaphosphan *R* . . . 625
Diphenhydraminhydrochlorid . . . 2796
Diphenhydramini hydrochloridum . . . 2796
Diphenoxylathydrochlorid . . . 2798
Diphenoxylati hydrochloridum . . . 2798
Diphenylamin *R* . . . 625
Diphenylamin-Lösung *R* . . . 625
Diphenylamin-Lösung *R* 1 . . . 625
Diphenylamin-Lösung *R* 2 . . . 625
Diphenylanthracen *R* . . . 626
Diphenylbenzidin *R* . . . 626
Diphenylboryloxyethylamin *R* . . . 626
Diphenylcarbazid *R* . . . 626
Diphenylcarbazid-Lösung *R* . . . 626
Diphenylcarbazon *R* . . . 626
Diphenylcarbazon-Quecksilber(II)-chlorid-Reagenz *R* . . . 626
2,2-Diphenylglycin *R* . . . 626
1,2-Diphenylhydrazin *R* . . . 627
Diphenylmethanol *R* . . . 627
Diphenyloxazol *R* . . . 627
Diphenylphenylenoxid-Polymer *R* . . . 627
Diphtherie-Adsorbat-Impfstoff . . . 1149
– Bestimmung der Wirksamkeit (2.7.6) . . . 295
– (reduzierter Antigengehalt) . . . 1151
Diphtherie-Antitoxin . . . 1472
Diphtherie-Tetanus-Adsorbat-Impfstoff . . . 1153
– (reduzierter Antigengehalt) . . . 1154
Diphtherie-Tetanus-Ganzzell-Pertussis-Adsorbat-Impfstoff . . . **7.2**-5199
Diphtherie-Tetanus-Ganzzell-Pertussis-Poliomyelitis(inaktiviert)-Adsorbat-Impfstoff . . **7.2**-5201
Diphtherie-Tetanus-Ganzzell-Pertussis-Poliomyelitis(inaktiviert)-Haemophilus-Typ-B(konjugiert)-Adsorbat-Impfstoff . . . **7.2**-5204
Diphtherie-Tetanus-Hepatitis-B(rDNA)-Adsorbat-Impfstoff . . . 1156
Diphtherie-Tetanus-Pertussis(azellulär, aus Komponenten)-Adsorbat-Impfstoff . . . 1160
Diphtherie-Tetanus-Pertussis(azellulär, aus Komponenten)-Haemophilus-Typ-B(konjugiert)-Adsorbat-Impfstoff . . . 1162
Diphtherie-Tetanus-Pertussis(azellulär, aus Komponenten)-Hepatitis-B(rDNA)-Adsorbat-Impfstoff . . . 1166
Diphtherie-Tetanus-Pertussis(azellulär, aus Komponenten)-Hepatitis-B(rDNA)-Poliomyelitis(inaktiviert)-Haemophilus-Typ-B(konjugiert)-Adsorbat-Impfstoff . . . 1168
Diphtherie-Tetanus-Pertussis(azellulär, aus Komponenten)-Poliomyelitis(inaktiviert)-Adsorbat-Impfstoff . . . 1173
Diphtherie-Tetanus-Pertussis(azellulär, aus Komponenten)-Poliomyelitis(inaktiviert)-Adsorbat-Impfstoff (reduzierter Antigengehalt) . . . 1176
Diphtherie-Tetanus-Pertussis(azellulär, aus Komponenten)-Poliomyelitis(inaktiviert)-Haemophilus-Typ-B(konjugiert)-Adsorbat-Impfstoff . . . 1179
Diphtherie-Tetanus-Poliomyelitis(inaktiviert)-Adsorbat-Impfstoff (reduzierter Antigengehalt) . . . 1189
Diphtherie-Toxin und -Toxoid, Flockungswert (Lf) (2.7.27) . . . 330
Dipivefrinhydrochlorid . . . 2799
Dipivefrini hydrochloridum . . . 2799
Diprophyllin . . . 2801
Diprophyllinum . . . 2801
Dipyridamol . . . 2802
Dipyridamolum . . . 2802
2,2′-Dipyridylamin *R* . . . 627
Dirithromycin . . . 2804
Dirithromycinum . . . 2804
Disopyramid . . . 2806
Disopyramidi phosphas . . . 2807
Disopyramidphosphat . . . 2807
Disopyramidum . . . 2806
Distickstoffmonoxid . . . 2809
Distickstoffmonoxid *R* . . . 627
Distickstoffmonoxid in Gasen (2.5.35) . . . 208
Disulfiram . . . 2810
Disulfiramum . . . 2810
Ditalimphos *R* . . . 627
5,5′-Dithiobis(2-nitrobenzoesäure) *R* . . . 627
Dithiol *R* . . . 628
Dithiol-Reagenz *R* . . . 628
Dithiothreitol *R* . . . 628
Dithizon *R* . . . 628
Dithizon *R* 1 . . . 628
Dithizon-Lösung *R* . . . 628
Dithizon-Lösung *R* 2 . . . 628
Dithranol . . . 2812
Dithranolum . . . 2812
DNA-rekombinationstechnisch hergestellte Produkte . . . 1030
Dobutaminhydrochlorid . . . 2814
Dobutamini hydrochloridum . . . 2814
Docetaxel-Trihydrat . . . 2816
Docetaxelum trihydricum . . . 2816
Docosahexaensäuremethylester *R* . . . 628
Docusat-Natrium . . . 2818
Docusat-Natrium *R* . . . 628
Dodecylgallat . . . 2819
Dodecylis gallas . . . 2819
Dodecyltrimethylammoniumbromid *R* . . . 629
Domperidon . . . **7.2**-5302
Domperidoni maleas . . . 2822

Domperidonmaleat . . . 2822
Domperidonum . . . **7.2**-5302
D-Dopa *R* . . . 629
Dopaminhydrochlorid . . . 2825
Dopamini hydrochloridum . . . 2825
Dopexamindihydrochlorid . . . 2826
Dopexamini dihydrochloridum . . . 2826
Dorzolamidhydrochlorid . . . 2829
Dorzolamidi hydrochloridum . . . 2829
Dosiersprays zur Anwendung in der Mundhöhle . . . 1119
Dostenkraut . . . 1692
Dosulepinhydrochlorid . . . 2831
Dosulepini hydrochloridum . . . 2831
Dotriacontan *R* . . . 629
Doxapramhydrochlorid . . . 2832
Doxaprami hydrochloridum . . . 2832
Doxazosini mesilas . . . 2834
Doxazosinmesilat . . . 2834
Doxepinhydrochlorid . . . 2836
Doxepini hydrochloridum . . . 2836
Doxorubicinhydrochlorid . . . 2838
Doxorubicini hydrochloridum . . . 2838
Doxycyclin *R* . . . 629
Doxycyclinhyclat . . . **7.1**-4985
Doxycyclini hyclas . . . **7.1**-4985
Doxycyclin-Monohydrat . . . 2840
Doxycyclinum monohydricum . . . 2840
Doxylaminhydrogensuccinat . . . 2844
Doxylamini hydrogenosuccinas . . . 2844
Dragendorffs Reagenz *R* . . . 629
Dragendorffs Reagenz *R* 1 . . . 629
Dragendorffs Reagenz *R* 2 . . . 629
Dragendorffs Reagenz *R* 3 . . . 629
Dragendorffs Reagenz *R* 4 . . . 629
Dragendorffs Reagenz *R* 5 . . . 629
Dragendorffs Reagenz, verdünntes *R* . . . 629
Drehung
– optische (2.2.7) . . . 34
– spezifische (*siehe* 2.2.7) . . . 34
Dreilappiger Salbei . . . 1851
Droperidol . . . **7.2**-5305
Droperidolum . . . **7.2**-5305
Drospirenon . . . 2848
Drospirenonum . . . 2848
Druckbehältnisse, Zubereitungen in . . . 1110
Dünnschichtchromatographie (2.2.27) . . . 55
– Identifizierung fetter Öle (2.3.2) . . . 153
– Identifizierung von Phenothiazinen (2.3.3) . . . 154
Durchflusszytometrie (2.7.24) . . . 327
Dydrogesteron . . . 2850
Dydrogesteronum . . . 2850
Dynamische Viskosität (*siehe* 2.2.8) . . . 35

E

Ebastin . . . 2855
Ebastinum . . . 2855
Echinaceae angustifoliae radix . . . 1877
Echinaceae pallidae radix . . . 1872
Echinaceae purpureae herba . . . 1870
Echinaceae purpureae radix . . . 1874
Echinacosid *R* . . . 630
Echtblausalz B *R* . . . 630
Echtes Goldrutenkraut . . . 1731
Echtrotsalz B *R* . . . 630
Econazol . . . 2856
Econazoli nitras . . . 2858
Econazolnitrat . . . 2858
Econazolum . . . 2856
Edetinsäure . . . 2859
Edrophonii chloridum . . . 2861
Edrophoniumchlorid . . . 2861
Efeu für homöopathische Zubereitungen . . . 1970
Efeublätter . . . 1693
Egg-Drop-Syndrom-'76-Impfstoff (inaktiviert) . . . 1364
Eibischblätter . . . 1695
Eibischwurzel . . . 1696
Eichenrinde . . . 1697
Eigenschaften
– Erläuterung (*siehe* 1.4) . . . 9
– in Monographien (5.11) . . . 977
– physikalische, der im Arzneibuch erwähnten Radionuklide, Tabelle (5.7) . . . 949
– von Hilfsstoffen, funktionalitätsbezogene (5.15) . . . 1011
Eingestellter, gereinigter Trockenextrakt aus frischen Heidelbeeren . . . 1739
Einheitensystem, Internationales, und andere Einheiten (1.6) . . . 13
Einmalspritzen aus Kunststoff, sterile (3.2.8) . . . 522
Einzeldosierte Arzneiformen
– Gleichförmigkeit (2.9.40) . . . 442
– Gleichförmigkeit der Masse (2.9.5) . . . 374
– Gleichförmigkeit des Gehalts (2.9.6) . . . 375
Einzelernte (*siehe* 5.2.1) . . . 843
Eisen *R* . . . 630
Eisen
– für homöopathische Zubereitungen . . . 1971
– Grenzprüfung (2.4.9) . . . 163
– Identitätsreaktion (*siehe* 2.3.1) . . . 151
Eisen(II)-fumarat . . . 2862
Eisen(II)-gluconat . . . 2864
Eisen(II)-sulfat *R* . . . 631
Eisen(II)-sulfat, getrocknetes . . . **7.2**-5311
Eisen(II)-sulfat-Heptahydrat . . . **7.2**-5312
Eisen(II)-sulfat-Lösung *R* 2 . . . 631
Eisen(II)-sulfat-Lösung (0,1 mol · l^{-1}) . . . 799
Eisen(III)-chlorid *R* . . . 630
Eisen(III)-chlorid-Hexacyanoferrat(III)-Arsenit-Reagenz *R* . . . 630
Eisen(III)-chlorid-Hexahydrat . . . 2868
Eisen(III)-chlorid-Kaliumperiodat-Lösung *R* . . . 630
Eisen(III)-chlorid-Lösung *R* 1 . . . 630
Eisen(III)-chlorid-Lösung *R* 2 . . . 630
Eisen(III)-chlorid-Lösung *R* 3 . . . 630
Eisen(III)-chlorid-Sulfaminsäure-Reagenz *R* . . . 630
Eisen(III)-nitrat *R* . . . 631
Eisen(III)-salicylat-Lösung *R* . . . 631
Eisen(III)-sulfat *R* . . . 631
Eisen(III)-sulfat-Pentahydrat *R* . . . 631
Eisenkraut . . . 1698
Eisen-Lösung (1 g · l^{-1} Fe) *R* . . . 783
Eisen-Lösung (1 ppm Fe) *R* . . . 784
Eisen-Lösung (2 ppm Fe) *R* . . . 784
Eisen-Lösung (8 ppm Fe) *R* . . . 784
Eisen-Lösung (10 ppm Fe) *R* . . . 784
Eisen-Lösung (20 ppm Fe) *R* . . . 784
Eisen-Lösung (250 ppm Fe) *R* . . . 784
Elektroimmunassay (*siehe* 2.7.1) . . . 286
Elektrolyt-Reagenz zur Mikrobestimmung von Wasser *R* . . . 631
Elektrophorese (2.2.31) . . . 63
– auf Trägermaterial (*siehe* 2.2.31) . . . 63
– trägerfreie (*siehe* 2.2.31) . . . 63
Element-Lösung zur Atomspektrometrie (1,000 g · l^{-1}) *R* . . . 784
Eleutherococci radix . . . 1901
ELISA (*siehe* 2.7.15) . . . 317
Emedastindifumarat . . . 2869
Emedastini difumaras . . . 2869
Emetindihydrochlorid *R* . . . 631
Emetindihydrochlorid-Heptahydrat . . . 2872
Emetindihydrochlorid-Pentahydrat . . . 2871
Emetini hydrochloridum heptahydricum . . . 2872
Emetini hydrochloridum pentahydricum . . . 2871

Emodin *R* 631
Empfehlungen
– zur Bestimmung der Wirkstofffreisetzung (5.17.1) 1017
– zur Durchführung der Prüfung auf Bakterien-Endotoxine (5.1.10) 836
Emplastra transcutanea 1109
Emulsionen
– zum Einnehmen 1084
– zur intrauterinen Anwendung für Tiere 1129
Enalaprilat-Dihydrat 2873
Enalaprilatum dihydricum 2873
Enalaprili maleas 2875
Enalaprilmaleat 2875
Endoprotease LysC *R* 631
α-Endosulfan *R* 631
β-Endosulfan *R* 631
Endrin *R* 632
Enilconazol für Tiere 2878
Enilconazolum ad usum veterinarium 2878
Enoxaparin-Natrium 2879
Enoxaparinum natricum 2879
Enoxolon 2881
Enoxolonum 2881
Enrofloxacin für Tiere 2882
Enrofloxacinum ad usum veterinarium 2882
Entacapon 2884
Entacaponum 2884
Entenpest-Lebend-Impfstoff 1366
Entfärberlösung *R* 632
Entwicklerlösung *R* 632
Enziantinktur 1700
Enzianwurzel 1701
Enzootische-Pneumonie-Impfstoff (inaktiviert) für Schweine 1368
Enzymgebundene Immunpräzipitationsmethode (*siehe* 2.7.15) 317
Ephedrae herba 1702
Ephedrakraut 1702
Ephedrin, wasserfreies 2886
Ephedrin-Hemihydrat 2887
Ephedrinhydrochlorid 2889
Ephedrinhydrochlorid, racemisches 2890
Ephedrini hydrochloridum 2889
Ephedrini racemici hydrochloridum 2890
Ephedrinum anhydricum 2886
Ephedrinum hemihydricum 2887
Epinastinhydrochlorid 2892
Epinastini hydrochloridum 2892
Epinephrin *R* 632
Epinephrin/Adrenalin 2893
Epinephrinhydrogentartrat/Adrenalin-hydrogentartrat 2895
Epirubicinhydrochlorid 2897
Epirubicini hydrochloridum 2897
Equiseti herba 1855
Erbsenstärke 2899
Erdalkalimetalle, Magnesium, Grenzprüfung (2.4.7) 159
Erdnussöl
– hydriertes 2900
– raffiniertes **7.2**-5313
Erdrauchkraut 1703
Ergocalciferol 2902
Ergocalciferolum 2902
Ergometrini maleas 2904
Ergometrinmaleat 2904
Ergotamini tartras 2906
Ergotamintartrat 2906
Eriochromschwarz T *R* 632
Eriochromschwarz-T-Verreibung *R* 632
Eriochromschwarz-T-Verreibung *R* 1 632
Erstarrungstemperatur (2.2.18) 44
Erucamid *R* 632
Erweichungszeit von lipophilen Suppositorien (2.9.22) 403
Erythritol 2907
Erythritol *R* 632
Erythritolum 2907
Erythromycin 2909
Erythromycinestolat 2912
Erythromycinethylsuccinat 2915
Erythromycini estolas 2912
Erythromycini ethylsuccinas 2915
Erythromycini lactobionas 2917
Erythromycini stearas 2920
Erythromycinlactobionat 2917
Erythromycinstearat 2920
Erythromycinum 2909
Erythropoetin-Lösung, konzentrierte 2923
Erythropoietini solutio concentrata 2923
Erythrozyten-Suspension vom Kaninchen *R* 632
Eschenblätter 1705
Escherichia coli, Nachweis (*siehe* 2.6.13) 236
Esketaminhydrochlorid 2928
Esketamini hydrochloridum 2928
Esomeprazol-Magnesium-Trihydrat 2930
Esomeprazolum magnesicum trihydricum 2930
Essigsäure *R* 632
Essigsäure
– in synthetischen Peptiden (2.5.34) 208
– verdünnte *R* 633
– wasserfreie *R* 633
Essigsäure (0,1 mol · l^{-1}) 799
Essigsäure 99 % 2933
Essigsäure 99 % *R* 633
(D_4)Essigsäure *R* 633
Ester, Identitätsreaktion (*siehe* 2.3.1) 151
Esterzahl (2.5.2) 189
Estradiol *R* 633
17α-Estradiol *R* 633
Estradiolbenzoat 2936
Estradiol-Hemihydrat 2934
Estradioli benzoas 2936
Estradioli valeras 2937
Estradiolum hemihydricum 2934
Estradiolvalerat 2937
Estragol *R* 633
Estriol **7.2**-5314
Estriolum **7.2**-5314
Estrogene, konjugierte 2941
Estrogeni coniuncti 2941
Etacrynsäure 2944
Etamsylat **7.1**-4991
Etamsylatum **7.1**-4991
Ethacridini lactas monohydricus 2947
Ethacridinlactat-Monohydrat 2947
Ethambutoldihydrochlorid 2949
Ethambutoli hydrochloridum 2949
Ethanol
– wasserfreies 2951
– wasserfreies *R* 634
– wasserfreies *R* 1 634
Ethanol x % *R* 633
Ethanol 96 % 2953
Ethanol 96 % *R* 634
Ethanol 96 %, aldehydfreies *R* 634
Ethanolgehalt und Ethanolgehaltstabelle (2.9.10) 378
Ethanoltabelle (5.5) 931
Ethanolum anhydricum 2951
Ethanolum (96 per centum) 2953
Ethansäure (*siehe* Essigsäure 99 %) 2933
Ether 2956
Ether *R* 634
Ether
– peroxidfreier *R* 634
– zur Narkose 2956

Ethinylestradiol 2957
Ethinylestradiolum 2957
Ethion *R* 634
Ethionamid 2960
Ethionamidum 2960
Ethosuximid 2961
Ethosuximidum 2961
Ethoxychrysoidinhydrochlorid *R* 634
Ethoxychrysoidinhydrochlorid-Lösung *R* 635
Ethylacetat 2963
Ethylacetat *R* 635
Ethylacetat-Sulfaminsäure-Reagenz *R* 635
Ethylacrylat *R* 635
4-[(Ethylamino)methyl]pyridin *R* 635
Ethylbenzoat *R* 635
Ethylbenzol *R* 635
Ethyl-5-bromvalerat *R* 635
Ethylcellulose 2964
Ethylcellulosum 2964
Ethylendiamin 2965
Ethylendiamin *R* 635
Ethylendiaminum 2965
(Ethylendinitrilo)tetraessigsäure *R* 636
Ethylenglycol *R* 636
Ethylenglycol und Diethylenglycol in ethoxylierten Substanzen (2.4.30) 182
Ethylenglycoli monopalmitostearas 2966
Ethylenglycolmonoethylether *R* 636
Ethylenglycolmonomethylether *R* 636
Ethylenglycolmonopalmitostearat 2966
Ethylenoxid *R* 636
Ethylenoxid und Dioxan, Grenzprüfung (2.4.25) 176
Ethylenoxid-Lösung *R* 636
Ethylenoxid-Lösung *R* 1 636
Ethylenoxid-Lösung *R* 2 636
Ethylenoxid-Lösung *R* 3 637
Ethylenoxid-Lösung *R* 4 637
Ethylenoxid-Lösung *R* 5 637
Ethylenoxid-Stammlösung *R* 637
Ethylenoxid-Stammlösung *R* 1 637
Ethylformiat *R* 637
Ethylhexandiol *R* 637
2-Ethylhexansäure *R* 638
2-Ethylhexansäure, Grenzprüfung (2.4.28) 180
Ethyl-4-hydroxybenzoat 2967
Ethyl-4-hydroxybenzoat *R* 638
Ethylis acetas 2963
Ethylis oleas 2971
Ethylis parahydroxybenzoas 2967
Ethylis parahydroxybenzoas natricus 3853
Ethylmaleinimid *R* 638
Ethylmethansulfonat *R* **7.1**-4887
2-Ethyl-2-methylbernsteinsäure *R* 638
Ethylmethylketon *R* 638
Ethylmorphinhydrochlorid 2969
Ethylmorphini hydrochloridum 2969
Ethyloleat 2971
2-Ethylpyridin *R* 638
Ethylvinylbenzol-Divinylbenzol-Copolymer *R* 638
Ethylvinylbenzol-Divinylbenzol-Copolymer *R* 1 638
Etidronat-Dinatrium 2971
Etilefrinhydrochlorid 2972
Etilefrini hydrochloridum 2972
Etodolac 2974
Etodolacum 2974
Etofenamat 2977
Etofenamatum 2977
Etofyllin 2979
Etofyllinum 2979
Etomidat 2980
Etomidatum 2980
Etoposid **7.1**-4992
Etoposidum **7.1**-4992
Eucalypti aetheroleum 1707
Eucalypti folium 1706
Eucalyptusblätter 1706
Eucalyptusöl 1707
Eugenol 2986
Eugenol *R* 638
Eugenolum 2986
Euglobulin vom Menschen *R* 639
Euglobulin vom Rind *R* 639
Euterwaschmittel (*siehe* Flüssige Zubereitungen zur kutanen Anwendung am Tier) 1088
Extracta 1033
Extracta fluida
– *Cinchonae extractum fluidum normatum* 1684
– *Crataegi folii cum flore extractum fluidum quantificatum* 1930
– *Ipecacuanhae extractum fluidum normatum* 1750
– *Liquiritiae extractum fluidum ethanolicum normatum* 1896
– *Matricariae extractum fluidum* 1762
Extracta fluida (*siehe* Extrakte) 1034
Extracta sicca (*siehe* Extrakte) 1036
Extracta sicca normata
– *Aloes extractum siccum normatum* 1618
– *Belladonnae folii extractum siccum normatum* 1644
– *Boldo folii extractum siccum* 1668
– *Crataegi folii cum flore extractum siccum* 1931
– *Cynarae folii extractum siccum* 1632
– *Frangulae corticis extractum siccum normatum* 1711
– *Ginkgo extractum siccum raffinatum et quantificatum* 1724
– *Harpagophyti extractum siccum* 1910
– *Hyperici herbae extractum siccum quantificatum* 1757
– *Liquiritiae extractum siccum ad saporandum* 1898
– *Melissae folii extractum siccum* 1801
– *Menthae piperitae folii extractum siccum* 1834
– *Myrtilli fructus recentis extractum siccum raffinatum et normatum* 1739
– *Oleae folii extractum siccum* 1819
– *Opii extractum siccum normatum* 1825
– *Passiflorae herbae extractum siccum* 1829
– *Rhamni purshianae extractum siccum normatum* 1675
– *Salicis corticis extractum siccum* 1926
– *Sennae folii extractum siccum normatum* 1866
– *Silybi mariani extractum siccum raffinatum et normatum* 1797
– *Valerianae extractum aquosum siccum* 1636
– *Valerianae extractum hydroalcoholicum siccum* **7.1**-4928
Extracta spissa (*siehe* Extrakte) 1036
Extrakte 1033
– Trockenrückstand (2.8.16) 348
– Trocknungsverlust (2.8.17) 348
EZ, Esterzahl (*siehe* 2.5.2) 189

F

Factor humanus von Willebrandi 4768
Factor VII coagulationis humanus 2278
Factor VIII coagulationis humanus 2280
Factor VIII coagulationis humanus (ADNr) 2282
Factor IX coagulationis humanus 2284
Factor XI coagulationis humanus 2285
Fäden
– sterile, nicht resorbierbare 1595
– sterile, resorbierbare, synthetische, geflochtene 1599
– sterile, resorbierbare, synthetische, monofile 1601

Fäden im Fadenspender für Tiere, sterile, nicht resorbierbare . . . 1608
Färberdistelblüten* . . . 1708
Färberdistelöl, raffiniertes . . . 2991
Färbung von Flüssigkeiten (2.2.2) . . . 29
Fagopyri herba . . . 1671
Famotidin . . . 2992
Famotidinum . . . 2992
Farbreferenzlösungen (*siehe* 2.2.2) . . . 30
Farbvergleichslösungen (*siehe* 2.2.2) . . . 30
(*E,E*)-Farnesol *R* . . . 640
Faulbaumrinde . . . **7.1**-4931
Faulbaumrindentrockenextrakt, eingestellter . . . 1711
Fc-Funktion von Immunglobulin (2.7.9) . . . 308
Febantel für Tiere . . . 2994
Febantelum ad usum veterinarium . . . 2994
Fehling'sche Lösung *R* . . . 640
Fehling'sche Lösung *R* 2 . . . 640
Fehling'sche Lösung *R* 3 . . . 640
Fehling'sche Lösung *R* 4 . . . 640
Feinheit von Pulvern (2.9.35) . . . 431
Felbinac . . . 2995
Felbinacum . . . 2995
Felodipin . . . 2996
Felodipinum . . . 2996
Felypressin . . . 2998
Felypressinum . . . 2998
Fenbendazol für Tiere . . . 3000
Fenbendazolum ad usum veterinarium . . . 3000
Fenbufen . . . 3001
Fenbufenum . . . 3001
Fenchel
- Bitterer . . . 1713
- Süßer . . . **7.1**-4933

Fenchlorphos *R* . . . 640
Fenchon *R* . . . 640
Fenofibrat . . . 3003
Fenofibratum . . . 3003
Fenoterolhydrobromid . . . **7.1**-4999
Fenoteroli hydrobromidum . . . **7.1**-4999
Fentanyl . . . 3007
Fentanylcitrat . . . 3008
Fentanyli citras . . . 3008
Fentanylum . . . 3007
Fenticonazoli nitras . . . 3010
Fenticonazolnitrat . . . 3010
Fenvalerat *R* . . . 640
Fermentationsprodukte . . . 1037
Ferri chloridum hexahydricum . . . 2868
Ferrocyphen *R* . . . 641
Ferroin-Lösung *R* . . . 641
Ferrosi fumaras . . . 2862
Ferrosi gluconas . . . 2864
Ferrosi sulfas desiccatus . . . **7.2**-5311
Ferrosi sulfas heptahydricus . . . **7.2**-5312
Ferrum ad praeparationes homoeopathicas . . . 1971
Fertiger Impfstoff als Bulk (*siehe* 5.2.1) . . . 843
Fertigzubereitung (*siehe* 5.2.1) . . . 843
Ferulasäure *R* . . . 641
Feste Arzneiformen, Wirkstofffreisetzung (2.9.3) . . . 364
Feststoffe
- Dichte (2.2.42) . . . 91
- kristalline und teilweise kristalline, Charakterisierung durch Röntgenpulverdiffraktometrie (2.9.33) . . . 421
- poröse, Benetzbarkeit (2.9.45) . . . 450

Fette Öle
- Baumwollsamenöl, hydriertes . . . 2199
- Borretschöl, raffiniertes . . . 2287
- Erdnussöl, hydriertes . . . 2900
- Erdnussöl, raffiniertes . . . **7.2**-5313
- Färberdistelöl, raffiniertes . . . 2991
- Kokosfett, raffiniertes . . . 3453
- Lachsöl vom Zuchtlachs . . . 3460
- Lebertran (Typ A) . . . 3485
- Lebertran (Typ B) . . . 3490
- Lebertran vom Kabeljau (aus Aufzucht) . . . 3495
- Leinöl, natives . . . 3503
- Maisöl, raffiniertes . . . 3625
- Mandelöl, natives . . . 3633
- Mandelöl, raffiniertes . . . 3634
- Nachtkerzenöl, raffiniertes . . . 3800
- Olivenöl, natives . . . **7.2**-5369
- Olivenöl, raffiniertes . . . **7.2**-5370
- Rapsöl, raffiniertes . . . 4296
- Rizinusöl, hydriertes . . . 4325
- Rizinusöl, natives . . . 4326
- Rizinusöl, raffiniertes . . . 4327
- Sesamöl, raffiniertes . . . 4383
- Sojaöl, hydriertes . . . 4396
- Sojaöl, raffiniertes . . . 4397
- Sonnenblumenöl, raffiniertes . . . 4409
- Weizenkeimöl, natives . . . 4793
- Weizenkeimöl, raffiniertes . . . 4793

Fette Öle
- alkalisch reagierende Substanzen, Grenzprüfung (2.4.19) . . . 166
- Identifizierung durch DC (2.3.2) . . . 153
- pflanzliche . . . 1064
- Prüfung auf fremde Öle durch DC, Grenzprüfung (2.4.21) . . . 166
- Schwermetalle, Grenzprüfung (2.4.27) . . . 178
- Sterole, Grenzprüfung (2.4.23) . . . **7.2**-5163

Fette Öle, verharzte ätherische Öle in ätherischen Ölen (2.8.7) . . . 342
Fettsäurenzusammensetzung, Prüfung durch Gaschromatographie (2.4.22) . . . 166
Fexofenadinhydrochlorid . . . 3012
Fexofenadini hydrochloridum . . . 3012
Fibrinblau *R* . . . 641
Fibrini glutinum . . . 3014
Fibrin-Kleber . . . 3014
Fibrinogen *R* . . . 641
Fibrinogen vom Menschen . . . 3016
Fibrinogenum humanum . . . 3016
Fila non resorbilia sterilia . . . 1595
Fila non resorbilia sterilia in fuso ad usum veterinarium . . . 1608
Fila resorbilia synthetica monofilamenta sterilia . . . 1601
Fila resorbilia synthetica torta sterilia . . . 1599
Filgrastimi solutio concentrata . . . 3017
Filgrastim-Lösung, konzentrierte . . . 3017
Filipendulae ulmariae herba . . . 1788
Filter, Bakterien zurückhaltende (*siehe* 5.1.1) . . . 811
Filum bombycis tortum sterile in fuso ad usum veterinarium . . . 1612
Filum ethyleni polyterephthalici sterile in fuso ad usum veterinarium . . . 1612
Filum lini sterile in fuso ad usum veterinarium . . . 1610
Filum polyamidicum-6 sterile in fuso ad usum veterinarium . . . 1610
Filum polyamidicum-6/6 sterile in fuso ad usum veterinarium . . . 1611
Finasterid . . . 3021
Finasteridum . . . 3021
Fixierlösung *R* . . . 641
Fixierlösung zur IEF auf Polyacrylamidgel *R* . . . 641
F_0-Konzept, Anwendung auf die Dampfsterilisation von wässrigen Zubereitungen (5.1.5) . . . 816
Flavoxathydrochlorid . . . 3023
Flavoxati hydrochloridum . . . 3023
Flecainidacetat . . . **7.1**-5001
Flecainidi acetas . . . **7.1**-5001
Fließverhalten (2.9.16) . . . 383
Fließverhalten von Pulvern (2.9.36) . . . 432

Flockungswert (Lf) von Diphtherie- und Tetanus-Toxin und -Toxoid (Ramon-Bestimmung) (2.7.27) . . . 330
Flohsamen . . . 1715
Flohsamen, Indische . . . 1716
Flohsamenschalen, Indische . . . 1716
Flores
– *Arnicae flos* . . . 1626
– *Aurantii amari flos* . . . 1660
– *Calendulae flos* . . . 1844
– *Carthami flos** . . . 1708
– *Caryophylli flos* . . . 1721
– *Chamomillae romanae flos* . . . 1759
– *Hibisci sabdariffae flos* . . . 1745
– *Lavandulae flos* . . . **7.1**-4935
– *Lupuli flos* . . . 1747
– *Malvae sylvestris flos* . . . 1792
– *Matricariae flos* . . . 1760
– *Papaveris rhoeados flos* . . . 1768
– *Sambuci flos* . . . 1746
– *Sophorae japonicae flos immaturus* . . . **7.2**-5222
– *Tiliae flos* . . . 1784
– *Verbasci flos* . . . 1770
Flubendazol . . . 3026
Flubendazolum . . . 3026
Flucloxacillin-Magnesium-Octahydrat . . . 3028
Flucloxacillin-Natrium . . . 3030
Flucloxacillinum magnesicum octahydricum . . . 3028
Flucloxacillinum natricum . . . 3030
Fluconazol . . . 3032
Fluconazolum . . . 3032
Flucytosin . . . 3034
Flucytosinum . . . 3034
Fludarabini phosphas . . . 3037
Fludarabinphosphat . . . 3037
Fludeoxyglucosi[18F] solutio iniectabilis . . . 1501
[18F]Fludesoxyglucose-Injektionslösung . . . 1501
Fludrocortisonacetat . . . 3040
Fludrocortisoni acetas . . . 3040
Flüssigchromatographie (2.2.29) . . . 60
Flüssigchromatographie mit superkritischen Phasen (2.2.45) . . . 96
Flüssige Verdünnungen (*siehe* Vorschriften zur Herstellung homöopathischer konzentrierter Zubereitungen und zur Potenzierung) . . . **7.2**-5241
Flüssige Zubereitungen
– in Druckgas-Dosierinhalatoren . . . 1122
– zum Einnehmen . . . 1083
– zur Inhalation . . . 1122
– zur kutanen Anwendung . . . 1086
– zur kutanen Anwendung am Tier . . . 1087
– zur Zerstäubung . . . 1122
Flüssigkeiten
– Färbung (2.2.2) . . . 29
– Klarheit und Opaleszenz (2.2.1) . . . 27
Flufenaminsäure *R* . . . 641
Fluidextrakte
– Chinarindenfluidextrakt, eingestellter . . . 1684
– Ipecacuanhafluidextrakt, eingestellter . . . 1750
– Kamillenfluidextrakt . . . 1762
– Süßholzwurzelfluidextrakt, eingestellter, ethanolischer . . . 1896
– Weißdornblätter-mit-Blüten-Fluidextrakt, quantifizierter . . . 1930
Fluidextrakte (*siehe* Extrakte) . . . 1034
Flumazenil . . . 3042
Flumazenil *R* . . . 641
Flumazenili (N-[11C]methyl) solutio iniectabilis . . . 1526
Flumazenilum . . . 3042
Flumequin . . . 3044
Flumequinum . . . 3044
Flumetasoni pivalas . . . 3045
Flumetasonpivalat . . . 3045
Flunarizindihydrochlorid . . . 3047
Flunarizini dihydrochloridum . . . 3047
Flunitrazepam . . . 3049
Flunitrazepam *R* . . . 641
Flunitrazepamum . . . 3049
Flunixini megluminum ad usum veterinarium . . . 3050
Flunixinmeglumin für Tiere . . . 3050
Fluocinolonacetonid . . . 3051
Fluocinoloni acetonidum . . . 3051
Fluocortoloni pivalas . . . 3053
Fluocortolonpivalat . . . 3053
Fluoranthen *R* . . . 642
2-Fluor-2-desoxy-D-glucose *R* . . . 642
2-Fluor-2-desoxy-D-mannose *R* . . . 642
Fluordinitrobenzol *R* . . . 642
Fluoren *R* . . . 642
Fluorescamin *R* . . . 642
Fluorescein . . . 3055
Fluorescein *R* . . . 642
Fluorescein-Natrium . . . 3057
Fluorescein-Natrium *R* . . . 642
Fluoresceinum . . . 3055
Fluoresceinum natricum . . . 3057
Fluorid, Grenzprüfung (2.4.5) . . . 158
Fluoridi[18F] solutio ad radio-signandum . . . 1504
[18F]Fluorid-Lösung zur Radiomarkierung . . . 1504
Fluorid-Lösung (1 ppm F) *R* . . . 784
Fluorid-Lösung (10 ppm F) *R* . . . 784
Fluorimetrie (2.2.21) . . . 45
1-Fluor-2-nitro-4-(trifluormethyl)benzol *R* . . . 642
Fluorodopae[18F] ab electrophila substitutione solutio iniectabilis . . . 1506
DL-6-Fluorodopahydrochlorid *R* . . . 643
[18F]Fluorodopa-Injektionslösung (hergestellt durch elektrophile Substitution) . . . 1506
6-Fluorolevodopahydrochlorid *R* . . . 643
Fluorouracil . . . 3058
Fluorouracilum . . . 3058
Fluoxetinhydrochlorid . . . 3061
Fluoxetini hydrochloridum . . . 3061
Flupentixoldihydrochlorid . . . 3063
Flupentixoli dihydrochloridum . . . 3063
Fluphenazindecanoat . . . 3065
Fluphenazindihydrochlorid . . . **7.2**-5319
Fluphenazinenantat . . . 3069
Fluphenazini decanoas . . . 3065
Fluphenazini dihydrochloridum . . . **7.2**-5319
Fluphenazini enantas . . . 3069
Flurazepamhydrochlorid . . . 3071
Flurazepami monohydrochloridum . . . 3071
Flurbiprofen . . . 3072
Flurbiprofenum . . . 3072
Fluspirilen . . . 3074
Fluspirilenum . . . 3074
Flusssäure *R* . . . 643
Flutamid . . . 3075
Flutamidum . . . 3075
Fluticasoni propionas . . . 3077
Fluticasonpropionat . . . 3077
Flutrimazol . . . 3079
Flutrimazolum . . . 3079
Fluvastatin-Natrium . . . 3081
Fluvastatinum natricum . . . 3081
Fluvoxamini maleas . . . **7.2**-5321
Fluvoxaminmaleat . . . **7.2**-5321
Foeniculi amari fructus . . . 1713
Foeniculi amari fructus aetheroleum . . . 1658
Foeniculi amari herbae aetheroleum . . . 1655
Foeniculi dulcis fructus . . . **7.1**-4933
Fokussierung, isoelektrische (2.2.54) . . . 115
Folia
– *Althaeae folium* . . . 1695
– *Belladonnae folium* . . . 1642
– *Belladonnae pulvis normatus* . . . 1646
– *Betulae folium* . . . 1653

– *Boldi folium* 1666
– *Crataegi folium cum flore* 1929
– *Cynarae folium* 1630
– *Digitalis purpureae folium* **7.2**-5221
– *Eucalypti folium* 1706
– *Fraxini folium* 1705
– *Ginkgo folium* 1722
– *Hamamelidis folium* 1737
– *Hederae folium* 1693
– *Malvae folium* **7.2**-5224
– *Melissae folium* 1799
– *Menthae piperitae folium* 1832
– *Menyanthidis trifoliatae folium* 1659
– *Oleae folium* 1817
– *Orthosiphonis folium* 1826
– *Plantaginis lanceolatae folium* 1881
– *Rosmarini folium* 1846
– *Salviae officinalis folium* 1852
– *Salviae trilobae folium* 1851
– *Sennae folium* 1864
– *Stramonii folium* 1891
– *Stramonii pulvis normatus* 1893
– *Urticae folium* 1669
– *Uvae ursi folium* **7.1**-4925
– *Verbenae citriodoratae folium* 1941
Folsäure 3086
Folsäure *R* 643
Formaldehyd, freier, Grenzprüfung (2.4.18) 165
Formaldehydi solutio (35 per centum) 3088
Formaldehyd-Lösung *R* 643
Formaldehyd-Lösung 35 % 3088
Formaldehyd-Lösung (5 ppm CH_2O) *R* 784
Formaldehyd-Schwefelsäure *R* 643
Formamid *R* 643
Formamid *R* 1 643
Formamid-Sulfaminsäure-Reagenz *R* 643
Formoterolfumarat-Dihydrat 3089
Formoteroli fumaras dihydricus 3089
Foscarnet-Natrium-Hexahydrat 3091
Foscarnetum natricum hexahydricum 3091
Fosfomycin-Calcium 3094
Fosfomycin-Natrium 3095
Fosfomycin-Trometamol 3097
Fosfomycinum calcicum 3094
Fosfomycinum natricum 3095
Fosfomycinum trometamolum 3097
Fosinopril-Natrium 3099
Fosinoprilum natricum 3099
Framycetini sulfas 3102
Framycetinsulfat 3102
Frangulae cortex **7.1**-4931
Frangulae corticis extractum siccum normatum 1711
Frauenmantelkraut 1717
Fraxini folium 1705
Freier Formaldehyd, Grenzprüfung (2.4.18) 165
Fremde Bestandteile in pflanzlichen Drogen (2.8.2) 341
Fremde Ester in ätherischen Ölen (2.8.6) 342
Fremde Öle in fetten Ölen, Prüfung durch DC, Grenzprüfung (2.4.21) 166
Friabilität
– von Granulaten und Pellets (2.9.41) 445
– von nicht überzogenen Tabletten (2.9.7) 375
Fruchtdrogen
– Anis 1622
– Bitterorangenschale 1662
– Cayennepfeffer 1677
– Fenchel, Bitterer 1713
– Fenchel, Süßer **7.1**-4933
– Hagebuttenschalen 1736
– Heidelbeeren, frische 1742
– Heidelbeeren, getrocknete 1743
– Koriander 1773
– Kümmel 1775
– Mariendistelfrüchte 1795
– Mönchspfefferfrüchte 1804
– Sägepalmenfrüchte 1849
– Schisandrafrüchte* 1858
– Sennesfrüchte, Alexandriner- 1867
– Sennesfrüchte, Tinnevelly- 1868
– Sternanis 1885
– Wacholderbeeren **7.2**-5227
– Weißdornfrüchte 1933
Fructose 3104
Fructose *R* 643
Fructosum 3104
Fructus
– *Agni casti fructus* 1804
– *Anisi fructus* 1622
– *Anisi stellati fructus* 1885
– *Aurantii amari epicarpium et mesocarpium* 1662
– *Capsici fructus* 1677
– *Carvi fructus* 1775
– *Coriandri fructus* 1773
– *Crataegi fructus* 1933
– *Foeniculi amari fructus* 1713
– *Foeniculi dulcis fructus* **7.1**-4933
– *Iuniperi pseudo-fructus* **7.2**-5227
– *Myrtilli fructus recens* 1742
– *Myrtilli fructus siccus* 1743
– *Rosae pseudo-fructus* 1736
– *Sabalis serrulatae fructus* 1849
– *Schisandrae chinensis fructus** 1858
– *Sennae fructus acutifoliae* 1867
– *Sennae fructus angustifoliae* 1868
– *Silybi mariani fructus* 1795
FSME-Impfstoff (inaktiviert) 1192
Fuchsin *R* 643
Fucose *R* 644
Fucus vel Ascophyllum 1903
Fumariae herba 1703
Fumarsäure *R* 644
Funktionalitätsbezogene Eigenschaften von Hilfsstoffen (5.15) 1011
– Erläuterung (*siehe* 1.4) 11
Funktionelle Gruppen, Identitätsreaktionen (2.3.1) 149
Furfural *R* 644
Furosemid 3105
Furosemidum 3105
Furunkulose-Impfstoff (inaktiviert, injizierbar, mit öligem Adjuvans) für Salmoniden 1370
Fusidinsäure 3107

G

Gabapentin **7.2**-5327
Gabapentinum **7.2**-5327
Galactose 3111
Galactose *R* 644
Galactosum 3111
Galantaminhydrobromid 3112
Galantamini hydrobromidum 3112
Gallii[⁶⁷Ga] citratis solutio iniectabilis 1508
[⁶⁷Ga]Galliumcitrat-Injektionslösung 1508
Gallussäure *R* 644
Ganciclovir 3115
Ganciclovirum 3115
Ganzzell-Pertussis-Adsorbat-Impfstoff **7.2**-5214
Ganzzell-Pertussis-Impfstoff, Bestimmung der Wirksamkeit (2.7.7) **7.2**-5175
Gasbrand-Antitoxin
– *(Clostridium novyi)* 1473
– *(Clostridium perfringens)* 1474
– *(Clostridium septicum)* 1475
– (polyvalent) 1476

Gaschromatographie (2.2.28) . . . 58
Gaschromatographie, Prüfung der Fettsäurenzusammensetzung (2.4.22) . . . 166
Gasprüfröhrchen (2.1.6) . . . 23
Gaspyknometer, Bestimmung der Dichte von Feststoffen (2.9.23) . . . 404
Gassterilisation (*siehe* 5.1.1) . . . 810
GC, Gaschromatographie (*siehe* 2.2.28) . . . 58
Gebleichtes Wachs . . . 4773
Geflügelpocken-Lebend-Impfstoff . . . 1372
Gehaltsbestimmung
– des ätherischen Öls in Drogen (2.8.12) . . . 343
– Erläuterung (*siehe* 1.4) . . . 9
– von 1,8-Cineol in ätherischen Ölen (2.8.11) . . . 343
Gehaltsbestimmungsmethoden (2.5) . . . 187
7.1-4859
Gekreuzte Immunelektrophorese (*siehe* 2.7.1) . . . 286
Gelatina . . . 3117
Gelatine . . . 3117
Gelatine *R* . . . 644
Gelatine, hydrolysierte *R* . . . 644
Gelbes Vaselin . . . 4736
Gelbes Wachs . . . 4774
Gelbfieber-Lebend-Impfstoff . . . 1195
Gelbwurz
– Javanische . . . 1718
– Kanadische . . . 1720
Gele
– hydrophile . . . 1093
– lipophile . . . 1093
– zur Herstellung von Injektionszubereitungen . . . 1101
Gemcitabinhydrochlorid . . . 3119
Gemcitabini hydrochloridum . . . 3119
Gemfibrozil . . . 3121
Gemfibrozilum . . . 3121
Gentamicini sulfas . . . **7.1**-5007
Gentamicinsulfat . . . **7.1**-5007
Gentianae radix . . . 1701
Gentianae tinctura . . . 1700
Gentransfer-Arzneimittel zur Anwendung am Menschen (5.14) . . . 989
Gepresste Lutschtabletten (*siehe* Zubereitungen zur Anwendung in der Mundhöhle) . . . 1120
Geräte (2.1) . . . 19
Geräte, Anforderungen (*siehe* 1.2) . . . 7
Geraniol *R* . . . 644
Geranylacetat *R* . . . 645
Germanium-Lösung (100 ppm Ge) *R* . . . 784
Geruch (2.3.4) . . . 154
Geruch und Geschmack von ätherischen Ölen (2.8.8) . . . 342
Gesamtcholesterol in Omega-3-Säuren-reichen Ölen (2.4.32) . . . 183
Gesamter organischer Kohlenstoff in Wasser zum pharmazeutischen Gebrauch (2.2.44) . . . 95
Gesamtprotein (2.5.33) . . . 203
Gestoden . . . 3125
Gestodenum . . . 3125
Gewürznelken . . . 1721
Ginkgo extractum siccum raffinatum et quantificatum . . . 1724
Ginkgo folium . . . 1722
Ginkgoblätter . . . 1722
Ginkgotrockenextrakt, quantifizierter, raffinierter . . . 1724
Ginseng radix . . . 1728
Ginsengwurzel . . . 1728
Ginsenosid Rb1 *R* . . . 645
Ginsenosid Re *R* . . . 645
Ginsenosid Rf *R* . . . 645
Ginsenosid Rg1 *R* . . . 646
Gitoxin *R* . . . 646
Glasbehältnisse zur pharmazeutischen Verwendung (3.2.1) . . . 507
Glassintertiegel, Porosität, Vergleichstabelle (2.1.2) . . . 21
Gleichförmigkeit
– der Masse der abgegebenen Dosen aus Mehrdosenbehältnissen (2.9.27) . . . 411
– der Masse einzeldosierter Arzneiformen (2.9.5) . . . 374
– des Gehalts einzeldosierter Arzneiformen (2.9.6) . . . 375
– einzeldosierter Arzneiformen (2.9.40) . . . 442
Glibenclamid . . . 3128
Glibenclamidum . . . 3128
Gliclazid . . . 3130
Gliclazidum . . . 3130
Glimepirid . . . 3132
Glimepiridum . . . 3132
Glipizid . . . 3134
Glipizidum . . . 3134
Globuli velati (*siehe* Homöopathische Zubereitungen) . . . **7.2**-5232
Glossa . . . 1081
Glossar (Darreichungsformen) . . . 1081
Glucagon human . . . 3137
Glucagonum humanum . . . 3137
D-Glucosaminhydrochlorid *R* . . . 646
Glucose *R* . . . 646
Glucose, wasserfreie . . . 3139
Glucose-Lösung (*siehe* Glucose-Sirup) . . . 3142
Glucose-Monohydrat . . . 3140
Glucose-Sirup . . . 3142
Glucose-Sirup, sprühgetrockneter . . . 3143
Glucosum anhydricum . . . 3139
Glucosum liquidum . . . 3142
Glucosum liquidum dispersione desiccatum . . . 3143
Glucosum monohydricum . . . 3140
D-Glucuronsäure *R* . . . 646
Glutaminsäure . . . 3144
Glutaminsäure *R* . . . 647
L-γ-Glutamyl-L-cystein *R* . . . 647
Glutamyl-Endopeptidase zur Peptidmustercharakterisierung *R* . . . 647
Glutaraldehyd *R* . . . 647
Glutarsäure *R* . . . 647
Glutathion . . . 3146
L-Glutathion, oxidiertes *R* . . . 647
Glutathionum . . . 3146
Glycan-Analyse von Glycoproteinen (2.2.59) . . . 137
Glycerol . . . 3148
Glycerol *R* . . . 647
Glycerol *R* 1 . . . 647
Glycerol 85 % . . . 3150
Glycerol 85 % *R* . . . 647
Glycerol 85 % *R* 1 . . . 647
Glycerol-1-decanoat *R* . . . 647
Glyceroldibehenat . . . 3152
Glyceroldistearat . . . 3153
Glyceroli dibehenas . . . 3152
Glyceroli distearas . . . 3153
Glyceroli monocaprylas . . . 3155
Glyceroli monocaprylocapras . . . 3156
Glyceroli monolinoleas . . . 3157
Glyceroli mono-oleas . . . 3159
Glyceroli monostearas 40–55 . . . 3160
Glyceroli trinitratis solutio . . . 3162
Glycerolmazerate
– (*siehe* Homöopathische Zubereitungen) . . . **7.2**-5231
– (*siehe* Vorschriften zur Herstellung homöopathischer konzentrierter Zubereitungen und zur Potenzierung) . . . **7.2**-5239
Glycerolmonocaprylat . . . 3155
Glycerolmonocaprylocaprat . . . 3156
Glycerolmonolinoleat . . . 3157

Glycerolmonooleat 3159
Glycerolmonostearat 40–50 %
(*siehe* Glycerolmonostearat 40–55) 3160
Glycerolmonostearat 40–55 3160
Glycerol-1-octanoat *R* 647
Glyceroltrinitrat-Lösung 3162
Glycerolum 3148
Glycerolum (85 per centum) 3150
Glycidol *R* 647
Glycin 3164
Glycin *R* 648
Glycinum 3164
Glycolsäure *R* 648
Glycoproteine, Glycan-Analyse von (2.2.59) 137
Glycopyrronii bromidum **7.1**-5010
Glycopyrroniumbromid **7.1**-5010
Glycyrrhetinsäure *R* 648
18α-Glycyrrhetinsäure *R* 648
Glyoxalbishydroxyanil *R* 648
Glyoxal-Lösung *R* 648
Glyoxal-Lösung (2 ppm $C_2H_2O_2$) *R* 784
Glyoxal-Lösung (20 ppm $C_2H_2O_2$) *R* 784
Goldrutenkraut 1730
Goldrutenkraut, Echtes 1731
Gonadorelinacetat 3165
Gonadorelini acetas 3165
Gonadotropinum chorionicum 2536
Gonadotropinum sericum equinum ad usum
veterinarium 4094
Goserelin 3167
Goserelinum 3167
Gossypii oleum hydrogenatum 2199
Gramicidin 3169
Gramicidinum 3169
Graminis rhizoma **7.1**-4937
Granisetronhydrochlorid 3171
Granisetroni hydrochloridum 3171
Granulata 1089
Granulate 1089
Granulate
– Brausegranulate 1089
– magensaftresistente Granulate 1090
– mit veränderter Wirkstofffreisetzung 1090
– überzogene Granulate 1090
– zur Herstellung von Lösungen und
Suspensionen zum Einnehmen 1084
– zur Herstellung von Sirupen 1085
Granulate, Friabilität (2.9.41) 445
Grenzflächenelektrophorese (*siehe* 2.2.31) 63
Grenzprüfungen (2.4) 155
7.2-5161
Grenzwerte
– für Lösungsmittel-Rückstände in
Wirkstoffen, Hilfsstoffen und Arzneimitteln
(*siehe* 5.4) 917
– für Pestizidrückstände (*siehe* 2.8.13) 345
Griseofulvin 3173
Griseofulvinum 3173
Großer-Wiesenknopf-Wurzel* 1935
Guaiacolum 3176
Guaifenesin 3175
Guaifenesinum 3175
Guajacol 3176
Guajacol *R* 648
Guajakharz *R* 649
Guajazulen *R* 649
Guanethidini monosulfas 3179
Guanethidinmonosulfat 3179
Guanidinhydrochlorid *R* 649
Guanin *R* 649
Guar 1733
Guar galactomannanum 3179
Guargalactomannan 3179
Gürtelrose(Herpes-Zoster)-Lebend-Impfstoff 1199
Gummi
– Arabisches 1734
– Arabisches *R* 649
– sprühgetrocknetes Arabisches 3181
Gummi-Lösung, Arabisches- *R* 649
Gummistopfen für Behältnisse zur Aufnahme
wässriger Zubereitungen zur parenteralen
Anwendung, von Pulvern und von
gefriergetrockneten Pulvern (3.2.9) 524
Gurgellösungen (*siehe* Zubereitungen zur
Anwendung in der Mundhöhle) 1118

H

Hämagglutinine, Anti-A- und Anti-B- (2.6.20) . . . **7.2**-5169
Hämatopoetische Stammzellen vom Menschen 4440
Hämatopoetische Vorläuferzellen vom
Menschen, koloniebildende, Bestimmung
(2.7.28) 331
Hämodialyselösungen 3185
Hämodialyselösungen, konzentrierte, Wasser
zum Verdünnen 4788
Hämofiltrations- und Hämodiafiltrations-
lösungen 3188
Hämoglobin *R* 649
Hämoglobin-Lösung *R* 649
Haemophilus-Typ-B-Impfstoff (konjugiert) 1202
Hämorrhagische-Krankheit-Impfstoff (inaktiviert)
für Kaninchen 1374
Hagebuttenschalen 1736
Halbfeste Zubereitungen
– zur Anwendung am Auge 1114
– zur Anwendung am Ohr 1116
– zur Anwendung in der Mundhöhle 1118
– zur intrauterinen Anwendung für Tiere 1130
– zur kutanen Anwendung 1091
– zur nasalen Anwendung 1132
– zur rektalen Anwendung 1135
– zur vaginalen Anwendung 1138
Halbmikrobestimmung von Wasser –
Karl-Fischer-Methode (2.5.12) 194
Halbmikro-Methode zur Bestimmung von
Stickstoff, Kjeldahl-Bestimmung (2.5.9) 192
Halofantrinhydrochlorid 3191
Halofantrini hydrochloridum 3191
Haloperidol 3192
Haloperidoldecanoat **7.2**-5333
Haloperidoli decanoas **7.2**-5333
Haloperidolum 3192
Halothan 3196
Halothanum 3196
Hamamelidis folium 1737
Hamamelisblätter 1737
Harmonisierung der Arzneibücher (5.8) **7.1**-4911
Harnstoff 3198
Harnstoff *R* 649
Harpagophyti extractum siccum 1910
Harpagophyti radix 1908
Harpagosid *R* 649
Hartfett 3199
Hartkapseln (*siehe* Kapseln) 1095
Hartparaffin 3200
Hauhechelwurzel 1738
Hausner-Faktor (*siehe* 2.9.36) 433
Hedera helix ad praeparationes homoeopathicas 1970
Hederacosid C *R* 650
Hederae folium 1693
α-Hederin *R* 650
Heidelbeeren
– eingestellter, gereinigter Trockenextrakt aus
frischen 1739
– frische 1742
– getrocknete 1743

Helianthi annui oleum raffinatum 4409
Helium 3201
Helium 3201
Helium zur Chromatographie *R* 650
Heparin *R* 650
Heparin
– in Blutgerinnungsfaktoren, Wertbestimmung (2.7.12) 312
– Wertbestimmung (2.7.5) 294
Heparina massae molecularis minoris 3208
Heparin-Calcium 3202
Heparine, niedermolekulare 3208
Heparin-Natrium 3205
Heparinum calcicum 3202
Heparinum natricum 3205
Hepatitis-A-Adsorbat-Impfstoff (inaktiviert) 1206
Hepatitis-A-Immunglobulin vom Menschen 3212
Hepatitis-A-Impfstoff
– Bestimmung der Wirksamkeit (2.7.14) 316
– (inaktiviert, Virosom) 1209
Hepatitis-A(inaktiviert)-Hepatitis-B(rDNA)-Adsorbat-Impfstoff 1213
Hepatitis-B-Immunglobulin vom Menschen 3212
– zur intravenösen Anwendung 3213
Hepatitis-B-Impfstoff (rDNA) **7.2**-5207
– Bestimmung der Wirksamkeit (2.7.15) 317
Hepatitis-Typ-I-Lebend-Impfstoff für Enten 1375
HEPES *R* 650
HEPES-Pufferlösung pH 7,5 *R* 792
Heptachlor *R* 650
Heptachlorepoxid *R* 650
Heptafluorbuttersäure *R* 651
Heptafluor-*N*-methyl-*N*-(trimethylsilyl)butanamid *R* 651
Heptaminolhydrochlorid 3213
Heptaminoli hydrochloridum 3213
Heptan *R* 651
Herbae
– *Absinthii herba* **7.1**-4938
– *Agrimoniae herba* 1816
– *Alchemillae herba* 1717
– *Ballotae nigrae herba* **7.2**-5226
– *Centaurii herba* 1904
– *Centellae asiaticae herba* 1923
– *Chelidonii herba* 1861
– *Echinaceae purpureae herba* 1870
– *Ephedrae herba* 1702
– *Equiseti herba* 1855
– *Fagopyri herba* 1671
– *Filipendulae ulmariae herba* 1788
– *Fumariae herba* 1703
– *Hyperici herba* 1756
– *Leonuri cardiacae herba* 1743
– *Lythri herba* 1664
– *Marrubii herba* 1619
– *Meliloti herba* 1882
– *Millefolii herba* 1856
– *Origani herba* 1692
– *Passiflorae herba* 1828
– *Polygoni avicularis herba* 1919
– *Serpylli herba* 1840
– *Solidaginis herba* 1730
– *Solidaginis virgaureae herba* 1731
– *Tanaceti parthenii herba* 1808
– *Taraxaci officinalis herba cum radice* 1785
– *Thymi herba* 1911
– *Verbenae herba* 1698
– *Violae herba cum flore* 1889
Herpesvirus-Impfstoff (inaktiviert) für Pferde 1378
Herstellung
– Erläuterung (*siehe* 1.4) 9
– unter aseptischen Bedingungen (*siehe* 5.1.1) 811
Herstellungszellkultur (*siehe* 5.2.1) 843
Herzgespannkraut 1743
Hesperidin *R* 651
Hexachlorbenzol *R* 651
α-Hexachlorcyclohexan *R* 651
β-Hexachlorcyclohexan *R* 651
δ-Hexachlorcyclohexan *R* 651
Hexachloroplatin(IV)-säure *R* 652
Hexacosan *R* 652
Hexadimethrinbromid *R* 652
1,1,1,3,3,3-Hexafluorpropan-2-ol *R* 652
Hexamethyldisilazan *R* 652
Hexamidindiisetionat 3215
Hexamidini diisetionas 3215
Hexan *R* 652
Hexansäure *R* 652
Hexetidin 3216
Hexetidinum 3216
Hexobarbital 3218
Hexobarbitalum 3218
Hexosamine in Polysaccharid-Impfstoffen (2.5.20) 197
Hexylamin *R* 652
Hexylresorcin 3219
Hexylresorcinolum 3219
Hibisci sabdariffae flos 1745
Hibiscusblüten 1745
Hilfsstoffe, funktionalitätsbezogene Eigenschaften (5.15) 1011
Hinweise zur Anwendung der Prüfung auf Sterilität (5.1.9) 836
Histamin, Prüfung (2.6.10) 226
Histamindihydrochlorid 3221
Histamindihydrochlorid *R* 653
Histamini dihydrochloridum 3221
Histamini phosphas 3222
Histamin-Lösung *R* 653
Histaminphosphat 3222
Histaminphosphat *R* 653
Histidin 3223
Histidinhydrochlorid-Monohydrat 3224
Histidini hydrochloridum monohydricum 3224
Histidinmonohydrochlorid *R* 653
Histidinum 3223
Holmiumoxid *R* 653
Holmiumperchlorat-Lösung *R* 653
Holunderblüten 1746
Homatropinhydrobromid 3226
Homatropini hydrobromidum 3226
Homatropini methylbromidum 3227
Homatropinmethylbromid 3227
DL-Homocystein *R* 653
L-Homocysteinthiolactonhydrochlorid *R* 653
Homöopathische Zubereitungen **7.2**-5231
Homöopathische Zubereitungen, Stoffe für homöopathische Zubereitungen
– Arsen(III)-oxid für homöopathische Zubereitungen 1963
– Bariumchlorid-Dihydrat für homöopathische Zubereitungen 1963
– Bilsenkraut für homöopathische Zubereitungen 1964
– Brennnessel für homöopathische Zubereitungen 1966
– Cadmiumsulfat-Hydrat für homöopathische Zubereitungen 1967
– Calciumiodid-Tetrahydrat für homöopathische Zubereitungen 1968
– Crocus für homöopathische Zubereitungen 1969
– Efeu für homöopathische Zubereitungen 1970
– Eisen für homöopathische Zubereitungen 1971
– Honigbiene für homöopathische Zubereitungen 1972
– Johanniskraut für homöopathische Zubereitungen 1973

– Kaliumdichromat für homöopathische Zubereitungen ... **7.1**-4946
– Knoblauch für homöopathische Zubereitungen ... 1975
– Kupfer für homöopathische Zubereitungen ... 1976
– Kupferacetat-Monohydrat für homöopathische Zubereitungen ... 1977
– Natriumtetrachloroaurat-Dihydrat für homöopathische Zubereitungen ... **7.1**-4947
– Ostindischer-Tintenbaum-Früchte für homöopathische Zubereitungen ... 1978
– Pflanzliche Drogen für homöopathische Zubereitungen ... **7.1**-4945
– Schwefel für homöopathische Zubereitungen ... **7.1**-4948
– Urtinkturen für homöopathische Zubereitungen ... 1948
– Vorschriften zur Herstellung homöopathischer konzentrierter Zubereitungen und zur Potenzierung ... **7.2**-5232
Honig ... 3229
Honigbiene für homöopathische Zubereitungen ... 1972
Hopfenzapfen ... 1747
Humanes-Papillomavirus-Impfstoff (rDNA) ... **7.2**-5210
Hyaluronidase ... 3231
Hyaluronidasum ... 3231
Hydralazinhydrochlorid ... 3232
Hydralazini hydrochloridum ... 3232
Hydrargyri dichloridum ... 4283
Hydrastidis rhizoma ... 1720
Hydrastinhydrochlorid *R* ... 653
Hydrazin *R* ... 653
Hydrazinsulfat *R* ... 654
Hydrochinon *R* ... 654
Hydrochinon-Lösung *R* ... 654
Hydrochlorothiazid ... 3234
Hydrochlorothiazidum ... 3234
Hydrocodonhydrogentartrat-2,5-Hydrat ... 3236
Hydrocodoni hydrogenotartras 2,5-hydricus ... 3236
Hydrocortison ... 3238
Hydrocortisonacetat ... 3242
Hydrocortisonacetat *R* ... 654
Hydrocortisonhydrogensuccinat ... 3244
Hydrocortisoni acetas ... 3242
Hydrocortisoni hydrogenosuccinas ... 3244
Hydrocortisonum ... 3238
Hydrogencarbonat, Identitätsreaktion (*siehe* 2.3.1) ... 151
Hydrogenii peroxidum 3 per centum ... 4791
Hydrogenii peroxidum 30 per centum ... 4790
Hydrolytische Resistenz von Glasbehältnissen (*siehe* 3.2.1) ... 508
Hydromorphonhydrochlorid ... 3246
Hydromorphoni hydrochloridum ... 3246
Hydrophile
– Cremes ... 1093
– Gele ... 1093
– Salben ... 1092
Hydrophobe Salben ... 1092
Hydroxocobalaminacetat ... 3248
Hydroxocobalaminhydrochlorid ... 3249
Hydroxocobalamini acetas ... 3248
Hydroxocobalamini chloridum ... 3249
Hydroxocobalamini sulfas ... 3251
Hydroxocobalaminsulfat ... 3251
4-Hydroxybenzhydrazid *R* ... 654
2-Hydroxybenzimidazol *R* ... 654
4-Hydroxybenzoesäure *R* ... 654
Hydroxycarbamid ... 3252
Hydroxycarbamidum ... 3252
Hydroxychinolin *R* ... 654
4-Hydroxycumarin *R* ... 654
6-Hydroxydopa *R* ... 654
Hydroxyethylcellulose ... 3254
Hydroxyethylcellulosum ... 3254
Hydroxyethylis salicylas ... 3256
Hydroxyethylsalicylat ... 3256
Hydroxyethylstärken ... 3257
4-Hydroxyisophthalsäure *R* ... 654
Hydroxylaminhydrochlorid *R* ... 655
Hydroxylaminhydrochlorid-Lösung *R* 2 ... 655
Hydroxylaminhydrochlorid-Lösung, ethanolische *R* ... 655
Hydroxylamin-Lösung
– alkalische *R* ... 655
– alkalische *R* 1 ... 655
Hydroxylzahl (2.5.3) ... 189
Hydroxymethylfurfural *R* ... 655
Hydroxynaphtholblau *R* ... 655
Hydroxypropylbetadex ... 3262
2-Hydroxypropylbetadex zur Chromatographie *R* ... 655
Hydroxypropylbetadexum ... 3262
Hydroxypropylcellulose ... 3265
Hydroxypropylcellulosum ... 3265
Hydroxypropyl-β-cyclodextrin *R* ... 655
Hydroxypropylstärke ... 3266
12-Hydroxystearinsäure *R* ... 655
Hydroxyuracil *R* ... 655
Hydroxyzindihydrochlorid ... 3268
Hydroxyzini hydrochloridum ... 3268
Hygroskopizität, empfohlene Prüfmethode (*siehe* 5.11) ... 977
Hymecromon ... 3270
Hymecromonum ... 3270
Hyoscini butylbromidum/Scopolamini butylbromidum ... 2329
Hyoscini hydrobromidum/Scopolamini hydrobromidum ... 4370
Hyoscinum/Scopolaminum ... 4369
Hyoscyamini sulfas ... 3271
Hyoscyaminsulfat ... 3271
Hyoscyaminsulfat *R* ... 656
Hyoscyamus niger ad praeparationes homoeopathicas ... 1964
Hyperici herba ... 1756
Hyperici herbae extractum siccum quantificatum ... 1757
Hypericin *R* ... 656
Hypericum perforatum ad praeparationes homoeopathicas ... 1973
Hyperosid *R* ... 656
Hypophosphit-Reagenz *R* ... 656
Hypoxanthin *R* ... 656
Hypromellose ... 3273
Hypromellosephthalat ... 3276
Hypromellosi phthalas ... 3276
Hypromellosum ... 3273

I

Ibuprofen ... 3281
Ibuprofenum ... 3281
Ichthammolum ... 2101
ICP-MS, Massenspektrometrie mit induktiv gekoppeltem Plasma (2.2.58) ... 135
Identifizierung
– fetter Öle durch Dünnschichtchromatographie (2.3.2) ... 153
– und Bestimmung von Restlösungsmitteln (Lösungsmittel-Rückstände) (2.4.24) ... 171
– von Phenothiazinen durch Dünnschichtchromatographie (2.3.3) ... 154
Identitätsreaktionen (2.3) ... 147
Identitätsreaktionen auf Ionen und funktionelle Gruppen (2.3.1) ... 149
Idoxuridin ... 3284
Idoxuridinum ... 3284

IE, Immunelektrophorese (*siehe* 2.7.1) 286
Iecoris aselli domestici oleum 3495
Iecoris aselli oleum A 3485
Iecoris aselli oleum B 3490
IEF, isoelektrische Fokussierung (2.2.54) 115
Ifosfamid 3285
Ifosfamidum 3285
Imidazol *R* 656
Imidazol-Pufferlösung pH 6,5 *R* 790
Imidazol-Pufferlösung pH 7,3 *R* 792
Iminobibenzyl *R* 656
Imipenem 3287
Imipenemum 3287
Imipraminhydrochlorid 3289
Imipramini hydrochloridum 3289
Immunchemische Methoden (2.7.1) 285
Immunelektrophorese
– gekreuzte (*siehe* 2.7.1) 286
– Methoden (*siehe* 2.7.1) 286
Immunglobulin
– Bestimmung der antikomplementären Aktivität (2.6.17) 249
– Fc-Funktion (2.7.9) 308
– vom Menschen, Prüfung auf Anti-D-Antikörper **7.2**-5170
Immunglobuline
– Anti-D-Immunglobulin vom Menschen 2132
– Anti-D-Immunglobulin vom Menschen, Bestimmung der Wirksamkeit (2.7.13) 313
– Anti-D-Immunglobulin vom Menschen zur intravenösen Anwendung 2133
– Anti-T-Lymphozyten-Immunglobulin vom Tier zur Anwendung am Menschen 2136
– Hepatitis-A-Immunglobulin vom Menschen 3212
– Hepatitis-B-Immunglobulin vom Menschen 3212
– Hepatitis-B-Immunglobulin vom Menschen zur intravenösen Anwendung 3213
– Immunglobulin vom Menschen **7.2**-5339
– Immunglobulin vom Menschen zur intravenösen Anwendung **7.2**-5341
– Masern-Immunglobulin vom Menschen 3644
– Röteln-Immunglobulin vom Menschen 4331
– Tetanus-Immunglobulin vom Menschen **7.2**-5405
– Tollwut-Immunglobulin vom Menschen 4624
– Varizellen-Immunglobulin vom Menschen 4735
– Varizellen-Immunglobulin vom Menschen zur intravenösen Anwendung 4736
Immunoglobulinum anti-T lymphocytorum ex animale ad usum humanum 2136
Immunoglobulinum humanum anti-D 2132
Immunoglobulinum humanum anti-D ad usum intravenosum 2133
Immunoglobulinum humanum hepatitidis A 3212
Immunoglobulinum humanum hepatitidis B 3212
Immunoglobulinum humanum hepatitidis B ad usum intravenosum 3213
Immunoglobulinum humanum morbillicum 3644
Immunoglobulinum humanum normale **7.2**-5339
Immunoglobulinum humanum normale ad usum intravenosum **7.2**-5341
Immunoglobulinum humanum rabicum 4624
Immunoglobulinum humanum rubellae 4331
Immunoglobulinum humanum tetanicum **7.2**-5405
Immunoglobulinum humanum varicellae 4735
Immunoglobulinum humanum varicellae ad usum intravenosum 4736
Immunologische Arzneimittel für Tiere, Substanzen tierischen Ursprungs für die Herstellung (5.2.5) 855
Immunosera ad usum veterinarium 1042
Immunosera ex animale ad usum humanum 1038
Immunoserum botulinicum 1471
Immunoserum Clostridii novyi alpha ad usum veterinarium 1483
Immunoserum Clostridii perfringentis beta ad usum veterinarium 1484
Immunoserum Clostridii perfringentis epsilon ad usum veterinarium 1486
Immunoserum contra venena viperarum europaearum 1477
Immunoserum diphthericum 1472
Immunoserum gangraenicum (Clostridium novyi) 1473
Immunoserum gangraenicum (Clostridium perfringens) 1474
Immunoserum gangraenicum (Clostridium septicum) 1475
Immunoserum gangraenicum mixtum 1476
Immunoserum tetanicum ad usum humanum 1478
Immunoserum tetanicum ad usum veterinarium 1488
Immunpräzipitationsmethoden (*siehe* 2.7.1) 285
Immunsera für Menschen
– Botulismus-Antitoxin 1471
– Diphtherie-Antitoxin 1472
– Gasbrand-Antitoxin *(Clostridium novyi)* 1473
– Gasbrand-Antitoxin *(Clostridium perfringens)* 1474
– Gasbrand-Antitoxin *(Clostridium septicum)* 1475
– Gasbrand-Antitoxin (polyvalent) 1476
– Immunsera von Tieren zur Anwendung am Menschen 1038
– Schlangengift-Immunserum (Europa) 1477
– Tetanus-Antitoxin 1478
Immunsera für Tiere
– *Clostridium-novyi*-Alpha-Antitoxin für Tiere 1483
– *Clostridium-perfringens*-Beta-Antitoxin für Tiere 1484
– *Clostridium-perfringens*-Epsilon-Antitoxin für Tiere 1486
– Tetanus-Antitoxin für Tiere 1488
Immunsera für Tiere 1042
– Bewertung der Unschädlichkeit (5.2.6) 857
– Bewertung der Unschädlichkeit jeder Charge (5.2.9) 875
– Bewertung der Wirksamkeit (5.2.7) 860
Impfstoffe für Menschen
– BCG-Impfstoff (gefriergetrocknet) 1141
– Cholera-Impfstoff 1145
– Cholera-Impfstoff (gefriergetrocknet) 1146
– Cholera-Impfstoff (inaktiviert, oral) 1147
– Diphtherie-Adsorbat-Impfstoff 1149
– Diphtherie-Adsorbat-Impfstoff (reduzierter Antigengehalt) 1151
– Diphtherie-Tetanus-Adsorbat-Impfstoff 1153
– Diphtherie-Tetanus-Adsorbat-Impfstoff (reduzierter Antigengehalt) 1154
– Diphtherie-Tetanus-Ganzzell-Pertussis-Adsorbat-Impfstoff **7.2**-5199
– Diphtherie-Tetanus-Ganzzell-Pertussis-Poliomyelitis(inaktiviert)-Adsorbat-Impfstoff **7.2**-5201
– Diphtherie-Tetanus-Ganzzell-Pertussis-Poliomyelitis(inaktiviert)-Haemophilus-Typ-B(konjugiert)-Adsorbat-Impfstoff **7.2**-5204
– Diphtherie-Tetanus-Hepatitis-B(rDNA)-Adsorbat-Impfstoff 1156
– Diphtherie-Tetanus-Pertussis(azellulär, aus Komponenten)-Adsorbat-Impfstoff 1160
– Diphtherie-Tetanus-Pertussis(azellulär, aus Komponenten)-Haemophilus-Typ-B(konjugiert)-Adsorbat-Impfstoff 1162
– Diphtherie-Tetanus-Pertussis(azellulär, aus Komponenten)-Hepatitis-B(rDNA)-Adsorbat-Impfstoff 1166
– Diphtherie-Tetanus-Pertussis(azellulär, aus Komponenten)-Hepatitis-B(rDNA)-Poliomyelitis(inaktiviert)-Haemophilus-Typ-B(konjugiert)-Adsorbat-Impfstoff 1168

– Diphtherie-Tetanus-Pertussis(azellulär, aus Komponenten)-Poliomyelitis(inaktiviert)-Adsorbat-Impfstoff ... 1173
– Diphtherie-Tetanus-Pertussis(azellulär, aus Komponenten)-Poliomyelitis(inaktiviert)-Adsorbat-Impfstoff (reduzierter Antigengehalt) ... 1176
– Diphtherie-Tetanus-Pertussis(azellulär, aus Komponenten)-Poliomyelitis(inaktiviert)-Haemophilus-Typ-B(konjugiert)-Adsorbat-Impfstoff ... 1179
– Diphtherie-Tetanus-Poliomyelitis(inaktiviert)-Adsorbat-Impfstoff (reduzierter Antigengehalt) ... 1189
– FSME-Impfstoff (inaktiviert) ... 1192
– Ganzzell-Pertussis-Adsorbat-Impfstoff ... **7.2**-5214
– Gelbfieber-Lebend-Impfstoff ... 1195
– Gürtelrose(Herpes-Zoster)-Lebend-Impfstoff ... 1199
– Haemophilus-Typ-B-Impfstoff (konjugiert) ... 1202
– Hepatitis-A-Adsorbat-Impfstoff (inaktiviert) ... 1206
– Hepatitis-A-Impfstoff (inaktiviert, Virosom) ... 1209
– Hepatitis-A(inaktiviert)-Hepatitis-B(rDNA)-Adsorbat-Impfstoff ... 1213
– Hepatitis-B-Impfstoff (rDNA) ... **7.2**-5207
– Humanes-Papillomavirus-Impfstoff (rDNA) . **7.2**-5210
– Influenza-Impfstoff (inaktiviert) ... 1221
– Influenza-Impfstoff (inaktiviert, aus Zellkulturen) ... 1223
– Influenza-Spaltimpfstoff aus Oberflächenantigen (inaktiviert) ... 1229
– Influenza-Spaltimpfstoff aus Oberflächenantigen (inaktiviert, aus Zellkulturen) ... 1231
– Influenza-Spaltimpfstoff aus Oberflächenantigen (inaktiviert, Virosom) ... 1235
– Influenza-Spaltimpfstoff (inaktiviert) ... 1226
– Masern-Lebend-Impfstoff ... 1238
– Masern-Mumps-Röteln-Lebend-Impfstoff ... 1240
– Masern-Mumps-Röteln-Varizellen-Lebend-Impfstoff ... 1241
– Meningokokken-Gruppe-C-Impfstoff (konjugiert) ... 1243
– Meningokokken-Polysaccharid-Impfstoff ... 1246
– Milzbrand-Adsorbat-Impfstoff (aus Zellkulturfiltraten) für Menschen ... 1249
– Mumps-Lebend-Impfstoff ... 1251
– Pertussis-Adsorbat-Impfstoff (azellulär, aus Komponenten) ... 1256
– Pertussis-Adsorbat-Impfstoff (azellulär, co-gereinigt) ... 1260
– Pneumokokken-Polysaccharid-Adsorbat-Impfstoff (konjugiert) ... 1262
– Pneumokokken-Polysaccharid-Impfstoff ... 1265
– Pocken-Lebend-Impfstoff ... 1268
– Poliomyelitis-Impfstoff (inaktiviert) ... 1274
– Poliomyelitis-Impfstoff (oral) ... 1278
– Röteln-Lebend-Impfstoff ... 1285
– Rotavirus-Lebend-Impfstoff (oral) ... 1287
– Tetanus-Adsorbat-Impfstoff ... 1291
– Tollwut-Impfstoff aus Zellkulturen für Menschen ... 1293
– Typhus-Impfstoff ... 1297
– Typhus-Impfstoff (gefriergetrocknet) ... 1297
– Typhus-Lebend-Impfstoff (Stamm Ty 21a) (oral) ... 1298
– Typhus-Polysaccharid-Impfstoff ... 1300
– Varizellen-Lebend-Impfstoff ... 1302

Impfstoffe für Tiere
– Adenovirose-Impfstoff (inaktiviert) für Hunde ... 1307
– Adenovirose-Lebend-Impfstoff für Hunde ... 1308
– Aktinobazillose-Impfstoff (inaktiviert) für Schweine ... 1310
– Aujeszky'sche-Krankheit-Impfstoff (inaktiviert) für Schweine ... 1315
– Aujeszky'sche-Krankheit-Lebend-Impfstoff zur parenteralen Anwendung für Schweine ... 1318
– Aviäres-Paramyxovirus-3-Impfstoff (inaktiviert) ... 1326
– Botulismus-Impfstoff für Tiere ... 1328
– Brucellose-Lebend-Impfstoff für Tiere ... 1336
– Calicivirosis-Impfstoff (inaktiviert) für Katzen ... 1342
– Calicivirosis-Lebend-Impfstoff für Katzen ... 1344
– Chlamydien-Impfstoff (inaktiviert) für Katzen ... 1345
– Cholera-Impfstoff (inaktiviert) für Geflügel ... 1347
– *Clostridium-chauvoei*-Impfstoff für Tiere ... 1349
– *Clostridium-novyi*-(Typ B)-Impfstoff für Tiere ... 1350
– *Clostridium-perfringens*-Impfstoff für Tiere ... 1352
– *Clostridium-septicum*-Impfstoff für Tiere ... 1355
– Colibacillosis-Impfstoff (inaktiviert) für neugeborene Ferkel ... 1357
– Colibacillosis-Impfstoff (inaktiviert) für neugeborene Wiederkäuer ... 1359
– Coronavirusdiarrhö-Impfstoff (inaktiviert) für Kälber ... 1362
– Egg-Drop-Syndrom-'76-Impfstoff (inaktiviert) ... 1364
– Entenpest-Lebend-Impfstoff ... 1366
– Enzootische-Pneumonie-Impfstoff (inaktiviert) für Schweine ... 1368
– Furunkulose-Impfstoff (inaktiviert, injizierbar, mit öligem Adjuvans) für Salmoniden ... 1370
– Geflügelpocken-Lebend-Impfstoff ... 1372
– Hämorrhagische-Krankheit-Impfstoff (inaktiviert) für Kaninchen ... 1374
– Hepatitis-Typ-I-Lebend-Impfstoff für Enten ... 1375
– Herpesvirus-Impfstoff (inaktiviert) für Pferde ... 1378
– Infektiöse-Anämie-Lebend-Impfstoff für Hühner ... 1313
– Infektiöse-Aviäre-Encephalomyelitis-Lebend-Impfstoff ... 1322
– Infektiöse-Aviäre-Laryngotracheitis-Lebend-Impfstoff ... 1324
– Infektiöse-Bovine-Rhinotracheitis-Lebend-Impfstoff für Rinder ... 1329
– Infektiöse-Bronchitis-Impfstoff (inaktiviert) für Geflügel ... 1331
– Infektiöse-Bronchitis-Lebend-Impfstoff für Geflügel ... 1333
– Infektiöse-Bursitis-Impfstoff (inaktiviert) für Geflügel ... 1337
– Infektiöse-Bursitis-Lebend-Impfstoff für Geflügel ... 1339
– Influenza-Impfstoff (inaktiviert) für Pferde ... 1380
– Influenza-Impfstoff (inaktiviert) für Schweine ... 1383
– Kaltwasser-Vibriose-Impfstoff (inaktiviert) für Salmoniden ... 1464
– Klassische-Schweinepest-Lebend-Impfstoff (aus Zellkulturen) ... 1447
– Kokzidiose-Lebend-Impfstoff für Hühner ... 1386
– Leptospirose-Impfstoff (inaktiviert) für Hunde ... 1390
– Leptospirose-Impfstoff (inaktiviert) für Rinder ... 1393
– Leukose-Impfstoff (inaktiviert) für Katzen ... 1395
– Mannheimia-Impfstoff (inaktiviert) für Rinder ... 1397
– Mannheimia-Impfstoff (inaktiviert) für Schafe ... 1399
– Marek'sche-Krankheit-Lebend-Impfstoff ... 1402

– Maul-und-Klauenseuche-Impfstoff (inaktiviert) für Wiederkäuer . . . 1405
– Milzbrandsporen-Lebend-Impfstoff für Tiere . . . 1407
– *Mycoplasma-gallisepticum*-Impfstoff . . . 1408
– Myxomatose-Lebend-Impfstoff für Kaninchen . . . 1410
– Newcastle-Krankheit-Impfstoff (inaktiviert) . . . 1412
– Newcastle-Krankheit-Lebend-Impfstoff . . . 1415
– Panleukopenie-Impfstoff (inaktiviert) für Katzen . . . 1418
– Panleukopenie-Lebend-Impfstoff für Katzen . . . 1419
– Parainfluenza-Virus-Lebend-Impfstoff für Hunde . . . 1421
– Parainfluenza-Virus-Lebend-Impfstoff für Rinder . . . 1423
– Parvovirose-Impfstoff (inaktiviert) für Hunde . . . 1425
– Parvovirose-Impfstoff (inaktiviert) für Schweine . . . 1426
– Parvovirose-Lebend-Impfstoff für Hunde . . . 1429
– Pasteurella-Impfstoff (inaktiviert) für Schafe . . . 1430
– Progressive-Rhinitis-atrophicans-Impfstoff (inaktiviert) für Schweine . . . 1435
– Respiratorisches-Syncytial-Virus-Lebend-Impfstoff für Rinder . . . 1433
– Rhinotracheitis-Virus-Impfstoff (inaktiviert) für Katzen . . . 1438
– Rhinotracheitis-Virus-Lebend-Impfstoff für Katzen . . . 1440
– Rotavirusdiarrhö-Impfstoff (inaktiviert) für Kälber . . . 1441
– Salmonella-Enteritidis-Impfstoff (inaktiviert) für Hühner . . . 1443
– Salmonella-Typhimurium-Impfstoff (inaktiviert) für Hühner . . . 1445
– Schweinerotlauf-Impfstoff (inaktiviert) . . . 1449
– Staupe-Lebend-Impfstoff für Frettchen und Nerze . . . 1450
– Staupe-Lebend-Impfstoff für Hunde . . . 1452
– Tenosynovitis-Virus-Lebend-Impfstoff für Geflügel . . . 1453
– Tetanus-Impfstoff für Tiere . . . 1455
– Tollwut-Impfstoff (inaktiviert) für Tiere . . . 1457
– Tollwut-Lebend-Impfstoff (oral) für Füchse . . . 1460
– Vibriose-Impfstoff (inaktiviert) für Salmoniden . . . 1462
– Virusdiarrhö-Impfstoff (inaktiviert) für Rinder . . . 1467
Impfstoffe für Tiere . . . **7.2**-5189
– Bewertung der Unschädlichkeit (5.2.6) . . . 857
– Bewertung der Unschädlichkeit jeder Charge (5.2.9) . . . 875
– Bewertung der Wirksamkeit (5.2.7) . . . 860
– Zellkulturen für die Herstellung (5.2.4) . . . 851
Impfstoffe, Gehaltsbestimmung von Phenol (2.5.15) . . . 195
Impfstoffe und andere biologische Produkte, Allgemeine Texte (5.2) . . . 841
7.1-4889
Implantate (*siehe* Parenteralia) . . . 1101
Imprägnierte Tabletten (*siehe* Homöopathische Zubereitungen) . . . **7.2**-5232
2-Indanaminhydrochlorid *R* . . . 656
Indapamid . . . 3296
Indapamidum . . . 3296
Indigocarmin *R* . . . 656
Indigocarmin-Lösung *R* . . . 657
Indigocarmin-Lösung *R* 1 . . . 657
Indii[^{111}In] chloridi solutio . . . 1509
Indii[^{111}In] oxini solutio . . . 1511
Indii[^{111}In] pentetatis solutio iniectabilis . . . 1512
Indikatormethode, pH-Wert (2.2.4) . . . 32
Indinaviri sulfas . . . 3298
Indinavirsulfat . . . 3298
Indische Flohsamen . . . 1716
Indische Flohsamenschalen . . . 1716
Indischer Weihrauch . . . 1927
[^{111}In]Indium(III)-chlorid-Lösung . . . 1509
[^{111}In]Indiumoxinat-Lösung . . . 1511
[^{111}In]Indium-Pentetat-Injektionslösung . . . 1512
Indometacin . . . 3301
Indometacin *R* . . . 657
Indometacinum . . . 3301
Infektiöse-Anämie-Lebend-Impfstoff für Hühner . . . 1313
Infektiöse-Aviäre-Encephalomyelitis-Lebend-Impfstoff . . . 1322
Infektiöse-Aviäre-Laryngotracheitis-Lebend-Impfstoff . . . 1324
Infektiöse-Bovine-Rhinotracheitis-Lebend-Impfstoff für Rinder . . . 1329
Infektiöse-Bronchitis-Impfstoff (inaktiviert) für Geflügel . . . 1331
Infektiöse-Bronchitis-Lebend-Impfstoff für Geflügel . . . 1333
Infektiöse-Bursitis-Impfstoff (inaktiviert) für Geflügel . . . 1337
Infektiöse-Bursitis-Lebend-Impfstoff für Geflügel . . . 1339
Influenza-Impfstoff
– (inaktiviert) . . . 1221
– (inaktiviert, aus Zellkulturen) . . . 1223
– (inaktiviert) für Pferde . . . 1380
– (inaktiviert) für Schweine . . . 1383
Influenza-Spaltimpfstoff
– aus Oberflächenantigen (inaktiviert) . . . 1229
– aus Oberflächenantigen (inaktiviert, aus Zellkulturen) . . . 1231
– aus Oberflächenantigen (inaktiviert, Virosom) . . . 1235
– (inaktiviert) . . . 1226
Infusionszubereitungen (*siehe* Parenteralia) . . . 1100
Ingwerwurzelstock . . . 1749
Inhalanda . . . 1121
Inhalation, Zubereitungen zur
– flüssige Zubereitungen . . . 1122
– Pulver . . . 1123
Injektionszubereitungen (*siehe* Parenteralia) . . . 1099
Inosin *R* . . . 657
myo-Inositol . . . 3302
myo-Inositol *R* . . . 657
myo-Inositolum . . . 3302
Insulin
– als Injektionslösung, lösliches . . . 3303
– aspart . . . 3314
– human . . . 3304
– lispro . . . 3317
– Suspension zur Injektion, biphasische . . . 3320
– Suspension zur Injektion, biphasische Isophan- . . . 3376
– Suspension zur Injektion, Isophan- . . . 3375
– vom Rind . . . 3308
– vom Schwein . . . 3311
Insulini biphasici iniectabilium . . . 3320
Insulini isophani biphasici iniectabilium . . . 3376
Insulini isophani iniectabilium . . . 3375
Insulini solubilis iniectabilium . . . 3303
Insulini zinci amorphi suspensio iniectabilis . . . 3323
Insulini zinci cristallini suspensio iniectabilis . . . 3321
Insulini zinci suspensio iniectabilis . . . 3322
Insulinum aspartum . . . 3314
Insulinum bovinum . . . 3308
Insulinum humanum . . . 3304
Insulinum lisprum . . . 3317
Insulinum porcinum . . . 3311
Insulin-Zink-Kristallsuspension zur Injektion . . . 3321
Insulin-Zink-Suspension zur Injektion . . . 3322
Insulin-Zink-Suspension zur Injektion, amorphe . . . 3323

Insulinzubereitungen zur Injektion . . . 3323
Interferon-alfa-2-Lösung, konzentrierte . . . 3327
Interferon-beta-1a-Lösung, konzentrierte . . . 3331
Interferon-gamma-1b-Lösung, konzentrierte . . . 3334
Interferone, Bestimmung der Aktivität (5.6) . . . 943
Interferoni alfa-2 solutio concentrata . . . 3327
Interferoni beta-1a solutio concentrata . . . 3331
Interferoni gamma-1b solutio concentrata . . . 3334
Internationales Einheitensystem und andere Einheiten (1.6) . . . 13
Intraruminale Systeme . . . 1094
Intrauterine Anwendung für Tiere, Zubereitungen zur
- Emulsionen . . . 1129
- halbfeste Zubereitungen . . . 1130
- Kapseln . . . 1129
- Konzentrate zur Herstellung von Lösungen . . . 1129
- Lösungen . . . 1129
- Schäume . . . 1130
- Stifte und Stäbchen . . . 1130
- Suspensionen . . . 1129
- Tabletten . . . 1129
- Tabletten zur Herstellung von Lösungen . . . 1129
- Tabletten zur Herstellung von Suspensionen . . . 1129

Intrinsische Lösungsgeschwindigkeit (2.9.29) . . . 411
In-vivo-Bestimmung der Wirksamkeit von Poliomyelitis-Impfstoff (inaktiviert) (2.7.20) . . . 320
Iobenguani[^{123}I] solutio iniectabilis . . . 1513
Iobenguani[^{131}I] solutio iniectabilis ad usum diagnosticum . . . 1515
Iobenguani[^{131}I] solutio iniectabilis ad usum therapeuticum . . . 1516
Iobenguani sulfas ad radiopharmaceutica . . . 1517
[^{123}I]Iobenguan-Injektionslösung . . . 1513
[^{131}I]Iobenguan-Injektionslösung
- für diagnostische Zwecke . . . 1515
- für therapeutische Zwecke . . . 1516

Iobenguansulfat zur Herstellung von radioaktiven Arzneimitteln . . . 1517
Iod . . . 3339
Iod *R* . . . 657
Iod-123- und Ruthenium-106-Spikelösung *R* . . . 659
2-Iodbenzoesäure *R* . . . 658
3-Iodbenzylammoniumchlorid *R* . . . 658
Iod-Chloroform *R* . . . 657
Iodessigsäure *R* . . . 658
Iodethan *R* . . . 658
2-Iodhippursäure *R* . . . 658
Iodid, Identitätsreaktion (*siehe* 2.3.1) . . . 151
Iodid-Lösung (10 ppm I) *R* . . . 784
Iodinati[^{125}I] humani albumini solutio iniectabilis . . . 1493
Iodixanol . . . 3340
Iodixanolum . . . 3340
Iod-Lösung *R* . . . 657
Iod-Lösung *R* 1 . . . 657
Iod-Lösung *R* 2 . . . 657
Iod-Lösung *R* 3 . . . 657
Iod-Lösung *R* 4 . . . 657
Iod-Lösung, ethanolische *R* . . . 657
Iod-Lösung (0,01 mol · l^{-1}) . . . 799
Iod-Lösung (0,05 mol · l^{-1}) . . . 799
Iod-Lösung (0,5 mol · l^{-1}) . . . 799
[^{131}I]Iodmethylnorcholesterol-Injektionslösung . . . 1518
Iodmonobromid *R* . . . 658
Iodmonobromid-Lösung *R* . . . 658
Iodmonochlorid *R* . . . 658
Iodmonochlorid-Lösung *R* . . . 658
Iodomethylnorcholesteroli[^{131}I] solutio iniectabilis . . . 1518
Iod(V)-oxid, gekörntes *R* . . . 659
Iodplatin-Reagenz *R* . . . 659
Iodplatin-Reagenz *R* 1 . . . 659
Iodum . . . 3339
Ioduracil *R* . . . 659
Iodwasserstoffsäure *R* . . . 659
Iodzahl (2.5.4) . . . 190
Iohexol . . . 3344
Iohexolum . . . 3344
Ionen und funktionelle Gruppen, Identitätsreaktionen (2.3.1) . . . 149
Ionenaustauscher
- zur Chromatographie *R* . . . 659
- zur Umkehrphasen-Chromatographie *R* . . . 659

Ionenkonzentration, Bestimmung unter Verwendung ionenselektiver Elektroden (2.2.36) . . . 78
Iopamidol . . . 3347
Iopamidolum . . . 3347
Iopansäure . . . 3350
Iopromid . . . 3351
Iopromidum . . . 3351
Iotalaminsäure . . . 3354
Iotrolan . . . 3356
Iotrolanum . . . 3356
Ioxaglinsäure . . . 3359
Ipecacuanhae extractum fluidum normatum . . . 1750
Ipecacuanhae pulvis normatus . . . 1751
Ipecacuanhae radix . . . 1753
Ipecacuanhae tinctura normata . . . 1752
Ipecacuanhafluidextrakt, eingestellter . . . 1750
Ipecacuanhapulver, eingestelltes . . . 1751
Ipecacuanhatinktur, eingestellte . . . 1752
Ipecacuanhawurzel . . . 1753
Ipratropii bromidum . . . 3362
Ipratropiumbromid . . . 3362
Irbesartan . . . 3364
Irbesartanum . . . 3364
IR-Spektroskopie (2.2.24) . . . 50
Isatin *R* . . . 659
Isatin-Reagenz *R* . . . 659
Isländisches Moos, Isländische Flechte . . . 1755
Isoamylalkohol *R* . . . 660
Isoamylbenzoat *R* . . . 660
Isoandrosteron *R* . . . 660
N-Isobutyldodecatetraenamid *R* . . . 660
N-Isobutyldodecatetraenamid-Lösung *R* . . . 660
Isobutylmethylketon *R* . . . 660
Isobutylmethylketon *R* 1 . . . 660
Isobutylmethylketon *R* 3 . . . 660
Isoconazol . . . 3366
Isoconazoli nitras . . . 3368
Isoconazolnitrat . . . 3368
Isoconazolum . . . 3366
Isodrin *R* . . . 660
Isoelektrische Fokussierung (2.2.54) . . . 115
Isoelektrische Fokussierung in Kapillaren (*siehe* 2.2.47) . . . **7.1**-4854
Isofluran . . . 3369
Isofluranum . . . 3369
Isoleucin . . . 3371
Isoleucinum . . . 3371
Isomalt . . . 3372
Isomalt *R* . . . 661
Isomaltitol *R* . . . 661
Isomaltum . . . 3372
Isomenthol *R* . . . 661
(+)-Isomenthon *R* . . . 661
Isoniazid . . . 3374
Isoniazidum . . . 3374
Isophan-Insulin-Suspension zur Injektion . . . 3375
- biphasische . . . 3376

Isoprenalinhydrochlorid . . . 3377
Isoprenalini hydrochloridum . . . 3377
Isoprenalini sulfas . . . 3378
Isoprenalinsulfat . . . 3378
Isopropylamin *R* . . . 661

Isopropyliodid *R* . . . 661
Isopropylis myristas . . . 3379
Isopropylis palmitas . . . 3380
Isopropylmethansulfonat *R* . . . **7.1**-4887
Isopropylmyristat . . . 3379
Isopropylmyristat *R* . . . 661
Isopropylpalmitat . . . 3380
4-Isopropylphenol *R* . . . 662
Isopulegol *R* . . . 662
Isoquercitrosid *R* . . . 662
Isosilibinin *R* . . . 662
Isosorbiddinitrat, verdünntes . . . 3381
Isosorbidi dinitras dilutus . . . 3381
Isosorbidi mononitras dilutus . . . 3384
Isosorbidmononitrat, verdünntes . . . 3384
Isotretinoin . . . 3386
Isotretinoinum . . . 3386
Isoxsuprinhydrochlorid . . . 3388
Isoxsuprini hydrochloridum . . . 3388
Isradipin . . . 3391
Isradipinum . . . 3391
Itraconazol . . . 3393
Itraconazolum . . . 3393
Iuniperi aetheroleum . . . 1922
Iuniperi pseudo-fructus . . . **7.2**-5227
Ivermectin . . . 3395
Ivermectinum . . . 3395
IZ, Iodzahl (*siehe* 2.5.4) . . . 190

J

Japanischer-Pagodenbaum-Blütenknospen . . . **7.2**-5222
Javanische Gelbwurz . . . 1718
Johannisbrotkernmehl *R* . . . 662
Johanniskraut . . . 1756
– für homöopathische Zubereitungen . . . 1973
Johanniskrauttrockenextrakt, quantifizierter . . . 1757
Josamycin . . . 3401
Josamycini propionas . . . 3404
Josamycinpropionat . . . 3404
Josamycinum . . . 3401

K

Kaffeesäure *R* . . . 662
Kalii acetas . . . 3409
Kalii bichromas ad praeparationes homoeopathicas . . . **7.1**-4946
Kalii bromidum . . . 3410
Kalii carbonas . . . 3411
Kalii chloridum . . . 3411
Kalii citras . . . 3413
Kalii clavulanas . . . 3414
Kalii clavulanas dilutus . . . 3417
Kalii dihydrogenophosphas . . . 3419
Kalii hydrogenoaspartas hemihydricus . . . 3420
Kalii hydrogenocarbonas . . . 3421
Kalii hydrogenotartras . . . 3422
Kalii hydroxidum . . . 3423
Kalii iodidum . . . 3424
Kalii metabisulfis . . . 3425
Kalii natrii tartras tetrahydricus . . . 3427
Kalii nitras . . . 3428
Kalii perchloras . . . 3429
Kalii permanganas . . . 3430
Kalii sorbas . . . 3431
Kalii sulfas . . . 3432
Kalium
– Grenzprüfung (2.4.12) . . . 164
– Identitätsreaktion (*siehe* 2.3.1) . . . 152
Kaliumacetat . . . 3409
Kaliumacetat *R* . . . 662
Kaliumantimonoxidtartrat *R* . . . 663
Kaliumbromat *R* . . . 663
Kaliumbromat *RV* . . . 797
Kaliumbromat-Lösung (0,0083 mol · l^{-1}) . . . 799
Kaliumbromat-Lösung (0,0167 mol · l^{-1}) . . . 799
Kaliumbromat-Lösung (0,02 mol · l^{-1}) . . . 799
Kaliumbromat-Lösung (0,0333 mol · l^{-1}) . . . 799
Kaliumbromid . . . 3410
Kaliumbromid *R* . . . 663
Kaliumcarbonat . . . 3411
Kaliumcarbonat *R* . . . 663
Kaliumchlorat *R* . . . 663
Kaliumchlorid . . . 3411
Kaliumchlorid *R* . . . 663
Kaliumchlorid-Lösung (0,1 mol · l^{-1}) *R* . . . 663
Kaliumchromat *R* . . . 663
Kaliumchromat-Lösung *R* . . . 663
Kaliumcitrat . . . 3413
Kaliumcitrat *R* . . . 663
Kaliumclavulanat . . . 3414
Kaliumclavulanat, verdünntes . . . 3417
Kaliumcyanid *R* . . . 663
Kaliumcyanid-Lösung *R* . . . 663
Kaliumcyanid-Lösung, bleifreie *R* . . . 663
Kaliumdichromat *R* . . . 664
Kaliumdichromat für homöopathische Zubereitungen . . . **7.1**-4946
Kaliumdichromat-Lösung *R* . . . 664
Kaliumdichromat-Lösung *R* 1 . . . 664
Kaliumdichromat-Lösung (0,0167 mol · l^{-1}) . . . 799
Kaliumdichromat-Salpetersäure-Reagenz *R* . . . 664
Kaliumdihydrogenphosphat . . . 3419
Kaliumdihydrogenphosphat *R* . . . 664
Kaliumdihydrogenphosphat-Lösung (0,2 mol · l^{-1}) *R* . . . 664
Kaliumfluorid *R* . . . 664
Kaliumhexacyanoferrat(II) *R* . . . 664
Kaliumhexacyanoferrat(II)-Lösung *R* . . . 664
Kaliumhexacyanoferrat(III) *R* . . . 664
Kaliumhexacyanoferrat(III)-Lösung *R* . . . 664
Kaliumhexahydroxoantimonat(V) *R* . . . 664
Kaliumhexahydroxoantimonat(V)-Lösung *R* . . . 664
Kaliumhydrogenaspartat-Hemihydrat . . . 3420
Kaliumhydrogencarbonat . . . 3421
Kaliumhydrogencarbonat *R* . . . 664
Kaliumhydrogencarbonat-Lösung, methanolische, gesättigte *R* . . . 664
Kaliumhydrogenphthalat *R* . . . 665
Kaliumhydrogenphthalat *RV* . . . 797
Kaliumhydrogenphthalat-Lösung (0,1 mol · l^{-1}) . . . 799
Kaliumhydrogenphthalat-Lösung (0,2 mol · l^{-1}) *R* . . . 665
Kaliumhydrogensulfat *R* . . . 665
Kaliumhydrogentartrat . . . 3422
Kaliumhydrogentartrat *R* . . . 665
Kaliumhydroxid . . . 3423
Kaliumhydroxid *R* . . . 665
Kaliumhydroxid-Lösung
– ethanolische *R* . . . 665
– ethanolische *R* 1 . . . 665
Kaliumhydroxid-Lösung (0,01 mol · l^{-1}), ethanolische . . . 800
Kaliumhydroxid-Lösung (0,1 mol · l^{-1}) . . . 800
Kaliumhydroxid-Lösung (0,1 mol · l^{-1}), ethanolische . . . 800
Kaliumhydroxid-Lösung (0,5 mol · l^{-1}), ethanolische . . . 800
Kaliumhydroxid-Lösung (0,5 mol · l^{-1}) in Ethanol 10 % *R* . . . 665
Kaliumhydroxid-Lösung (0,5 mol · l^{-1}) in Ethanol 60 % . . . 800
Kaliumhydroxid-Lösung (1 mol · l^{-1}) . . . 799

Kaliumhydroxid-Lösung (2 mol · l^{-1}), ethanolische *R* . . . 665
Kaliumiodat *R* . . . 665
Kaliumiodat-Lösung (0,05 mol · l^{-1}) . . . 800
Kaliumiodid . . . 3424
Kaliumiodid *R* . . . 665
Kaliumiodid-Lösung *R* . . . 665
Kaliumiodid-Lösung
– gesättigte *R* . . . 665
– iodierte *R* 1 . . . 665
Kaliumiodid-Lösung (0,001 mol · l^{-1}) . . . 800
Kaliumiodid-Stärke-Lösung *R* . . . 665
Kalium-Lösung (0,2 % K) *R* . . . 784
Kalium-Lösung (20 ppm K) *R* . . . 784
Kalium-Lösung (100 ppm K) *R* . . . 784
Kalium-Lösung (600 ppm K) *R* . . . 784
Kaliummetabisulfit . . . 3425
Kaliummonohydrogenphosphat . . . 3426
Kaliummonohydrogenphosphat *R* . . . 666
Kaliummonohydrogenphosphat-Trihydrat *R* . . . 666
Kaliumnatriumtartrat *R* . . . 666
Kaliumnatriumtartrat-Tetrahydrat . . . 3427
Kaliumnitrat . . . 3428
Kaliumnitrat *R* . . . 666
Kaliumperchlorat . . . 3429
Kaliumperiodat *R* . . . 666
Kaliumpermanganat . . . 3430
Kaliumpermanganat *R* . . . 666
Kaliumpermanganat-Lösung *R* . . . 666
Kaliumpermanganat-Lösung (0,02 mol · l^{-1}) . . . 800
Kaliumpermanganat-Phosphorsäure *R* . . . 666
Kaliumperrhenat *R* . . . 666
Kaliumpersulfat *R* . . . 666
Kaliumphosphat-Trihydrat *R* . . . 666
Kaliumplumbit-Lösung *R* . . . 666
Kaliumsorbat . . . 3431
Kaliumsulfat . . . 3432
Kaliumsulfat *R* . . . 666
Kaliumtartrat *R* . . . 666
Kaliumtetraoxalat *R* . . . 667
Kaliumthiocyanat *R* . . . 667
Kaliumthiocyanat-Lösung *R* . . . 667
Kaltwasser-Vibriose-Impfstoff (inaktiviert) für Salmoniden . . . 1464
Kamille, Römische . . . 1759
Kamillenblüten . . . 1760
Kamillenfluidextrakt . . . 1762
Kamillenöl . . . 1763
Kanadische Gelbwurz . . . 1720
Kanamycini monosulfas . . . 3433
Kanamycini sulfas acidus . . . 3434
Kanamycinmonosulfat . . . 3433
Kanamycinsulfat, saures . . . 3434
Kaolin, leichtes *R* . . . 667
Kaolinum ponderosum . . . 4627
Kap-Aloe . . . 1617
Kapillarelektrophorese (2.2.47) . . . **7.1**-4851
Kapillarmethode – Schmelztemperatur (2.2.14) . . . 40
Kapillarviskosimeter (2.2.9) . . . 35
Kapseln
– Hartkapseln . . . 1095
– magensaftresistente Kapseln . . . 1096
– mit veränderter Wirkstofffreisetzung . . . 1096
– Oblatenkapseln . . . 1097
– Weichkapseln . . . 1096
– zur Anwendung in der Mundhöhle . . . 1121
– zur intrauterinen Anwendung für Tiere . . . 1129
Kapseln, Zerfallszeit (2.9.1) . . . **7.1**-4873
Karl-Fischer-Lösung *R* . . . 667
Karl-Fischer-Methode, Halbmikrobestimmung von Wasser (2.5.12) . . . 194
Kartoffelstärke . . . 3435
Kationenaustauscher *R* . . . 667
Kationenaustauscher *R* 1 . . . 667
Kationenaustauscher
– Calciumsalz, stark saurer *R* . . . 668
– Natriumsalz, stark saurer *R* . . . 668
– schwach saurer *R* . . . 668
– stark saurer *R* . . . 668
– starker *R* . . . 668
Kaugummis, wirkstoffhaltige . . . 1097
Kernresonanzspektroskopie (2.2.33) . . . 70
– Peptid-Identifizierung (2.2.64) . . . **7.2**-5159
Ketaminhydrochlorid . . . **7.2**-5347
Ketamini hydrochloridum . . . **7.2**-5347
Ketobemidonhydrochlorid . . . 3438
11-Keto-β-boswelliasäure *R* . . . 668
Ketoconazol . . . 3439
Ketoconazolum . . . 3439
Ketoprofen . . . 3441
Ketoprofenum . . . 3441
Ketorolac-Trometamol . . . 3444
Ketorolacum trometamolum . . . 3444
Ketotifenhydrogenfumarat . . . 3446
Ketotifeni hydrogenofumaras . . . 3446
Kiefernnadelöl . . . 1766
Kieselgel
– zur Ausschlusschromatographie *R* . . . 670
– zur Chromatographie *R* . . . 670
Kieselgel AD zur Trennung chiraler Komponenten *R* . . . 668
Kieselgel AGP zur Trennung chiraler Komponenten *R* . . . 668
Kieselgel BC zur Trennung chiraler Komponenten *R* . . . 669
Kieselgel OC zur Trennung chiraler Komponenten *R* . . . 670
Kieselgel OD zur Trennung chiraler Komponenten *R* . . . 670
Kieselgel OJ zur Trennung chiraler Komponenten *R* . . . **7.1**-4887
Kieselgel mit π-Akzeptor/π-Donator-Komplex zur Trennung chiraler Komponenten *R* . . . 670
Kieselgel G *R* . . . 669
Kieselgel GF_{254} *R* . . . 669
Kieselgel H *R* . . . 669
Kieselgel H, silanisiertes *R* . . . 669
Kieselgel HF_{254} *R* . . . 669
Kieselgel HF_{254}, silanisiertes *R* . . . 669
Kieselgel zur Chromatographie
– amidohexadecylsilyliertes *R* . . . 670
– aminohexadecylsilyliertes *R* . . . 670
– aminopropylmethylsilyliertes *R* . . . 671
– aminopropylsilyliertes *R* . . . 671
– Amylosederivat *R* . . . 671
– belegt mit Albumin vom Menschen *R* . . . 671
– butylsilyliertes *R* . . . 671
– butylsilyliertes, nachsilanisiertes *R* . . . 671
– cyanopropylsilyliertes *R* . . . 671
– cyanopropylsilyliertes *R* 1 . . . 671
– cyanopropylsilyliertes *R* 2 . . . 671
– cyanopropylsilyliertes, nachsilanisiertes *R* . . . 672
– cyanosilyliertes *R* . . . 672
– dihydroxypropylsilyliertes *R* . . . 672
– diisobutyloctadecylsilyliertes *R* . . . 672
– diisopropylcyanopropylsilyliertes *R* . . . 672
– dimethyloctadecylsilyliertes *R* . . . 672
– dodecylsilyliertes, nachsilanisiertes *R* . . . **7.1**-4887
– hexadecanoylamidopropylsilyliertes, nachsilanisiertes *R* . . . 672
– hexadecylamidylsilyliertes *R* . . . 672
– hexadecylamidylsilyliertes, nachsilanisiertes *R* . . . 672
– hexylsilyliertes *R* . . . 672
– hexylsilyliertes, nachsilanisiertes *R* . . . 673
– hydrophiles *R* . . . 673
– mit eingebetteten polaren Gruppen, octadecylsilyliertes, nachsilanisiertes *R* . . . 673

– mit eingefügten polaren Gruppen, octadecylsilyliertes, nachsilanisiertes *R* 673
– mit eingefügten polaren Gruppen, octylsilyliertes, nachsilanisiertes *R* 673
– octadecanoylamidopropylsilyliertes *R* 673
– octadecylsilyliertes *R* 673
– octadecylsilyliertes *R* 1 673
– octadecylsilyliertes *R* 2 673
– octadecylsilyliertes, desaktiviertes *R* 674
– octadecylsilyliertes, monolithisches *R* 674
– octadecylsilyliertes, nachsilanisiertes *R* 674
– octadecylsilyliertes, nachsilanisiertes *R* 1 674
– octadecylsilyliertes, nachsilanisiertes, desaktiviertes *R* 674
– octadecylsilyliertes, nachsilanisiertes, desaktiviertes *R* 1 674
– octylsilyliertes *R* 674
– octylsilyliertes *R* 1 674
– octylsilyliertes *R* 2 675
– octylsilyliertes *R* 3 675
– octylsilyliertes, desaktiviertes *R* 675
– octylsilyliertes, nachsilanisiertes *R* 675
– octylsilyliertes, nachsilanisiertes, desaktiviertes *R* 675
– phenylhexylsilyliertes *R* 675
– phenylhexylsilyliertes, nachsilanisiertes *R* 675
– phenylsilyliertes *R* 675
– phenylsilyliertes *R* 1 675
– phenylsilyliertes, nachsilanisiertes *R* 676
– propoxybenzyliertes, nachsilanisiertes *R* 676
– propylsilyliertes *R* 676
– trimethylsilyliertes *R* 676
– zur Verwendung mit stark wässrigen mobilen Phasen, alkyliertes *R* 676
– zur Verwendung mit stark wässrigen mobilen Phasen, alkyliertes, nachsilanisiertes *R* 676
Kieselgel-Anionenaustauscher *R* 670
Kieselgel-Kationenaustauscher, stark saurer *R* 670
Kieselgur *R* 676
Kieselgur G *R* 676
Kieselgur zur Gaschromatographie *R* 677
Kieselgur zur Gaschromatographie *R* 1 677
Kieselgur zur Gaschromatographie *R* 2 677
Kieselgur zur Gaschromatographie
– silanisierte *R* 677
– silanisierte *R* 1 677
Kieselgur-Filtrierhilfsmittel *R* 676
Kinematische Viskosität (*siehe* 2.2.8) 35
Kjeldahl-Bestimmung, Halbmikro-Methode (2.5.9) 192
Klarheit und Opaleszenz von Flüssigkeiten (2.2.1) 27
Klassische-Schweinepest-Lebend-Impfstoff (aus Zellkulturen) 1447
Klatschmohnblüten 1768
Knoblauch für homöopathische Zubereitungen 1975
Knoblauchpulver 1769
Königskerzenblüten/Wollblumen 1770
Kohle, medizinische 3448
Kohlendioxid 3449
Kohlendioxid *R* 677
Kohlendioxid *R* 1 677
Kohlendioxid *R* 2 677
Kohlendioxid in Gasen (2.5.24) 198
Kohlenmonoxid 3451
Kohlenmonoxid *R* 678
Kohlenmonoxid *R* 1 678
[^{15}O]Kohlenmonoxid 1520
Kohlenmonoxid in Gasen (2.5.25) 199
Kohlenwasserstoffe zur Gaschromatographie *R* 678
Kokosfett, raffiniertes 3453
Kokzidiose-Lebend-Impfstoff für Hühner 1386
Kolasamen 1771
Koloniebildende hämatopoetische Vorläuferzellen vom Menschen, Bestimmung (2.7.28) 331
Kolophonium 1772
Kombinationsimpfstoff (*siehe* 5.2.1) 844
Komplexometrische Titrationen (2.5.11) 193
– Aluminium 193
– Bismut 193
– Blei 193
– Calcium 193
– Magnesium 193
– Zink 193
Kompressibilität von Pulvern (*siehe* 2.9.34) 431
Kompressibilitätsindex (*siehe* 2.9.36) 433
Kongorot *R* 678
Kongorot-Fibrin *R* 678
Kongorot-Lösung *R* 678
Kongorot-Papier *R* 678
Konservierung, ausreichende, Prüfung (5.1.3) 813
Konsistenz, Prüfung durch Penetrometrie (2.9.9) 376
Kontrolle von Verunreinigungen in Substanzen zur pharmazeutischen Verwendung (5.10) 969
Kontrollzellen (*siehe* 5.2.1) 843
Konzentrate
– zum Herstellen eines Tauchbads 1087
– zur Herstellung von Infusionszubereitungen 1100
– zur Herstellung von Injektionszubereitungen 1100
– zur Herstellung von Lösungen zur intrauterinen Anwendung für Tiere 1129
Konzentrationsangaben, Definition (*siehe* 1.2) 7
Konzentrierte Zubereitungen (*siehe* Homöopathische Zubereitungen) **7.2**-5231
Konzentrische Säule für die Gaschromatographie *R* 678
Koriander 1773
Korianderöl 1774
Krautdrogen
– Andornkraut 1619
– Blutweiderichkraut 1664
– Buchweizenkraut 1671
– Dostenkraut 1692
– Eisenkraut 1698
– Ephedrakraut 1702
– Erdrauchkraut 1703
– Frauenmantelkraut 1717
– Goldrutenkraut 1730
– Goldrutenkraut, Echtes 1731
– Herzgespannkraut 1743
– Johanniskraut 1756
– Löwenzahnkraut mit Wurzel 1785
– Mädesüßkraut 1788
– Mutterkraut 1808
– Odermennigkraut 1816
– Passionsblumenkraut 1828
– Purpur-Sonnenhut-Kraut 1870
– Quendelkraut 1840
– Schachtelhalmkraut 1855
– Schafgarbenkraut 1856
– Schöllkraut 1861
– Schwarznesselkraut **7.2**-5226
– Steinkleekraut 1882
– Stiefmütterchen mit Blüten, Wildes 1889
– Tausendgüldenkraut 1904
– Thymian 1911
– Vogelknöterichkraut 1919
– Wassernabelkraut, Asiatisches 1923
– Wermutkraut **7.1**-4938
Kristalline und teilweise kristalline Feststoffe, Charakterisierung durch Röntgenpulverdiffraktometrie (2.9.33) 421
Kristallinität (5.16) **7.2**-5183

Kristallinität, empfohlene Prüfmethode (*siehe* 5.11) . . . 977
Kristallviolett *R* . . . 678
Kristallviolett-Lösung *R* . . . 678
Kronenether-Kieselgel zur Chromatographie *R* . . . 678
[81mKr]Krypton zur Inhalation . . . 1521
Kryptonum[81mKr] ad inhalationem . . . 1521
Kümmel . . . 1775
Kümmelöl . . . 1776
Kugelfallviskosimeter-Methode (2.2.49) . . . 115
Kulturmethode, Prüfung auf Mykoplasmen (*siehe* 2.6.7) . . . 218
Kunststoffadditive (3.1.13) . . . 495
Kunststoffbehältnisse
– für Blut und Blutprodukte vom Menschen, sterile (3.2.3) . . . 516
– und -verschlüsse für pharmazeutische Zwecke (3.2.2) . . . 514
– zur Aufnahme wässriger Infusionszubereitungen (3.2.2.1) . . . 515
Kunststoffe auf Polyvinylchlorid-Basis (weichmacherfrei)
– für Behältnisse zur Aufnahme nicht injizierbarer, wässriger Lösungen (3.1.10) . . . 489
– für Behältnisse zur Aufnahme trockener Darreichungsformen zur oralen Anwendung (3.1.11) . . . 492
Kunststoffe auf Polyvinylchlorid-Basis (weichmacherhaltig)
– für Behältnisse zur Aufnahme von Blut und Blutprodukten vom Menschen (3.1.1.1) . . . 459
– für Behältnisse zur Aufnahme wässriger Lösungen zur intravenösen Infusion (3.1.14) . . . 498
– für Schläuche in Transfusionsbestecken für Blut und Blutprodukte (3.1.1.2) . . . 464
Kupfer *R* . . . 678
Kupfer für homöopathische Zubereitungen . . . 1976
Kupfer(II)-acetat *R* . . . 679
Kupfer(II)-chlorid *R* . . . 679
Kupfer(II)-citrat-Lösung *R* . . . 679
Kupfer(II)-citrat-Lösung *R* 1 . . . 679
Kupfer(II)-Ethylendiaminhydroxid-Lösung *R* . . . 679
Kupfer(II)-nitrat *R* . . . 679
Kupfer(II)-sulfat *R* . . . 679
Kupfer(II)-sulfat, wasserfreies . . . 3454
Kupfer(II)-sulfat-Lösung *R* . . . 679
Kupfer(II)-sulfat-Lösung (0,02 mol · l^{-1}) . . . 800
Kupfer(II)-sulfat-Pentahydrat . . . 3455
Kupfer(II)-tetrammin-Reagenz *R* . . . 679
Kupfer-Lösung (0,1 % Cu) *R* . . . 784
Kupfer-Lösung (0,1 ppm Cu) *R* . . . 784
Kupfer-Lösung (10 ppm Cu) *R* . . . 784
Kupfer-Lösung (1000 ppm Cu), ölige *R* . . . 785
Kupferacetat-Monohydrat für homöopathische Zubereitungen . . . 1977
Kupferedetat-Lösung *R* . . . 679
Kupfersulfat-Pufferlösung pH 4,0 *R* . . . 788
Kutane Anwendung am Tier, flüssige Zubereitungen zur
– Euterwaschmittel . . . 1088
– Konzentrate zum Herstellen eines Tauchbads . . . 1087
– Sprays . . . 1088
– Zitzensprays . . . 1088
– Zitzentauchmittel . . . 1088
– Zubereitungen zum Auftropfen . . . 1088
– Zubereitungen zum Übergießen . . . 1088
Kutane Anwendung, flüssige Zubereitungen zur
– Schäume . . . 1087
– Shampoos . . . 1087
Kutane Anwendung, halbfeste Zubereitungen zur . . . 1091
– Cremes . . . 1092
– Gele . . . 1093
– Pasten . . . 1093
– Pflaster, kutane . . . 1093
– Pflaster, wirkstoffhaltige . . . 1093
– Salben . . . 1092
– Umschlagpasten . . . 1093
Kutane Anwendung, Pulver zur . . . 1102
Kutane Pflaster (*siehe* Halbfeste Zubereitungen zur kutanen Anwendung) . . . 1093

L

Labetalolhydrochlorid . . . 3459
Labetaloli hydrochloridum . . . 3459
Lacca . . . 4366
Lachsöl vom Zuchtlachs . . . 3460
Lackmus *R* . . . 680
Lackmuspapier
– blaues *R* . . . 680
– rotes *R* . . . 680
Lactat, Identitätsreaktion (*siehe* 2.3.1) . . . 152
Lactitol-Monohydrat . . . 3463
Lactitolum monohydricum . . . 3463
Lactobionsäure . . . 3465
Lactobionsäure *R* . . . 680
Lactose *R* . . . 680
β-Lactose *R* . . . 680
Lactose, wasserfreie . . . 3466
Lactose-Monohydrat . . . 3468
α-Lactose-Monohydrat *R* . . . 680
Lactosum anhydricum . . . 3466
Lactosum monohydricum . . . 3468
Lactulose . . . 3470
Lactulose-Sirup . . . 3472
Lactulosum . . . 3470
Lactulosum liquidum . . . 3472
Lagerung, Erläuterung (*siehe* 1.4) . . . 10
Lamivudin . . . 3475
Lamivudinum . . . 3475
Lamotrigin . . . 3478
Lamotriginum . . . 3478
Lanatosid C *R* . . . 681
Lansoprazol . . . 3480
Lansoprazolum . . . 3480
Lanthan(III)-chlorid-Heptahydrat *R* . . . 681
Lanthan(III)-chlorid-Lösung *R* . . . 681
Lanthan(III)-oxid *R* . . . 681
Lanthannitrat *R* . . . 681
Lanthannitrat-Lösung *R* . . . 681
Lanthannitrat-Lösung (0,1 mol · l^{-1}) . . . 800
Lanugo cellulosi absorbens . . . 4749
Lanugo gossypii absorbens . . . 4747
Laserdiffraktometrie, Bestimmung der Partikelgröße (2.9.31) . . . 413
Latschenkiefernöl . . . 1778
Laurinsäure *R* . . . 681
Lauromacrogol 400 . . . 3482
Lauromacrogolum 400 . . . 3482
Laurylalkohol *R* . . . 681
Laurylgallat (*siehe* Dodecylgallat) . . . 2819
Lavandulae aetheroleum . . . 1781
Lavandulae flos . . . **7.1**-4935
Lavandulol *R* . . . 682
Lavandulylacetat *R* . . . 682
Lavendelblüten . . . **7.1**-4935
Lavendelöl . . . 1781
LC, liquid chromatography (*siehe* 2.2.29) . . . 60
LCR, Ligase-Kettenreaktion (*siehe* 2.6.21) . . . 254
Lebertran (Typ A) . . . 3485
Lebertran (Typ B) . . . 3490
Lebertran vom Kabeljau (aus Aufzucht) . . . 3495
Leflunomid . . . 3501

Leflunomidum . . . 3501
Leinenfaden im Fadenspender für Tiere, steriler . . . 1610
Leinöl, natives . . . 3503
Leinsamen . . . **7.1**-4936
Leiocarposid *R* . . . 682
Leitfähigkeit (2.2.38) . . . 81
Leitlinie für Lösungsmittel-Rückstände (CPMP/ICH/283/95) (*siehe* 5.4) . . . 917
Leonuri cardiacae herba . . . 1743
Leptospirose-Impfstoff
– (inaktiviert) für Hunde . . . 1390
– (inaktiviert) für Rinder . . . 1393
Letrozol . . . 3503
Letrozolum . . . 3503
Leucin . . . 3505
Leucin *R* . . . 682
Leucinum . . . 3505
Leukose-Impfstoff (inaktiviert) für Katzen . . . 1395
Leuprorelin . . . 3506
Leuprorelinum . . . 3506
Levamisol für Tiere . . . 3508
Levamisolhydrochlorid . . . 3510
Levamisoli hydrochloridum . . . 3510
Levamisolum ad usum veterinarium . . . 3508
Levetiracetam . . . 3511
Levetiracetamum . . . 3511
Levistici radix . . . 1783
Levocabastinhydrochlorid . . . 3514
Levocabastini hydrochloridum . . . 3514
Levocarnitin . . . 3516
Levocarnitinum . . . 3516
Levodopa . . . 3517
Levodopa *R* . . . 682
Levodopum . . . 3517
Levodropropizin . . . 3519
Levodropropizinum . . . 3519
Levomenol *R* . . . 682
Levomentholum . . . 3659
Levomepromazinhydrochlorid . . . 3522
Levomepromazini hydrochloridum . . . 3522
Levomepromazini maleas . . . 3523
Levomepromazinmaleat . . . 3523
Levomethadonhydrochlorid . . . 3524
Levomethadoni hydrochloridum . . . 3524
Levonorgestrel . . . 3526
Levonorgestrelum . . . 3526
Levothyroxin-Natrium . . . 3528
Levothyroxinum natricum . . . 3528
Lichen islandicus . . . 1755
Lichtdurchlässigkeit von gefärbten Glasbehältnissen (*siehe* 3.2.1) . . . 512
Lidocain . . . 3529
Lidocainhydrochlorid . . . 3531
Lidocaini hydrochloridum . . . 3531
Lidocainum . . . 3529
Liebstöckelwurzel . . . 1783
Ligase-Kettenreaktion (LCR) (*siehe* 2.6.21) . . . 254
Limonen *R* . . . 682
Limonis aetheroleum . . . 1688
Linalool *R* . . . 682
Linalylacetat *R* . . . 683
Lincomycinhydrochlorid-Monohydrat . . . 3533
Lincomycini hydrochloridum . . . 3533
Lindan *R* . . . 683
Lindenblüten . . . 1784
Lini oleum virginale . . . 3503
Lini semen . . . **7.1**-4936
Linolensäure *R* . . . 683
Linolenylalkohol *R* . . . 683
Linoleylalkohol *R* . . . 683
Linolsäure *R* . . . 683
Linsidominhydrochlorid *R* . . . 684
Liothyronin-Natrium . . . 3535
Liothyroninum natricum . . . 3535
Lipophile
– Cremes . . . 1092
– Gele . . . 1093
Lipophile feste Arzneiformen, Wirkstofffreisetzung (2.9.42) . . . 447
Lipophile Suppositorien, Erweichungszeit (2.9.22) . . . 403
Liquiritiae extractum fluidum ethanolicum normatum . . . 1896
Liquiritiae extractum siccum ad saporandum . . . 1898
Liquiritiae radix . . . 1895
Lisinopril-Dihydrat . . . 3537
Lisinoprilum dihydricum . . . 3537
Lithii carbonas . . . 3539
Lithii citras . . . 3540
Lithium *R* . . . 684
Lithiumcarbonat . . . 3539
Lithiumcarbonat *R* . . . 684
Lithiumchlorid *R* . . . 684
Lithiumcitrat . . . 3540
Lithiumhydroxid *R* . . . 684
Lithiummetaborat *R* . . . 684
Lithiummethanolat-Lösung (0,1 mol · l^{-1}) . . . 800
Lithiumsulfat *R* . . . 684
Lithiumtrifluormethansulfonat *R* . . . 684
Lobelinhydrochlorid . . . 3541
Lobelini hydrochloridum . . . 3541
Löslichkeit
– empfohlene Prüfmethode (*siehe* 5.11) . . . 977
– von ätherischen Ölen in Ethanol (2.8.10) . . . 342
Lösung zur DC-Eignungsprüfung *R* . . . 684
Lösungen
– zum Einnehmen . . . 1084
– zum Einnehmen, Tabletten zur Herstellung (*siehe* Tabletten) . . . 1107
– zur Anwendung am Zahnfleisch . . . 1118
– zur Anwendung in der Mundhöhle . . . 1118
– zur Aufbewahrung von Organen . . . 3542
– zur intrauterinen Anwendung für Tiere . . . 1129
– zur Papierchromatographie-Eignungsprüfung *R* . . . 684
Lösungsgeschwindigkeit
– intrinsische (2.9.29) . . . 411
– scheinbare (2.9.43) . . . 448
Lösungsmittel, Definition (*siehe* 1.2) . . . 7
Lösungsmittel-Rückstände (5.4) . . . 917
Lösungsmittel-Rückstände, Identifizierung und Bestimmung von Restlösungsmitteln (2.4.24) . . . 171
Löwenzahnkraut mit Wurzel . . . 1785
Löwenzahnwurzel . . . 1787
Loganin *R* . . . 685
Lomustin . . . 3543
Lomustinum . . . 3543
Longifolen *R* . . . 685
Loperamidhydrochlorid . . . 3545
Loperamidi hydrochloridum . . . 3545
Loperamidi oxidum monohydricum . . . 3547
Loperamidoxid-Monohydrat . . . 3547
Loratadin . . . 3549
Loratadinum . . . 3549
Lorazepam . . . 3551
Lorazepamum . . . 3551
Losartan-Kalium . . . 3553
Losartanum kalicum . . . 3553
Lovastatin . . . **7.1**-5015
Lovastatinum . . . **7.1**-5015
Lowry-Methode (*siehe* 2.5.33) . . . 204
Lufenuron (wasserfrei) für Tiere . . . 3558
Lufenuronum anhydricum ad usum veterinarium . . . 3558
Luft zur medizinischen Anwendung . . . 3560
– künstliche . . . 3563
Lumiflavin *R* . . . 685
Lupuli flos . . . 1747
Luteolin-7-glucosid *R* . . . 685

Lutschtabletten, gepresste (*siehe* Zubereitungen zur Anwendung in der Mundhöhle) 1120
Lymecyclin 3564
Lymecyclinum 3564
Lynestrenol 3567
Lynestrenolum 3567
Lyophilisate zum Einnehmen (*siehe* Tabletten) 1108
Lysinacetat 3568
Lysinhydrochlorid 3570
Lysini acetas 3568
Lysini hydrochloridum 3570
Lythri herba 1664

M

Macrogol, desaktiviertes *R* 686
Macrogol, polar desaktiviertes *R* 686
Macrogol 200 *R* 685
Macrogol 200 *R* 1 685
Macrogol 300 *R* 685
Macrogol 400 *R* 685
Macrogol 1000 *R* 685
Macrogol 1500 *R* 686
Macrogol 20 000 *R* 686
Macrogola 3576
Macrogoladipat *R* 686
Macrogolcetylstearylether 3575
Macrogol-30-dipolyhydroxystearat **7.2**-5351
Macrogole 3576
Macrogolglyceridorum caprylocaprates 3579
Macrogolglyceridorum laurates 3583
Macrogolglyceridorum linoleates 3584
Macrogolglyceridorum oleates 3586
Macrogolglyceridorum stearates 3589
Macrogol-6-glycerolcaprylocaprat 3578
Macrogolglycerolcaprylocaprate 3579
Macrogolglycerolcocoate 3580
Macrogolglycerolhydroxystearat 3581
Macrogol 6 glyceroli caprylocapras 3578
Macrogolglyceroli cocoates 3580
Macrogolglyceroli hydroxystearas 3581
Macrogol 20 glyceroli monostearas 3585
Macrogolglyceroli ricinoleas 3587
Macrogolglycerollaurate 3583
Macrogolglycerollinoleate 3584
Macrogol-20-glycerolmonostearat 3585
Macrogolglycerololeate 3586
Macrogolglycerolricinoleat 3587
Macrogolglycerolstearate 3589
Macrogol-15-hydroxystearat 3590
Macrogoli aether cetostearylicus 3575
Macrogoli aether laurilicus 3591
Macrogoli aether oleicus 3593
Macrogoli aether stearylicus 3598
Macrogoli 30 dipolyhydroxystearas **7.2**-5351
Macrogoli 15 hydroxystearas 3590
Macrogoli oleas 3592
Macrogoli stearas 3597
Macrogollaurylether 3591
Macrogol-23-laurylether *R* 686
Macrogol-20 000-nitroterephthalat *R* 686
Macrogololeat 3592
Macrogololeylether 3593
Macrogol-Poly(vinylalkohol)-Pfropfcopolymer 3594
Macrogol-40-sorbitolheptaoleat 3596
Macrogol 40 sorbitoli heptaoleas 3596
Macrogolstearate 3597
Macrogolstearylether 3598
Macrogolsuccinat *R* 686
Mädesüßkraut 1788
Mäusedornwurzelstock 1789
Magaldrat 3599
Magaldratum 3599
Magensaft, künstlicher *R* 686
Magensaftresistente
– Granulate 1090
– Kapseln 1096
– Tabletten 1108
Magnesii acetas tetrahydricus 3600
Magnesii aspartas dihydricus 3601
Magnesii chloridum hexahydricum 3606
Magnesii chloridum 4,5-hydricum 3605
Magnesii citras anhydricus 3607
Magnesii citras dodecahydricus 3609
Magnesii citras nonahydricus 3608
Magnesii gluconas 3610
Magnesii glycerophosphas 3611
Magnesii hydroxidum 3612
Magnesii lactas dihydricus 3613
Magnesii oxidum leve 3614
Magnesii oxidum ponderosum 3615
Magnesii peroxidum 3616
Magnesii pidolas 3618
Magnesii stearas 3620
Magnesii subcarbonas levis 3603
Magnesii subcarbonas ponderosus 3604
Magnesii sulfas heptahydricus 3623
Magnesii trisilicas 3624
Magnesium *R* 686
Magnesium
– Erdalkalimetalle, Grenzprüfung (2.4.7) 159
– Grenzprüfung (2.4.6) 159
– Identitätsreaktion (*siehe* 2.3.1) 152
– komplexometrische Titration (*siehe* 2.5.11) 193
Magnesiumacetat *R* 686
Magnesiumacetat-Tetrahydrat 3600
Magnesiumaspartat-Dihydrat 3601
Magnesiumcarbonat
– leichtes, basisches 3603
– schweres, basisches 3604
Magnesiumchlorid *R* 686
Magnesiumchlorid-Hexahydrat 3606
Magnesiumchlorid-4,5-Hydrat 3605
Magnesiumchlorid-Lösung (0,1 mol · l^{-1}) 800
Magnesiumcitrat, wasserfreies 3607
Magnesiumcitrat-Dodecahydrat 3609
Magnesiumcitrat-Nonahydrat 3608
Magnesiumgluconat 3610
Magnesiumglycerophosphat 3611
Magnesiumhydroxid 3612
Magnesiumlactat-Dihydrat 3613
Magnesium-Lösung (0,1 % Mg) *R* 785
Magnesium-Lösung (10 ppm Mg) *R* 785
Magnesium-Lösung (10 ppm Mg) *R* 1 785
Magnesium-Lösung (100 ppm Mg) *R* 785
Magnesium-Lösung (1000 ppm Mg) *R* 785
Magnesiumnitrat *R* 686
Magnesiumnitrat-Lösung *R* 687
Magnesiumnitrat-Lösung *R* 1 687
Magnesiumoxid *R* 687
Magnesiumoxid *R* 1 687
Magnesiumoxid
– leichtes 3614
– schweres 3615
– schweres *R* 687
Magnesiumperoxid 3616
Magnesiumpidolat 3618
Magnesiumsilicat zur Pestizid-Rückstands-analyse *R* 687
Magnesiumstearat 3620
Magnesiumsulfat *R* 687
Magnesiumsulfat-Heptahydrat 3623
Magnesiumtrisilicat 3624
Maisöl *R* 687
Maisöl, raffiniertes 3625
Maisstärke 3626

Malachitgrün *R* . . . 687
Malachitgrün-Lösung *R* . . . 687
Malathion . . . 3626
Malathion *R* . . . 687
Malathionum . . . 3626
Maleat-Pufferlösung pH 7,0 *R* . . . 790
Maleinsäure . . . 3628
Maleinsäure *R* . . . 687
Maleinsäureanhydrid *R* . . . 688
Maleinsäureanhydrid-Lösung *R* . . . 688
Maltitol . . . 3629
Maltitol *R* . . . 688
Maltitol-Lösung . . . 3631
Maltitolum . . . 3629
Maltitolum liquidum . . . 3631
Maltodextrin . . . 3632
Maltodextrinum . . . 3632
Maltotriose *R* . . . 688
Malvae folium . . . **7.2**-5224
Malvae sylvestris flos . . . 1792
Malvenblätter . . . **7.2**-5224
Malvenblüten . . . 1792
Mandarinenschalenöl . . . 1793
Mandelöl
– natives . . . 3633
– raffiniertes . . . 3634
Mandelsäure *R* . . . 688
Mangangluconat . . . 3635
Manganglycerophosphat, wasserhaltiges . . . 3636
Mangani gluconas . . . 3635
Mangani glycerophosphas hydricus . . . 3636
Mangani sulfas monohydricus . . . 3637
Mangan(II)-sulfat *R* . . . 688
Mangan-Lösung (100 ppm Mn) *R* . . . 785
Mangan-Lösung (1000 ppm Mn) *R* . . . 785
Mangan-Silber-Papier *R* . . . 688
Mangansulfat-Monohydrat . . . 3637
Mannheimia-Impfstoff
– (inaktiviert) für Rinder . . . 1397
– (inaktiviert) für Schafe . . . 1399
Mannitol . . . 3638
Mannitol *R* . . . 688
Mannitolum . . . 3638
Mannose *R* . . . 688
Maprotilinhydrochlorid . . . 3640
Maprotilini hydrochloridum . . . 3640
Marbofloxacin für Tiere . . . 3642
Marbofloxacinum ad usum veterinarium . . . 3642
Marek'sche-Krankheit-Lebend-Impfstoff . . . 1402
Mariendistelfrüchte . . . 1795
Mariendistelfrüchtetrockenextrakt, eingestellter, gereinigter . . . 1797
Marrubii herba . . . 1619
Marrubiin *R* . . . 688
Masern-Immunglobulin vom Menschen . . . 3644
Masern-Lebend-Impfstoff . . . 1238
Masern-Mumps-Röteln-Lebend-Impfstoff . . . 1240
Masern-Mumps-Röteln-Varizellen-Lebend-Impfstoff . . . 1241
Massekonstanz, Trocknen und Glühen bis zur (*siehe* 1.2) . . . 7
Massenspektrometrie (2.2.43) . . . 92
Massenspektrometrie mit induktiv gekoppeltem Plasma (2.2.58) . . . 135
Maßlösungen (4.2.2) . . . 797
Mastersaatgut (*siehe* 5.2.1) . . . 843
Mastersaatzellgut (*siehe* 5.2.1) . . . 843
Masterzellbank (*siehe* 5.2.1) . . . 843
Masticabilia gummis medicata . . . 1097
Mastix . . . 1798
Mastix . . . 1798
Material für Behältnisse zur Aufnahme von Blut und Blutprodukten vom Menschen (3.1.1) . . . 459
Material zur Herstellung von Behältnissen (3.1) . . . 459
Matricariae aetheroleum . . . 1763
Matricariae extractum fluidum . . . 1762
Matricariae flos . . . 1760
Maul-und-Klauenseuche-Impfstoff (inaktiviert) für Wiederkäuer . . . 1405
Maydis amylum . . . 3626
Maydis oleum raffinatum . . . 3625
Mayers Reagenz *R* . . . 689
Mebendazol . . . 3645
Mebendazolum . . . 3645
Meclozindihydrochlorid . . . 3646
Meclozindihydrochlorid *R* . . . 689
Meclozini dihydrochloridum . . . 3646
Medizinische Kohle . . . 3448
Medronsäure zur Herstellung von radioaktiven Arzneimitteln . . . 1522
Medroxyprogesteronacetat . . . 3648
Medroxyprogesteroni acetas . . . 3648
Mefenaminsäure . . . 3650
Mefloquinhydrochlorid . . . 3652
Mefloquini hydrochloridum . . . 3652
Megestrolacetat . . . 3654
Megestroli acetas . . . 3654
Meglumin . . . 3656
Megluminum . . . 3656
Mehrdosenbehältnisse, Gleichförmigkeit der Masse der abgegebenen Dosen (2.9.27) . . . 411
MEKC, mizellare elektrokinetische Chromatographie (*siehe* 2.2.47) . . . **7.1**-4855
Mel . . . 3229
Melaleucae aetheroleum . . . 1905
Melamin *R* . . . 689
Meliloti herba . . . 1882
Melissae folii extractum siccum . . . 1801
Melissae folium . . . 1799
Melissenblätter . . . 1799
Melissenblättertrockenextrakt . . . 1801
Meloxicam . . . 3657
Meloxicamum . . . 3657
Menadion . . . 3659
Menadion *R* . . . 689
Menadionum . . . 3659
Mengenangaben, Definition (*siehe* 1.2) . . . 7
Meningokokken-Gruppe-C-Impfstoff (konjugiert) . . . 1243
Meningokokken-Polysaccharid-Impfstoff . . . 1246
Menthae arvensis aetheroleum partim mentholum depletum . . . 1802
Menthae piperitae aetheroleum . . . 1835
Menthae piperitae folii extractum siccum . . . 1834
Menthae piperitae folium . . . 1832
Menthofuran *R* . . . 689
Menthol . . . 3659
Menthol *R* . . . 689
Menthol, racemisches . . . 3661
Mentholum racemicum . . . 3661
Menthon *R* . . . 689
Menthylacetat *R* . . . 690
Menyanthidis trifoliatae folium . . . 1659
Mepivacainhydrochlorid . . . 3662
Mepivacaini hydrochloridum . . . 3662
Meprobamat . . . 3664
Meprobamatum . . . 3664
Mepyramini maleas . . . 3665
Mepyraminmaleat . . . 3665
2-Mercaptobenzimidazol *R* . . . 690
2-Mercaptoethanol *R* . . . 690
Mercaptopurin . . . 3667
Mercaptopurin *R* . . . 690
Mercaptopurinum . . . 3667
Meropenem-Trihydrat . . . 3668
Meropenemum trihydricum . . . 3668
Mesalazin . . . 3669
Mesalazinum . . . 3669

Mesityloxid *R* ... 690
Mesna ... 3672
Mesnum ... 3672
Mesterolon ... 3674
Mesterolonum ... 3674
Mestranol ... 3676
Mestranolum ... 3676
Metacresol ... 3677
Metacresolum ... 3677
Metamizol-Natrium ... 3678
Metamizolum natricum ... 3678
Metanilgelb *R* ... 690
Metanilgelb-Lösung *R* ... 690
Metforminhydrochlorid ... 3680
Metformini hydrochloridum ... 3680
Methacrylsäure *R* ... 690
Methacrylsäure-Ethylacrylat-Copolymer (1:1) ... 3682
Methacrylsäure-Ethylacrylat-Copolymer-(1:1)-Dispersion 30 % ... **7.2**-5351
Methacrylsäure-Methylmethacrylat-Copolymer (1:1) ... **7.2**-5353
Methacrylsäure-Methylmethacrylat-Copolymer (1:2) ... **7.2**-5354
Methadonhydrochlorid ... 3686
Methadoni hydrochloridum ... 3686
Methan *R* ... 690
Methan *R* 1 ... 691
Methanol ... 3688
Methanol *R* ... 691
Methanol *R* 1 ... 691
Methanol *R* 2 ... 691
Methanol
– aldehydfreies *R* ... 691
– Gehaltsbestimmung (*siehe* 2.9.11) ... 380
– wasserfreies *R* ... 691
(D_4)Methanol *R* ... 691
Methanolum ... 3688
Methansulfonsäure *R* ... 691
Methansulfonsäure, Methyl-, Ethyl- und Isopropylmethansulfonat in (2.5.37) ... **7.1**-4861
Methaqualon ... 3689
Methaqualonum ... 3689
Methenamin ... 3691
Methenamin *R* ... 691
Methenaminum ... 3691
Methionin ... 3692
– racemisches ... 3693
– racemisches *R* ... 691
L-Methionin *R* ... 691
L-Methionini ([¹¹C]methyl) solutio iniectabilis ... 1528
Methioninum ... 3692
DL-Methioninum ... 3693
Methoden
– austauschbare (*siehe* 1.1) ... 6
– der Biologie (2.6) ... 211
7.1-4863
7.2-5167
– der Pharmakognosie (2.8) ... 339
– der pharmazeutischen Technologie (2.9) ... 359
7.1-4871
– der Physik und der physikalischen Chemie (2.2) ... 25
7.1-4849
7.2-5157
– immunchemische (2.7.1) ... 285
– zur Herstellung steriler Zubereitungen (5.1.1) ... 809
– zur Kontrolle der mikrobiologischen Qualität, alternative (5.1.6) ... 817
Methotrexat ... 3694
(*RS*)-Methotrexat *R* ... **7.2**-5179
Methotrexatum ... 3694
Methoxychlor *R* ... 692
(1*RS*)-1-(6-Methoxynaphthalin-2-yl)ethanol *R* ... 692
1-(6-Methoxynaphthalin-2-yl)ethanon *R* ... 692
Methoxyphenylessigsäure *R* ... 692
Methoxyphenylessigsäure-Reagenz *R* ... 692
([¹¹C]Methoxy)Racloprid-Injektionslösung ... 1523
3-Methoxy-L-tyrosin *R* ... 692
trans-2-Methoxyzimtaldehyd *R* ... 692
Methyl-, Ethyl- und Isopropylmethansulfonat in Methansulfonsäure (2.5.37) ... **7.1**-4861
Methylacetat *R* ... 692
Methyl(4-acetylbenzoat) *R* ... 693
Methyl(4-acetylbenzoat)-Reagenz *R* ... 693
Methylal *R* ... 693
Methyl(4-aminobenzoat) *R* ... 693
4-(Methylamino)phenolsulfat *R* ... 693
Methylanthranilat *R* ... 693
Methylarachidat *R* ... 693
Methylatropini bromidum ... 3697
Methylatropini nitras ... 3698
Methylatropiniumbromid ... 3697
Methylatropiniumnitrat ... 3698
Methylbehenat *R* ... 693
Methylbenzoat *R* ... 693
Methyl(benzolsulfonat) *R* ... 694
Methylbenzothiazolonhydrazonhydrochlorid *R* ... 694
(*R*)-(+)-α-Methylbenzylisocyanat *R* ... 694
(*S*)-(–)-α-Methylbenzylisocyanat *R* ... 694
2-Methylbutan *R* ... 694
2-Methylbut-2-en *R* ... 694
Methylcaprat *R* ... 695
Methylcaproat *R* ... 695
Methylcaprylat *R* ... 695
Methylcellulose ... 3699
Methylcellulose 450 *R* ... 695
Methylcellulosum ... 3699
Methylcinnamat *R* ... 695
Methyldecanoat *R* ... 695
Methyldopa ... 3702
Methyldopa, racemisches *R* ... 695
3-*O*-Methyldopaminhydrochlorid *R* ... 695
4-*O*-Methyldopaminhydrochlorid *R* ... 695
Methyldopum ... 3702
Methyleicosenoat *R* ... 695
Methylenbisacrylamid *R* ... 696
Methylenblau *R* ... 696
Methyleni chloridum ... 2737
Methylergometrini maleas ... 3704
Methylergometrinmaleat ... 3704
Methylerucat *R* ... 696
3-*O*-Methylestron *R* ... 696
(5-[¹¹C]Methyl)Flumazenil-Injektionslösung ... 1526
Methylgrün *R* ... 696
Methylgrün-Papier *R* ... 696
Methyl-4-hydroxybenzoat ... 3706
Methyl-4-hydroxybenzoat *R* ... 696
Methylhydroxyethylcellulose ... 3707
Methylhydroxyethylcellulosum ... 3707
Methylhydroxypropylcellulose (*siehe* Hypromellose) ... 3273
Methylhydroxypropylcellulosephthalat (*siehe* Hypromellosephthalat) ... 3276
1-Methylimidazol *R* ... 696
1-Methylimidazol *R* 1 ... 696
2-Methylimidazol *R* ... 697
Methyliodid *R* ... 697
Methylis nicotinas ... 3708
Methylis parahydroxybenzoas ... 3706
Methylis parahydroxybenzoas natricus ... 3867
Methylis salicylas ... 3723
Methyllaurat *R* ... 697
Methyllignocerat *R* ... 697
Methyllinoleat *R* ... 697
Methyllinolenat *R* ... 697
Methyl-γ-linolenat *R* ... 697
Methylmargarat *R* ... 697

Methylmethacrylat *R* . . . 697
Methylmethansulfonat *R* . . . **7.1**-4887
L-([^{11}C]Methyl)Methionin-Injektionslösung . . . 1528
Methyl(*N*-methylanthranilat) *R* . . . 698
Methylmyristat *R* . . . 698
Methylnervonat *R* . . . 698
Methylnicotinat . . . 3708
2-Methyl-5-nitroimidazol *R* . . . 698
Methyloleat *R* . . . 698
Methylorange *R* . . . 698
Methylorange-Lösung *R* . . . 698
Methylorange-Mischindikator-Lösung *R* . . . 698
Methylpalmitat *R* . . . 698
Methylpalmitoleat *R* . . . 699
Methylpelargonat *R* . . . 699
4-Methylpentan-2-ol *R* . . . 699
3-Methylpentan-2-on *R* . . . 699
Methylpentosen in Polysaccharid-Impfstoffen (2.5.21) . . . 197
Methylphenidathydrochlorid . . . 3710
Methylphenidati hydrochloridum . . . 3710
Methylphenobarbital . . . 3711
Methylphenobarbitalum . . . 3711
Methylphenyloxazolylbenzol *R* . . . 699
1-Methyl-4-phenyl-1,2,3,6-tetrahydropyridin *R* . . . 699
Methylpiperazin *R* . . . 699
4-(4-Methylpiperidino)pyridin *R* . . . 700
Methylprednisolon . . . 3713
Methylprednisolonacetat . . . 3715
Methylprednisolonhydrogensuccinat . . . 3718
Methylprednisoloni acetas . . . 3715
Methylprednisoloni hydrogenosuccinas . . . 3718
Methylprednisolonum . . . 3713
2-Methyl-1-propanol *R* . . . 700
(15*R*)-15-Methylprostaglandin $F_{2\alpha}$ *R* . . . 700
N-Methylpyrrolidin *R* . . . 700
N-Methylpyrrolidon . . . 3720
N-Methylpyrrolidon *R* . . . 700
N-Methylpyrrolidonum . . . 3720
Methylrosanilinii chloridum . . . 3721
Methylrosaniliniumchlorid . . . 3721
Methylrot *R* . . . 700
Methylrot-Lösung *R* . . . 700
Methylrot-Mischindikator-Lösung *R* . . . 700
Methylsalicylat . . . 3723
Methylsalicylat *R* . . . 700
Methylstearat *R* . . . 700
Methyltestosteron . . . 3724
Methyltestosteronum . . . 3724
Methylthioninii chloridum . . . 3725
Methylthioniniumchlorid . . . 3725
Methylthymolblau *R* . . . 701
Methylthymolblau-Mischung *R* . . . 701
N-Methyl-*m*-toluidin *R* . . . 701
Methyltricosanoat *R* . . . 701
Methyltridecanoat *R* . . . 701
Methyl-3,4,5-trimethoxybenzoat *R* . . . 701
N-Methyltrimethylsilyltrifluoracetamid *R* . . . 701
Metixenhydrochlorid . . . **7.1**-5021
Metixeni hydrochloridum . . . **7.1**-5021
Metoclopramid . . . 3729
Metoclopramidhydrochlorid . . . 3730
Metoclopramidi hydrochloridum . . . 3730
Metoclopramidum . . . 3729
Metolazon . . . 3732
Metolazonum . . . 3732
Metoproloti succinas . . . 3733
Metoproloti tartras . . . 3735
Metoprololsuccinat . . . 3733
Metoprololtartrat . . . 3735
Metrifonat . . . 3737
Metrifonatum . . . 3737
Metronidazol . . . 3739
Metronidazolbenzoat . . . 3741
Metronidazoli benzoas . . . 3741
Metronidazolum . . . 3739
Mexiletinhydrochlorid . . . 3742
Mexiletini hydrochloridum . . . 3742
Mianserinhydrochlorid . . . 3744
Mianserini hydrochloridum . . . 3744
Miconazol . . . 3746
Miconazoli nitras . . . 3749
Miconazolnitrat . . . 3749
Miconazolum . . . 3746
Midazolam . . . 3751
Midazolamum . . . 3751
Mikrobestimmung von Wasser – Coulometrische Titration (2.5.32) . . . 202
Mikrobiologische Kontrolle zellulärer Produkte (2.6.27) . . . 271
Mikrobiologische Prüfung
- nicht steriler Produkte: Nachweis spezifizierter Mikroorganismen (2.6.13) . . . 234
- nicht steriler Produkte: Zählung der vermehrungsfähigen Mikroorganismen (2.6.12) . . . 228
- pflanzlicher Arzneimittel zum Einnehmen (2.6.31) . . . 281

Mikrobiologische Qualität
- Allgemeine Texte (5.1) . . . 807
- Alternative Methoden zur Kontrolle (5.1.6) . . . 817
- pflanzlicher Arzneimittel zum Einnehmen (5.1.8) . . . 835
- von nicht sterilen pharmazeutischen Zubereitungen und Substanzen zur pharmazeutischen Verwendung (5.1.4) . . . 815

Mikrobiologische Wertbestimmung von Antibiotika (2.7.2) . . . 287
Mikrokristalline Cellulose und Carmellose-Natrium . . . 2471
Mikroskopie, optische (2.9.37) . . . 436
Mikroskopische Prüfung pflanzlicher Drogen (2.8.23) . . . 356
Milchsäure . . . 3753
Milchsäure *R* . . . 701
(*S*)-Milchsäure . . . 3754
Milchsäure-Reagenz *R* . . . 701
Millefolii herba . . . 1856
Millons Reagenz *R* . . . 701
Milzbrand-Adsorbat-Impfstoff (aus Zellkulturfiltraten) für Menschen . . . 1249
Milzbrandsporen-Lebend-Impfstoff für Tiere . . . 1407
Minimierung des Risikos der Übertragung von Erregern der spongiformen Enzephalopathie tierischen Ursprungs durch Human- und Tierarzneimittel (5.2.8) . . . **7.1**-4891
Minocyclinhydrochlorid *R* . . . 702
Minocyclinhydrochlorid-Dihydrat . . . 3755
Minocyclini hydrochloridum dihydricum . . . 3755
Minoxidil . . . 3757
Minoxidilum . . . 3757
Minzöl . . . 1802
Mirtazapin . . . 3759
Mirtazapinum . . . 3759
Misoprostol . . . 3761
Misoprostolum . . . 3761
Mitomycin . . . 3763
Mitomycinum . . . 3763
Mitoxantronhydrochlorid . . . 3765
Mitoxantroni hydrochloridum . . . 3765
Mizellare elektrokinetische Chromatographie (MEKC) (*siehe* 2.2.47) . . . **7.1**-4855
Modafinil . . . 3767
Modafinilum . . . 3767
Mönchspfefferfrüchte . . . 1804
Molekülmasse, relative, Erläuterung (*siehe* 1.4) . . . 8
Molekülmassenverteilung in Dextranen (2.2.39) . . . 82
Molekularsieb *R* . . . 702

Molekularsieb zur Chromatographie *R* 702
Molgramostimi solutio concentrata 3768
Molgramostim-Lösung, konzentrierte 3768
Molsidomin 3772
Molsidominum 3772
Molybdänschwefelsäure *R* 2 702
Molybdänschwefelsäure *R* 3 702
Molybdatophosphorsäure *R* 702
Molybdatophosphorsäure-Lösung *R* 702
Molybdat-Vanadat-Reagenz *R* 702
Molybdat-Vanadat-Reagenz *R* 2 702
Molybdat-Wolframat-Reagenz *R* 702
Molybdat-Wolframat-Reagenz, verdünntes *R* 702
Mometasonfuroat 3775
Mometasoni furoas 3775
Monodocosahexaenoin *R* 702
Monographiegruppen **7.1**-4917
Monographien (1.4) 8
Monographien, Allgemeine, Erläuterung (*siehe* 1.1) 5
Monographien zu Darreichungsformen
– Arzneimittel-Vormischungen zur veterinärmedizinischen Anwendung 1082
– Flüssige Zubereitungen zum Einnehmen 1083
– Flüssige Zubereitungen zur kutanen Anwendung 1086
– Flüssige Zubereitungen zur kutanen Anwendung am Tier 1087
– Glossar (Darreichungsformen) 1081
– Granulate 1089
– Halbfeste Zubereitungen zur kutanen Anwendung 1091
– Intraruminale Systeme 1094
– Kapseln 1095
– Parenteralia 1098
– Pulver zum Einnehmen 1101
– Pulver zur kutanen Anwendung 1102
– Stifte und Stäbchen 1104
– Tabletten 1105
– Transdermale Pflaster 1109
– Wirkstoffhaltige Kaugummis 1097
– Wirkstoffhaltige Schäume 1103
– Wirkstoffhaltige Tampons 1109
– Zubereitungen in Druckbehältnissen 1110
– Zubereitungen zum Spülen 1111
– Zubereitungen zur Anwendung am Auge 1112
– Zubereitungen zur Anwendung am Ohr **7.1**-4921
– Zubereitungen zur Anwendung in der Mundhöhle 1117
– Zubereitungen zur Inhalation 1121
– Zubereitungen zur intramammären Anwendung für Tiere 1127
– Zubereitungen zur intrauterinen Anwendung für Tiere 1128
– Zubereitungen zur nasalen Anwendung 1130
– Zubereitungen zur rektalen Anwendung 1133
– Zubereitungen zur vaginalen Anwendung 1135
Monographietitel, Erläuterung (*siehe* 1.4) 8
Monoklonale Antikörper für Menschen 1058
Monovalenter Pool (*siehe* 5.2.1) 843
Monozytenaktivierung, Prüfung (2.6.30) 273
Morantelhydrogentartrat für Tiere 3777
Moranteli hydrogenotartras ad usum veterinarium 3777
Morphinhydrochlorid **7.1**-5022
Morphinhydrochlorid *R* 702
Morphini hydrochloridum **7.1**-5022
Morphini sulfas 3781
Morphinsulfat 3781
Morpholin *R* 703
Morpholin zur Chromatographie *R* 703
Moxidectin für Tiere 3783
Moxidectinum ad usum veterinarium 3783
Moxifloxacinhydrochlorid 3786
Moxifloxacini hydrochloridum 3786
Moxonidin 3788
Moxonidinum 3788
Mucoadhäsive Zubereitungen (*siehe* Zubereitungen zur Anwendung in der Mundhöhle) 1121
Mumps-Lebend-Impfstoff 1251
Mundhöhle, Zubereitungen zur Anwendung in der
– Buccaltabletten 1120
– Dosiersprays 1119
– Gurgellösungen 1118
– halbfeste Zubereitungen 1118
– Kapseln 1121
– Lösungen 1118
– Lösungen zur Anwendung am Zahnfleisch 1118
– Lutschtabletten 1120
– Lutschtabletten, gepresste 1120
– mucoadhäsive Zubereitungen 1121
– Mundwässer 1118
– Pastillen 1120
– Sprays 1118
– Sublingualsprays 1118
– Sublingualtabletten 1120
– Suspensionen 1118
– Tropfen 1118
– Tropfen in Einzeldosisbehältnissen 1119
Mupirocin 3789
Mupirocin-Calcium 3791
Mupirocinum 3789
Mupirocinum calcicum 3791
Murexid *R* 703
Musci medicati 1103
Muskatellersalbeiöl 1806
Muskatöl 1807
Mutterkraut 1808
Mycophenolas mofetil 3794
Mycophenolatmofetil 3794
Mycoplasma-gallisepticum-Impfstoff (inaktiviert) 1408
Mykobakterien, Prüfung (2.6.2) 218
Mykoplasmen, Prüfung (2.6.7) 218
Mykoplasmen-DNA in Zellkulturen, Nachweis mit Fluoreszenzfarbstoff (*siehe* 2.6.7) 221
Myosmin *R* 703
β-Myrcen *R* 703
Myristicae fragrantis aetheroleum 1807
Myristicin *R* 703
Myristinsäure *R* 703
Myristylalkohol *R* 704
Myrrha 1809
Myrrhae tinctura 1810
Myrrhe 1809
Myrrhentinktur 1810
Myrtilli fructus recens 1742
Myrtilli fructus recentis extractum siccum raffinatum et normatum 1739
Myrtilli fructus siccus 1743
Myrtillin *R* 704
Myxomatose-Lebend-Impfstoff für Kaninchen 1410

N

Nabumeton 3799
Nabumetonum 3799
Nachtkerzenöl, raffiniertes 3800
Nachweis der Mykoplasmen-DNA in Zellkulturen mit Fluoreszenzfarbstoff (*siehe* 2.6.7) 221
Nadolol **7.1**-5027
Nadololum **7.1**-5027
Nadroparin-Calcium 3803
Nadroparinum calcicum 3803
Nährmedien für den Nachweis spezifizierter Mikroorganismen, empfohlene (*siehe* 2.6.13) 238

Naftidrofurylhydrogenoxalat 3806
Naftidrofuryli hydrogenooxalas 3806
Nahtmaterial für Menschen
– Sterile, nicht resorbierbare Fäden 1595
– Sterile, resorbierbare, synthetische, geflochtene Fäden 1599
– Sterile, resorbierbare, synthetische, monofile Fäden 1601
– Steriles Catgut 1593
Nahtmaterial für Tiere
– Sterile, nicht resorbierbare Fäden im Fadenspender für Tiere 1608
– Steriler, geflochtener Seidenfaden im Fadenspender für Tiere 1612
– Steriler Leinenfaden im Fadenspender für Tiere 1610
– Steriler Polyamid-6-Faden im Fadenspender für Tiere 1610
– Steriler Polyamid-6/6-Faden im Fadenspender für Tiere 1611
– Steriler Polyesterfaden im Fadenspender für Tiere 1612
– Steriles, resorbierbares Catgut im Fadenspender für Tiere 1607
Nalidixinsäure 3809
Naloxonhydrochlorid-Dihydrat 3810
Naloxoni hydrochloridum dihydricum 3810
Naltrexonhydrochlorid 3812
Naltrexoni hydrochloridum 3812
Nandrolondecanoat 3814
Nandroloni decanoas 3814
Naphazolinhydrochlorid 3817
Naphazolini hydrochloridum 3817
Naphazolini nitras 3818
Naphazolinnitrat 3818
Naphthalin *R* 704
Naphtharson *R* 704
Naphtharson-Lösung *R* 704
1-Naphthol *R* 704
2-Naphthol *R* 704
Naphtholbenzein *R* 705
Naphtholbenzein-Lösung *R* 705
Naphtholgelb *R* 705
Naphtholgelb S *R* 705
1-Naphthol-Lösung *R* 704
2-Naphthol-Lösung *R* 704
2-Naphthol-Lösung *R* 1 705
1-Naphthylamin *R* 705
1-Naphthylessigsäure *R* 705
Naphthylethylendiamindihydrochlorid *R* 705
Naphthylethylendiamindihydrochlorid-Lösung *R* 705
Naproxen 3820
Naproxen-Natrium 3822
Naproxenum 3820
Naproxenum natricum 3822
Naringin *R* 705
Nasale Anwendung, Zubereitungen zur
– Dosier-Nasensprays 1132
– flüssige Nasensprays 1131
– halbfeste Zubereitungen 1132
– Nasenpulver 1132
– Nasenspülungen 1133
– Nasenstifte 1133
– Nasentropfen 1131
– Nasentropfen in Einzeldosisbehältnissen 1131
Nasalia 1130
Natrii acetas trihydricus 3824
Natrii acetatis ([1-^{11}C]) solutio iniectabilis 1531
Natrii alendronas 3825
Natrii alginas 3827
Natrii amidotrizoas 3828
Natrii aminosalicylas dihydricus 3829
Natrii ascorbas 3831
Natrii aurothiomalas 3833
Natrii benzoas 3835
Natrii bromidum 3836
Natrii calcii edetas 3837
Natrii calcii pentetas ad radiopharmaceutica 1532
Natrii caprylas 3839
Natrii carbonas anhydricus 3840
Natrii carbonas decahydricus 3842
Natrii carbonas monohydricus 3841
Natrii cetylo- et stearylosulfas **7.1**-5029
Natrii chloridum 3845
Natrii chromatis[^{51}Cr] solutio sterilis 1534
Natrii citras 3846
Natrii cromoglicas **7.1**-5031
Natrii cyclamas 3848
Natrii dihydrogenophosphas dihydricus **7.2**-5359
Natrii docusas 2818
Natrii fluoridi[^{18}F] solutio iniectabilis 1535
Natrii fluoridum 3855
Natrii fusidas 3856
Natrii glycerophosphas hydricus 3857
Natrii hyaluronas 3858
Natrii hydrogenocarbonas 3861
Natrii hydroxidum 3862
Natrii iodidi[^{131}I] capsulae ad usum diagnosticum 1540
Natrii iodidi[^{131}I] capsulae ad usum therapeuticum 1542
Natrii iodidi[^{131}I] solutio 1543
Natrii iodidi[^{123}I] solutio ad radio-signandum 1545
Natrii iodidi[^{131}I] solutio ad radio-signandum 1546
Natrii iodidi[^{123}I] solutio iniectabilis 1539
Natrii iodidum 3863
Natrii iodohippurati[^{123}I] solutio iniectabilis 1537
Natrii iodohippurati[^{131}I] solutio iniectabilis 1538
Natrii lactatis solutio 3864
Natrii (S)-lactatis solutio 3865
Natrii laurilsulfas 3851
Natrii metabisulfis 3867
Natrii molybdas dihydricus 3869
Natrii molybdatis[^{99}Mo] fissione formati solutio 1547
Natrii nitris 3873
Natrii nitroprussias 3931
Natrii perboras hydricus 3874
Natrii pertechnetatis[^{99m}Tc] fissione formati solutio iniectabilis 1550
Natrii pertechnetatis[^{99m}Tc] sine fissione formati solutio iniectabilis 1552
Natrii phenylbutyras 3875
Natrii phosphatis[^{32}P] solutio iniectabilis 1553
Natrii picosulfas 3876
Natrii polystyrenesulfonas 3878
Natrii propionas 3880
Natrii salicylas 3883
Natrii selenis pentahydricus 3884
Natrii stearas 3885
Natrii stearylis fumaras 3886
Natrii sulfas anhydricus 3887
Natrii sulfas decahydricus 3888
Natrii sulfis anhydricus 3889
Natrii sulfis heptahydricus 3890
Natrii tetrachloroauras dihydricus ad praeparationes homoeopathicas **7.1**-4947
Natrii thiosulfas 3892
Natrii valproas 3892
Natrium *R* 706
Natrium, Identitätsreaktion (*siehe* 2.3.1) 152
Natriumacetat *R* 706
Natriumacetat, wasserfreies *R* 706
Natrium[1-^{11}C]acetat-Injektionslösung 1531
Natriumacetat-Pufferlösung pH 4,0 (0,1 mol · l^{-1}) *R* 788
Natriumacetat-Pufferlösung pH 4,5 *R* 788

Natriumacetat-Pufferlösung pH 8,0
(0,02 mol · l^{-1}) *R* . . . 793
Natriumacetat-Trihydrat . . . 3824
Natriumalendronat . . . 3825
Natriumalginat . . . 3827
Natriumamidotrizoat . . . 3828
Natriumaminosalicylat-Dihydrat . . . 3829
Natriumarsenit *R* . . . 706
Natriumarsenit-Lösung *R* . . . 706
Natriumarsenit-Lösung (0,1 mol · l^{-1}) . . . 801
Natriumascorbat . . . 3831
Natriumascorbat-Lösung *R* . . . 706
Natriumaurothiomalat . . . 3833
Natriumazid *R* . . . 706
Natriumbenzoat . . . 3835
Natriumbismutat *R* . . . 706
Natriumbromid . . . 3836
Natriumbromid *R* . . . 706
Natriumbutansulfonat *R* . . . 706
Natriumcalciumedetat . . . 3837
Natriumcalciumedetat *R* . . . 706
Natriumcalcium-Pentetat zur Herstellung von radioaktiven Arzneimitteln . . . 1532
Natriumcaprylat . . . 3839
Natriumcarbonat *R* . . . 706
Natriumcarbonat *RV* . . . 797
Natriumcarbonat
– wasserfreies . . . 3840
– wasserfreies *R* . . . 707
Natriumcarbonat-Decahydrat . . . 3842
Natriumcarbonat-Lösung *R* . . . 707
Natriumcarbonat-Lösung *R* 1 . . . 707
Natriumcarbonat-Lösung *R* 2 . . . 707
Natriumcarbonat-Monohydrat . . . 3841
Natriumcarbonat-Monohydrat *R* . . . 707
Natriumcarboxymethylcellulose
(*siehe* Carmellose-Natrium) . . . 2411
Natriumcarboxymethylcellulose, vernetzte
(*siehe* Croscarmellose-Natrium) . . . 2652
Natriumcarboxymethylstärke (Typ A)
(*siehe* Carboxymethylstärke-Natrium
(Typ A)) . . . 2403
Natriumcarboxymethylstärke (Typ B)
(*siehe* Carboxymethylstärke-Natrium
(Typ B)) . . . 2405
Natriumcarboxymethylstärke (Typ C)
(*siehe* Carboxymethylstärke-Natrium
(Typ C)) . . . 2406
Natriumcetylstearylsulfat . . . **7.1**-5029
Natriumcetylstearylsulfat *R* . . . 707
Natriumchlorid . . . 3845
Natriumchlorid *R* . . . 707
Natriumchlorid *RV* . . . 797
Natriumchlorid-Lösung *R* . . . 707
Natriumchlorid-Lösung, gesättigte *R* . . . 707
Natrium[^{51}Cr]chromat-Lösung, sterile . . . 1534
Natriumcitrat . . . 3846
Natriumcitrat *R* . . . 707
Natriumcitrat-Pufferlösung pH 7,8
(Natriumcitrat (0,034 mol · l^{-1}),
Natriumchlorid (0,101 mol · l^{-1})) *R* . . . 793
Natriumcromoglicat . . . **7.1**-5031
Natriumcyclamat . . . 3848
Natriumdecansulfonat *R* . . . 707
Natriumdecylsulfat *R* . . . 707
Natriumdesoxycholat *R* . . . 707
Natriumdiethyldithiocarbamat *R* . . . 707
Natriumdihydrogenphosphat *R* . . . 707
Natriumdihydrogenphosphat, wasserfreies *R* . . . 707
Natriumdihydrogenphosphat-Dihydrat . . . **7.2**-5359
Natriumdihydrogenphosphat-Monohydrat *R* . . . 708
Natriumdioctylsulfosuccinat *R* . . . 708
Natriumdiphosphat *R* . . . 708
Natriumdisulfit *R* . . . 708
Natriumdithionit *R* . . . 708
Natriumdodecylsulfat . . . 3851
Natriumdodecylsulfat *R* . . . 708
Natriumedetat . . . 3852
Natriumedetat *R* . . . 708
Natriumedetat-Lösung (0,02 mol · l^{-1}) . . . 801
Natriumedetat-Lösung (0,1 mol · l^{-1}) . . . 801
Natriumethyl-4-hydroxybenzoat . . . 3853
Natriumfluorid . . . 3855
Natriumfluorid *R* . . . 708
Natrium[^{18}F]fluorid-Injektionslösung . . . 1535
Natriumformiat *R* . . . 708
Natriumfusidat . . . 3856
Natriumglucuronat *R* . . . 708
Natriumglycerophosphat, wasserhaltiges . . . 3857
Natriumglycocholat-Dihydrat *R* . . . 708
Natriumheptansulfonat *R* . . . 708
Natriumheptansulfonat-Monohydrat *R* . . . 709
Natriumhexanitrocobaltat(III) *R* . . . 709
Natriumhexanitrocobaltat(III)-Lösung *R* . . . 709
Natriumhexansulfonat *R* . . . 709
Natriumhexansulfonat-Monohydrat *R* . . . 709
Natriumhyaluronat . . . 3858
Natriumhydrogencarbonat . . . 3861
Natriumhydrogencarbonat *R* . . . 709
Natriumhydrogencarbonat-Lösung *R* . . . 709
Natriumhydrogensulfat *R* . . . 709
Natriumhydrogensulfit *R* . . . 709
Natriumhydroxid . . . 3862
Natriumhydroxid *R* . . . 709
Natriumhydroxid-Lösung *R* . . . 709
Natriumhydroxid-Lösung
– carbonatfreie *R* . . . 709
– konzentrierte *R* . . . 709
– methanolische *R* . . . 710
– methanolische *R* 1 . . . 710
– verdünnte *R* . . . 710
Natriumhydroxid-Lösung (0,1 mol · l^{-1}) . . . 801
Natriumhydroxid-Lösung (0,1 mol · l^{-1}), ethanolische . . . 801
Natriumhydroxid-Lösung (1 mol · l^{-1}) . . . 801
Natriumhydroxid-Lösung (2 mol · l^{-1}) *R* . . . 709
Natrium(2-hydroxybutyrat) *R* . . . 710
Natriumhypobromit-Lösung *R* . . . 710
Natriumhypochlorit-Lösung *R* . . . 710
Natriumhypophosphit *R* . . . 710
Natrium[^{123}I]iodhippurat-Injektionslösung . . . 1537
Natrium[^{131}I]iodhippurat-Injektionslösung . . . 1538
Natriumiodid . . . 3863
Natriumiodid *R* . . . 710
Natrium[^{123}I]iodid-Injektionslösung . . . 1539
Natrium[^{131}I]iodid-Kapseln für diagnostische Zwecke . . . 1540
Natrium[^{131}I]iodid-Kapseln für therapeutische Zwecke . . . 1542
Natrium[^{131}I]iodid-Lösung . . . 1543
Natrium[^{123}I]iodid-Lösung zur Radiomarkierung . . . 1545
Natrium[^{131}I]iodid-Lösung zur Radiomarkierung . . . 1546
Natriumlactat-Lösung . . . 3864
Natrium-(*S*)-lactat-Lösung . . . 3865
Natriumlaurylsulfat *R* . . . 710
Natriumlaurylsulfonat zur Chromatographie *R* . . . 710
Natrium-Lösung (50 ppm Na) *R* . . . 785
Natrium-Lösung (200 ppm Na) *R* . . . 785
Natrium-Lösung (1000 ppm Na) *R* . . . 785
Natriummetabisulfit . . . 3867
Natriummethanolat-Lösung (0,1 mol · l^{-1}) . . . 801
Natriummethansulfonat *R* . . . 710
Natriummethyl-4-hydroxybenzoat . . . 3867
Natriummolybdat *R* . . . 710
Natriummolybdat-Dihydrat . . . 3869
Natrium[^{99}Mo]molybdat-Lösung aus Kernspaltprodukten . . . 1547
Natriummonohydrogenarsenat *R* . . . 710

Natriummonohydrogencitrat *R* . . . 711
Natriummonohydrogenphosphat *R* . . . 711
Natriummonohydrogenphosphat
– wasserfreies . . . **7.2**-5359
– wasserfreies *R* . . . 711
Natriummonohydrogenphosphat-Dihydrat . . . **7.2**-5360
Natriummonohydrogenphosphat-Dihydrat *R* . . . 711
Natriummonohydrogenphosphat-Dodecahydrat . . . **7.2**-5361
Natriummonohydrogenphosphat-Lösung *R* . . . 711
Natriumnaphthochinonsulfonat *R* . . . 711
Natriumnitrat *R* . . . 711
Natriumnitrit . . . 3873
Natriumnitrit *R* . . . 711
Natriumnitrit-Lösung *R* . . . 711
Natriumnitrit-Lösung (0,1 mol · l^{-1}) . . . 802
Natriumoctansulfonat *R* . . . 711
Natriumoctansulfonat-Monohydrat *R* . . . 711
Natriumoctylsulfat *R* . . . 712
Natriumoxalat *R* . . . 712
Natriumpentansulfonat *R* . . . 712
Natriumpentansulfonat-Monohydrat *R* . . . 712
Natriumpentansulfonat-Monohydrat *R* 1 . . . 712
Natriumperborat, wasserhaltiges . . . 3874
Natriumperchlorat *R* . . . 712
Natriumperiodat *R* . . . 712
Natriumperiodat-Lösung *R* . . . 712
Natriumperiodat-Lösung (0,1 mol · l^{-1}) . . . 802
Natrium[^{99m}Tc]pertechnetat-Injektionslösung aus Kernspaltprodukten . . . 1550
Natrium[^{99m}Tc]pertechnetat-Injektionslösung nicht aus Kernspaltprodukten . . . 1552
Natriumphenylbutyrat . . . 3875
Natriumphosphat *R* . . . 712
Natrium[^{32}P]phosphat-Injektionslösung . . . 1553
Natriumphosphit-Pentahydrat *R* . . . 712
Natriumpicosulfat . . . 3876
Natriumpikrat-Lösung, alkalische *R* . . . 712
Natriumpolystyrolsulfonat . . . 3878
Natriumpropionat . . . 3880
Natriumpropyl-4-hydroxybenzoat . . . 3881
Natriumrhodizonat *R* . . . 712
Natriumsalicylat . . . 3883
Natriumsalicylat *R* . . . 712
Natriumselenit-Pentahydrat . . . 3884
Natriumstearat . . . 3885
Natriumstearylfumarat . . . 3886
Natriumsulfat
– wasserfreies . . . 3887
– wasserfreies *R* . . . 712
Natriumsulfat-Decahydrat . . . 3888
Natriumsulfat-Decahydrat *R* . . . 713
Natriumsulfid *R* . . . 713
Natriumsulfid-Lösung *R* . . . 713
Natriumsulfid-Lösung *R* 1 . . . 713
Natriumsulfit *R* . . . 713
Natriumsulfit
– wasserfreies . . . 3889
– wasserfreies *R* . . . 713
Natriumsulfit-Heptahydrat . . . 3890
Natriumtartrat *R* . . . 713
Natriumtaurodesoxycholat-Monohydrat *R* . . . 713
Natriumtetraborat . . . 3891
Natriumtetraborat *R* . . . 713
Natriumtetraborat-Lösung *R* . . . 713
Natriumtetrachloroaurat-Dihydrat für homöopathische Zubereitungen . . . **7.1**-4947
Natriumtetrahydroborat *R* . . . 713
Natriumtetrahydroborat-Reduktionslösung *R* . . . 713
Natriumtetraphenylborat *R* . . . 714
Natriumtetraphenylborat-Lösung *R* . . . 714
Natriumthioglycolat *R* . . . 714
Natriumthiosulfat . . . 3892
Natriumthiosulfat *R* . . . 714
Natriumthiosulfat-Lösung (0,1 mol · l^{-1}) . . . 802
Natrium(3-trimethylsilyl-1-propansulfonat) *R* . . . 714
Natriumtrimethylsilyl-(D_4)propionat *R* . . . 714
Natriumtrimethylsilyl-(D_4)propionat *R* 1 . . . 714
Natriumvalproat . . . 3892
Natriumwolframat *R* . . . 714
Nelkenöl . . . 1811
Neohesperidindihydrochalcon . . . 3894
Neohesperidini dihydrochalconum . . . 3894
Neomycini sulfas . . . 3896
Neomycinsulfat . . . 3896
Neostigminbromid . . . 3898
Neostigmini bromidum . . . 3898
Neostigmini metilsulfas . . . 3899
Neostigminmetilsulfat . . . 3899
Nephelometrie (*siehe* 2.2.1) . . . 28
Neroli aetheroleum . . . 1812
trans-Nerolidol *R* . . . 714
Neroliöl/Bitterorangenblütenöl . . . 1812
Nerylacetat *R* . . . 715
Neßlers Reagenz *R* . . . 715
Neßler-Zylinder (2.1.5) . . . 23
Netilmicini sulfas . . . 3900
Netilmicinsulfat . . . 3900
Nevirapin, wasserfreies . . . 3902
Nevirapinum anhydricum . . . 3902
Newcastle-Krankheit-Impfstoff (inaktiviert) . . . 1412
Newcastle-Krankheit-Lebend-Impfstoff . . . 1415
Nicergolin . . . **7.2**-5362
Nicergolinum . . . **7.2**-5362
Nicethamid . . . 3905
Nicethamidum . . . 3905
Nicht am Stickstoff substituierte Barbiturate, Identitätsreaktion (*siehe* 2.3.1) . . . 150
Nicht sichtbare Partikeln – Partikelkontamination (2.9.19) . . . **7.1**-4875
Nicht sterile pharmazeutische Zubereitungen und Substanzen zur pharmazeutischen Verwendung, mikrobiologische Qualität (5.1.4) . . . 815
Nicht überzogene Tabletten (*siehe* Tabletten) . . . 1106
Nicht überzogene Tabletten, Friabilität (2.9.7) . . . 375
Nickel
– in hydrierten pflanzlichen Ölen (2.4.31) . . . 183
– in Polyolen, Grenzprüfung (2.4.15) . . . 164
Nickel(II)-chlorid *R* . . . 715
Nickel(II)-sulfat *R* . . . 715
Nickel-Lösung (0,1 ppm Ni) *R* . . . 785
Nickel-Lösung (0,2 ppm Ni) *R* . . . 785
Nickel-Lösung (5 ppm Ni) *R* . . . 785
Nickel-Lösung (10 ppm Ni) *R* . . . 785
Nickel-Lösung (1000 ppm Ni), ölige *R* . . . 785
Nickelnitrat-Hexahydrat *R* . . . 715
Niclosamid, wasserfreies . . . 3906
Niclosamid-Monohydrat . . . 3908
Niclosamidum anhydricum . . . 3906
Niclosamidum monohydricum . . . 3908
Nicotin . . . 3909
Nicotinamid . . . 3911
Nicotinamid-Adenin-Dinucleotid *R* . . . 715
Nicotinamid-Adenin-Dinucleotid-Lösung *R* . . . 715
Nicotinamidum . . . 3911
Nicotini resinas . . . 3912
Nicotinresinat . . . 3912
Nicotinsäure . . . 3914
Nicotinsäure *R* . . . 715
Nicotinum . . . 3909
Nifedipin . . . 3916
Nifedipinum . . . 3916
Nifluminsäure . . . 3917
Nifuroxazid . . . 3919
Nifuroxazidum . . . 3919
Nilblau A *R* . . . 715
Nilblau-A-Lösung *R* . . . 715
Nilutamid . . . 3921

Nilutamidum 3921
Nimesulid 3923
Nimesulidum 3923
Nimodipin 3924
Nimodipinum 3924
Ninhydrin *R* 716
Ninhydrin-Lösung *R* 716
Ninhydrin-Lösung *R* 1 716
Ninhydrin-Lösung *R* 2 716
Ninhydrin-Lösung *R* 3 716
Ninhydrin-Reagenz *R* 716
Ninhydrin-Reagenz *R* 1 716
NIR-Spektroskopie (2.2.40) 84
Nitranilin *R* 716
Nitrat, Identitätsreaktion (*siehe* 2.3.1) 152
Nitrat-Lösung (2 ppm NO_3) *R* 785
Nitrat-Lösung (10 ppm NO_3) *R* 785
Nitrat-Lösung (100 ppm NO_3) *R* 785
Nitrazepam 3926
Nitrazepam *R* 716
Nitrazepamum 3926
Nitrendipin 3927
Nitrendipinum 3927
Nitrilotriessigsäure *R* 716
Nitrobenzaldehyd *R* 716
Nitrobenzaldehyd-Lösung *R* 716
Nitrobenzaldehyd-Papier *R* 716
4-Nitrobenzoesäure *R* 717
Nitrobenzol *R* 717
Nitrobenzoylchlorid *R* 717
Nitrobenzylchlorid *R* 717
4-(4-Nitrobenzyl)pyridin *R* 717
Nitroethan *R* 717
Nitrofural 3929
Nitrofuralum 3929
Nitrofurantoin 3930
Nitrofurantoin *R* 717
Nitrofurantoinum 3930
(5-Nitro-2-furyl)methylendiacetat *R* 717
Nitrogenii oxidum 4451
Nitrogenium 4449
Nitrogenium oxygenio depletum 4450
Nitromethan *R* 717
4-Nitrophenol *R* 717
Nitroprussidnatrium 3931
Nitroprussidnatrium *R* 718
N-Nitrosodiethanolamin *R* 718
N-Nitrosodiisopropanolamin *R* 718
Nitrosodipropylamin *R* 718
Nitrosodipropylamin-Lösung *R* 718
Nitrotetrazolblau *R* 718
Nizatidin 3932
Nizatidinum 3932
Nomegestrolacetat 3934
Nomegestroli acetas 3934
Nonivamid *R* 718
Nonoxinol 9 3935
Nonoxinolum 9 3935
Nonylamin *R* 718
Noradrenalini hydrochloridum 3936
Noradrenalini tartras 3938
Nordazepam *R* 719
Norepinephrinhydrochlorid/Noradrenalin-hydrochlorid 3936
Norepinephrintartrat/Noradrenalintartrat 3938
Norethisteron 3940
Norethisteronacetat 3942
Norethisteroni acetas 3942
Norethisteronum 3940
Norfloxacin **7.1**-5032
Norfloxacinum **7.1**-5032
Norgestimat 3946
Norgestimatum 3946
Norgestrel 3948
Norgestrelum 3948
DL-Norleucin *R* 719
Normaltropfenzähler (2.1.1) 21
Nortriptylinhydrochlorid 3949
Nortriptylini hydrochloridum 3949
Noscapin **7.1**-5035
Noscapinhydrochlorid *R* 719
Noscapinhydrochlorid-Monohydrat **7.1**-5036
Noscapini hydrochloridum **7.1**-5036
Noscapinum **7.1**-5035
*Notoginseng radix** 1814
Notoginsengwurzel* 1814
Nukleinsäuren
– in Polysaccharid-Impfstoffen (2.5.17) 196
– Verfahren zur Amplifikation (2.6.21) 254
Nystatin 3954
Nystatinum 3954

O

Oblatenkapseln (*siehe* Kapseln) 1097
Ochratoxin A in pflanzlichen Drogen, Bestimmung (2.8.22) 355
Ochratoxin-A-Lösung *R* 719
Octan *R* 719
Octanal *R* 719
Octanol *R* 719
3-Octanon *R* 719
Octansäure *R* 719
Octansäure (*siehe* Caprylsäure) 2385
Octoxinol 10 3959
Octoxinol 10 *R* 720
Octoxinolum 10 3959
Octylamin *R* 720
Octyldodecanol 3959
Octyldodecanolum 3959
Octylgallat 3961
Octylis gallas 3961
Odermennigkraut 1816
Ölbaumblätter 1817
Ölbaumblättertrockenextrakt 1819
Ölharze (*siehe* Extrakte) 1036
Ölsäure 3962
Ölsäure *R* 720
Oenotherae oleum raffinatum 3800
OES (*siehe* 2.2.22) 45
Ofloxacin 3963
Ofloxacinum 3963
Ohr, Zubereitungen zur Anwendung am
– halbfeste Zubereitungen 1116
– Ohrenpulver **7.1**-4922
– Ohrensprays **7.1**-4922
– Ohrenspülungen **7.1**-4922
– Ohrentampons **7.1**-4922
– Ohrentropfen **7.1**-4922
OHZ, Hydroxylzahl (*siehe* 2.5.3) 189
Olea herbaria 1064
Olea pinguia
– *Amygdalae oleum raffinatum* 3634
– *Amygdalae oleum virginale* 3633
– *Arachidis oleum hydrogenatum* 2900
– *Arachidis oleum raffinatum* **7.2**-5313
– *Boraginis officinalis oleum raffinatum* 2287
– *Carthami oleum raffinatum* 2991
– *Cocois oleum raffinatum* 3453
– *Gossypii oleum hydrogenatum* 2199
– *Helianthi annui oleum raffinatum* 4409
– *Iecoris aselli oleum A* 3485
– *Iecoris aselli oleum B* 3490
– *Iecoris aselli oleum domestici* 3495
– *Lini oleum virginale* 3503
– *Maydis oleum raffinatum* 3625

– *Oenotherae oleum raffinatum* . . . 3800
– *Olivae oleum raffinatum* . . . **7.2**-5370
– *Olivae oleum virginale* . . . **7.2**-5369
– *Rapae oleum raffinatum* . . . 4296
– *Ricini oleum hydrogenatum* . . . 4325
– *Ricini oleum raffinatum* . . . 4327
– *Ricini oleum virginale* . . . 4326
– *Salmonis domestici oleum* . . . 3460
– *Sesami oleum raffinatum* . . . 4383
– *Soiae oleum hydrogenatum* . . . 4396
– *Soiae oleum raffinatum* . . . 4397
– *Tritici aestivi oleum raffinatum* . . . 4793
– *Tritici aestivi oleum virginale* . . . 4793
Oleae folii extractum siccum . . . 1819
Oleae folium . . . 1817
Oleamid *R* . . . 720
Oleoresina (*siehe* Extrakte) . . . 1036
Oleosa (*siehe* Extrakte) . . . 1036
Oleuropein *R* . . . 720
Oleylalkohol . . . **7.1**-5041
Oleylalkohol *R* . . . 720
Olibanum indicum . . . 1927
Olivae oleum raffinatum . . . **7.2**-5370
Olivae oleum virginale . . . **7.2**-5369
Olivenöl *R* . . . 720
Olivenöl
– natives . . . **7.2**-5369
– raffiniertes . . . **7.2**-5370
Olsalazin-Natrium . . . 3968
Olsalazinum natricum . . . 3968
Omega-3 acidorum esteri ethylici 60 . . . 3971
Omega-3 acidorum esteri ethylici 90 . . . 3973
Omega-3 acidorum triglycerida . . . 3978
Omega-3-Säurenethylester 60 . . . 3971
Omega-3-Säurenethylester 90 . . . 3973
Omega-3-Säuren-reiche Öle
– Bestimmung der Fettsäurenzusammensetzung (2.4.29) . . . 180
– Gesamtcholesterol (2.4.32) . . . 183
Omega-3-Säuren-reiches Fischöl . . . 3976
Omega-3-Säuren-Triglyceride . . . 3978
Omeprazol . . . 3981
Omeprazol-Magnesium . . . 3984
Omeprazol-Natrium . . . 3986
Omeprazolum . . . 3981
Omeprazolum magnesicum . . . 3984
Omeprazolum natricum . . . 3986
Ondansetronhydrochlorid-Dihydrat . . . **7.2**-5371
Ondansetroni hydrochloridum dihydricum . . . **7.2**-5371
Ononidis radix . . . 1738
Opaleszenz von Flüssigkeiten (2.2.1) . . . 27
Ophthalmica . . . 1112
Opii extractum siccum normatum . . . 1825
Opii pulvis normatus . . . 1822
Opii tinctura normata . . . 1823
Opium . . . 1820
Opium crudum . . . 1820
Opiumpulver, eingestelltes . . . 1822
Opiumtinktur, eingestellte . . . 1823
Opiumtrockenextrakt, eingestellter . . . 1825
Optische Drehung (2.2.7) . . . 34
Optische Mikroskopie (2.9.37) . . . 436
Oracetblau 2R *R* . . . 721
Orbifloxacin für Tiere . . . 3990
Orbifloxacinum ad usum veterinarium . . . 3990
Orcin *R* . . . 721
Orciprenalini sulfas . . . 3992
Orciprenalinsulfat . . . 3992
Origani herba . . . 1692
Orphenadrincitrat . . . 3994
Orphenadrinhydrochlorid . . . 3996
Orphenadrini citras . . . 3994
Orphenadrini hydrochloridum . . . 3996
Orthophosphat, Identitätsreaktion (*siehe* 2.3.1) . . . 152
Orthosiphonblätter . . . 1826
Orthosiphonis folium . . . 1826
Oryzae amylum . . . 4297
Oseltamiviri phosphas . . . **7.1**-5042
Oseltamivirphosphat . . . **7.1**-5042
Osmium(VIII)-oxid *R* . . . 721
Osmium(VIII)-oxid-Lösung *R* . . . 721
Osmolalität (2.2.35) . . . 77
Ostindischer-Tintenbaum-Früchte für homöopathische Zubereitungen . . . 1978
Ouabain . . . 3998
Ouabainum . . . 3998
Oxacillin-Natrium-Monohydrat . . . 3999
Oxacillinum natricum monohydricum . . . 3999
Oxaliplatin . . . 4002
Oxaliplatinum . . . 4002
Oxalsäure *R* . . . 721
Oxalsäure-Schwefelsäure-Lösung *R* . . . 721
Oxazepam . . . 4006
Oxazepam *R* . . . 721
Oxazepamum . . . 4006
Oxeladinhydrogencitrat . . . 4007
Oxeladini hydrogenocitras . . . 4007
Oxfendazol für Tiere . . . 4009
Oxfendazolum ad usum veterinarium . . . 4009
Oxidierende Substanzen (2.5.30) . . . 202
Oxitropii bromidum . . . 4010
Oxitropiumbromid . . . 4010
Oxolinsäure . . . 4012
Oxprenololhydrochlorid . . . 4014
Oxprenololi hydrochloridum . . . 4014
2,2′-Oxybis(*N*,*N*-dimethylethylamin) *R* . . . 721
Oxybuprocainhydrochlorid . . . 4015
Oxybuprocaini hydrochloridum . . . 4015
Oxybutyninhydrochlorid . . . 4017
Oxybutynini hydrochloridum . . . 4017
Oxycodonhydrochlorid . . . 4019
Oxycodoni hydrochloridum . . . 4019
Oxygenium . . . 4365
Oxygenium 93 per centum . . . **7.1**-5063
Oxygenium[^{15}O] . . . 1554
Oxymetazolinhydrochlorid . . . 4021
Oxymetazolini hydrochloridum . . . 4021
Oxytetracyclin-Dihydrat . . . 4023
Oxytetracyclinhydrochlorid . . . 4025
Oxytetracyclinhydrochlorid *R* . . . 721
Oxytetracyclini hydrochloridum . . . 4025
Oxytetracyclinum dihydricum . . . 4023
Oxytocin . . . 4027
Oxytocini solutio concentrata . . . 4029
Oxytocin-Lösung, konzentrierte . . . 4029
Oxytocinum . . . 4027

P

Paclitaxel . . . 4033
Paclitaxelum . . . 4033
Palladium *R* . . . 721
Palladium(II)-chlorid *R* . . . 721
Palladium(II)-chlorid-Lösung *R* . . . 721
Palladium-Lösung (0,5 ppm Pd) *R* . . . 785
Palladium-Lösung (20 ppm Pd) *R* . . . 785
Palladium-Lösung (500 ppm Pd) *R* . . . 785
Palmitinsäure . . . 4037
Palmitinsäure *R* . . . 721
Palmitoleinsäure *R* . . . 722
Palmitoylascorbinsäure . . . 4037
Palmitylalkohol *R* . . . 722
Pamidronat-Dinatrium-Pentahydrat . . . 4038
Pancreatis pulvis . . . 4041
Pancuronii bromidum . . . 4039
Pancuroniumbromid . . . 4039

Pankreas-Pulver 4041
Pankreas-Pulver *R* 722
Panleukopenie-Impfstoff (inaktiviert) für Katzen 1418
Panleukopenie-Lebend-Impfstoff für Katzen 1419
Pantoprazol-Natrium-Sesquihydrat 4045
Pantoprazolum natricum sesquihydricum 4045
Papain *R* 722
Papaverinhydrochlorid 4047
Papaverinhydrochlorid *R* 722
Papaverini hydrochloridum 4047
Papaveris rhoeados flos 1768
Papier zur Chromatographie *R* 722
Papierchromatographie
– absteigende Methode (*siehe* 2.2.26) 55
– aufsteigende Methode (*siehe* 2.2.26) 55
Paracetamol 4049
Paracetamol *R* 722
Paracetamol, 4-aminophenolfreies *R* 722
Paracetamolum 4049
Paraffin
– dickflüssiges 4051
– dünnflüssiges 4052
– flüssiges *R* 722
Paraffinum liquidum 4051
Paraffinum perliquidum 4052
Paraffinum solidum 3200
Parainfluenza-Virus-Lebend-Impfstoff
– für Hunde 1421
– für Rinder 1423
Paraldehyd 4053
Paraldehyd *R* 722
Paraldehydum 4053
Pararosaniliniumchlorid *R* 723
Pararosaniliniumchlorid-Reagenz *R* 723
Parenteralia 1098
Parenteralia 1098
Parenteralia
– Gele zur Herstellung von Injektionszubereitungen 1101
– Implantate 1101
– Infusionszubereitungen 1100
– Injektionszubereitungen 1099
– Konzentrate zur Herstellung von Infusionszubereitungen 1100
– Konzentrate zur Herstellung von Injektionszubereitungen 1100
– Pulver zur Herstellung von Infusionszubereitungen 1100
– Pulver zur Herstellung von Injektionszubereitungen 1100
Parenteralia
– Bestimmung des entnehmbaren Volumens (2.9.17) 384
– Prüfung auf Sterilität (*siehe* 2.6.1) **7.1**-4869
Parnaparin-Natrium 4054
Parnaparinum natricum 4054
Paroxetinhydrochlorid, wasserfreies 4054
Paroxetinhydrochlorid-Hemihydrat 4058
Paroxetini hydrochloridum anhydricum 4054
Paroxetini hydrochloridum hemihydricum 4058
Parthenolid *R* 723
Partikeldichte (*siehe* 2.2.42) 91
Partikelgröße, Bestimmung durch Laserdiffraktometrie (2.9.31) 413
Partikelgrößenverteilung, Bestimmung durch analytisches Sieben (2.9.38) 438
Partikelkontamination
– Nicht sichtbare Partikeln (2.9.19) **7.1**-4875
– Sichtbare Partikeln (2.9.20) 402
Parvovirose-Impfstoff
– (inaktiviert) für Hunde 1425
– (inaktiviert) für Schweine 1426
Parvovirose-Lebend-Impfstoff für Hunde 1429
Passiflorae herba 1828
Passiflorae herbae extractum siccum 1829
Passionsblumenkraut 1828
Passionsblumenkrauttrockenextrakt 1829
Pasten (*siehe* Halbfeste Zubereitungen zur kutanen Anwendung) 1093
Pasteurella-Impfstoff (inaktiviert) für Schafe 1430
Pastillen (*siehe* Zubereitungen zur Anwendung in der Mundhöhle) 1120
PCR, Polymerase-Kettenreaktion (*siehe* 2.6.21) 254
Pefloxacini mesilas dihydricus 4060
Pefloxacinmesilat-Dihydrat 4060
Pelargonii radix 1831
Pelargoniumwurzel 1831
Pellets, Friabilität (2.9.41) 445
Penbutololi sulfas 4063
Penbutololsulfat 4063
Penicillamin 4064
Penicillaminum 4064
Penicillinase-Lösung *R* 723
Pentaerythrityli tetranitras dilutus 4067
Pentaerythrityltetranitrat-Verreibung 4067
Pentafluorpropansäure *R* 723
Pentafluorpropansäureanhydrid *R* 724
Pentamidindiisetionat 4069
Pentamidini diisetionas 4069
Pentan *R* 724
1,2-Pentandiol *R* 724
Pentanol *R* 724
3-Pentanon *R* 724
Pentazocin 4071
Pentazocinhydrochlorid 4072
Pentazocini hydrochloridum 4072
Pentazocini lactas 4073
Pentazocinlactat 4073
Pentazocinum 4071
Pentobarbital 4074
Pentobarbital-Natrium 4075
Pentobarbitalum 4074
Pentobarbitalum natricum 4075
Pentoxifyllin 4076
Pentoxifyllinum 4076
Pentoxyverincitrat 4079
Pentoxyverini hydrogenocitras 4079
tert-Pentylalkohol *R* 724
Pepsin 4080
Pepsin *R* 724
Pepsini pulvis 4080
Peptid-Identifizierung durch Kernresonanzspektroskopie (2.2.64) **7.2**-5159
Peptidmustercharakterisierung (2.2.55) 118
Perchlorsäure *R* 724
Perchlorsäure (0,02 mol · l^{-1}) 802
Perchlorsäure (0,05 mol · l^{-1}) 802
Perchlorsäure (0,1 mol · l^{-1}) 802
Perchlorsäure-Lösung *R* 724
Pergolidi mesilas 4082
Pergolidmesilat 4082
Perindopril-*tert*-butylamin 4084
Periodat-Essigsäure-Reagenz *R* 724
Periodsäure *R* 724
Peritonealdialyselösungen 4088
Permethrin *R* 725
Peroxid-Teststreifen *R* 725
Peroxidzahl (2.5.5) 190
Perphenazin 4090
Perphenazinum 4090
Pertussis-Adsorbat-Impfstoff
– (azellulär, aus Komponenten) 1256
– (azellulär, co-gereinigt) 1260
Pertussis-Impfstoff
– (azellulär), Bestimmung der Wirksamkeit (2.7.16) 317

– Ganzzell-, Bestimmung der Wirksamkeit (2.7.7) **7.2**-5175
Perubalsam 1831
Perylen *R* 725
Pestizid-Rückstände (2.8.13) 345
Pethidinhydrochlorid 4092
Pethidini hydrochloridum 4092
Petroläther *R* 725
Petroläther *R* 1 725
Petroläther *R* 2 725
Petroläther *R* 3 725
Petroläther *R* 4 725
Pfefferminzblätter 1832
Pfefferminzblättertrockenextrakt 1834
Pfefferminzöl 1835
Pferdeinfluenza-Impfstoff (*siehe* Influenza-Impfstoff (inaktiviert) für Pferde) 1380
Pferdeserum-Gonadotropin für Tiere 4094
Pflanzliche Arzneimittel zum Einnehmen, mikrobiologische Qualität (5.1.8) 835
Pflanzliche Drogen 1062
– Bestimmung des Gerbstoffgehalts (2.8.14) 346
– Bestimmung von Aflatoxin B_1 (2.8.18) 348
– für homöopathische Zubereitungen **7.1**-4945
– Probennahme und Probenvorbereitung (2.8.20) 350
– Prüfung auf Aristolochiasäuren (2.8.21) 352
– Schwermetalle, Grenzprüfung (2.4.27) 178
– Zubereitungen aus 1063
– zur Teebereitung 1064
Pflanzliche Drogen und Zubereitungen aus pflanzlichen Drogen
– Agar 1615
– Aloe, Curaçao- 1616
– Aloe, Kap- 1617
– Aloetrockenextrakt, eingestellter 1618
– Andornkraut 1619
– Angelikawurzel 1621
– Anis 1622
– Anisöl 1623
– Arnikablüten 1626
– Arnikatinktur 1628
– Artischockenblätter 1630
– Artischockenblättertrockenextrakt 1632
– Bärentraubenblätter **7.1**-4925
– Baikal-Helmkraut-Wurzel* **7.1**-4926
– Baldriantinktur 1635
– Baldriantrockenextrakt, mit wässrig-alkoholischen Mischungen hergestellter **7.1**-4928
– Baldriantrockenextrakt, mit Wasser hergestellter 1636
– Baldrianwurzel 1638
– Baldrianwurzel, geschnittene 1640
– Belladonnablätter 1642
– Belladonnablättertrockenextrakt, eingestellter 1644
– Belladonnapulver, eingestelltes 1646
– Belladonnatinktur, eingestellte 1647
– Benzoe, Siam- 1649
– Benzoe, Sumatra- 1651
– Benzoe-Tinktur, Siam- 1650
– Benzoe-Tinktur, Sumatra- 1653
– Birkenblätter 1653
– Bitterfenchelkrautöl 1655
– Bitterfenchelöl 1658
– Bitterkleeblätter 1659
– Bitterorangenblüten 1660
– Bitterorangenschale 1662
– Bitterorangenschalentinktur 1663
– Blutweiderichkraut 1664
– Bockshornsamen 1665
– Boldoblätter 1666
– Boldoblättertrockenextrakt 1668
– Brennnesselblätter 1669
– Buchweizenkraut 1671
– Cascararinde **7.1**-4929
– Cascaratrockenextrakt, eingestellter 1675
– Cassiaöl 1676
– Cayennepfeffer 1677
– Cayennepfefferölharz, quantifiziertes, raffiniertes 1679
– Cayennepfeffertinktur, eingestellte 1680
– Chinarinde 1682
– Chinarindenfluidextrakt, eingestellter 1684
– Chinesischer-Tragant-Wurzel* 1685
– Citronellöl 1687
– Citronenöl 1688
– Digitalis-purpurea-Blätter **7.2**-5221
– Dostenkraut 1692
– Efeublätter 1693
– Eibischblätter 1695
– Eibischwurzel 1696
– Eichenrinde 1697
– Eisenkraut 1698
– Enziantinktur 1700
– Enzianwurzel 1701
– Ephedrakraut 1702
– Erdrauchkraut 1703
– Eschenblätter 1705
– Eucalyptusblätter 1706
– Eucalyptusöl 1707
– Färberdistelblüten* 1708
– Faulbaumrinde **7.1**-4931
– Faulbaumrindentrockenextrakt, eingestellter 1711
– Fenchel, Bitterer 1713
– Fenchel, Süßer **7.1**-4933
– Flohsamen 1715
– Flohsamen, Indische 1716
– Flohsamenschalen, Indische 1716
– Frauenmantelkraut 1717
– Gelbwurz, Javanische 1718
– Gelbwurz, Kanadische 1720
– Gewürznelken 1721
– Ginkgoblätter 1722
– Ginkgotrockenextrakt, quantifizierter, raffinierter 1724
– Ginsengwurzel 1728
– Goldrutenkraut 1730
– Goldrutenkraut, Echtes 1731
– Guar 1733
– Gummi, Arabisches 1734
– Hagebuttenschalen 1736
– Hamamelisblätter 1737
– Hauhechelwurzel 1738
– Heidelbeeren, eingestellter, gereinigter Trockenextrakt aus frischen 1739
– Heidelbeeren, frische 1742
– Heidelbeeren, getrocknete 1743
– Herzgespannkraut 1743
– Hibiscusblüten 1745
– Holunderblüten 1746
– Hopfenzapfen 1747
– Ingwerwurzelstock 1749
– Ipecacuanhafluidextrakt, eingestellter 1750
– Ipecacuanhapulver, eingestelltes 1751
– Ipecacuanhatinktur, eingestellte 1752
– Ipecacuanhawurzel 1753
– Isländisches Moos/Isländische Flechte 1755
– Japanischer-Pagodenbaum-Blütenknospen . . **7.2**-5222
– Johanniskraut 1756
– Johanniskrauttrockenextrakt, quantifizierter 1757
– Kamille, Römische 1759
– Kamillenblüten 1760
– Kamillenfluidextrakt 1762
– Kamillenöl 1763
– Kiefernnadelöl 1766
– Klatschmohnblüten 1768
– Knoblauchpulver 1769

– Königskerzenblüten/Wollblumen 1770
– Kolasamen 1771
– Kolophonium 1772
– Koriander 1773
– Korianderöl 1774
– Kümmel 1775
– Kümmelöl 1776
– Latschenkiefernöl 1778
– Lavendelblüten **7.1**-4935
– Lavendelöl 1781
– Leinsamen **7.1**-4936
– Liebstöckelwurzel 1783
– Lindenblüten 1784
– Löwenzahnkraut mit Wurzel 1785
– Löwenzahnwurzel 1787
– Mädesüßkraut 1788
– Mäusedornwurzelstock 1789
– Malvenblätter **7.2**-5224
– Malvenblüten 1792
– Mandarinenschalenöl 1793
– Mariendistelfrüchte 1795
– Mariendistelfrüchtetrockenextrakt, eingestellter, gereinigter 1797
– Mastix 1798
– Melissenblätter 1799
– Melissenblättertrockenextrakt 1801
– Minzöl 1802
– Mönchspfefferfrüchte 1804
– Muskatellersalbeiöl 1806
– Muskatöl 1807
– Mutterkraut 1808
– Myrrhe 1809
– Myrrhentinktur 1810
– Nelkenöl 1811
– Neroliöl/Bitterorangenblütenöl 1812
– Notoginsengwurzel* 1814
– Odermennigkraut 1816
– Ölbaumblätter 1817
– Ölbaumblättertrockenextrakt 1819
– Opium 1820
– Opiumpulver, eingestelltes 1822
– Opiumtinktur, eingestellte 1823
– Opiumtrockenextrakt, eingestellter 1825
– Orthosiphonblätter 1826
– Passionsblumenkraut 1828
– Passionsblumenkrauttrockenextrakt 1829
– Pelargoniumwurzel 1831
– Perubalsam 1831
– Pfefferminzblätter 1832
– Pfefferminzblättertrockenextrakt 1834
– Pfefferminzöl 1835
– Pflaumenbaumrinde, Afrikanische 1837
– Primelwurzel 1838
– Queckenwurzelstock **7.1**-4937
– Quendelkraut 1840
– Ratanhiatinktur 1841
– Ratanhiawurzel 1842
– Rhabarberwurzel 1843
– Ringelblumenblüten 1844
– Rosmarinblätter 1846
– Rosmarinöl 1847
– Sägepalmenfrüchte 1849
– Salbei, Dreilappiger 1851
– Salbeiblätter 1852
– Salbeiöl, Spanisches 1853
– Salbeitinktur 1854
– Schachtelhalmkraut 1855
– Schafgarbenkraut 1856
– Schisandrafrüchte* 1858
– Schlangenwiesenknöterichwurzelstock* 1860
– Schöllkraut 1861
– Schwarznesselkraut **7.2**-5226
– Senegawurzel 1863
– Sennesblätter 1864
– Sennesblättertrockenextrakt, eingestellter 1866
– Sennesfrüchte, Alexandriner- 1867
– Sennesfrüchte, Tinnevelly- 1868
– Sonnenhut-Kraut, Purpur- 1870
– Sonnenhut-Wurzel, Blasser- 1872
– Sonnenhut-Wurzel, Purpur- 1874
– Sonnenhut-Wurzel, Schmalblättriger- 1877
– Speiköl 1879
– Spitzwegerichblätter 1881
– Steinkleekraut 1882
– Stephania-tetrandra-Wurzel* 1884
– Sternanis 1885
– Sternanisöl 1887
– Stiefmütterchen mit Blüten, Wildes 1889
– Stramoniumblätter 1891
– Stramoniumpulver, eingestelltes 1893
– Süßholzwurzel 1895
– Süßholzwurzelfluidextrakt, eingestellter, ethanolischer 1896
– Süßholzwurzeltrockenextrakt als Geschmackskorrigens 1898
– Süßorangenschalenöl 1899
– Taigawurzel 1901
– Tang 1903
– Tausendgüldenkraut 1904
– Teebaumöl 1905
– Terpentinöl vom Strandkiefer-Typ 1907
– Teufelskrallenwurzel 1908
– Teufelskrallenwurzeltrockenextrakt 1910
– Thymian 1911
– Thymianöl 1913
– Tolubalsam 1915
– Tormentilltinktur 1916
– Tormentillwurzelstock 1917
– Tragant 1918
– Vogelknöterichkraut 1919
– Wacholderbeeren **7.2**-5227
– Wacholderöl 1922
– Wassernabelkraut, Asiatisches 1923
– Weidenrinde 1924
– Weidenrindentrockenextrakt 1926
– Weihrauch, Indischer 1927
– Weißdornblätter mit Blüten 1929
– Weißdornblätter-mit-Blüten-Fluidextrakt, quantifizierter 1930
– Weißdornblätter-mit-Blüten-Trockenextrakt 1931
– Weißdornfrüchte 1933
– Wermutkraut **7.1**-4938
– Wiesenknopf-Wurzel, Großer-* 1935
– Zimtblätteröl 1936
– Zimtöl **7.1**-4940
– Zimtrinde **7.1**-4941
– Zimtrindentinktur 1940
– Zitronenverbenenblätter 1941
Pflanzliche fette Öle 1064
Pflanzliche Öle, hydrierte, Nickel in (2.4.31) 183
Pflaster
– kutane 1093
– Transdermale 1109
– wirkstoffhaltige 1093
Pflaumenbaumrinde, Afrikanische 1837
Pharmazeutische Zubereitungen und Substanzen zur pharmazeutischen Verwendung, nicht sterile, mikrobiologische Qualität (5.1.4) 815
α-Phellandren *R* 725
Phenanthren *R* 725
Phenanthrolinhydrochlorid *R* 726
Phenazon 4095
Phenazon *R* 726
Phenazonum 4095
Pheniramini maleas 4096
Pheniraminmaleat 4096
Phenobarbital **7.1**-5047

Phenobarbital-Natrium 4099
Phenobarbitalum **7.1**-5047
Phenobarbitalum natricum 4099
Phenol 4100
Phenol *R* 726
Phenol in Sera und Impfstoffen (2.5.15) 195
Phenolphthalein 4101
Phenolphthalein *R* 726
Phenolphthalein-Lösung *R* 726
Phenolphthalein-Lösung *R* 1 726
Phenolphthalein-Papier *R* 726
Phenolphthaleinum 4101
Phenolrot *R* 726
Phenolrot-Lösung *R* 726
Phenolrot-Lösung *R* 2 726
Phenolrot-Lösung *R* 3 726
Phenolsulfonphthalein 4102
Phenolsulfonphthaleinum 4102
Phenolum 4100
Phenothiazine, Identifizierung durch Dünnschichtchromatographie (2.3.3) 154
2-Phenoxyanilin *R* 727
Phenoxybenzaminhydrochlorid *R* 727
Phenoxyessigsäure *R* 727
Phenoxyethanol 4103
Phenoxyethanol *R* 727
Phenoxyethanolum 4103
Phenoxymethylpenicillin 4105
Phenoxymethylpenicillin-Kalium 4107
Phenoxymethylpenicillinum 4105
Phenoxymethylpenicillinum kalicum 4107
Phentolamini mesilas 4110
Phentolaminmesilat 4110
Phenylalanin 4112
Phenylalanin *R* 727
Phenylalaninum 4112
Phenylbutazon 4113
Phenylbutazonum 4113
p-Phenylendiamindihydrochlorid *R* 727
Phenylephrin 4115
Phenylephrinhydrochlorid 4117
Phenylephrini hydrochloridum 4117
Phenylephrinum 4115
Phenylessigsäure *R* 727
Phenylglycin *R* 727
D-Phenylglycin *R* 728
Phenylhydrargyri acetas 4122
Phenylhydrargyri boras 4119
Phenylhydrargyri nitras 4120
Phenylhydrazinhydrochlorid *R* 728
Phenylhydrazinhydrochlorid-Lösung *R* 728
Phenylhydrazin-Schwefelsäure *R* 728
Phenylisothiocyanat *R* 728
Phenylmercuriborat 4119
Phenylmercurinitrat 4120
1-Phenylpiperazin *R* 728
Phenylpropanolaminhydrochlorid 4120
Phenylpropanolamini hydrochloridum 4120
Phenylquecksilber(II)-acetat 4122
Phenytoin 4123
Phenytoin-Natrium **7.1**-5048
Phenytoinum 4123
Phenytoinum natricum **7.1**-5048
pH-Indikatorstreifen *R* 728
Phloroglucid *R* 728
Phloroglucin *R* 728
Phloroglucin, wasserfreies 4127
Phloroglucin-Dihydrat 4129
Phloroglucin-Lösung *R* 728
Phloroglucinolum anhydricum 4127
Phloroglucinolum dihydricum 4129
Pholcodin 4132
Pholcodinum 4132
Phosalon *R* 728
Phosphat
– Grenzprüfung (2.4.11) 164
– Identitätsreaktion (*siehe* 2.3.1) 152
Phosphat-Citrat-Pufferlösung pH 5,5 *R* 789
Phosphat-Lösung (5 ppm PO_4) *R* 786
Phosphat-Lösung (200 ppm PO_4) *R* 785
Phosphat-Pufferlösung pH 2,0 *R* 787
Phosphat-Pufferlösung pH 2,8 *R* 788
Phosphat-Pufferlösung pH 3,0 *R* 788
Phosphat-Pufferlösung pH 3,0 *R* 1 788
Phosphat-Pufferlösung pH 3,0 (0,1 mol · l^{-1}) *R* 788
Phosphat-Pufferlösung pH 3,2 *R* 788
Phosphat-Pufferlösung pH 3,2 *R* 1 788
Phosphat-Pufferlösung pH 3,5 *R* 788
Phosphat-Pufferlösung pH 4,5 (0,05 mol · l^{-1}) *R* 789
Phosphat-Pufferlösung pH 5,0 *R* 789
Phosphat-Pufferlösung pH 5,4 (0,067 mol · l^{-1}) *R* 789
Phosphat-Pufferlösung pH 5,5 *R* 789
Phosphat-Pufferlösung pH 5,6 *R* 789
Phosphat-Pufferlösung pH 5,8 *R* 789
Phosphat-Pufferlösung pH 6,0 *R* 790
Phosphat-Pufferlösung pH 6,0 *R* 1 790
Phosphat-Pufferlösung pH 6,0 *R* 2 790
Phosphat-Pufferlösung pH 6,4 *R* 790
Phosphat-Pufferlösung pH 6,4, gelatinehaltige *R* 790
Phosphat-Pufferlösung pH 6,5 *R* 790
Phosphat-Pufferlösung pH 6,5 (0,1 mol · l^{-1}) *R* 790
Phosphat-Pufferlösung pH 6,8 *R* 790
Phosphat-Pufferlösung pH 6,8 *R* 1 790
Phosphat-Pufferlösung pH 6,8, natriumchloridhaltige *R* 790
Phosphat-Pufferlösung pH 7,0 *R* 791
Phosphat-Pufferlösung pH 7,0 *R* 1 791
Phosphat-Pufferlösung pH 7,0 *R* 2 791
Phosphat-Pufferlösung pH 7,0 *R* 3 791
Phosphat-Pufferlösung pH 7,0 *R* 4 791
Phosphat-Pufferlösung pH 7,0 *R* 5 791
Phosphat-Pufferlösung pH 7,0 (0,025 mol · l^{-1}) *R* 791
Phosphat-Pufferlösung pH 7,0 (0,03 mol · l^{-1}) *R* 791
Phosphat-Pufferlösung pH 7,0 (0,05 mol · l^{-1}) *R* 791
Phosphat-Pufferlösung pH 7,0 (0,063 mol · l^{-1}) *R* 791
Phosphat-Pufferlösung pH 7,0 (0,067 mol · l^{-1}) *R* 791
Phosphat-Pufferlösung pH 7,0 (0,1 mol · l^{-1}) *R* 791
Phosphat-Pufferlösung pH 7,2 *R* 791
Phosphat-Pufferlösung pH 7,2, albuminhaltige *R* 791
Phosphat-Pufferlösung pH 7,2, albuminhaltige *R* 1 792
Phosphat-Pufferlösung pH 7,4 *R* 792
Phosphat-Pufferlösung pH 7,4, natriumchloridhaltige *R* 792
Phosphat-Pufferlösung pH 7,4, natriumchloridhaltige *R* 1 792
Phosphat-Pufferlösung pH 7,5 (0,2 mol · l^{-1}) *R* 792
Phosphat-Pufferlösung pH 7,5 (0,33 mol · l^{-1}) *R* 792
Phosphat-Pufferlösung pH 8,0 (0,02 mol · l^{-1}) *R* 793
Phosphat-Pufferlösung pH 8,0 (0,1 mol · l^{-1}) *R* 793
Phosphat-Pufferlösung pH 8,0 (1 mol · l^{-1}) *R* 793
Phosphat-Pufferlösung pH 8,5 *R* 794
Phosphat-Pufferlösung pH 9,0 *R* 794
Phosphor in Polysaccharid-Impfstoffen (2.5.18) 196
Phosphorige Säure *R* 729
Phosphor(V)-oxid *R* 729
Phosphorsäure, verdünnte *R* 1 729
Phosphorsäure 10 % 4134
Phosphorsäure 10 % *R* 729
Phosphorsäure 85 % 4133
Phosphorsäure 85 % *R* 729
Phthalaldehyd *R* 729
Phthalaldehyd-Reagenz *R* 729

Phthalat-Pufferlösung pH 4,4 *R* 788
Phthalat-Pufferlösung pH 6,4 (0,5 mol · l^{-1}) *R* 790
Phthalazin *R* 729
Phthaleinpurpur *R* 729
Phthalsäure *R* 730
Phthalsäureanhydrid *R* 730
Phthalsäureanhydrid-Lösung *R* 730
Phthalylsulfathiazol 4135
Phthalylsulfathiazolum 4135
pH-Wert
– Indikatormethode (2.2.4) 32
– Potentiometrische Methode (2.2.3) 31
Physikalische Eigenschaften der im Arzneibuch erwähnten Radionuklide, Tabelle (5.7) 949
Physostigmini salicylas (Eserini salicylas) 4136
Physostigmini sulfas (Eserini sulfas) 4137
Physostigminsalicylat 4136
Physostigminsulfat 4137
Phytomenadion 4138
Phytomenadionum 4138
Phytosterol 4140
Phytosterolum 4140
Picein *R* 730
Picotamid-Monohydrat 4142
Picotamidum monohydricum 4142
Pikrinsäure *R* 730
Pikrinsäure-Lösung *R* 730
Pikrinsäure-Lösung *R* 1 730
Pilocarpinhydrochlorid 4143
Pilocarpini hydrochloridum 4143
Pilocarpini nitras 4145
Pilocarpinnitrat 4145
Pimobendan 4147
Pimobendanum 4147
Pimozid 4148
Pimozidum 4148
Pindolol 4150
Pindololum 4150
α-Pinen *R* 730
β-Pinen *R* 730
Pini pumilionis aetheroleum 1778
Pini silvestris aetheroleum 1766
Pipemidinsäure-Trihydrat 4152
Piperacillin 4153
Piperacillin-Natrium 4155
Piperacillinum 4153
Piperacillinum natricum 4155
Piperazinadipat 4159
Piperazincitrat 4160
Piperazin-Hexahydrat 4157
Piperazin-Hexahydrat *R* 731
Piperazini adipas 4159
Piperazini citras 4160
Piperazinum hydricum 4157
Piperidin *R* 731
Piperiton *R* 731
Piracetam 4161
Piracetamum 4161
Pirenzepindihydrochlorid-Monohydrat 4163
Pirenzepini dihydrochloridum monohydricum 4163
Piretanid 4165
Piretanidum 4165
Pirimiphos-ethyl *R* 731
Piroxicam 4166
Piroxicamum 4166
Piscis oleum omega-3 acidis abundans 3976
Pisi amylum 2899
Pivampicillin 4168
Pivampicillinum 4168
Pivmecillinamhydrochlorid 4170
Pivmecillinami hydrochloridum 4170
PKA, Präkallikrein-Aktivator (*siehe* 2.6.15) 246
Plantae ad ptisanam 1064
Plantae medicinales 1062
Plantae medicinales ad praeparationes homoeopathicas **7.1**-4945
Plantae medicinales praeparatae 1063
Plantaginis lanceolatae folium 1881
Plantaginis ovatae semen 1716
Plantaginis ovatae seminis tegumentum 1716
Plasma, blutplättchenarmes *R* 731
Plasma humanum ad separationem 4175
Plasma humanum coagmentatum conditumque ad exstinguendum virum 4172
Plasma vom Kaninchen *R* 731
Plasma vom Menschen
– (gepoolt, virusinaktiviert) 4172
– (Humanplasma) zur Fraktionierung 4175
Plasmasubstrat *R* 731
Plasmasubstrat *R* 1 731
Plasmasubstrat *R* 2 732
Plasmasubstrat *R* 3 732
Plasmasubstrat, Faktor-V-freies *R* 732
Plasmid-Vektoren zur Anwendung am Menschen (*siehe* 5.14) 991
Plasmin-Inhibitor vom Menschen, Wertbestimmung (2.7.25) 329
Plasminogen vom Menschen *R* 732
Platin-Lösung (30 ppm Pt) *R* 786
Plutonium-242-Spikelösung *R* 732
Pneumokokken-Polysaccharid-Adsorbat-Impfstoff (konjugiert) 1262
Pneumokokken-Polysaccharid-Impfstoff 1265
Pocken-Lebend-Impfstoff 1268
Pockenvirus-Vektoren zur Anwendung am Menschen (*siehe* 5.14) 998
Poliomyelitis-Impfstoff
– (inaktiviert) 1274
– (inaktiviert), In-vivo-Bestimmung der Wirksamkeit (2.7.20) 320
– (oral) 1278
– (oral), Prüfung auf Neurovirulenz (2.6.19) 252
Poloxamera 4177
Poloxamere 4177
Polyacrylamid-Gelelektrophorese
– in zylindrischen Gelen (*siehe* 2.2.31) 64
– mit Natriumdodecylsulfat (*siehe* 2.2.31) 64
Polyacrylat-Dispersion 30 % **7.2**-5377
Polyacrylatis dispersio 30 per centum **7.2**-5377
Poly(alcohol vinylicus) 4191
Polyamid-6-Faden im Fadenspender für Tiere, steriler 1610
Polyamid-6/6-Faden im Fadenspender für Tiere, steriler 1611
Poly[(cyanopropyl)methylphenylmethyl]-siloxan *R* 732
Poly[(cyanopropyl)(phenyl)][dimethyl]siloxan *R* 732
Poly(cyanopropyl)(phenylmethyl)siloxan *R* 732
Poly[cyanopropylphenyl(14)methyl(86)]-siloxan *R* 732
Poly[cyanopropyl(7)phenyl(7)methyl(86)]-siloxan *R* 732
Poly(cyanopropyl)siloxan *R* 733
Poly(*O*-2-diethylaminoethyl)agarose zur Ionenaustauschchromatographie *R* 733
Poly(dimethyl)(diphenyl)(divinyl)siloxan *R* 733
Poly(dimethyl)(diphenyl)siloxan *R* 733
Poly(dimethyl)(diphenyl)siloxan, desaktiviertes *R* 733
Poly[dimethyl(75)diphenyl(25)]siloxan *R* 733
Poly[dimethyl(85)diphenyl(15)]siloxan *R* 733
Polydimethylsiloxan *R* 733
Polyesterfaden im Fadenspender für Tiere, steriler 1612
Polyetherhydroxidgel zur Chromatographie *R* 734
Poly(ethylacrylatmethylmethacrylat)-Dispersion 30 % (*siehe* Polyacrylat-Dispersion 30 %) 4179

Polyethylen
- mit Zusatzstoffen für Behältnisse zur Aufnahme parenteraler und ophthalmologischer Zubereitungen (3.1.5) 473
- ohne Zusatzstoffe für Behältnisse zur Aufnahme parenteraler und ophthalmologischer Zubereitungen (3.1.4) 472

Polyethylenterephthalat für Behältnisse zur Aufnahme von Zubereitungen, die nicht zur parenteralen Anwendung bestimmt sind (3.1.15) 502
Poly(ethylen-vinylacetat) für Behältnisse und Schläuche für Infusionslösungen zur totalen parenteralen Ernährung (3.1.7) 483
Polygalae radix 1863
Polygoni avicularis herba 1919
Polymer
- mit eingebetteten polaren Gruppen, siliciumorganisches, amorphes, octadecylsilyliertes, nachsilanisiertes *R* 734
- mit eingebetteten polaren Gruppen, siliciumorganisches, amorphes, propyl-2-phenylsilyliertes, nachsilanisiertes *R* 734
- siliciumorganisches, amorphes, octadecylsilyliertes *R* 734
- siliciumorganisches, amorphes, octadecylsilyliertes, nachsilanisiertes *R* 734
- zur Massenspektrometrie, siliciumorganisches, amorphes, octadecylsilyliertes, nachsilanisiertes *R* 734

Polymerase-Kettenreaktion (PCR) (*siehe* 2.6.21) 254
Polymethacrylatgel, hydroxyliertes *R* 734
Poly[methyl(50)phenyl(50)]siloxan *R* 734
Poly[methyl(95)phenyl(5)]siloxan *R* 734
Poly[methyl(94)phenyl(5)vinyl(1)]siloxan *R* 735
Poly[methyl(trifluorpropylmethyl)siloxan] *R* 735
Polymorphie (5.9) 965
Polymyxin-B-sulfat 4180
Polymyxini B sulfas 4180
Polyolefine (3.1.3) 467
Polyphosphorsäure *R* 735
Polypropylen für Behältnisse und Verschlüsse zur Aufnahme parenteraler und ophthalmologischer Zubereitungen (3.1.6) 478
Polysaccharid-Impfstoffe, Gehaltsbestimmung
- von *O*-Acetyl-Gruppen (2.5.19) 196
- von Hexosaminen (2.5.20) 197
- von Methylpentosen (2.5.21) 197
- von Nukleinsäuren (2.5.17) 196
- von Phosphor (2.5.18) 196
- von Protein (2.5.16) 195
- von Ribose (2.5.31) 202
- von Sialinsäure (2.5.23) 198
- von Uronsäuren (2.5.22) 197

Polysorbat 20 4182
Polysorbat 20 *R* 735
Polysorbat 40 4183
Polysorbat 60 4184
Polysorbat 80 4185
Polysorbat 80 *R* 735
Polysorbatum 20 4182
Polysorbatum 40 4183
Polysorbatum 60 4184
Polysorbatum 80 4185
Polystyrol 900–1000 *R* 735
Poly(vinylacetat) 4187
Poly(vinylacetat)-Dispersion 30 % 4189
Poly(vinylalkohol) 4191
Poly(vinylis acetas) 4187
Poly(vinylis acetas) dispersio 30 per centum 4189
Porosität und Porengrößenverteilung von Feststoffen, Bestimmung durch Quecksilberporosimetrie (2.9.32) 418
Porosität von Glassintertiegeln, Vergleichstabelle (2.1.2) 21
Potentiometrie (2.2.20) 45
Potentiometrische Methode, pH-Wert (2.2.3) 31
Potenzierung (*siehe* Homöopathische Zubereitungen) **7.2**-5231
Potenzierung, Vorschriften zur Herstellung homöopathischer konzentrierter Zubereitungen **7.2**-5232
Povidon **7.2**-5378
Povidon *R* 735
Povidon-Iod 4195
Povidonum **7.2**-5378
Povidonum iodinatum 4195
POZ, Peroxidzahl (*siehe* 2.5.5) 190
Praeadmixta ad alimenta medicata ad usum veterinarium 1082
Präkallikrein-Aktivator (2.6.15) 246
Praeparationes ad irrigationem 1111
Praeparationes buccales 1117
Praeparationes homoeopathicae **7.2**-5231
Praeparationes insulini iniectabiles 3323
Praeparationes intramammariae ad usum veterinarium 1127
Praeparationes intraruminales 1094
Praeparationes intra-uterinae ad usum veterinarium 1128
Praeparationes liquidae ad usum dermicum 1086
Praeparationes liquidae peroraliae 1083
Praeparationes liquidae veterinariae ad usum dermicum 1087
Praeparationes molles ad usum dermicum 1091
Praeparationes pharmaceuticae in vasis cum pressu 1110
Pramipexoldihydrochlorid-Monohydrat **7.1**-5051
Pramipexoli dihydrochloridum monohydricum **7.1**-5051
Pravastatin-Natrium 4198
Pravastatinum natricum 4198
Prazepam 4200
Prazepamum 4200
Praziquantel 4202
Praziquantelum 4202
Prazosinhydrochlorid 4203
Prazosini hydrochloridum 4203
Prednicarbat 4205
Prednicarbatum 4205
Prednisolon **7.2**-5382
Prednisolonacetat 4208
Prednisolondihydrogenphosphat-Dinatrium 4210
Prednisoloni acetas 4208
Prednisoloni natrii phosphas 4210
Prednisoloni pivalas 4212
Prednisolonpivalat 4212
Prednisolonum **7.2**-5382
Prednison 4214
Prednisonum 4214
Prilocain 4216
Prilocainhydrochlorid 4218
Prilocaini hydrochloridum 4218
Prilocainum 4216
Primäre aromatische Amine, Identitätsreaktion (*siehe* 2.3.1) 149
Primäre Zellen, Handhabung (*siehe* 5.2.4) 853
Primäre Zellkulturen (*siehe* 5.2.1) 843
Primaquinbisdihydrogenphosphat 4220
Primaquini diphosphas 4220
Primelwurzel 1838
Primidon 4221
Primidonum 4221
Primulae radix 1838
Probenecid 4223
Probenecidum 4223
Procainamidhydrochlorid 4224
Procainamidi hydrochloridum 4224
Procainhydrochlorid 4225

Procainhydrochlorid *R* . . . 735
Procaini hydrochloridum . . . 4225
Prochlorperazinhydrogenmaleat . . . 4226
Prochlorperazini maleas . . . 4226
Producta ab arte ADN recombinandorun . . . 1030
Producta ab fermentatione . . . 1037
Producta allergenica . . . 1027
Producta cum possibili transmissione vectorium enkephalopathiarum spongiformium animalium . . . 1067
Produkte mit dem Risiko der Übertragung von Erregern der spongiformen Enzephalopathie tierischen Ursprungs . . . 1067
Progesteron . . . 4227
Progesteronum . . . 4227
Progressive-Rhinitis-atrophicans-Impfstoff (inaktiviert) für Schweine . . . 1435
Proguanilhydrochlorid . . . 4229
Proguanili hydrochloridum . . . 4229
Prolin . . . 4230
Prolin *R* . . . 735
Prolinum . . . 4230
D-Prolyl-L-phenylalanyl-L-arginin(4-nitroanilid)-dihydrochlorid *R* . . . 735
Promazinhydrochlorid . . . 4231
Promazini hydrochloridum . . . 4231
Promethazinhydrochlorid . . . 4233
Promethazini hydrochloridum . . . 4233
Propacetamolhydrochlorid . . . 4234
Propacetamoli hydrochloridum . . . 4234
Propafenonhydrochlorid . . . 4237
Propafenoni hydrochloridum . . . 4237
Propanolum . . . 4239
1-Propanol . . . 4239
1-Propanol *R* . . . 735
2-Propanol . . . 4241
2-Propanol *R* . . . 735
2-Propanol *R* 1 . . . 736
2-Propanol, Gehaltsbestimmung (*siehe* 2.9.11) . . . 380
Propanthelinbromid . . . 4242
Propanthelini bromidum . . . 4242
Propetamphos *R* . . . 736
Propidiumiodid *R* . . . 736
Propionaldehyd *R* . . . 736
Propionsäure *R* . . . 736
Propionsäureanhydrid *R* . . . 736
Propionsäureanhydrid-Reagenz *R* . . . 736
Propofol . . . 4244
Propofolum . . . 4244
Propranololhydrochlorid . . . 4246
Propranololi hydrochloridum . . . 4246
Propylacetat *R* . . . 736
Propylenglycol . . . 4248
Propylenglycol *R* . . . 736
Propylenglycoldicaprylocaprat . . . 4249
Propylenglycoldilaurat . . . 4249
Propylenglycoli dicaprylocapras . . . 4249
Propylenglycoli dilauras . . . 4249
Propylenglycoli monolauras . . . 4251
Propylenglycoli monopalmitostearas . . . 4252
Propylenglycolmonolaurat . . . 4251
Propylenglycolmonopalmitostearat . . . 4252
Propylenglycolum . . . 4248
Propylenoxid *R* . . . 736
Propylgallat . . . 4253
Propyl-4-hydroxybenzoat . . . 4255
Propyl-4-hydroxybenzoat *R* . . . 737
Propylis gallas . . . 4253
Propylis parahydroxybenzoas . . . 4255
Propylis parahydroxybenzoas natricus . . . 3881
Propylthiouracil . . . 4256
Propylthiouracilum . . . 4256
Propyphenazon . . . 4258
Propyphenazonum . . . 4258
Protaminhydrochlorid . . . 4259
Protamini hydrochloridum . . . 4259
Protamini sulfas . . . 4261
Protaminsulfat . . . 4261
Protaminsulfat *R* . . . 737
Protein C vom Menschen, Wertbestimmung (2.7.30) . . . 335
Protein in Polysaccharid-Impfstoffen (2.5.16) . . . 195
Protein S vom Menschen, Wertbestimmung (2.7.31) . . . 337
α-1-Proteinase-Inhibitor vom Menschen . . . 4262
– Wertbestimmung (2.7.32) . . . 338
α-1-Proteinasi inhibitor humanum . . . 4262
Proteine in Gelen, Nachweis (*siehe* 2.2.31) . . . 68
Prothrombinkomplex vom Menschen . . . 4264
Prothrombinum multiplex humanum . . . 4264
Protirelin . . . 4266
Protirelinum . . . 4266
Protopinhydrochlorid *R* . . . 737
Proxyphyllin . . . 4268
Proxyphyllinum . . . 4268
Prüfung
– auf anomale Toxizität (2.6.9) . . . 226
– auf Anti-D-Antikörper in Immunglobulin vom Menschen (2.6.26) . . . **7.2**-5170
– auf Aristolochiasäuren in pflanzlichen Drogen (2.8.21) . . . 352
– auf ausreichende Konservierung (5.1.3) . . . 813
– auf Bakterien-Endotoxine (2.6.14) . . . 240
– auf Bakterien-Endotoxine, Empfehlungen (5.1.10) . . . 836
– auf blutdrucksenkende Substanzen (2.6.11) . . . 227
– auf fremde Agenzien in Virus-Lebend-Impfstoffen für Menschen (2.6.16) . . . 247
– auf Histamin (2.6.10) . . . 226
– auf Identität, Erläuterung (*siehe* 1.4) . . . 9
– auf Methanol und 2-Propanol (2.9.11) . . . 380
– auf Monozytenaktivierung (2.6.30) . . . 273
– auf Mykobakterien (2.6.2) . . . 218
– auf Mykoplasmen (2.6.7) . . . 218
– auf Neurovirulenz von Poliomyelitis-Impfstoff (oral) (2.6.19) . . . 252
– auf Neurovirulenz von Virus-Lebend-Impfstoffen (2.6.18) . . . 252
– auf Pyrogene (2.6.8) . . . 225
– auf Reinheit, Erläuterung (*siehe* 1.4) . . . 9
– auf Sterilität (2.6.1) . . . **7.1**-4865
– auf Sterilität, Hinweise zur Anwendung (5.1.9) . . . 836
– der Fettsäurenzusammensetzung durch Gaschromatographie (2.4.22) . . . 166
– der Konsistenz durch Penetrometrie (2.9.9) . . . 376
– fetter Öle auf fremde Öle durch Dünnschichtchromatographie (2.4.21) . . . 166
– pflanzlicher Arzneimittel zum Einnehmen, mikrobiologische (2.6.31) . . . 281
– pflanzlicher Drogen, mikroskopische (2.8.23) . . . 356
Pruni africanae cortex . . . 1837
Pseudoephedrinhydrochlorid . . . 4269
Pseudoephedrini hydrochloridum . . . 4269
Pseudomonas aeruginosa, Nachweis (*siehe* 2.6.13) . . . 237
Psyllii semen . . . 1715
Pteroinsäure *R* . . . 737
Pufferlösung
– zur Einstellung der Gesamtionenstärke *R* . . . 787
– zur Einstellung der Gesamtionenstärke *R* 1 . . . 787
Pufferlösung pH 2,0 *R* . . . 787
Pufferlösung pH 2,2 *R* . . . 787
Pufferlösung pH 2,5 *R* . . . 787
Pufferlösung pH 2,5 *R* 1 . . . 788
Pufferlösung pH 3,0 *R* . . . 788

Pufferlösung pH 3,5 *R* . . . 788
Pufferlösung pH 3,6 *R* . . . 788
Pufferlösung pH 3,7 *R* . . . 788
Pufferlösung pH 5,2 *R* . . . 789
Pufferlösung pH 5,5 *R* . . . 789
Pufferlösung pH 6,5 *R* . . . 790
Pufferlösung pH 6,6 *R* . . . 790
Pufferlösung pH 7,0 *R* . . . 790
Pufferlösung pH 7,2 *R* . . . 791
Pufferlösung pH 7,2, physiologische *R* . . . 792
Pufferlösung pH 8,0 *R* . . . 793
Pufferlösung pH 8,0 *R* 1 . . . 793
Pufferlösung pH 9,0 *R* . . . 794
Pufferlösung pH 9,0 *R* 1 . . . 794
Pufferlösung pH 10,9 *R* . . . 795
Pufferlösungen (4.1.3) . . . 787
Pulegon *R* . . . 737
Pulver
- Benetzbarkeit (2.9.45) . . . 450
- Feinheit (2.9.35) . . . 431
- Fließverhalten (2.9.36) . . . 432
- für Augenbäder . . . 1113
- für Augentropfen . . . 1113
- Kompressibilität (*siehe* 2.9.34) . . . 431
- Schütt- und Stampfdichte (2.9.34) . . . 428
- zum Einnehmen . . . 1101
- zur Herstellung von Infusionszubereitungen . . . 1100
- zur Herstellung von Injektionszubereitungen . . . 1100
- zur Herstellung von Lösungen und Suspensionen zum Einnehmen . . . 1084
- zur Herstellung von Rektallösungen oder Rektalsuspensionen . . . 1135
- zur Herstellung von Sirupen . . . 1085
- zur Herstellung von Tropfen zum Einnehmen . . . 1085
- zur Inhalation . . . 1123
- zur kutanen Anwendung . . . 1102

Pulveres ad usum dermicum . . . 1102
Pulveres perorales . . . 1101
Purpur-Sonnenhut-Kraut . . . 1870
Purpur-Sonnenhut-Wurzel . . . 1874
Putrescin *R* . . . 737
PVC (Kunststoffe auf Polyvinylchlorid-Basis, weichmacherfrei)
- für Behältnisse zur Aufnahme nicht injizierbarer, wässriger Lösungen (3.1.10) . . . 489
- für Behältnisse zur Aufnahme trockener Darreichungsformen zur oralen Anwendung (3.1.11) . . . 492

PVC (Kunststoffe auf Polyvinylchlorid-Basis, weichmacherhaltig)
- für Behältnisse zur Aufnahme von Blut und Blutprodukten vom Menschen (3.1.1.1) . . . 459
- für Behältnisse zur Aufnahme wässriger Lösungen zur intravenösen Infusion (3.1.14) . . . 498
- für Schläuche in Transfusionsbestecken für Blut und Blutprodukte (3.1.1.2) . . . 464

PVC-Behältnisse (weichmacherhaltig)
- für Blut und Blutprodukte vom Menschen, sterile (3.2.4) . . . 518
- mit Stabilisatorlösung für Blut vom Menschen, sterile (3.2.5) . . . 519

Pyrantelembonat . . . 4271
Pyranteli embonas . . . 4271
Pyrazinamid . . . 4272
Pyrazinamidum . . . 4272
Pyridin *R* . . . 737
Pyridin, wasserfreies *R* . . . 737
Pyridin-2-amin *R* . . . 737
Pyridiniumbromidperbromid *R* . . . 737
Pyridostigminbromid . . . 4274
Pyridostigmini bromidum . . . 4274
Pyridoxinhydrochlorid . . . 4275
Pyridoxini hydrochloridum . . . 4275
Pyridylazonaphthol *R* . . . 738
Pyridylazonaphthol-Lösung *R* . . . 738
4-(2-Pyridylazo)resorcin-Mononatriumsalz *R* . . . 738
Pyrimethamin . . . 4277
Pyrimethaminum . . . 4277
Pyrogallol *R* . . . 738
Pyrogallol-Lösung, alkalische *R* . . . 738
Pyrogene, Prüfung (2.6.8) . . . 225
Pyrrolidin *R* . . . 738
Pyrrolidon . . . 4278
2-Pyrrolidon *R* . . . 738
Pyrrolidonum . . . 4278

Q

Qualitätssysteme, Allgemeines (*siehe* 1.1) . . . 5
Queckenwurzelstock . . . **7.1**-4937
Quecksilber *R* . . . 739
Quecksilber, Identitätsreaktion (*siehe* 2.3.1) . . . 152
Quecksilber(II)-acetat *R* . . . 739
Quecksilber(II)-acetat-Lösung *R* . . . 739
Quecksilber(II)-bromid *R* . . . 739
Quecksilber(II)-bromid-Papier *R* . . . 739
Quecksilber(II)-chlorid . . . 4283
Quecksilber(II)-chlorid *R* . . . 739
Quecksilber(II)-chlorid-Lösung *R* . . . 739
Quecksilber(II)-iodid *R* . . . 739
Quecksilber(II)-nitrat *R* . . . 739
Quecksilber(II)-oxid *R* . . . 739
Quecksilber(II)-sulfat-Lösung *R* . . . 739
Quecksilber(II)-thiocyanat *R* . . . 739
Quecksilber(II)-thiocyanat-Lösung *R* . . . 739
Quecksilber-Lösung (10 ppm Hg) *R* . . . 786
Quecksilber-Lösung (1000 ppm Hg) *R* . . . 786
Quecksilberporosimetrie, Bestimmung der Porosität und Porengrößenverteilung von Feststoffen (2.9.32) . . . 418
Quellungszahl (2.8.4) . . . 341
Quendelkraut . . . 1840
Quercetin-Dihydrat *R* . . . 740
Quercitrin *R* . . . 740
Quercus cortex . . . 1697

R

Racecadotril . . . 4287
Racecadotrilum . . . 4287
Raclopridi([^{11}C]methoxy) solutio iniectabilis . . . 1523
Raclopridtartrat *R* . . . 740
Radices, Rhizomae, Bulbi
- *Allii sativi bulbi pulvis* . . . 1769
- *Althaeae radix* . . . 1696
- *Angelicae radix* . . . 1621
- *Astragali mongholici radix** . . . 1685
- *Bistortae rhizoma** . . . 1860
- *Curcumae xanthorrhizae rhizoma* . . . 1718
- *Echinaceae angustifoliae radix* . . . 1877
- *Echinaceae pallidae radix* . . . 1872
- *Echinaceae purpureae radix* . . . 1874
- *Eleutherococci radix* . . . 1901
- *Gentianae radix* . . . 1701
- *Ginseng radix* . . . 1728
- *Graminis rhizoma* . . . **7.1**-4937
- *Harpagophyti radix* . . . 1908
- *Hydrastidis rhizoma* . . . 1720
- *Ipecacuanhae pulvis normatus* . . . 1751
- *Ipecacuanhae radix* . . . 1753
- *Levistici radix* . . . 1783
- *Liquiritiae radix* . . . 1895

– *Notoginseng radix** 1814
– *Ononidis radix* 1738
– *Pelargonii radix* 1831
– *Polygalae radix* 1863
– *Primulae radix* 1838
– *Ratanhiae radix* 1842
– *Rhei radix* 1843
– *Rusci rhizoma* 1789
– *Sanguisorbae radix** 1935
– *Scutellariae baicalensis radix** **7.1**-4926
– *Stephaniae tetrandrae radix** 1884
– *Taraxaci officinalis herba cum radice* 1785
– *Taraxaci officinalis radix* 1787
– *Tormentillae rhizoma* 1917
– *Valerianae radix* 1638
– *Valerianae radix minutata* 1640
– *Zingiberis rhizoma* 1749
Radioaktive Arzneimittel 1067
Radioaktive Arzneimittel und Ausgangsmaterialien für radioaktive Arzneimittel
– [^{125}I]Albumin-Injektionslösung vom Menschen 1493
– [^{13}N]Ammoniak-Injektionslösung 1494
– [^{51}Cr]Chromedetat-Injektionslösung 1495
– [^{57}Co]Cyanocobalamin-Kapseln 1497
– [^{58}Co]Cyanocobalamin-Kapseln 1498
– [^{57}Co]Cyanocobalamin-Lösung 1499
– [^{58}Co]Cyanocobalamin-Lösung 1500
– [^{18}F]Fludesoxyglucose-Injektionslösung 1501
– [^{18}F]Fluorid-Lösung zur Radiomarkierung 1504
– [^{18}F]Fluorodopa-Injektionslösung (hergestellt durch elektrophile Substitution) 1506
– [^{67}Ga]Galliumcitrat-Injektionslösung 1508
– [^{111}In]Indium(III)-chlorid-Lösung 1509
– [^{111}In]Indiumoxinat-Lösung 1511
– [^{111}In]Indium-Pentetat-Injektionslösung 1512
– [^{123}I]Iobenguan-Injektionslösung 1513
– [^{131}I]Iobenguan-Injektionslösung für diagnostische Zwecke 1515
– [^{131}I]Iobenguan-Injektionslösung für therapeutische Zwecke 1516
– Iobenguansulfat zur Herstellung von radioaktiven Arzneimitteln 1517
– [^{131}I]Iodmethylnorcholesterol-Injektionslösung 1518
– [^{15}O]Kohlenmonoxid 1520
– [^{81m}Kr]Krypton zur Inhalation 1521
– Medronsäure zur Herstellung von radioaktiven Arzneimitteln 1522
– (5-Methyl[^{11}C])Flumazenil-Injektionslösung 1526
– L-([^{11}C]Methyl)Methionin-Injektionslösung 1528
– Natrium[1-^{11}C]acetat-Injektionslösung 1531
– Natriumcalcium-Pentetat zur Herstellung von radioaktiven Arzneimitteln 1532
– Natrium[^{51}Cr]chromat-Lösung, sterile 1534
– Natrium[^{18}F]fluorid-Injektionslösung 1535
– Natrium[^{123}I]iodhippurat-Injektionslösung 1537
– Natrium[^{131}I]iodhippurat-Injektionslösung 1538
– Natrium[^{123}I]iodid-Injektionslösung 1539
– Natrium[^{131}I]iodid-Kapseln für diagnostische Zwecke 1540
– Natrium[^{131}I]iodid-Kapseln für therapeutische Zwecke 1542
– Natrium[^{131}I]iodid-Lösung 1543
– Natrium[^{123}I]iodid-Lösung zur Radiomarkierung 1545
– Natrium[^{131}I]iodid-Lösung zur Radiomarkierung 1546
– Natrium[^{99}Mo]molybdat-Lösung aus Kernspaltprodukten 1547
– Natrium[^{99m}Tc]pertechnetat-Injektionslösung aus Kernspaltprodukten 1550
– Natrium[^{99m}Tc]pertechnetat-Injektionslösung nicht aus Kernspaltprodukten 1552
– Natrium[^{32}P]phosphat-Injektionslösung 1553
– Raclooprid([^{11}C]methoxy)-Injektionslösung 1523
– [^{15}O]Sauerstoff 1554
– [^{89}Sr]Strontiumchlorid-Injektionslösung 1556
– [^{99m}Tc]Technetium-Albumin-Injektionslösung 1557
– [^{99m}Tc]Technetium-Bicisat-Injektionslösung 1559
– [^{99m}Tc]Technetium-Etifenin-Injektionslösung 1561
– [^{99m}Tc]Technetium-Exametazim-Injektionslösung 1562
– [^{99m}Tc]Technetium-Gluconat-Injektionslösung 1564
– [^{99m}Tc]Technetium-Macrosalb-Injektionslösung 1565
– [^{99m}Tc]Technetium-Mebrofenin-Injektionslösung 1567
– [^{99m}Tc]Technetium-Medronat-Injektionslösung 1569
– [^{99m}Tc]Technetium-Mertiatid-Injektionslösung 1571
– [^{99m}Tc]Technetium-Mikrosphären-Injektionslösung 1572
– [^{99m}Tc]Technetium-Pentetat-Injektionslösung 1574
– [^{99m}Tc]Technetium-Rheniumsulfid-Kolloid-Injektionslösung 1575
– [^{99m}Tc]Technetium-Schwefel-Kolloid-Injektionslösung 1577
– [^{99m}Tc]Technetium-Sestamibi-Injektionslösung 1578
– [^{99m}Tc]Technetium-Succimer-Injektionslösung 1580
– [^{99m}Tc]Technetium-Zinndiphosphat-Injektionslösung 1581
– [^{99m}Tc]Technetium-Zinn-Kolloid-Injektionslösung 1583
– Tetra-*O*-acetylmannosetriflat zur Herstellung von radioaktiven Arzneimitteln 1584
– [^{201}Tl]Thalliumchlorid-Injektionslösung 1586
– Tritiiertes-[^{3}H]Wasser-Injektionslösung 1589
– [^{15}O]Wasser-Injektionslösung 1587
– [^{133}Xe]Xenon-Injektionslösung 1590
Radioimmunassay (*siehe* 2.7.15) 317
Radionuklide, Tabelle mit physikalischen Eigenschaften (5.7) 949
Radiopharmaceutica 1067
Raloxifenhydrochlorid 4289
Raloxifeni hydrochloridum 4289
Raman-Spektroskopie (2.2.48) 113
Ramipril 4291
Ramiprilum 4291
Ramon-Bestimmung (*siehe* 2.7.27) 330
Raney-Nickel *R* 740
Raney-Nickel, halogenfreies *R* 740
Ranitidinhydrochlorid 4294
Ranitidini hydrochloridum 4294
Rapae oleum raffinatum 4296
Rapsöl *R* 740
Rapsöl, raffiniertes 4296
Ratanhiae radix 1842
Ratanhiae tinctura 1841
Ratanhiatinktur 1841
Ratanhiawurzel 1842
Reagenzien (4.1.1) 553, **7.1**-4887, **7.2**-5179
Reagenzien, Allgemeines (*siehe* 1.2) 7
Reagenzien, Referenzlösungen und Pufferlösungen (4.1) 553

Reagenzien-Verzeichnis . . . 529
Rectalia . . . 1133
Reduktionsgemisch *R* . . . 740
Referenzlösung zur Mikrobestimmung von Wasser *R* . . . 786
Referenzlösungen für Grenzprüfungen (4.1.2) . . . 781
Referenzstandards (5.12) . . . 981
Referenzstandards, Erläuterung (*siehe* 1.4) . . . 11
Reichstein-Substanz S *R* . . . 741
Reineckesalz *R* . . . 741
Reineckesalz-Lösung *R* . . . 741
Reinheit, Prüfung auf, Erläuterung (*siehe* 1.4) . . . 9
Reisstärke . . . 4297
Rektale Anwendung, Zubereitungen zur
– halbfeste Zubereitungen . . . 1135
– Pulver zur Herstellung von Rektallösungen . . . 1135
– Pulver zur Herstellung von Rektalsuspensionen . . . 1135
– Rektalemulsionen . . . 1134
– Rektalkapseln . . . 1134
– Rektallösungen . . . 1134
– Rektalschäume . . . 1135
– Rektalsuspensionen . . . 1134
– Rektaltampons . . . 1135
– Suppositorien . . . 1134
– Tabletten zur Herstellung von Rektallösungen . . . 1135
– Tabletten zur Herstellung von Rektalsuspensionen . . . 1135
– Zäpfchen . . . 1134
Relative Atommasse, Erläuterung (*siehe* 1.4) . . . 8
Relative Dichte (2.2.5) . . . 33
Relative Molekülmasse, Erläuterung (*siehe* 1.4) . . . 8
Repaglinid . . . 4297
Repaglinidum . . . 4297
Reserpin . . . 4299
Reserpinum . . . 4299
Resonanz-Raman-Spektroskopie (*siehe* 2.2.48) . . . 113
Resorcin . . . 4301
Resorcin *R* . . . 741
Resorcinolum . . . 4301
Resorcin-Reagenz *R* . . . 741
Respiratorisches-Syncytial-Virus-Lebend-Impfstoff für Rinder . . . 1433
Restlösungsmittel (Lösungsmittel-Rückstände), Identifizierung und Bestimmung (2.4.24) . . . 171
Rhabarberwurzel . . . 1843
Rhamni purshianae cortex . . . **7.1**-4929
Rhamni purshianae extractum siccum normatum . . . 1675
Rhamnose *R* . . . 741
Rhaponticin *R* . . . 741
RHD, rabbit haemorrhagic disease (*siehe* Hämorrhagische-Krankheit-Impfstoff (inaktiviert) für Kaninchen) . . . 1374
Rhei radix . . . 1843
Rhenii sulfidi colloidalis et technetii[^{99m}Tc] solutio iniectabilis . . . 1575
Rhinitis-atrophicans-Impfstoff (inaktiviert) für Schweine, Progressive- . . . 1435
Rhinotracheitis-Virus-Impfstoff (inaktiviert) für Katzen . . . 1438
Rhinotracheitis-Virus-Lebend-Impfstoff für Katzen . . . 1440
Rhodamin B *R* . . . 741
Rhodamin 6 G *R* . . . 741
RIA, Radioimmunassay (*siehe* 2.7.15) . . . 317
Ribavirin . . . **7.2**-5387
Ribavirinum . . . **7.2**-5387
Riboflavin . . . 4303
Riboflavini natrii phosphas . . . 4306
Riboflavinphosphat-Natrium . . . 4306
Riboflavinum . . . 4303
Ribose *R* . . . 742
Ribose in Polysaccharid-Impfstoffen (2.5.31) . . . 202
Ricini oleum hydrogenatum . . . 4325
Ricini oleum raffinatum . . . 4327
Ricini oleum virginale . . . 4326
Ricinolsäure *R* . . . 742
Rifabutin . . . 4308
Rifabutinum . . . 4308
Rifampicin . . . 4310
Rifampicinum . . . 4310
Rifamycin-Natrium . . . **7.2**-5389
Rifamycinum natricum . . . **7.2**-5389
Rifaximin . . . **7.1**-5057
Rifaximinum . . . **7.1**-5057
Rilmenidindihydrogenphosphat . . . 4315
Rilmenidini dihydrogenophosphas . . . 4315
Rindendrogen
– Cascararinde . . . **7.1**-4929
– Chinarinde . . . 1682
– Eichenrinde . . . 1697
– Faulbaumrinde . . . **7.1**-4931
– Pflaumenbaumrinde, Afrikanische . . . 1837
– Weidenrinde . . . 1924
– Zimtrinde . . . **7.1**-4941
Rinderalbumin *R* . . . 742
Rinderhirn, getrocknetes *R* . . . 742
Rinderserum . . . 4317
Rinderthrombin *R* . . . 742
Ringelblumenblüten . . . 1844
Risperidon . . . 4319
Risperidonum . . . 4319
Ritonavir . . . 4322
Ritonavirum . . . 4322
Rizinusöl
– hydriertes . . . 4325
– natives . . . 4326
– polyethoxyliertes *R* . . . 742
– raffiniertes . . . 4327
Rocuronii bromidum . . . 4329
Rocuroniumbromid . . . 4329
Römische Kamille . . . 1759
Röntgenfluoreszenzspektroskopie (2.2.37) . . . 80
Röntgenpulverdiffraktometrie, Charakterisierung kristalliner und teilweise kristalliner Feststoffe (2.9.33) . . . 421
Röteln-Immunglobulin vom Menschen . . . 4331
Röteln-Lebend-Impfstoff . . . 1285
Rohcresol . . . 4332
Ropivacainhydrochlorid-Monohydrat . . . 4332
Ropivacaini hydrochloridum monohydricum . . . 4332
Rosae pseudo-fructus . . . 1736
Rosmarinblätter . . . 1846
Rosmarini aetheroleum . . . 1847
Rosmarini folium . . . 1846
Rosmarinöl . . . 1847
Rosmarinsäure *R* . . . 742
Rotationsviskosimetrie (2.2.10) . . . 36
Rotavirusdiarrhö-Impfstoff (inaktiviert) für Kälber . . . 1441
Rotavirus-Lebend-Impfstoff (oral) . . . 1287
Roxithromycin . . . 4335
Roxithromycinum . . . 4335
RR, Resonanz-Raman-Spektroskopie (*siehe* 2.2.48) . . . 113
Rusci rhizoma . . . 1789
Ruß zur Gaschromatographie
– graphitierter *R* . . . 742
– graphitierter *R* 1 . . . 742
Rutheniumrot *R* . . . 742
Rutheniumrot-Lösung *R* . . . 743
Rutosid *R* . . . 743
Rutosid-Trihydrat . . . 4337
Rutosidum trihydricum . . . 4337

S

Saatgutsystem (*siehe* 5.2.1) 843
Saatzellgut (*siehe* 5.2.3) 848
Saatzellgutsystem (*siehe* 5.2.1) 843
Sabalis serrulatae fructus 1849
Sabinen *R* 743
Sacchari monopalmitas 4347
Sacchari sphaerae 4843
Sacchari stearas 4349
Saccharin 4343
Saccharin-Natrium 4344
Saccharin-Natrium *R* 743
Saccharinum 4343
Saccharinum natricum 4344
Saccharose 4346
Saccharose *R* 743
Saccharosemonopalmitat 4347
Saccharosestearat 4349
Saccharum 4346
Sägepalmenfrüchte 1849
Säureblau 83 *R* 743
Säureblau 90 *R* 743
Säureblau 92 *R* 744
Säureblau-92-Lösung *R* 744
Säureblau 93 *R* 744
Säureblau-93-Lösung *R* 744
Säurezahl (2.5.1) 189
Safrol *R* 744
SAL, Sterility Assurance Level (*siehe* 5.1.1) 809
Salbei, Dreilappiger 1851
Salbeiblätter 1852
Salbeiöl, Spanisches 1853
Salbeitinktur 1854
Salben
– hydrophile 1092
– hydrophobe 1092
– Wasser aufnehmende 1092
Salbutamol 4351
Salbutamoli sulfas **7.2**-5393
Salbutamolsulfat **7.2**-5393
Salbutamolum 4351
Salicin *R* 744
Salicis cortex 1924
Salicis corticis extractum siccum 1926
Salicylaldazin *R* 745
Salicylaldehyd *R* 745
Salicylat, Identitätsreaktion (*siehe* 2.3.1) 152
Salicylsäure 4357
Salicylsäure *R* 745
Salmeteroli xinafoas 4358
Salmeterolxinafoat 4358
Salmonella-Enteritidis-Impfstoff (inaktiviert) für Hühner 1443
Salmonella-Typhimurium-Impfstoff (inaktiviert) für Hühner 1445
Salmonellen, Nachweis (*siehe* 2.6.13) 236
Salmonis domestici oleum 3460
Salpetersäure 4360
Salpetersäure *R* 745
Salpetersäure
– bleifreie *R* 745
– bleifreie *R* 1 746
– bleifreie, verdünnte *R* 746
– blei- und cadmiumfreie *R* 746
– nickelfreie *R* 746
– rauchende *R* 746
– schwermetallfreie *R* 746
– verdünnte *R* 746
– verdünnte *R* 1 746
– verdünnte *R* 2 746
Salpetersäure (1 mol · l^{-1}) 802
Salviae lavandulifoliae aetheroleum 1853
Salviae officinalis folium 1852
Salviae sclareae aetheroleum 1806
Salviae tinctura 1854
Salviae trilobae folium 1851
Salze flüchtiger Basen und Ammoniumsalze, Identitätsreaktion (*siehe* 2.3.1) 149
Salzsäure *R* 746
Salzsäure *R* 1 746
Salzsäure
– bleifreie *R* 746
– bromhaltige *R* 747
– ethanolische *R* 747
– methanolische *R* 747
– methanolische *R* 1 747
– schwermetallfreie *R* 747
– verdünnte *R* 747
– verdünnte *R* 1 747
– verdünnte *R* 2 747
– verdünnte, schwermetallfreie *R* 747
Salzsäure (0,1 mol · l^{-1}) 803
Salzsäure (0,1 mol · l^{-1}), ethanolische 803
Salzsäure (1 mol · l^{-1}) 802
Salzsäure (2 mol · l^{-1}) *R* 746
Salzsäure (3 mol · l^{-1}) *R* 746
Salzsäure (6 mol · l^{-1}) *R* 746
Salzsäure 10 % 4362
Salzsäure 36 % 4361
(D)Salzsäure *R* 747
(D)Salzsäure-Lösung *R* 747
Salzsäureunlösliche Asche (2.8.1) 341
Sambuci flos 1746
Samendrogen
– Bockshornsamen 1665
– Flohsamen 1715
– Flohsamen, Indische 1716
– Flohsamenschalen, Indische 1716
– Guar 1733
– Kolasamen 1771
– Leinsamen **7.1**-4936
Sand *R* 747
*Sanguisorbae radix** 1935
Saquinaviri mesilas 4363
Saquinavirmesilat 4363
Sauerstoff 4365
Sauerstoff 93 % **7.1**-5063
Sauerstoff *R* 747
Sauerstoff *R* 1 747
[^{15}O]Sauerstoff 1554
Sauerstoff in Gasen (2.5.27) 201
Schachtelhalmkraut 1855
Schäume
– wirkstoffhaltige 1103
– zur intrauterinen Anwendung für Tiere 1130
– zur kutanen Anwendung 1087
Schafgarbenkraut 1856
Scheinbare Lösungsgeschwindigkeit (2.9.43) 448
Schellack 4366
Scherzellmethoden (*siehe* 2.9.36) 435
Schiffs Reagenz *R* 747
Schiffs Reagenz *R* 1 748
*Schisandrae chinensis fructus** 1858
Schisandrafrüchte* 1858
Schisandrin *R* 748
γ-Schisandrin *R* 748
Schlangengift-Immunserum (Europa) 1477
Schlangenwiesenknöterichwurzelstock* 1860
Schmalblättriger-Sonnenhut-Wurzel 1877
Schmelztabletten (*siehe* Tabletten) 1107
Schmelztemperatur
– Instrumentelle Methode (2.2.60) 145
– Kapillarmethode (2.2.14) 40
Schöllkraut 1861
Schöniger-Methode (2.5.10) 193
Schütt- und Stampfdichte von Pulvern (2.9.34) 428

Schüttdichte (*siehe* 2.2.42) 91
Schüttwinkel (*siehe* 2.9.36) 432
Schwarznesselkraut **7.2**-5226
Schwefel *R* 748
Schwefel
– für homöopathische Zubereitungen **7.1**-4948
– zum äußerlichen Gebrauch 4367
Schwefeldioxid (2.5.29) 201
Schwefeldioxid *R* 748
Schwefeldioxid *R* 1 748
Schwefelkohlenstoff *R* 748
Schwefelsäure 4368
Schwefelsäure *R* 748
Schwefelsäure
– ethanolische *R* 749
– nitratfreie *R* 749
– nitratfreie *R* 1 749
– schwermetallfreie *R* 749
– verdünnte *R* 749
Schwefelsäure (0,05 mol · l^{-1}) 803
Schwefelsäure (0,25 mol · l^{-1}), ethanolische *R* 749
Schwefelsäure (0,5 mol · l^{-1}) 803
Schwefelsäure (2,5 mol · l^{-1}), ethanolische *R* 749
Schwefelwasserstoff *R* 750
Schwefelwasserstoff *R* 1 750
Schwefelwasserstoff-Lösung *R* 750
Schweinepest-Lebend-Impfstoff, Klassische- (aus Zellkulturen) 1447
Schweinerotlauf-Impfstoff (inaktiviert) 1449
Schwermetalle
– Grenzprüfung (2.4.8) 159
– in pflanzlichen Drogen und fetten Ölen (2.4.27) 178
Sclareol *R* 750
Scopolamin 4369
Scopolaminhydrobromid 4370
Scopolaminhydrobromid *R* 750
Scopolamini butylbromidum/Hyoscini butylbromidum 2329
Scopolamini hydrobromidum/Hyoscini hydrobromidum 4370
Scopolaminum/Hyoscinum 4369
Scopoletin *R* 750
*Scutellariae baicalensis radix** **7.1**-4926
SDS-PAGE (*siehe* 2.2.31) 64
SDS-PAGE-Lösung, gepufferte *R* 750
SDS-PAGE-Proben-Pufferlösung
– für reduzierende Bedingungen, konzentrierte *R* 750
– konzentrierte *R* 750
Seidenfaden im Fadenspender für Tiere, steriler, geflochtener 1612
Selamectin für Tiere 4372
Selamectinum ad usum veterinarium 4372
Selegilinhydrochlorid 4374
Selegilini hydrochloridum 4374
Selen *R* 751
Selendisulfid 4376
Selenige Säure *R* 751
Selenii disulfidum 4376
Selen-Lösung (1 ppm Se) *R* 786
Selen-Lösung (100 ppm Se) *R* 786
Semecarpus anacardium ad praeparationes homoeopathicas 1978
Semina
– *Colae semen* 1771
– *Cyamopsidis seminis pulvis* 1733
– *Lini semen* **7.1**-4936
– *Plantaginis ovatae semen* 1716
– *Plantaginis ovatae seminis tegumentum* 1716
– *Psyllii semen* 1715
– *Trigonellae foenugraeci semen* 1665
Senegawurzel 1863
Sennae folii extractum siccum normatum 1866
Sennae folium 1864
Sennae fructus acutifoliae 1867
Sennae fructus angustifoliae 1868
Sennesblätter 1864
Sennesblättertrockenextrakt, eingestellter 1866
Sennesfrüchte, Alexandriner- 1867
Sennesfrüchte, Tinnevelly- 1868
Sera, Gehaltsbestimmung von Phenol (2.5.15) 195
Serin 4377
Serin *R* 751
Serinum 4377
Serpylli herba 1840
Sertaconazoli nitras 4378
Sertaconazolnitrat 4378
Sertralinhydrochlorid **7.1**-5065
Sertralini hydrochloridum **7.1**-5065
Serum bovinum 4317
Serumgonadotropin *R* 751
Sesami oleum raffinatum 4383
Sesamöl, raffiniertes 4383
Sevofluran 4385
Sevofluranum 4385
SFC, supercritical fluid chromatography (*siehe* 2.2.45) 96
Shampoos (*siehe* Flüssige Zubereitungen zur kutanen Anwendung) 1087
SI, Internationales Einheitensystem (*siehe* 1.6) 13
Sialinsäure *R* 751
Sialinsäure in Polysaccharid-Impfstoffen (2.5.23) 198
Siam-Benzoe 1649
Siam-Benzoe-Tinktur 1650
Sichtbare Partikeln – Prüfung auf Partikelkontamination (2.9.20) 402
Siebanalyse (2.9.12) 380
Siebe (2.1.4) 22
Siebmethoden (*siehe* 2.9.38) 441
Siedetemperatur (2.2.12) 39
Silber, Identitätsreaktion (*siehe* 2.3.1) 153
Silber zum äußerlichen Gebrauch, kolloidales 4387
Silberdiethyldithiocarbamat *R* 751
Silber-Lösung (5 ppm Ag) *R* 786
Silbernitrat 4388
Silbernitrat *R* 751
Silbernitrat-Lösung *R* 1 751
Silbernitrat-Lösung *R* 2 751
Silbernitrat-Lösung, ammoniakalische *R* 751
Silbernitrat-Lösung (0,001 mol · l^{-1}) 803
Silbernitrat-Lösung (0,1 mol · l^{-1}) 803
Silbernitrat-Pyridin *R* 751
Silbernitrat-Reagenz *R* 751
Silberoxid *R* 751
Silibinin *R* 751
Silica ad usum dentalem 4391
Silica colloidalis anhydrica 4388
Silica colloidalis hydrica 4392
Silica hydrophobica colloidalis 4389
Silicagel *R* 752
Silicat, Identitätsreaktion (*siehe* 2.3.1) 153
Siliciumdioxid
– hochdisperses 4388
– hochdisperses, hydrophobes 4389
– zur dentalen Anwendung 4391
Siliciumdioxid-Hydrat 4392
Silicon-Elastomer für Verschlüsse und Schläuche (3.1.9) 487
Siliconöl zur Verwendung als Gleitmittel (3.1.8) 486
Silicristin *R* 752
Silidianin *R* 752
Silybi mariani extractum siccum raffinatum et normatum 1797
Silybi mariani fructus 1795
Simeticon **7.2**-5396
Simeticonum **7.2**-5396
Simvastatin 4394

Simvastatinum 4394
Sinensetin *R* 752
Sirupe (*siehe* Flüssige Zubereitungen zum Einnehmen) 1085
Sitostanol *R* 752
β-Sitosterol *R* 752
Sofortschmelzpunkt (2.2.16) 41
Soiae oleum hydrogenatum 4396
Soiae oleum raffinatum 4397
Sojaöl
– hydriertes 4396
– raffiniertes 4397
Solani amylum 3435
Solidaginis herba 1730
Solidaginis virgaureae herba 1731
Solutiones ad conservationem partium corporis 3542
Solutiones ad haemocolaturam haemodiacolaturamque 3188
Solutiones ad haemodialysim 3185
Solutiones ad peritonealem dialysim 4088
Solutiones anticoagulantes et sanguinem humanum conservantes 4437
Somatostatin 4398
Somatostatinum 4398
Somatropin 4400
Somatropin zur Injektion 4403
Somatropini solutio concentrata 4406
Somatropin-Lösung, konzentrierte 4406
Somatropinum 4400
Somatropinum ad iniectabile 4403
Sonnenblumenöl *R* 753
Sonnenblumenöl, raffiniertes 4409
Sonnenhut-Kraut, Purpur- 1870
Sonnenhut-Wurzel
– Blasser- 1872
– Purpur- 1874
– Schmalblättriger- 1877
Sophorae japonicae flos immaturus **7.2**-5222
Sorbinsäure 4409
Sorbitani lauras 4410
Sorbitani oleas 4411
Sorbitani palmitas 4412
Sorbitani sesquioleas 4413
Sorbitani stearas 4412
Sorbitani trioleas 4414
Sorbitanmonolaurat 4410
Sorbitanmonooleat 4411
Sorbitanmonopalmitat 4412
Sorbitanmonostearat 4412
Sorbitansesquioleat 4413
Sorbitantrioleat 4414
Sorbitol 4414
Sorbitol *R* 753
Sorbitol, Lösung von partiell dehydratisiertem 4419
Sorbitol-Lösung 70 % (kristallisierend) 4417
Sorbitol-Lösung 70 % (nicht kristallisierend) 4418
Sorbitolum 4414
Sorbitolum liquidum cristallisabile 4417
Sorbitolum liquidum non cristallisabile 4418
Sorbitolum liquidum partim deshydricum 4419
Sotalolhydrochlorid 4420
Sotaloli hydrochloridum 4420
Spaltöffnungen und Spaltöffnungsindex (2.8.3) 341
Spanisches Salbeiöl 1853
Spectinomycindihydrochlorid-Pentahydrat 4422
Spectinomycini dihydrochloridum pentahydricum 4422
Spectinomycini sulfas tetrahydricus ad usum veterinarium 4424
Spectinomycinsulfat-Tetrahydrat für Tiere 4424
Speiköl 1879
Spezifische Drehung (*siehe* 2.2.7) 34
Spezifische Oberfläche
– Bestimmung durch Gasabsorption (2.9.26) 407
– Bestimmung durch Luftpermeabilität (2.9.14) 381
Spezifizierte Mikroorganismen, Nachweis (2.6.13) 234
SPF-Herden, Definition (*siehe* 5.2.2) 844
SPF-Hühnerherden für die Herstellung und Qualitätskontrolle von Impfstoffen (5.2.2) 844
Spicae aetheroleum 1879
Spiramycin 4427
Spiramycinum 4427
Spiraprilhydrochlorid-Monohydrat 4430
Spiraprili hydrochloridum monohydricum 4430
Spironolacton 4432
Spironolactonum 4432
Spitzwegerichblätter 1881
Spongiforme Enzephalopathie, Erreger tierischen Ursprungs
– Infektiosität der einzelnen Gewebe (*siehe* 5.2.8) **7.1**-4891
– Minimierung des Risikos der Übertragung durch Human- und Tierarzneimittel (5.2.8) . . **7.1**-4891
– Produkte mit dem Risiko der Übertragung 1067
Sprays zur Anwendung in der Mundhöhle 1118
Spülen, Zubereitungen zum 1111
Squalan 4435
Squalan *R* 753
Squalanum 4435
Stabilisatorlösungen für Blutkonserven 4437
Stabilität des Zellsubstrats (*siehe* 5.2.3) 848
Stärke
– lösliche *R* 753
– vorverkleisterte 4442
Stärkearten
– Erbsenstärke 2899
– Hydroxyethylstärken 3257
– Hydroxypropylstärke 3266
– Kartoffelstärke 3435
– Maisstärke 3626
– Reisstärke 4297
– Vorverkleisterte Stärke 4442
– Weizenstärke 4794
Stärke-Lösung *R* 753
Stärke-Lösung *R* 1 753
Stärke-Lösung *R* 2 753
Stärke-Lösung, iodidfreie *R* 753
Stärke-Papier
– iodathaltiges *R* 753
– iodidhaltiges *R* 753
Stammzellen vom Menschen, hämatopoetische 4440
Stampfdichte (*siehe* 2.2.42) 91
Stanni colloidalis et technetii[^{99m}Tc] solutio iniectabilis 1583
Stanni pyrophosphatis et technetii[^{99m}Tc] solutio iniectabilis 1581
Stannosi chloridum dihydricum 4835
Stanolon *R* 753
Stanozolol 4443
Stanozololum 4443
Staphylococcus aureus, Nachweis (*siehe* 2.6.13) 237
Staphylococcus-aureus-Stamm-V8-Protease *R* 754
Statische Head-Space-Gaschromatographie (*siehe* 2.2.28) 59
Statistische Auswertung der Ergebnisse biologischer Wertbestimmungen und Reinheitsprüfungen (5.3) 877
Staupe-Lebend-Impfstoff
– für Frettchen und Nerze 1450
– für Hunde 1452
Stavudin 4444
Stavudinum 4444
Stearinsäure 4447
Stearinsäure *R* 754
Stearylalkohol 4448
Stearylalkohol *R* 754

Steigschmelzpunkt – Methode mit offener Kapillare (2.2.15) . . . 41
Steinkleekraut . . . 1882
*Stephaniae tetrandrae radix** . . . 1884
Stephania-tetrandra-Wurzel* . . . 1884
Sterile Einmalspritzen aus Kunststoff (3.2.8) . . . 522
Sterile Kunststoffbehältnisse für Blut und Blutprodukte vom Menschen (3.2.3) . . . 516
Sterile Natrium[^{51}Cr]chromat-Lösung . . . 1534
Sterile, nicht resorbierbare Fäden . . . 1595
Sterile, nicht resorbierbare Fäden im Fadenspender für Tiere . . . 1608
Sterile PVC-Behältnisse (weichmacherhaltig)
– für Blut und Blutprodukte vom Menschen (3.2.4) . . . 518
– mit Stabilisatorlösung für Blut vom Menschen (3.2.5) . . . 519
Sterile, resorbierbare, synthetische, geflochtene Fäden . . . 1599
Sterile, resorbierbare, synthetische, monofile Fäden . . . 1601
Sterile Zubereitungen, Methoden zur Herstellung (5.1.1) . . . 809
Steriler, geflochtener Seidenfaden im Fadenspender für Tiere . . . 1612
Steriler Leinenfaden im Fadenspender für Tiere . . . 1610
Steriler Polyamid-6-Faden im Fadenspender für Tiere . . . 1610
Steriler Polyamid-6/6-Faden im Fadenspender für Tiere . . . 1611
Steriler Polyesterfaden im Fadenspender für Tiere . . . 1612
Steriles Catgut . . . 1593
Steriles, resorbierbares Catgut im Fadenspender für Tiere . . . 1607
Sterilisation durch trockene Hitze (*siehe* 5.1.1) . . . 810
Sterilisationsmethoden (*siehe* 5.1.1) . . . 809
Sterilisationsmethoden, Bioindikatoren zur Überprüfung (5.1.2) . . . 812
Sterilität
– Allgemeine Texte (5.1) . . . 807
– Prüfung (2.6.1) . . . **7.1**-4865
– Prüfung auf, Hinweise zur Anwendung (5.1.9) . . . 836
– Prüfung, Direktbeschickungsmethode (*siehe* 2.6.1) . . . **7.1**-4868
– Prüfung, Membranfilter-Methode (*siehe* 2.6.1) . . . **7.1**-4867
Sterilitätssicherheitswert (*siehe* 5.1.1) . . . 809
Sterility Assurance Level, SAL (*siehe* 5.1.1) . . . 809
Sternanis . . . 1885
Sternanisöl . . . 1887
Sterole in fetten Ölen, Grenzprüfung (2.4.23) . . . **7.2**-5163
Stickstoff . . . 4449
Stickstoff *R* . . . 754
Stickstoff *R* 1 . . . 754
Stickstoff
– sauerstoffarmer . . . 4450
– sauerstofffreier *R* . . . 754
– zur Chromatographie *R* . . . 754
Stickstoff in primären aromatischen Aminen (2.5.8) . . . 192
Stickstoffdioxid *R* . . . **7.1**-4887
Stickstoffdioxid, Gehaltsbestimmung in Gasen (*siehe* 2.5.26) . . . 200
Stickstoff-Gas-Mischung *R* . . . 754
Stickstoffmonoxid . . . 4451
Stickstoffmonoxid *R* . . . 754
Stickstoffmonoxid und Stickstoffdioxid in Gasen (2.5.26) . . . 200
Stiefmütterchen mit Blüten, Wildes . . . 1889
Stifte und Stäbchen . . . 1104
– zur intrauterinen Anwendung für Tiere . . . 1130
Stigmasterol *R* . . . 754
Strahlensterilisation (*siehe* 5.1.1) . . . 810
Stramonii folium . . . 1891
Stramonii pulvis normatus . . . 1893
Stramoniumblätter . . . 1891
Stramoniumpulver, eingestelltes . . . 1893
Streptokinase-Lösung, konzentrierte . . . 4453
Streptokinasi solutio concentrata . . . 4453
Streptomycini sulfas . . . 4455
Streptomycinsulfat . . . 4455
Streptomycinsulfat *R* . . . 754
Streukügelchen (*siehe* Homöopathische Zubereitungen) . . . **7.2**-5232
Strontii[^{89}Sr] chloridi solutio iniectabilis . . . 1556
Strontiumcarbonat *R* . . . 754
Strontiumchlorid-Hexahydrat *R* . . . 755
[^{89}Sr]Strontiumchlorid-Injektionslösung . . . 1556
Strontium-Lösung (1,0 % Sr) *R* . . . 786
Strontiumselektives Extraktionsharz *R* . . . 755
Strontium-85-Spikelösung *R* . . . 754
Strontium-85-Standardlösung *R* . . . 754
Styli . . . 1104
Styrol *R* . . . 755
Styrol-Divinylbenzol-Copolymer *R* . . . 755
Sublingualsprays (*siehe* Zubereitungen zur Anwendung in der Mundhöhle) . . . 1118
Sublingualtabletten (*siehe* Zubereitungen zur Anwendung in der Mundhöhle) . . . 1120
Substanzen tierischen Ursprungs für die Herstellung von immunologischen Arzneimitteln für Tiere (5.2.5) . . . 855
Substanzen zur pharmazeutischen Verwendung . . . 1075
– Kontrolle von Verunreinigungen (5.10) . . . 969
– mikrobiologische Qualität (*siehe* 5.1.4) . . . 815
Succinat-Pufferlösung pH 4,6 *R* . . . 789
Succinylsulfathiazol . . . **7.2**-5398
Succinylsulfathiazolum . . . **7.2**-5398
Sucralfat . . . 4459
Sucralfatum . . . 4459
Sucralose . . . **7.2**-5399
Sucralosum . . . **7.2**-5399
Sudanorange *R* . . . 755
Sudanrot G *R* . . . 755
Süßer Fenchel . . . **7.1**-4933
Süßholzwurzel . . . 1895
Süßholzwurzelfluidextrakt, eingestellter, ethanolischer . . . 1896
Süßholzwurzeltrockenextrakt als Geschmackskorrigens . . . 1898
Süßorangenschalenöl . . . 1899
Sufentanil . . . 4460
Sufentanilcitrat . . . 4462
Sufentanili citras . . . 4462
Sufentanilum . . . 4460
Sulbactam-Natrium . . . 4464
Sulbactamum natricum . . . 4464
Sulfacetamid-Natrium . . . 4466
Sulfacetamidum natricum . . . 4466
Sulfadiazin . . . 4467
Sulfadiazinum . . . 4467
Sulfadimidin . . . 4469
Sulfadimidinum . . . 4469
Sulfadoxin . . . 4470
Sulfadoxinum . . . 4470
Sulfafurazol . . . 4471
Sulfafurazolum . . . 4471
Sulfaguanidin . . . 4472
Sulfaguanidinum . . . 4472
Sulfamerazin . . . 4474
Sulfamerazinum . . . 4474
Sulfamethizol . . . 4475
Sulfamethizolum . . . 4475
Sulfamethoxazol . . . 4476
Sulfamethoxazolum . . . 4476
Sulfamethoxypyridazin für Tiere . . . 4478

Sulfamethoxypyridazinum ad usum veterinarium 4478
Sulfaminsäure *R* 755
Sulfanblau *R* 755
Sulfanilamid 4479
Sulfanilamid *R* 755
Sulfanilamidum 4479
Sulfanilsäure *R* 756
Sulfanilsäure *RV* 797
Sulfanilsäure-Lösung *R* 756
Sulfanilsäure-Lösung *R* 1 756
Sulfanilsäure-Lösung, diazotierte *R* 756
Sulfasalazin 4480
Sulfasalazinum 4480
Sulfat
– Grenzprüfung (2.4.13) 164
– Identitätsreaktion (*siehe* 2.3.1) 153
Sulfatasche, Grenzprüfung (2.4.14) 164
Sulfathiazol 4482
Sulfathiazol *R* 756
Sulfathiazolum 4482
Sulfat-Lösung (10 ppm SO_4) *R* 786
Sulfat-Lösung (10 ppm SO_4) *R* 1 786
Sulfat-Lösung (100 ppm SO_4) *R* 786
Sulfat-Pufferlösung pH 2,0 *R* 787
Sulfinpyrazon 4484
Sulfinpyrazonum 4484
Sulfisomidin 4485
Sulfisomidinum 4485
Sulfit-Lösung (1,5 ppm SO_2) *R* 786
Sulfit-Lösung (80 ppm SO_2) *R* 786
Sulfosalicylsäure *R* 756
Sulfur ad praeparationes homoeopathicas **7.1**-4948
Sulfur ad usum externum 4367
Sulfuris colloidalis et technetii[^{99m}Tc] solutio iniectabilis 1577
Sulindac 4487
Sulindacum 4487
Sulpirid 4488
Sulpiridum 4488
Sultamicillin 4490
Sultamicillini tosilas dihydricus 4493
Sultamicillintosilat-Dihydrat 4493
Sultamicillinum 4490
Sumatra-Benzoe 1651
Sumatra-Benzoe-Tinktur 1653
Sumatriptani succinas 4496
Sumatriptansuccinat 4496
Suppositorien
– lipophile, Erweichungszeit (2.9.22) 403
– Zerfallszeit (*siehe* 2.9.2) 363
Suspensionen
– zum Einnehmen 1084
– zum Einnehmen, Tabletten zur Herstellung (*siehe* Tabletten) 1107
– zur Anwendung in der Mundhöhle 1118
– zur intrauterinen Anwendung für Tiere 1129
Suxamethonii chloridum 4498
Suxamethoniumchlorid 4498
Suxibuzon 4499
Suxibuzonum 4499
Swertiamarin *R* 756
Symbole, allgemeine (*siehe* 1.5) 11
Synthetischen Peptide, Gehaltsbestimmung von Essigsäure (2.5.34) 208
SZ, Säurezahl (*siehe* 2.5.1) 189
Szintillationslösung *R* 756
Szintillationslösung *R* 1 756

T

Tabelle mit physikalischen Eigenschaften der im Arzneibuch erwähnten Radionuklide (5.7) 949
Tabletten
– Brausetabletten 1107
– Lyophilisate zum Einnehmen 1108
– magensaftresistente Tabletten 1108
– mit veränderter Wirkstofffreisetzung 1108
– nicht überzogene Tabletten 1106
– Schmelztabletten 1107
– überzogene Tabletten 1106
– zur Anwendung in der Mundhöhle 1108
– zur Herstellung einer Lösung zum Einnehmen 1107
– zur Herstellung einer Suspension zum Einnehmen 1107
– zur Herstellung von Lösungen und Suspensionen zur intrauterinen Anwendung für Tiere 1129
– zur Herstellung von Rektallösungen oder Rektalsuspensionen 1135
– zur Herstellung von Vaginallösungen und Vaginalsuspensionen 1137
– zur intrauterinen Anwendung für Tiere 1129
Tabletten
– (*siehe* Homöopathische Zubereitungen) **7.2**-5232
– Bruchfestigkeit (2.9.8) 376
– nicht überzogene, Friabilität (2.9.7) 375
– Zerfallszeit (2.9.1) **7.1**-4873
Tagatose *R* 756
Taigawurzel 1901
Talcum 4503
Talkum 4503
Talkum *R* 757
Tamoxifencitrat 4505
Tamoxifeni citras 4505
Tamponae medicatae 1109
Tampons, wirkstoffhaltige 1109
Tamsulosinhydrochlorid 4507
Tamsulosini hydrochloridum 4507
Tanaceti parthenii herba 1808
Tang 1903
Tannin 4509
Tannin *R* 757
Tanninum 4509
Taraxaci officinalis herba cum radice 1785
Taraxaci officinalis radix 1787
Tartrat, Identitätsreaktion (*siehe* 2.3.1) 153
Tausendgüldenkraut 1904
Taxifolin *R* 757
Technetii[^{99m}Tc] bicisati solutio iniectabilis 1559
Technetii[^{99m}Tc] et etifenini solutio iniectabilis 1561
Technetii[^{99m}Tc] exametazimi solutio iniectabilis 1562
Technetii[^{99m}Tc] gluconatis solutio iniectabilis 1564
Technetii[^{99m}Tc] humani albumini solutio iniectabilis 1557
Technetii[^{99m}Tc] macrosalbi suspensio iniectabilis 1565
Technetii[^{99m}Tc] mebrofenini solutio iniectabilis 1567
Technetii[^{99m}Tc] medronati solutio iniectabilis 1569
Technetii[^{99m}Tc] mertiatidi solutio iniectabilis 1571
Technetii[^{99m}Tc] microsphaerarum suspensio iniectabilis 1572
Technetii[^{99m}Tc] pentetatis solutio iniectabilis 1574
Technetii[^{99m}Tc] sestamibi solutio iniectabilis 1578
Technetii[^{99m}Tc] succimeri solutio iniectabilis 1580
[^{99m}Tc]Technetium-Albumin-Injektionslösung 1557
[^{99m}Tc]Technetium-Bicisat-Injektionslösung 1559
[^{99m}Tc]Technetium-Etifenin-Injektionslösung 1561
[^{99m}Tc]Technetium-Exametazim-Injektionslösung 1562
[^{99m}Tc]Technetium-Gluconat-Injektionslösung 1564
[^{99m}Tc]Technetium-Macrosalb-Injektionslösung 1565
[^{99m}Tc]Technetium-Mebrofenin-Injektionslösung 1567
[^{99m}Tc]Technetium-Medronat-Injektionslösung 1569
[^{99m}Tc]Technetium-Mertiatid-Injektionslösung 1571
[^{99m}Tc]Technetium-Mikrosphären-Injektionslösung 1572

[^{99m}Tc]Technetium-Pentetat-Injektionslösung 1574
[^{99m}Tc]Technetium-Rheniumsulfid-Kolloid-Injektionslösung 1575
[^{99m}Tc]Technetium-Schwefel-Kolloid-Injektionslösung 1577
[^{99m}Tc]Technetium-Sestamibi-Injektionslösung 1578
[^{99m}Tc]Technetium-Succimer-Injektionslösung 1580
[^{99m}Tc]Technetium-Zinndiphosphat-Injektionslösung 1581
[^{99m}Tc]Technetium-Zinn-Kolloid-Injektionslösung 1583
Tecnazen *R* 757
Teebaumöl 1905
Teicoplanin 4510
Teicoplaninum 4510
Telmisartan 4513
Telmisartanum 4513
Temazepam 4515
Temazepamum 4515
Temperaturangaben, Definition (*siehe* 1.2) 8
Tenosynovitis-Virus-Lebend-Impfstoff für Geflügel 1453
Tenoxicam 4517
Tenoxicamum 4517
Terazosinhydrochlorid-Dihydrat 4519
Terazosini hydrochloridum dihydricum 4519
Terbinafinhydrochlorid 4522
Terbinafini hydrochloridum 4522
Terbutalini sulfas 4524
Terbutalinsulfat 4524
Terconazol 4525
Terconazolum 4525
Terebinthinae aetheroleum e pino pinastro 1907
Terfenadin 4527
Terfenadinum 4527
Terminologie in Monographien zu Impfstoffen und anderen biologischen Produkten (5.2.1) 843
Terpentinöl vom Strandkiefer-Typ 1907
α-Terpinen *R* 757
γ-Terpinen *R* 757
Terpinen-4-ol *R* 757
α-Terpineol *R* 758
Terpinolen *R* 758
Testosteron 4529
Testosteron *R* 758
Testosterondecanoat 4532
Testosteronenantat **7.1**-5071
Testosteroni decanoas 4532
Testosteroni enantas **7.1**-5071
Testosteroni isocaproas 4535
Testosteroni propionas 4537
Testosteronisocaproat 4535
Testosteronpropionat 4537
Testosteronpropionat *R* 758
Testosteronum 4529
Tetanus-Adsorbat-Impfstoff 1291
– Bestimmung der Wirksamkeit (2.7.8) 302
Tetanus-Antitoxin 1478
Tetanus-Antitoxin für Tiere 1488
Tetanus-Immunglobulin vom Menschen **7.2**-5405
Tetanus-Impfstoff für Tiere 1455
Tetanus-Toxin und -Toxoid, Flockungswert (Lf) (2.7.27) 330
1,2,3,4-Tetra-*O*-acetyl-β-D-glucopyranose *R* 758
1,3,4,6-Tetra-*O*-acetyl-β-D-mannopyranose *R* 758
Tetra-*O*-acetylmannosetriflat zur Herstellung von radioaktiven Arzneimitteln 1584
Tetra-O-acetylmannosi triflas ad radiopharmaceutica 1584
Tetrabutylammoniumbromid *R* 758
Tetrabutylammoniumdihydrogenphosphat *R* 759
Tetrabutylammoniumhydrogensulfat *R* 759
Tetrabutylammoniumhydrogensulfat *R* 1 759
Tetrabutylammoniumhydroxid *R* 759
Tetrabutylammoniumhydroxid-Lösung *R* 759
Tetrabutylammoniumhydroxid-Lösung *R* 1 759
Tetrabutylammoniumhydroxid-Lösung (0,1 mol · l^{-1}) 803
Tetrabutylammoniumhydroxid-Lösung (0,1 mol · l^{-1}), 2-propanolische 803
Tetrabutylammoniumiodid *R* 759
Tetrabutylammonium-Pufferlösung pH 7,0 *R* 791
Tetracainhydrochlorid 4539
Tetracaini hydrochloridum 4539
Tetrachlorethan *R* 759
Tetrachlorkohlenstoff *R* 759
Tetrachlorvinphos *R* 760
Tetracosactid 4541
Tetracosactidum 4541
Tetracos-15-ensäuremethylester *R* 760
Tetracyclin 4543
Tetracyclinhydrochlorid 4545
Tetracyclinhydrochlorid *R* 760
Tetracyclini hydrochloridum 4545
Tetracyclinum 4543
Tetradecan *R* 760
Tetraethylammoniumhydrogensulfat *R* 760
Tetraethylammoniumhydroxid-Lösung *R* 760
Tetraethylenpentamin *R* 760
Tetraheptylammoniumbromid *R* 760
Tetrahexylammoniumbromid *R* 760
Tetrahexylammoniumhydrogensulfat *R* 761
Tetrahydrofuran *R* 761
Tetrahydrofuran zur Chromatographie *R* 761
Tetrakis(decyl)ammoniumbromid *R* 761
α-Tetralon *R* 761
Tetramethylammoniumbromid *R* 761
Tetramethylammoniumchlorid *R* 761
Tetramethylammoniumhydrogensulfat *R* 761
Tetramethylammoniumhydroxid *R* 761
Tetramethylammoniumhydroxid-Lösung *R* 762
Tetramethylammoniumhydroxid-Lösung, verdünnte *R* 762
Tetramethylbenzidin *R* 762
1,1,3,3-Tetramethylbutylamin *R* 762
Tetramethyldiaminodiphenylmethan *R* 762
Tetramethyldiaminodiphenylmethan-Reagenz *R* 762
Tetramethylethylendiamin *R* 762
Tetramethylsilan *R* 762
Tetrandrin *R* 763
Tetrapropylammoniumchlorid *R* 763
Tetrazepam 4547
Tetrazepamum 4547
Tetrazolblau *R* 763
Tetrazoliumbromid *R* 763
Tetrazoliumsalz *R* 763
Tetryzolinhydrochlorid 4548
Tetryzolini hydrochloridum 4548
Teufelskrallenwurzel 1908
Teufelskrallenwurzeltrockenextrakt 1910
[^{201}Tl]Thalliumchlorid-Injektionslösung 1586
Thallium-Lösung (10 ppm Tl) *R* 786
Thallium(I)-sulfat *R* 763
Thallosi[^{201}Tl] chloridi solutio iniectabilis 1586
Thebain *R* 763
Theobromin 4549
Theobromin *R* 763
Theobrominum 4549
Theophyllin 4550
Theophyllin *R* 763
Theophyllin-Ethylendiamin, wasserfreies 4554
Theophyllin-Ethylendiamin-Hydrat 4556
Theophyllin-Monohydrat 4552
Theophyllinum 4550
Theophyllinum et ethylendiaminum anhydricum 4554
Theophyllinum et ethylendiaminum hydricum 4556
Theophyllinum monohydricum 4552
Thermoanalyse (2.2.34) 75

Thiamazol 4558
Thiamazol *R* 764
Thiamazolum 4558
Thiaminchloridhydrochlorid 4560
Thiamini hydrochloridum 4560
Thiamini nitras 4562
Thiaminnitrat 4562
Thiamphenicol 4564
Thiamphenicolum 4564
(2-Thienyl)essigsäure *R* 764
Thioacetamid *R* 764
Thioacetamid-Lösung *R* 764
Thioacetamid-Reagenz *R* 764
Thioäpfelsäure *R* 764
Thiobarbitursäure *R* 764
Thioctsäure 4565
Thiodiethylenglycol *R* 764
Thioglycolsäure *R* 764
Thioharnstoff *R* 764
Thiomersal 4567
Thiomersal *R* 764
Thiomersalum 4567
Thiopental-Natrium und Natriumcarbonat **7.1**-5073
Thiopentalum natricum et natrii carbonas **7.1**-5073
Thioridazin 4569
Thioridazinhydrochlorid 4571
Thioridazini hydrochloridum 4571
Thioridazinum 4569
Threonin 4573
Threonin *R* 764
Threoninum 4573
Thrombin vom Menschen *R* 764
Thrombin-vom-Menschen-Lösung *R* 765
Thrombin-vom-Menschen-Lösung *R* 1 765
Thromboplastin-Reagenz *R* 765
Thujon *R* 765
Thymi aetheroleum 1913
Thymi herba 1911
Thymian 1911
Thymianöl 1913
Thymidin *R* 765
Thymin *R* 765
Thymol 4574
Thymol *R* 765
Thymolblau *R* 765
Thymolblau-Lösung *R* 765
Thymolphthalein *R* 766
Thymolphthalein-Lösung *R* 766
Thymolum 4574
Tiabendazol 4575
Tiabendazolum 4575
Tiamulin für Tiere 4576
Tiamulinhydrogenfumarat für Tiere 4579
Tiamulini hydrogenofumaras ad usum veterinarium 4579
Tiamulinum ad usum veterinarium 4576
Tianeptin-Natrium 4582
Tianeptinum natricum 4582
Tiapridhydrochlorid 4583
Tiapridi hydrochloridum 4583
Tiaprofensäure 4585
Tibolon 4587
Tibolonum 4587
Ticarcillin-Natrium 4588
Ticarcillinum natricum 4588
Ticlopidinhydrochlorid 4591
Ticlopidini hydrochloridum 4591
Tiliae flos 1784
Tilidinhydrochlorid-Hemihydrat 4593
Tilidini hydrochloridum hemihydricum 4593
Timololi maleas 4594
Timololmaleat 4594
Tincturae
– *Arnicae tinctura* 1628
– *Aurantii amari epicarpii et mesocarpii tinctura* 1663
– *Belladonnae folii tinctura normata* 1647
– *Benzois sumatrani tinctura* 1653
– *Benzois tonkinensis tinctura* 1650
– *Capsici tinctura normata* 1680
– *Cinnamomi corticis tinctura* 1940
– *Gentianae tinctura* 1700
– *Ipecacuanhae tinctura normata* 1752
– *Myrrhae tinctura* 1810
– *Opii tinctura normata* 1823
– *Ratanhiae tinctura* 1841
– *Salviae tinctura* 1854
– *Tincturae maternae ad praeparationes homoeopathicas* 1948
– *Tormentillae tinctura* 1916
– *Valerianae tinctura* 1635
Tincturae (*siehe* Extrakte) 1035
Tincturae maternae ad praeparationes homoeopathicas 1948
Tinidazol 4597
Tinidazolum 4597
Tinkturen
– Arnikatinktur 1628
– Baldriantinktur 1635
– Belladonnatinktur, eingestellte 1647
– Benzoe-Tinktur, Siam- 1650
– Benzoe-Tinktur, Sumatra- 1653
– Bitterorangenschalentinktur 1663
– Cayennepfeffertinktur, eingestellte 1680
– Enziantinktur 1700
– Ipecacuanhatinktur, eingestellte 1752
– Myrrhentinktur 1810
– Opiumtinktur, eingestellte 1823
– Ratanhiatinktur 1841
– Salbeitinktur 1854
– Tormentilltinktur 1916
– Urtinkturen für homöopathische Zubereitungen 1948
– Zimtrindentinktur 1940
Tinkturen (*siehe* Extrakte) 1035
Tinnevelly-Sennesfrüchte 1868
Tinzaparin-Natrium 4599
Tinzaparinum natricum 4599
Tioconazol 4600
Tioconazolum 4600
Tiotropii bromidum monohydricum 4601
Tiotropiumbromid-Monohydrat 4601
Titan *R* 766
Titan(III)-chlorid *R* 766
Titan(III)-chlorid-Lösung *R* 766
Titan(III)-chlorid-Schwefelsäure-Reagenz *R* 766
Titan(IV)-oxid *R* 766
Titandioxid 4604
Titangelb *R* 766
Titangelb-Lösung *R* 766
Titangelb-Papier *R* 766
Titanii dioxidum 4604
Titan-Lösung (100 ppm Ti) *R* 786
Titration, Coulometrische, Mikrobestimmung von Wasser (2.5.32) 202
Titrationen, komplexometrische (2.5.11) 193
Tobramycin 4606
Tobramycinum 4606
TOC, total organic carbon (*siehe* 2.2.44) 95
α-Tocopherol *R* 767
all-*rac*-α-Tocopherol **7.2**-5408
RRR-α-Tocopherol 4610
α-Tocopherolacetat *R* 767
all-*rac*-α-Tocopherolacetat **7.2**-5409
RRR-α-Tocopherolacetat 4613
α-Tocopherolacetat-Trockenkonzentrat 4614
DL-α-Tocopherolhydrogensuccinat 4615
RRR-α-Tocopherolhydrogensuccinat 4618

int-rac-α-Tocopherolum **7.2**-5408
RRR-α-Tocopherolum 4610
int-rac-α-Tocopherylis acetas **7.2**-5409
RRR-α-Tocopherylis acetas 4613
α-Tocopherylis acetatis pulvis 4614
DL-α-Tocopherylis hydrogenosuccinas 4615
RRR-α-Tocopherylis hydrogenosuccinas 4618
Tolbutamid 4620
Tolbutamidum 4620
Tolfenaminsäure 4622
o-Tolidin *R* 767
o-Tolidin-Lösung *R* 767
Tollwut-Antiserum, fluoresceinkonjugiertes *R* 767
Tollwut-Immunglobulin vom Menschen 4624
Tollwut-Impfstoff
– aus Zellkulturen für Menschen 1293
– (inaktiviert) für Tiere 1457
Tollwut-Lebend-Impfstoff (oral) für Füchse 1460
Tolnaftat **7.1**-5074
Tolnaftatum **7.1**-5074
Tolubalsam 1915
o-Toluidin *R* 767
p-Toluidin *R* 767
Toluidinblau *R* 767
o-Toluidinhydrochlorid *R* 767
Toluol *R* 767
Toluol, schwefelfreies *R* 768
2-Toluolsulfonamid *R* 768
4-Toluolsulfonamid *R* 768
4-Toluolsulfonsäure *R* 768
Toluolsulfonylharnstoff *R* 768
Ton, weißer 4627
Torasemid, wasserfreies **7.2**-5411
Torasemidum anhydricum **7.2**-5411
Tormentillae rhizoma 1917
Tormentillae tinctura 1916
Tormentilltinktur 1916
Tormentillwurzelstock 1917
Tosylargininmethylesterhydrochlorid *R* 768
Tosylargininmethylesterhydrochlorid-Lösung *R* 768
Tosylchloramid-Natrium 4630
Tosylchloramidum natricum 4630
Tosyllysinchlormethanhydrochlorid *R* 768
Tosylphenylalanylchlormethan *R* 769
Toxaphen *R* 769
Toxinum botulinicum A ad iniectabile **7.2**-5261
Toxinum botulinicum B ad iniectabile **7.2**-5263
Toxizität, anomale, Prüfung (2.6.9) 226
Tragacantha 1918
Tragant 1918
Tragant *R* 769
Tramadolhydrochlorid 4631
Tramadoli hydrochloridum 4631
Tramazolinhydrochlorid-Monohydrat 4633
Tramazolini hydrochloridum monohydricum 4633
Trandolapril 4634
Trandolaprilum 4634
Tranexamsäure 4636
Transdermale Pflaster 1109
– Wirkstofffreisetzung (2.9.4) 371
Transfusionsbestecke für Blut und Blutprodukte (3.2.6) 520
Trapidil 4638
Trapidilum 4638
Trehalose-Dihydrat 4639
Trehalosum dihydricum 4639
Trennmethoden, chromatographische (2.2.46) 97
Tretinoin **7.2**-5413
Tretinoinum **7.2**-5413
Triacetin 4643
Triacetin *R* 769
Triacetinum 4643
Triamcinolon 4644
Triamcinolon *R* 769
Triamcinolonacetonid 4645
Triamcinolonacetonid *R* 769
Triamcinolonhexacetonid 4647
Triamcinoloni acetonidum 4645
Triamcinoloni hexacetonidum 4647
Triamcinolonum 4644
Triamteren 4648
Triamterenum 4648
Tribenosid 4650
Tribenosidum 4650
Tribromphenol *R* 769
Tributylacetylcitrat 4652
Tributylcitrat *R* 769
Tributylis acetylcitras 4652
Tri-n-butylis phosphas 4654
Tributylphosphat *R* **7.1**-4887
Tri-*n*-butylphosphat 4654
Tricalcii phosphas 4655
Tricalciumphosphat 4655
Trichloressigsäure 4656
Trichloressigsäure *R* 769
Trichloressigsäure-Lösung *R* 770
Trichlorethan *R* 770
Trichloroethylen *R* 770
Trichlortrifluorethan *R* 770
Tricin *R* 770
Tricosan *R* 770
Tridocosahexaenoin *R* 770
Triethanolamin *R* 770
Triethylamin *R* 770
Triethylamin *R* 1 770
Triethylamin *R* 2 771
Triethylcitrat 4657
Triethylendiamin *R* 771
Triethylis citras 4657
Triethylphosphonoformiat *R* 771
Trifluoperazindihydrochlorid 4658
Trifluoperazini hydrochloridum 4658
Trifluoressigsäure *R* 771
Trifluoressigsäureanhydrid *R* 771
3-Trifluormethylanilin *R* 771
4-Trifluormethylphenol *R* 771
Triflusal 4659
Triflusalum 4659
Triglycerida saturata media 4661
Triglyceride, mittelkettige 4661
Triglyceroldiisostearat 4663
Triglyceroli diisostearas 4663
Trigonellae foenugraeci semen 1665
Trigonellinhydrochlorid *R* 771
Trihexyphenidylhydrochlorid 4664
Trihexyphenidyli hydrochloridum 4664
Trimebutini maleas 4665
Trimebutinmaleat 4665
Trimetazidindihydrochlorid 4667
Trimetazidini dihydrochloridum 4667
Trimethadion 4669
Trimethadionum 4669
Trimethoprim 4670
Trimethoprimum 4670
Trimethylpentan *R* 771
Trimethylpentan *R* 1 772
Trimethylpentan zur Chromatographie *R* 772
1-(Trimethylsilyl)imidazol *R* 772
Trimethylsulfoniumhydroxid *R* 772
Trimethylzinnchlorid *R* 772
Trimipramini maleas 4673
Trimipraminmaleat 4673
2,4,6-Trinitrobenzolsulfonsäure *R* 772
Triolein *R* 772
Triphenylmethanol *R* 772
Triphenyltetrazoliumchlorid *R* 772
Triphenyltetrazoliumchlorid-Lösung *R* 773
Triscyanoethoxypropan *R* 773

Tritici aestivi oleum raffinatum 4793
Tritici aestivi oleum virginale 4793
Tritici amylum 4794
Tritiiertes-[^{3}H]Wasser-Injektionslösung 1589
Trockenextrakte
– Aloetrockenextrakt, eingestellter 1618
– Artischockenblättertrockenextrakt 1632
– Baldriantrockenextrakt, mit wässrig-alkoholischen Mischungen hergestellter **7.1**-4928
– Baldriantrockenextrakt, mit Wasser hergestellter 1636
– Belladonnablättertrockenextrakt, eingestellter 1644
– Boldoblättertrockenextrakt 1668
– Cascaratrockenextrakt, eingestellter 1675
– Faulbaumrindentrockenextrakt, eingestellter 1711
– Ginkgotrockenextrakt, quantifizierter, raffinierter 1724
– Johanniskrauttrockenextrakt, quantifizierter 1757
– Mariendistelfrüchtetrockenextrakt, eingestellter, gereinigter 1797
– Melissenblättertrockenextrakt 1801
– Ölbaumblättertrockenextrakt 1819
– Opiumtrockenextrakt, eingestellter 1825
– Passionsblumenkrauttrockenextrakt 1829
– Pfefferminzblättertrockenextrakt 1834
– Sennesblättertrockenextrakt, eingestellter 1866
– Süßholzwurzeltrockenextrakt als Geschmackskorrigens 1898
– Teufelskrallenwurzeltrockenextrakt 1910
– Trockenextrakt aus frischen Heidelbeeren, eingestellter, gereinigter 1739
– Weidenrindentrockenextrakt 1926
– Weißdornblätter-mit-Blüten-Trockenextrakt 1931
Trockenextrakte (*siehe* Extrakte) 1036
Trockenrückstand von Extrakten (2.8.16) 348
Trocknen und Glühen bis zur Massekonstanz, Definition (*siehe* 1.2) 7
Trocknungsverlust (2.2.32) 70
Trocknungsverlust von Extrakten (2.8.17) 348
Trolamin 4675
Trolaminum 4675
Trometamol 4678
Trometamol *R* 773
Trometamol-Acetat-Pufferlösung pH 7,4 *R* 792
Trometamol-Acetat-Pufferlösung pH 7,4, natriumchloridhaltige *R* 792
Trometamol-Acetat-Pufferlösung pH 8,0 *R* 793
Trometamol-Acetat-Pufferlösung pH 8,0, natriumchloridhaltige *R* 793
Trometamol-Acetat-Pufferlösung pH 8,5 *R* 794
Trometamol-Aminoessigsäure-Pufferlösung pH 8,3 *R* 793
Trometamol-Lösung *R* 773
Trometamol-Lösung *R* 1 773
Trometamol-Natriumedetat-BSA-Pufferlösung pH 8,4, albuminhaltige *R* 794
Trometamol-Natriumedetat-Pufferlösung pH 8,4 *R* 794
Trometamol-Pufferlösung pH 6,8 (1 mol · l^{-1}) *R* 790
Trometamol-Pufferlösung pH 7,4 *R* 792
Trometamol-Pufferlösung pH 7,4, natriumchloridhaltige *R* 792
Trometamol-Pufferlösung pH 7,4, natriumchloridhaltige *R* 1 792
Trometamol-Pufferlösung pH 7,5 *R* 793
Trometamol-Pufferlösung pH 7,5 (0,05 mol · l^{-1}) *R* 793
Trometamol-Pufferlösung pH 8,0 *R* 793
Trometamol-Pufferlösung pH 8,0 (1 mol · l^{-1}) *R* 793
Trometamol-Pufferlösung pH 8,1 *R* 793
Trometamol-Pufferlösung pH 8,8 (1,5 mol · l^{-1}) *R* 794
Trometamol-Pufferlösung pH 9,0 (0,05 mol · l^{-1}) *R* 794
Trometamol-Salzsäure-Pufferlösung pH 8,3 *R* 793
Trometamolum 4678
Tropasäure *R* 773
Tropfen
– zum Einnehmen 1085
– zur Anwendung in der Mundhöhle 1118
– zur Anwendung in der Mundhöhle in Einzeldosisbehältnissen 1119
Tropfpunkt (2.2.17) 42
Tropicamid 4679
Tropicamidum 4679
Tropisetronhydrochlorid 4681
Tropisetroni hydrochloridum 4681
Trospii chloridum 4683
Trospiumchlorid 4683
Troxerutin 4685
Troxerutin *R* 773
Troxerutinum 4685
Trypsin 4686
Trypsin *R* 773
Trypsin zur Peptidmustercharakterisierung *R* 773
Trypsinum 4686
Tryptophan 4688
Tryptophan *R* 773
Tryptophanum 4688
TSE, Risikominimierung der Übertragung durch Human- und Tierarzneimittel (5.2.8) **7.1**-4891
Tuberculini aviarii derivatum proteinosum purificatum 4691
Tuberculini bovini derivatum proteinosum purificatum 4692
Tuberculini derivatum proteinosum purificatum ad usum humanum 4694
Tuberculinum pristinum ad usum humanum 2060
Tuberkulin
– aus *Mycobacterium avium*, gereinigtes 4691
– aus *Mycobacterium bovis*, gereinigtes 4692
– zur Anwendung am Menschen, gereinigtes 4694
Tubocurarinchlorid 4697
Tubocurarini chloridum 4697
Tumorigenität (*siehe* 5.2.3) 849
Turbidimetrie (*siehe* 2.2.1) 28
Tylosin für Tiere 4698
Tylosini phosphatis solutio ad usum veterinarium 4700
Tylosini tartras ad usum veterinarium 4702
Tylosinphosphat-Lösung als Bulk für Tiere 4700
Tylosintartrat für Tiere 4702
Tylosinum ad usum veterinarium 4698
Typhus-Impfstoff 1297
Typhus-Impfstoff (gefriergetrocknet) 1297
Typhus-Lebend-Impfstoff (Stamm Ty 21a) (oral) 1298
Typhus-Polysaccharid-Impfstoff 1300
Tyramin *R* 774
Tyrosin 4703
Tyrosin *R* 774
Tyrosinum 4703
Tyrothricin 4705
Tyrothricinum 4705

U

Ubidecarenon 4709
Ubidecarenonum 4709
Überzogene Granulate (*siehe* Granulate) 1090
Überzogene Tabletten (*siehe* Tabletten) 1106
Umbelliferon *R* 774

Umschlagpasten (*siehe* Halbfeste Zubereitungen zur kutanen Anwendung) . . . 1093
Undecylensäure . . . 4710
Unverseifbare Anteile (2.5.7) . . . 192
Uracil *R* . . . 774
Ureum . . . 3198
Uridin *R* . . . 774
Urofollitropin . . . 4711
Urofollitropinum . . . 4711
Urokinase . . . 4713
Urokinasum . . . 4713
Uronsäuren in Polysaccharid-Impfstoffen (2.5.22) . . . 197
Ursodesoxycholsäure . . . 4715
Ursolsäure *R* . . . 774
Urtica dioica ad praeparationes homoeopathicas . . . 1966
Urticae folium . . . 1669
Urtinkturen
– (*siehe* Homöopathische Zubereitungen) . . . **7.2**-5231
– (*siehe* Vorschriften zur Herstellung homöopathischer konzentrierter Zubereitungen und zur Potenzierung) . . . **7.2**-5233
Urtitersubstanzen für Maßlösungen (4.2.1) . . . 797
Uvae ursi folium . . . **7.1**-4925
UV-Analysenlampen (2.1.3) . . . 21
UV-Vis-Spektroskopie (2.2.25) . . . 53

V

Vaccina ad usum humanum . . . 1046
Vaccina ad usum veterinarium . . . **7.2**-5189
Vaccinum actinobacillosidis inactivatum ad suem . . . 1310
Vaccinum adenovirosidis caninae vivum . . . 1308
Vaccinum adenovirosis caninae inactivatum . . . 1307
Vaccinum anaemiae infectivae pulli vivum . . . 1313
Vaccinum anthracis adsorbatum ab colato culturarum ad usum humanum . . . 1249
Vaccinum anthracis vivum ad usum veterinarium . . . 1407
Vaccinum aphtharum epizooticarum inactivatum ad ruminantes . . . 1405
Vaccinum bronchitidis infectivae aviariae inactivatum . . . 1331
Vaccinum bronchitidis infectivae aviariae vivum . . . 1333
Vaccinum brucellosis (Brucella melitensis stirpe Rev. 1) vivum ad usum veterinarium . . . 1336
Vaccinum bursitidis infectivae aviariae inactivatum . . . 1337
Vaccinum bursitidis infectivae aviariae vivum . . . 1339
Vaccinum calicivirosis felinae inactivatum . . . 1342
Vaccinum calicivirosis felinae vivum . . . 1344
Vaccinum chlamydiosidis felinae inactivatum . . . 1345
Vaccinum cholerae . . . 1145
Vaccinum cholerae aviariae inactivatum . . . 1347
Vaccinum cholerae cryodesiccatum . . . 1146
Vaccinum cholerae perorale inactivatum . . . 1147
Vaccinum Clostridii botulini ad usum veterinarium . . . 1328
Vaccinum Clostridii chauvoei ad usum veterinarium . . . 1349
Vaccinum Clostridii novyi B ad usum veterinarium . . . 1350
Vaccinum Clostridii perfringentis ad usum veterinarium . . . 1352
Vaccinum Clostridii septici ad usum veterinarium . . . 1355
Vaccinum coccidiosidis vivum ad pullum . . . 1386
Vaccinum colibacillosis fetus a partu recentis inactivatum ad ruminantes . . . 1359
Vaccinum colibacillosis fetus a partu recentis inactivatum ad suem . . . 1357
Vaccinum diarrhoeae viralis bovinae inactivatum . . . 1467
Vaccinum diphtheriae adsorbatum . . . 1149
Vaccinum diphtheriae, antigeniis minutum, adsorbatum . . . 1151
Vaccinum diphtheriae et tetani adsorbatum . . . 1153
Vaccinum diphtheriae et tetani, antigeni-o(-is) minutum, adsorbatum . . . 1154
Vaccinum diphtheriae, tetani et hepatitidis B (ADNr) adsorbatum . . . 1156
Vaccinum diphtheriae, tetani et pertussis ex cellulis integris adsorbatum . . . **7.2**-5199
Vaccinum diphtheriae, tetani et poliomyelitidis inactivatum, antigeni-o(-is) minutum, adsorbatum . . . 1189
Vaccinum diphtheriae, tetani, pertussis ex cellulis integris et poliomyelitidis inactivatum adsorbatum . . . **7.2**-5201
Vaccinum diphtheriae, tetani, pertussis ex cellulis integris, poliomyelitidis inactivatum et haemophili stirpe b coniugatum adsorbatum . . . **7.2**-5204
Vaccinum diphtheriae, tetani, pertussis sine cellulis ex elementis praeparatum adsorbatum . . . 1160
Vaccinum diphtheriae, tetani, pertussis sine cellulis ex elementis praeparatum et haemophili stirpe b coniugatum adsorbatum . . . 1162
Vaccinum diphtheriae, tetani, pertussis sine cellulis ex elementis praeparatum et hepatitidis B (ADNr) adsorbatum . . . 1166
Vaccinum diphtheriae, tetani, pertussis sine cellulis ex elementis praeparatum et poliomyelitidis inactivatum adsorbatum . . . 1173
Vaccinum diphtheriae, tetani, pertussis sine cellulis ex elementis praeparatum et poliomyelitidis inactivatum, antigeni-o(-is) minutum, adsorbatum . . . 1176
Vaccinum diphtheriae, tetani, pertussis sine cellulis ex elementis praeparatum, hepatitidis B (ADNr), et poliomyelitidis inactivatum et haemophili stirpe b coniugatum adsorbatum . . . 1168
Vaccinum diphtheriae, tetani, pertussis sine cellulis ex elementis praeparatum poliomyelitidis inactivatum et haemophili stirpe b coniugatum adsorbatum . . . 1179
Vaccinum encephalitidis ixodibus advectae inactivatum . . . 1192
Vaccinum encephalomyelitidis infectivae aviariae vivum . . . 1322
Vaccinum erysipelatis suillae inactivatum . . . 1449
Vaccinum febris flavae vivum . . . 1195
Vaccinum febris typhoidis . . . 1297
Vaccinum febris typhoidis cryodesiccatum . . . 1297
Vaccinum febris typhoidis polysaccharidicum . . . 1300
Vaccinum febris typhoidis vivum perorale (stirpe Ty 21a) . . . 1298
Vaccinum furunculosidis inactivatum ad salmonidas cum adiuvatione oleosa ad iniectionem . . . 1370
Vaccinum haemophili stirpe b coniugatum . . . 1202
Vaccinum hepatitidis A inactivatum adsorbatum . . . 1206
Vaccinum hepatitidis A inactivatum et hepatitidis B (ADNr) adsorbatum . . . 1213
Vaccinum hepatitidis A inactivatum virosomale . . . 1209
Vaccinum hepatitidis B (ADNr) . . . **7.2**-5207
Vaccinum hepatitidis viralis anatis stirpe I vivum . . . 1375
Vaccinum herpesviris equini inactivatum . . . 1378
Vaccinum inactivatum diarrhoeae vituli coronaviro illatae . . . 1362
Vaccinum inactivatum diarrhoeae vituli rotaviro illatae . . . 1441
Vaccinum influenzae equi inactivatum . . . 1380
Vaccinum influenzae inactivatum ad suem . . . 1383
Vaccinum influenzae inactivatum ex cellulis corticisque antigeniis praeparatum . . . 1231
Vaccinum influenzae inactivatum ex cellulis virisque integris praeparatum . . . 1223
Vaccinum influenzae inactivatum ex corticis antigeniis praeparatum . . . 1229

Vaccinum influenzae inactivatum ex corticis antigeniis praeparatum virosomale . . . 1235
Vaccinum influenzae inactivatum ex viris integris praeparatum . . . 1221
Vaccinum influenzae inactivatum ex virorum fragmentis praeparatum . . . 1226
Vaccinum laryngotracheitidis infectivae aviariae vivum . . . 1324
Vaccinum leptospirosis bovinae inactivatum . . . 1393
Vaccinum leptospirosis caninae inactivatum . . . 1390
Vaccinum leucosis felinae inactivatum . . . 1395
Vaccinum mannheimiae inactivatum ad bovinas . . . 1397
Vaccinum mannheimiae inactivatum ad ovem . . . 1399
Vaccinum meningococcale classis C coniugatum . . . 1243
Vaccinum meningococcale polysaccharidicum . . . 1246
Vaccinum morbi Aujeszkyi ad suem inactivatum . . . 1315
Vaccinum morbi Aujeszkyi ad suem vivum ad usum parenteralem . . . 1318
Vaccinum morbi Carrei vivum ad canem . . . 1452
Vaccinum morbi Carrei vivum ad mustelidas . . . 1450
Vaccinum morbi haemorrhagici cuniculi inactivatum . . . 1374
Vaccinum morbi Marek vivum . . . 1402
Vaccinum morbi partus diminutionis MCMLXXVI inactivatum ad pullum . . . 1364
Vaccinum morbillorum, parotitidis et rubellae vivum . . . 1240
Vaccinum morbillorum, parotitidis, rubellae et varicellae vivum . . . 1241
Vaccinum morbillorum vivum . . . 1238
Vaccinum Mycoplasmatis galliseptici inactivatum . . . 1408
Vaccinum myxomatosidis vivum ad cuniculum . . . 1410
Vaccinum panleucopeniae felinae infectivae inactivatum . . . 1418
Vaccinum panleucopeniae felinae infectivae vivum . . . 1419
Vaccinum papillomaviri humani (ADNr) . . . **7.2**-5210
Vaccinum parainfluenzae viri canini vivum . . . 1421
Vaccinum paramyxoviris 3 aviarii inactivatum . . . 1326
Vaccinum parotitidis vivum . . . 1251
Vaccinum parvovirosis caninae inactivatum . . . 1425
Vaccinum parvovirosis caninae vivum . . . 1429
Vaccinum parvovirosis inactivatum ad suem . . . 1426
Vaccinum pasteurellae inactivatum ad ovem . . . 1430
Vaccinum pertussis ex cellulis integris adsorbatum . . . **7.2**-5214
Vaccinum pertussis sine cellulis copurificatum adsorbatum . . . 1260
Vaccinum pertussis sine cellulis ex elementis praeparatum adsorbatum . . . 1256
Vaccinum pestis anatis vivum . . . 1366
Vaccinum pestis classicae suillae vivum ex cellulis . . . 1447
Vaccinum pneumococcale polysaccharidicum . . . 1265
Vaccinum pneumococcale polysaccharidicum coniugatum adsorbatum . . . 1262
Vaccinum pneumoniae enzooticae suillae inactivatum . . . 1368
Vaccinum poliomyelitidis inactivatum . . . 1274
Vaccinum poliomyelitidis perorale . . . 1278
Vaccinum pseudopestis aviariae inactivatum . . . 1412
Vaccinum pseudopestis aviariae vivum . . . 1415
Vaccinum rabiei ex cellulis ad usum humanum . . . 1293
Vaccinum rabiei inactivatum ad usum veterinarium . . . 1457
Vaccinum rabiei perorale vivum ad vulpem . . . 1460
Vaccinum rhinitidis atrophicantis ingravescentis suillae inactivatum . . . 1435
Vaccinum rhinotracheitidis infectivae bovinae vivum . . . 1329
Vaccinum rhinotracheitidis viralis felinae inactivatum . . . 1438
Vaccinum rhinotracheitidis viralis felinae vivum . . . 1440
Vaccinum rotaviri vivum perorale . . . 1287
Vaccinum rubellae vivum . . . 1285
Vaccinum Salmonellae Enteritidis inactivatum ad pullum . . . 1443
Vaccinum Salmonellae Typhimurium inactivatum ad pullum . . . 1445
Vaccinum tenosynovitidis viralis aviariae vivum . . . 1453
Vaccinum tetani ad usum veterinarium . . . 1455
Vaccinum tetani adsorbatum . . . 1291
Vaccinum tuberculosis (BCG) cryodesiccatum . . . 1141
Vaccinum varicellae vivum . . . 1302
Vaccinum variolae gallinaceae vivum . . . 1372
Vaccinum variolae vivum . . . 1268
Vaccinum vibriosidis aquae frigidae inactivatum ad salmonidas . . . 1464
Vaccinum vibriosidis inactivatum ad salmonidas . . . 1462
Vaccinum viri parainfluenzae bovini vivum . . . 1423
Vaccinum viri syncytialis meatus spiritus bovini vivum . . . 1433
Vaccinum zonae vivum . . . 1199
Vaginale Anwendung, Zubereitungen zur
– halbfeste Zubereitungen . . . 1138
– Vaginalemulsionen . . . 1137
– Vaginalkapseln . . . 1137
– Vaginallösungen . . . 1137
– Vaginallösungen, Tabletten zur Herstellung . . . 1137
– Vaginalschäume . . . 1138
– Vaginalsuspensionen . . . 1137
– Vaginalsuspensionen, Tabletten zur Herstellung . . . 1137
– Vaginaltabletten . . . 1137
– Vaginaltampons, wirkstoffhaltige . . . 1138
– Vaginalzäpfchen . . . 1136
Vaginalia . . . 1135
Vaginalzäpfchen, Zerfallszeit (*siehe* 2.9.2) . . . 363
Valaciclovirhydrochlorid, wasserfreies . . . 4721
Valacicloviri hydrochloridum anhydricum . . . 4721
Valencen *R* . . . 774
Valerensäure *R* . . . 775
Valerianae extractum aquosum siccum . . . 1636
Valerianae extractum hydroalcoholicum siccum . . . **7.1**-4928
Valerianae radix . . . 1638
Valerianae radix minutata . . . 1640
Valerianae tinctura . . . 1635
Valeriansäure *R* . . . 775
Validierung von Arzneibuch-Methoden (*siehe* 1.1) . . . 6
Validierung von Verfahren zur Amplifikation von Nukleinsäuren (NAT)
– für den Nachweis von Hepatitis-C-Virus(HCV)-RNA in Plasmapools (*siehe* 2.6.21) . . . 257
– für den Nachweis von Mykoplasmen (*siehe* 2.6.7) . . . 223
– für den quantitativen Nachweis von B19-Virus(B19V)-DNA in Plasmapools (*siehe* 2.6.21) . . . 259
Valin . . . 4725
Valinum . . . 4725
Valnemulinhydrochlorid für Tiere . . . 4726
Valnemulini hydrochloridum ad usum veterinarium . . . 4726
Valproinsäure . . . 4729
Valsartan . . . 4730
Valsartanum . . . 4730
Vanadin-Lösung (1 g · l^{-1} V) *R* . . . 786
Vanadin-Schwefelsäure *R* . . . 775
Vanadium(V)-oxid *R* . . . 775
Vancomycinhydrochlorid . . . 4732
Vancomycini hydrochloridum . . . 4732
Vanillin . . . 4734
Vanillin *R* . . . 775
Vanillin-Phosphorsäure-Lösung *R* . . . 775
Vanillin-Reagenz *R* . . . 775
Vanillinum . . . 4734

Varizellen-Immunglobulin vom Menschen 4735
– zur intravenösen Anwendung 4736
Varizellen-Lebend-Impfstoff 1302
Vaselin
– gelbes 4736
– weißes 4738
– weißes *R* 775
Vaselinum album 4738
Vaselinum flavum 4736
Vecuronii bromidum 4739
Vecuroniumbromid 4739
Vedaprofen für Tiere 4741
Vedaprofenum ad usum veterinarium 4741
Vektorimpfstoffe (*siehe* Impfstoffe für Tiere) 1051
Venlafaxinhydrochlorid 4743
Venlafaxini hydrochloridum 4743
Verapamilhydrochlorid **7.1**-5079
Verapamili hydrochloridum **7.1**-5079
Veratrol *R* 775
Verbandwatte
– aus Baumwolle 4747
– aus Viskose 4749
Verbasci flos 1770
Verbenae citriodoratae folium 1941
Verbenae herba 1698
Verbenon *R* 776
Verdampfungsrückstand von ätherischen Ölen (2.8.9) 342
Vereinbarte Bezeichnungen (*siehe* 1.1) 6
Verfahren, Anforderungen (*siehe* 1.2) 7
Verfahren zur Amplifikation von Nukleinsäuren (2.6.21) 254
– Nachweis von Mykoplasmen (NAT) (*siehe* 2.6.7) 223
Vergleichstabelle der Porosität von Glassintertiegeln (2.1.2) 21
Verhältnis-Turbidimetrie (*siehe* 2.2.1) 28
Vermehrungsfähige Mikroorganismen, mikrobiologische Prüfung nicht steriler Produkte (2.6.12) 228
Verreibungen (*siehe* Vorschriften zur Herstellung homöopathischer konzentrierter Zubereitungen und zur Potenzierung) **7.2**-5243
Verseifungszahl (2.5.6) 191
Verunreinigungen, Erläuterung (*siehe* 1.4) 11
Verunreinigungen in Substanzen zur pharmazeutischen Verwendung, Kontrolle (5.10) 969
Via praeparandi stirpes homoeopathicas et potentificandi **7.2**-5232
Vibriose-Impfstoff
– (inaktiviert) für Salmoniden 1462
– (inaktiviert) für Salmoniden, Kaltwasser- 1464
Vinblastini sulfas 4751
Vinblastinsulfat 4751
Vincristini sulfas 4752
Vincristinsulfat 4752
Vindesini sulfas 4754
Vindesinsulfat 4754
Vinorelbini tartras 4756
Vinorelbintartrat 4756
Vinpocetin 4760
Vinpocetinum 4760
Vinylacetat *R* 776
Vinylchlorid *R* 776
Vinylpolymer zur Chromatographie
– octadecyliertes *R* 776
– octadecylsilyliertes *R* 776
2-Vinylpyridin *R* 776
1-Vinylpyrrolidin-2-on *R* 776
Violae herba cum flore 1889
Virusdiarrhö-Impfstoff (inaktiviert) für Rinder 1467
Virusimpfstoffe (*siehe* Impfstoffe für Tiere) 1051
Virusimpfstoffe, aviäre: Prüfungen auf fremde Agenzien in Saatgut (2.6.24) 262
Virus-Lebend-Impfstoffe
– aviäre: Prüfungen auf fremde Agenzien in Chargen von Fertigprodukten (2.6.25) 266
– für Menschen, Prüfung auf fremde Agenzien (2.6.16) 247
– Prüfung auf Neurovirulenz (2.6.18) 252
Virussicherheit (5.1.7) 834
Viskosität
– dynamische (*siehe* 2.2.8) 35
– kinematische (*siehe* 2.2.8) 35
Viskosität – Rotationsviskosimetrie (2.2.10) 36
Viskositätskoeffizient (*siehe* 2.2.8) 35
Vitamin A 4761
– ölige Lösung von synthetischem 4763
– wasserdispergierbares, synthetisches 4765
Vitamin-A(synthetisch)-Pulver 4767
Vitamini synthetici densati A pulvis 4767
Vitaminum A 4761
Vitaminum A syntheticum densatum oleosum 4763
Vitaminum A syntheticum, solubilisatum densatum in aqua dispergibile 4765
Vitexin *R* 777
Vogelknöterichkraut 1919
Volumetrie (4.2) 797
Von *Retroviridae* abgeleitete Vektoren zur Anwendung am Menschen (*siehe* 5.14) 1001
Von-Willebrand-Faktor vom Menschen 4768
– Wertbestimmung (2.7.21) 322
Vorschriften zur Herstellung homöopathischer konzentrierter Zubereitungen und zur Potenzierung **7.2**-5232
Vorverkleisterte Stärke 4442
VZ, Verseifungszahl (*siehe* 2.5.6) 191

W

Wacholderbeeren **7.2**-5227
Wacholderöl 1922
Wachs
– gebleichtes 4773
– gelbes 4774
Wahre Dichte (*siehe* 2.2.42) 91
Warfarin-Natrium 4775
Warfarin-Natrium-Clathrat 4776
Warfarinum natricum 4775
Warfarinum natricum clathratum 4776
Warnhinweise, Erläuterung (*siehe* 1.4) 11
Wasser
– Bestimmung durch Destillation (2.2.13) 40
– Coulometrische Titration (2.5.32) 202
– für Injektionszwecke 4784
– gereinigtes 4778
– hochgereinigtes 4781
– in ätherischen Ölen (2.8.5) 342
– in Gasen (2.5.28) 201
– Mikrobestimmung (2.5.32) 202
– zum Verdünnen konzentrierter Hämodialyselösungen 4788
Wasser *R* 777
Wasser *R* 1 777
Wasser
– ammoniumfreies *R* 777
– destilliertes *R* 777
– destilliertes, deionisiertes *R* 777
– für Injektionszwecke *R* 777
– kohlendioxidfreies *R* 777
– nitratfreies *R* 777
– partikelfreies *R* 777
– zur Chromatographie *R* 777
(D_2)Wasser *R* 777
(D_2)Wasser *R* 1 777

Wasser aufnehmende Salben (*siehe* Halbfeste Zubereitungen zur kutanen Anwendung) 1092
Wasserbad, Definition (*siehe* 1.2) 7
[15O]Wasser-Injektionslösung 1587
[3H]Wasser-Injektionslösung, Tritiiertes- 1589
Wassernabelkraut, Asiatisches 1923
Wasserstoff zur Chromatographie *R* 777
Wasserstoffperoxid-Lösung 3 % 4791
Wasserstoffperoxid-Lösung 3 % *R* 778
Wasserstoffperoxid-Lösung 30 % 4790
Wasserstoffperoxid-Lösung 30 % *R* 778
Wasserstoffperoxid-Lösung (10 ppm H_2O_2) *R* 786
Wechselwirkung von Wasser mit Feststoffen: Bestimmung der Sorptions-Desorptions-Isothermen und der Wasseraktivität (2.9.39) . . . **7.1**-4878
Weichkapseln (*siehe* Kapseln) 1096
Weidenrinde 1924
Weidenrindentrockenextrakt 1926
Weihrauch, Indischer 1927
Weinsäure 4792
Weinsäure *R* 778
Weißdornblätter mit Blüten 1929
Weißdornblätter-mit-Blüten-Fluidextrakt, quantifizierter 1930
Weißdornblätter-mit-Blüten-Trockenextrakt 1931
Weißdornfrüchte 1933
Weißer Ton 4627
Weißes Vaselin 4738
Weizenkeimöl
– natives 4793
– raffiniertes 4793
Weizenstärke 4794
Wermutkraut **7.1**-4938
Wertbestimmung
– von Antibiotika, mikrobiologische (2.7.2) 287
– von Antithrombin III vom Menschen (2.7.17) 318
– von Blutgerinnungsfaktor II vom Menschen (2.7.18) 319
– von Blutgerinnungsfaktor VII vom Menschen (2.7.10) 310
– von Blutgerinnungsfaktor VIII vom Menschen (2.7.4) 292
– von Blutgerinnungsfaktor IX vom Menschen (2.7.11) 311
– von Blutgerinnungsfaktor X vom Menschen (2.7.19) 320
– von Blutgerinnungsfaktor XI vom Menschen (2.7.22) 324
– von Heparin (2.7.5) 294
– von Heparin in Blutgerinnungsfaktoren (2.7.12) 312
– von Plasmin-Inhibitor vom Menschen (2.7.25) 329
– von Protein C vom Menschen (2.7.30) 335
– von Protein S vom Menschen (2.7.31) 337
– von α-1-Proteinase-Inhibitor vom Menschen (2.7.32) 338
– von Von-Willebrand-Faktor vom Menschen (2.7.21) 322
Wiesenknopf-Wurzel, Großer-* 1935
Wildes Stiefmütterchen mit Blüten 1889
Wirkstofffreisetzung
– aus festen Arzneiformen (2.9.3) 364
– aus lipophilen festen Arzneiformen (2.9.42) 447
– aus Transdermalen Pflastern (2.9.4) 371
– aus wirkstoffhaltigen Kaugummis (2.9.25) 405
– Empfehlungen zur Bestimmung (5.17.1) 1017
Wirkstoffhaltige
– Kaugummis 1097
– Pflaster 1093
– Schäume 1103
– Tampons 1109
Wirkstoffhaltige Kaugummis, Wirkstofffreisetzung (2.9.25) 405
Wolframatokieselsäure *R* 778
Wolframatophosphorsäure-Lösung *R* 778
Wollblumen/Königskerzenblüten 1770
Wollwachs 4795
– hydriertes 4800
– wasserhaltiges 4801
Wollwachsalkohole 4803
Wurzeldrogen
– Angelikawurzel 1621
– Baikal-Helmkraut-Wurzel* **7.1**-4926
– Baldrianwurzel 1638
– Baldrianwurzel, geschnittene 1640
– Blasser-Sonnenhut-Wurzel 1872
– Chinesischer-Tragant-Wurzel* 1685
– Eibischwurzel 1696
– Enzianwurzel 1701
– Gelbwurz, Javanische 1718
– Gelbwurz, Kanadische 1720
– Ginsengwurzel 1728
– Großer-Wiesenknopf-Wurzel* 1935
– Hauhechelwurzel 1738
– Ingwerwurzelstock 1749
– Ipecacuanhapulver, eingestelltes 1751
– Ipecacuanhawurzel 1753
– Knoblauchpulver 1769
– Liebstöckelwurzel 1783
– Löwenzahnkraut mit Wurzel 1785
– Löwenzahnwurzel 1787
– Mäusedornwurzelstock 1789
– Notoginsengwurzel* 1814
– Pelargoniumwurzel 1831
– Primelwurzel 1838
– Purpur-Sonnenhut-Wurzel 1874
– Queckenwurzelstock **7.1**-4937
– Ratanhiawurzel 1842
– Rhabarberwurzel 1843
– Schlangenwiesenknöterichwurzelstock* 1860
– Schmalblättriger-Sonnenhut-Wurzel 1877
– Senegawurzel 1863
– Stephania-tetrandra-Wurzel* 1884
– Süßholzwurzel 1895
– Taigawurzel 1901
– Teufelskrallenwurzel 1908
– Tormentillwurzelstock 1917

X

Xanthangummi 4807
Xanthani gummi 4807
Xanthine, Identitätsreaktion (*siehe* 2.3.1) 153
Xanthydrol *R* 778
Xanthydrol *R* 1 778
Xanthydrol-Lösung *R* 778
Xenoni[133Xe] solutio iniectabilis 1590
[133Xe]Xenon-Injektionslösung 1590
Xylazinhydrochlorid für Tiere 4809
Xylazini hydrochloridum ad usum veterinarium 4809
Xylenolorange *R* 778
Xylenolorange-Verreibung *R* 778
Xylitol 4811
Xylitolum 4811
Xylol *R* 779
m-Xylol *R* 779
o-Xylol *R* 779
Xylometazolinhydrochlorid 4813
Xylometazolini hydrochloridum 4813
Xylose 4815
Xylose *R* 779
Xylosum 4815

Y

Yohimbinhydrochlorid 4819
Yohimbini hydrochloridum 4819

Z

Zähflüssige Extrakte (*siehe* Extrakte) 1036
Zählung der CD34/CD45+-Zellen in hämatopoetischen Produkten (2.7.23) 325
Zellbanksystem
– (*siehe* 5.2.1) 843
– (*siehe* 5.2.3) 848
Zellen, diploide, für die Herstellung von Impfstoffen für Menschen (*siehe* 5.2.3) 847
Zellkulturen
– für die Herstellung von Impfstoffen für Menschen (5.2.3) 847
– für die Herstellung von Impfstoffen für Tiere (5.2.4) 851
Zelllinien
– diploide (*siehe* 5.2.3) 848
– für die Herstellung von Impfstoffen für Tiere, Handhabung (*siehe* 5.2.4) 852
– kontinuierliche (*siehe* 5.2.3) 848
Zelluläre Produkte, mikrobiologische Kontrolle (2.6.27) 271
Zellzählung und Vitalität von kernhaltigen Zellen (2.7.29) 333
Zerfallszeit
– von Suppositorien und Vaginalzäpfchen (2.9.2) 363
– von Tabletten und Kapseln (2.9.1) **7.1**-4873
Zidovudin 4823
Zidovudinum 4823
Zimtaldehyd *R* 779
trans-Zimtaldehyd *R* 779
Zimtblätteröl 1936
Zimtöl **7.1**-4940
Zimtrinde **7.1**-4941
Zimtrindentinktur 1940
trans-Zimtsäure *R* 779
Zinci acetas dihydricus 4825
Zinci acexamas 4826
Zinci chloridum 4828
Zinci gluconas 4829
Zinci oxidum 4830
Zinci stearas 4831
Zinci sulfas heptahydricus 4833
Zinci sulfas hexahydricus 4833
Zinci sulfas monohydricus 4832
Zinci undecylenas 4834
Zingiberis rhizoma 1749
Zink *R* 779
Zink
– aktiviertes *R* 780
– Identitätsreaktion (*siehe* 2.3.1) 153
– komplexometrische Titration (*siehe* 2.5.11) 193
Zink *RV* 797
Zinkacetat *R* 780
Zinkacetat-Dihydrat 4825
Zinkacetat-Lösung *R* 780
Zinkacexamat 4826
Zinkchlorid 4828
Zinkchlorid *R* 780
Zinkchlorid-Ameisensäure *R* 780
Zinkchlorid-Lösung (0,05 mol · l^{-1}) 803
Zinkchlorid-Lösung, iodhaltige *R* 780
Zinkgluconat 4829
Zinkiodid-Stärke-Lösung *R* 780
Zink-Lösung (5 mg · ml^{-1} Zn) *R* 787
Zink-Lösung (5 ppm Zn) *R* 787
Zink-Lösung (10 ppm Zn) *R* 787
Zink-Lösung (100 ppm Zn) *R* 787
Zinkoxid 4830
Zinkoxid *R* 780
Zinkstaub *R* 780
Zinkstearat 4831
Zinksulfat *R* 780
Zinksulfat-Heptahydrat 4833
Zinksulfat-Hexahydrat 4833
Zinksulfat-Lösung (0,1 mol · l^{-1}) 803
Zinksulfat-Monohydrat 4832
Zinkundecylenat 4834
Zinn *R* 780
Zinn(II)-chlorid *R* 780
Zinn(II)-chlorid-Dihydrat 4835
Zinn(II)-chlorid-Lösung *R* 781
Zinn(II)-chlorid-Lösung *R* 1 781
Zinn(II)-chlorid-Lösung *R* 2 781
Zinn-Lösung (0,1 ppm Sn) *R* 787
Zinn-Lösung (5 ppm Sn) *R* 787
Zinn-Lösung (1000 ppm Sn), ölige *R* 787
Ziprasidonhydrochlorid-Monohydrat 4836
Ziprasidoni hydrochloridum monohydricum 4836
Zirconiumchlorid *R* 781
Zirconium-Lösung (1 g · l^{-1} Zr) *R* 787
Zirconiumnitrat *R* 781
Zirconiumnitrat-Lösung *R* 781
Zirkulardichroismus (2.2.41) 89
Zitronenverbenenblätter 1941
Zitzensprays (*siehe* Flüssige Zubereitungen zur kutanen Anwendung am Tier) 1088
Zitzentauchmittel (*siehe* Flüssige Zubereitungen zur kutanen Anwendung am Tier) 1088
Zolpidemi tartras 4839
Zolpidemtartrat 4839
Zonenelektrophorese (*siehe* 2.2.31) 63
Zopiclon 4841
Zopiclonum 4841
Zubereitungen
– aus pflanzlichen Drogen 1063
– konzentrierte (*siehe* Homöopathische Zubereitungen) **7.2**-5231
– zum Einnehmen, flüssige 1083
– zum Spülen 1111
– zur Anwendung am Auge 1112
– zur Anwendung am Auge, Prüfung auf Sterilität (*siehe* 2.6.1) **7.1**-4869
– zur Anwendung am Ohr **7.1**-4921
– zur Anwendung in der Mundhöhle 1117
– zur Inhalation 1121
– zur Inhalation: Aerodynamische Beurteilung feiner Teilchen (2.9.18) 384
– zur intramammären Anwendung für Tiere 1127
– zur intrauterinen Anwendung für Tiere 1128
– zur kutanen Anwendung am Tier, flüssige 1087
– zur kutanen Anwendung, flüssige 1086
– zur kutanen Anwendung, halbfeste 1091
– zur nasalen Anwendung 1130
– zur rektalen Anwendung 1133
– zur vaginalen Anwendung 1135
Zucker-Stärke-Pellets 4843
Zuclopenthixoldecanoat 4844
Zuclopenthixoli decanoas 4844
Zulassungsdokumente, Verweis auf (*siehe* 1.1) 6
Zum Abschnitt „Eigenschaften" in Monographien (5.11) 977